创 伤 学

（供临床医学专业用）

主　编　吕建农　王人颢

副主编　姚爱明

编　者（按姓氏笔画排序）

于如同	王人颢	王志萍	尹忠诚
申　文	叶　英	冯　斌	吕建农
朱海涛	任泽强	刘玉龙	刘　凯
刘　斌	李向农	张　轶	张　磊
周中新	赵凤朝	姚爱明	徐　凯
袁　燕	党静静	高绪仁	黄英姿
谢春雷			

东南大学出版社
SOUTHEAST UNIVERSITY PRESS
·南京·

图书在版编目(CIP)数据

创伤学 / 吕建农,王人颢主编. — 南京:东南大学出版社,2021.4

ISBN 978 - 7 - 5641 - 9502 - 1

Ⅰ. ①创… Ⅱ. ①吕… ②王… Ⅲ. ①创伤外科学-高等学校-教材 Ⅳ. ①R64

中国版本图书馆 CIP 数据核字(2020)第 074823 号

创伤学

主 编	吕建农　王人颢
出 版 人	江建中
出版发行	东南大学出版社
责任编辑	胡中正
社 址	南京市四牌楼 2 号
邮 编	210096
网 址	http://www.seupress.com
经 销	江苏省新华书店
印 刷	常州市武进第三印刷有限公司
开 本	787 mm×1092 mm　1/16
印 张	33.75
字 数	850 千字
版 次	2021 年 4 月第 1 版
印 次	2021 年 4 月第 1 次印刷
书 号	ISBN 978 - 7 - 5641 - 9502 - 1
定 价	98.00 元

* 本社图书若有印装质量问题,请直接与营销部联系,电话:025-83791830。

前　言

　　创伤已是导致人类死亡的第四位原因。创伤的诊治已是当今临床医学的重要内容。创伤学是研究各类创伤发生发展规律及其诊治的一门医学学科，它既包括各部位创伤及其并发症的诊断、治疗和防护，也包括创伤的基础理论，如创伤感染学、创伤免疫学、创伤病理生理学、创伤病理解剖学、创伤分子生物学、创伤生物化学和创伤营养代谢学等，还包括创伤救援体系、急救器材与技术、创伤流行病学，创伤分类和严重度评估，创伤现场急救，创伤麻醉，创伤生物力学，特殊创伤病人的处理、创伤康复等。它是临床医学与基础医学相结合，并与其他学科相交叉的一门综合性学科。创伤学已是一门独立的学科。2006年我们在徐州医学院急救专业本科开设本课程，并在总结以往教学经验的基础上，考虑其他课程如外科学、危重病医学、基础医学的教学内容，结合国内外现有创伤学的成果，多次对2006年自编教材版本进行修订。本次在全面修订的基础上，增加了特殊创伤篇。此版教材分为总论、特殊创伤、专科创伤和创伤并发症等四篇共二十九章。虽然在教材中我们试图反映当今创伤学的最新成果，但由于经验不足、水平有限、篇幅限制和医学进展很快，不免留有遗憾，有待以后改进。

　　本教材的编写得到了徐州医科大学及兄弟院校多学科专家、教授和青年教师的大力协助和支持，在此一并表示感谢。

编　者

2020 年 9 月 10 日

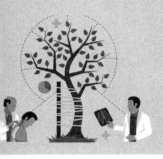

目　录

第一篇　总论

第二篇　特殊创伤

第三篇　专科创伤

第四篇　创伤并发症

第一篇　总论

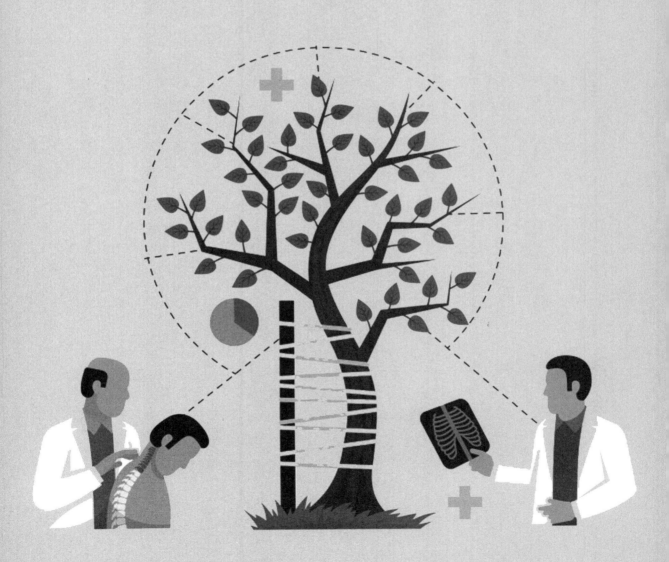

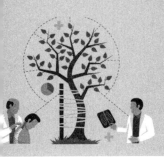

第一章　绪　论

第一节　创伤与创伤学

　　自从人类诞生之日起,就开始出现创伤。随着社会的不断进步和医学的迅速发展,人类已有的许多疾病,如某些感染性疾病,逐步得到了有效的控制。但是,创伤却随着现代文明的发展而有所增多。美国著名的外科专家 Watt(1988 年)曾风趣地说:"如果死亡和交税是人生逃脱不了的两件事,那么第三件事就是创伤了。"

一、创伤

　　什么是创伤? 学者们对此认识还不很一致。例如,《道兰医学辞典》(1974 年)解释"创伤(trauma)是一种外伤(wound)或损伤(injury),它是由物理因素所致的具有人体正常结构连续性破坏的损伤";《辞海》(1979 年)解释"创伤是伴有体表组织破裂的一种损伤";《现代科学技术辞典》(1980 年)解释"创伤是一种机械或物理因素引起的损伤,亦称外伤";Haddon(1980 年)认为"创伤是由于外界能量传入体内并超过机体耐受力而引起的伤害"。国外在公共卫生等非临床医学文献中常用"损伤"(injury)一词,而在临床和急救医学中则常用"创伤"(trauma)一词,在一些创伤专著中,常将两者混用。

　　现在一般认为创伤的含义可分为广义和狭义两种。广义的创伤是指人体受到外界某些物理性(如机械力、高热、电击等)、化学性(如强酸、强碱及糜烂性毒剂等)或生物性(如虫、蛇、狂犬的咬螫等)致伤因素作用后所引起的组织结构的破坏。狭义的创伤是指机械力能量传给人体后所造成的机体结构完整性的破坏。

二、创伤学

　　长期以来,创伤仅仅被当作外科学的一个课题或病种,它的主要内容就是研究创伤的诊断和救治。随着科学的发展和学科的不断细分,创伤医学已成为一门独立的学科——创伤学(traumatology)。创伤学是研究各类创伤发生发展规律及其诊治的一门医学学科。它既包括各部位创伤及其并发症的诊断、治疗和防护,也包括创伤的基础理论,如创伤感染学、创伤免疫学、创伤病理生理学、创伤病理解剖学、创伤分子生物学、创伤生物化学和创伤营养代谢学等。此外,创伤的救护组织和急救器材、创伤流行病学、创伤分类和严重度评分、创伤急救、创伤麻醉、创伤生物力学、创伤康复和创伤弹道学等,都是创伤学的重要内容。因此可以认为,创伤学是临床与基础相结合,并与其他学科相交叉的一门综合性学科。从当今大卫生观点和现代生物-心理-社会医学模式来看,创伤学与社会医学还有着密切的关系。以交通事故伤为例,如能积极改善交通管理,加强道路建设,提高人员交通安全意识,培养司机的敬业思想和提高技术水平,改进车辆结构,则车祸将大大减少,交通事故伤也会随之减少。又如工业创伤,如能改善劳动保护条件,增加安全设备,加强劳动管理,提高工人技术水平和安全意识,加强劳动纪律,严格按操作规程工作,创伤也必然会减少。这些都说明,创伤学与社会环境因素有着千丝万缕的联系。

第二节 创伤流行病学

创伤是重要的全球性公共卫生问题,每年约有 500 万人因各种原因引起创伤,约占全部死亡的 10%。在美国等发达国家,创伤位于十大死亡疾病的第四位。在我国,创伤位于十大死亡疾病的第五位。另外,每年有数以百万的人因创伤导致暂时性或永久性残疾,对家庭和社会造成沉重负担。预期未来几年,全球创伤负担将会不断增加。现代医学研究表明,创伤像肺癌、冠心病、流感等疾病一样,也有一定的流行病学规律可循。不同的创伤,多有特定的环境和好发的人群。了解创伤的流行病学有利于创伤的预防与处理。

一、战伤流行病学

虽然人类渴望和平,但战争从来没有终止过。战争对人类的伤害是巨大的。战争的目的是"保存自己,消灭敌人"。因此,战斗中一般均会有伤亡。19 世纪俄国著名军医 Н. И. Пирогов 曾经说过:"战争就是创伤的大流行。""战伤流行病学"主要研究和揭示战争中人员伤亡的影响因素和发生规律。

影响战伤的流行病学因素,主要包括参战人员因素、战争本身的因素、环境因素、时间因素和救护因素等。

(一)参战人员因素

训练有素或经验丰富的士兵可在很大程度上减少伤亡。

1. 参战人数与暴露体表面积 每次战斗中,敌方发射的枪弹和弹片数总是多倍于射击对象数。因此,在一定大小的暴露地面上,参战人数愈多,遭受敌方武器射击的机会愈多,伤亡也就愈多。有学者曾提出"暴露体表面积"(Exposed Body Surface Area,EBSA)概念,其基本观点是:伤亡是武器击中身体暴露部分的结果,因此战斗伤亡数与人员总暴露体表面积成正比。此外,暴露时间愈久,被击中的机会愈多。队形(密集或疏散)、人员体位等因素会影响实际暴露面积,因此暴露体表面积与参战人数在概念上并不相同。

2. 人员体位和防护情况 体位不同,则暴露的体表面积也不同。例如,只有头颈露出时,暴露体表面积仅有 12%;戴上钢盔后又可减少一半左右;卧倒时只有 50% 或更少;弯腰前进时可减少 30%。伤亡数与防护程度呈反比。佩戴钢盔护甲,有坦克掩护,处于防御工事内等可明显减少伤亡数。

3. 人员战术素养情况 战术素养包括军事指挥艺术、部队队形、战士的战术动作、利用地形地物的能力等。一般来说,战术素养愈高,伤亡愈少。

（二）战争本身的因素

1. 战斗性质 战斗有进攻和防御之别。通常,进攻战的伤亡大于防御战的伤亡。因为进攻时要使用更多的部队,即参战人数多、密度大。而防御战时,第一线人员却少得多,且有工事防护,暴露的体表面积较少,故伤亡亦较少。进攻时,主攻方向伤亡常多于助攻方向,因主攻方向投入的兵力更多,炮火亦更猛烈。向坚固阵地进攻的伤亡多于向运动之敌或无坚固工事之敌进攻时的伤亡。

游击战时,因系突然袭击,声东击西,敌火力无从发挥,伤亡则较少。

2. 战斗阶段 不同战斗阶段的伤亡情况是不同的(表1-1-1)。

表1-1-1 不同战斗阶段的伤亡情况比较

战斗阶段	进攻战的伤亡	防御战的伤亡
炮火准备或射击	+	++
接近敌阵地	+++	++
近战	++	+++
结尾	+	+

3. 战斗激烈程度 这里指一方或双方枪炮火力的猛烈程度、近战的次数等。战斗愈激烈,伤亡愈多。

（三）环境和时间因素

1. 环境因素 平原开阔地作战伤亡多于山地或丛林作战,后者与有建筑物、山丘、涵洞等可隐蔽的地形地物减少暴露体表面积有关。

另一个环境因素就是医疗阶梯。不同的阶梯,其伤死的分布情况亦不同。据抗美援朝我军资料统计,如以阵亡和伤死合计为100%,则阵亡（营连区域）占87%,伤死占13%,其13%的伤死分布是:团阶梯3.6%,师阶梯4.4%,军阶梯0.8%,前沿兵站医院0.9%,中途兵站医院0.6%,基地医院1.9%,后方区0.8%。

2. 时间因素 战斗时间愈长,伤亡愈多;白天战斗时,其伤亡较夜间战斗时更多,后者与夜间不易被敌人发现,射击也不易准确有关。

（四）救护因素

1. 火线抢救 火线抢救工作的好坏,直接影响阵亡率和伤死率。例如,对大出血者及时止血,对气管伤窒息者及时开放气道,对胸部大伤口及时严密包扎,对骨折做初步固定,均可减少阵亡和伤死率。据统计,抗美援朝战争时,我军阵地自救互救率为57.7%,而对越自卫反击战中已增至73.6%,这增加了伤员的救治概率。

2. 后送至一线手术医院的时间 及时转运伤员至一线医院接受高水平医疗服务可明显提高生存率。野战外科要求伤员能在伤后6~12小时内,甚至更短时间内接受手术处理。但常因战斗紧张情况、道路、后送工具和人力等因素耽误最佳手术时机。抗美援朝时,我军腹内伤在师阶梯的伤死率是25%~43%,而美军是18%~20%,其差异的主要原因不是手术技术而是手术时间,即我军后送至师救护所的时间绝大多数都在伤后

12 小时以上。现代战争的实践证明,直升机转运伤员意义重大。

3. 供血供氧情况　平时外科和第二次世界大战的经验表明,输血和给氧是防治休克最主要的措施。美军在朝鲜战争中,由美国本土和日本基地将大量全血及血浆空运至前线,血型一律用"O"型,用血的伤员平均可得约 1 600 ml 的血。美军伤死率较低(仅 2.4％)与供血充分有密切关系。

充分供氧可保证大手术较安全地进行,其抗休克作用是显著的。

4. 其他　先进的监测仪器和医疗设备,适当的补液和药物治疗,高水平而及时的专科手术等都可明显地降低伤死率。

二、交通事故伤的流行病学

交通事故是平时导致人类伤害的主要原因。交通事故伤应包括公路、铁路、空运、水运等交通事故中所发生的伤亡。这里重点介绍公路交通事故伤的流行病学特点。

影响道路交通事故伤的主要流行病学因素包括以下四个方面,即人、车、环境和时间。

(一) 人的因素

据国外统计,在道路交通事故中,约 75％仅发生车辆破坏,约 25％发生人员损伤,约 1％发生人员死亡。在事故原因方面,人的因素占 61％～90％。

1. 生理能力和技术水平　人的生理能力和技术水平能否满足驾驶任务的需要,是影响车祸发生的重要原因之一。例如,清醒和技术水平较高的驾驶员即使在午夜时仍能在狭窄的急转弯路上安全行驶,而缺乏经验、技术水平较低或饮酒较多的人,其操作能力、视力和判断力都会受到妨碍,在急转弯处就不能有效地减速,并可能出现不可控制的"打滑"(skid),甚至发生翻车。有文献报道,在人的因素中,40％是由于疲劳所致,在欧洲大陆国家(英国不包括在内)中,这种情况相当多见。

公共汽车司机在行车中要精力集中和保持高度的注意力,因而易于产生疲劳,许多交通事故都是由于司机精力不集中和反应不正确而致。国内有研究发现汽车司机在作业后的握力、手工敏捷度、数字测验等有显著性减弱($P<0.01$),疲劳主观感觉在作业前后亦有显著性差异($P<0.05$),心电图可见 T 波波幅增高,以 V3、V5、aVR、aVF 及 Ⅱ 导联的改变最为明显($P<0.05$ 或 $P<0.01$)。上述变化在 36～40 岁年龄组的司机中更为明显。

2. 品德和纪律性　平时工作认真负责、品行端正和遵守法纪的人,开车就安全得多;反之,就易于发生事故。一份调查报告显示,将 15～49 岁的驾驶人员分为 7 个年龄组,每个组中,有车祸记录和有过被判刑记录之间有相关性。另一份研究报告说明,有过多次车祸历史的司机,与没有此种历史的司机相比,有更多的下列记录:① 学校读书期间违纪;② 军队服务期间缺勤;③ 参加工作期间曾被解雇;④有过违法行为。

3. 年龄　不同年龄的司机和乘员,其车祸致死率有很大差异。英国 1973 年的一篇报告表明,车祸致死人员中,以 15～24 岁的年龄组最多,死亡率以 20～25 岁为最高。美国 1983 年的一篇报告显示,死亡率最高的仍是 15～24 岁年龄组,为 35.1 人/10 万人,25～34 岁和 75 岁以上的两组,其死亡率也较高,在(23.4～26.0 人)/10 万人之间。我国 1988 年对北京、上海、常州、重庆、沈阳五城市 1 000 例公路交通事故伤(以下简称为我国五城市资料)统计表明,26～35 岁年龄组发生率最高,其次为 16～25 岁年龄组(表 1-1-2)。

表 1-1-2 我国五城市 1 000 例公路交通事故伤伤员年龄分布

年龄组(岁)	例数	所占百分比(%)
0~5	28	2.8
6~10	47	4.7
11~15	25	2.5
16~25	209	20.9
26~35	263	26.3
36~45	151	15.1
46~55	104	10.4
56~65	109	10.9
66~75	44	4.4
76~	20	2.0

分析其原因,年轻人可能与开车机会多和违章操作(如过量饮酒)有关,老年人可能与体质弱、抵抗力低有关。我国 16~25 岁年龄组的死亡率稍低于 26~35 岁年龄组,可能与该年龄组中开车人数较 26~35 岁年龄组为少有关。日本的统计数据表明,有驾驶执照的人中,以 25~29 岁者最多,但死亡事故的第一当事者却以 25 岁以下的居多,占总数的 39%,如果把不满 30 岁的人也包括在内,则占总数的 56%(1978 年资料)。

4. 性别 各国各地区情况不尽相同。美国 1983 年统计,在致死人员中,男性 31 907 人,占 71.8%,女性 12 545 人,占 28.2%,以往的统计结果也大致相似(71%:29%)。我国五城市资料表明,男性占 66.1%,女性占 33.9%,两者之比大约为 2:1。

5. 职业 据我国五城市资料表明,工人和农民的发生率最高,分别占 41.0% 和 26.5%,其他人员较少(表 1-1-3)。

表 1-1-3 我国五城市 1 000 例公路交通事故伤伤员职业分布

职业	例数	所占百分比(%)
工人	410	41.0
农民	265	26.5
商贩	14	1.4
学生	74	7.4
军人	16	1.6
职员	117	11.7
学龄前儿童	46	4.6
待业人员	34	3.4
家庭妇女	24	2.4

6. 受教育情况 据我国五城市资料,伤员以初中和小学文化者居多,分别占 41.5% 和 23.8%,其次为高中文化者,大学文化程度者很少(表 1-1-4)。

表 1-1-4　我国五城市 1 000 例公路交通事故伤伤员的受教育情况

受教育程度	例数	所占百分比（%）
学龄前	50	5.0
小学	238	23.8
初中	415	41.5
高中	167	16.7
大学	52	5.2
文盲	78	7.8

据早先重庆市统计，全市驾驶人员总数约 12 万，其中初中文化程度占 77%；未经正规训练，以"师带徒"的方式获取执照者占 65%；年轻驾驶员占 22.2%。由于文化程度低，缺少学习，驾驶水平不高，12 万驾驶员中仅约 1 000 名经过短期培训获得高级驾驶员称号。

7. 饮酒　自 20 世纪 30 年代起，一些国家就对司机饮酒与发生车祸的关系做了分析研究，结果证明两者密切相关。据我国的资料，1986 年全国发生的交通事故中，因酒后开车酿成的交通事故达 2 万多起，伤亡 3 万余人。1988 年、1989 年、1990 年三年中，每年因酒后开车引起的交通事故达 3 万余起。

美国的一项研究表明，如血中酒精浓度在 0.00%～0.05% 时，其相对危险率为 1.0，酒精浓度愈高则相对危险率愈大，血中酒精浓度达 0.15% 以上时，则相对危险率高达 9.7（表 1-1-5）。

表 1-1-5　血中酒精浓度和汽车事故发生相对危险率

血中酒精浓度（%）	相对危险率
0.00～0.05	1.0
0.05～0.10	1.5
0.10～0.15	2.5
0.15 以上	9.7

美国车辆肇事的司机中，至少有 50% 在事故发生前饮过酒。美国医学会报告：因车祸致死的司机中，40%～55% 血中的酒精浓度在 0.1% 以上；在车辆撞击其他物体（非两车对撞）的车祸中，55%～65% 司机血中酒精浓度超过 0.1%；造成严重损伤的车祸中，25%～35% 是因饮酒所致；在所有车祸中，有 6% 是因饮酒所致。尽管各国对司机血中酒精浓度的允许标准不完全相同，大致在 0.8～1.5 g/L，即 0.08%～0.15% 间，但血中酒精浓度达 0.05% 以上时，体力和精力就会受到影响。

司机饮酒与车祸的密切关系可从另一方面得到证明。如美国密歇根州原规定最低饮酒年龄为 18 岁，1978 年提高到 21 岁。结果是 1979 年的车祸次数比预计数减少 31%。英国 1967 年制定了处罚血中酒精浓度 0.08% 以上驾驶员的法律后不久，死亡率降低 13%，夜间（酒后驾车较白天更多）死亡率降低 44%。

8. 婚姻和健康情况　在同一年龄组中，已婚者的死亡率较失去配偶和离婚者要低一些。有慢性病的人驾驶车辆,是否易发生车祸? 研究结果不太一致。瑞典的研究表明,糖尿病、心脏病、肾病、耳聋或视力较差的人开车时,并不比无此类病症的人更易发生车祸。美国的调查表明,残疾人(如患有肢体麻痹、截肢、关节炎、先天畸形等)开车时,发生车祸的机会并不比正常人更多,心脏病人也是如此。但糖尿病、癫痫和精神障碍者驾车时,则易于发生车祸。日本报告,糖尿病、脑肿瘤、心脏病等病人在驾驶中容易发生意识障碍。另外,在老年人中由于视网膜障碍或者中枢神经障碍,曾发生部分或全部视力缺损者,易引起车祸。

9. 着装 穿戴厚的衣服、手套、高跟鞋时,对驾驶车辆可能有所不便,因此增加了发生车祸的机会。如曾有一名司机,穿着后跟高 11.4 cm 的凉鞋,当遇到另一辆车迎面开来时,无法及时刹车,因而发生车祸而致死。不过发生车祸时,较厚的服装能起到一定的防护作用。

10. 所在位置及防护情况 调查表明在车祸致死人员中,最为多见的是行人,其次是司机,再次为前排座乘员,后排座乘员的死亡率最低。有无防护,结果大不相同,有防护者伤亡可减少 20%～40%。

(二)车辆因素

1. 车辆类型和车体大小 在一些发达国家,小轿车的数量最多,故致死人员中常以小轿车的驾驶员或乘员最多,约占一半以上。日本的资料显示,普通轿车的事故发生率最高;若按每万辆车事故率和死亡事故率计算,则以大客车和摩托车为最高;若按每亿公里行驶距离的事故率计算,则以轿车为最高,其死亡事故率则与货车相当;大客车的事故率和死亡事故率均最低。

一般来讲,车体较小、重量较轻的汽车发生车祸时,其乘员的损伤更重,致死的可能性更大。

2. 车内部件 20 世纪 50 年代起,美国康奈尔大学就开始进行了汽车撞击伤的研究。他们根据对 6 万余次车祸的研究,证明车的内部结构与人员伤亡有关,其致伤作用依次为:车内突出部>驾驶盘>挡风玻璃>仪表盘。

3. 车速 开动着的汽车碰撞到另一辆车或其他物体时,其撞击力的大小与其速度平方成正比。因此,速度愈快,撞击力愈大,伤亡的危险性亦愈大。当汽车在公路上高速行驶时,乘员与车辆的运动速度是相同的,当碰撞到另一开动着的汽车或静止的物体时,通常在 0.2 秒内人和车均突然减速到零。这一巨大的减速力会传到乘员体内,导致人体伤害。研究发现车速限制在 88.5 km/h(55 英里/小时)后,尽管车公里数有所增加,但伴有伤亡的汽车碰撞率却明显减少。

对于行人来说,通常车速愈快,碰撞后损伤愈重。就成年行人的死亡率而言,撞击速度为 31～39 km/h(19～24 英里/小时)时死亡率为 10%;40～48 km/h(25～30 英里/小时)时死亡率为 47%;50～58 km/h(31～36 英里/小时)时死亡率为 73%。另据 167 例儿童和成人(均为行人)的资料分析,撞击速度在 23 km/h(14 英里/小时)以内,可造成 50%轻伤;34 km/h(21 英里/小时)以内则可造成 50%重伤;48 km/h(30 英里/小时)以内则可造成 50%致死。另有文献报道,造成 50%伤亡的撞击速度为 34 km/h(21 英里/小时);造成 50%死亡的撞击速度为 47 km/h(29 英里/小时)或 43 km/h(27 英里/小时)。然而,造成一定程度的损伤,其撞击速度可有很大差异。例如,撞击速度低于 10 km/h(6 英里/小时)的条件下也可能使人致死,而 40～48 km/h(25～30 英里/小时)却可能只造成轻伤。

4. 汽车部件失灵 少数情况下可因汽车部件(特别是刹车)失灵而酿成车祸。

(三)环境因素

环境因素主要指道路条件,通常占事故发生原因的 12%～19%。

1. 路面宽度和分界 宽阔的路面,中间有分界者,发生车祸的机会将大为减少。1979 年,美国州际公路系统的路中央加上分界物后,每百万英里行车死亡为 1.6 人,而较为狭窄的双向(路中央未隔开)的乡村公路上,却高达 4.8 人,相当于前者的 3 倍。

2. 路的弯曲和坡度 新近研究表明,笔直的道路易使司机注意力不集中,故道路有一定弯曲更为安全。但过多转弯和坡道的公路也易发生翻车事故。据重庆市 1988 年 11 条主干道事故地点分析,弯路或坡道上的事故数占事故总数的 65.5%。川黔公路长坡道上坡长与事故次数有直线关系:$M = 0.01L + 1.10(r = 0.95)$,式中 M 为事故次数,L 为坡道长度(m)。

3. 路面 雨雪天气或路面结冰时,行驶的车辆易发生打滑,这是发生车祸的一个因素。据统计,10 次车祸中就有 1 次是因为车轮打滑。

4. 路旁物体 公路旁的树、电线杆、木桩、桥拱、岩石等,如距公路不足 12 m(40 英尺),常会妨碍司机的视力,并易被车碰撞,造成人员伤亡。

(四)时间因素

据日本 1977 年和 1978 年统计,两年的车祸事故数和死亡人数都是在 7～8 月及 10～11 月最高。事故高峰在 1 日中以上午 8～10 点和下午 4～6 点最突出,死亡人数则以下午 4～8 点最多。我国五城市的资料表明,上午 8～12 点和下午 2～4 点事故伤的发生率最高(表 1-1-6)。

表 1-1-6 我国五城市 1 000 例公路交通事故伤的时间分布

时间(小时)	例数	所占百分比(%)	16～45 岁组		
			中位数	占总数的百分比(%)	占该时间组的百分比(%)
0:01～2:00	29	2.9	23	2.3	79.31
2:01～4:00	25	2.5	17	1.7	68.00
4:01～6:00	50	5.0	32	3.2	64.00
6:01～8:00	108	10.8	65	6.5	60.19
8:01～10:00	176	17.6	92	9.2	52.27
10:01～12:00	133	13.3	71	7.1	53.38
12:01～14:00	102	10.2	69	6.9	67.65
14:01～16:00	146	14.6	108	10.8	73.97
16:01～18:00	93	9.3	48	4.8	51.61
18:01～20:00	82	8.2	53	5.3	64.63
20:01～22:00	38	3.8	31	3.1	81.58
22:01～24:00	18	1.8	14	1.4	77.78

据美国 139 次车祸统计,星期六、星期日发生车祸的次数最多,其次为星期四和星期五,其余 3 天较少。在 177 例死亡人员中,46 例死于下午 8 点至午夜,38 例死于午夜至上午 4 点,26 例死于中午至午后 4 点。另一份调查材料表明,下午 6 点至 10 点及早晨 2 点至 6 点最易发生车祸。

就行人伤后存活时间而言,这主要取决于损伤多发性和严重性。例如,美国纽约市的统计资料表明,2 个部位以内受伤时,伤后 2 小时内死亡率为 28%,而 5 个部位以上受伤时,则为 87%。前一种伤情存活 24 小时以上者占 49%,后一种情况仅占 3%。挪威的统计资料表明结果相似。通常行人和车内乘员都在伤后 1 小时内死亡最多。损伤部位及程度不同,必然会影响到存活时间。

三、工业创伤的流行病学

职业事故是劳动人群中一个主要的健康问题,据估计,全球每年约发生 1.5 亿次职业事故,这其中有相当一部分属于工业创伤。在我国矿山事故中的创伤还较多。

由于行业、工种、劳动强度、劳动体位、劳动持续时间、个人体质和安全防护条件等因素的差异,工业创伤的流行病学亦各不相同。现就不同职业中易发生的各种创伤作简要介绍。

(一)急性创伤

1. 软组织伤 最为多见,从"小伤小裂"到大片组织撕脱,可因挤压、碾轧、绞拉、切割等引起,常见于有大型滚筒、连动皮带和大型切刀的作业环境,如印刷厂、面粉厂、造纸厂等。

2. 骨折与脱位 多见于空中作业(如建筑房屋)时跌落或被吊车等撞击而引起。

3. 头部创伤 轻者仅伤及头皮,重者可发生颅骨骨折和脑损伤。据某汽车公司 500 例工伤统计,头部伤共 93 例,占 18.6%;另据重庆钢铁公司 1 433 例死亡工伤的调查,重工伤 966 例中颅脑伤 52 例,占 5.38%,死亡工伤 467 例中颅脑伤 92 例,占 19.7%。

4. 胸部创伤 多见于挤压或硬物撞击时。吊车移动、货车倒车、起重机撞击等均可引起。

5. 腹部创伤 多见于坠跌、撞击、挤压和利器刺入时。空中作业时不慎跌落、坚硬物体(如吊车、货车)撞击后均可引起。

重庆钢铁公司 467 例工伤致死的直接原因分析表明,半数以上因违章操作致死,其次为设备缺陷和管理缺陷(表 1-1-7),但死亡数有逐年降低趋势。

表 1-1-7 重庆钢铁公司 467 例工伤致死的直接原因

年度	管理缺陷	违章	设备缺陷	意外	原因不明	合计
1957~1961 年	24	125	40	21	7	217
1962~1966 年	18	35	21	6	3	83
1967~1971 年	7	23	15	5	1	51
1972~1976 年	9	23	12	4	0	48
1977~1981 年	4	22	8	1	0	35
1982~1986 年	4	21	8	0	0	33

（二）慢性损伤

体力劳动常要求重复做某些动作或在相当长时间内维持一种姿势。如这种体力活动超过组织的适应与修复能力，则能引起一系列慢性损伤，如骨关节、筋膜、韧带增生性改变等。已发生骨质退行性变者更易致伤。违反操作规程、姿势不端正、技术不熟练等均可因应力集中于某一点或应力骤增而导致急性损伤，如处理不当即可转为慢性损伤。常见的损伤有以下几种。

1. 颈椎病　又称"颈肩综合征"或"颈椎综合征"，系颈椎间盘退行性变所致，伴有骨刺形成和黄韧带增生等改变。多见于 40 岁以上、长期从事办公室工作的人，是颈椎长期维持一定姿势造成慢性劳损的结果。

2. 滑囊炎　滑囊经反复摩擦或压迫后引起的炎症反应，如跪着工作易发生髌前滑囊炎；工作中过多屈伸肩关节可产生肩峰下滑囊炎；年老体弱、长期坐着工作的人也可产生滑囊炎。

3. 狭窄性腱鞘炎　多见于手指与腕部，是手工业操作者的常见病。肌腱屈伸时在腱鞘内滑动，长期、频繁的摩擦可产生肌腱水肿、环状韧带增厚和变硬等损伤性改变。

4. 腱鞘囊肿　好发于腕背、手指近节的屈面、足背部及腕掌侧部。通常因长期过度活动使关节或腱鞘内滑液增多所致，手工操作者多见。

5. 肱骨外上髁炎　俗称"网球肘"，大多发生在从事反复伸腕及旋转前臂的作业人员。

6. 腕管综合征　为正中神经在腕管内被压引起的一组症状和体征，如出现患侧拇、食、中指有刺痛或麻感，劳动后或深夜更重，经活动手部或甩手后症状可减轻。多见于手工操作的人员，中年女性较多。

7. 月骨无菌性坏死　亦称"月骨软骨病"或"金宝克（Kienbock）病"，多见于男性青年，常因长期使用电钻、风镐震动月骨而导致月骨缺血性坏死。

8. 膝关节半月软骨损伤　亦称"半月板损伤"，多见于矿工、搬运工，男性为多，常有明确的膝关节扭伤史。

四、其他创伤的流行病学

各种体育运动，当超过正常限度，就可能产生损伤。如铁饼运动员易发生腰部扭伤；足球和篮球运动员易发生半月板损伤；木马和铁环运动员易发生摔伤等。军队步兵训练时，易发生骨关节和足踝部损伤等。

第三节　创伤分类

创伤分类是为了给创伤作出正确的诊断，以便使创伤伤员得到及时而有效的救治，同时也有利于日后的资料分析和经验总结，使创伤的基础理论研究和救治水平不断提高与发展。

一、常用创伤分类

根据需要，可从不同角度对创伤进行分类，现介绍几种如下。

（一）按伤口是否开放分类

依体表结构的完整性是否受到破坏,可将创伤分为开放性和闭合性两大类。一般地说,开放性创伤易发生伤口感染,但某些闭合性创伤,如肠破裂,也可能发生严重的腹腔感染。

1. 开放性创伤

（1）擦伤:系致伤物与皮肤表面发生切线方向运动所致,亦即皮肤与粗糙面摩擦而产生的浅表损伤。通常仅有表面剥脱,少许出血点和渗血,继而可出现轻度炎症。此为最轻的一种创伤。

（2）撕裂伤:钝性暴力作用于体表,造成皮肤和皮下组织撕裂。如行驶的车辆、开动的机器或奔跑的马匹撞击人体时,易产生此类损伤。此类伤口形态各异,斜行牵拉者多呈瓣状,平行牵拉者多呈线状,多方向牵拉者多呈星状。撕裂伤伤口常见有特征性的细丝状物,恰似"藕断丝连",系未断离的抗裂强度较大的富于胶原的纤维组织。伤口污染多较严重。

（3）切伤和砍伤:切伤为锐利物体(如刀刃)切开体表所致,其创缘较整齐,伤口大小及深浅不一,严重者深部血管、神经或肌肉可被切断。因利器对伤口周围组织无明显刺激,故切断的血管多无明显收缩,出血常较多。砍伤与切伤相似,但刃器较重(如斧)或作用力较大,故伤口常较深,组织损伤较重,伤后的炎症反应较明显。

（4）刺伤:刺刀、竹竿等尖细物体猛力插入软组织所致的损伤。刺伤的伤口多较小,易被血凝块堵塞,但较深,有时会伤及内脏。此类伤口易并发感染,尤其是厌氧性感染。

2. 闭合性创伤

（1）挫伤:最为常见,系钝性暴力(如枪托、石块)或重物打击所致的皮下软组织损伤。主要表现为伤部肿胀、皮下瘀血,局部压痛显著,严重者可有肌纤维撕裂和深部血肿。如致伤力为螺旋方向,形成的挫伤称为捻挫伤,其损伤更为严重。

（2）挤压伤:肌肉丰富的肢体或躯干在受到外部重物(如倒塌的工事或房屋)数小时的挤压或固定体位的自压而造成的肌肉组织创伤。伤部受压后可出现严重缺血,解除挤压后因液体从血管内外渗而出现局部严重肿胀,致使血管外间质压力增高,反过来又进一步阻碍伤部的血液循环。此时,血管内可发生血栓形成物,组织细胞可出现变性坏死。大量的细胞崩解产物,如血红蛋白、肌红蛋白等,被吸收后可引起急性肾衰,即挤压综合征。

挤压伤与挫伤相似,但受力更大,致伤物与体表接触面积也更大,压迫的时间较长,故损伤常较挫伤更重。

（3）扭伤:关节部位一侧受到过大的牵张力,相关的韧带超过其正常活动范围而造成的损伤。此时关节可能会出现一过性的半脱位和韧带纤维部分撕裂,并有出血,局部显肿胀、青紫和活动障碍。严重的扭伤可伤及肌肉及肌腱,以至发生关节软骨损伤和骨撕脱等,治愈后可因韧带或关节囊薄弱而复发。

（4）震荡伤:头部受钝力打击所致的暂时性意识丧失,无明显或仅有很轻微的脑组织形态学变化。

（5）关节脱位和半脱位:关节部位受到不匀称的暴力作用后所引起的损伤。通常肩关节稳定性较差,易发生脱位,而髋关节稳定性好,不易发生脱位。脱位的关节囊会受到牵拉,较严重者可使关节囊变薄,复位后亦易复发。

（6）闭合性骨折：强暴力作用于骨组织所产生的骨断裂。因致伤力和受力骨组织局部特性不同，骨折可表现出不同的形态和性质，如横断形、斜形或螺旋形；粉碎性、压缩性或嵌入性；完全性或不完全性；一处或多处等。骨折断端受肌肉牵拉后可发生位移，并可伤及神经血管。

（7）闭合性内脏伤：强暴力传入体内后所造成的内脏损伤。如头部受撞击后，能量传入颅内，形成应力波，迫使脑组织产生短暂的压缩、变位，在这一过程中可发生神经元的轻度损伤；如较重，可发生出血和脑组织挫裂，形成脑挫伤。行驶的机动车撞击腹部时，体表可能完好无损，而肝脾等实质脏器或充盈的膀胱等却发生了破裂性损伤。当系安全带而突然停车时，因人体惯性运动受到安全带的阻挡，此时可发生闭合性的安全带伤，表现为内脏破裂、出血，以致脊柱压缩性骨折。

（二）按致伤部位分类

人体致伤部位的区分和划定，与正常的解剖部位相同。

1. 颅脑伤　其解剖部位为：前起于眉间，经眶上缘、颧骨上缘、颞颌关节、外耳道、乳突根部，到枕外粗隆连线以上部分，该部有完整的颅骨，脑组织正存于其间。常见的损伤为颅骨骨折、脑震荡和脑挫伤。

2. 颌面颈部伤　其解剖部位为：上界与颅脑部连接，下界前起于胸部上切迹，经锁骨上缘内 1/3，斜方肌上缘，到第 5 颈椎棘突的连线，其中眼部以骨性眶缘为界。颌面部上界亦即颌面颈部上界，颌面部下界为下，颌骨下缘，延至外耳道，其余属颈部。该部内含气管、食管、甲状腺、甲状旁腺、大血管和神经肌肉等器官和组织。发生损伤时，可不同程度地影响呼吸、语言、进食和内分泌功能。

3. 胸部伤　其解剖部位为：上界与颈部连接，上外界为锁骨中外 1/3 交界处与腋部的连线；下界从胸骨剑突向外下斜行，沿肋下缘到第 8 肋间，水平向后，横过第 11 肋中点，到第 12 胸椎下缘。胸壁的半骨性结构使胸腔保持一定的形状，因而可有效地保护胸腔内心肺等主要脏器。胸部损伤时轻则累及胸壁，重则伤及心肺和大血管，形成气胸、血气胸、心包积血，甚至心肺破裂。

4. 腹部伤　其解剖部位为：上界与胸部连接，下界为骨盆上缘，即耻骨联合上缘、耻骨棘、腹股沟韧带、髂前上棘、髂嵴和髂骨上缘。腹部含有许多实质和空腔脏器，腹壁的面积大，质地软，易发生损伤，重者可造成内出血、脏器破裂和腹腔感染。

5. 骨盆部伤　其解剖部位为：上界与腹部连接，下界从耻骨联合下缘向外，横过股骨大粗隆，到臀下皱襞，包括外阴部和会阴部。盆腔内有泌尿生殖系脏器和消化道末端，以及两系统的排出口。发生骨折时易引起脏器继发损伤。大小便时，伤部易受到污染。

6. 脊柱脊髓伤　其解剖部位为：上起于枕外粗隆，下达骶骨上缘，两侧到横突尖部。脊柱损伤伴有脊髓损伤时，可发生不同程度和范围的截瘫，甚至造成终身残疾。救护时必须让伤员平卧，最好睡在平板上。

7. 上肢伤　其解剖部位为：上界与颈部和胸部连接，下界为手指末端。上肢是人体工作和生活的重要部位，常见的损伤为肱骨、桡骨和尺骨骨折，重者可发生断指或断肢。

8. 下肢伤　其解剖部位为：上界与骨盆部相连接，下界为游离的脚趾。下肢的主要功能是支持和移动身体的重量，常见的损伤有股骨和胫腓骨骨折、挤压伤等。

（三）按致伤因子分类

1. 冷兵器伤　所谓冷兵器是与火器相对而言，多指不用火药发射，以其利刃或锐利尖端而致伤的武器,如刀、剑、戟等,此类武器所致的损伤也称为冷武器伤。

2. 火器伤 各种枪弹、弹片、弹珠等投射物所致的损伤。20 世纪 60 年代以后,轻武器逐渐向小型化、轻量化和高速化方向发展。此类高速弹头击中人体时,特别是在 200 m以内击中时,因其速度大,质量轻,易发生破裂,大量能量迅速传递给人体组织,故常造成严重损伤。高速小弹片(珠)的速度随距离衰减很快,但在近距离内,却有很大的杀伤力。此外,小弹片(珠)常呈"面杀伤",即一定范围内含有许多弹片(珠)散布,亦即同一人可能同时会被许多弹片(珠)击中,从而造成多处受伤。

3. 烧伤 因热力作用而引起的损伤。近代战争中,常使用各种纵火武器,如凝固汽油弹、磷弹、铝热弹、镁弹、火焰喷射器等,因此烧伤的发生率急剧增高。大当量核武器爆炸时,光辐射引起的烧伤则更为严重。在平时,因火灾、接触炽热物体(如烙铁、开水等)也可发生烧伤或烫伤。

4. 冻伤 因寒冷环境而造成的全身性或局部性损伤。依损伤性质可将冻伤分为冻结性损伤和非冻结性损伤两类。前者包括局部冻伤、冻僵和冻亡,后者包括一般的冻疮、战壕足和浸泡足。两类损伤的区别在于:发生冻结性损伤的环境温度已达到组织冰点以下,且局部组织有冻结;而非冻结性损伤却不具有这样的情况。在寒冷的地区和季节,如保温措施不力,不论平时还是战时均可能发生大量冻伤。

5. 冲击伤 在冲击波作用下人体所产生的损伤。冲击波超压常引起鼓膜破裂、肺出血、肺水肿和其他内脏出血,严重者可引起肺组织和小血管撕裂,导致空气入血,形成气栓,出现致死性后果。动压可造成不同程度的软组织损伤、内脏破裂和骨折。除空气冲击波可致伤外,水下冲击波和固体冲击波(经固体传导)也可造成各种损伤。此外,冲击波还可使建筑物倒塌或碎片飞散而产生继发性损伤。

6. 化学伤 使用化学武器时,人员可因受化学战剂染毒而致伤。例如,糜烂性毒剂芥子气和路易剂可使皮肤产生糜烂和水泡;刺激性毒剂西埃斯和亚当剂对眼和上呼吸道黏膜有强烈刺激作用;窒息性毒剂光气和双光气作用于呼吸道可引起中毒性肺水肿。

7. 放射损伤 核爆炸时可产生大量的电离辐射,其基本类型有两种:一是电磁波(γ线)辐射,此种射线具有光速和强穿透力;另一为粒子(α、β 和中子)辐射。粒子辐射中,中子的穿透力很强,α 和 β 射线穿透力很弱。爆炸后数秒钟内释放出来的早期核辐射主要为 γ 射线和中子射线;爆炸后 1 分钟的辐射称为残余核辐射,系残留的放射性物质。核裂变反应时将铀和钚变为约 150 种放射性同位素,并以落下灰的形式较长时间内不断向四周辐射,落下灰中无中子,有 α、β 和 γ 三种射线;其中 γ 射线的致伤作用最大,人员在接受一定剂量(约 1 Gy)的 γ 射线或中子射线后可产生急性轻度放射病;如接受长期小剂量的粒子辐射,可产生慢性放射损伤或慢性放射病。

二、战时伤员救治中的创伤分类法

战时,由于同时到达某一医疗机构的伤员数量可能很大,伤情伤类又较复杂,而救治机构的力量有限,救治的时间紧迫,因此必须对伤员进行适当的分类,区分出伤情的轻重,判明救治的缓急,由此确定救治和后送的先后次序,以保证危急伤员优先得到良好的救治。

(一)伤员分类的基本形式

各级救治机构对伤员的分类有以下三种基本形式:

1. 收容分类 此为分类的第一步,由卫生员或助理军医在分类哨或分类场进行,其目的在于使成批伤员尽快进入收容分类室。伤员成批到来时,必须迅速分类和安置,步行伤员送轻伤分类室,担架伤员送重伤分类室,病员送病员分类室。如伤员从核武器或化学武器杀伤区来,还需进行沾染和染毒程度的检查。超过允许标准者,先送至洗消组洗消,然后再按上述原则分类。如伤员过多,则需临时增加分类哨的人员。

2. 治疗分类　伤员被送至分类室后,分类军医要对伤员进行详细全面的检查,查明伤情的轻重和救治要求的缓急,确定治疗的性质和次序,后送的先后和去向,以确保各类伤员均能得到所需的救治。对于有生命危险的伤员,要作为优先的抢救对象。

3. 后送分类　对已无生命危险又不能在本级医疗机构治疗的伤员,由分类和后送军医安排后送。主要目的是确定伤员后送的次序、地点、需要的运输工具种类和采取的后送体位等。

治疗分类和后送分类,一般是在早期救治机构和重伤分类室同时进行的。重伤的紧急程度可分为三类:第一类是不立即手术就有生命危险的伤员,如大出血、窒息等;第二类是不及时手术就可能出现严重并发症,如无严重出血的内脏伤,可第二批手术;第三类是手术可推迟数小时而无重大危险,如一般软组织伤。若战况稳定,伤员数量不多,这三类伤员都应在所在医疗单位接受手术治疗。情况紧急,伤员过多,或所在医疗单位即将转移时,可将第三类伤员及时后送处理;情况更紧急时,第二类伤员也要及时后送。

安排后送时,要了解二线医疗机构的专科技术力量。如二线医院有脑外科专科医师和设备,可将无急性脑受压或脑疝症状的伤员尽快送至二线医院,而不必在早期救治机构中停留。

由上述可知,在早期救治机构的分类医生,首先要确定伤员是就地治疗还是后送;其次,对拟留置者需确定何种治疗和先后次序;对需后送的伤员,要确定去向及先后次序。如决定正确,则伤员可得到最好的处理。因此,分类医生必须具有高度的责任心和丰富的战伤救治经验,并需熟悉当时的卫生勤务部署和运作情况。

（二）伤员的医学分类

为了进行准确的医学诊断,通常采用伤部、伤型、伤因和伤情四方面相结合的方法,这样既能做到诊断明确,也能表示出损伤的严重程度。例如,"右侧上胸部贯通性弹片伤合并开放性气胸","面部和右手Ⅱ、Ⅲ度凝固汽油烧伤合并呼吸道烧伤"等。此外,凡能用数字表达的,就尽量用数字说明。例如,"面部2%Ⅱ度烧伤","右第三肋锁骨中线骨折"等。

1. 伤部　伤部是指受伤的部位。如前所述,根据解剖生理关系,可把人体分为8个部位,即颅脑、颌面颈、胸、腹、骨盆、脊柱脊髓、上肢和下肢。根据我军历次战争的资料,头颈部伤所占的比例一般为15%～20%,躯干部伤也为15%～20%,上肢伤为25%～30%,下肢伤为30%～35%,多发伤为5%。

近代战争中,多发伤有日益增多的趋势。例如,中东战争中,多发伤的发生率高达20%～35%。战斗人员作战时如戴有钢盔,穿上防弹背心,则颅脑伤和胸部伤的比例会明显下降。

2. 伤型　依伤后体表是否完整,可分为开放伤和闭合伤。依火器伤伤道形态,可分为贯通伤、非贯通伤、切线伤和反跳伤。依体腔(颅腔、胸腔、腹腔、盆腔、脊髓腔和关节腔)是否被穿透,可分为穿透伤和非穿透伤。

3. 伤因　如前所述,通常按致伤武器或致伤原因可分为冷兵器伤(刃器伤)、火器伤

（枪弹伤、弹片伤）、烧伤、冻伤、冲击伤、化学伤和放射损伤等。常规武器战争中,绝大部分创伤均为火器伤。

4. 伤情 判定伤情,主要是为了及时而有效的救治。掌握伤情后,便于决定是否留治,确定救治或后送的次序,安排好运输工具,使伤员保持最佳体位。

判定伤情的主要依据是:伤口情况,失去生活能力和战斗能力的程度,治愈时间的长短和预后(治愈、归队、残废)等综合判定。一般分为以下三类。

(1)轻伤:仅体表轻微擦伤或挫伤,或有小的开放性软组织伤、小的单纯骨折,10%以内的Ⅰ度烧伤(面、手、会阴部除外)等,属极轻度伤,此类伤基本上不影响战斗力和生活能力,经急救包扎后可归队作战。另一些伤员稍重,如没有大出血的软组织开放伤,20%以内的Ⅱ度烧伤,5%以内的Ⅲ度烧伤,1.5～2.0 Gy 的放射损伤等,依具体情况可分别在团、师救护所或一线医院留治1～4 周,治愈后归队。

(2)中度伤:损伤较重,虽一般无生命危险,但却会失去一段时间的作战能力和生活能力,治愈时间为 2 周至 2 个月。治愈后可能留有功能障碍,影响归队服役,如较广泛的软组织伤、上肢开放性骨折、机械性呼吸道阻塞、肢体挤压伤、创伤性截肢及一般腹腔脏器伤等。

(3)重伤:多为重要脏器和部位的严重损伤。伤后早期常因严重休克而不能耐受手术,也不适宜后送,有生命危险,治愈时间在 2 个月以上,部分伤员治愈后可能因残废而不能归队服役。

（三）伤员的分类标志

战时,伤员常处于流动状态,经治医务人员也不断更迭。因此,必须使用各种分类的标记以显示其分类的结果。分类标志可分为救治机构内部自用的伤员分类牌和全军通用的伤标两种。

伤标一般用布条或塑料条制成,主要用以表示几种特殊的伤类和伤情。例如,重伤员用红色条(扎止血带要注明时间),放射病和放射性复合伤用黄色条,骨折用白色条,传染病用黑色条。伤标挂在伤员胸前醒目的部位,以引起有关人员的注意。伤标的式样和颜色,全军应有统一规定,从连、营急救时开始使用,随伤员一直到最后的救治机构。根据伤情的变化,各单位可予以补充或更换。

第四节 创伤医疗系统

一、概述

创伤已成为现代社会的一大公害,是导致人类死亡的第四位原因。建立一个完善而高效的创伤救治医疗体系,使平时、自然灾害或战争状态下的创伤病人都能得到有效救治是十分重要的。

大约从 20 世纪 60 年代起,一些发达国家开始建立急救医疗系统。以美国为例,其急救医疗系统是由防治交通损伤开始发展起来的,1966 年颁布了《公路安全法案》,当时有关救治的经费由交通部门提供。1968 年交通安全顾问委员会拨款 1 600 万美元作为基金,建立了 10 多个急救医疗体系模式。1969 年在马里兰州建立著名的休克创伤中心。1972 年由政府拨款进行急救医疗体系的试点。1973 年美国参、众两院通过有关法案,经总统签署颁布,正式在各地建立急救医疗服务系统(Emergency Medical Service System, EMSS)。1977 年将急救医疗服务与休克创伤中心合并为马里兰州急救医疗服务系统研究所,将教育、研究、临床和急救医疗服务系统结合在一起,成为较完整的创伤急救医疗体系。自从这一体系建立后,重伤员的死亡率由 70％下降至 16.3％。

1980 年我国前卫生部颁发《加强城市急诊医疗工作》的文件,1983 年又颁布了《城市医院急诊室(科)建立方案》,急诊医疗有所加强,创伤救治得到了发展。2018 年我国加强以创伤中心为核心的区域创伤救治体系建设,要求二级及以上综合医院建设创伤中心,坚持创伤的区域协作、分级救治的原则。

创伤救治医疗体系由院前急救(现场急救与转运)、医院急诊创伤科、创伤重症监护室或创伤中心等组成。

二、创伤的院前急救

院前急救是指由受伤现场(或发病地点)至到达医院这段时间内的救治,常常起着关键性作用。一些重伤员会死在现场或运输途中,如心脏骤停、失血、呼吸道梗阻等,瞬间处理失当常可直接威胁生命或加重损伤。

（一）院前急救的归属

院前急救的归属对它的效能、装备、布局和水平起着重要作用,世界各国归属迥异,大致可归纳为以下几种类型。

1. 由政府直接负责　如澳大利亚共有 6 个州,每个州及每个大城市皆有一个控制中心及若干急救分站,由政府直接负责。法国由各地方政府负责提供急救车服务,与中央政府平均分担费用,每个地方政府均有一个控制中心负责接受急救呼叫,并协调各分站派车。美国主要由联邦政府负责,可以是独立机构,也可归属于消防部门,由市政当局直接或间接负责。

2. 由消防部门负责　如上述,美国一些城市归于消防部门。日本全国所有院前急救组织均归属于消防部门,1988 年全日本共有消防指挥中心 931 个,急救车 4 372 辆,急救员 44 006 人,形成与消防系统相伴随的全国急救网。

3. 由卫生部门负责　如苏联的急救系统由卫生部负责,每个地区有一个控制中心,由助理医生或护士管理,有一个医生指导。匈牙利的国家急救组织对卫生部负责,全国共有 20 个急救组织,各设一个控制中心,由医生指导。英国由地区卫生当局负责,各设一个控制中心和一些急救分站,通过电话或无线电话就近派车。

4. 由红十字会负责　如以色列由 MDA(Magen David Adorn)负责急救组织,并兼管全国急救网和血库。MDA 是一种类似红十字会的机构。

（二）院前急救人员的组成

完善的院前急救系统,需有一大批专业人员从事这一工作。在发达国家,如美、英、法、日等普遍采用的方式是以经过短期训练的急救员(Emergency Medical Technician, EMT)或医疗救助员(paramedics)为主体,但由医生加以指导,并在特殊情况下出动至现场。亦有少数国家以医生为主体。美国从 20 世纪 70 年代即开始培训并使用急救员成功地承担院前急救任务。日本则在消防队员中选人进行短期培训。事实证明急救员制度能够满足院前急救的需要,据日本东京和大阪两城市统计,约每 8000 人口中拥有 1 名急救员。

（三）通讯联络与运输工具

1. 通讯联络　创伤发生后,必须有畅通的通讯联络系统,包括有线和无线电话联系,使伤员或现场有关人员便于呼叫急救车服务中心,以最快的速度派出急救车和急救人员。应注意解决以下几个问题。

（1）确定国家统一的急救呼叫电话号码:世界各国都有统一的呼叫号吗,如美国为"911"、英国为"999"、日本为"119"、我国为"120"。

（2）建立效能强大的指挥控制中心:在城市,特别是大、中城市,应建立急救指挥和控制中心,装备有先进的电子计算机系统,24 小时接受呼叫并派出急救车。这种中心应掌握本地区各医院急诊和创伤系统的运行情况、床位情况;各主要医院的急诊科应有计算机终端联网,显示接受伤员的能力及现状,以避免因不必要的转院而延误治疗时间。

有些国家将院前急救隶属于政府或消防部门,由其直接管理,有的与警察局连为一体,使用同一个呼叫电话号码和指挥控制中心。政府高度重视,集中大量资金,投于现代化装备中,使通讯联络始终处于高度灵敏和通畅状态。以日本东京为例,院前急救隶属于东京消防总署,其控制中心共设有:急救车呼叫控制台 6 台,派出控制台 7 台,呼叫"119"的热线 324 条,由医院向消防中心传递信息的终端 100 个,可用计算机接收信息的医院 416 所,由指挥中心至各医院的直线电话 512 条,电话咨询服务 4 条和紧急咨询电话服务 2 条。

（3）建立急救车与指挥中心之间、急救车与医院或创伤中心之间的无线电话联系:急救人员到达现场后,如遇困难,可通过无线电话与中心联系,以取得医生的帮助或请医生到达现场。在运输途中和欲送往医院急诊科联系,以便做好及时抢救伤员的准备。

2. 运输工具

（1）陆地运输:主要运输工具为急救车,其配备数量以国外一些城市为例。20 世纪 80 年代后期日本及美国等,每 5 万~7 万人口中拥有急救车 1 辆,这些急救车都在消防部门统一指挥下充分发挥作用。

（2）空中运输:有些国家自 20 世纪 50 年代即开始利用飞机抢救和运送病人,逐步形成较完整的空中救护系统,如美、法、德、瑞士和澳大利亚等国大部分城市均配备了直升飞机,在隔山、隔水或远距离救护中发挥了特殊的作用。随后,不断出现为旅游者服务的国际空中运输组织,而法国于 1963 年即成立了欧洲国际空中急救中心,拥有 150 名航空医生和护士,为国际旅游者的伤病员服务。我国正加快建设空中救护系统。

（四）反应时间

反应时间系指由接到呼叫至急救车到达现场所需要的时间,实际上即反映伤病员开始获得救治的时间,这是国际上用以衡量急救系统水平的重要标志之一。反应时间愈短愈好,理想的反应时间为 5 分钟。但反应时间是受多种因素影响的,如通讯联络的灵敏度、城市交通管理、急救人员的素质、急救车的分布等。如日本东京的平均反应时间为 5 分 30 秒;大阪则为 4 分 40 秒。

（五）合理的抢救程序

创伤发生后，尤其是当意外灾害或严重创伤发生后，如果没有一个合理的抢救程序，势必会影响救治效果。当代引起创伤的诸因素中交通事故跃居首位，以交通损伤为例，一个合理的抢救程序应是当事故发生后，最早目击者（常常是警察或司机）立即对伤员进行基本生命支持的救治，如人工呼吸、心脏按压、止血、保持呼吸道通畅等；同时呼叫急救车，并保护现场；急救车到达后，交由急救人员进行必要的现场及途中救治，迅速转送至相应的医疗机构。

三、急诊科

急诊科是创伤救治的第二个环节，它不同于以往的急诊室，现已成为综合性医院或急救中心的一个独立科室。其工作内容主要包括：高级生命支持、全面检查和确定诊断、请各有关专科会诊、确定治疗方案、术前准备以及监护观察等，是当代急救医学发展的另一标志。

（一）急诊科的人员组成

急诊科是一独立临床科室，有固定的医生和护士，包括科主任和护士长等。以美国檀香山皇后医疗中心为例，该中心共有床位 600 张，急诊科有主任 1 人、医生 6 人及护士 30 人；设有抢救床 6 张，每日平均接诊 80 人。日本大阪府医院拥有 770 张床位，急诊科共有固定医生 8 人，轮转住院医生 4 人，护士 40 人，设有监护床 18 张，有热线电话直通消防局。1987 年共收住病人 455 名，其中创伤占 42.7%。科主任大多由内科高年资医生担当，或由外科、麻醉科医生担当。固定医生及护士人数可根据实际情况而定，并应设有抢救、观察及监护床位。

（二）创伤综合救治团队

所有急诊病人均应先由急诊科医生应诊，进行初步分类及最紧急的复苏处理。对严重或多发损伤患者，则立即通知或事先通知创伤综合救治组进行救治。

创伤综合救治团队成员包括：急诊科、骨科、普通外科、神经外科、泌尿外科、胸外科、颌面外科、烧伤科、整形外科、输血科、重症医学科、麻醉科、介入放射学专业等，具有中级及以上职称，熟悉专科急救处理，并接受过专业培训。

（三）急诊科的基本设施

1. 选址　急诊科是连接院前急救和住院治疗的中间环节，在位置上应便于伤员的进入和转出，急救车应能直接停靠在急诊科门前，并尽量缩短停靠地点与抢救床之间的距离，备有宽敞的通道及足够的运输工具，以保证伤员的流通。

2. 分检台　在入口处设有分检台或检伤分类区，由一名有经验的护士负责。

3. 手术室　在急诊科内建立急诊手术室，以备施行最紧急的抢救性手术，如气管切开、胸腔引流、开胸心脏按压及部分开腹止血等。

4. 设置床位　根据情况设立观察床、抢救床或加强治疗床，其设施要求，前者与一般床位相同，后者可参考加强治疗室内容。

5. 急诊化验室　能满足创伤病人诊治的各种检查需求。

6. 急诊放射科　有条件的医院最好设立急诊放射科，包括常规 X 线检查及血管造影等。否则应建立运送伤员至放射科的快速通道。

7. 快速通道　建立通往手术室及 ICU 的快速通道。

（四）工作程序

1. 建立连续的工作程序　应能和院前急救员进行无线电话联系,来院前先由急救员在现场或转运途中向急诊科医生报告病情和估计到院时间,使急诊科有所准备,特别是当危重伤员到达时,各有关科室人员应先期到达,保证抢救及时。另一方面,通过无线电话可指导现场及运输途中的处理。

伤员到达后,首先由急诊科医生应诊,负责初步诊断,并立即开始抢救生命的各项措施,例如生命体征的监测、呼吸和循环的维护、各种导管的安放及控制出血等。根据情况决定是否有麻醉医生参加抢救,或请有关专科会诊。危重者立即由创伤抢救组接管。如为多发损伤,会诊的顺序一般是:神经外科、胸外科、普通外科及矫形外科。一旦生命体征稳定,明确科别,即转交有关专科医生处理。或送手术室,或送病房。如病情凶险,而须立即手术者,则由医生陪伴至手术室,或在急诊手术室施术。

2. 快速而准确的诊断

（1）采用先进的诊断技术:不宜采用常规方法进行检查和诊断,对一些确诊率不高的方法多已废弃不用,而直接采用最先进而准确的诊断方法。如颅脑损伤可直接用 CT 扫描诊断,较少使用脑血管造影;腹内损伤可直接用腹腔灌洗或 CT 扫描确诊,不再依靠反复体检和腹腔穿刺等。

（2）放宽检查的指征:各项检查的指征均应放宽,以便尽快做出准确的判断。以 X 线检查为例,凡头面部有损伤者宜常规拍颈椎片,以除外颈椎损伤;凡遇有高能量损伤、血流动力学不稳定、神志有障碍、多发损伤等宜常规拍头颅、胸及骨盆片。这样可避免漏诊或重复分次拍片而延误诊断时机。

（3）制定诊疗常规:制定若干常规有利于防止漏查和漏诊,并提高诊断速度。重伤员到达后立即按常规进行并各司其职。以美国马里兰州急救医疗服务系统研究所为例,规定对每个准备收住院的重伤员做全套常规化验检查,包括:动脉血气、血红蛋白、血细胞压积、白细胞、血小板计数、血钠、血钾、渗透压、水含量、葡萄糖、血尿素氮、血肌酐、乳酸盐、尿电解质及尿肌酐。酌情检查凝血酶原时间、部分凝血激酶时间和纤维蛋白原。于 5～20 分钟内即可将化验结果送至接诊区。重伤员到达后,护士立即抽血并取尿标本做以上各项常规化验,当医生简要了解病史、重点查体、护士连接监护仪、建立血管通道等完成后,化验结果亦已到达,十分有利于及时诊断和处理。

四、创伤加强治疗病房

加强治疗是救治重伤员的最后一个环节,即使院前和急诊科两个阶段安全度过,仍存在着威胁生命的可能性,其中最常见的是感染和器官功能衰竭。在这一阶段中,伤员的病情变化最为复杂,需要监测、治疗和护理的项目繁多,可持续数日或数周。这就需要加强治疗病房(Intensive Care Unit,ICU),尤其是创伤 ICU(TICU),及时对其提供系统的、高质量的医学监护和救治技术,以达到挽救生命的目的。

TICU 的专业化管理十分重要。专业化的重症创伤医护团队有利于提高重症创伤患者的救治成功率。

五、创伤中心

创伤中心(TCs)是集中抢救创伤患者的另一种形式,自成体系。创伤中心有两种形式:一种是独立型,即不附属于其他医疗机构;另一种是附设型,即附设在一个综合性医院内。创伤中心附设在综合性医院内的主要优点包括:方便各专科会诊;可利用医院各种检查和治疗设施;可保证急诊病人的床位,顺利转出病人至医院一般床位;便于进行教学和科研。我国目前的创伤中心大多是附设在综合医院内的。

多数学者认为创伤中心应包括院前和院内两部分,成为"急救医疗综合型"或"医疗、教学与科研的综合体"。这些看法与国外比较,既有相同点,又有不同点。相同点在于创伤中心应有院内部分,只有院前部分应称为急救站。不同点是有些国家院前急救另有归属,而创伤中心只负责院内救治。如日本大阪府"千里救命救急中心"内分为:急救、加强治疗、手术及中心供应、常规病床、工作人员共五个区,设有加强治疗床、常规病床,配有全套的影像诊断系统及监护设备。除治疗外,兼有教学、培训及研究任务。再如奈良县急救中心附设在县医院内,县医院拥有400多张床位,其急救中心设有加强治疗床6张、冠心病监护床2张、一般病床22张,医生14人、护士40人,其他人员和装备皆与医院共用。以上两个急救中心均不负责院前急救。

为了更好地给不同伤情(如严重度、部位)、不同基础病、特殊人群的创伤患者实施高效又不过度消耗医疗资源,设置区域分布合理功能定位不同的分级创伤中心是十分必要的。以美国为例,将创伤中心分为四级,一级为最高级,四级为最初级(表1-1-8),并按区域适当分布,利于对创伤患者实施最快速高效的救治。

表 1-1-8 美国创伤中心(TCs)分级

分级	标准
Ⅰ级	• 区域性医院,是创伤救治系统的中心 • 提供创伤各方面的治疗,从预防到康复 • 拥有病人治疗、教育和研究的资源和人员(通常在大学教学医院) • 具有区域内其他所有创伤病人救治医院的教育、研究和系统培训领头作用
Ⅱ级	• 无论何种程度的创伤,都能提供良好的创伤救治 • 是社区最常见的创伤治疗机构,治疗大多数创伤病人,或Ⅰ级创伤中心的替代救治场所 • 可以是研究院,也可以是公共或私人社区医院,位于城市、郊区或农村地区,当地没有Ⅰ级创伤中心,负责教育和系统领导作用
Ⅲ级	• 提供快速评估、复苏、急诊外科、稳定和必要时安排病人转往高一级创伤治疗机构 • 维持不间断的普通外科治疗 • 具有转运协议和标准的为创伤病人治疗的预案,不一定在有充足Ⅰ级或Ⅱ级TCs的城市或郊区
Ⅳ级	• 在大创伤系统的农村治疗机构 • 为创伤病人提供初始评估和评价 • 拥有24 h内科医生急诊,拥有转运协议,与附近的Ⅰ级、Ⅱ级或Ⅲ级TCs有良好的合作关系

(吕建农)

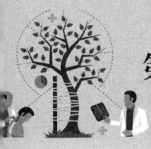

第二章 创伤病情的监测与评估

创伤是指机械性力量对人体造成的组织结构完整性的破坏或功能障碍,多发生于青壮年,致残率较高。随着工业化、城市化、交通现代化的迅速发展,创伤发生的数量、严重程度以及对家庭和社会的危害也越来越大。创伤发生后,在进行现场急救的同时,需对创伤严重程度进行衡量和判断。多年以前,常用"轻、中、重"来描述创伤的严重程度,但此种方法太过粗糙,难以准确反映伤情。近10年来,由于医院信息化的快速发展,基于统计学原理的现代创伤严重程度评分方法不断完善,并得到越来越广泛的应用,对伤情的评估、监测、治疗和预后判断起到了重要作用。创伤严重程度评分是根据受伤情况、一些重要的临床症状、体征和生理参数进行赋值、加权,最终以量化的评分形式出现。本章将重点对创伤的分类、检查与诊断、创伤严重程度评估方法等进行简要叙述。

第一节 创伤的检查与诊断

创伤伤情复杂多变,只有全面准确地把握伤情,才能够采取合适的治疗措施,达到最好的治疗效果。在接诊伤员时,首先应该观察生命体征,其次检查受伤部位和其他方面的变化。初步评估有 ABCDE 法则,具体步骤为:A(Airway)——颈椎制动和气道维持;B(Breathing)——检查呼吸和通气;C(Circulation)——检查循环,控制出血,建立循环;D(Disability)——检查神经系统状况、意识水平;E(Exposure/Environment Control)——暴露和环境控制。在处理过程中应抓紧时间,边诊断边治疗。重症创伤的诊治有其特殊性,如患者意识障碍,不能对检查做出相应的反应;或伤情较重,不能随便搬动体位,不能进行 CT、MRI 等较全面的检查;或某处损伤较重,表现突出,掩盖了其他部位的损伤。因此,对创伤患者的诊治,必须有一个整体的思路。

一、全身检查

严重创伤或伴有并发症时常出现不同程度的全身反应。因此,伤后全身状态的改变是创伤全身性反应和/或并发症的表现,大体可反映创伤的严重程度。首先要观测生命体征:① 呼吸,呼吸率是否>35 次/min 或<5 次/min,是否有呼吸困难、呼吸过浅或发绀等情况;② 心血管,脉率是否>100 次/min 或微弱、触不清,收缩压是否<90 mmHg,毛

细血管充盈时间是否>2 s;③ 神经精神状态,是否有意识障碍,语言对答或对疼痛刺激是否出现反应迟钝。凡此种种均有助于判定伤员全身变化的程度。

在救治过程中,当观察到患者出现呼吸、脉搏、血压、意识、体温等方面的失常时,必有其发生基础,应进行进一步的检查以明确诊断,及时进行生命复苏和进一步治疗。例如,发现患者有血压下降、脉率加快等表现时,应立即关注有无活动性出血,积极防治低血容量性休克。对于严重的创伤或者伴有休克、呼吸心脏骤停再复苏的患者,应置于ICU中监测治疗,避免发生多器官功能障碍综合征(MODS)等并发症,提高抢救治疗的成功率。

二、闭合性创伤的检查

处理闭合性创伤时,应找出具有特征性的症状、体征、实验室检查阳性指标等,以帮助确诊。对于复合伤、多发伤、临床无特征或者表现比较隐蔽的创伤,为了确诊和鉴别诊断,还必须选择其他辅助检查方法。

(一)诊断性穿刺检查

目的是为了观察体腔内是否发生改变,如血胸、气胸、血腹等,并判断内脏器官有无损伤。如果穿刺抽出血液或者气体,一般均提示内脏器官发生破裂。当然,穿刺检查阴性结果也不能完全排除脏器损伤,可能原因有脏器损伤但出血量不多,或者血液凝块堵塞针头等。诊断性穿刺简单易行,无须其他特殊设备,不受场地限制,所以常用于闭合性创伤的诊断。为了提高诊断的准确率,可以在超声引导下进行穿刺,或者变换穿刺点、重复穿刺、置入导管引流等。诊断性穿刺的副损伤主要有内脏穿破、出血、气胸等,甚至有可能导致深部细菌感染。因此,应慎重地选择适应证并采取正确的操作方法。

(二)影像学检查

临床上主要采用X线摄片和超声波检查,对创伤的诊断有重要的参考价值。X线摄片主要应用于骨折、关节脱位、金属异物存留、气胸、腹腔积气等的诊断。B型超声检查主要应用于肝胆胰脾和肾脏等实质器官损伤和体腔积液的诊断,并可指导穿刺。计算机断层扫描(CT)能显示体内多种组织器官的断层影像,主要用于颅脑损伤、腹部实质器官损伤和腹膜后损伤的诊断。磁共振成像(MRI)则多用于观察脊髓、眶后、颅窝、骨盆等部位损伤后的组织改变,但禁用于有金属异物存留的损伤诊断。

(三)导管术检查

留置导尿管,可用于观察有无泌尿系损伤,如尿道断裂或者膀胱损伤等。有的胸腹部损伤,可以留置导管于体腔内,动态观察引流液变化,了解内脏损伤程度。

(四)手术探查

有些病人伤情严重,病情变化快,高度怀疑有内脏破裂等严重创伤时,常需作探查手术,如开颅术、心包探查术等。探查手术前虽未完全明确诊断,但施行这种手术不是单纯为了明确诊断,更重要的是为了抢救和进一步治疗。因此,其适应证应具备下述条件:① 尽量了解受伤史、临床表现,进行了可能做到的实验室检查、X线等检查,至少已有初步诊断或了解主要的受伤部位;② 病人出现某些生命体征的改变,怀疑有大出血或内脏破裂,估计施行手术能改善病人的状态;③ 同时采取各种非手术的治疗措施,以保障病人安全。

三、开放性伤口的检查

开放性伤口,如有进行性出血、开放性气胸、腹部肠管脱出等情况,应先作止血、堵塞和覆盖等紧急处理,待手术时再作仔细检查。如此,可为进一步诊治提供缓冲和创造条件。检查要点如下:

(一)伤口大小、深度、形状

常可提示致伤原因和损伤类型。如切割伤伤口多呈浅的线条状;一般枪弹伤伤口多呈较小圆形或椭圆形;爆炸性武器致伤的伤口呈哆开状或"拖把"状;长的生锈铁钉戳入体内时伤口既小又深,易发生厌氧菌感染。

(二)伤口的沾污情况

直接关系到感染发生率,是选择伤口处理方法的重要根据之一。比较清洁的伤口,清创后适宜作一期缝合;沾染较多者则不适宜缝合。

(三)伤口的性状

颅脑伤后从耳道、鼻腔流出脑脊液,表明有颅底骨折;伤口组织有捻发音,肌肉呈粉红色、有异味,预示有厌氧菌感染;伤口有黄色稠厚无臭的脓液为葡萄球菌感染;有暗红色稀薄脓液、无臭味为链球菌感染;有灰白色黏稠无臭味脓液并有假膜覆盖者为大肠杆菌感染;有绿色脓液及臭味者为绿脓杆菌感染。

(四)伤口内异物存留

浅层易发现,深层需依靠 X 线摄片。必要时可用探针检查。

检查伤口时,不可增加病人痛苦,要防止增加沾染或致伤口重新出血。

第二节　创伤的监测与评分

严重创伤患者的特点是病情重、变化快,因此在救治过程中必须对患者进行严密的观察和监测,才能取得抢救的成功。监测的项目包括意识、表情、瞳孔、皮肤黏膜、体温、血压、脉搏以及心肺肝肾等重要脏器功能指标。此外,还应对伤口和术后胸腹腔、脑室等引流液的量和性状进行持续观察,以判断出血和脏器损伤的变化情况。

传统上,曾将创伤分为"轻、中、重"伤。轻度伤主要是局部软组织伤,无生命危险;中度伤主要是广泛软组织伤、上下肢开放骨折、肢体挤压伤、机械性呼吸道阻塞、创伤性截肢以及一般的腹腔脏器损伤等,需手术,但一般无生命危险;重度伤指危及生命或治愈后有严重残疾者。此种伤情评估方法非常粗糙,主观性较大,即使同一伤员,不同医生或护士的判断结果可能存在很大出入。

现代创伤评分始于 20 世纪 70 年代初。它是以计分的形式估计创伤的严重程度,属于一种相对量化的评估方法。建立一个创伤评分方法通常需经以下步骤:① 挑选参数。通过回顾分析大量创伤病例资料,选择一些与伤情严重程度和预后相关的项目作为参数。② 将参数分级、赋值、权重处理。将每个参数分为轻重不等的若干级别,并用数学方法加以量化、赋予不同分值。由于各个参数在决定创伤严重程度中的作用不尽相同,应将所用参数加以权重处理,使之在确定伤情中的分量更加准确。③ 前瞻性检验。通过大量创伤伤员临床资料的前瞻性检验,计算出灵敏度、特异度、准确度等指标,以评价此方法的实际临床应用效果。

随着计算机和信息技术的发展,创伤参数的监测、数据采集、分析处理等已变得十分快捷;创伤评分方法也由原来的手工化、个体化变为现在的自动化、网络化,应用日益广泛。创伤评分的目的是估计损伤的严重程度、指导合理的治疗、评价治疗的效果。此外,还可用于资源利用、质量控制、医院管理和学术研究,后者如创伤流行病学研究和比较不同单位的救治水平等。

在过去的 30 多年中,已先后建立了许多创伤评分方法(表 1-2-1)。大部分评分方法或是基于解剖学损伤的角度,或是基于生理功能障碍的角度,或两者兼顾。基于解剖学损伤角度的评分方法是根据创伤后临床表现、影像学、手术或尸检资料而作出,多用于院内病人创伤分类和创伤严重程度的评估;常用的评分方法包括 AIS、ISS、NISS 和 AP。基于生理功能障碍角度的评分方法是根据创伤后机体生理反应如生命体征、神经内分泌功能变化等而作出,多用于院前评分;常用的包括 GCS、TS、PTS 和 RTS。兼顾解剖学和生理功能变化的评分方法主要用于判断创伤病人的预后和转归,通过量化计算可得出某一特定伤员的生存概率,如 TRISS 和 ASCOT 均属此类方法。

表 1-2-1　临床常用创伤严重程度评分方法

年份	缩写	全称
1970 年	AIS	Abbreviated injury scale,简明损伤分级
1971 年	TI	Trauma index,创伤指数
1974 年	GCS	Glasgow Coma Scale,格拉斯哥昏迷程度分级
1974 年	TISS	Therapeutic intervention scoring system,治疗评分系统
1974 年	ISS	Injury severity score,损伤严重程度评分
1980 年	TI	Triage index,分类指数
1980 年	TRISS	Trauma-injury and severity score,创伤严重程度评分
1981 年	TS	Trauma score,创伤评分
1981 年	APACHE	Acute physiological and chronic health evaluation,急性生理功能和慢性健康状况评分
1982 年	PGCS	Pediatric GCS,儿童格拉斯哥昏迷程度分级
1987 年	PTS	Pediatric trauma score,儿童创伤评分
1987 年	OIS	Organ injury scale,器官损伤分级
1988 年	PRISM	Pediatric risk of mortality score,儿童死亡危险评分
1989 年	AP	Anatomical profile,解剖学伤情概要
1989 年	RTS	Revised trauma score,修正创伤评分
1989 年	T-RTS	Triage version of RTS,分检版修正创伤评分

年份	缩写	全称
1990 年	ASCOT	A Severity characterization of trauma,创伤严重程度特征评价方法
1994 年	UST	Uniform scoring system for trauma,创伤统一评分系统
1994 年	APSC	Acute physiology score for children,儿童急性生理功能评分
1996 年	ICD-9-CM	ICD-9 clinical modification based on AIS and ISS,基于 AIS 和 ISS 的临床改良版 ICD-9
1997 年	NISS	New ISS,新创伤严重程度评分
2001 年	ASPTS	Age-specific pediatric trauma score,特定年龄组儿童创伤评分
2002 年	PAAT	Pediatric age-adjusted TRISS,儿童年龄修正后创伤-损伤严重程度评分
2003 年	START	Simple triage and rapid treatment,快速分检和治疗
2003 年	JUMP-START	Pediatric version of START,儿童快速分检和治疗

从临床应用的角度,还可将上述创伤评分方法分为院前评分和院内评分两类,分别用于自受伤到医院确定性诊断前和医院内伤员伤情严重程度的判断。

院前评分由急救医护人员在现场或转运中应用,因此这类评分所依据的参数应是简单直观的定量指标,评分方法应简易实用,但又能确切反映创伤严重程度。常用的有 TS、RTS、PTS 和 GCS 等。这些评分方法采用生理指标,无须复杂设备和精确的解剖定位,徒手即可获得。救护者可根据评分分值,决定伤员是否就地抢救、转运或后送至哪级医院。例如,TS≥12 分者可较安全转运;TS<12 分者应转运至具规模的医院;TS<6 分者应考虑就地抢救,不宜长途转运。在发生自然灾害或意外事故出现大批伤员时,院前评分则更为重要。应根据评分结果,分轻重缓急,合理安排救治和后送。

伤员到达医院确立诊断后,应对其创伤严重程度和预后作进一步的判断,即所谓院内评分。常用的有 AIS、ISS、TRISS 和 ASCOT 等。这些评分方法的设计相对复杂,而 20 世纪 80 年代我国开始应用时多采取手工计算,烦琐深奥、费时费力,使其临床应用受到很大限制。20 世纪 90 年代国内学者开始探索创伤评分的计算机软件系统,2000 年左右已有较多的临床应用。这些软件系统通常包括数十种常用的评分方法,可根据伤员情况确定使用一种或多种评分方法;还带有大型数据库,储存病人的监测、检查数据和诊疗措施,尤其是能每天动态评估病情变化趋势及预后;智能化程度高,"傻瓜式"操作可迅速获得评分结果。

第三节 常用的创伤评分方法

一、格拉斯哥昏迷评分

格拉斯哥昏迷评分(Glasgow Coma Scale,GCS)是最常用的创伤评分方法之一,主要根据伤者能否睁开眼睛、能移动手足、能否进行语言交流来进行评价并打分。GCS

是由 Teasdale 和 Jennett 于 1974 年建立,用于对意识障碍或昏迷病人的病情评估,也广泛应用于各类创伤或非创伤性患者的神经精神方面的评分。无论单独或与其他基于生理功能障碍的评分方法相结合,GCS 均有助于判断患者的预后。

GCS 评估包括睁眼反应、语言反应和肢体运动反应三个方面。三方面的分值总和即为昏迷指数,最低 3 分、最高 15 分(表 1-2-2)。需要注意的是,12 分并非意味着比 6 分要好 1 倍,也不能体现脑干反射情况。通常,三方面的分值升降情况应一致;若相差太大,如肢体运动分值为 1,而另两项分值之和为 9(最高值),则提示患者并非昏迷而可能存在其他神经系统的问题如脊髓损伤。此外,由于低龄儿童常难以合作,肢体运动和语言反应尚不完善,故对其昏迷程度的判定较为困难。1982 年,有学者提出了儿童格拉斯哥昏迷评分(Pediatric GCS,PGCS),对儿童创伤严重程度的判断做出了有益的探索。

表 1-2-2　格拉斯哥昏迷评分

行为与反应	表现	评分
睁眼反应(Eye opening)	自然睁眼	E4
	呼唤会睁眼	E3
	疼痛刺激会睁眼	E2
	对于刺激无反应	E1
肢体运动(Motor response)	可依指令动作	M6
	施以刺激时,可定位出疼痛位置	M5
	对疼痛刺激有反应,肢体会回缩	M4
	对疼痛刺激有反应,肢体会弯曲	M3
	对疼痛刺激有反应,肢体会伸直	M2
	无任何反应	M1
语言反应(Verbal response)	说话有条理	V5
	答非所问	V4
	用词不当	V3
	语音含混	V2
	无任何反应	V1

GCS 分值越高,提示伤者意识状态越好。15 分为正常状态,13~14 分为轻度脑损伤,9~12 分为中度脑损伤,8 分以下为严重脑损伤,3 分提示脑死亡或预后极差。应注意,最初评分较高者不能排除已存在明显的脑实质损伤,一定要做进一步严密的临床观察,尤其是老年人、有凝血功能障碍者以及脑部损伤虽小但邻近脑重要结构者。GCS 简单、实用、可靠,且经适当培训后不同评估者之间的评分误差甚小。

二、创伤评分和修正创伤评分

创伤评分(Trauma Score,TS)是由 Champion 等在 1981 年提出,是对先前提出的创伤指数(Trauma Index,TI)的改良。TS 是根据机体经受创伤后循环、呼吸和中枢神经系统的反应,以数字形式定量评价创伤严重程度的一种简便易行的方法。Champion 等发现，通过对 5 项生理参数包括睁眼反应、语言反应、肢体运动反应、毛细血管充盈反应和呼吸反应进行综合判断，能较好地预测钝器伤所造成的死亡率。此后，在此基础上又增加了对收缩压（Systolic Blood Pressure，SBP）和呼吸频率（Respiratory Rate，RR）的监测，使 TS 成为一种可靠的现场伤情分类和预后判断的评分工具。当然，该评分系统也有其局限性，主要是在院前环境下难以对毛细血管充盈反应和呼吸反应进行准确评估。

1989 年，Champion 等再次提出了新的修正后的创伤评分（Revised Trauma Score，RTS），避免了原来 TS 的缺点。RTS 仅使用了 TS 中的 3 个参数，包括 GCS、SBP 和RR，对患者的伤情和转归进行评估（表 1-2-3）。每一参数均分为 5 级，并赋予对应的RTS 分值。RTS 总分值的范围为 0～12；总分值低于 11 或者任一单个项目分值低于 4，意味着患者必须转送医院进行进一步处理。

表 1-2-3　修正创伤评分

GCS 分值	血压（mmHg）	呼吸频率（次/min）	RTS 对应值
13～15	＞89	10～29	4
9～12	76～89	＞29	3
6～8	50～75	6～9	2
4～5	1～49	1～5	1
3	0	0	0

据研究，GCS、SBP 和 RR 的 RTS 对应值若按以下公式分别乘以权重系数，则 RTS总分值对创伤的预后判断更有价值：

$$RTS=0.936\ 8GCSC+0.732\ 6SBPC+0.290\ 8RRC$$

权重系数反映了各参数对患者预后的影响力。GCS 的权重系数最大，说明头颅损伤情况对预后的影响要大于伤后最初的 SBP 或 RR。经权重处理后的 RTS 值范围为 0～7.840 8，RTS 值越大则生存概率越高（表 1-2-4）。

表 1-2-4　权重处理后的 RTS 值与生存率的关系

RTS 值	生存率
7.84	0.988
7	0.969
6	0.919
5	0.807
4	0.605
3	0.361
2	0.172
1	0.071
0	0.027

TS 评分和 RTS 评分使用方便，评估准确，并且还可应用于 TRISS 评分中。这些评

分方法是目前应用最为广泛的生理学参数评分系统。虽然 Kirkpatrick 等于 1971 年就曾提出创伤指数(Trauma Index，TI)，后者融合了生理学和解剖学参数，但其临床应用尚不及其他评分方法广泛。

三、器官损伤分级

器官损伤分级(Organ Injury Scale，OIS)由美国创伤外科协会(AAST)在 1987 年提出。Don Trunkey 当时是 AAST 主席，并负责 OIS 的临床研究。OIS 评分系统主要基于对损伤的解剖学描述，将损伤分为 1～6 级：1 级为轻伤，5 级为重伤，6 级为致命伤(如肝脏损伤)。第一版 OIS 包括肝脏、脾脏和肾脏损伤；1987 年后，又有了数个修订版本的 OIS，并加入了其他一些器官。目前，OIS 除包含原有的肝、脾、肾三个器官外，还涵盖了心、肺、胸壁、腹部、血管、输尿管、膀胱、尿道等器官，并仍在不断地更新之中。

四、简明损伤分级

简明损伤分级(Abbreviated Injury Scale，AIS)最初于 1969 年由美国机械医学协会、美国医学会和美国机械工程师协会共同提出，目的是提供一种统一的判断车祸闭合伤伤情的量化工具。AIS 是一种基于解剖学的评分系统，一般每 5～10 年更新修订一次。在 1998 年版本(AIS-98)中，描述的各种损伤情况已超过 2 000 项。AIS 已被融入国际疾病分类(International Classification of Disease，ICD)编码中。例如，第 9 版 ICD(ICD-9)加入 AIS 后即称为 ICD-9 的临床改良(Clinical Modification，CM)版编码(ICD-9-CM codes)。

在 AIS 中，损伤程度被分为 1～6 级(表 1-2-5)。分级主要依据损伤所在的解剖部位、损伤类型和严重程度，代表了损伤对生命的威胁程度。AIS 的主要目的有：① 描述损伤的解剖类型；② 标准化损伤的专业术语；③ 损伤严重程度的分级；④ 损伤伤情比较；⑤着重评估损伤本身情况，而非后果。

表 1-2-5　简明损伤分级

AIS 分值	损伤分级
1	轻
2	中
3	重
4	严重
5	危重
6	无法存活

AIS 将人体分为 9 个区域，并按顺序作为编码的第 1 位数。9 个分区从 1 到 9 依次为：头、面、颈、胸、腹与盆腔内脏器、脊柱、上肢、下肢和体表。其中体表仅指缺乏身体特定部位或区域的皮肤和皮下组织损伤以及烧伤等。编码的第 2 位数为解剖结构或类型：区域为 1，脉管为 2，神经为 3，器官为 4，骨骼为 5。编码的第 3、4 位数为特指的损伤或解剖结构。编码的第 5、6 位数为按损伤程度由轻至重的编号。小数点后的数即为损伤严重度的 AIS 级别。

AIS 是目前应用最为广泛的解剖学评分系统,但也有一定的局限性。它的主要缺点是不能描述生理学上的损伤改变。此外,也不能精确描述骨折、脱位、挫伤、溺死、高热、低热或者吸入伤等情况。因此,基于 AIS 的其他评分系统也必须考虑到这些不足。

五、损伤严重程度评分

损伤严重程度评分(Injury Severity Score,ISS)由 Baker 等在 1974 年提出。ISS 依据解剖学损伤进行评分,是 AIS 评分方法的扩展,主要用于评估多发伤患者的伤情。ISS 与死亡率、并发症率、住院时间以及其他反映创伤严重程度的指标具有相关性,是目前应用最为广泛的评价创伤严重程度的指标。然而,ISS 在预测生存率方面不及 NISS 和 AP。

ISS 将损伤分为 6 个部位(头颈、面部、胸部、腹部、四肢和体表),并将每一部位的损伤赋予一定的 AIS 分值。然后对三个损伤最重部位的 AIS 分值进行平方,其平方之和即为 ISS 分值(即 ISS = $a^2 + b^2 + c^2$)。分值范围为 0～75 分,分值越高损伤程度越重。任一部位的损伤若其 AIS 分值达到 6,则 ISS 分值自动为 75。当 ISS≤15 时,死亡率不到 10%;ISS=17 是一个临界值;当 ISS>25 时,死亡率呈直线上升(表 1-2-6)。

表 1-2-6　ISS 评分与死亡率的关系

ISS 分值	预后
10	不会致死
15	死亡率低于 10%
17	临界值
>25	死亡率直线升高
50	死亡率 50%
75	不能生存

为了便于理解,表 1-2-7 列举了一名多发伤患者的 ISS 评分计算情况。首先对各部位的损伤赋予 AIS 分值,然后取 3 个最高的 AIS 分值进行平方,平方之和即为 ISS 分值。计算时需注意,若一个部位有 2 种或以上的创伤,只采用最高的 AIS 分值进行平方(如本例中的腹部损伤,采用 AIS 分值为 5 的严重脾破裂)。若一个部位多种创伤的 AIS 分值相同,则只采用一次分值进行平方(如本例中的胸部损伤,2 种损伤的 AIS 分值均为 5 分,则只对其中之一进行平方)。本例 3 个最高的 AIS 分值平方之和为 66,即 ISS 分值为 66。

表 1-2-7　一名多发伤患者的 ISS 评分

部位	损伤情况	AIS 分值	3 个最高 AIS 分值的平方
1. 头颈部	脑挫伤(严重)	4	16
2. 脸部	轻度损伤	1	
3. 胸部	连枷胸 肺挫伤	5 5	25

部位	损伤情况	AIS 分值	3 个最高 AIS 分值的平方
4. 腹部	轻度肝挫伤 严重脾破裂	2 5	25
5. 四肢	股骨骨折	3	
6. 体表	无损伤	0	
		ISS:	66

  ISS 的缺点是不能全面描述多发伤的各种复杂情况。不同部位的损伤如果 AIS 分值相同,ISS 就可能相同;但实际上所反映的伤情和预后可能存在很大差异。再者,在同一部位的多发伤中,ISS 只采用 AIS 得分最高的损伤,未考虑到多发伤的实际严重性。AIS 评分的任何失误都会影响随后的 ISS 分值计算。此外,ISS 未包括伤者的年龄,严重的神经系统损伤也被低估。

  新创伤严重程度评分(New ISS, NISS)在一定程度上克服了 ISS 的缺点。NISS 不管损伤发生的部位,只记录伤者 3 个最高的 AIS 分值,平方后相加即为总分。NISS 较 ISS 使用更方便,对预后判断也更准确。

六、解剖学伤情概要

  为了克服 ISS 的缺点,更为精确地从解剖学损害角度描述多发伤,1989 年提出了解剖学伤情概要(Anatomical Profile, AP)。该评分系统将身体所有区域分为 A、B、C、D 共 4 个部位(表 1 - 2 - 8)。部位 A～C 指头、颈、胸和其他较重要的区域,损伤通常较严重(AIS 分值 3～5);部位 D 的损伤一般较轻,对生命没有威胁(AIS 分值<3),但可能会造成残疾。AP 分值在计算上先取所有损伤的 AIS 分值平方之和,再取其平方根:

$$\sum (AIS)^2$$

  由上述公式可以看出,AP 是用积分的方法统筹考虑了多发伤的整体伤情,而对每一单个损伤的影响则相对予以下调。AP 对无法治疗的致死性损伤(AIS 分值为 6)不予评估。AP 评分方法之所以优于 ISS,是因为 AP 涵盖了患者所有严重的损伤,而 ISS 评分方法仅考虑到 3 个损伤最为严重的部位。ISS 分值相同而 AP 分值不同的患者,其预后差异甚大;相反,若 AP 分值相同而 ISS 分值不同,则患者预后通常相似。

表 1 - 2 - 8   AP 与 AIS、ISS

AP 损伤部位	损伤	AIS 分值	ISS 损伤部位
A	头颅/脑	3～5	1
	脊髓	3～5	1,3,4
B	胸部	3～5	3
	颈部	3～5	1
C	腹部/骨盆	3～5	4
	脊柱	3	1,3,4

(续表 1 - 2 - 8)

AP 损伤部位	损伤	AIS 分值	ISS 损伤部位
	骨盆骨折	4~5	5
	股动脉	4~5	5
	膝以上粉碎性骨折	4~5	5
	膝以上截肢	4~5	5
	腘动脉	4	5
	面部	1~4	2
D	其他损伤	1~2	1~6

七、儿童创伤评分

对于生理机能和解剖结构均比较特殊的儿童来说,儿童创伤评分(Pediatric Trauma Scoring, PTS)是一个相当有用且准确的评分工具。相对于成人,儿童创伤患者在生理上、解剖上以及损伤发生机制方面均有很大不同;儿童对头部创伤尤为敏感,常伴有多发伤,且伤后早期多发伤的表现多不明显。

PTS 由 Tepas 等于 1987 年提出,是应用最广泛的儿童创伤评估系统。由于引入了 6 个特别针对儿童的参数,PTS 对儿童危重伤情的判断比其他评估方法更加准确(表 1 - 2 - 9)。应用时先对每一参数进行评估、赋分(+2、+1 或-1),然后相加。总分为-6 至+12 分。若 PTS 总分≤8,患者必须马上转送医院进一步诊治。若 PTS 分值在 9~12,代表轻伤;分值在 6~8,有潜在生命危险;分值在 0~5,有生命危险;分值低于 0,通常无法存活。

表 1 - 2 - 9 儿童创伤评分

参数	赋分		
	+2	+1	-1
体重(kg)	>20	10~20	<10
气道	正常	可以保持	无法保持
血压(mmHg)	>90	50~90	<50
中枢神经系统	清醒	迟钝	昏迷
开放性创伤	无	小	大或穿透性
骨折	无	闭合性骨折	开放性或多发骨折

由于儿童或婴儿的语言能力和配合能力欠佳,对其伤情的评估存在一定的困难。经修订,儿童格拉斯哥昏迷评分(Pediatric GCS, PGCS)可较为准确地判断儿童伤情。除了言语反应方面的评分标准有所不同外,PGCS 与 GCS 在其他方面的评分情况完全相同,总分值均为 3~15 分。PGCS 与 GCS 在言语反应评分标准方面的区别见表 1 - 2 - 10。

表 1－2－10　GCS 与 PGCS 言语反应评分标准

GCS	PGCS	分值
说话有条理	微笑,声音清晰,可以交流或互动	V5
答非所问	哭闹但可安慰,难以交流或互动	V4
用词不当	不能完全安慰,呻吟	V3
语音含混	不能安慰,焦虑不安	V2
无任何反应	无任何反应	V1

儿童死亡危险评分(Pediatric Risk of Mortality Score,PRISM)和儿童急性生理功能评分(Acute Physiology Score for Children,APSC)作为额外的评分方法,也常有临床应用;但它们主要用于儿童的 ICU 监测,而非专门用于创伤。另一重要的采用权重的评分方法,是特定年龄组儿童创伤评分(Age-Specific Pediatric Trauma Score,ASPTS)。其中,对不同年龄组儿童的血压、脉搏和呼吸频率使用了不同的阈值,还利用了 PGCS 的某些评分方法。ASPTS 在死亡率预测方面与 RTS 相似,但特异性更高。

八、急性生理功能和慢性健康状况评分

急性生理功能和慢性健康状况评分(Acute Physiological And Chronic Health Evaluation, APACHE)是对疾病严重程度的一个预测评分系统,广泛应用于 ICU 中的病情监测和预后评估。APACHE 最早于 1981 年由 Knaus 等首先提出,但并非专为创伤患者所设计。其后在 1985 年和 1991 年分别推出了 APACHE Ⅱ 和 APACHE Ⅲ。

APACHE Ⅱ 包括 12 项生理生化指标(A)、年龄(B)和慢性健康状况(C)三个部分。以记分法来衡量患者病情严重程度和预后。

A 项记分是根据入住 ICU 第一个 24 小时测定值进行评定(表 1－2－11)。生理指标正常者为 0 分,高于或低于正常值都要加分,异常的程度不同,分值也有区别。

B 项记分方法见表 1－2－12。

C 项记分方法是:有严重器官功能障碍或免疫力低下,不能手术或急诊手术者记 5 分;择期手术者记 2 分;无上述情况者记 0 分。严重免疫力低下是指接受化疗、放疗、长期或大量激素治疗,或有白血病、淋巴瘤、艾滋病等。

表 1 - 2 - 11　APACHE Ⅱ 的生理生化指标记分

生理参数	+4	+3	+2	+1	0	+1	+2	+3	+4
1. 肛温(℃)	≥41	39~40.9	—	—	38.5~38.9	36~38.4	34~35.9	32~33.9	30~31.9	≤29.9
2. 平均血压(mmHg)	≥160	130~159	110~129	—	70~109	—	50~69	—	≤49
3. 心率(次/min)	≥180	140~179	110~139	—	70~109	—	55~69	40~54	≤39
4. 呼吸(次/min)	≥50	35~49	—	25~34	12~24	10~11	6~9	—	≤5
5. A-aDO$_2$(FiO$_2$>0.5)	≥500	350~499	200~349	—	<200	—	—	—	—
6. PaO$_2$(FiO$_2$<0.5)	≥55	—	—	—	>70	61~70	—	55~60	<55
7. pH值(动脉血)	≥7.7	7.6~7.69	—	7.5~7.59	7.33~7.49	—	7.25~7.32	7.15~7.24	<7.15
8. Na$^+$(mmol/L)	≥180	160~179	155~159	150~154	130~149	—	120~129	111~119	≤110
9. K$^+$(mmol/L)	≥7	6~6.9	—	5.5~5.9	3.5~5.4	3~3.4	2.5~2.9	—	<2.5
10. Cr(μmol/L)	≥309	177~308	133~176	—	53~132	—	<53	—	—
11. HCT(%)	≥60	—	50~59.9	46~49.9	30~45.9	—	20~29.9	—	<20
12. WBC(mm³×1 000)	≥40	—	20~39.9	15~19.9	3~14.9	—	1~2.9	—	<1
13. GCS	—								
14. HCO$_3^-$(mmol/L)	≥52	41~51.9	—	32~40.9	22~31.9	—	18~21.9	15~17.9	<15

注:第 5、6 两项中仅用一项;急性肾衰时第 10 项分值加倍;无血气值时用第 14 项;GCS 分值用第 14 项;GCS 分值为 15-实际 GCS 值。

表 1 - 2 - 12　APACHE Ⅱ 的年龄记分

年龄	记分
≤44 岁	0分
45～54 岁	2分
55～64 岁	3分
65～74 岁	5分
≥75 岁	6分

APACHE Ⅱ 分值为 A、B、C 三项之和,为 0～71 分。分值越高病情越重,预后也越差。但 APACHE Ⅱ 并未考虑入住 ICU 之前的治疗情况,有的患者可能因为入住 ICU 之前的抢救治疗而改善病情,导致分值降低,这并不能反映患者病情真正的危险性。

APACHE Ⅲ 兼顾了医学的进展、诊断的增加和一些更复杂的损伤,在危重病的评估和预测方面较 APACHE Ⅱ 更准确。然而,如同 APACHE Ⅰ 和 APACHE Ⅱ 一样,APACHE Ⅲ 并非特别针对创伤患者。

（李向农）

第三章　创伤的分检与急救

虽然降低创伤死亡率、伤残率、并发症和经济负担的最理想方法是预防创伤的发生，但是一旦预防失效，损伤便会随之发生。研究发现严重创伤病人得到紧急医疗服务（EMS）人员快速、准确的急诊救助，并将其转运到最佳的医疗机构进行进一步的评估和处理，可使死亡风险降低 25%。在创伤现场，EMS 人员决定损伤的严重程度、启动医疗处理、确定将伤病员转送到最合适的医院，这个过程称为现场检伤分类（field triage）。

第一节　创伤的现场分检

一、沿革

尽管创伤的现场分检早已在灾害和战争中大批伤员的早期救治中应用，但更为科学和规范的分检处理始于 20 世纪 70 年代。美国是创伤高发的国家之一，创伤发生后的检伤分类得到了很好的发展。1976 年美国外科医师学会创伤委员会（ACS - COT）对创伤的初始指导包括非特异性分检标准，包含了生理学和解剖措施，允许根据创伤严重程度对病人进行分级。同年 ACS - COT 创立了评判创伤中心的指南，包括人员标准、机构、对伤员进行合理治疗的必要程序。从 20 世纪 70 年代至 80 年代中期的研究证实，特殊的创伤中心使美国的创伤死亡率降低。这些研究促使美国外科医师学会（ACS）召开了全国性的研讨会，最终在 1986 年发布了第一份检伤分类决策程序方案。1986 年以后，这份检伤分类决策程序成为美国绝大多数 EMS 系统进行创伤病人现场检伤分类的基础。其后分别于 1990 年、1993 年、1999 年、2006 年和 2011 年进行了更新。值得一提的是 2005 年，在美国国家高速公路事故安全委员会的支持下，美国疾病控制中心（CDC）着手通过国家现场检伤分类专家小组（National Expert Panel on Field Triage）对决策程序进行简化，形成了更为科学实用的 2006 版现场检伤分类决策程序。2011 年，该专家小组又结合最新的医学成果，对 2006 版做出了进一步的修订，于 2013 年 2 月发布了最新版的《2011 创伤病人现场分检指南》。基于其科学性、合理性和实用性，得到了很多国家的借鉴。

二、创伤病人现场分检决策

理想的创伤分检是所有受伤严重、有生命危险的患者均被送到最高水平的或者较高水平的创伤治疗中心,受伤较轻的患者则会被送到低级医疗中心或者社区医疗急救部。要做到这一点,科学合理实用的创伤病人现场分检决策程序极为重要。

美国 CDC 发布了国家现场检伤分类专家组修订的《2011 创伤病人现场分检指南》,其核心内容为创伤的现场分检决策流程(图 1-3-1)。我们可结合实际情况借鉴。

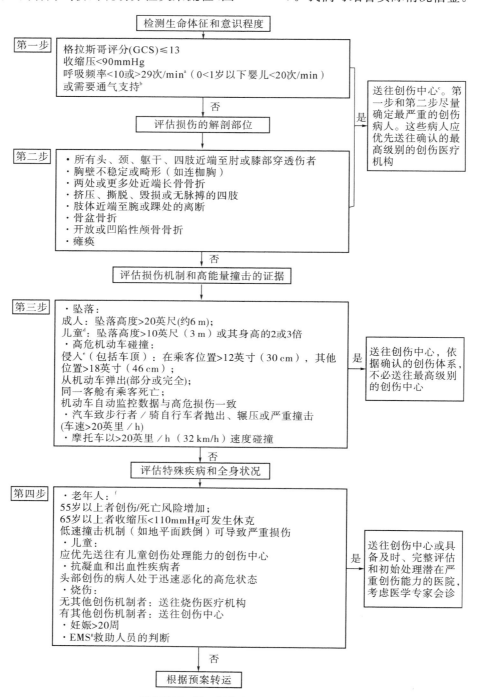

图 1-3-1 2011 美国创伤病人现场分检指南流程

图 1-3-1 注释:

a. 在婴儿,呼吸频率的上限为>29 次/min。b. 通气支持包括球囊面罩通气和气管插管通气两种。c. 创伤中心是指一个急诊医疗机构,它随时处于待命状态,具备某些资源和人员的标准,能对严重创伤病人做出处理,提供 24 h 急诊救治,如确保有外科医生、麻醉师和其他专业医疗人员和护士以及严重创伤病人所需的复苏和生命支持器械。我国的创伤治疗分散在各级医院,最高水平的创伤治疗大多集中在三级甲等综合性医院。d. 年龄<15 岁。e. 侵入指内部车厢分隔空间的侵入,完全不同于外部损毁的变形。f. 年龄>55 岁。g. 紧急医疗服务,相当于我国的 120 救护服务。

2011 版美国创伤病人现场分检决策程序依次分为四个步骤,第一步为生理学标准,第二步为解剖学标准,第三步为损伤机制标准,第四步为特殊考虑。通过第一和第二步的分检,要把最严重的创伤病人送往最高创伤救治水平的医疗机构。

(一)现场分检第一步

决策程序的第一步是 EMS 人员通过检查创伤病人的生命体征和评估其意识水平而做出快速而精确的鉴别。创伤分检第一步骤需要检出最严重的创伤病人。只要发现以下任何一项情况,就将伤者送往最高水平的创伤医疗机构。

其分检的生理学标准:

- 格拉斯哥昏迷评分(GCS)≤13 分
- 收缩压<90 mmHg
- 呼吸频率<10 次/min(1 岁以下婴儿<20 次/min)或>29 次/min 或需要通气支持

上述病人大多处于生命危险状态或存在潜在的严重医学问题,急需呼吸循环的支持和决定性的外科处理,需送至最高水平的创伤医疗机构。

GCS 是评价颅脑损伤严重程度的最常用评分。头部创伤病人的病情有一个发展过程,且一旦意识变化,往往预示着危及生命或遗留严重的伤残问题。及早处理颅脑外伤可以最大限度挽救生命和减低伤残率。因此现场分检时 GCS 分值定为较高值。需要说明的是《2011 年版现场分检指南》中将 GCS 标准从<14 分改为≤13 分是为了减低分检时的困惑。

血压和呼吸频率改变是严重创伤和是否需要高级创伤治疗的预兆。一项 1986 年检伤分类标准的前瞻性横断面研究显示,收缩压<90 mmHg 与大手术或者死亡(OR 值为 142.2;CI=50.4~400.7)以及 ISS>15(OR 值为 46.5;CI=19.4~111.4)密切相关。来自 2006 年纽约创伤登记处的数据显示,该年收缩压<90 mmHg 的创伤患者死亡率为 32.9%,呼吸频率<10 次/min 或者>29 次/min 的创伤患者死亡率为 28.8%。对于呼吸频率<10 次/min 或者>29 次/min 的患者,运送到最高水平的创伤中心比运送到低级创伤中心或者无创伤中心医院的死亡率要低(OR 值为 0.6;CI=0.4~0.8)。一项由直升机运送到最高水平创伤中心的 216 名患者的研究显示,这些患者都有心动过速、低血压(收缩压<90 mmHg),并由此引发意识障碍、呼吸器官损害,或者毛细血管再灌注>2 s。在这些情况下,需要采取生命救助措施(如气管插管、环甲膜切开术、管状胸廓造口术或者外科手术)也增加。

尽管已公布的证据比较少,但是与既往经验一致,儿科患者的过度检伤分类是可接受的,因为需要避免偶然情况下发生的弱势人群因贫穷而没有就诊,专家小组决定仍然以收缩压(<90 mmHg)作为儿童现场检伤分类划分标准。因为儿童平均收缩压比成人

要低,旧标准对严重创伤的儿童而言更具敏感性。同样,尽管普遍认为婴儿特有的低血压水平应该是<70 mmHg,但专家小组仍决定以收缩压<90 mmHg作为运送婴儿至创伤中心(小儿创伤中心更好)的标准,这所承担的检伤分类过度的风险是可以接受的。专家小组同样意识到在现场或者转送过程中获得婴儿或者低龄儿童的准确血压读数通常是困难的。年龄<1岁的婴幼儿,呼吸频率<20次/min。呼吸频率<10次/min有相当的敏感性,预示着成人或者儿童有严重创伤的危险,需要高级创伤护理。然而,年龄<1岁的婴幼儿正常呼吸频率的下限约为20次/min。尽管现场评估婴幼儿的生理参数是困难的,但呼吸频率是一项容易测量的重要生命体征。因此呼吸频率是一项尤为实用的检伤分类标准,特别是在婴幼儿,因为此数据容易获得。

(二)现场分检第二步

决策程序的第二步建议主要是针对那些经早期EMS人员的识别,可能存在严重损伤,并且需要在高级创伤中心进行处理但其生理学参数又达不到第一步标准的患者。对于这些患者,单纯依靠生理学标准可能会导致检伤分类不足。在美国南卡罗来纳州的EMS登记处有一个测定检伤分类不足或检伤分类过度比例的评估数据:对于转送到南卡罗来纳州查尔斯登Ⅰ级(最高级别)创伤中心的753名患者,当EMS人员使用1990年版的ACS检伤分类指南时显示单独使用生理学标准时的敏感性为0.7,并且对于严重损伤(ISS>15)的PPV(阳性预测值)为42%。单独应用解剖学标准敏感性为0.5,PPV为21.6%。联合解剖学及生理学标准进行识别严重创伤患者敏感性为0.8,PPV为26.9%。在华盛顿州,对5 728名经EMS人员治疗的患者的前瞻性研究,分别使用检伤分类的标准进行检查,并联合应用以识别ISS>15或死亡的严重创伤患者,结果解剖学标准对于识别严重创伤患者有20%~30%的准确率,并与86%的住院率相关,死亡率略低于整个研究的总体。

因此,从解剖学的角度可增加检出严重创伤患者的可能性,其标准为:

- 所有头、颈、躯干、四肢近端至肘或膝部穿透伤者
- 胸壁不稳定或畸形(如连枷胸)
- 两处或更多处近端长骨骨折
- 四肢挤压、撕脱、毁损或脉搏消失
- 肢体近端至腕或踝处的离断
- 骨盆骨折
- 开放或凹陷性颅骨骨折
- 瘫痪

这类患者的受伤部位均在极其危险的重要部位(包括心肺、血管、神经系统)。这些解剖部位的血管损伤可能会导致危及生命的失血,神经系统损伤可能会导致永久性的残疾。患者常常出现创伤性休克、脑疝、开放性或张力性的血气胸、呼吸循环衰竭、挤压综合征和严重感染等,有极高的死亡率。

在所有的头部、颈部、躯干和四肢近端至肘部和膝部的穿透性损伤中,最需要注意的检伤分类标准是穿透性躯干损伤。因为这可能需要紧急开胸术,而这并不是在所有医院都能做得到的。对临床死亡(无脉/呼吸停止)或危重和濒死的躯干穿透性损伤患者需转送到有立即外科手术能力的医疗机构。一个回顾性研究分析了休斯敦创伤中心1984年至1989年的389名行紧急开胸术的患者,这些患者在到达时都有胸部或腹部创伤并且

在行心肺复苏术时,他们都存在极度的失血,使用快速晶体液输注不能纠正低血压,或者在急诊科(ED)内突然发生血流动力学的恶化。该研究评定了总的存活出院率为8.3%;其中刺伤为15.2%,枪弹伤为7.3%。一个在南非约翰内斯堡独立三级治疗学院医院(single tertiary care academic hospital)对846例危重创伤患者进行紧急开胸术(324名患者到达ED时无生命征象,522名在急诊室内发生心肺骤停)的回顾性分析报告显示:总体生存率是5.1%(刺伤为8.3%,枪弹伤为4.4%)。在2000年,一个对25年来的24个研究回顾显示对于穿透性损伤行紧急开胸术后的存活率为8.8%(刺伤为16.8%,枪弹伤为4.3%,胸部穿透伤为10.7%,腹部穿透伤为4.5%)。

对于大多数因火器及刀具导致的穿透性损伤有极高的危险性及不良的预后(包括死亡率),单凭表面伤口的检查常常不能对内部损伤的程度作出适当的判断。头部、颈部、躯干和四肢近端的穿透性损伤均发生在极其危险的重要部位。一些有限的证据也对现场检伤分类发现连枷胸、两处或多处的近端长骨骨折、瘫痪、骨盆骨折、肢体至腕关节及踝关节的离断的患者做了研究。在一个对1 473名经EMS人员转送的创伤患者研究中,显示脊髓损伤及断肢两者对于ISS>15都有100%的PPV,近端长骨骨折的PPV为19.5%。在另一个研究中,采用1986年版本的决策程序显示:两个或更多的长骨骨折与ISS>15发生可能性的增加相关。回顾2002~2003年的纽约州创伤登记处的总体死亡率数据显示:连枷胸7.5%,长骨骨折8.8%,骨盆骨折11.5%,瘫痪7.1%,断肢10.1%。

可见这类创伤患者有极高的死亡率,其救治需要多学科的快速反应,包括有急诊医学科、创伤外科、心脏外科、矫形外科、放射医学、神经外科、重症医学科及手术室。这些有代表性的专科服务在我国只有在三级综合性医院才能提供。因此,这类创伤患者需要送至具备上述条件的最高创伤治疗水平的综合性医院。

(三)现场分检第三步

某些创伤患者虽然没有达到第一步或第二步的标准,但可能仍然存在严重但较为隐匿性的损伤。在现场检伤分类中将通过评估损伤机制,决定是否需要把伤者转送至创伤医疗机构。

损伤机制分检标准为:

• 坠落:成人从>20英尺(2层楼高,约6 m)的高处坠落;儿童从>10英尺(3 m)或其身高的2或3倍的高处坠落。

• 高危机动车碰撞:

■ 侵入(包括车顶):乘客位置>12英寸(30 cm),其他位置>18英寸(46 cm);

■ 部分或全部乘客从机动车抛出;

■ 同一客舱有乘客死亡;

■ 机动车自动监控数据与高危损伤相一致;

• 汽车撞击步行者/骑自行车者致其抛出、碾压,或被严重撞击[>20英里/小时(32 km/h)]。

• 摩托车以>20英里/小时(32 km/h)速度碰撞。

目前对损伤机制作为分检标准已有广泛的研究。不同损伤机制预测严重损伤的敏感性范围为0.04~0.24,预测特殊损伤的敏感性范围为0.72~0.96。综合应用生理学和解剖学标准及损伤机制标准显示至少77/95(81%)患者ISS>15。另外,1997年加拿大艾伯塔卡尔加里城转送的3 147名患者,仅仅依据损伤机制标准将错过22/83

（26.5%）有严重损伤的患者；联合损伤机制及生理学标准能提高 ISS＞15 的敏感性到 0.8，特异性为 0.9。综合这些研究，建议损伤机制并不适合作为检伤分类的一个的独立标准，而必须联合其他的标准（如生理学及解剖学）。

这类受伤者一般不必送往最高水平的创伤医疗机构，但需送往就近的确认有创伤处理能力的医疗机构。

（四）现场分检第四步

在第四步，EMS 人员必须识别一个没有达到生理学、解剖学或损伤机制标准的人，他们是否有潜在的未知情况和伴随的因素，这些情况会使他们处于发生高风险严重伤害的境地。这样的创伤病人可能需要创伤医疗机构处理。

其分检标准为：

- 老年人：55 岁以上者创伤死亡风险增加；65 岁以上者收缩压＜110 mmHg 可发生休克；低速撞击机制（如地平面跌倒）可导致严重损伤
- 儿童：应优先送往有儿童创伤处理能力的创伤中心
- 抗凝血和出血性疾病者，如头部创伤病人将处于迅速恶化的高危状态
- 烧伤：无其他创伤机制者送往烧伤医疗机构，有其他创伤机制者送往创伤中心
- 妊娠＞20 周的伤者
- EMS 救助人员判断认为有其他特殊情况的伤者

这类病人可送往创伤中心或具备及时、完整评估和初始处理潜在严重创伤能力的医院，并可考虑医学专家会诊。

然而，创伤现场患者不同的、隐藏的病情，以及患者评价的复杂性，都将会影响到检伤分类决策的准确性。不准确的检伤分类将导致需要高级治疗的患者没有被送到高级创伤医疗机构，这叫作检伤分类不足。检伤分类不足将导致该患者没有得到所需要的特殊创伤治疗。检伤分类过度则指不需要接受特殊创伤治疗的患者被送到高级创伤医疗机构，这就会造成不必要的资源浪费。为了尽最大可能减少上述问题，需要对相关专业人员进行不断的专业培训，提高其分检准确率；同时在适当的时间需要对伤员病情再评估。

第二节　灾害期间大批伤员的分检

灾害发生期间，常常遇到大批伤情、伤类较为复杂的伤员，救治时间紧迫，而医疗资源有限等问题。这时必须对伤员进行现场分检，区分出伤情的轻重，判明救治的缓急，由此确定救治和后送的先后次序，以保证急危伤员优先得到良好的救治。利用有限医疗资源最大程度救治重伤员的关键之一是现场检伤分类。

一、大批伤员的分检

灾害期间大批伤员的现场医学救援的原则是尽快使伤员脱离险境，进行检伤分类，优先抢救那些发生危及生命且只有经过处理才能存活的伤员。

1. 优先处理的伤员　这类伤员常常存在休克和严重失血、意识丧失，或存在未解决

的呼吸问题、严重的胸部和（或）腹部开放或闭合伤。另外，下面三种烧伤也可危及生命，故也应迅速处理和后送：① 危及呼吸的烧伤；② Ⅲ度烧伤超过总体表面积的 10％；③ Ⅱ度烧伤超过总体表面积的 30％。对这类伤员要给予最先救治。

2. 次优先处理的伤员　这类伤员包括背部损伤合并或不合并脊髓损伤的伤员，中等量失血（500～1 000 ml）的伤员，GCS＞12 分的意识清醒的头部损伤伤员。次优先处理的候选伤员包括Ⅲ度烧伤面积少于总体表面积 10％，且无呼吸损害的伤员，以及Ⅱ度烧伤面积少于总体表面积 30％而无呼吸损害的伤员。

这类伤员一般转运至伤员集结地，只要条件许可，就应用适当的紧急救治措施稳定伤情。

3. 延期处理的伤员　对于轻伤员或至少是受伤后生理学没有太大改变的伤员，如轻度骨折、烧伤和软组织损伤（擦伤或挫伤）者，一般不急于处理和后送。

4. 暂不予处理的伤员　这类伤员仅限于那些遭受致命性损伤，处于濒死状态或已死亡者，包括无自主呼吸或心脏骤停超过 15 min 又因伤情太重无法实施心肺复苏术的伤员，严重头部损伤（如脑外露）或胸部损伤，Ⅱ度或Ⅲ度烧伤面积超过总体表面积的 60％合并其他严重损伤等。

二、伤员的分类标志

灾害期间，伤员常处于流动状态，经治医务人员也不断更迭。为便于识别与救治，国际上在现场对伤员进行检伤分类后，根据伤情轻重分别在伤员胸前佩戴或悬挂红、黄、绿或蓝、黑 4 种颜色的伤情识别卡。红色代表危重伤员，需要立即处理；黄色代表中度严重伤员，需要次优先处理；绿色或蓝色为轻伤员，可延期处理；而黑色表示濒死或已死亡，在救援力量有限的条件下，按照"救伤不救死"的原则，可以放弃抢救，暂不予处理。

第三节　创伤病人的急救

创伤病人的检伤分类常常与现场急救结合进行。对创伤病人实施快速有效和合理的急救处理，不仅可以最大限度地挽救伤员生命，而且可以减轻伤残，更有利于恢复受伤机体的生理机能。但是，创伤发生突然，可涉及机体任何部位，形式多样，复杂多变，严重度不一，加上基础疾病，给救治带来困难。面对创伤，如何在第一时间给予合理救治，需要掌握基本的现场急救原则。

一、现场急救原则与流程

（一）现场急救基本原则

1. 查看现场脱离险境　创伤现场时常处于危险状态，给救援人员和伤员的生命构成危险。不注意事发现场的安全程度，盲目救援，就有可能造成不必要的伤亡。因此，救援人员到达现场后，要首先查看和分析救治场所的安全状况。如果没有危险因素，应就地抢救伤员，稳定其病情。如果现场安全性差，应设法将伤员移至安全场所，再实施救治。救治中应注意自身和病人的安全。

2. 急救与呼救并重　现场急救者应根据伤员的数量和创伤的严重程度,在实施急救的同时,迅速向创伤中心或相关医疗机构发出求救,以得到更多的专业救援,使更多伤员在第一时间获得有效的救治。

3. 迅速评估病情分清轻重缓急　急救时,应首先观察伤员的生命体征,如神志、呼吸、气道通畅程度、脉搏、肢体活动状况等;重点查看威胁生命的创伤,如大出血、活动性出血、开放性头胸腹部创伤等;只要情况许可,就应做全面的体检,以发现隐含的危及生命的创伤,如腹腔盆腔内大出血等,力争在最短时间内分清病情的轻重缓急。另外需要注意伤者随身有无携带特殊疾病及需要紧急处理的医疗标识,以便及时恰当处理,如糖尿病、冠心病、高血压、哮喘、过敏性疾病、肾脏透析患者等。

4. 分级救治　这涉及多个急救原则。

(1)先救命后治伤:救治创伤的第一目的是挽救伤员的生命,因此应优先抢救危及伤员生命的创伤,如心脏呼吸骤停、窒息、大出血、开放性或张力性气胸等。急救早期不忘ABC,即开放气道、人工呼吸、循环支持。待伤员生命体征稳定后,再处理其他创伤,以利恢复其生理机能。

(2)先重伤后轻伤:在重大事故的急救中,有时候会遇到可供支配的医疗资源有限的问题。面对多发伤,面对病情不一的众多伤员,到底先处理哪个伤口,先救治哪个伤员?实践证明,先处理危及或有可能危及生命的创伤,先救重伤员,能最大限度地挽救更多伤员的生命。在处理完严重创伤和重伤伤员后,再处理轻伤和病情轻的伤员。

(3)先止血后包扎:出血常常能致命。没有有效地给伤口止血,先包扎伤口,时常达不到止血的目的,尤其是较大血管或动脉出血难于止血。不适当的包扎有时会掩盖伤口的出血状态,从而延误救治。另外,当多部位伤口包扎时,包扎依次为头部、胸部、腹部、四肢。当遇到头部、胸部、腹部等部位的开放性伤口时,应通过适当包扎使之成为闭合性伤口。

(4)先固定再搬运:遇到有些伤员需要搬运时,应先通过急救稳定病情,给受伤的躯干(颈部、脊柱)或肢体适当固定。固定时先颈部后四肢。只有这样,才能最大程度避免搬运中发生呼吸循环衰竭和创伤的二次伤害。

(5)按级转运:在现场分检、初步处理的基础上,将不同病情的创伤患者转运至符合救治条件的目标医院。研究发现快速转运重伤员到条件较好的医院实施进一步救治可明显提高存活率,降低伤残率。因此,只要条件许可,应想方设法采用最快速的转运方案将伤员送到高水平医院救治。在复杂地形和偏远地区,直升机空中转运被认为是最佳转运方案,应在大规模急救中推广使用。

5. 医护与转运同行　重伤员在搬运或转运途中,需医护人员时刻关注病情变化,进行必要的救治。专业化快速移动ICU能提高重伤员转运的存活率。

(二)现场急救流程

现场程序化的急救处理流程会大大提高救治伤者的效率,并减少处理中的失误。科学合理的现场创伤急救处理流程会随着科学技术及医学的发展而不断优化。以下是我国制定的创伤院前急救流程,分现场评估、快速分流伤员、伤情评估与预警等三个步骤(图1-3-2)。

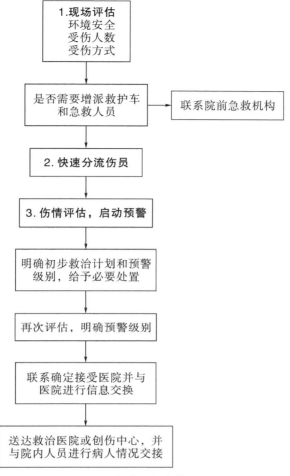

图 1-3-2　创伤现场急救处理流程

1. 现场评估　评估环境安全,确定伤者数量与伤情。

（1）确定环境安全:急救人员必须确定现场安全后,方可开展工作。

（2）确定伤者人数和受伤方式:进入现场后,首先了解患者的人数、致伤原因,初步判断患者的伤情和部位,确定是否需要增派救护车和急救人员。

2. 快速分流伤员　若现场伤员人数较多,检伤分类后应当依据伤情对现场伤员进行分流。

（1）能行走伤员:请其去指定的安全地点集合。

（2）不能行走的伤员:判断呼吸,无自主呼吸、自主呼吸大于 30 次/min 或者小于 6 次/min 的患者,应立即处理。呼吸频率小于 30 次/min 或者大于 6 次/min 的患者,进一步检查颈动脉搏动,未触及搏动的应立即处理。可触及搏动的患者,进一步判断患者神志情况,神志异常者,应立即处理。

3. 伤情评估与预警　评估神志（GCS 评分）、生命体征及损伤部位（TI 评分）,评估应从伤情较重的患者开始,评估的优先次序是:可能导致患者死亡的伤势;可能导致丧失肢体的伤势;其他非威胁生命或丧失肢体的伤势。

根据伤情明确初步救治计划和预警级别,并立即给予必要的处理,特别是对红色和黄色预警的伤员给予辅助呼吸、电击除颤、胸外按压、止血、抗休克治疗等抢救措施。

转运途中再次进行评估,明确预警级别。

确定接收医院、创伤救治点/中心。在病人未到创伤救治点/中心之前,启动相应级别的预警。告知拟送达的创伤救治点/中心预警级别、评分评估、预计到达时间、主要的伤情、必要的急救措施以及其他特殊情况。根据不同的预警级别组织院内创伤综合救治团队提前到达急诊室,做好抢救前的准备工作,以提高抢救效率。

与院内创伤急救医师进行交接,明确患者的预警级别、GCS、TI 评分及评估情况、主要的伤情、已经采取的急救措施、下一步可能需要的措施以及其他特殊情况。

二、院内急救原则与流程

患者急诊处理除了继续遵循创伤的现场急救原则外,对于严重创伤,尤其失血性休克的患者早期还需要实施损伤控制性复苏(Damage Control Resuscitation,DCR)原则。

(一) 损伤控制性复苏

所谓 DCR 是针对创伤大出血出现的低体温、酸中毒、凝血功能障碍而采取的早期创伤复苏策略,主要包括容许性低血压,止血性复苏和损伤控制性手术。

1. 限制性容量复苏　对于创伤所致的严重低血容量,液体复苏是必要的。但对于存在活动性出血的患者,积极液体复苏,大量输注晶体液可以通过以下多种机制造成出血增加和加重组织损伤:① 血管内静水压增高而促进出血;② 血压升高可推动新生凝血块脱落,造成再出血;③ 液体的大量输注可稀释血小板和凝血因子;④ 输注的液体改变了血液的黏度和流变特性;⑤ 过度血液稀释导致血液携氧能力下降,减少组织氧供等。因此,在出血尚未得到确切控制的创伤患者,采取延迟或限制性液体输注(限制性液体复苏),容许在有限的短时期内动脉压和器官灌注压低于正常水平(容许性低血压),直至出血得到确切控制。同时尽快进行控制出血为目的的干预,如手术止血、介入止血等。欧洲指南建议对于无颅脑外伤的初级阶段的创伤患者,以收缩压 80～100 mmHg 为复苏目标,直至大出血停止。在某些特殊情况下,存在活动性出血,但液体复苏受限,血压过低,是否可以用小剂量血管升压药维持血压在容许低水平,等待后续救治。这个方法值得探讨。

2. 止血性复苏　研究发现许多严重创伤患者就诊时即已发生急性创伤性凝血功能障碍(创伤性凝血病)。如不及时处理会增加出血,并使病情变得更为严重和复杂,减少患者的生存机会。止血性复苏策略以快速恢复正常凝血功能为核心,主要包括以下几点:① 早期常规动态监测创伤患者凝血功能状态;② 增加新鲜冰冻血浆和血小板等血液制品,甚至新鲜全血的输注比例;③ 减少晶体液的大量输注;④ 积极止血性复苏与积极控制出血同等重要。止血性复苏的主要措施是输注凝血物质,如新鲜冰冻血浆、血小板、冷沉淀、重组因子Ⅶa、纤维蛋白原浓缩制剂、凝血酶原复合物等,应用氨甲环酸,补充钙剂等。另外尽量减少患者的身体裸露,应用保温与复温措施,注意纠正酸中毒等,这些均有利于止血。

3. 损伤控制性手术　损伤控制性手术的概念来源于严重创伤患者早期已缺乏存活的生理储备去承受复杂和长时间的确定性或重建手术。在创伤早期为保命,仅实施简单手术。如控制出血的措施有临时性钳夹、填塞、分流或结扎等。对空腔器官行关闭、切除而不进行吻合,完成操作后腹壁行临时性关闭,并用临时敷料覆盖。损伤控制性手术旨在缩小手术规模,缩短手术时间,减少手术损伤,以保命为主。在患者病情稳定,机体恢复较好生理功能后,再有计划择期手术以恢复解剖和达到确定性修复。

损伤控制性手术是不完美的临时应急性手术,需与其他医疗措施有机结合,方能达到最大限度挽救患者生命的目的。

（二）创伤院内急救流程

创伤患者到达医院急诊科或创伤中心后,按照院内创伤急救流程处理会大大提高对伤者的快速合理的救治。我国制定的创伤院内急救处理流程如图1-3-3所示。

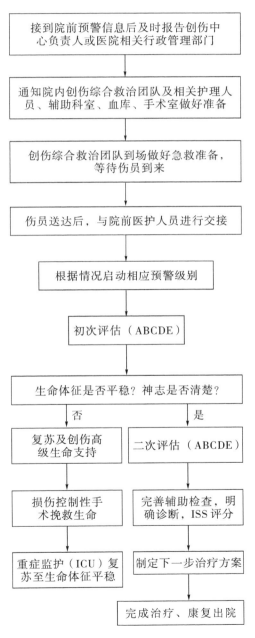

图1-3-3 创伤院内急救流程

1. 接到院前预警后报告 创伤中心/救治点接到院前预警信息后,预计到诊人数、伤情、到达时间、急救措施以及其他特殊情况。向院前急救人员告知本机构能够容纳的不同预警级别的患者数量。超出容纳能力时须及时告知院前急救人员,及早分流至其他创伤中心/救治点。接收信息者须通知创伤中心负责人,启动相应预案,并根据情况决定是否报告医院相关行政管理人员。

2. 通知创伤综合救治团队 接诊严重创伤患者时,通知本医疗机构创伤综合救治团队尽快到急诊室,并请相关辅助科室做好准备,检查并确认监护设备、呼吸机、除颤仪、气管插管等抢救设备正常,抢救药品完备;确认各辅助检查设施(检验、放射、B超等)正常;确认手术室等相关部门处于备用工作状态,通知血库做好配血准备,通知有关行政部门负责人到现场,协调并支持抢救工作。

3. 伤员伤情交接 院内急救团队与院前急救人员交接,包括预警级别、评分评估、交接院前伤情评估表、主要的伤情、已经采取的急救措施、下一步需要采取的措施以及其他特殊情况。

4. 启动相应级别的预警 预警按严重程度依次分为绿色、黄色和红色三种。

(1)绿色预警:通知相关专科的医务人员在患者到达医院前到达急诊室,确保多种基本检查处于备用状态,准备急诊手术。

(2)黄色预警:通知创伤综合救治团队相关医师尽快赶到急诊室,确保监护设备开启、血管活性药品、晶体液、胶体液、各辅助检查设施等处于备用状态,准备实施急诊手术。

(3)红色预警:通知创伤综合救治团队医师尽快赶到急诊室,确保监护设备开启、呼吸机开启及连接管路、插管设备到位、除颤仪、血管活性药品、晶体液、各辅助检查设施等处于备用状态,并通知血库做好配血准备,患者到达后可立即实施抢救和手术。

5. 初次评估 按照气道及颈椎保护(A)、呼吸及保持通气(B)、循环及控制出血(C)、神经系统检查(D)以及暴露及环境控制(E)的步骤进行初次评估。

6. 损伤控制性复苏挽救生命 如发现患者生命体征不稳定,立即给予复苏、创伤高级生命支持,做损伤控制性手术挽救生命,之后重症监护室继续复苏直至生命体征稳定。

7. 二次评估 生命体征稳定后,按照 A、B、C、D、E 的顺序二次评估伤情,处理伤口,完善辅助检查,明确诊断,做 ISS 评分以确定伤情的严重程度。

8. 制定下一步治疗方案 完成所有治疗后康复出院。

(吕建农)

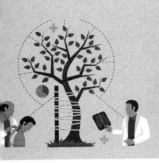

第四章　创伤急救技术

　　通常创伤急救技术包括通气、止血、包扎、固定、搬运等五项技术。创伤急救时的气道开放与通气参见相关章节,本章重点介绍止血、包扎、固定、搬运等急救技术。在外伤时,这些技术如果能够得到及时、正确、有效的应用,往往在挽救伤员生命、防止病情恶化、减少伤员痛苦以及预防并发症等方面有良好作用。止血、包扎、固定、搬运技术是每一个院前急救人员必须熟练掌握的技术,也应在群众中广泛推广此类技术。

第一节　止　血

一、概述

　　成年人血容量约占体重的 8%,即 4 000～5 000 ml。出血量为总血量的 20% 时,会出现头晕、脉搏增快、血压下降、出冷汗、肤色苍白、少尿等症状。出血量占总血量的 40% 时,会有生命危险。因此,外伤出血是最需要紧急处理的。止血术是外伤急救首要技术。

　　通常将外伤出血分为内出血和外出血。内出血非常严重,而且发生时不容易引起人们的重视,这类出血需到医院治疗。外出血容易发现,易于处理,是现场急救的重点。

　　受伤部位不同血管的出血有其不同的特征,处理的方法也有所不同。

　　动脉出血色鲜红,有搏动或呈喷射状,量多,出血速度快,不易止住,多经急救尚能止血。急救时可先采用指压,必要时用止血带,并尽早改用钳夹、结扎等方法处理。

　　静脉出血色暗红,血流出缓慢,多不能自愈。毛细血管出血色红,血液呈点状或片状渗出,可自愈。这两种出血采用加压包扎止血即可。

二、常用止血材料

　　现场急救时常用的止血材料有消毒敷料、绷带、止血带等,紧急情况下可用干净的毛巾、衣物。禁用绳索、电线或铁丝等物。

三、常用止血方法

　　现场常用的止血方法为加压包扎止血法、指压动脉止血法、屈曲肢体加垫止血法、填塞止血法、结扎止血法、止血带止血法等。这些止血方法常常是对外出血的临时止血措施。

1. 加压包扎止血法 这是一种安全、比较可靠的非手术止血法,也是目前最常用的止血方法。

(1)适应证:适用于小动脉、中小静脉或毛细血管等部位出血的止血。

(2)基本方法:先将无菌敷料覆盖在伤口上,再用绷带或三角巾以适当压力包扎,其松紧度以能达到止血目的为宜。必要时可将手掌放于敷料上均匀加压,一般二十分钟即可止血。

(3)注意事项:绷带不宜包扎过紧,以免肢体远端缺血。

2. 指压动脉止血法 外周动脉支配区内出血时可用手指将相应动脉压向骨骼而达到止血的目的。此法简便、有效,不需任何器械,常需与其他止血方法合用。

(1)适应证:主要适用头部和四肢某些部位中等或较大的动脉出血。

(2)基本方法:用手指、手掌或拳头压迫伤口近心端的动脉,将动脉压向深部的骨骼上,阻断血液流通,达到临时止血的目的。

(3)常见的指压动脉止血法:体表不同部位的出血可用以下指压止血法临时止血。

头面部出血的止血法:压迫同侧耳屏前方颧弓根部的搏动点——颞浅动脉。

颜面部出血的止血法:压迫同侧下颌骨下缘,咬肌前缘的搏动点——面动脉。若伤在颊部、唇部可将拇指伸入病人口内,其余四指紧贴面颊外部,内外用力,压迫下缘之动脉。

颈部、面深部、头皮部出血的止血法:可用拇指或其他四指压迫同侧气管外侧与胸锁乳突肌前缘中点之间的强搏动点——颈总动脉,将其用力向后压向第六颈椎横突上,达到止血目的。

注意:颈总动脉分出的颈内动脉为脑的重要供血动脉,所以对颈总动脉的压迫应慎重,绝对禁止同时压迫双侧颈总动脉。

头后部出血止血法:可用拇指压迫同侧耳后乳突下稍往后的搏动点——枕动脉。

肩部、腋部、上臂出血止血法:压迫同侧锁骨上窝中部的搏动点——锁骨下动脉,将其压向第一肋骨。

前臂出血止血法:压迫肱二头肌内侧沟中部的搏动点——肱动脉,将其向外压向肱骨。

手掌、手背出血的止血法:压迫手腕横上方的内、外侧搏动点——尺、桡动脉。

大腿出血止血法:大腿及其以下动脉出血,可用双手拇指重叠用力压迫大腿根部腹股沟中点稍下的强搏动点——股动脉。

足部出血止血法:可用双手示指或拇指压迫足背中部近脚腕处的搏动点——胫前动脉和足跟与内踝之间的搏动点——胫后动脉。

手指、脚趾出血止血法:用拇指和示指分别压迫手指/脚趾两侧的指/趾动脉,阻断血流。

3. 屈曲肢体加垫止血法

(1)适应证:没有骨折和关节损伤的肘/膝关节远端肢体出血。

(2)方法:在肘窝/腘窝垫以棉垫卷或绷带卷,将肘/膝关节尽力屈曲,借衬垫物压住动脉,再用绷带或三角巾将肢体固定于屈曲位。

（3）注意事项：应用本法前首先要确定局部有无骨关节损伤，如有则不能用此法。本法存在压迫血管、神经等组织的可能，且不利于伤员的转运，故应尽量减少使用或不用。

4．填塞止血法

（1）适应证：适用于颈部、臀部以及大腿根、腋窝等难以用一般加压包扎所处理的较大而深的伤口。

（2）方法：用无菌敷料填入伤口内，外加大块敷料加压包扎。

5．止血带止血法

（1）适应证：仅适用于四肢大动脉出血或加压包扎不能有效控制的大出血。

（2）常用方法：分充气止血带和橡皮止血带两种。充气止血带安全，效果好。紧急情况下可用绷带、布带等代替。

勒紧止血法：在伤口上部用绷带或三角巾叠成带状或用手头现有的布料等勒紧止血。第一道绕扎为衬垫，第二道压在第一道上面，并适当勒紧。

绞紧带止血法：将三角巾叠成带状，绕肢体一圈，两端向前拉紧，打一活结，并在一头留出一小套，取小木棒、筷子等做绞棒插在带圈内，提起绞棒绞紧，再将木棒一头插入小套内，并把小套拉紧固定即可。

橡皮止血带法：抬高患肢，将软布料、棉花等软织物衬垫于止血部位皮肤上。取止血带中间一段适当拉紧拉长，绕肢体 2～3 圈，使橡皮带末端压在紧缠的橡皮带下面即可。

充气止血带：有压力表能指示压力，作用平均，效果较好。

（3）注意事项

① 上止血带部位要准确，应扎在伤口的近心端，并应尽量靠近伤口。上臂扎止血带时不可扎在下 1/3 处，以防损伤桡神经。

② 使用止血带压力要适当，以刚达到远端动脉搏动消失为宜（无压力表时）。一般上肢压力为 250～300 mmHg，下肢压力为 400～500 mmHg。压力过高会压迫损害神经和软组织；压力过低，仅阻断静脉回流，加重出血。

③ 止血带下应加衬垫，切忌用绳索、铁丝、电线等直接加压。

④ 上止血带后应有明显标记，记上患者姓名及使用止血带的时间。

⑤ 如使用止血带时间较长，应每隔一小时放松一次。如需继续使用，两次之间应间隔 5～10 min，目的是使肢体远端能间断得到供血，以防组织缺血坏死。

⑥ 放松止血带前应充分补液，并准备好敷料或血管钳等止血用具，再放松止血带。如放松止血带后伤口无活动性出血，可改用加压包扎。

⑦ 止血带使用时间最长不应超过 3 h，否则因缺血时间较长及再灌注损伤，可造成组织变性坏死，或因有毒代谢产物吸收过多出现休克。

6．结扎止血法　一般在医院急诊室或手术室内于清创的同时应用。

（1）适应证：适用于能清楚见到血管断端出血的止血。

（2）方法：找到出血血管断端，用血管钳夹住，再用手术缝线结扎。

（3）注意事项：对于分辨不清出血点的，不宜盲目用血管钳钳夹结扎止血，以免损伤重要的血管、神经。

第二节 包 扎

伤口包扎在急救中应用范围较广,可起到保护创面、固定敷料、防止污染和止血、止痛作用,有利于伤口早期愈合。包扎的目的是保护伤口;减少出血;减轻局部肿胀;固定伤口上的敷料、夹板;使伤部舒适安全。

一、适应证

体表各部位的伤口除采用暴露疗法者,一般均需包扎,以保护伤口,减少污染,固定敷料、药品和骨折位置,压迫止血及减轻疼痛等。

二、基本方法

卷轴绷带或三角巾(某些特殊部位可用多头绷带或丁字带)、无菌纱布。在急救情况下,如无绷带和纱布,可用洁净的毛巾、衣服、被单等代替。

(一)绷带包扎法

1. 环形包扎法 这是绷带包扎中最基本、最常用的方法。

(1)适应证:适用于绷带包扎开始与结束时,固定头端及包扎颈、腕、胸、腹等粗细相等的部位的小伤口。

(2)操作方法:将绷带做环形的重叠缠绕,下周将上周绷带完全遮盖,最后用胶布将带尾固定或将带尾中部剪开分成两头,打结固定。

2. 蛇形包扎法(斜绷法)

(1)适应证:适用于需由一处迅速延伸至另一处时,或作简单的固定。夹板固定多用此法。

(2)操作方法:先将绷带以环形法缠绕数圈,然后以绷带宽度为间隔,斜行上缠,各周互不遮盖。

3. 螺旋形包扎法

(1)适应证:用于包扎直径基本相同的部位如上臂、手指、躯干、大腿等。

(2)操作方法:先环形缠绕数圈,然后稍微倾斜螺旋向上缠绕,每周遮盖上一周的 $1/3\sim1/2$。

4. 螺旋反折包扎法

(1)适应证:用于直径大小不等的部位,如前臂、小腿等处的伤口的包扎。

(2)操作方法:每周均把绷带向下反折,遮盖其上周的 $1/3\sim1/2$,反折部位应相同,使之成一直线。注意不可在伤口上或骨隆突处反折。

5. "8"字形包扎法

(1)适应证:用于直径不一致的部位或关节如肩、髋、膝等部位伤口的包扎。应用范围较广。

(2)操作要点:在伤处上下,将绷带由下而上,再由上而下,重复作"8"字形旋转缠绕,每周遮盖上周的 $1/3\sim1/2$。

6. 回返包扎法 多用于包扎没有顶端的部位如指端、头部或截肢残端。头部外伤的帽式包扎法就采用此法。

（二）三角巾包扎法

因三角巾的形态特点,使其在包扎伤口时,应用很广。

1. 头面部包扎法

（1）帽式包扎法:先用消毒纱布覆盖伤口,再将三角巾的底边向上反折约 3 cm,其正中部放于伤员的前额,与眉平齐,顶角拉向头后,三角巾的两底角经两耳上方,拉向枕后交叉返回到额部中央打结,最后拉紧顶角并反折塞在枕部交叉处。

（2）风帽式包扎法:将三角巾顶角和底边中央各打一结,顶角结置于额前,底边结放在枕部下方,包住头部,两角往面部拉紧,后拉到枕后,打结即成。

（3）下颌式包扎法:将三角巾底边折至顶角呈三四横指宽,留出顶角及系带。将顶角及系带放于后颈正中,两端往前,右端包裹下颌,至伤员右耳前与左端交叉,两端分别经耳前与下颌部,在头顶连同系带拉上一同打结。

（4）面具式包扎法:将三角巾顶角打一结,放于头顶上,然后将三角巾罩于面部(可在鼻孔、眼睛、口腔处各剪一个小口),将左右两角拉到枕后交叉,再绕到前额打结。或将顶角结放在下颌,底边平放于头顶并拉向枕后,将底边左、右角提起拉紧,交叉压住底边,两头绕至前额打结。适用于颜面部较大范围的伤口,如面部烧伤或较广泛的软组织伤。

2. 肩、胸、背部包扎

（1）单肩燕尾巾包扎法:把燕尾巾夹角朝上,放在伤侧肩上。向后的一角压住并稍大于向前的角,燕尾底边包绕上臂上部打结,然后两燕尾角分别经胸、背部拉到对侧腋下打结。

（2）双肩燕尾巾包扎法:两燕尾角等大,夹角朝上对准项部,燕尾披在双肩上,两燕尾角分别经左、右肩拉到腋下与燕尾底角打结。

（3）胸部燕尾巾包扎法:将三角巾折成鱼尾状,并在底部反折一道边,横放于胸部,两角向上,分放于两肩上并拉至颈后打结,再用顶角带子绕至对侧腋下打结。

（4）胸部三角巾包扎法:将三角巾底边横放在胸部,约在肘弯上 3 cm,顶角越过伤侧肩,垂向背部,三角巾的中部盖在胸部的伤处,两端拉向背部打结,顶角也和该结一起打结。

3. 腹、臀部包扎法

（1）腹、臀部燕尾巾包扎法:燕尾巾底边系带围腰打结,夹角对准大腿外侧中线,前角大于后角并压住后角,前角经会阴向后拉与后角打结。臀部包扎方法与腹部相同。只是位置相反,后角大于前角。

（2）腹（臀）部三角巾包扎法:三角巾顶角朝下,底边横放于脐部,拉紧底角至腰部打结,顶角经会阴拉至臀上方,同底角余头打结。

4. 四肢包扎法

（1）上肢三角巾包扎法:将三角巾一底角打结后套在伤侧手上,结之余头留长些备用,另一底角沿手臂后侧拉到对侧肩上,顶角包裹伤肢,前臂屈至胸前,拉紧两底角打结。

（2）手、足三角巾包扎法:手指对着三角巾的顶角,将手平放于三角巾中央,底边位于腕部,将顶角提起放于手背上,然后拉两底角在手背部交叉,再绕回腕部,于掌侧或背侧打结。足的包扎与手相同。

（3）小腿和足部三角巾包扎法:将脚放在三角巾近底边的一侧,提起较长一侧的巾腰包裹小腿打结,再用另一边底角包足,绕脚踝打结于踝关节处。

(4)肘、膝关节三角巾包扎法:先将三角巾折成适当宽度的带状,然后将其中部放在膝关节上,两端拉至膝关节后方交叉,一端在上,一端在下,再由后向前绕至膝关节外侧打结。

三、几种特殊伤的包扎法

(一)开放性颅脑伤的包扎

开放性颅脑伤脑膨出时,将病员侧卧或俯、侧中间位,解开领扣和腰带,保持呼吸道通畅。先用纱布、手帕等在膨出的脑组织四周围成一个保护圈,再用清洁敷料覆盖脑组织,然后用干净容器(如饭碗、小盆等)扣在上面,再用三角巾包扎。

(二)胸部开放性伤的包扎

在伤员呼气之末用厚实的棉布块或毛巾垫等迅速严密覆盖胸壁伤口,再用绷带或三角巾缠绕胸壁加压包扎,尽快送往医院。

(三)腹部内脏脱出伤的包扎

将伤员仰卧屈膝,用清洁布单或敷料膜盖住脱出的内脏,再用一个干净、大小合适的容器(如饭碗、小盆等)扣在上面,以保护脱出的脏器,最后用腹带或三角巾在容器外包扎固定。

(四)异物刺入伤的包扎

应先将异物露在体表的一端固定,再用带子、棉线等紧贴刺入物的根部、将异物扎紧固定于体表,防止异物继续刺入体内或脱出体外,最后用敷料包扎伤口,送往医院。

(五)开放性骨折断端外露伤的包扎

用一块干净纱布盖在骨折断端上,再用三角巾叠成环形垫,垫放在骨折断端周围,其高度要略高于骨折断端的高度,最后用绷带呈对角线包扎("8"字形包扎)。

四、注意事项

1. 包扎前应尽可能暴露伤口,尽量保持伤口干净,保持伤口内刺入异物的原状。

2. 包扎伤口时,先简单清创并盖上消毒纱布,再用绷带。操作应小心谨慎,不要触及伤口,以免加重疼痛或导致伤口出血及污染。

3. 包扎时松紧要适宜,过紧会影响局部血液循环,过松易致敷料脱落或移动。

4. 包扎时要使病人的位置保持舒适。皮肤皱褶及骨隆突处应用棉垫等保护。需要抬高肢体时,应给适当的扶持物。包扎的肢体必须保持功能位。

5. 根据包扎部位选用宽度适宜的绷带和大小合适的三角巾。

6. 包扎方向为自下而上,由左向右,从远心端向近心端包扎,以助静脉血的回流。绷带固定时的结应放在肢体的外侧面,忌在伤口上、骨隆突处或易于受压的部位打结。

7. 解除绷带时先解开固定结或取下胶布,然后以双手互相传递松解。紧急时或绷带已被伤口分泌物浸透干涸时,可用剪刀剪开。

第三节　固　定

固定是骨折急救处理中最重要的一项,其目的是:① 限制受伤部位的活动度,防止骨折端在搬运时移动而损伤软组织、血管、神经和内脏;② 减轻疼痛,有利于防止休克;③ 便于转运。

一、固定的原则

1. 救命在先,固定在后。
2. 先止血包扎,后固定。
3. 就地固定(除非现场有危险)。
4. 不要盲目复位骨折。
5. 严禁将骨折断端送回到伤口内。
6. 包扎松紧要适当,要露出手指或脚趾。
7. 固定夹板与皮肤之间垫柔软物品。
8. 夹板的长度与宽度要与骨折肢体相适合,长度需超过上下两个关节。

二、常用方法

夹板和三角巾是固定最理想的器材,常常联合使用,达到固定肢体或躯体的作用。

（一）锁骨骨折固定法

用毛巾或敷料垫于两腋前上方,将三角巾折叠成带状,两端分别绕两肩呈“8”字形,拉紧三角巾的两头在背后打结,尽量使两肩后张。也可于背后放一“T”字形夹板,然后在两肩及腰部各用绷带包扎固定。如仅一侧锁骨骨折,用三角巾把患侧手臂悬兜在胸前,限制上肢活动即可。

（二）肱骨骨折固定法

用长、短两块夹板,长夹板放于上臂的后外侧,短夹板置于前内侧,在骨折部位上下两端固定。将肘关节屈曲90°,使前臂呈中立位,再用三角巾将上肢悬吊,固定于胸前。

（三）前臂骨折固定法

协助患者屈肘90°,拇指向上。取两块合适的夹板,其长度超过肘关节至腕关节的长度,分别置于前臂的内、外侧,然后用绷带于两端固定牢,再三角巾将前臂悬吊于胸前,呈功能位。

（四）大腿骨折固定法

取一长夹板放在伤腿的外侧,长度自足跟至腰部或腋窝部,另用一夹板置于伤腿内侧,长度自足跟至大腿根部,然后用绷带或三角巾分段将夹板固定。

（五）小腿骨折固定法

取长短相等的夹板(从足跟至大腿)两块,分别放在伤腿的内、外侧,然后用绷带分段扎牢。紧急情况下无夹板时,可将伤员两下肢并紧,两脚对齐,然后将健侧肢体与伤肢分段绷扎固定在一起,注意在关节和两小腿之间的空隙处垫以纱布或其他软织物以防包扎后骨折部弯曲。

（六）脊柱骨折固定法

数位救援者联合将伤员整体托起，放于木板或脊柱固定板上，用布条或绷带或专用压缩带将伤员固定于木板或脊柱板上。适用于颈、胸、腰椎骨折。

三、注意事项

1. 如有伤口出血，应先止血、包扎，然后再固定骨折部位。如有休克应先抗休克。
2. 在处理开放性骨折时，不可把刺出皮肤的骨端送回伤口，以免造成感染。
3. 夹板的长度与宽度要与骨折的肢体相适应。
4. 夹板不可与皮肤直接接触，其间应垫软织物。尤其在骨隆突部和悬空部位更应注意，以免受压或固定不妥。
5. 固定应松紧适度，以免影响血液循环，一般以固定绷带能上下移动 0.5～1.0 cm 为宜。
6. 固定中应避免不必要的搬动，不可强制伤员进行各种活动。

第四节　搬　运

搬运是指救护人员用人工的方式或利用简单的工具把伤病员从事发现场移动到能够救治的场所或把经过现场救治的伤病员移动到专用运输工具上。

一、基本原则

及时迅速安全地将病员搬至安全地带，防止再次受伤。不要因寻找搬运工具而贻误时机。搬运的基本要求是：① 搬运前全面体检，并做急救处理；② 选用最恰当的搬运方法；③ 搬运动作要准、轻、稳、快；④ 搬运中，应观察伤情，做必要处理；⑤ 到达目的地，应报告伤情及处理情况。

二、搬运方法

（一）担架搬运法

担架搬运法是最常用的搬运方法。

1. 适应证　对于路途较长，病情较重的病员最为适合。
2. 担架的种类　帆布担架、绳索担架、被服担架、板式担架、铲式担架、四轮担架等。

（二）徒手搬运法

1. 适应证　当现场找不到担架，而转运路程较近，病情较轻时可采用此法。
2. 方法　单人搬运、双人搬运、三人搬运或多人搬运。

（1）单人搬运

扶持法：对病情较轻，能够站立行走的病人可采取此法，救护者站在病人一侧，使病员靠近他的一臂揽着自己的头颈，然后救护者用外侧的手牵着他的手腕，另一手伸过病人背部扶持他的腰，使其身体略靠着救护者，扶着行走。

抱持法：病人如能站立，救护者站于病员一侧，一手托其背部，一手托其大腿，将其抱起，病人若有知觉，可让其一手抱住救护者的颈部。

背负法：救护者站在病员前面，呈同一方向，微弯背部，将病员背起，胸部创伤病员不宜采用，如病人卧于地上，不能站立，则救护人员可躺在病员一侧，一手紧握伤者后，另一手抱其腿，用力翻身，使其负于救护者背上，而后慢慢站起。

（2）双人搬运

椅托式：一人以右膝跪地，另一人以左膝跪地，各以一手伸入患者大腿之下而互相紧握，另一手彼此交替支持患者背部。

平抱或平抬式：两人并排将病人平抱，亦可一前一后、一左一右将病人平抬。

拉车式：两个救护者，一个站在伤病员头部，两手插到腋前，将其抱在怀内，另一个站在其足部，跨在病员两腿中间，两人步调一致慢慢抬起，卧式前行。

（3）三人搬运或多人搬运

可以三人并排，将病人抱起齐步一致前进。六人可面对面站立把病人抱起。

三、特殊伤员的搬运方法

1. 腹部内脏脱出的伤员　包扎后取仰卧位，屈曲下肢，并注意腹部保温，防止肠管过度胀气。

2. 昏迷伤员　使患者侧卧或俯卧于担架上，头偏向一侧，以利于呼吸道分泌物引流。

3. 骨盆损伤的伤员　骨盆伤应将骨盆用三角巾或大块包伤材料做环形包扎。后送时让伤员仰卧于门板或硬质担架上，膝微屈，下部加垫。

4. 脊椎损伤的伤员　搬运时，应严防颈部和躯干前屈或扭转，应使脊柱保持伸直。

5. 身体带有刺入物的伤员　先包扎好伤口，固定好刺入物，方可搬运。应避免挤压、碰撞。刺入物外露部分较长时，要有专人负责保护刺入物。途中严禁震动，以防止刺入物脱出或深入。

（刘　凯）

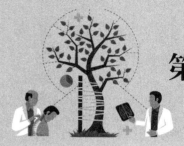

第五章　创伤相关性心脏骤停的复苏

创伤相关性心脏骤停是极其严重的问题。不管出诊及创伤中心的反应有多快，在医院外，由创伤所致的心脏骤停极少能够救活。能救活者通常是年轻者、可处理锐器伤并且在院外早期控制（开放）气道和快速转运至具备救治条件的医院或创伤中心（通常不超过10分钟）。在院外钝器伤所致的心脏骤停对所有年龄段都是致命的，其生存率很低。因此，复苏是刻不容缓的。

创伤患者的基础生命支持和高级生命支持与原发性心脏骤停患者基本相同。创伤复苏时，重点是支持气道、呼吸和循环。此外，还需要考虑可逆的心脏骤停原因。虽然无脉性创伤患者的心肺复苏总是被认为是无效的，但在创伤情况下，对几种可逆的心脏骤停进行迅速纠正是可以挽救生命的。这些可逆性的原因包括缺氧、低血容量、气胸或心包填塞引起的心输出量减少以及体温过低。

第一节　创伤相关性心脏骤停的原因

一、与创伤有关的心肺损伤的原因

1. 继发于呼吸骤停、气道阻塞、严重气胸、支气管损伤或胸腹联合伤的低氧血症。
2. 重要结构损伤，例如心脏、主动脉或肺动脉损伤。
3. 头部损伤所致的心血管衰竭。
4. 潜在的医学问题及其他情况导致的损伤。如驾驶汽车中的心脏骤停、室颤或者电击休克的受害者。
5. 张力性气胸或者是心脏压塞引起的心排血量下降或者是无效的心脏收缩。
6. 大量血液丢失导致的血容量不足和氧输送障碍。
7. 在寒冷环境中损伤（如大腿骨折）继发严重体温过低。

二、创伤相关性心脏骤停的可逆性原因

创伤引起心脏骤停的可逆原因包括：缺氧、低血容量、气胸或心包填塞引起的心输出量减少以及体温过低。

在此仍然需要强调的是，早期积极处理可逆性心脏骤停的原因，可以挽救这类创伤患者的生命。

第二节　解救与初始评估

创伤患者院前抢救的重点是安全解救、固定病人,使患者情绪稳定和减少不必要的干预,以便快速到达指定的治疗点。即一旦伤者稳定(即使在转入稳定的过程中),就应准备迅速转运到能进行彻底治疗的医疗机构以进行确切的治疗。在转送和治疗中应特别注意固定脊柱,以防止可能存在的颈部和脊髓损伤的恶化。对于需要相对较长转运时间的,在这期间如何实施优化的心肺复苏值得探讨与关注。

当多个伤者受到严重损伤,急救人员应明确先后顺序。当严重创伤患者的人数超过现场急救医疗服务(EMS)所能接受的程度时,最后处理无脉搏的伤员。多数 EMS 指南允许当有多名重伤者或伤情无望时,院外宣布死亡或终止心肺复苏。

第三节　创伤相关性心脏骤停的基础生命支持

实施基础生命支持(BLS)时需要评估伤员的意识,开放气道,评估呼吸功能,必要时给氧进行通气,评估和支持循环功能。

一、确认意识消失

头部创伤或休克可导致意识消失。脊髓受创,患者有意识但不能移动。在初步评估和稳定过程中,救援者应监控患者的意识,伤情恶化提示神经系统损害以及呼吸循环衰竭。

二、气道

当出现多发性创伤或出现包括头部和颈部创伤时,在基础生命支持的操作过程中,抢救者必须固定患者的脊柱。优先建立通畅气道,应托起患者的下颌打开气道而不是把头斜向一侧。如果可能的话,应该由助手负责固定头部和颈部直到由训练有素的人安装好脊柱固定器。气道开放后,接着清理口中的血液、呕吐物和分泌物。

三、呼吸/通气

一旦建立通畅的气道,救援者就要对呼吸进行评估。如伤者无呼吸或者呼吸即将停止或者呼吸频率过慢或者特别浅促,则有必要用球囊面罩或球囊高级气道进行人工通气。对怀疑有颈椎损伤的患者,助手必须保持颈椎的固定。当出现多系统创伤或外伤累及头部和颈部时,稳定颈椎。用下颚推压代替头部倾斜-下巴抬高来建立通畅的气道。如果呼吸不足,且患者脸上有血迹,则在保持颈椎稳定的同时,使用屏障装置、口袋面罩或袋式面罩装置提供通风。按压气囊不能太快,以免造成胃胀气。在保证气道通畅、潮气量足够的情况下,如果未见胸廓起伏,要注意排除张力性气胸和血胸。如果患者在进行抢救性呼吸后仍完全无反应,则按指示提供标准的心肺复苏和除颤。

四、循环

抢救者应该用直接压迫和适当的敷料压迫止住任何可见的出血。在开放气道和进行人工呼吸后,抢救者应该触摸颈动脉搏动是否存在。如果 10 s 内没有搏动,就开始胸部按压,按节律和比例进行胸部按压和人工呼吸。在心肺复苏过程中,抢救者进行胸部按压频率要足够快和足够深,并在压下后能让胸廓充分扩张,按压过程中应避免中断。

在已经建立了呼吸道通畅的心肺复苏患者,两个抢救者在同时进行连续的人工呼吸和胸部按压时,没有必要中断以兼顾对方。胸部按压频率要达到 100 次/min,人工呼吸要达到 8～10 次/min,同时还要注意避免过度通气。两个抢救者大约每 2 min 交换一下操作,避免胸部按压者疲劳,以保证胸部按压的质量和频率。如果在现场有多个抢救者时,大约每 2 min 就该换一个胸部按压者。

如果有自动体外除颤仪(AEDS),就该连接好并使用。自动体外除颤仪将显示患者的心率和心律,以便指导是否需要除颤及选择模式(同步还是非同步)。如果显示是室颤,则注意室颤可能是引起创伤的原因而不是创伤的结果(例如汽车司机因室颤突然心脏骤停出现意识丧失而撞车)。如果是这种情况,受伤者复苏成功后还需要对心脏进一步观察和检查。

五、评估

整个干预治疗过程中都要注意受伤者的反应,密切观察病情变化。

六、暴露

为了明确损伤范围和程度,应该去除伤者的衣服和裤子检查,检查完毕后盖上保暖的物品,防止体温下降。

第四节　创伤相关性心脏骤停的高级生命支持

高级生命支持(ALS)包括继续对呼吸和循环进行观察评估和支持。有一些程序只有到了医院才能执行。

一、气道

以往对院外心脏骤停患者复苏时应用高级气道有所保留。但 2019 年 AHA 发布的心肺复苏指南更新版推荐在院外心脏骤停复苏中,可以使用高级人工气道。如果使用高级气道,若在气管插管成功率低或气管内导管放置培训机会少的情况下,声门上气道可用于成人院外心脏骤停患者。如果使用高级气道,若在气管插管成功率高或气管内导管放置培训机会最佳的情况下,声门上气道或气管内导管均可用于成人院外心脏骤停患者。据此,创伤相关性心脏骤停患者复苏时,只要没有禁忌证(如颈部损伤),训练有素的急救人员可以插入高级气道为患者开放气道。

如果袋式面罩通气不足,在需要的情况下,应在保持颈椎稳定的同时插入先进的气道。如果不能插入一个先进的气道和通风仍然不充分,有经验的提供者应该考虑环甲膜切开术。

创伤患者需要立即气管插管的指征:

1. 无呼吸或呼吸暂停。
2. 呼吸衰竭,包括经过吸氧治疗不能纠正的通气不足和低氧血症。
3. 严重的头部损伤(如 GCS<8 分)。
4. 不能保持上呼吸道通畅(如咽反射消失、深度昏迷)。
5. 胸部损伤(如连枷胸、肺挫伤、胸腔穿透伤)。
6. 与创伤相关的潜在性气道阻塞(面部的压榨伤、颈部创伤)。

如果需要野外气管内插管则应该在运输中进行。通常是采取经口气管内插管。在颌面部严重损伤的患者要避免经鼻气管内插管。插管成功后立即通过临床和仪器(例如呼气末 CO_2 监测)检查确定气管位置是否恰当。在运输中和转运中同样应该注意这个问题(例如从救护车移到医院的担架上)。严重的面部损伤和肿胀进行气管内插管失败是环甲膜切开术的手术指征,但必须由熟练者操作。

在心肺复苏中气管内导管已经插好或气道已经处理妥当,对已经有肺损伤的患者,同时行人工呼吸和胸部按压容易引起张力性气胸,尤其对有肋骨或胸骨骨折的患者。当出现胸廓扩张度下降和呼吸音减弱,用手按压的通气装置(如球囊)阻力增大,或者患者的血氧饱和度下降,抢救者应该怀疑出现了张力性气胸。

二、人工通气

一旦建立了通畅的气道,就开始检查肺部的呼吸音和胸廓扩张情况。在给予正压通气的情况下,一侧胸腔呼吸音减弱和胸廓扩张下降应该考虑有张力性气胸和血胸,除非已经彻底排除。这种情况应该先用注射器穿刺抽出气体,然后放置胸腔闭式引流管持续引流(放置胸腔引流管要求在医院执行)。

抢救者要注意检查是否存在开放性气胸并把严重的伤口封闭,注意保留排气孔,防止形成张力性气胸。

血胸同样也影响呼吸和胸廓扩张。血胸的治疗手段是输血及放置胸腔引流管,注意引流初期的引流量。胸腔引流管持续地有血流出是剖胸探查的指征。

三、循环

1. 循环的评估与支持　当气道、氧合和通气充足时,评估并支持循环。

尽快控制可见的出血。尽管在创伤救护中对补充血容量还存在不同的观点,补充血容量(容量复苏)仍然是重要的,尤其是血容量丢失严重者。在运往急诊中心或者创伤中心的路途中,尽可能建立大的静脉通路。目前还没有研究表明在抢救中哪种液体更具优势,所以通常选择等渗的晶体液。在医院里用袋装的红细胞和等渗的晶体液补充丧失的血量是必要的。

对血流动力学稳定的伤者,过分强调补充血容量是不必要的。对出现低血容量性休克的患者建议给予补充血容量治疗。低血容量性休克的诊断是根据创伤的类型(利器刺伤还是钝器挫伤)和创伤的环境(城市还是农村)来确定的。快速输注液体,把收缩压提高到 100 或 100 mmHg 以上,目前仅推荐用于治疗独立的不管是钝器还是锐器所致的头部创伤和严重创伤。在城市内出现的锐器损伤,不再主张入院前扩容治疗,因为扩容引起血压增高,导致出血量也增多,延误到达创伤中心的时间和延误修补血管和结扎血管的外科干预治疗。当患者能在短时间内到达创伤中心,那么这种延误显然是不合理的。在农村环境出现的损伤,到达创伤中心的时间比较长,所以运输中对钝器或锐器伤的患者扩容维持收缩压在 90 mmHg 是必要的。

如果发展到脉搏消失的心脏骤停,那么结果是不容乐观的,除非能够立即发现原因并且得到及时和妥善的处理。一个成功的创伤复苏通常要依赖于对有效血容量的维持。

大部分创伤患者的心脏节律表现为无脉电活动(PEA),缓慢性心律,偶尔出现室颤或者室性心动过速。治疗 PEA,需要心肺复苏及确定和处理可逆的原因,如严重的低血容量、低温、心脏压塞或张力性气胸。缓慢性心律的出现,通常提示存在严重低血容量、严重低氧血症或心脏呼吸功能衰竭。室颤或者无脉室性心动过速时,需要心肺复苏,并尝试电除颤。虽然肾上腺素在高级心脏生命支持中被经典地用于治疗这类心律失常,但当存在未能纠正的严重低血容量时,往往无效。

2. **急诊开胸手术** 复苏性开胸术可应用于特定的病人。自 2000 年以来,多个中心已经对开胸手术抢救创伤相关性心脏骤停的患者进行了回顾性研究。如有一个系列报道了 49 位胸部锐器伤的患者在急救中心通过手术治疗而得到抢救。2002 年该急救中心报道了开胸抢救 10 例胸部锐器伤的患者,到中心时均还有生命体征,结果救活了 3 例。相反,19 例胸部钝器伤的患者,尽管有 14 例在开胸手术时生命体征还存在,但最终全部死亡。在一个 959 例开胸抢救患者研究中,有 22 例胸部锐器伤的患者和 4 例钝器伤的患者在得到入院前的心肺复苏后活着出院(总的存活率是 3%)。

2001 年,美国外科学会的创伤委员会发表了从 1966 年到 1999 年包括 42 个相关研究的系统综述,这是关于急救中心对创伤相关的心脏骤停患者进行开胸手术治疗的研究,纳入的病例数接近 7 000 例。数据表明胸部锐器伤患者开胸手术抢救的存活率是 11%,胸部钝器伤患者开胸手术抢救的存活率是 1.6%。这些研究说明开胸手术治疗(可能对某些患者或者在某些情况下是有用的)应该有一定的指征。表 1-5-1 列出了考虑开胸手术治疗的情况。开胸手术治疗对于在医院外发生的钝器创伤所致的心脏骤停不能改变任何结果,但对于即将到达或者发生在急救中心的锐器伤所致的心脏骤停确实能挽救生命。在给胸部锐器伤患者扩容(补充血容量)的同时,需立即施行急诊开胸手术,进行胸内心脏按压、解除心脏压塞、控制胸腔内和胸腔外出血和阻断主动脉。这个操作需富有经验的医生实施。

在严重胸部挫伤的患者中,有 10%~20% 的患者心脏挫伤出现明显的心律失常和心功能受损。当伤者出现严重的心动过速、心律失常和 ST-T 波改变时,应该考虑有心肌挫伤的可能。心脏生物标记物并不能敏感地反映心脏挫伤的发生和程度。心肌挫伤的诊断需要靠心脏超声心动图或者核素血管检查来确诊。

表 1-5-1 创伤性心脏骤停者的复苏开胸手术建议指征

创伤类型	评估
钝器伤	• 患者到达急诊科或创伤中心时还存在脉搏、血压和自主呼吸,目击心脏骤停
心脏刺伤	• 患者在急诊科或创伤中心目击心脏骤停 或 • 患者经历院外不到 5 min 的心肺复苏,到达急诊科或创伤中心时还存在肯定的继发生命征象(如瞳孔反射、自主活动和规则的心电图)
胸腔刺伤(非心脏)	• 患者在急诊科或创伤中心目击心脏骤停 或 • 患者经历院外不到 15 min 的心肺复苏,到达急诊科或创伤中心时还存在肯定的继发生命征象(如瞳孔反射、自主活动和规则的心电图)
出血性腹部血管创伤	• 患者在急诊科或创伤中心目击心脏骤停 或 • 到达急诊科或创伤中心时还存在肯定的继发生命征象(如瞳孔反射、自主活动和规则的心电图),外加可用于修复腹部血管损伤的医疗资源

四、转运

如果伤者到达的医疗单位治疗能力有限,医务人员应该尽力处理明显的和可逆的损伤,然后迅速把患者转运到有能力的创伤治疗机构。

(吕建农)

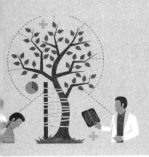

第六章 多发伤

第一节 多发伤的定义和发生率

一、多发伤的定义

多发伤是指机体在机械致伤因素作用下,出现两个或两个以上解剖部位损伤,其中一处损伤即使单独存在也可危及生命或肢体。

多发伤不是几种单独伤的相加,而是一种对全身状态影响较大,病理生理变化严重,危及生命的损伤,多因休克、大出血呼吸衰竭而死亡,后期也多因严重并发症,如重症感染、脓毒症、脏器功能不全,多器官功能衰竭而威胁生命。因此,有人称多发伤是一种外伤症候群,也有人建议将多发伤看作一个独立的临床综合征。

二、多发伤的发生率

随着科技的发展,工伤及交通事故日益增多。严重创伤常为多发伤,由于多发伤的概念尚不统一,因此统计数据可有很大的差异,但一般认为严重创伤的 29.4%~31.5% 为多发伤,多发伤的 60%~70% 为交通事故伤,其他为坠落伤。战时由于手榴弹、炮弹和炸弹爆炸时产生大量弹片致伤,多发伤更为多见。战时多发伤的发生率为 4.8%~18%,甚至高达 70%,这与双方的战术和使用的武器密切相关。

多发伤时各部位伤的发生率,据统计,头部伤为 63.6%~94.2%;四肢伤为 44.4%~90%;胸部伤为 27.3%~57.4%;骨盆骨折为 19.4%~32.6%;腹部伤为 8.4%~29%。以头颅伤和四肢伤最为多见,而头颅伤往往又是多发伤死亡的主要原因。多发伤由于伤情复杂,生理干扰大,且易误诊、漏诊,因此较单发伤死亡率明显增高。多发伤的预后,除与伤情程度有关外,与损伤部位数亦密切相关。

第二节 多发伤的临床特点

多发伤伤势严重,应激反应剧烈,伤情变化快,其严重度不仅仅是各专科损伤的简单相加,而且具有自身的特点。

(一)各部位的创伤具有不同表现的危险性

头部创伤主要是神志的变化,严重者出现昏迷;面、颈部创伤则应注意气道阻塞而导致窒息;胸部创伤85%以上是肋骨骨折引起的血气胸和肺挫伤;腹部创伤常见实质性脏器破裂引起出血和休克,空腔脏器破裂引起腹膜炎;四肢创伤出现骨折征,长骨骨折和骨盆骨折可引起严重的失血性休克。

(二)休克发生率高

由于多发伤损伤范围广,创面大,失血多及隔离于第三间隙的液量大,创伤的应激反应剧烈,易发生低血容量性休克,有时可与心源性休克(由胸部外伤、心脏压塞、心肌挫伤、创伤性心肌梗死所致)同时存在,抢救时应注意鉴别。

严重创伤的休克发生率为50%~80%。早期休克的发生与失血、失液量成正比,但失血失液量的临床评估往往比实际血容量丢失量要少。因为休克早期血压、脉搏、血红蛋白并不能真正反映失血量,现场和运输途中的外出血和体腔内积存的血无法估计,休克微循环障碍,血管渗透性增加而漏入第三间隙的体液更难估计,因此,多发伤并发休克往往难以纠正。

(三)严重低氧血症

多发伤早期低氧血症发生率很高,可高达90%,尤其是颅脑伤、胸部伤伴有休克或昏迷者,动脉血氧分压可降至3.9~5.3 kPa。多发伤早期低氧血症根据临床特征可分为两种类型:一是呼吸困难型,病人缺氧明显,呼吸极度困难,辅助呼吸肌收缩明显,此型呼吸困难是由于通气换气障碍引起;二是隐蔽型,病人临床缺氧体征不明显,仅表现为烦躁不安,呼吸增快,但无呼吸困难表现,此型呼吸困难是由于循环障碍全身氧供不足,脑缺氧而引起,随着休克的纠正动脉血氧分压可上升。

(四)感染发生率高

创伤后机体的免疫功能受到抑制,伤口污染严重,肠道细菌移位,以及侵入性导管的使用,使感染发生率高。据统计,创伤感染所致的死亡占全部死亡的78%。多发伤的感染多为混合感染,菌群包括革兰阳性菌、革兰阴性菌及厌氧菌。多发伤感染的另一个特点是由于大量使用广谱抗生素,易发生耐药菌和真菌的感染。

(五)易发生多器官功能衰竭,死亡率高

由于休克、感染及高代谢反应,多发伤易并发多器官功能衰竭。多器官功能衰竭一般从一个脏器功能衰竭开始,后累及其他脏器。器官衰竭发生的顺序依次是肺、肝、胃与肾。衰竭的脏器数目越多,死亡率越高。据统计,一个脏器衰竭死亡率为25%,两个脏器衰竭的死亡率为50%,三个脏器衰竭的死亡率为75%,四个以上脏器衰竭无一生存。

(六)容易漏诊

多发伤损伤两个部位以上,开放伤与闭合伤、明显外伤与隐蔽外伤并存,在同一解剖部位又可发生多脏器伤,加之外伤史不明,时间紧迫,临床医师的经验受限,容易发生漏诊。文献报道漏诊率达11.2%~50%。漏诊的主要原因为:① 未能按多发伤抢救常规进行;② 专科医师满足于本专科的诊治,而未能进一步系统检查;③ 被一些表面创伤或易于察觉的伤情左右,而忽视了隐蔽和深在的甚至更严重的创伤;④ 未能正确运用辅助

检查；⑤ 某些症状和体征早期表现不明显而未被引起重视。

四肢骨关节伤并不危及生命，常被漏诊。脑挫伤、颅内小血肿早期 MRI、CT 表现不明显，易被漏诊，应短期复查 CT、MRI。胸部伤多出现呼吸循环障碍，早期即可被发现，但胸腹联合伤，交界处损伤易被忽视。腹部伤是最常见的漏诊、误诊部位，即使在剖腹探查中，术者满足于一、两处伤的发现，而导致腹膜后脏器如胰、十二指肠、升降结肠损伤的漏诊。

第三节 多发伤的早期诊断

多发伤是可发生在机体任何部位的一种严重创伤。因此，在不耽误必要的抢救前提下，诊断方法要求简便，尽量少搬动伤员，并能在最短时间内明确脑、胸、腹是否存在致命性的损伤。近年来，多发伤的诊断技术虽有进步，但在急诊情况下，仔细、准确和反复的物理学检查仍是判明伤情的重要手段。

一、对危重多发伤伤员的一般观察

严重伤员到达急诊科室后，就诊医生首先应注意伤员的神志、面色、呼吸、血压、脉搏、体位、出血、伤肢姿态，有无大小便失禁、衣服撕裂和血迹、呕吐物污染的程度等情况。这些征象，可以立即提示伤员的全身情况及危及生命的伤情及其部位，为应该采取哪些紧急抢救措施提供重要依据。

二、对危重多发伤的早期检查

对危重伤员早期检查的主要对象是致命伤。接诊后，立即脱去衣服，迅速进行全身检查，首先要检查呼吸、出血、休克三个方面。为了不遗漏重要伤情，Freeland 等建议急诊医生应牢记"CRASH PLAN"以指导检查，其意义是：C＝cardiac（心脏），R＝respiration（呼吸），A＝abdomen（腹部），S＝spine（脊髓），H＝head（头颅），P＝pelvis（骨盆），L＝limb（四肢），A＝arteries（动脉），N＝nerves（神经）。如果能够熟记上述两个英文单词，在紧急情况下，可在几分钟内根据伤情，对呼吸、循环、消化、泌尿、脑、脊髓以及四肢骨骼各系统进行必要的检查，然后按各部位伤情轻重缓急安排先后抢救顺序。

三、全身各系统的检查

待伤员循环和呼吸功能稳定以后，就要对全身各系统做详细的检查，从头到脚进行全面检查，对耳、鼻、口、直肠、阴道等也必须做检查，以确定各部位的损伤。对皮肤擦伤或瘀血斑都应考虑其深部可能有严重的损伤，要进一步检查，不能忽视，以防漏诊。待详细检查后根据伤情，必要时做 X 线、B 超、CT 等检查。

（一）多发伤中颅脑外伤的检查与诊断

多发伤中的颅脑外伤发生率比较高，为 67％～75％，休克发生率高达 26％～68％，而单纯颅脑外伤仅有 2％～3％，二者有显著差异。低氧血症发生率亦高而且很严重，尤其伴有严重胸部外伤时动脉血氧分压可降至 5.3 kPa。死亡率约为 50％，如合并有休克时死亡率可高达 83%～90%。

多发伤中颅脑外伤的检查与诊断,最主要的是观察伤员的意识水平、瞳孔反射及一侧肢体运动障碍。意识状态是反映颅脑损伤病情最客观的指标之一,意识障碍的程度常代表着脑损伤的严重程度。瞳孔的变化是诊断脑损伤后是否有颅内压增高和脑疝形成的简单、迅速而可靠的指标之一,是伤情早期估计的重要项目。

在急诊阶段,要观察多发伤伤员的神志及瞳孔的变化。当发现双侧瞳孔散大、深度昏迷、呼吸不规则或停止,双侧肢体软瘫等临床体征,要及时做出判断并采取治疗措施。

对多发伤伴有颅脑外伤者在检查诊断中注意几种创伤间的互相关系及其影响。例如合并胸部外伤时,临床可出现脑损伤及颅内血肿的症状,尤其在严重缺氧及休克状态下可产生瞳孔散大与固定,眼外伤、眶内血肿等亦可出现瞳孔散大。检查时应注意鉴别。

在伤员情况允许时,宜及时做 CT 检查,这对颅内血肿、脑挫伤、脑出血及脑水肿可以早期做出明确的诊断。颅脑外伤、颌面外伤有时与颈椎骨折或脱位同时发生。检查时应注意颈椎有无损伤,若有损伤需在各种操作中加以保护,如气管插管颈部不能过伸。

凡汽车撞伤、高处坠落伤、爆炸冲击伤所致的颅脑外伤,除检查颅脑伤外,还要常规检查胸部、脊柱、腹部有无损伤,必要时可做胸、腹腔穿刺,或做各部 X 线、CT 检查,以防漏诊。

(二) 多发伤中胸部外伤的检查与诊断

在多发伤中,胸部外伤的发生率约占 52.3%,仅次于四肢、颅脑外伤者。Pool 报告168 例多发者中,肺挫伤为 47%,胸为 27%,连枷胸为 20%。胸部外伤的特点是体征明显,易于发现。多发伤中胸部外伤早期诊断主要依靠物理学检查。视诊时要注意有无反常呼吸运动及胸壁塌陷;开放伤口的部位及大小,小的伤口容易引起吸吮性张力性气胸,大的伤口易引起纵隔扑动。触诊对局部肋骨骨折的诊断要比 X 线检查及时准确,同时要注意有无皮下气肿,特别是颈部皮下有无捻发音,如有常提示有气管或支气管断裂,叩诊及听诊可以发现有无肺不张、血气胸等。胸腔穿刺对血气胸的诊断迅速、简单而可靠,应列为胸部伤疑有血气胸者的常规检查方法。X 线、CT 检查对胸部骨折、气胸、血胸或肺不张,气管纵隔移位或气肿,膈肌破裂等,均有诊断价值。这里特别强调的是对张力性气胸或严重的血胸应进行紧急处理,绝不可等延误抢救时机的胸部 X 线、CT 检查。常规物理学检查及胸腔穿刺的方法足以明确诊断。此时应紧急处理,待伤员情况允许时,再进行X 线、CT 检查。

在闭合性胸部外伤中,心脏挫伤的发生率为 16%～76%。这种常见的合并伤常因缺乏典型临床特征而漏诊。因此,对多发伤伴有胸骨骨折,连枷胸,左侧前胸第 4、第 5 肋骨骨折,加之胸前区剧痛和心悸时,要高度警惕心脏挫伤,心电图及心脏超声检查,可以进一步明确诊断。

在多发伤有胸部外伤的伤员中,当出现静脉系统瘀血(如颈静脉怒张)的休克状态,则提示可能有心包填塞症,需要做心包穿刺或超声检查,以迅速明确诊断。在情况危急时应迅速做诊断及治疗性心包穿刺。

(三) 多发伤中腹部外伤的检查与诊断

多发伤中的腹部外伤发生率为 29%～63.9%。多发伤中有腹部外伤时较单纯腹腔内脏损伤诊断困难,尤其是有颅脑损伤昏迷或有休克意识不清、烦躁不安的伤员,诊断更为困难。如果怀疑多发伤伤员有腹部损伤,则外伤史及腹部物理检查仍是外科医生做出判明伤情的重要手段。必要时可行腹腔穿刺。腹部外伤诊断的关键,是决定是否需要剖腹探查,而不是确定哪个脏器损伤。

因此,规定多发伤不论伤及何处,必须行腹部常规检查。凡颅脑损伤、昏迷、休克以及下胸部或腰背部刀刺伤或钝挫伤的伤员,应做腹腔穿刺或腹腔灌洗术;腹穿阴性者,亦应严密观察。必要时,再次做腹腔穿刺或灌洗术。Irving 指出,多发伤中颅脑外伤的伤员,没有腹部体征并不意味着无腹腔内脏损伤。他主张在急诊颅脑手术前要常规做腹部检查,以防漏诊。Guernsey 指出,大部分多发伤应疑有腹内伤,他报告的病例中有 25%临床观察腹部体征并不严重,但对疑有腹腔内脏损伤的伤员行剖腹探查时则发现了需要外科处理的损伤。

腹腔穿刺或腹腔灌洗是当今诊断闭合性腹部外伤尤其是诊断多发伤的腹内损伤的最实用的方法。此法简便,易于掌握,在任何地方、任何时间,都可以立即进行。诊断腹腔内出血,准确率可达 90%～95%。另外,对多发伤中腹部外伤的伤员,必须常规做直肠指诊,其目的是检查直肠内出血及直肠损伤。如前列腺位置升高,则提示尿道破裂;肛门括约肌紧张度丧失,则提示是腰椎或马尾神经损伤所致的瘫痪。

B 型超声波、CT 扫描检查对肝、脾、胰、肾、腹膜后血肿可以清晰地显示出来,但对腹部空腔脏器破裂的诊断效果较差。

腹部 X 线检查对多发伤中的腹部外伤的伤员并非急需,它仅对腹腔内有游离气体及十二指肠损伤后其周围出现气体、腰椎骨折、骨盆骨折等有诊断价值。一般对临床体征明显,腹腔穿刺或灌洗阳性者,即可明确诊断,须尽快地进行剖腹探查,不做不必要的检查和搬动,以免加重伤情。

（四）多发伤中泌尿系统损伤的检查与诊断

多发伤合并泌尿系统损伤是多见的,肾损伤合并其他脏器损伤的占 60%～80%;骨盆骨折合并膀胱破裂的约占 15%。多发伤中的血尿是诊断泌尿系统损伤的重要依据,约有 80%出现不同程度肉眼或镜下血尿。但血尿程度有时与泌尿系损伤的严重程度并非一致,如某些严重肾损伤及肾蒂损伤有时并不出现血尿。因此,对严重多发伤的伤员,不能全根据血尿多少来判断肾损伤的严重程度。全身系统检查时要注意腰部瘀血斑、压痛及腰大肌刺激症状。膀胱破裂多有下腹部压痛及腹膜刺激症状,直肠指诊可有广泛压痛。尿道出现血液及尿道口血迹,可以推断是尿道损伤。导尿是简单而实用的诊断方法。如导尿管插入顺利,并导出血尿时,提示泌尿系有损伤。如插导尿管有困难,可做尿道造影,以明确尿道损伤部位。对多发伤循环稳定的伤员早期行静脉、尿道造影、B 型超声波检查或 CT 检查可迅速判明伤情。

（五）多发伤中骨盆骨折的检查与诊断

多发伤中骨盆骨折发生率较高,占 40%～60%。骨盆骨折本身容易查出,主要表现为骨盆变形,耻骨联合、髂翼部压痛。有时伴有股骨上端或粗隆间骨折。对会阴部瘀血斑、血肿、撕脱伤或阴道出血,都要疑有骨盆骨折。多发伤中的骨盆骨折常伴有腹腔内脏损伤,如膀胱破裂、尿道损伤、直肠和阴道损伤。早期检查应将直肠、阴道指诊及放置导尿管列为常规,必要时行腹腔穿刺或灌洗。骨盆骨折的准确诊断主要是靠 X 线检查,如行 CT 扫描检查则诊断更为明确。但对伴有出血性休克的伤员,早期应积极大量输血输液,补充血容量,使用抗休克裤控制腹腔及盆腔大出血。必须待循环系统稳定后,再考虑行 X 线或 CT 检查。

（六）多发伤中四肢外伤的检查与诊断

多发伤中四肢伤是最多见的合并伤,占 60%～90%。四肢骨折大多有明显的临床症状及体征,如肢体功能障碍、肿胀、压痛、肢体畸形、骨的异常活动和骨擦感。X 线检查可以得出明确诊断。为了减轻伤员伤肢的疼痛和预防骨折端周围软组织、血管、神经的再损伤,检查时首先要用夹板对伤肢作临时固定。开放性骨折伤口要先用无菌敷料包扎后再固定。血管损伤:四肢多发伤检查时要注意有无血管损伤,尤其是股骨髁上骨折、膝关节脱位、胫骨上端严重粉碎性骨折及肱骨髁上骨折的伤员要常规检查肢体血管搏动、缺血体征,如末梢动脉搏动减弱或消失,皮肤苍白,温度降低时要引起重视。如有条件可用 Doppler 血流计检测外伤处的动脉血流是否畅通,大血管损伤的诊断一旦明确,应急诊行血管重建术,以防肢体坏死。骨筋膜室综合征:在对多发伤中的四肢骨折检查时,应注意这一综合征。由于闭合间隙内出血或肿胀引起内部压力增高,可继发伤肢疼痛、肿胀、苍白和无脉,为了防止肢体肌肉、血管、神经损伤和坏死,应早期行筋膜切开减压,以减少肢体残废率。

四、多发伤伤情的再评估

多发伤是一种变化多端的动态损伤,其损伤范围和伤情严重程度,经过全身系统检查后得出的初期估计多不够全面。因为:① 有的深部而隐蔽的损伤在初查时其体征还不明显;② 可能发生继发性损伤;③ 外伤后出血性休克和其他应激反应的动态表现;④ 对治疗的反应不一。因此对多发伤伤员的伤情及体征进行继续、详细的再观察及再估计是十分重要的。最好由开始予检查治疗的同一医生进行观察及再估计,较易于发现伤员的各种变化及某些隐匿性损伤体征。Penberthy 指出,没有任何化验室及 X 线的检查能代替外科医生多次重复对伤员的再评估。再估评的重点有:

1. 腹膜后内脏的损伤 　如十二指肠破裂、胰腺损伤等,因位于胃、结肠后,破裂后早期肠内容物外渗不多,胰液渗漏可被后腹膜覆盖,故腹部体征出现较为缓慢,早期不易确诊,主要依靠连续的再观察及其他必要的辅助检查。

2. 注意隐性大出血 　如胸部挤压伤后迟发性血气胸,其发生率约为 16.7%,迟发时间最短者为 5 h,最长者为 15 d,有 1/3 发生在伤后 24 h,出血量大,平均可引流出血性液体 1 000～1 500 ml。

车祸所致闭合性腹部钝挫伤、骨盆骨折,常引起腹膜后隐性大出血,有时可达 3 000 ml 以上,但由于其他合并伤伤情的掩盖,而且腹膜后血肿常无特殊的症状及体征,而腹腔穿刺又多为阴性,故早期不易发现。在继续再观察及再评估中,应注意此隐患的发现。B 超检查、CT 检查及血管造影均有较好的诊断效果。

3. 躯干软组织损伤合并邻近内脏破裂 　如腰背部软组织损伤并发腹膜后结肠破裂,早期常无腹部症状及体征,故不易诊断,直至局部伤口有粪便漏出、局部蜂窝组织炎、全身败血症时才被发现。多发伤的躯干软组织损伤,在全身系统检查或连续观察及再评估中,都应视其深部可能有严重脏器损伤,应反复利用各种检查手段力求明确诊断,以防漏诊。

五、评估多发伤的实验室检查

（一）血常规

血红蛋白含量、红细胞压积、血液白细胞计数、血小板计数等。

（二）凝血功能

凝血酶原、部分凝血致活酶时间、纤维蛋白原含量等。

（三）血液生化

血清钠、钾、氯、钙及蛋白含量血清渗透压、血糖、血尿素氮、血清肌酐、血清胆红素、血清谷草转氨酶、血清乳酸、血清乳酸脱氢酶等。

（四）查血型和交叉配血

（五）动脉血气分析

（六）毒理学

根据伤情，可以行酒精、鸦片类、巴比妥类等检查。

（七）尿常规、粪便常规等检查

六、多发伤创伤指数的计算

评估一个病人，特别是多发伤病人的伤情严重程度，是判断其预后和制定抢救方案极为重要的一个依据。有关多发伤伤情严重度的评估方法参见第二章。

第四节　多发伤的处理

在多发伤的处理中既要把各部位的创伤视为一个整体，又要发现伤情重点，制定出轻重缓急的抢救措施、手术顺序以及手术后进入 ICU 对各系统脏器功能进行监测和治疗的全面规划。因此，需要组织一个有经验的创伤团队，负责严重多发伤的抢救、治疗全过程（必要时请有关专科会诊）。要彻底改变那种在急诊科（室）、会诊专科云集，讨论伤员抢救归属问题及各专科互相推诿拖延的不良现象，应加快急诊和急救速度，从而提高抢救质量及其成功率。

一、多发伤的急救

严重多发伤的抢救必须迅速、准确、有效。这就要求急诊科要制定一套对严重多发伤抢救的规范和程序，并有各种具体应急抢救措施方案。这样才便于急诊科医护人员在培训中学习操作，在抢救中严格实践，才能提高抢救成功率。

严重多发伤抢救的程序和计划的内容如下：

1. V（Ventilation）　要求保持呼吸道通畅及充分通气供氧

在处理多发伤伤员，特别是头、颈、胸部伤伤员时，维持呼吸道畅通必须占最优先的地位，其处理原则如下：

（1）颅脑外伤昏迷：及时清除口腔血块、呕吐物、痰及分泌物，即刻做气管内插管，迅速清理下呼吸道后，用呼吸机进行机械通气。

（2）颌面外伤、颈椎外伤、喉部外伤：早期做环甲膜切开或气管切开术。

（3）胸部外伤、血气胸、张力性气胸：先做胸腔穿刺，需要时做闭式引流和做气管插管或气管切开术。对开放性气胸，应立即用凡士林油纱布密封伤口包扎。

2. I(Infusion)　输液、输血扩充血容量及细胞外液

多发伤休克主要的病理变化是有效血容量不足，微循环障碍。当伤员已呈现明显休克状态时，预计失血量一般在 1 000～2 000 ml。因此，在抢救严重多发伤伤员时，恢复血容量的重要性仅次于纠正缺氧。对严重多发伤休克伤员迅速建立多个静脉通道，于第一个 30 min 内推注平衡盐液 1 000～1 500 ml，中分子右旋糖酐 500 ml。如伤员血压仍不回升，再输入全血 400～600 ml。如休克体征仍不见好转，在排除心源性休克的基础上，使用抗休克裤，为进一步抢救赢得时间。在大量快速输液的基础上，给予碳酸氢钠（最初每千克体重 1 mmol/L），以纠正代谢性酸中毒，但要避免过量。但对于活动性大出血伤者，在出血无有效控制前，需采取限制性容量复苏策略。

3. P(Pulsation)　心泵功能的监测

多发伤伤员休克除低血容量休克外，亦要考虑到心源性休克，特别伴有胸部外伤的多发伤，可因心肌挫伤、心包填塞、心肌梗死或冠状动脉气栓而致心泵衰竭。有些病例低血容量性休克和心源性休克可同时存在。在严重多发伤抢救中要监测心电图及必要的血流动力学的变化，如中心静脉压（CVP）和平均动脉压（MAP）。当伤者有休克体征，但有颈静脉怒张，中心静脉压升高，血压又低，则为心源性休克。如果低血容量休克与心源性休克同时存在时，以上症状多在补充血容量后才明显，对心源性休克应查明原因后有针对性地治疗。

4. C(Control bleeding)　多发伤抢救中紧急控制明显或隐蔽性的出血

（1）明显的外出血止血法：目前多用局部加压方法，用敷料加压包扎，抬高伤肢，足以控制出血。很少采用止血带止血。对下肢开放性骨折伴有活动性出血，严重骨盆骨折伴有盆腔大出血导致休克的伤员，急救时最好使用抗休克裤，既能压迫止血，固定骨折，又可提高血压，改善伤员全身的血液供应。

（2）隐蔽性出血止血法：此类出血的诊断往往比较困难。最易被急诊外科医生忽视的隐蔽性出血是骨折伤员，可能有大量血液丢失在软组织里。有人统计，一侧闭合性股骨骨折失血量 800～1 200 ml，一侧胫骨骨折失血量 350～500 ml。这样的伤员，特别是年轻者，在急诊科（室）可以无休克体征，当送入手术室施行骨折开放复位或行内固定术，在麻醉诱导后，可以发生血压直线下降，呈濒死休克状态。因此，在处理多发性骨折伤员时，务必想到各骨折区丢失到软组织里的血液。如较严重的骨盆骨折，可以丢失 1 500～2 000 ml 血液到骨盆间隙及腹膜后区。在大量快速输血输液的条件下，如伤员出现不能解释的低血压，即应高度警惕胸、腹、腹膜后有大出血的可能。用简易有效的诊断方法行胸或腹腔穿刺或 B 型超声波检查，明确诊断后可采用紧急手术止血。

（3）血管栓塞止血法：有文献报道，血管栓塞疗法对骨盆骨折后严重的腹膜后血肿可以有效减少出血量和并发症，据 Panetta 报告其成功率可达 87.1%。

多发伤急救复苏中骨折固定是控制休克，以及防止移动伤员时造成继发性损伤特别是血管损伤的一项重要措施。急诊科（室）对多发伤骨折伤员应常规做好固定。对开放

性骨折,应该用灭菌敷料包扎后固定。急诊科(室)内应配备各种不同的夹板备用。美国马里兰州 Boyd 等报道,在执行创伤救治计划之前,交通事故损伤的死亡率为 9.3%,而执行创伤救治计划之后,降低了 50%,即为 4.65%。可见,有一个正确的创伤抢救程序和救治原则及计划,对降低死亡率是非常重要的。

二、多发伤的手术治疗

严重多发伤手术处理是创伤治疗中的决定性措施,甚至也可视为复苏不可分割的一部分。例如,在有进行性内出血时,不及时施行手术,就不可能达到复苏的目的。因此,手术控制出血是最有效的复苏措施。

（一）手术处理顺序

多发伤优先处理顺序合理与否是抢救能否成功的关键。一名多发伤伤员可能有两个或两个以上受伤部位需要手术处理,这里就有一个手术的顺序问题。凡是影响循环、呼吸功能的创伤,如胸部伤、颈部伤、阻碍呼吸的颌面伤等,必须及早给予处理;有猛烈出血的创伤也需要立即处理。有人提出按胸、头、腹、四肢或胸、腹、头、四肢的顺序处理。但究竟何者为先,则必须根据具体的伤情作出决定,如两种情况均危及生命,应争分夺秒地同时进行手术抢救。

1. 颅脑损伤伴有其他脏器损伤手术处理的顺序

（1）双重型:颅脑伤与合并伤均很严重,多有出血性休克。颅脑外伤多为广泛的脑挫伤、颅内血肿等。合并伤如胸外伤、气血胸或腹腔内出血。在积极抗休克的基础上,二者均需要紧急手术,可以分组同时进行,以缩短手术及麻醉时间。

（2）颅脑伤重、合并伤轻:这类伤员手术顺序的重点应放在颅脑伤,及时给予手术,尽快地解除脑受压。合并伤则可待以后处理。

（3）合并伤重于颅脑伤:这类伤员颅脑伤多无明显脑受压,亦无紧急手术指征,其他脏器损伤则有严重内出血,如肝脾破裂等危及生命的伤情,手术顺序则应先剖腹探查,脑部如需手术,应放在腹部手术之后。

2. 胸外伤伴有其他脏器损伤手术处理的顺序

（1）胸外伤有下列伤情者应优先立即进行手术处理:① 胸壁有较大的外伤所致的缺损及其造成的开放性气胸;② 急性心脏外伤、心包填塞;③ 持续性胸腔大出血或连续性大量漏气,疑有胸、心大血管伤或大气管断裂者;④ 膈肌破裂发生膈疝压迫肺部造成呼吸困难或疝可能绞窄者。

（2）胸腹联合伤、腹腔内出血:最好同台分组进行开胸及剖腹术。但如仅有一组手术力量,而伤情又允许时,应先开胸解除呼吸循环障碍,然后行剖腹探查术。

3. 腹部外伤伴有其他脏器损伤手术处理的顺序

（1）腹部外伤因肝、脾破裂及大血管损伤所致严重大出血时,则需优先进行手术探查,一般空腔脏器损伤,可待其他危及生命的创伤处理后再行处理。

（2）腹、背或臀部同时受伤,如有活动性严重出血,最好先给背部或臀部的创伤做止血清创术,然后再施行腹部手术。若背、臀部创伤没有活动性出血,或腹腔内脏损伤严重,稍有耽误即可危及生命时,则应先做腹部手术,待术后恢复一个阶段,全身情况趋于稳定后,再为背、臀部外伤做手术处理。

特别值得注意的是,腹腔内脏损伤情况往往比较复杂而严重,手术时间长,可能促使休克伤员内环境极不稳定;手术后,在麻醉的影响下,如急剧转身,做背臀部手术,或由侧卧行背臀部手术,转为平卧行腹部手术,均有可能导致心搏骤停,必须严加警惕。

4. 头、胸、腹内脏损伤伴有四肢血管伤及大骨骨折手术处理的顺序

当前,对多发伤大骨折处理的观点是:越是严重的多发伤,越应争取时间尽早施行骨折复位及内固定。Bakay 在处理多发伤伴有股骨干骨折的伤员中,有 50% 在受伤当天进行内固定手术。Burri 报告的 152 例多发伤中有 137 例四肢骨骨折,早期施行复位及内固定均取得了良好效果。其优点是术后易于变换体位,肢体可早期活动便于护理,可明显降低肺部并发症、成人呼吸窘迫综合征和脂肪栓塞的发生率。其手术顺序分别说明如下。

(1)颅脑外伤伴有肢体外伤:对脑外伤或硬膜外血肿应优先施行手术,继之由第二手术组进行肢体手术。中度及严重脑震荡及颅骨骨折,不是四肢手术的禁忌证。

(2)严重胸外伤伴有肢体外伤:首先处理血气胸、肺损伤、心脏及大血管损伤,待一般情况稳定后,由第二手术组进行骨折复位及内固定手术,或以后待第二期处理。

(3)腹部外伤伴有四肢骨折、血管损伤:对肝脾破裂、肠破裂、膀胱破裂者则应优先手术,肠破裂修补术后,换一手术室由第二手术组进行骨折复位与内固定术,以防感染。

(二)紧急情况下在急诊科(室)就地手术指征

自 20 世纪 70 年代末以来,许多文献报道,对急诊科(室)就地进行抢救性手术的优点重新给予评价指出,急诊科(室)就地紧急手术是一种救命措施,适用于那些伤情极不稳定,经不起搬动的多发伤伤员。Baker(1980 年)报道,严重胸部、心脏外伤在急诊室进行紧急开胸者 168 例,救活 38 例,约占 23.2%。华积德(1984 年)报道,严重多发伤伴有重度出血性休克的伤员在急诊室紧急手术抢救 32 例,成活率为 37.5%。如有下列情况,可以考虑就地紧急手术。

1. 颅脑外伤出现一侧或双侧瞳孔散大,呼吸出现鼾声。

2. 胸、腹腔内脏损伤大出血,经抢救后血压不升或升后复降。

3. 心脏外伤、心包填塞。

4. 骨盆骨折,伴有多发伤,不能搬动,腹膜后血肿增大,重度休克,需要手术紧急止血。

5. 严重多发伤,抢救中突然心搏骤停,胸外心脏按压无效,需要开胸挤压。

三、多发伤抢救或手术后的监测与处理

严重多发伤经抢救或手术处理后,并不表明治疗已经结束,而是全身治疗的开始。因为创伤、休克、重要脏器功能紊乱和多部位手术造成的组织破坏,再加上失血、缺氧等一系列打击,使机体抵抗力受到严重破坏,如手术后不及时地加以监测与纠正,可能会使已稳定的伤情再度恶化,甚至死亡。因此,严重多发伤手术后进入 ICU 或病房内应对伤员的呼吸、循环、肝、肾功能等做全面、系统、连续的监测,分析其结果及修正治疗措施,是十分重要的。特别要注意可能发生的并发症,尤其是感染及多脏器功能衰竭综合征,要给以及时和有效的预防和治疗。

(冯　斌)

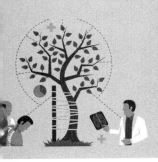

第七章　复合伤

第一节　复合伤分类与伤情分级

复合伤是指两种或两种以上致伤因素同时或短时间内相继作用于人体所造成的损伤。复合伤的特点是致伤因素既独立作用又互为影响,相互作用加重伤害。目前由核武器和化学武器所致的复合伤少见,主要是由各种意外事故所致的复合伤,如矿井瓦斯爆炸所致的冲击伤、有毒气体中毒伴发挤压伤、各种核设施的意外事故、严重的交通事故及各种意外爆炸、现代高技术局部战争中的战争武器所致的复合伤。另外,在运载火箭、导弹和航天飞行器的研制、试验和使用过程中、燃料泄露、中毒及爆炸等事故中屡见不鲜,所造成的损伤大部分也是烧伤、冲击波和中毒复合伤。因此,现代社会复合伤多为机械因素、中毒因素、复合冲击波因素或辐射损伤因素及烧伤因素致伤。机械性暴力伤合并有烧伤、冲击波伤或离子辐射伤等。复合伤有多种类型,较为常见的是放射性复合伤、烧伤复合伤和化学性复合伤等。复合伤是最难急救的伤类,其核心问题是难以诊断、难以把握救治时机。

一、复合伤的分类与命名

复合伤伤类复杂,其分类和命名的原则如下:① 按致伤因素类别分类,并按此命名:如由核武器爆炸所引起的复合伤统称为核爆炸复合伤(非武器的核爆炸引起的复合伤也归属此类),由化学毒剂所引起的复合伤统称毒剂复合伤。② 按是否包括某些特殊损伤而分类和命名。如战时核爆炸与平时核事故所发生的复合伤,根据是否包括放射损伤(特殊损伤)而区分和命名为放射复合伤和非放射复合伤。③ 按所包括的主要损伤与次要损伤,依次简略命名和分类。如主要损伤为烧伤(简略为"烧"),次要损伤为冲击伤(简略为"冲"),则称为烧冲复合伤,这也构成一类特定的复合伤。又如主要损伤为放射损伤,次要损伤为烧伤和冲击伤,则称为放烧冲复合伤,这三者中如烧伤为主要损伤,可构成烧放冲复合伤。

此外,有时为突出复合伤中的主要损伤,在诊治中将这类复合伤归于该主要损伤的医疗范畴,可分别称为烧伤复合伤、创伤复合伤等。这是在临床实际工作中常常采用的。

二、复合伤伤情分度

复合伤是 2 种或 2 种以上损伤共存于同一机体中,通过两种以上损伤在机体内的相互影响,具有自身的病程发展规律。因此,在进行复合伤伤情分度时,应以单一伤伤情为基础,并考虑到各种损伤之间的相互影响和互相加重作用,按下列标准分度。

1. 轻度复合伤 2 种损伤或 3 种损伤均为轻度。
2. 中度复合伤 几种损伤中有一种损伤达中度。
3. 重度复合伤 ① 一种损伤达重度;② 3 种损伤达中度;③ 中度放射损伤复合中度烧伤或中度冲击伤。
4. 极重度复合伤 ① 一种损伤达极重度;② 两种损伤达重度;③ 一种重度损伤复合两种中度损伤;④ 重度放射损伤复合中度烧伤。

第二节　灾害复合伤的特点

一、致伤原因和条件方面的特点

造成大批复合伤伤员的原因常是突然发生,有的多次或连续发生,杀伤(及破坏)范围大,没有进行防范或难以防范。一旦发生,往往使许多处于没有准备或难以准备的人员遭受伤害。

不少致伤因素除直接造成人员伤害外,还引起继发、次生的伤害,如强烈的爆炸冲击波造成人员直接冲击伤,同时由冲击波引起的建筑倒塌、石块及玻璃片飞射(继发"投射物")、人员躯体快速移位、撞击突然减速等,又可造成人员的挤压伤、飞石伤、玻片伤、撞击伤等多种伤害。

一种自然灾害因素,除直接灾害外,还可产生次生灾害,最突出的例子是地震。地震的次生灾害包括地震水灾、地震火灾、地基失效(造成山崩、泥石流等)等,从而使灾害造成的伤害更加严重,伤员增加更多。

由于造成大批伤员的致伤因素异常剧烈、发生突然、伤害和破坏严重、救治条件困难可使发生的伤害加重,还可诱发或衍生出其他伤害及疾病的原因和条件,如战争中的激烈战斗和突发的严重灾害或事故,常发生相当数量的精神创伤,导致麻痹、失语、失明及其他精神失常。

二、救治对象方面的特点

救治的对象往往是突然于短时间内,以至瞬刻之间发生的大批伤员。这不同于平时医治零星、个别复合伤伤员。大批伤员中,伤类复杂,既有单一伤,又有复合伤。复合伤系由两种以上致伤因素所致,如核爆炸时受几种杀伤因素的作用,瓦斯、炸药、热蒸汽等爆炸时同时产生热能和冲击波的致伤作用,不同性能武器(破片、爆炸、炸烧等)同时或相继使用,一种致伤因素衍生另一种致伤因素(如地震衍生火灾,汽车撞击又有油箱爆炸等)。在不同伤情中,常有相当数量重伤员,很多为多发伤。如前所述,大批伤员还包括精神创伤,可发生于复合伤或单独发生,在战时会造成减员,在平时会带来诸多问题,必须及时进行救治。

发生大批伤员情况下,会诱发许多疾病,特别是传染病,甚至会造成疫情,必须进行防治。此外,还会诱发原有疾病的发作加重,如地震后前3天内死于心脏病者比平时增加50%,其中冠心病死亡增加100%,这些也是救治大批伤员中所需医疗防治的对象。

三、救治条件方面的特点

救治条件比平时一般临床医疗远为困难。突然、短时发生伤类复杂、伤情严重的伤员使救治十分困难。救治条件的困难还由于战争和严重灾害等情况下,当地医疗救治力量也可能遭受严重破坏。灾区内医疗卫生机构完全丧失救治能力,战区、灾区道路交通、通讯、水源、电源等常遭破坏,外地医疗力量不易迅速进入,伤员不易撤离后送,生活卫生物资不易运送,工作开展受到很多限制;战时常在野战条件下进行救治,或需随部队行动,或需在战场威胁下进行;发生在特殊环境,如热带、寒区、高原、偏远的边防海岛、自然疫源地区等,其发生的复合伤具有特殊性,致使救治工作更为困难,而且需投入大量的人力、物力,社会、国家负担沉重,组织工作繁重。救治大批伤员需要投入大量人力、物力,这也是救治条件方面的一个重要的特点。

四、救治方法方面的特点

面临大批伤员,具体的救治技术方法必须建立在平时良好的工作基础上,预先有准备,充分发挥各级医疗网、医疗机构的作用,并得到全社会的支持。对伤员,在现场抢救的基础上必须实行分级救治,发挥各级机构的作用和相互间的协同,一般分为三级救治,即灾害现场的抢救(战时的一线阵地或杀伤区,平时的灾害或事故等现场),靠近现场早期救治机构的救治以及医院(包括后方医院)的救治(一般为最终救治)。如有现代化的运输工具(如直升机),或灾害现场离医院较近,也可从现场抢救后直接送至医院治疗。

第三节　放射性复合伤

放射性复合伤是指人体在遭受放射线损伤的同时,又受到其他因素(如机械性等)的损伤。在核武器爆炸时有多种致伤因素同时作用于机体,其中以放射损伤合并烧伤、放射损伤合并冲击伤较为多见。可参见第十四章。

一、临床特点

(一)休克明显

放射性复合伤时休克的发生率和严重程度均较其他损伤为重,而这些又主要取决于病人受照射的剂量。一般来说,照射的剂量越大,休克的发生率越高,休克的程度也越严重。

(二)感染发生率高

放射性复合伤时病人发生全身感染的概率明显高于其他创伤病人,而且出现越早,死亡率越高。感染是放射性复合烧伤一个凶险的并发症,并且常为致死的原因。烧伤创面长期存在,感染的来源主要是外源性的,但还可能是从肠道或呼吸道侵入的感染。在伴有放射损伤时,烧伤创面的感染更具有向深部蔓延的倾向,细菌经常侵入血液,并发致命的败血症。大面积烧伤和放射损伤都能削弱身体对感染的抵抗力,这是感染成为放射性复合烧伤一个严重问题的主要原因。削弱身体对感染的抵抗力表现在下列方面:① 白细胞数量减少,质量也有改变;② 网状内皮系统的杀菌功能受到抑制;③ 非特异性天然免疫力降低;④ 免疫过程的严重削弱。

（三）造血系统功能破坏严重

复合伤较单纯放射性损伤出现骨髓破坏更为严重,并且出现时间较早,表现为外周血液中的白细胞下降较快。重度放射病时,白细胞大多在伤后 11 d 起才低于 $0.5 \times 10^9 / L$,而复合伤时,大多在 4 d 内就低于 $0.5 \times 10^9 / L$,甚至低于 $0.3 \times 10^9 / L$。此外,红细胞减少也发生较早。

（四）创伤愈合过程延缓

通常中度以下的放射性复合伤对创伤愈合影响与单纯伤相比,无明显差别,但遭受较大剂量照射时,创伤的愈合速度明显减慢。中度放射性损伤合并骨折时,可使骨痂形成延缓,且较脆弱;而重度放射性损害时,骨痂生长抑制则更为明显,以致造成骨折不愈合或形成假关节。实验研究表明,这与照射后乳多糖合成障碍,阻碍骨痂形成有关。另外,放射性损害还可直接抑制成骨细胞转化为骨细胞的过程;抑制参与钙化过程中的碱性磷酸酶的活性,使钙化过程受阻;骨营养血管通透性增强,血管壁增厚,甚至完全堵塞,从而影响骨的血循环,造成骨质变性、坏死和萎缩。

二、放射性核素对人体的伤害

放射性核素沾染可通过 3 种方式损伤人体,即外照射损伤、内照射损伤和皮肤损伤。

（一）皮肤放射性损伤

放射性核素沾染皮肤,或核辐射照射可以引起皮肤放射性损伤,常见者为烧伤。可以因恶性肿瘤应用深部 X 线或 γ 射线进行辐射治疗时所引起。核电站事故、核爆炸时以 β 射线为主落下的灰尘沾染也会造成皮肤烧伤。

1. 皮肤放射损伤方式　① 一次大剂量的局部照射;② 短时间多次小剂量的局部照射;③ 几年到数十年长时间的微量照射。

2. 皮肤放射性损伤因素　① 核辐射性质,软射线较同等剂量的硬射线照射易致皮肤损伤,因软射线易为皮肤吸收。② 核辐射照射剂量越大,皮肤损伤程度越重。③ 受照面积越大,皮肤损伤越重,因逆向散射量增加。④ 时间间隔,在同样剂量,一次照射较分次照射反应大,间隔时间越长,反应越轻。⑤ 个体差异,儿童皮肤放射敏感性较成年人为大,老年人的皮肤敏感性低。女性皮肤的敏感性较男性为高。⑥ 皮肤受酸、碱、光、热等因素刺激时,放射敏感性增加。⑦ 糖尿病、肾炎、结核等病人对辐射耐受力减轻,局部有炎症,皮肤反应增加。

3. 临床表现分急性和慢性两种　急性皮肤放射性损伤指一次大剂量(超过 5 Gy)照射局部皮肤或短时间内多次小量反复照射所引起。

（1）Ⅰ度:脱毛、红斑反应,病程可分 4 期。

① 早期反应期:受照射后 48 h 出现红斑、肿痛,患部皮肤有轻度瘙痒、灼热痛等,持续1～2 d 后自行消失。

② 假愈期:持续 2 周以上,受照射区域颜色正常,病人无任何感觉。活组织检查证明皮肤及其附属器病变仍然存在。

③ 反应期:照射区域皮肤红斑反应呈淡红色,渐而加深后成棕褐色或古铜色,与周围皮界限清楚,自觉症状有瘙痒、刺痛及灼热感觉。这些症状随红斑反应加深而加重,局部毛发脱落,汗腺和皮脂腺功能抑制,出现表皮干燥,无光泽。病理所见为照射后数小时,毛囊细胞膨大,空泡变性,毛根和毛乳头分离,毛发脱落,可以重生毛发。严重者毛囊全部萎缩,永久性脱发。

④ 恢复期:持续 2～4 个月,皮肤呈色素沉着、脱屑、角化。表皮可以再生,可无瘢痕形成,色素沉着经历数月或数年渐告消退。

(2) Ⅱ度:水疱及湿性皮炎,一次照射 10～15 Gy X 线或 γ 射线,可引起Ⅱ度皮肤放射性损伤。

① 早期反应期:症状基本与Ⅰ度相似,程度较重。

② 假愈期:1～2 周。

③ 反应期:照射部位有剧痛、烧灼感,局部皮肤发红,渐而加重成为红斑、紫红色,附近淋巴结肿大,或伴有发热、不适等全身症状。数天后,皮肤出现水疱,水肿明显,皮下组织疏松部位可融合成大的水疱,破溃后形成糜烂,渗出增多,糜烂面愈合后遗留色素沉着。它是表皮基底细胞及真皮色素细胞中色素形成增多所致。

④ 恢复期:病程常为 1～3 个月或更长时间,视损伤程度及范围而定。创面愈合后,皮肤新生上皮变薄,干燥后无弹性,有的部位有色素沉着,有的脱色,或愈合后形成瘢痕疙瘩,很少有恢复正常者。

(3) Ⅲ度:坏死、溃疡,一次照射 15～20 Gy X 线或 γ 射线后产生,核辐射后很快出现症状。

① 早期反应期:照射部位疼痛、灼热、瘙痒、麻木,皮肤感觉阈降低,局部表皮光亮,水肿明显。

② 假愈期:一般不超过 2～4 d 或无假愈期。

③ 反应期:皮肤出现红斑、紫蓝色,水疱形成,表皮脱落和组织坏死,很快出现不易愈合的溃疡。其特点为边缘整齐,底部深陷,新生肉芽组织缺乏或形成缓慢。主要是真皮内小动脉内皮细胞增生,管腔变窄,内膜与外膜纤维化。出现真皮层基质纤维化,小动脉纤维明显增厚,因而血管内营养不良。疡创面贫血,但无炎症反应。这些反应在放射性治疗性溃疡更为严重,不但累及真皮全层,深达皮下组织,并可伴有晚期放射性溃疡。

④ 恢复期:病程极长,经历数月或数年后才愈合,局部皮肤瘢痕化或瘢痕疙瘩萎缩、干燥,色素沉着和色素脱落交错。角化、皲裂均可存在,对外界刺激特别敏感,溃疡若不愈合可转入慢性皮肤损伤。β 射线皮肤损伤与 X 射线、γ 射线皮肤损伤临床症状和皮肤局部损伤病理所见基本相同。

4. 处理原则

Ⅰ度:一般不需特殊治疗,应避免受照局部的各种刺激。

Ⅱ度:保持水疱面清洁无菌,防止感染。

Ⅲ度:避免溃疡面遭受感染。

具体治疗方法:① 早期局部刺痛、灼痛、红肿,可用 5% 苯海明软膏涂擦或止痒剂涂布,禁用刺激性或腐蚀性药物。② 保护水疱防止破溃感染。水疱大时,在无菌消毒下抽去液体,局部涂碘伏,或局部包扎。③ 创面用药:绿素油膏(主要成分为叶绿素、维生素A、B族维生素及地塞米松)、蛋黄油膏、金霉素油膏或磺胺胶油膏等,并用鱼肝油促进上皮新生。尿素霜对增殖的角化皮肤有软化作用。④ 经久不愈的溃疡创面,经各种支持疗法未取得显效而又不能手术切除的放射性皮肤损伤,需良好护理及渐进式的植皮治疗。

(二)体内照射损伤

放射性核素通过饮食、呼吸和伤口等途径进入人体,在体内释放出射线,照射人体而引起伤害。体内照射主要由 β 射线和 α 射线引起。

1. 放射性核素体内沾染 来源为:①核动力及试验性反应堆、加速器正常运行操作、维修以及放射性的泄漏事故;②生产、制备、纯化放射性核素及在工业、农业、医学科研等部门的应用,核能和平利用中产生放射性废物,因处理不当,污染空气及外环境生物样品;③在核爆炸早期落下灰烟雨区域内停留时间过久。

2. 核电站(反应堆)发生放射性核素外泄 事故时可能造成严重的伤害。核电站(反应堆)在正常运行情况下,排放到环境中的放射性核素剂量不大,但如核电站发生一回路管道断裂事故,特别是堆芯熔化事故(如切尔诺贝利核电站事故),则放射性物质可以大量泄漏出来。有的核电站由于建有厚实的安全壳,泄漏不严重(如美国三里岛核电站),前者由于缺乏安全壳,导致大量放射性核素释放至周围场区环境,沾染严重。

3. 放射性核素沾染性质及作用特点 核电站事故外泄放射性物质,主要是一些惰性气体(Kr、Sm 等)和易挥发的核素(如 I、Te、Ru、Ce 等)。外泄的放射性核素以气体和气溶胶状态释放至周围环境,并持续于一段时间内释放至大气中,并对一定范围内的空气、地面、水源,以及人员和各种物体表面造成放射性核素污染。这些放射性核素若经一定途径进入体内,可以沉积在各脏器和组织中,缓慢而持续地释放射线危害人体,称为"体内照射损伤"。

4. 放射性核素进入人体的途径

(1)经口进入:食用沾染食品及饮用沾染水源,从而使放射性核素经胃肠道进入人体内。吸收率随裂变的分散度和溶解度增大而增加。

(2)呼吸道呼吸:进入呼吸道各区间的放射性核素,视粒子大小及溶解度不同而异(0.5~5 μm)。溶解度较高者易沉降于肺内,大颗粒微尘则沉积于鼻咽部,不易到达小支气管。

(3)伤口吸收:溶解度较高的放射性核素可从伤口进入体内,但大量落下灰尘沾染伤口概率不多。气态或液态放射性物质易从伤口、皮肤、黏膜吸收入血。通过伤口的吸收量与伤口的沾染量、核素种类、持续沾染时间、创面性质及局部血液循环丰富等因素有关。一般来说易溶的放射性核素吸收较多。

5. 放射性核素在体内的分布 核素吸收入血后,在各组织器官内呈不均匀分布。进入早期,体内各组织均能检出放射性物质,而以甲状腺为最高,其活性为其他器官的几倍至数十倍。

6. 放射性核素的体内排出 核素进入体内后,绝大部分可在短期内排出体外,吸收入血者甚少。肠道吸收仅占进入量的 5% 左右,饮用沾染水者可吸收 30%,其余大部分在最初随粪便排出,3~5 d 基本排完。吸收入血的放射性核素,部分可蓄积在组织器官,一半在 3~5 d 内随尿排出。因而,虽大量放射性核素体内沾染,但引起急性损伤者少见。

三、核事故沾染的救治

参见第十四章核与辐射伤。

四、几种主要类型放射复合伤的治疗

（一）合并烧伤

中度以上的放射性损伤合并烧伤最为严重,必须在治疗急性放射病的同时处理烧伤创面。创面处理的原则:尽快闭合烧伤创面,使之变为单一伤。临床有两种方法:① 早期切痂植皮,即在伤后 24～48 h 内切痂,自体皮移植。只适于病人数量不多、烧伤面积不大时。② 早期保痂,晚期植皮,早期保护创面。推迟痂破溃和痂皮脱落的时间,减轻局部感染;后期采取蚕食脱痂,自体皮移植,逐步封闭创面。此法较为适用于批量病人的处理。

（二）合并骨折

骨折的处理在原则上与单纯骨折相同。但因放射性损伤导致骨折愈合延缓,因此固定要牢,时间要长,一般比单纯骨折延长 1/2～1/4。对开放性骨折的处理,与一般骨折清创的要求相同,但软组织切除的范围要大,尽量不用内固定,伤口留待延期或二期缝合。

（三）放射性物质沾染创面的处理

首先除去病人体表的放射性污染,包括脱去污染的衣服,清除耳、鼻等孔道的粉尘,剃光头发。如病情允许并有条件时可让病人淋浴水洗,或使用普通漂白粉液清洗无破损的皮肤。病人伤口内常有放射性粉尘颗粒进入,这种粉尘颗粒可以很小,以至肉眼不易发现。如有条件,最好能进行放射性测定,以确定污染的范围和程度。清创时使用的毛刷、污水以及其他物品均应妥善处理,尽可能使用容易处理的敷料、器械。清创时,医师最好使用放射测定仪逐层检查伤口内各种组织,以求去除一切污染颗粒。伤口内可用1∶5稀释漂白粉液刷洗。此外,以下溶液效果也较好:酒石酸 3.0 g/L,或柠檬酸 4.2 g/L,加用浓缩的氢氧化钠配制成 pH 为 6 的溶液。在彻底清创的基础上,酌情进行受伤组织的修复或重建。放射性伤口禁忌一期缝合,应行延期或二期缝合。如果伤口内遇到重要结构,不能清除污染颗粒,可留待后期处理。一般均发生纤维化,局部出现小的结节,此时处理较为容易。对于合并感染的伤口,换药时应注意合理处置敷料,最好深埋,以防放射性污染扩散。

第四节 烧冲复合伤

人员同时或相继受到热能(热辐射、热蒸汽、火焰等)和冲击波的直接或间接作用而发生烧伤合并冲击伤的复合伤,称为烧冲复合伤。由于冲击波直接或间接作用可造成多种损伤,既有体表伤,又有内脏伤,特别是很多间接冲击伤与平时所见创伤类同,所以烧冲复合伤在很大程度上代表着烧伤与创伤的复合伤。

一、临床病理主要特点

（一）整体损伤效应

严重烧伤既有体表损伤,又有很多内脏并发症;严重冲击伤的直接损伤伤及全身,又有其主要靶器官,间接冲击伤则可伤及全身不同部位,因此两伤合并后,常使伤情变得更

加复杂和严重。烧冲复合伤按伤情程度可分为轻度、中度、重度和极重度 4 级,重度和极重度伤情多经历休克期、感染期,治疗后可进入恢复期。烧冲复合伤时很多器官可发生病理变化,其中有些是致伤因素直接作用引起的,有些是继发于休克和感染;有些主要由烧伤所致,有些主要由冲击伤所致,还有些则由两者同时引起。在多个器官中,尤以心、肺、肾、肾上腺、骨髓造血组织等的病变更为多见而重要,并发生相应的临床症候。

(二)烧伤创面

在烧冲复合伤的发生条件下,烧伤创面常伴有其他损伤,例如:核爆炸或其他严重爆炸时,强大的冲击波使地面、环境的砂石飞起,形成具有高速的"投射物",使烧伤创面及其他体表部位发生"飞石伤",有时还可穿入体壁甚至体腔;建筑、车辆等玻璃破碎飞射,发生"玻片伤";受其他物体打击、挤压而发生撕裂伤、挫伤、挤压伤、撞击伤,大量煤屑、尘砂等飞溅,使烧伤创面严重沾污。烧伤创面伴发其他损伤或沾污后,使组织破坏扩大、加深,创面破溃、污染、感染、出血严重,从而使处理创面更为困难,对全身的影响也更严重。

(三)休克

烧伤复合冲击伤后,导致休克的因素增多,因而休克发生多、程度重。大量动物实验结果显示,不同伤情烧冲复合伤的休克发生率为:极重度 100%,重度 80% 左右,中度 30% 左右,轻度一般不发生休克。当然伤情重者休克程度也重。烧冲复合伤休克的发生因素、环节,可概要地列于图 1-7-1。

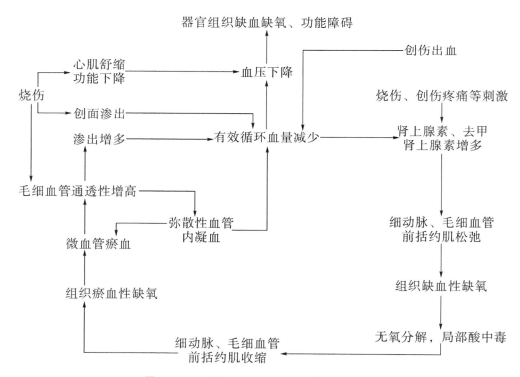

图 1-7-1 烧冲复合伤时休克发生发展简图

(四)感染

重度以上伤情的感染多较严重,出现早,持续久,全身性感染发生率高。核试验效应犬重度和极重度烧冲复合伤分别于伤后 1.8 d 与 2.2 d,血细菌培养开始出现阳性。腹腔脏器破损后的腹膜炎,呼吸道烧伤和肺冲击伤后并发的肺部感染,开放性软组织伤和骨折的相应部位感染等比较多见。严重感染常发生体温降低,极重度和重度伤情分别有 75% 和 50% 左右的发生率,这些体温降低者的预后多较险恶。

严重伤情的感染病灶,不论其发生于何处,是否有细菌滋生,局部都很少有中性粒细胞浸润,而代之以单核样细胞,这很可能是中性粒细胞功能降低后的一种代偿现象。

此时抗感染功能的降低,主要与以下因素有关:① 皮肤和有关内脏病变,明显增加了外源性和内源性感染的机会;② 骨髓、淋巴组织有不同程度的抑制,削弱了炎症和免疫反应;③ 肝、脾、淋巴结等处的单核-吞噬细胞系统功能受损,并吞噬不少红细胞和细胞碎片,饱噬后几乎处于“阻断”状态,更不能充分发挥吞噬功能;④ 一些内脏病变削弱了抗感染功能。

（五）心肺损伤

单纯烧伤、冲击伤时多累及心肺,两伤复合后使心肺损伤更为严重,常成为加重效应的突出问题。烧冲复合伤时的心脏损伤主要包括心内膜、心外膜和心肌间质出血,心肌纤维变性、坏死以至断裂。心肌纤维断裂可原发于伤后的即刻效应,也可继发于心肌变性坏死以后,分别称为原发性和继发性心肌断裂,主要由冲击波作用所致。有时发生冠状血管气栓,是由于冲击波伤及肺血管,气体进入血循环所致。

在超微结构层次上,心肌原纤维可发生肌凝和肌溶现象;原纤维排列散乱,“Z”线错位,肌节宽窄不一,有些形似“扫帚”;肌节舒缩不同步,有些肌节被过分牵拉,形成“过牵细胞”;肌纤维端与端之间的闰盘发生解离;心肌线粒体肿胀甚至空化;毛细血管内皮细胞肿胀,吞饮小泡明显增加,并发生间质性水肿。这些心肌原纤维的变化,作为能量代谢主要细胞器的线粒体损害,保证心肌纤维同步舒缩的闰盘的解离,以及心肌纤维与毛细血管本来的紧密联系被间质水肿液所分隔,构成心功能障碍以至急性心衰的病理基础。

烧冲复合伤的肺损害是决定伤情严重程度和预后发展转归的主要因素之一。肺损害主要表现为肺出血、水肿,肺萎陷或肺气肿,肺大泡或血气泡形成,肺透明膜形成,粒细胞在肺血管的积聚,并常发生间质性肺炎、肺泡性肺炎,以及肺脓肿。伤后急速发生的肺出血、肺水肿,可引起急性早期死亡。肺出血除因毛细血管损伤外,更主要是微静脉破损所致,伤后 1～2 d 内还可续发出血。烧冲复合伤时肺脏病变较单伤加重,主要表现为肺出血、水肿更严重,较易发生续发出血,出血吸收较慢,感染发生较早较重。由于肺脏病变,如未发生早期急速死亡,稍后即出现肺功能障碍,可导致呼吸窘迫综合征和呼吸衰竭。

心肺损伤的原因是多方面的,主要包括:① 致伤因素的原发效应,特别是冲击波和吸入性损伤;② 休克和感染的继发影响;③ 心和肺损伤的相互影响;④ 肾功能障碍(烧冲复合伤时常见)的影响,水潴留增加心脏负荷,并易导致肺水肿;⑤ 其他组织创伤后所造成的气栓、脂栓、激活组织凝血质,促进 DIC 的发生;⑥ 不适当的治疗措施。

（六）肾功能障碍

肾脏系实质器官,纤维包膜较厚,处于腹膜后,周围有脂肪、背侧有腹壁垫托,所以一般不易受到冲击波的直接作用,但可因冲击伤及其他创伤而继发病变。烧伤因素是导致肾功能障碍的主要原因,烧冲复合伤时的肾脏病变与严重烧伤者基本相同。病变可累及肾小球和肾小管,以肾小球病变更为重要,主要由于肾小球系膜细胞等增生肿胀,使毛细血管缺血,肾小管上皮可发生变性坏死。肾小球及肾小管均有病变者肾功能障碍也更严重。肾脏有较强的代偿功能,伤后只要部分肾单位恢复,一般临床所见的肾功能障碍即可能缓解或消失。因此肾功能恢复正常并不一定表明肾病变的消失。

（七）造血功能的变化

在不太严重的烧伤、冲击伤和烧冲复合伤时,造血组织基本上呈增生性反应,外周血白细胞数相应地升高。在严重伤情,造血组织则呈不同程度的抑制性、变质性反应。骨髓在伤后早期加速释放,使有核细胞减少,而后可以增生恢复,但可发生成熟抑制,不同系不同发育阶段的血细胞发生不同程度的退变,其中以幼稚细胞的变化较成熟细胞为显著。脾脏和淋巴结的淋巴滤泡可发生灶性坏死。

重度以上烧冲复合伤的外周血白细胞数可有以下4种变化类型。

（1）降型:伤后一直降低,低于伤前水平。

（2）升降型:伤后1～2 d内升高,以后降低,低于伤前水平。

（3）升降升型:伤后1～2 d内升高,以后数日内降低,而后再次升高,高于伤前水平。

（4）升型:伤后一直升高,高于伤前水平。

降型和升降型表明机体反应能力低下,预后不良。核试验效应烧冲复合伤犬在伤后3 d内的白细胞数降至伤前的50%以下或升高至伤前的4倍以上者,全部死亡,其中低于10%和高于9倍者,均在2 d内死亡。

外周血白细胞数的减少,一方面是由造血组织病变所致,另一方面大量地耗损于烧伤创面、创伤伤口和感染病灶,还有很大数量积聚于内脏血管床,其中部分是循环池与周边池分布的改变,部分是被扣押的缘故。

关于红细胞,中度以下伤情多无明显变化,重度以上伤情,部分病例有早期血液浓缩,以后常发生贫血。贫血的原因除骨髓病变的因素外,外周血方面的出血、溶血、内脏瘀血等也是重要的,脂质过氧化可破坏红细胞膜,应予重视。

关于巨核细胞和血小板,严重伤情血小板数量减少、功能降低,持续这种变化也多标志预后不良。血小板的这些变化,除因耗损增多外,还由于其母体——巨核细胞发生一系列病变所致。巨核细胞可发生退变,并被中性粒细胞噬食（骨髓巨核细胞被噬现象）,不能正常地形成血小板,或只形成无特殊颗粒的血小板,或失去产血小板能力。正常情况下,巨核细胞在骨髓成熟后,就有相当部分经血循环到达肺脏,在肺毛细血管内进行裂解,形成许多血小板而进入循环,即有相当比例的血小板是在肺内产生的。严重烧冲复合伤多发生肺脏的广泛出血,进入出血肺叶的巨核细胞明显减少,从肺静脉内实测的血小板数较正常时减少。因此,严重肺出血也可影响外周血血小板数。

二、诊断和治疗原则

（一）诊断

烧冲复合伤时的体表烧伤和创伤,易于察见,而内脏损伤不易诊断,容易被漏诊或误诊,而内脏损伤对伤情的发展常有重要影响。因此,对烧冲复合伤诊断的难点和重点,是查明有无合并的内脏损伤。

1. 受伤史和当时当地环境的变化　烧冲复合伤多发生在核爆炸和多类爆炸事故中,多有明确的受伤史。爆炸冲击波不仅损伤人体,同时破坏环境设施,当时当地建筑物、车辆、兵器等的破坏情况可反映冲击波的强度,人员处于不同强度冲击波作用的环境中,会发生不同程度的冲击伤。因此有可能直观地观察环境物体的破坏程度,间接地推测人员可能发生的冲击伤。

2. 体表烧伤情况　在核爆炸条件下,不同当量核武器在不同比高下爆炸,所释放的光辐射和冲击波的能量有一定相关性,这就有可能从体表烧伤情况间接推测可能发生的冲击伤伤情。一般而言,地面暴露人员发生中度以上烧伤,就要考虑可能发生复合有某种程度的冲击伤。尤其是全身情况较差,难以用体表烧伤来说明时,更应考虑有内脏冲击伤的可能。

3. 早期症状　烧伤伴有耳鸣、耳聋,或伴有胸闷、咳嗽以至呼吸困难、血性泡沫性痰者,表明复合有听器或肺冲击伤;伴有颅脑症状或急腹症时,很可能复合有颅脑或腹腔脏器损伤。

4. 其他检查　白细胞检查,结合烧伤情况,白细胞总数增多而淋巴细胞绝对数不减少者,常为烧冲复合伤的症候(如淋巴细胞绝对数减少,可能表明还复合有放射损伤)。心电图和心肌酶谱检查有利于查明有无心脏损害。影像诊断极有利于诊断肺脏等损伤和隐发的骨折。

(二)治疗原则

对烧冲复合伤的治疗,应充分吸取治疗烧伤、冲击伤及其他创伤的原则、措施和经验,特别注意以下问题:

1. 针对主要致死病因救治　根据伤情发展不同阶段的主要致死原因分析,伤后不同时期的救治应有所侧重。据核试验效应 142 只烧冲复合伤犬的实际材料分析,伤后几小时内的速发死亡,主要由于严重肺出血水肿所致,这可成为比休克更早的主要死因。抢救这类伤员主要在受伤现场进行,施以气管切开保持呼吸道通畅,给以吸氧、防止继续出血。需强调指出,对这样严重的急性伤害,重在防护,如紧急防护胸部受压,防止吸入有害气体或热气流等,一旦发生,救治就比较困难。大约伤后 4 d 以前,65% 左右主要死于休克,与急性肾衰竭占 75% 左右,因此早期大力防治休克是救治的关键。此期间感染一般尚少,但极严重伤情可发生早期败血症。4～10 d 间,感染在死因中的作用明显加重,主要死于感染者占死亡病例的 70% 左右,10～15 d 间更高达 87% 左右。在休克以后,内脏损害,主要是急性肾功能衰竭、急性心功能衰竭、急性肺功能衰竭、急性肾上腺皮质功能衰竭,也可成为致死的主要直接原因,应予防治。

2. 抗休克补液　这是治疗的必要手段,由于烧冲复合伤时体液丢失较烧伤更多,原则上补液要比烧伤时更多些。但不要过量,特别不要过速,电解质溶液与胶体液量之比以 1∶1 为宜。要防止输液过程中发生肺水肿(肺脏常发生伤害,通透性增高)。在补液的同时要保护、增强心肺和肾脏功能。

3. 切实早期防治感染　要比治疗烧伤时更提早和有力,同时注意防治创面、伤口的外源性感染和多种内源性感染。由于此时烧伤创面常合并其他创伤或受严重沾污,及早妥善处理创面,则成为防治感染和全身治疗的重要环节。

4. 保护内脏功能　如诊断有心功能不全,可缓慢静脉注射 25%～50% 葡萄糖液稀释的毒毛旋花子甙 K 和毛花丙甙,必要时可洋地黄化以改善循环状况。伤员如发生躁动不安,给哌替啶等药物也无效时,应考虑呼吸不畅致脑缺氧,应给吸氧,或辅以呼吸机械通气。镇静、止痛剂宜慎用以免抑制呼吸。保护肾功能,除抗休克补液外,对少尿伤员可酌情给予扩张肾血管的药物(如多巴胺)或应用呋塞米等以利尿。

（三）处理流程

复合伤的处理流程见图 1-7-2。

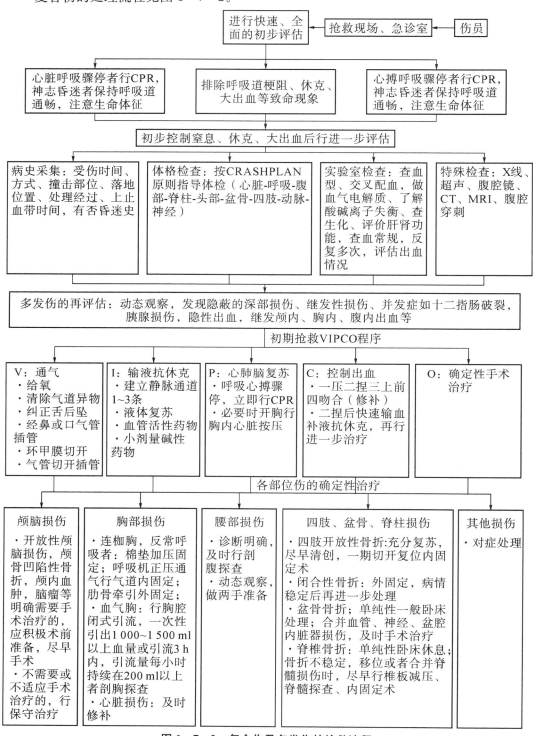

图 1-7-2 复合伤及多发伤的抢救流程

（张　轶）

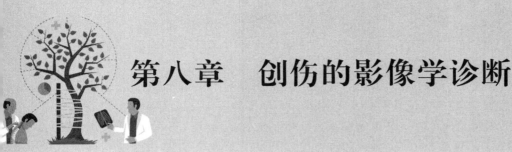

第八章 创伤的影像学诊断

一、颅脑损伤

　　颅脑损伤可分为头皮软组织损伤、颅骨损伤和颅内组织损伤。其中脑实质损伤对预后起主要作用。伤后近期可发生脑挫裂伤、颅内血肿、脑水肿和脑疝,远期可发生脑积水和脑萎缩。严重颅脑外伤时,不仅要了解颅骨骨折情况,更重要的是了解颅内损伤情况,确定有无脑挫裂伤和颅内血肿,并作出鉴别诊断,因为前者一般无须手术,而血肿则多数应尽快手术清除。

　　影像学检查对颅脑损伤的诊断和预后评估具有很高价值。头颅平片简单易行,可发现骨折,但不能了解颅内情况。脑血管造影诊断价值有限,基本上已淘汰,仅在发生牵及较大血管的后遗症时才偶有应用。CT 可直接显示血肿和脑挫裂伤,并指明这些病变的部位、范围和多发性。CT 检查阴性可以较有把握地排除颅内血肿和脑挫裂伤,检查方便迅速,已成为首选方法。MRI 由于成像时间长,对制动有困难的病人难以应用,加之许多急救设施不能进入 MRI 检查室等原因,急性期多不采用。但对评价亚急性、慢性脑损伤和脑干损伤有帮助。MRI 检查有助于脑干或白质轴突损伤的显示,以利对病人预后作出正确全面判断,指导进一步治疗。

　　(一)脑挫裂伤

　　脑挫裂伤是指颅脑外伤所致的脑组织器质性损伤,分为脑挫伤和脑裂伤两种。脑挫伤是外力引起的皮质和深层的散发小出血灶、脑水肿和脑肿胀;脑裂伤是脑及软脑膜血管的断裂。两者多同时发生,故称为脑挫裂伤。通常脑表面的挫裂伤多在暴力打击的部位和对冲的部位,尤其是后者,总是较为严重,并常以额、颞前端和底部为多,这是由于脑组织在颅腔内的滑动及碰撞所引起的。脑实质内的挫裂伤,则常因脑组织的变形和剪性应力引起损伤,以挫伤及点状出血为主。脑挫裂伤常并发蛛网膜下隙出血,是最常见的颅脑损伤之一。

　　1.影像学表现

　　(1) CT:① 损伤区局部低密度改变:其大小可从几厘米至全脑,形态不一,边缘模糊,白质区明显。约有1/3为多发灶。低密度区数天至数周后,有些可以恢复至正常脑组织密度,有些进一步发展为更低密度区,提示脑组织软化。挫裂伤重而且范围大,晚期可出现脑内囊性病灶。② 散在点片状出血:位于低密度区内,形态常不规则,有些可融合成较大血肿。3~7 d开始吸收,1~2个月完全吸收为低密度区。③ 蛛网膜下隙出血:较重的脑挫裂伤常合并有蛛网膜下隙出血,表现大脑纵裂、脑池、脑沟密度增高。但数天后高密度即减低、消失。④ 占位及萎缩表现:脑挫裂伤范围越大,占位效应越明显。表现为同侧脑室受压,中线结构移位,重者出现脑疝征象。水肿高峰期过后,占位征象逐渐减轻,后期出现脑萎缩征象。广泛性脑萎缩,表现为患侧半球体积缩小,中线结构移向患侧。局限性脑萎缩,表现为相邻脑沟、脑池和脑室扩大,脑回变窄,蛛网膜下隙增宽。⑤ 合并其他征象:如颅内血肿、颅骨骨折、颅内积气(图1-8-1、图1-8-2)。

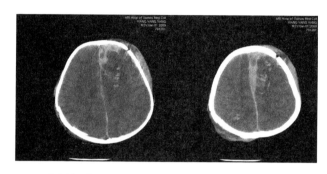

图1-8-1 左侧额叶、双侧顶叶脑挫裂伤,片状低密度区内夹杂斑片状高密度出血灶。左侧额部及大脑纵裂硬膜下血肿;额骨左侧骨折

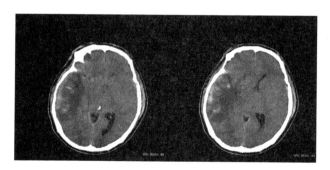

图1-8-2 右侧颞叶脑挫裂伤;右颞叶片状低密度影内夹杂斑片状出血灶

(2) MRI:表现常随脑水肿、出血和脑挫裂伤的程度而异。脑水肿其 T_1 和 T_2 弛豫时间延长,T_1WI 为低信号,T_2WI 为高信号。点片状出血与脑出血信号变化一致。晚期,脑挫裂伤可不留痕迹,也可以形成软化灶,T_1 和 T_2 弛豫时间延长伴有相邻部位脑萎缩。

2. 诊断要点 外伤史;意识障碍重、时间长,有颅内压增高和局灶性脑损伤症状和体征;CT 平扫急性期显示脑内低密度病灶,伴有点片状高密度出血及明显占位征象,后期 CT 显示脑内局灶性软化灶伴有脑萎缩征象;MRI T_2WI 为高信号,T_1WI 为低信号,早期有占位征象,后期有萎缩征象。CT 和 MRI 都能比较敏感地显示脑挫裂伤,但它们各自都能发现对方不能显示的病灶。对于急性脑外伤的出血部分,CT 显示较 MRI 为佳,对亚急性和慢性脑挫裂伤的显示,MRI 常优于 CT。

（二）弥漫性脑损伤

弥漫性脑损伤包括弥漫性脑水肿、弥漫性脑肿胀和弥漫性脑白质损伤。脑水肿和脑肿胀的病理改变分别是细胞外液和细胞内液增多，两者常同时存在，临床上难以区分，因此统称为脑水肿（脑组织液体含量增多引起的脑容积增大和重量增加）。弥漫性脑白质损伤是因旋转力作用导致脑白质、脑灰质交界处和中线结构等部位的撕裂。病理上上述部位神经轴突弥漫性断裂，即所谓轴突剪切伤，部分病例可见小灶出血，多数伴有脑干和胼胝体相同的病理改变。

1. 影像学表现

（1）CT：弥漫性脑水肿 CT 表现为低密度，密度低于邻近脑白质，CT 值可<20 HU。脑水肿可为单侧性或双侧性，双侧弥漫性脑水肿可见脑室普遍受压变小，严重者可使脑室、脑沟和脑池结构消失。弥漫性脑白质损伤，在伤后 24 h 内 CT 表现与病人病情不成比例，常表现为脑室、脑池受压变小，脑白质或/和脑灰质交界处散在、不对称的小灶性高密度出血和蛛网膜下隙出血，无局部占位表现（图 1 - 8 - 3）。

（2）MRI：弥漫性脑水肿在 T_1WI 呈低信号，T_2WI 呈高信号。弥漫性脑白质损伤如非出血性，典型表现为在 T_2WI 上可见脑白质、脑灰质交界处和胼胝体散在分布不对称圆形或椭圆形异常高信号，T_1WI 上为低或等信号。急性小出血灶在 T_1WI 上为等信号，T_2WI 上呈低信号，周围可见水肿区。无占位效应。亚急性期和慢性期，T_1WI 对小灶性出血显示清楚，表现为高信号。损伤后由于脑白质损伤轴突变性、萎缩，可使相应部位脑室扩大。

2. 诊断要点　根据严重的脑外伤史，病人病情危重，CT 和 MRI 有上述表现，同时又无明显颅内血肿或不能用颅内血肿解释临床表现，提示有弥漫性脑损伤。对弥漫性脑损伤的诊断，MRI 比 CT 敏感，而 T_2WI 又优于 T_1WI。尤其对非出血性弥漫性脑白质损伤，CT 敏感性低，MRI 常可明确诊断。

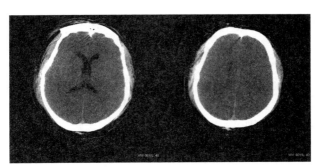

图 1 - 8 - 3　弥漫性脑水肿
脑回变浅，脑沟消失，皮髓质分界不清

（三）颅内血肿

颅脑损伤后引起颅内继发性出血，血液积聚在颅腔内达到一定体积（通常幕上出血量≥20 ml，幕下出血量≥10 ml），形成局限性占位性病变，产生脑受压和颅内压增高症状，称为颅内血肿。其发生率约占颅脑损伤的 10%。因受伤机制不同，血肿部位、出血来源和出血量等也有所不同，临床表现差异较大。按血肿形成的部位不同，可分为硬膜外血肿、硬膜下血肿和脑内血肿。按其病程和血肿形成的时间不同，可分为急性、亚急性、慢性血肿。血肿常单侧、单发，也可以是双侧或单侧多发，亦可以是复合、多发，即硬膜内、外均有血肿。

1. 硬膜外血肿 颅内出血积聚于颅骨与硬膜之间,称为硬膜外血肿,占全部颅内血肿的 25%～30%,仅次于硬膜下血肿。常为加速性头颅损伤所致,损伤局部多有骨折(占90%),骨折线常越过脑中动脉膜或其分支,以动脉出血为主,也有静脉窦损伤出血或骨折处板障静脉出血。多不伴有脑实质损伤。血肿常见于颞、额顶部或颞顶部,因硬膜与颅骨粘连紧密,故血肿范围局限,形成双凸透镜形。

(1)影像学表现

① CT:平扫表现为颅骨内板下双凸形高密度区,边界锐利,血肿范围一般不超过颅缝。如骨折超过颅缝,血肿亦可超过颅缝。血肿密度多均匀,多伴有骨折。不均匀血肿,早期与血清溢出、脑脊液或气体进入有关,后期与血块溶解有关。可见占位效应,中线结构移位,侧脑室受压、变形和移位。血肿压迫邻近脑血管,可出现脑水肿或脑梗死(图 1 - 8 - 4)。

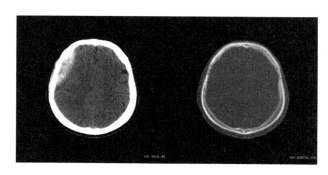

图 1 - 8 - 4 右额部硬膜外血肿
右额部颅骨内板下梭形高密度影,境界清晰,伴右额骨骨折

② MRI:血肿信号强度变化与血肿的期龄及检查所用磁场强度有关。血肿急性期,T_1WI 呈等信号,血肿内缘可见低信号的硬膜,T_2 呈低信号;亚急性期和慢性期血肿呈高信号。

(2)诊断要点:外伤病史;CT 显示颅骨下双凸形高密度影,边界清楚,一般不超过颅缝,多伴骨折;MRI 显示血肿形态与 CT 相仿,急性期为等或低信号,亚急性期和慢性期呈高信号。有时急性硬膜下血肿亦可呈梭形,两者鉴别较难,通常硬膜外血肿范围较局限,多伴颅骨骨折,有助于区别。

2. 硬膜下血肿 颅内出血积聚于硬脑膜与蛛网膜之间称为硬膜下血肿。占全部颅内血肿的 50%～60%。根据血肿形成时间可分为急性、亚急性和慢性硬膜下血肿三类。常为减速性头外伤所致,无颅骨骨折或骨折仅位于暴力部位。其血源多为脑对冲伤处的静脉、小动脉或由大脑向上矢状窦汇入的桥静脉撕裂出血。常与脑挫裂伤同时存在。血肿好发于额、颞部,居于脑凸面硬膜与蛛网膜之间,由于蛛网膜无张力,与硬脑膜结合不紧密,故血肿范围较广,多呈新月形或半圆形,可掩盖整个大脑半球。

(1)影像学表现:主要是 CT 与 MRI 的表现。

① CT:平扫表现为颅板下新月形高密度影,少数为等密度或低密度,可见于贫血病人及大量脑脊液进入血肿内。亚急性和慢性硬膜下血肿可表现为高、等、低或混杂密度。由于血块沉淀,血肿上方为低密度,下方密度逐渐升高,血肿的形态可由新月形逐步发展至双凸形,与血肿内高渗状态有关。血肿范围广泛,不受颅缝限制。由于常合并脑挫裂

伤,故占位征象显著。少数慢性硬膜下血肿,由于血肿内机化粘连,其内可形成分隔;还可形成"盔甲脑",即大脑由广泛的钙化壳包绕。增强扫描仅用于亚急性或慢性硬膜下血肿,特别是对等密度硬膜下血肿有帮助。增强后可见远离颅骨内板的皮层和静脉强化及连续或断续的线状强化的血肿包膜,从而可清晰勾画出包括等密度血肿在内的硬膜下血肿的轮廓(图 1-8-5)。

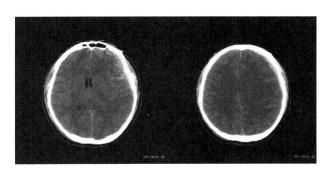

图 1-8-5 左侧额颞顶部硬膜下血肿
左侧额颞顶部颅骨内板下新月形高密度影,跨越颅缝,邻近脑实质内可见挫裂伤

② MRI:信号随期龄而异。急性者 T_1WI 呈等信号,T_2WI 呈低信号。随后 T_1WI 及 T_2WI 均呈高信号,而这种血肿在 CT 上可能为等信号。随着时间推移,高铁血红蛋白变成血黄素,T_1WI 信号低于亚急性期者,但仍高于脑脊液,T_2WI 仍为高信号。

(2)诊断要点:急性硬膜下血肿,CT 和 MRI 显示效果都很好。慢性硬膜下血肿,有时 CT 显示为等密度,会给诊断带来困难。MRI 多序列成像,能显示血肿的异常信号,特别对于 CT 上双侧等密度硬膜下血肿,MRI 有其独特优势。

3. 脑内血肿 系脑实质内出血形成的血肿,约占颅内血肿的 5%,多由对冲性脑挫裂伤出血所致。血肿常见于额叶、颞叶或邻近粉碎凹陷性骨折的脑内,位置常表浅,但深部血管撕裂则可形成深部脑内血肿。

(1)影像学表现:

① CT:平扫血肿为形态不规则的高密度肿块,CT 值为 50~90 HU,周围有水肿及占位效应。2~4 周血肿逐渐吸收,超过 4 周为低密度。急性期不做增强扫描,慢性期增强扫描,周围可见环形强化。内部可为低密度,也可以是中间密度高,周围密度低,与外周血红蛋白被吸收和稀释有关(图 1-8-6)。

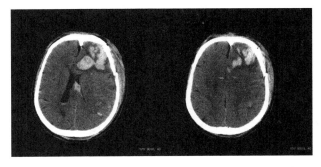

图 1-8-6 脑外伤后颅内血肿
左侧额、顶叶多发颅内血肿,境界较清晰,周围可见低密度水肿环,左侧额骨骨折

② MRI:与脑内出血相同,信号演变情况与病期有关。

（2）诊断要点:脑内血肿在 CT 和 MRI 上表现特殊,一般不难诊断。特别是在急性外伤后。在吸收早期 CT 上为低密度区,MRI 上 T_1WI 为低信号,T_2WI 为高信号,行增强检查可见病灶外周出现强化环,可同其他疾病鉴别。

（四）硬膜下积液

硬膜下积液又称硬膜下水瘤,系外伤后硬膜下腔出现的脑脊液积聚,也可能是硬膜下血肿吸收后形成。硬膜下积液占颅脑外伤的 $0.5\% \sim 1\%$,常发生于一侧或两侧额颞部,以双侧额部多见。多见于婴幼儿和少年,可分为急性和慢性,一般急性少见,在数小时内形成,慢性者可有包膜。

1. 影像学表现

（1）CT:颅骨内板下方与脑表面间薄的新月形低密度区,密度略高于或等于脑脊液密度。局部脑回轻度受压(图 1-8-7)。

（2）MRI:新月形脑脊液信号区。部分病例在 T_1WI 上呈高信号,可能与积液内蛋白含量高有关。

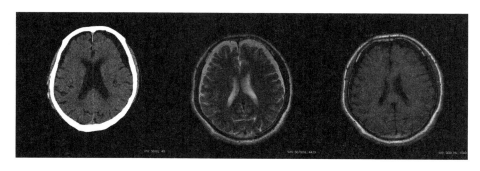

图 1-8-7 双侧额部硬膜下积液
CT 平扫(左图)呈脑脊液样低密度;MRI(中、右图)呈 T_1WI 低信号、T_2WI 高信号

2. 诊断要点 CT 和 MRI 可确诊,诊断可靠。根据 MRI 信号与 CT 值,易于同硬膜下血肿鉴别,但不能确定水瘤发生原因。

（五）脑外伤后遗症

脑外伤常见的后遗症包括脑软化、脑萎缩、脑穿通畸形囊肿、脑积水和蛛网膜囊肿等,均为不可逆性改变。

1. 脑软化 常继发于脑挫裂伤和脑内血肿,也见于外伤性脑梗死后。CT 表现为脑脊液样低密度区,境界清晰。MRI 表现为长 T_1 长 T_2 信号,脑软化邻近脑室扩大和脑沟加深。

2. 脑萎缩 严重脑外伤后 30% 可发生脑萎缩。影像学表现为两侧脑室、脑沟和脑池扩大。单侧脑萎缩可使相应部位脑沟和脑室扩大,中线结构向病侧移位。

3. 脑穿通畸形囊肿 系指由于脑内血肿或脑挫裂伤后脑组织坏死、吸收而形成的软化灶并与侧脑室相通。影像表现为境界清楚的低密度区,呈脑脊液密度/信号,相应脑室明显扩大并与上述软化区相通。

4. 脑积水 脑外伤后可引起交通性或阻塞性脑积水。影像表现为脑室对称性扩大,但无脑沟加宽加深。

（六）颅骨骨折

颅骨骨折占颅脑损伤的 15％～20％，可发生于颅骨任何部位，以顶骨最多，额骨次之，颞骨和枕骨又次之。按骨折形状分类为：线形骨折、凹陷骨折、粉碎骨折、儿童生长性骨折。凹陷或粉碎骨折的骨折片，既可损伤脑膜及脑又可损伤脑血管和颅神经。一般骨折线不跨过颅缝，如受力过大，亦可波及邻骨。由于骨折形态不同，其治疗及预后亦各不相同。骨折所造成的继发性损伤比骨折本身严重得多。要警惕颅内血肿，48 h 内应注意观察病情。若病情加重，应及早行头颅 CT 检查，及时发现颅内血肿。

1. 影像学表现　CT 为主要的检查方法。

（1）直接征象：① CT 在骨窗像上能清晰显示较深的凹陷性骨折、粉碎性骨折及穿透性骨折，可以了解碎骨片部位、范围、数目、大小，测量出凹陷性骨折的深度。但是对于无分离的线形骨折或较轻的凹陷性骨折，CT 观察有时有一定的难度，要特别注意和血管沟、颅缝及神经血管孔等结构区别；② 可以发现并发的颅内外血肿；③ CT 检查易发现颅底骨折；④ 观察颅缝分离往往需要双侧对比，一般标准为双侧颅缝相差 1 mm 以上，单侧缝间距成人大于 1.5 mm、儿童大于 2 mm 即可诊断。颅缝分离可发生于各缝，以人字缝为多，常合并线形骨折（图 1-8-8、图 1-8-9、图 1-8-10）。

（2）间接征象：① 外伤后颅内积气是骨折的一个间接征象，特别是颅底部位的骨折；② 外伤后鼻窦或者乳突气房内可见气液平面或充满液体，这也是颅底骨折的一个间接征象，并常可根据积液部位推测骨折部位。额窦、筛窦积液常见于颅前窝骨折，蝶窦积液可能为颅中窝骨折，乳突气房积液则可能为颅后窝骨折。

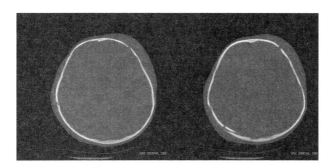

图 1-8-8　额骨左侧、右侧顶骨多发线形骨折并邻近头皮肿胀

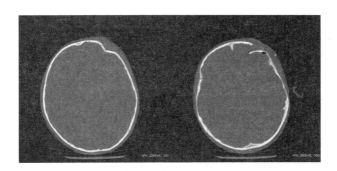

图 1-8-9　额骨左侧凹陷性骨折伴颅内少量积气，左额部头皮肿胀

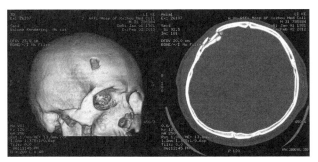

图 1 - 8 - 10　额骨右侧凹陷性骨折，邻近可见碎骨片影

2. 诊断要点　HRCT(High Resolution CT)技术是常规检查方法，能够精确显示骨质结构变化，一般可确诊，不需 MRI 检查。

二、眼部损伤

(一)眼部异物

眼部异物是临床常见病。异物可直接损害眼球，也可因存留造成感染或化学性损伤，因此应及早对眼内各种异物进行确诊。临床有眼外伤病史，眼部疼痛，常合并其他眼外伤的症状；若并发眼内炎症则眼部刺激症状和疼痛加剧，视力迅速下降、丧失。按异物位置分为眼内异物、球壁异物、眶内异物；按异物种类分为金属异物及非金属异物。按异物吸收 X 线程度分为不透 X 线异物(阳性异物)，如铁屑、矿石、铅弹等能较完全吸收 X 线，形成致密阴影；半透 X 线异物，如矿砂、石片及玻璃屑等可部分吸收 X 线，形成密度较淡阴影；可透 X 线异物(阴性异物)，如木屑、竹刺等不吸收 X 线不显影。

1. 影像学表现

(1) X 线：金属异物或不透 X 线异物表现为高密度致密阴影，易诊断；而 X 线可穿透的异物不易形成影像。常规采用正侧位摄片，能显示不透 X 线异物的数量、形态、大小及在眼眶内的位置。眼眶异物 X 线定位方法很多，现已很少应用。

(2) CT：用 CT 探测眶内异物方便且密度分辨力高，目前已成为检测眶部异物及异物定位的主要方法之一。CT 横断及冠状面可清晰准确地显示眶内异物的位置、数量以及异物与眼球、眼外肌、视神经的关系。CT 对不透 X 线和半透 X 线的异物较平片敏感，对一些合金、玻璃碎屑亦可发现，但对木屑、泥沙等 X 线可透性异物不易检出(图 1 - 8 - 11、图 1 - 8 - 12)。

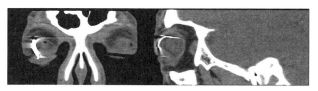

图 1 - 8 - 11　右侧眼球内条形金属异物影

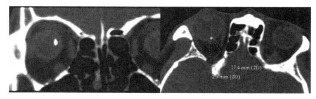

图 1 - 8 - 12　右侧眼球内斑点样金属异物，距角巩缘约 17. 4 mm，距眼球中心约 2. 5 mm

（3）MRI：当怀疑眼内有金属磁性异物时，禁用 MRI 检查，以免异物移动造成二次损伤。非磁性金属异物以及植物性异物 MRI 可显示。因异物缺乏氢质子，MRI 表现为无信号区，MRI 多方向、多参数成像，可显示异物位置及眶内结构与异物的关系，一般球内异物以 T_2WI 显示较好。

2. 诊断要点　超声是一种简便、迅速而无创的检查手段，能准确分辨眼内及球壁异物，但对眶内异物不敏感。CT 具有较高的密度分辨力，检出异物敏感性和准确性优于 X 线平片，应作为常规检查。MRI 可显示 CT 检查不能显示的植物性异物，对显示眼部异物的并发症优于 CT，可作为补充检查，考虑到磁性异物的危害，MRI 检查前应常规行 X 线或 CT 检查。

（二）眼球损伤

眼球损伤是眼科常见急症，并成为目前致盲的主要原因之一。急症 CT 是眼球外伤首选的检查方法。眼球损伤包括表面擦伤、化学烧伤、热烧伤、辐射伤、钝伤、穿通伤和异物伤等，其中前 4 种损伤影像学检查价值不大。

1. 影像学表现

（1）外伤性前房出血：多见于眼球挫伤。眼球受到外力突然打击之后，前房压力骤然增高，房水冲击周围组织，使睫状体及虹膜或瞳孔括约肌等发生撕裂，引起出血。CT 表现为前房密度增高、积气和变浅。

（2）结膜挫伤：钝力造成结膜下小血管破裂所致。CT 表现为结膜下出血、水肿。

（3）晶状体损伤：是由于晶状体悬韧带全部或部分断裂造成脱位或半脱位。影像表现为晶状体脱入前房、瞳孔、玻璃体、结膜下。晶状体外伤性白内障 CT 表现为密度减低，MRI 显示晶状体信号不同程度地向玻璃体/前房信号转变（图1-8-13）。

（4）玻璃体出血、积气：CT 表现为玻璃体内斑点、斑片、条状、弥漫性高密度影及积气。MRI 上可见玻璃体内信号不均匀，因出血时间不同信号各异（图1-8-14）。

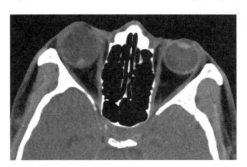

图 1-8-13　右眼晶状体脱位，位于右侧眼球内近后壁处

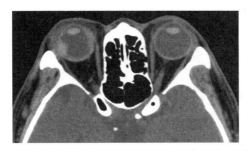

图 1-8-14　右眼玻璃体内出血，可见沿眶内壁走行梭形、条形高密度影

（5）视网膜脱离：CT表现为眼球底部V形或弧形高密度影,增强时视网膜有强化。

（6）脉络膜脱离：CT表现为眼球壁半球形或弧形隆起突向玻璃体腔,呈U形。

（7）外伤性突眼：影像表现为眼球位置前移,常伴有外伤后眼眶内出血、眼眶内气肿或外伤性海绵窦瘘。

（8）眼球破裂：影像表现为眼环不连续,并伴有局部不规则增厚。眼球变形,体积增大或缩小。晶状体缺如或脱位。其他征象,如眼内出血、眼内积气、眼球突出（图1-8-15）。

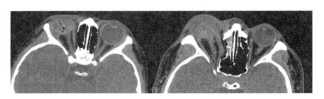

图1-8-15 左图：右眼球外伤后破裂。右眼球体积缩小并呈不均匀高密度影,右侧眶内壁骨折。右图：右眼球被鞭炮炸伤,右眼球破裂。右眼球体积缩小,呈不均匀高密度影,其内积气并见条形异物影

2. 诊断要点　明确外伤史;眼球及其内容物形态、密度/信号异常。眼球外伤首选CT检查,需要进一步鉴别诊断或明确病变范围或性质时选择MRI检查。

（三）眼眶及视神经管骨折

眼眶骨折在头部外伤中常见,视神经管骨折多见于复杂颅面部骨折或颅底骨折。根据暴力作用于眼眶的方向和力度不同可产生眼眶不同部位的骨折及各种临床体征。眼眶爆裂骨折是眼眶骨折的一种常见类型,指外力作用于眼部软组织,将压力传入眶内,形成较薄弱的眶内壁、下壁向外突出的骨折,而眶缘没有骨折。

1. 影像学表现

（1）X线：平片对眼眶下壁骨折显示较好,表现为眶下壁骨质不连续及上颌窦混浊,内壁骨折则出现筛窦内透光度降低。

（2）CT：常规采用HRCT,能很好地显示骨性结构改变。应行横断面及冠状面扫描,可清楚显示眶壁骨质连续性中断、明显移位或粉碎性改变。眼眶骨折以眶内壁、下壁骨折多见,眶顶壁及眶外壁骨折较少。诊断眼眶骨折时应注意观察骨折的部位及移位的程度,还应观察软组织改变。眼眶骨折特别是眶内壁及眶外壁骨折常伴有眼外肌的增粗移位,眶脂体突至鼻窦腔,急性期还伴有眶内出血、渗出征象。视神经管骨折检查应采用HRCT检查技术,常规行横断及冠状位扫描。CT表现为视神经管骨质中断、移位,视神经管变形及继发蝶窦内黏膜增厚或积血（图1-8-16、图1-8-17）。

（3）MRI：显示骨折主要表现为皮质低信号影连续性中断,不如CT敏感,但显示眶内容物继发改变及眶内容物有无疝入上颌窦或筛窦内则较直观。还可直接观察视神经情况。

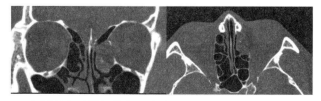

图1-8-16 左侧眶内壁骨折伴左侧内直肌增粗内移、相应脂肪突入左侧筛窦内

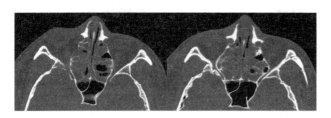

图 1-8-17 右侧眶外壁骨折

2. 诊断要点 对于眼眶和视神经管骨折,需密切结合外伤史,一般诊断不难。在头面部外伤病例中,对眼眶和视神经管骨折要给予充分重视。

（四）眼眶骨膜下间隙血肿

眼眶骨膜下间隙是位于眶骨膜和眶骨之间的一个潜在的空隙,正常时并不存在。骨膜下间隙血肿为骨膜或骨的营养血管裂伤出血,血液积存于骨膜和骨壁之间形成。外伤是骨膜下间隙血肿的主要原因,血肿多见于眶上壁,为额部外伤后,血液因重力作用积聚形成。

1. 影像学表现

（1）CT:表现为沿眶壁走行的梭形或扁平状软组织肿块,密度均匀,边界清楚,与眶壁骨质呈宽基底相连,病变一般不跨越骨缝。可伴有眶壁骨折,伴或不伴有颅内损伤。眶上壁、下壁少量骨膜下血肿,如果只行横断位扫描,较易漏诊,冠状位扫描或矢状位重建可明确血肿与眶壁的关系。

（2）MRI:MRI 信号符合颅脑硬膜外血肿的演变过程。超急性期,呈略长 T_1、短 T_2 信号。急性期,呈等或略长 T_1、短 T_2 信号。亚急性期,呈短 T_1、短或长 T_2 信号。慢性期呈长 T_1、长 T_2 信号。

2. 诊断要点 有或无明确外伤史;沿眶壁走行的梭形或扁平状软组织肿块,以宽基底与眶壁相连;病变不跨越骨缝;MRI 可明确病变性质。眼眶 CT 可显示眶壁骨折及骨膜下血肿,应列为首选检查;多层面、宽窗观察有利于发现薄层血肿。眼眶 MRI 可以进一步判断出血时期及明确颅内是否伴有损伤。

三、鼻和鼻窦外伤

（一）鼻骨骨折

鼻骨凸于面部,易遭受外力,骨折常见。鼻骨骨折多为单侧,常见于鼻骨中下段。鼻骨骨折分为单侧鼻骨骨折、双侧鼻骨骨折、鼻汇合区骨折、鼻骨骨折伴鼻缝分离、鼻骨骨折伴筛骨垂直板骨折、鼻骨骨折伴上颌骨额突骨折。临床鼻部外伤史明确,多有骨折侧鼻背肿胀、鼻出血、鼻歪向外伤对侧、相应鼻腔黏膜肿胀。

1. 影像学表现

（1）X 线:平片鼻骨侧、横断位可显示鼻骨线形透亮影,横断位可观察骨折片移位。由于影像重叠,X 线平片的敏感度不高,移位较轻的鼻骨骨折容易出现假阴性。

（2）CT:CT 显示鼻骨骨折优于 X 线平片,横断位与冠状位扫描,骨窗可显示骨折鼻骨的骨折线与骨折片移位,软组织窗显示周围软组织肿胀;特别是复合性骨折,可见相关上颌骨与泪骨、筛骨骨折。骨缝分离表现为相关骨缝增宽,两侧同名骨缝不对称。CT 诊断应注意骨折线与正常骨缝的鉴别,特别是鼻骨孔与额骨下缘中线的鼻棘,不要误诊为骨折。MDCT 薄层扫描 SSD 后处理影像有助于显示上述结构与鉴别。鼻中隔骨折 X 线平片不易显示,CT 可显示较黏膜密度略高的鼻中隔软骨线状透亮影(图 1-8-18、图 1-8-19)。

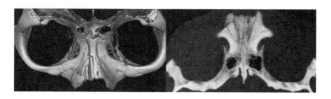

图 1-8-18　鼻部塌陷,两侧鼻骨粉碎性骨折,右侧上颌骨额突部骨折

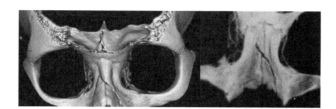

图 1-8-19　两侧鼻骨骨折

2. 诊断要点　数字 X 线摄影检查鼻骨骨折有一定的价值,但有一定的局限性。为防误漏诊,应将 CT 列为必备检查项目,螺旋 CT 及其图像重建技术能动态、立体地观察鼻骨骨折及其周围结构的改变,是鼻骨骨折准确而理想的影像学检查方法。

(二) 鼻窦骨折

鼻窦骨折多为直接暴力所致,以额窦及上颌窦最常见。鼻窦骨折在不同部位有不同表现,通常都有出血、受伤处压痛、瘀血、肿胀、鼻通气受阻及头痛等。由于眶壁的 2/3 是由鼻窦所构成,鼻窦骨折可伴眶骨骨折而出现复视、眼球移位、眼内积血、视力下降等。鼻窦外伤可影响到颅脑,轻者脑震荡,重者颅底骨折、脑脊液鼻漏,表现为持续性或间歇性鼻内清水样分泌物,随低头、咳嗽、打喷嚏等动作而加重,有时继发颅内感染。由于 CT 对颌面部骨折检出的敏感度高,可显示相关软组织受累,检查迅速,限制因素少,为颌面部外伤的首选影像检查方法。

1. 上颌窦骨折　CT 表现为窦壁骨质中断、移位,上颌窦内积血、黏膜肿胀增厚等改变。上颌窦上壁骨质菲薄,又有眶下管、眶下沟走行,为骨质薄弱区,最易骨折;上颌窦前、外侧壁位于浅表部位,为外伤后着力点,骨折也不少见。单纯上颌窦骨折少见,多伴有鼻骨、筛骨或颧骨骨折。诊断上颌窦骨折时,需与以下几种正常解剖结构相区别,即与眶下沟、眶下管、后齿槽神经沟等相区别,这些解剖结构易误诊为骨折(图 1-8-20、图 1-8-21)。

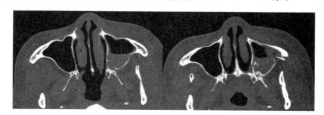

图 1-8-20　左侧上颌窦内、外侧壁骨折,骨折片略有移位。左侧上颌窦内示气液平

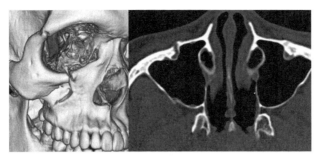

图 1‑8‑21　右侧上颌窦前壁骨折,累及右侧眶下壁

2. 额窦骨折　多发生在额窦前壁,分为单纯性及复杂性骨折。单纯性骨折指额窦前壁线性骨折;复杂性骨折指前壁、后壁或/和底壁多处骨折并陷入窦腔内,可同时累及筛板和硬脑膜,发生硬脑膜撕裂时,形成脑脊液鼻漏。诊断额窦骨折时应注意与眶上切迹变异鉴别(图 1‑8‑22)。

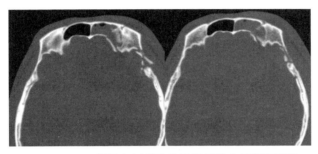

图 1‑8‑22　额骨左侧粉碎性骨折累及左侧额窦窦壁

3. 筛窦骨折　筛窦位于筛骨蜂房结构中,骨壁菲薄,筛骨纸板构成眶内壁,筛板构成颅前窝底,介于鼻腔顶和筛窦之间。单纯筛窦骨折少见,多为复合性骨折。常见骨折部位在筛骨纸板和筛板处,筛骨纸板多呈向中心弧形凹陷,使筛房变形,筛板骨折实际为前颅底的骨折,常伴有额叶损伤或形成脑脊液鼻漏。

4. 蝶窦骨折　蝶窦与垂体、视交叉、脑桥、海绵窦、颈内动脉、外展神经、上颌神经、视神经管、眶上裂等主要结构毗邻,骨折易引起严重的临床表现,预后不良。平片不易发现骨折,CT 使蝶窦骨折发现率明显提高。蝶窦骨折损伤颈内动脉时形成颈内动脉海绵窦瘘,除骨折征象外,还表现为海绵窦扩大,眼上静脉扩张(图 1‑8‑23)。

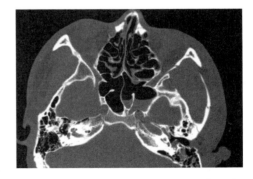

图 1‑8‑23　蝶窦窦壁骨折伴蝶窦内积液

5. 鼻窦复合骨折　鼻窦骨折常为复合骨折,按骨折部位及范围分为 Le Fort 骨折及三角架骨折。

(1) Le Fort 骨折:指骨折的一端与颅底分离,处于不稳定状态的骨折。一般又将其分为三型。Ⅰ型骨折(低位骨折):骨折线通过上颌窦下部,硬腭以上,鼻中隔的下部,硬腭和上颌骨齿槽突与头颅分离。此型骨折骨折线多在水平面上,冠状位 CT 显示良好。

Ⅱ型骨折(上颌锥形骨折):骨折线位置较高,斜行通过两侧眶底、眶内壁、上颌窦及鼻根部,横穿下部眼环,向后沿至上颌窦外侧壁和翼板,硬腭、上颌骨齿槽突和鼻骨形成游离的骨折块。Ⅲ型骨折(颜面分离骨折):面骨与颅骨完全分离,骨折线通过颧额缝、颌额缝、鼻额缝,经眼眶底并通过筛窦、额窦,使面骨与额骨完全分离,也称为高位横行骨折。各型 Le Fort 骨折均可累及翼突。

(2)三角架骨折:是常见的鼻窦复合骨折类型,包括三处骨折:① 眼眶外侧壁骨折,骨折线通过额颧缝;② 眶底骨折,骨折线通过眼眶前下缘,进入上颌窦,累及上颌窦外侧壁;③ 颧骨弓骨折。

6. 脑脊液 鼻漏 CT 横断面及冠状面可显示筛板、额窦、蝶窦骨折情况,并可显示颅内积气。MRI 骨折线难以显示,但能清楚显示窦腔内黏膜反应性肿胀和积液,T_1WI 呈中等信号,T_2WI 呈高信号,窦内出血在 T_1WI 可出现斑片状高信号。水成像技术可发现脑脊液鼻漏的位置(图 1-8-24)。

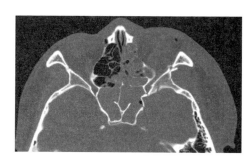

图 1-8-24 脑脊液鼻漏
蝶骨、左侧筛骨多发骨折伴蝶窦、
左侧筛窦内积液

(三)鼻腔、鼻窦异物

鼻腔、鼻窦异物临床常见,以外伤后进入异物为常见原因,临床表现不一。单发较小的异物无任何临床表现,多发较大的异物可表现为鼻窦炎、鼻出血或脑脊液鼻漏等。

1. 影像学表现 平片检查可以发现不透 X 线异物,但定位诊断不够准确。CT 检查行横断加冠状位二维扫描,可提供三维定位概念,同时 CT 又具有良好的密度分辨率,因此,CT 检查易于发现异物,且定位准确,对鼻腔鼻窦异物具有重要临床实用价值(图 1-8-25)。

2. 诊断要点 鼻腔、鼻窦异物一般不难作出诊断,但要注意重要解剖部位的异物,如视神经管内异物、眶上裂异物、眶下裂异物、筛板异物、翼腭窝异物等。

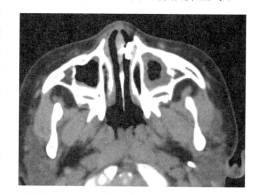

图 1-8-25 左侧鼻腔内致密金属异物

四、颞骨外伤

颞骨外伤包括骨折和听小骨脱位,可引起传导性聋或/和感音神经性聋。首选 HRCT 检查进行诊断。

(一)乳突部骨折

乳突部骨折为最多见的骨折,因外力多直接伤及此部。按骨折线与岩锥长轴的关系,可分为三型:纵行骨折,占 70%~80%,骨折线与岩锥长轴平行;横行骨折占 20%,骨折线与岩锥长轴垂直;混合型骨折较少见,纵、横行骨折兼有之,常有颅骨其他部位骨折。

骨折好发于上鼓室外侧,常累及上鼓室及面神经前膝。

1. 影像学表现　诊断颞骨乳突部骨折的直接征象是见到骨折线,横断面图像结合冠位、矢状、斜位 MPR 有助于显示骨折线位置、长度和数量。诊断骨折时,应特别注意骨折累及部位,如听骨链、面神经管、迷路等,对指导临床治疗及判定预后有很大帮助。有时骨折的直接征象并不明显,要注意间接征象,如乳突气房积液或积血,虽然乳突气房积液并不是颞骨骨折一个特异性表现,但外伤后乳突气房积液或积血提示颞骨骨折的存在。另一个重要的间接征象是颞下颌关节窝积气,研究表明颞骨骨折与颞下颌关节窝积气有明显的相关性(图 1-8-26)。

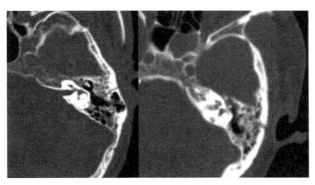

图 1-8-26　左侧颞骨乳突部骨折伴左侧乳突内密度增高

2. 诊断要点　临床怀疑颞骨乳突部骨折时应首选 HRCT 检查,应常规观察横断面、冠状面和多种特殊的斜位,了解颞骨内中、内耳结构及面神经管是否受累及其程度。颞骨骨折主要与一些线形的正常结构鉴别,如枕乳缝、岩鼓裂等裂隙或耳蜗水管、前庭水管等管道,关键是熟悉这些结构的正常影像学表现。

（二）听小骨外伤

HRCT 显示听小骨骨折或脱位,但可因结构细小,显示不充分而漏诊。三维螺旋 CT 对显示听小骨有独特的优越性,怀疑听小骨骨折或脱位时,需行螺旋 CT 详查。

1. 影像表现　听小骨损伤最常见的是脱位,其中锤砧关节脱位最常见。锤砧关节、砧镫关节脱位多由砧骨移位所致。脱位可表现为位置的改变或突起方向的改变。横断面利于显示锤砧关节水平方向脱位;冠状面及听小骨连接关系层面 MPR 有利于显视听小骨的连接关系,可直观显示锤砧关节垂直方向脱位。砧镫关节脱位在横断面图像及镫骨斜位 MPR 图像均能显示。听小骨骨折较少见,骨折常见的部位是镫骨脚、砧骨长脚和锤骨颈。亦可多发听小骨脱位。

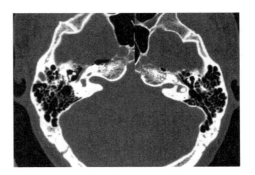

图 1-8-27　右侧听小骨锤砧关节脱位,
右侧砧骨向内侧移位

诊断听小骨外伤要注意以下几个问题:① 对外伤性传导性耳聋患者进行 CT 检查时,除观察横断面、冠状面图像外,还应常规观察听小骨连接关系层面和镫骨斜位 MPR 图像,以免漏诊;② 双侧对照观察,图像要求双侧对称,层厚尽量要薄(图 1-8-27)。

2. 诊断要点　听小骨连接关系层面 MPR 可直观显示听小骨连接关系,镫骨斜位 MPR 图像可直观显示镫骨结构,二者是诊断听小骨损伤的关键。

（三）迷路骨折

迷路骨折多见于横行骨折,但累及岩部的纵行骨折亦可累及迷路,均致感音神经性聋。高分辨 CT 示岩部骨折线累及前庭、半规管或耳蜗;可见迷路出血,表现为膜迷路密度增高;迷路骨折亦可因外伤性迷路瘘致迷路内含气。

五、咽喉部损伤

（一）咽部异物

临床耳鼻咽喉科急诊患者中,咽-食管异物占较大比例。咽部异物多为鱼刺、鸡骨等尖锐硬物经口腔进入,扎入或刺挂在咽-食管壁上。咽部异物处理不当,可能发生咽部感染或脓肿,一旦脓液沿咽后间隙或椎前间隙进入纵膈,就可能形成致命的纵膈脓肿。

1. 影像学表现

（1）X 线吞钡检查:咽-食管异物时,通过食管钡餐检查,可发现钡剂在食管壁上停留,若食管壁被坚硬异物刺破,则可见钡剂进入咽旁软组织内（图 1-8-28）。

（2）CT 表现:CT 可发现咽壁内部高密度的异物。有咽部脓肿形成的患者,应做纵膈 CT 增强检查,可能发现纵膈增宽、环形强化的低密度脓肿,要尽早告知临床处理（图 1-8-29）。

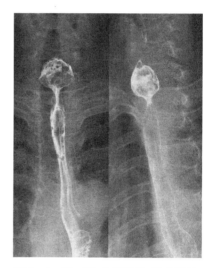

图 1-8-28　咽-食管异物,误食桃核。食管上段示类圆形异物影

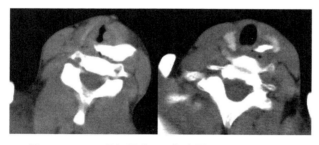

图 1-8-29　咽部异物,误食猪骨。左侧咽旁示不规则高密度影,邻近软组织内少量积气

2. 诊断要点　口咽部异物用间接咽喉镜很易取出,因此一般不用影像学检查。但有时异物随食物扎、刺入下咽（食管入口）时,不易发现,就要做影像学检查。X 线吞钡发现钡棉在咽-食管壁上停留,或 CT、X 线摄片发现咽-食管内有高密度异物时,诊断即可成立。咽-食管异物伴有感染时,要注意咽后脓肿的形成。

（二）喉外伤

喉外伤是指喉部被暴力致伤,导致喉部组织结构的破损、出血、呼吸困难及声音嘶哑或失声等情况。喉外伤后,舌骨、甲状软骨、环状软骨等可发生不同程度骨折,以甲状软骨及环状软骨多见,骨折片损伤喉黏膜可导致出血和水肿,若骨折片刺伤软组织可导致咽、喉相通,出现皮下气肿。晚期因肉芽组织增生,而发生粘连及持续性喉狭窄。患者可有不同程度的喉出血、喉痛、声嘶、吞咽和呼吸困难,同时可有皮下气肿。

1. 影像学表现

(1) X线:急性期可见喉软组织水肿。钙化的喉软骨骨折可见骨折线及错位。未钙化软骨的骨折则由喉体变形间接推测。颈部气肿多沿颈部肌肉间隙分布,呈条状积气。晚期肉芽组织增生和粘连,可见喉腔结构不对称、变形。

(2) CT:CT可显示喉黏膜肿胀、出血、软组织挫伤以及软骨骨折。出血和水肿均表现为黏膜弥漫增厚,会厌前间隙和喉旁间隙密度增高;软组织肿胀CT表现为大片状略低密度影,突入喉腔可使喉腔变窄;软组织内气肿,表现为颈部皮下或喉黏膜下蜂窝状或条状低密度影;喉软骨骨折表现为软骨错位和骨片分离。慢性肉芽肿形成,CT可显示各部结构的增厚和粘连、狭窄情况。

(3) MRI:血液在T_1WI和T_2WI均为高信号,与肌肉、韧带、软骨区别,利用脂肪抑制序列可与脂肪鉴别;软组织肿胀T_1WI呈略低信号,T_2WI为略高信号;气肿在T_1WI和T_2WI均为低信号。

2. 诊断要点 有明确外伤史,临床诊断不难。影像学检查作用在于判断损伤范围、程度、血肿、软组织肿胀、软骨骨折及愈合后的喉畸形情况。

(三)喉异物

喉部异物为口含食物或异物,偶然吸入所致,多见于5岁以下儿童。异物吸入气道多停留在气管或支气管内,存留于喉部或声门下区较少见,但是尖锐带刺的异物仍可嵌留于此处。因声门裂是呼吸道最狭窄处,异物常停留于此。较小的异物刺激黏膜引起剧烈咳嗽、声音嘶哑、喘鸣甚至呼吸困难。若异物较大,可完全阻塞气道,引起窒息死亡。

如病情紧急应首先行气管切开或内镜检查取出异物。若病情许可,可行X线或CT检查。颈部侧位片可显示不透X线异物。扁圆形异物常以其最大径面呈矢状位嵌在气管内,如呈冠状位多提示异物位于食管内。鱼刺、骨片密度较高,X线平片多可显示;植物性异物(如豆类、果核)由于气体对比,也常可显影。如异物存留较久,周围被肉芽组织包裹,呈现外形不规则的阴影。CT可直接显示异物位置及大小(图1-8-30)。

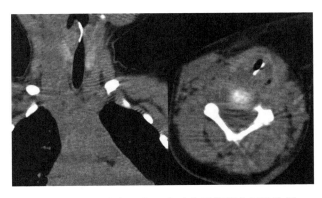

图1-8-30 喉部异物。喉腔内示纵行金属异物影

六、颌面骨骨折

（一）上颌骨骨折

颌骨骨折在颌面部的骨折中所占的比例为 15%～27%，且常伴发多部位的复合性骨折。上颌骨易发生于牙槽突、上颌窦及邻近骨缝的薄弱部位，常伴有相邻的额骨、鼻骨、颧骨等的骨折。眼眶、鼻腔、筛窦和颅前窝底易受累及。典型的上颌骨骨折，按骨折线发生部位，Le Fort 将其分为三型。Le Fort Ⅰ 型：其骨折线通过梨状孔下缘、上颌窦下部，横行到双侧上颌结节；Le Fort Ⅱ 型：骨折线通过鼻骨、泪骨、眶底、颧骨下方，达到上颌骨后壁；Le Fort Ⅲ 型：骨折线位置最高，也通过鼻骨、泪骨，但横过眶窝及颧骨上方，向后到上颌骨后壁，使上颌骨、颧骨与颅骨完全分离，因此又称为颅面分离。常见临床症状包括面部肿胀、皮下瘀斑、眶下神经分布区麻木、咬合错乱、眼运动及功能异常等，可伴有颅脑损伤。

1. **X线片表现**　骨折线表现为不规则线状透亮影，骨折块可分离和错位。仔细分析骨折线的走行和分布可以确定骨折的类型。Le Fort Ⅰ、Ⅱ 型骨折常累及上颌窦，故正位片上可出现上颌窦变形，窦腔密度增高和腔内气液平面等表现。Ⅱ、Ⅲ 型骨折均累及眼眶壁，除骨折线外，有时可见眼眶变形。如眼眶上缘至蝶骨棘之间骨质不连续，表明合并有前颅底骨折。筛骨骨折后骨折线可不明显，但气房内积液有提示诊断意义。皮下积气表现为极低密度影，多为鼻窦受累，气体溢入皮下软组织所致。

2. **CT表现**　因避免了组织重叠影像的干扰，CT 在显示复杂的上颌骨骨折方面很有优势。可显示 Le Fort 骨折中翼突受累、上颌窦后壁的断裂、颞下间隙的肿胀和积气、眶下神经管损伤、眼眶内积血以及合并的颅内损伤。螺旋 CT 多平面重建（MPR）可清楚显示骨折线波及的范围和骨折片移位方向，有助于骨折类型的判断。三维表面重建显示骨折的外部特征立体直观，可为颌面外科提供更多帮助（图 1-8-31、图 1-8-32）。

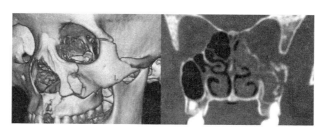

图 1-8-31　左侧上颌骨粉碎性骨折累及左侧眶内壁、眶下壁

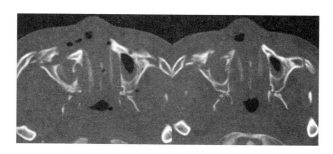

图 1-8-32　两侧上颌骨、颧弓、蝶骨翼突及鼻中隔骨折

3. MRI 表现　可准确发现明显的上颌骨骨折,新近发生的骨折因骨髓水肿,常呈长 T_1 长 T_2 信号改变,即使没有明显骨折线时也高度提示骨折的存在。MRI 在显示小的、不明显的线性骨折方面不如 CT,但在显示软组织的损伤,鼻窦积液、积血,眼眶内出血以及颅内损伤方面其价值超过 CT。

(二)下颌骨骨折

下颌骨为面部最大、最突出的骨骼,骨折较上颌骨和面部其他骨常见。下颌骨骨折多发生于解剖薄弱区域,包括颏孔处、正中联合部、下颌角及髁状突等。骨折的类型可分为线性和粉碎性。受咀嚼肌的牵拉和其他外伤因素的影响,骨折后骨折片常发生移位。骨折如累及下颌管,可致下齿槽神经和血管受损。常见临床症状包括骨折部位软组织肿胀、疼痛、下齿槽神经分布区麻木、口腔出血、张口受限、咬合错乱、吞咽及咀嚼功能障碍等。

1. 影像学表现

(1) X 线:线形骨折表现为不规则透亮线,如伴分离和断端错位,易于观察到皮质不连续。明显的粉碎性骨折,可以显示出碎骨块的数目和移位方向。正中联合部骨折如为双侧发生,中分骨折片因受颏舌骨肌牵拉常向后移位,侧位片上易于显示;但单发的正中线骨折,常无明显移位,仅根据低密度骨折线确定诊断;正中联合部的粉碎性骨折,因两侧的碎骨块受下颌舌骨肌牵引向中线移位,下颌弓可变窄。完全性颏孔区骨折,正、侧位片上常可见前部骨折片受双侧降颌肌群牵拉向后、下方移位,后部骨折片受患侧升颌肌群牵拉向上内侧移位。下颌支骨折在侧位片上易于显示,要注意骨折线是否通过下颌管。发生髁状突颈部完全性骨折时,受翼外肌牵拉髁状突常移向内前方。

(2) CT:能清楚显示下颌骨骨折的类型、程度和范围,肌肉的附着部位与骨折片的关系,以及周围软组织的损伤情况。能敏感发现下颌支的隐匿线形骨折和髁状突高位骨折。螺旋 CT 多方位重建,有利于判断骨折是否累及下颌管。CT 曲面重建能全面探查下颌骨骨折,并能显示咬合关系紊乱情况。三维表面重建可立体直观显示骨折后下颌骨的外部形态改变,有助于颌面整形外科治疗制定方案(图 1-8-33)。

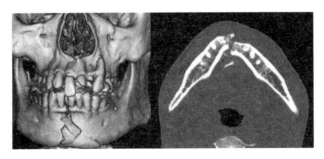

图 1-8-33　下颌骨体部粉碎性骨折,骨折片移位

(3) MRI:不作为显示下颌骨骨折的常规检查,但多参数成像在探查骨折周围软组织的损伤情况方面,较 CT 和平片敏感。

(4) 术后改变:术后 X 线和 CT 可以了解颌骨骨折术后的对位对线关系,骨痂生长情况,有无畸形愈合和术后感染,以及内固定装置状态。颌骨术后感染具有骨髓炎表现:密度增高,内有不规则低密度坏死区,周围软组织肿胀等,MRI 可清楚显示病变区域和范围

（图1-8-34、图1-8-35）。

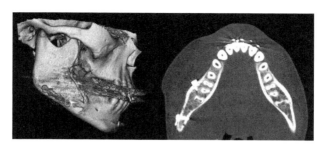

图1-8-34 下颌骨骨折钢板内固定术后复查,断端对位良好

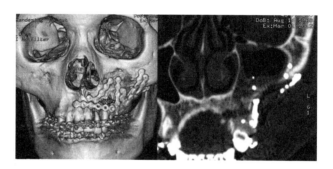

图1-8-35 左侧上颌骨粉碎性骨折内固定术后

2. 诊断要点 CT无重叠干扰,能显示X线片上难以显示的隐匿性骨折,敏感发现邻近结构和软组织损伤情况,应作为首选检查。X线平片具有良好的空间分辨率,能从整体上观察骨折范围和类型,但难以显示小的碎骨块和不明显的线性骨折,应作为次要检查。MRI一般不作为显示颌骨骨折的常规检查方法,如要观察骨髓损伤、软组织或深部间隙损伤,可以选用。

第二节 胸部创伤的影像诊断

急性胸部创伤多由胸部受到力的撞击或冲击后,自胸壁向肺组织传导而发生的肺部挫伤,较严重的挫伤可引起肺组织的撕裂,急性胸部挫伤常常会导致严重后果。胸部外伤的影像诊断常常需要结合临床外伤病史。胸部创伤是一种常见的外伤,多危及生命。在汶川特大地震中,某医院收治患者中,胸部损伤的多达151例(14.9%),仅次于下肢损伤,胸部创伤死亡率约占所有创伤的25%,因此对于胸部创伤需尽早明确诊断,决定治疗方案,及早有选择性地进行影像学检查可降低伤残率及死亡率。

在急性胸部创伤的影像诊断中,常规X线胸片以其价格低廉、检查快捷方便成为首选检查项目。但其胸片有其不足之处,其密度分辨率低,影像重叠,病变定位不够精确。CT克服了常规X线胸片的不足,CT为横断面成像,不存在影像重叠,密度分辨率高,有利于细微病变的观察,而且能够显示脊柱旁、肺门前后、心脏后部以及肺底膈面等隐蔽部位的病变,能显著提高病变的检出率和诊断的准确率,特别是严重创伤患者,因不能站立只能仰卧位摄片,并可能同时存在广泛性皮下气肿、气胸、血胸和肺损伤,胸片无法准确判断。在严重创伤和复合伤时,在不需要移动患者的情况下即可进行其他部位的 CT 扫描,因此,CT 作为急性胸部外伤检查不仅可缩短检查时间还可以避免不必要的继发损伤,在急性胸部外伤检查中具有明显的优越性。

一、肋骨骨折

肋骨骨折比较常见,一般是因直接击伤或胸部受挤压所引起,可单发,也可多发。骨折断端常会刺破胸膜及肺组织造成皮下气肿、气胸、血气胸及纵隔气肿。

（一）临床与病理

肋骨骨折的临床症状与肋骨骨折的数量、部位及是否移位有关。主要症状是胸痛,呼吸时及活动时加重,且持续时间较长。第 4～7 肋骨较长且固定,最易发生骨折。骨折可以是完全性骨折,也可以是不完全性骨折,并多为横断骨折,而且伴有不同程度的错位。

（二）影像诊断

1. X 线　肋骨后部骨折易显示,腋侧部分的骨折 X 线片常不易显示,必须依据压痛点选择适当投照位置和中心线方向。胸部挤压伤骨折多为多肋、多发、对称型骨折,应仔细了解该类患者病史,进行双侧肋骨对比。下位肋骨骨折（第 10、11、12 肋）因常与心脏、膈肌重叠,骨折时易漏诊。应加大摄片条件,必要时行 CT 检查。除上述几种情况外,定期复查胸片对减少骨折漏诊也有很大帮助。X 线胸片可直观显示骨折线的存在及形状,并能观察对位情况。同时可观察到骨折的继发征象,如气胸、液气胸、皮下气肿及纵隔气肿等。

2. CT　CT 比 X 线更易发现肋骨骨折,并可显示肋软骨骨折及胸骨、肩胛骨、胸椎骨折及一些并发症。常规扫描有时较难判断哪一肋骨骨折,薄层 CT 肋骨三维重组技术能清楚显示肋骨骨折甚至不全性骨折,并可明确哪一肋骨骨折。利用 CT 良好的密度分辨率可以清楚显示骨折的部位、性质、数量及椎体的稳定情况。同时 CT 还能

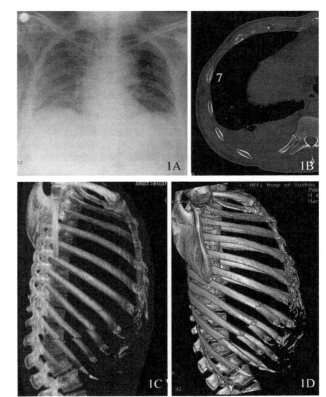

图 1-8-36　肋骨骨折的影像图

A 为胸部后前位片,示右侧第 5、6 肋骨骨折。B 为 CT 平扫骨窗,示右侧第 7 肋骨骨折,并可清晰显示合并右侧胸腔积液。C 为 CT 三维成像最大密度投影图,示右侧多根肋骨骨折,同时可显示多个椎体压缩性骨折。D 为 CT 三维成像容积再现图。

发现肺、胸膜腔及软组织的外伤性改变(图1-8-36)。

二、气胸与液气胸

胸壁外伤一旦累及胸膜,气体进入胸膜腔称为外伤性气胸,若同时伴有胸腔出血及渗出则为液气胸,若破口呈活瓣样则为进气多出气少,称为张力性气胸。

(一)临床与病理

外伤性气胸或液气胸的临床症状与气胸或液气胸的量有关,少量时症状不明显,大量时有气急或呼吸困难;也与胸壁外伤的程度与方式有关,一般来说锐器伤的进展迅速。如为张力性气胸,则症状重,需紧急处理。胸壁外伤所致的气胸比液气胸常见,液气胸常见于锐器伤,故多为血气胸。锐器伤所致的气胸程度往往较钝性伤所致者严重。

(二)影像诊断

1. X线 胸部后前位片所见取决于胸腔内气量的多少及是否为液气胸,单纯气胸者可见肺野外带或中外带弧形一致的透光区,其内无肺纹理。液气胸者可见气液平面,多可见肺的压缩边缘。

2. CT 普通X线片往往不能发现少量的血胸、血气胸,CT主要用于显示少量的气胸、液气胸及胸部其他外伤性改变。液气胸CT表现为与后胸壁平行的弓形或弧形均匀低密度影,若为血气胸,表现为弧形的高密度影,CT值为50～90 HU。气胸会引起肺萎陷,即肺叶呈均匀压缩,向后方及肺门处萎陷。血气胸是胸部钝挫伤的常见并发症,但有的严重急性胸部创伤,早期并无血气胸表现,而在伤后数小时乃至数天后才出现血气胸表现,外伤性延迟性血气胸发生的原因主要有肋骨骨折,骨折断端刺破肺组织,胸腔内压力骤变导致肺挫伤及肺内血肿出血。因此,对有肋骨骨折者,虽首次检查无血气胸者,特别是骨折端有错位的,应随访观察2～3周,注意断端有无移动改变。对有肺挫伤及肺撕裂伤的患者,应观察至病变吸收(图1-8-37)。

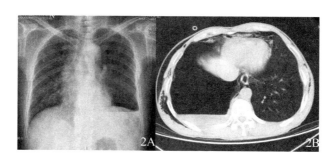

图1-8-37 气胸与液气胸

A为胸部后前位片,示左肺野外带纹理消失,可示肺压缩边缘,左侧肋膈角变平。B为CT平扫肺窗图,示右侧胸腔无肺纹理区,示压缩的肺组织,并可清晰显示右侧胸腔积液及皮下、纵隔气肿

三、皮下气肿和纵隔气肿

皮下气肿和纵隔气肿是指胸部钝性或锐性创伤使气体位于皮下、纵隔。皮下气肿大部分存在于肋骨外的肌层内。纵隔气肿肺泡、气管支气管树或食管破裂均能导致空气进

入纵隔。钝性损伤使管腔内压力升高而发生气道破裂。进入纵隔的气体也可来自颈部（面骨骨折、喉及颈部气管损伤）、腹膜后腔（十二指肠穿孔等）或胸壁外伤。

（一）临床与病理

皮下气肿病人患处可出现"握雪感"。纵隔积气病人可无症状，但是它也可以产生胸疼或呼吸困难。急性创伤所致纵隔气肿最常见的原因是气体从破裂的肺泡进入肺间质组织，然后进入肺门和纵隔。

（二）影像诊断

1. X线　纵隔气肿时X线摄片可见纵隔旁有细条透亮影，多为一侧。纵隔积气在侧位片上比正位片上易见。纵隔积气在X线上可被显示是因为气体勾画出壁层胸膜和其他纵隔结构。

2. CT　CT比平片更为敏感。皮下气肿可见前胸壁、侧胸壁、颈部、胸肌内带状及线状、随肌纤维走行气体密度影。纵隔气肿还可见纵隔内气管及主动脉周围的游离气体存在（图1-8-38）。

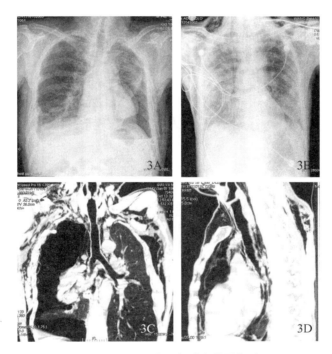

图1-8-38　皮下气肿和纵隔气肿

A为胸部后前位片，左胸壁皮下及左侧锁骨上窝示气体密度影。B为胸部后前位片，右胸壁皮下及双侧颈部示气体密度影。C为CT多平面重建图冠状位，示侧胸壁、颈部随肌纤维走行气体密度影，并合并右侧气胸及纵隔气肿。D为CT多平面重建图矢状位，可示后背部皮下仍有积气

四、肺挫伤

肺挫伤是肺部常见的外伤性改变，可由直接撞击伤或高压气浪伤引起，可见于外伤的着力部位，亦可见于对冲部位。

（一）临床与病理

由于肺挫伤多为胸部复合伤的一部分,肺挫伤的症状往往被忽视或掩盖。轻微的肺挫伤多无症状,较重的肺挫伤可有咳嗽。

肺挫伤后主要的病理改变多由肺实质的微血管断裂,血液进入肺泡和肺间质,以肺外围部多见,上述表现多在外伤后 6 h 左右出现,24～48 h 开始吸收,3～4 d 可以完全吸收,较慢者 2 周内吸收。

（二）影像诊断

1. X 线　表现为外伤侧肺野内局限性或弥漫性肺纹理增多、增粗,粗细不一的边缘模糊长条状影,其间夹杂点状阴影,病变的分布与胸部的受伤部位有关,与肺叶、肺段解剖结构无关,可跨段跨叶分布。

2. CT　CT 发现肺挫伤较 X 线片敏感,可显示轻微的肺挫伤改变,表现为边缘模糊的毛玻璃密度影,常呈外围性非段性分布,易邻近肋骨骨折和胸壁血肿处。同时 CT 能更好地显示胸壁外伤性改变。CT 表现为肺纹理增多、增粗,轮廓模糊,伴有斑点状阴影或边缘模糊不清的片絮状影;有的呈大片融合渗出影,局限于外伤部位,有的弥散于一侧肺野或双侧出现。伴有肺水肿者的 CT 表现为云雾状或大片状低密度影,边缘模糊;肺挫伤出血者则表现为片状或斑片状密度增高影,多叶或多段损伤病例能够清楚地显示肺叶或肺段的解剖结构(图 1－8－39)。

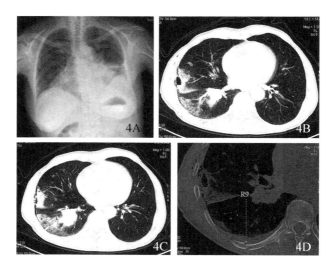

图 1－8－39　肺挫伤的影像学表现

A 为胸部后前位片,示左肺下野团片状密度增高影,边缘模糊,并示左侧多根肋骨骨折。B、C 为 CT 肺窗图,右肺中叶及下野斑片状密度增高影,边缘模糊,中叶示含气囊腔,其内示液平面。D 为 CT 骨窗图,示此患者同时合并骨折及皮下气肿

五、肺撕裂伤与肺血肿

肺撕裂伤与肺血肿主要由肺部钝性外伤引起,也可由震荡性外伤引起。肺撕裂伤的机制可能是:① 气浪通过固定的不同的肺组织界面产生的剪切伤。② 由于肋骨骨折而直接引起的肺撕裂伤。③ 在肺实质与胸膜紧密连接处的胸壁猛烈运动而引起的肺撕裂

伤。④ 支气管受压,管腔内高压致远端肺泡破裂。⑤ 后部肺实质受压或推挤碰到椎体和肋骨所致。多见于重度的胸部钝性损伤,常见于下肺,严重者可伴有支气管的撕裂、膈肌破裂等。

（一）临床与病理

肺撕裂伤与肺血肿形成表明胸部外伤程度严重,多伴有肋骨骨折,因此,临床上表现为明显的胸痛、咳嗽、痰中带血等症状。

撕裂伤系肺实质的撕裂,血液及液体外漏形成肺实质出血及血肿,肺实质或小支气管断裂空气局限性聚集在肺实质内形成创伤性假性肺囊肿或含气囊肿。肺撕裂伤与肺血肿吸收较慢,有的可残留纤维条索病灶。

（二）影像诊断

1. X线　胸片检查可见撕裂部位不规则高密度影,如有血肿形成可为圆形、类圆形边缘清楚密度均匀增高影,均为单发,大小不等,直径 1～3 cm,多见于肋骨骨折断端附近。肺血肿出现较晚,常于数天后出现,吸收快者 15～20 d,慢者 1～6 个月。部分病例可见外伤性的肺气囊,为撕裂周围肺组织回缩,使撕裂间隙充气所致。有时其内可见气液平面,小的肺气囊可被渗出病变所掩盖,待渗出病变吸收以后可见肺气囊显示。陈旧性血肿影像学表现可与肺气囊相似。同时可见胸壁其他外伤表现,如肋骨骨折、气胸等。

2. CT　CT能明确肺挫伤及肺撕裂伤的病变部位、性质、程度,其敏感性和特异性均高于 X 线胸片。血肿和囊肿大多数呈类圆形,边缘清楚,几周内大部分吸收,也可存在数周,如果伤后 3 d 内无吸收而密度增高,且病变范围增大者,应考虑肺内仍有继续出血或继发肺部感染等并发症存在,因此 CT 动态随访检查也十分重要。依其表现,可分为四种类型:① 外围型的含气或气液的囊腔(多见);② 肺底脊柱旁的含气或气液的囊腔,为肺组织压向脊柱引起的肺撕裂伤;③ 周围型小的含气的囊腔或线样透亮影,常伴有肋骨骨折;④ 胸膜粘连后发生的肺撕裂伤,此型不易显示。

六、气管及支气管裂伤

气管及支气管裂伤是比较少见的外伤类型,多为较严重的外伤引起。常合并其他重要脏器的损伤,病情危重。早期诊断是外科手术成功及获得较好长期疗效的保证,可挽救病人生命。

（一）临床与病理

临床可有明显的咯血,如有支气管血块堵塞,可出现呼吸困难。气管及支气管裂伤多是胸部严重复合伤的一部分,常有胸痛等症状。

气管及支气管裂伤可以发生于气管及支气管各个部位,钝伤所引起的右侧支气管受伤较左侧更为常见。解剖上 80% 以上的损伤分布在隆突周围 2.5 cm 处。穿透性损伤通常累及颈部气管,在所有颈部或胸部穿透伤的病人都要怀疑是否有气管支气管损伤。气管支气管损伤的机制有诸多原因:① 前后方向压力作用于展开的肺和斜行的主支气管黏膜导致纵行撕裂。② 关闭的声门使得气道内压力突然升高,导致大气道内发生撕裂。③ 减速性剪切作用力引起如气管、隆突和环状软骨连接处的损伤。

（二）影像诊断

1. X线　气管及支气管裂伤常无明显异常,可显示纵膈气肿或皮下气肿等间接征象,若病变严重可以见到继发的肺不张,常合并同侧多根肋骨骨折、气胸和肺萎陷。常见的影像学征象是空气持续性地进入纵隔和胸壁软组织内。软组织和纵隔气肿常常越来越重且逐步进展,不会因胸导管的放置而减轻。软组织气肿可以进入表面皮肤下和颈部的深层组织及胸壁内,并可以通过 Bochdalekt 孔和 Morgagni 孔进入后腹膜和腹膜腔,类似于原发性肠道损伤。塌陷支气管的阻塞会产生持续的气胸或远端肺膨胀不全。在胸部平片上可见"坠积肺"的征象,即肺与支气管隔离并由于重力而到胸腔最低处。塌陷的肺门看上去像异常的尾状。支气管外过度膨胀的气囊有时可能是早期支气管损伤的征象,约 10%病人在伤后无法发现异常的征象。

2. CT　与胸部平片相比,常规或螺旋 CT 可以观察到纵隔内少量的气体。若行螺旋 CT 检查可以利用其后处理功能,重建支气管树,可明确气管支气管裂伤的部位与程度,以及了解其继发性改变。

七、急性呼吸窘迫综合征

急性呼吸窘迫综合征(ARDS)是指由心源性以外的各种肺内、外致病因素所导致的急性、进行性缺氧性呼吸衰竭。外伤引起的肺部损伤 ARDS 为肺外源性 ARDS。由于 ARDS 不仅仅发生于成人,也见于儿童,故 1992 年美国胸科协会提出将此症命名为急性呼吸窘迫综合征,ARDS 既是急性肺损伤,又是多器官功能衰竭的肺部表现。其起病急,预后差,病死率可达50%～80%。

(一)临床与病理

ARDS 的主要临床表现为进行性的呼吸窘迫及难以纠正的低氧血症。肺内、外致病因素分别引起肺源性、肺外源性 ARDS,其特征性病理表现是肺泡内液体渗出及透明膜形成,导致广泛肺泡实变。

(二)影像诊断

1. X 线　本病初期的胸片检查可见边界模糊的磨玻璃影,随病程进展可出现弥漫性、密度均匀的大片实变影。多表现下肺受累。在发病 12 h 以内胸部 X 线检查可无异常改变,此阶段为潜伏期。在发病 12～24 h 内,主要表现为间质性肺水肿,由于肺血管周围结缔组织内液体存积,X 线上表现为肺纹理增粗、模糊,肺门的解剖结构不易分辨。当肺脏实变时,实变越致密表明肺泡损伤越严重,双肺野普遍变白,称之为"白肺",X 线表现为两侧肺广泛密度增高,心影轮廓消失,仅在肋膈角处残留少量透亮影像。在发病 7 d 后,X 线阴影逐渐消失,后期可出现肺间质纤维化的改变。

2. CT　X 线改变明显时诊断并不困难,但此时病情已发展到中晚期,因此,CT 对早期病变显示具有明显优势。CT 可以清晰显示 ARDS 是多种不同病变的组合。尤其是 HRCT,表现为毛细血管静水压升高时,间质性肺水肿表现为小叶间隔增厚,其边缘光整,支气管血管束增粗;肺内有毛玻璃密度影像,可为两肺弥漫性分布,或为小叶中心性分布。叶间胸膜及其他部位胸膜增厚可发生叶间积液,当病变进展为肺泡性肺水肿时,两肺内有肺泡实变阴影,呈小片状、大片融合状影像,有空气支气管征,肺内病变以内带为主或外围部分为主,小叶间隔增厚较少见。这一阶段,胸膜下气囊显著增多,有研究报道晚期 ARDS 的气胸发生率为 87%,明显高于早期(30%)和中期(46%)。仰卧位 CT 检查显示腹侧肺野透亮度接近正常,而实变影位于背侧脊柱两旁,中间区域则出现磨玻璃样改变(图 1-8-40)。

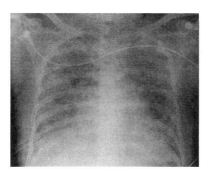

图 1-8-40　ARDS 的胸部 X 线片
为胸部床边摄片,表现为弥漫性、边缘模糊的密度增高影

八、其他

1. 创伤性膈疝　胸部创伤累及膈肌或胸腹挤压伤致使腹内压骤然升高,使膈肌破裂,腹腔脏器疝入胸内,而致膈疝。好发于左侧。X 线平片表现为左膈升高,膈面模糊不清,左肺受压,或左侧胸腔内有胃泡或充气结肠膈肌影模糊,胃泡影消失,膈上可见囊袋状阴影,可伴有气液平面。CT 对膈破裂诊断特异性明显优于胸片,显示破裂处束带状狭窄现象("项圈征"),并可确定疝入胸腔的脏器。一般疝入脏器常为胃、肠管、网膜、脾脏。常用脂肪窗和 CT 值来判断疝入的组织。三维重建可显示膈裂口的部位和范围。

2. 创伤性湿肺　其发生的机制是广泛小支气管痉挛,气管黏膜及肺泡分泌物骤然增多,造成末梢支气管及肺泡分泌物滞留,加之局部毛细血管通透性增加,引起肺组织水肿。表现为肺纹理增多、增粗且模糊,或为斑点状模糊阴影或斑片状密度增高影等渗出性改变。

3. 心脏损伤　常为胸部钝挫伤或锐器穿通而引起心包出血或积液,X 线平片不易显示病变,CT 扫描显示心包内环绕心肌的液带,或显示心包内的气液平面。

4. 胸内血管损伤　常为肋骨或锁骨骨折刺破胸内大血管所致。胸主动脉的撕裂好发于起始部,大血管如无名动脉、锁骨下动脉及颈总动脉等的撕裂好发于主动脉的分支起始部。破裂的血管周围形成大血肿,产生压迫症状,如声音嘶哑、吞咽困难、脉搏减弱等。CT 平扫不易发现破裂部位,但可见纵隔增宽、主动脉弓周围血肿、胸腔内液体及气管、支气管移位。CT 增强,尤其是三维成像有助于显示裂口位置及累及范围。

各种原因引起的胸部创伤,影像学检查应以 X 线为首选检查方法,大部分伤后即有阳性征象,部分早期无异常,应在短期内多次复查,因 X 线受体位干扰,CT 扫描应列为常规检查项目。尤其是影像技术的飞速发展,HRCT 的应用,使三维成像成为可能,这更有利于病灶的显示,提高病灶的检出率,为临床提供更为可靠、直观的治疗依据。

第三节　腹部创伤的影像诊断

腹部创伤占所有创伤的 0.4%～4.2%,其死亡率占所有创伤死亡率的 10%。腹部创伤患者大多为急诊检查,部分病情较重,CT 检查必须迅速、准确,既要达到查清损伤的器官和部位,估计损伤的严重程度,给手术与非手术治疗的选择提供依据,又要保证患者在检查期间的生命安全。扫描范围一般为上至两侧膈顶及肺底区域,下至双肾下极下方层面,疑有空腔脏器损伤则要扫描至耻骨联合。在病情允许的情况下,应做 CT 增强扫描,以避免漏诊。

一、脾脏损伤

脾脏是上腹部损伤中最易受伤的脏器,多为暴力或刀枪直接损伤所致。CT 对脾脏损伤的检查及诊断准确性较高,可达 95.0% 以上。根据脾脏破裂的程度,CT 影像分为 4 级,Ⅰ级为脾包膜破裂或包膜下血肿,无脾实质损伤;Ⅱ级为单个或多处脾包膜和脾实质破裂而达脾门;Ⅲ级为脾实质深裂伤并达脾门和脾大血管伤;Ⅳ级为脾完全粉碎。

临床表现为左上腹部或全腹部疼痛。临床体征有血液外溢后腹膜刺激征,血红蛋白迅速下降等。

CT 表现:局限性包膜下血肿,位于脾脏周围,呈新月形或半月形,邻近脾脏实质受压;新鲜血液呈稍高或等密度,其后密度逐渐降低呈稍低密度影。增强后脾实质强化,血肿不强化。脾内血肿,呈类圆形或椭圆形稍高密度、等密度或低密度影,增强后脾实质强化,血肿不强化(图 1-8-41)。

脾脏挫裂伤,常可见裂隙状、星芒状或片状低密度影,并可见碎块状分离;实质内密度不均匀,CT 值一般在 40~70 HU 之间。增强后显示更清晰,Ⅲ级以上脾脏破裂一般累及包膜,并伴有腹腔积血征(图 1-8-42)。

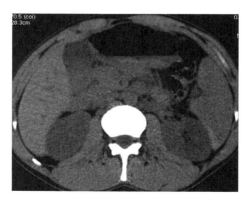

图 1-8-41 脾包膜下血肿
脾脏后缘示条形高密度影,边界清晰

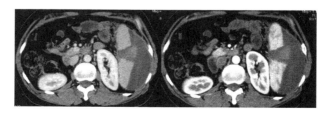

图 1-8-42 脾脏撕裂伴包膜下血肿
脾脏外下缘断裂,断裂处可见血肿样稍高密度影及无强化包膜下血肿

二、肝脏损伤

肝脏是仅次于脾脏的腹部创伤易受损器官,大多数涉及右肝。临床表现为右上腹或全腹疼痛。体征有腹膜刺激征、休克等。

(一)肝包膜下血肿

CT 表现为呈新月形或凸透镜形的低或等密度区,增强扫描可见肝边缘与包膜间有弧形的低密度积血区,包膜破裂可引起腹腔内积血。肝内血肿,呈圆形或类圆形的稍高、等密度影,随着时间推移,血肿密度减低并缩小,增强检查,血肿不强化(图 1 - 8 - 43、图 1 - 8 - 44)。

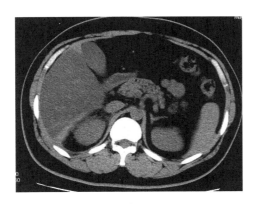

图 1 - 8 - 43　脂肪肝合并肝包膜下血肿

脂肪肝患者,肝实质普遍性、均匀性密度减低;肝后下包膜下可见条形高密度影,边界清晰

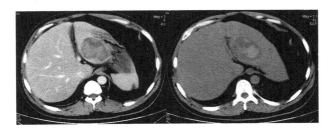

图 1 - 8 - 44　肝实质内血肿

肝左叶平扫可见类圆形高密度影,周围可见低密度水肿带环绕;增强后血肿无明显强化征象,静脉期病灶边界显示更清晰

(二)肝脏挫裂伤

CT 表现为肝实质内单或多发低密度或混杂密度灶,边界不清,与脾脏挫裂伤相似,增强不强化(图 1 - 8 - 45、图 1 - 8 - 46)。

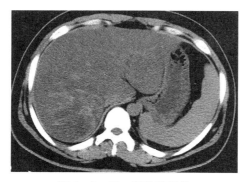

图 1-8-45 肝脏挫裂伤

脂肪肝患者,肝右后下叶可见团片样高、低混杂密度影,边界不清,在脂肪肝背景下撕裂伤显示较清晰

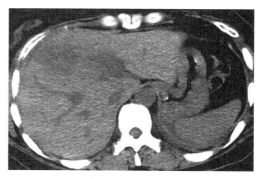

图 1-8-46 肝脏撕裂伤

肝左内叶可见片样低密度影,边界不清,内部可见点状稍高密度影

三、肾脏损伤

肾脏的损伤较肝脏次之,发生率较高,而且一旦发生就会很严重,是泌尿系统中最易发生损伤的器官。根据 CT 表现,肾脏外伤分为:包膜下血肿、肾周血肿、肾内血肿和肾撕裂伤。

临床表现主要为疼痛、血尿、腰部肿胀,甚至休克等。

（一）肾包膜下血肿

CT 可见与肾实质紧密相连的新月形高密度影,包围或半包围肾脏,邻近肾实质受压变形。增强检查,血肿无强化。肾周血肿,肾脏周围新月形高密度影范围较广,但局限于肾筋膜囊内,常伴有包膜下血肿（图 1-8-47）。

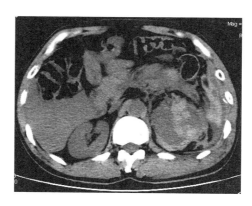

图 1-8-47 左肾包膜下血肿

左肾肿大,包膜下示新月形高密度影

（二）肾实质挫伤

大多 CT 较难显示,仅在形成局部血肿时 CT 平扫显示高或高低混杂密度,增强扫描在肾实质明显强化的区域内显示为稍低的不强化区。

（三）肾撕裂伤

CT 表现为肾影扩大或形态失常，实质内可见大小不一的高密度血肿影，其中可有单发或多发片状水样低密度区，此为尿液外渗所致。出血如果进入肾盂、肾盏，则呈高密度铸形。增强检查，撕裂的肾组织发生强化，但完全断裂的肾组织则无强化。肾撕裂伤多伴有肾周血肿（图 1-8-48）。

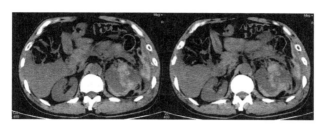

图 1-8-48　左肾撕裂伤伴肾实质血肿

左侧肾影扩大，形态失常，实质内可见大小不一的高密度血肿密度影，周围脂肪间隙模糊。胰腺肿大，胰腺颈部、体部可见条形低密度影（胰腺撕裂伤）

四、膀胱损伤

膀胱闭合性损伤最常见，约占膀胱损伤的 80%，多发生于膀胱膨胀时。因直接或间接暴力使膀胱内压骤升或强烈振动而破裂。其他如骨盆骨折时骨片刺破膀胱，醉酒后膀胱膨胀，坠落也容易受伤。

CT 在膀胱破裂诊断时的条件必须使充盈的膀胱内有高密度对比剂的存在，逆行注入静脉注射造影剂后做延时扫描，CT 表现为不成形的造影剂外溢至膀胱周围。膀胱破裂见到腹膜腔内积液与其他原因引起的腹膜腔积液难以鉴别，需做膀胱造影。

五、胰腺损伤

胰腺损伤在腹部创伤中出现率不高，但其死亡率相对较高。

胰腺损伤的 CT 诊断比较困难，创伤后即刻检查可无阳性表现。小的损伤仅导致轻微胰腺炎，但是胰腺撕裂伴胰管破裂时可造成严重并发症，即损伤性急性胰腺炎，CT 显示胰腺肿胀、胰周渗液、肾前筋膜增厚等类似急性胰腺炎的表现。胰腺损伤可表现为弥漫性体积增大、胰周水肿与液体积聚，还可出现周围脂肪层模糊、肠系膜上动脉起始部周围水肿、横结肠系膜增厚、左肾前筋膜增厚等。上述征象虽然不是特异性的，但应结合病史考虑胰腺损伤的可能性。CT 12～48 h 的动态观察扫描，对轻度损伤显得非常有必要。

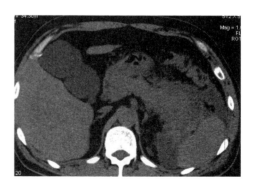

图 1-8-49　胰腺尾部损伤

胰腺尾部肿胀，周围脂肪间隙模糊

胰腺断裂时 CT 可直接显示胰腺的断裂或裂口，表现为垂直于长轴的一条状低密度线。胰腺损伤常可继发胰腺炎、胰腺脓肿；部分可发生假性囊肿（图 1-8-49、图 1-8-50）。

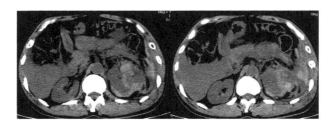

图 1 - 8 - 50　胰腺断裂

胰腺颈部、尾部可见断裂口呈低密度线影;左肾撕裂伤伴血肿

六、肠管及肠系膜的损伤

暴力直接撞击腹部中央,往往引起相对固定的肠段如空肠起始段和回肠末端的损伤。当暴力突然施加于充满液体的小肠或暴震引起腔内压力骤升时也容易在这些部位发生破裂。

由于外力作用,肠管、肠壁挫伤撕裂、穿孔及系膜撕裂、血管断裂且 CT 无法直接显示,但 CT 能显示肠管位置、形态及周围关系。

肠管及肠系膜的损伤 CT 表现:

1. 肠壁增厚　约 75% 的肠壁撕裂能见到肠壁增厚。肠壁挫伤水肿时,小肠壁厚度 > 3 mm,结肠壁厚度 > 5 mm。

2. 腹腔及后腹膜游离气体　这是肠破裂穿孔后的重要征象。肠系膜处血肿及云絮片状高密度影,与肠系膜直接损伤和化学刺激所致出血和细胞沿肠系膜血管的浸润有关。因此,肠壁增厚、肠系膜处血肿及云絮片状高密度影、腹腔及后腹膜游离气体及腹腔积液是诊断肠与肠系膜损伤的可靠征象。

3. 局部液体增多　大多肠道破裂的局部可见液体增多、肠壁增厚,有时可见与受累肠壁相连的高密度血凝块。

4. 腹腔内积血　肠系膜的损伤多伴有中到大量的腹腔内积血,在没有明显实质性脏器损伤的情况下,上述征象出现应高度怀疑肠系膜血管的损伤出血。若病情许可,可行急诊肠系膜上、下动脉及腹腔动脉造影,予以确诊(图 1 - 8 - 51)。

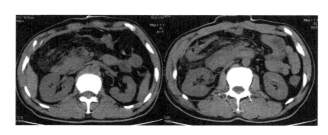

图 1 - 8 - 51　小肠系膜挫伤

右上腹小肠系膜密度呈云絮状高密度影,边界不清

第四节　骨与关节创伤的影像诊断

　　骨与关节创伤是常见病、多发病,影像学检查是临床诊断和观察疗效的主要手段。单纯性骨折主要引起患肢疼痛和肿胀等改变,外科复位固定后可完全愈合。部分骨折还易引起伤肢的肌腱损伤、神经损伤、血管损伤、关节脱位,严重的还可引起内脏损伤、休克甚至死亡。因此,影像学检查不能仅满足于骨折诊断,要进一步明确或排除合并损伤,因为它直接关系病人的生命安危。对那些短时间内影响病人生命的合并伤,应先于骨折治疗紧急处理,把抢救病人生命放在第一位。

　　X线检查简单易行,仍然是骨与关节创伤最基本的影像学诊断方法。可以对大部分的骨折和脱位做出明确诊断,还能明确了解骨折的类型和性质,可以观察骨折的移位、成角情况,并且能对复位后的骨折情况进行评价和对以后随诊过程中并发症的产生进行评价。CT是X线平片的重要补充,主要用来显示X线平片较难显示的部位和关节内骨折,并能发现X线难以显示的骨折碎片和组织出血、水肿。对于结构复杂和有骨性重叠部位的骨折,CT比X线平片能更精确显示骨折移位情况。但当骨折线与CT扫描平行时,则可以漏掉骨折,因此不能单凭CT就排除骨折,一定要结合X线平片。不易观察骨折的整体情况亦是其缺点,但三位重建可以全面直观地了解骨折情况,特别是多层螺旋CT可以任意面重建出各向同性的高质量图像。利用MPR及曲面MPR重建可以对骨折进行多方位的观察和更直观的显示,全面了解骨折情况以便进行正确的定位和手术计划。MRI对于骨皮质和骨痂以及骨折线的显示不如X线平片和CT,但对于急性骨折后骨折端的出血、髓腔内的水肿和血肿以及软组织的损伤显示效果较好。MRI还能发现X线和CT不能显示的损伤,如关节软骨损伤、髌板损伤、关节盂唇、韧带、肌肉、神经血管损伤以及隐性骨折。因此,MRI在骨关节的应用日益广泛,在关节软骨、半月板、韧带及肌腱的损伤、骨髓水肿、骨挫伤、隐匿性骨折、新鲜及陈旧损伤的区别等方面,成为首选的检查方法。

一、上肢骨折

　　上肢骨折包括锁骨骨折、肱骨外科颈骨折、肱骨干骨折、肱骨髁上骨折、尺桡骨干骨折、桡骨远端骨折等。

　　（一）锁骨骨折

　　多由间接暴力引起,好发于中1/3处,成人为短斜型,儿童可为青枝型;临床表现为局部疼痛、肿胀,患肢活动受限。

　　1. 影像学表现　包括X线、CT、MRI的表现。

　　（1）X线:不完全性或青枝骨折表现为锁骨局部骨皮质裂隙状断裂、皱褶、毛糙,锁骨的走行未见改变;完全性骨折表现为锁骨局部完全断裂,骨折近端向上、后移位,远端向下、前、内移位;骨折周围软组织肿胀(图1-8-52)。

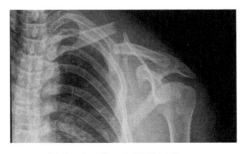

图1-8-52　左锁骨正位

左锁骨中段完全性骨折,骨折近端向上、后移位,远端向下、前、内移位

（2）CT：一般无须 CT 检查，锁骨的肩峰端、胸骨段重叠较多，微小骨折不易发现，需做 CT 三维重建，显示局部骨折线，有无小骨片分离，是否累及关节面；若临床怀疑锁骨下血管损伤，需做血管 CTA 检查，显示锁骨下血管走行、分布及管腔内外情况。

（3）MRI：除非临床怀疑合并锁骨下血管损伤或臂丛神经损伤，否则无须 MRI 检查。

2. 诊断要点 结合外伤史及体征，单纯锁骨骨折 X 线可确诊；必要时 CT 及 MRI 可作为补充辅助检查。

（二）肱骨外科颈骨折

肱骨外科颈位于解剖颈下 2～3 cm，大小结节下缘与肱骨干交界处，松、密质骨相邻，易发生骨折，此处有腋神经，腋动、静脉。多为间接暴力，常见于壮年及老年人。临床表现为肩部疼痛、肿胀、瘀斑，肩部主动活动功能丧失，骨折处有明显压痛。

1. 影像学表现 可分为无移位骨折、外展骨折、内收骨折和粉碎性骨折四型，常合并大结节撕脱骨折，有时亦可合并肩关节半脱位。

（1）X 线：无移位骨折可分为裂缝骨折和嵌插骨折，裂缝骨折表现为线状低密度影，边缘清晰锐利，断端未见移位；嵌插骨折表现局部骨小梁紊乱、断裂、密度增高，骨皮质可皱褶、毛糙。外展型骨折近端呈内收位，肱骨大结节与肩峰间隙增宽，股骨头旋转，远端呈外展位，外侧皮质插入近端髓腔或向内上移位。内收型骨折较少见，骨折近端呈内收位，肱骨大结节与肩峰间隙变小，肱骨头旋转，远端位于股骨头外侧。粉碎性骨折多见于骨质疏松的病人，常合并大结节或小结节的骨折、肱骨头粉碎性骨折（图 1 - 8 - 53）。

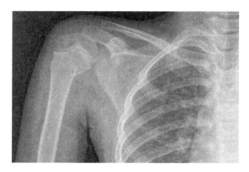

图 1 - 8 - 53 右肩关节正位
右肱骨外科颈嵌插型骨折，局部骨小梁紊乱、断裂、密度增高，骨皮质皱褶、毛糙

（2）CT：一般无须 CT 检查，CT 三维重建可显示骨折小骨片情况及肩关节半脱位（图 1 - 8 - 54，图 1 - 8 - 55）。

（3）MRI：MRI 检查用于显示骨挫伤、关节盂唇、肩袖及关节周围软组织损伤（见肩关节损伤）。

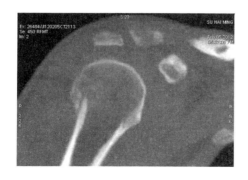

图 1 - 8 - 54 右肩关节 VR 重建
右侧肱骨外科颈骨折 CT 三维重建，可见右肱骨外科颈不完全骨折，骨折线仅累及大结节下部

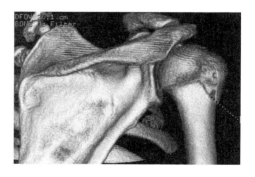

图 1 - 8 - 55 右肩关节多平面重建

2. 诊断要点　X线片可显示骨折的类型及移位情况,CT检查可更精确显示骨折的细节情况,MRI检查用于肩关节损伤。

（三）肱骨干骨折

肱骨外科颈以下至肱骨髁上为肱骨干,肱骨干骨折多发生于30岁以下成年人。骨折好发生于肱骨干下1/3处。骨干中、下1/3交界处后外侧有一桡神经沟,沟内有桡神经紧贴,此处骨折可损伤桡神经,出现垂腕、各掌指关节不能伸直、拇指不能伸直、手背桡侧皮肤感觉麻木等症状。

1. 影像学表现

（1）X线:肱骨干骨折大多是完全性的。可分为横断骨折、粉碎性骨折、斜行骨折、螺旋形骨折或蝶形骨折。肱骨干不同部位有不同的肌肉附着,骨折移位的方向有所不同。肱骨上段的骨折,近端受胸大肌和背阔肌的牵拉向前、内侧移位,远端受三角肌的牵拉向上、外移位;肱骨中段的骨折则相反,近端受三角肌和喙肱肌的牵拉向外、前方移位,远端受肱二头肌、肱三头肌的收缩向上移位,造成骨折断端重叠错位(图1-8-56)。

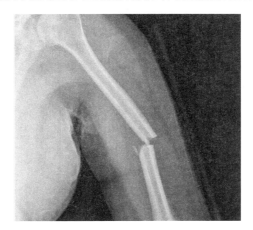

图1-8-56　左肱骨正位
左肱骨干中段骨折,骨折近侧端向外前移位,远侧端稍向内上移位

（2）CT和MRI:一般无须CT和MRI检查。

2. 诊断要点　需明确骨折的部位及断端移位、成角情况。

（四）肱骨髁上骨折

肱骨远端髁上部扁而宽,后有鹰嘴窝,前有喙突窝,两者之间仅有一层菲薄的骨质,在解剖上是薄弱部位,易发生骨折。常见于5～12岁小儿。伸直型多见,多由跌倒时手掌着地暴力向上传导引起,可压迫或损伤肱动、静脉及正中神经。其次为老年人。

1. 影像学表现

（1）X线:肘关节正位片表现为肱骨下端髁上一侧骨皮质局部轻微成角、褶皱或隆突。正常肘关节侧位像上,肱骨下端髁部喙突窝及鹰嘴窝骨皮质呈X线形白线,骨折时X线形白线断裂或成角,是诊断肱骨髁上微细骨折的可靠依据之一。正常肘关节侧位片上肱骨下端前、后面可见透亮脂肪垫影与肱骨紧密相连。当肘关节损伤时,关节囊内充满血液或液体时,关节囊肿胀,囊外脂肪层移位,可见透亮脂肪垫影呈“八”字,称脂肪垫征。脂肪垫的出现则提示有骨折存在,对诊断肱骨髁上微细骨折最有价值(图1-8-57、

图 1 - 8 - 58)。

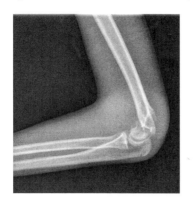 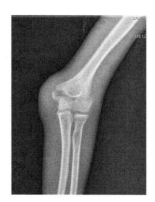

图 1 - 8 - 57　左肘关节正位　　　　**图 1 - 8 - 58　左肘关节侧位**

左肱骨髁上骨折,正位片外侧髁上骨皮质断裂,侧位片鹰嘴窝骨皮质 X 线形
白线不连续,可见脂肪垫征

（2）CT 和 MRI：一般无须 CT 和 MRI 检查。

2. 诊断要点　肱骨髁上微细骨折 X 线征象微细,必须充分认识髁上骨折与脂肪垫征的相互关系,当肘关节损伤侧位片上肱骨下端出现脂肪垫征时,必须仔细寻找骨折线。

（五）尺桡骨干双骨折

尺桡骨干双骨折为前臂骨折中多见的一种,以幼儿和青少年多见。常发生在骨干中 1/3 处,下 1/3 处次之,发生于上 1/3 处者最少见。多为直接暴力所致,两骨多在同一平面发生骨折,可呈横断、粉碎或多节骨折,可合并严重的软组织损伤。

1. 影像学表现

（1）X 线：尺桡骨骨折后断端可发生重叠、旋转、成角或侧方四种移位。移位方式与暴力大小、方向等因素相关,还与骨折部位有密切关系。桡骨上 1/2 骨折,骨折线在旋前圆肌止点以上,骨折近端受肱二头肌及旋后肌牵拉呈屈曲、旋后位,远端受旋前圆肌及旋前方肌牵拉而旋后。桡骨下 1/2 骨折,骨折线在旋前圆肌止点以下,骨折近端因旋后圆肌及旋前圆肌的牵拉力相抵消而处于中立位,远端受旋前方肌牵拉而旋前（图 1 - 8 - 59、图 1 - 8 - 60）。

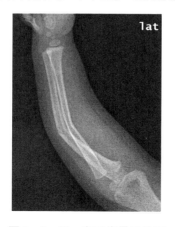 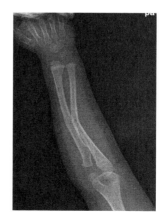

图 1 - 8 - 59　左尺桡骨正位图　　　　**图 1 - 8 - 60　左尺桡骨侧位图**

左尺桡骨中段骨折,断端成角

(2) CT 和 MRI：一般无须 CT 和 MRI 检查。

2. 诊断要点　X 线检查应包括上下关节，了解有无上下尺桡关节脱位。

（六）桡骨远端骨折

多由间接暴力所致。伸直型桡骨下端骨折以 Colles' 骨折多见。屈曲型桡骨下端骨折为 Smith's 骨折（反 Colles' 骨折）。老年人骨折常为粉碎型；幼儿为骨骺分离。

1. 影像学表现

(1) X 线：Colles' 骨折极为常见，为桡骨远端关节面下 2～3 cm 以内的横断骨折，骨折远侧断端向背侧和桡侧移位，常与近端相嵌顿，手腕呈"匙叉"样畸形。常常合并尺骨茎突撕脱性骨折及下尺桡关节脱位（图 1-8-61、图 1-8-62）。如在骨骺与骨干愈合以前，常发生桡骨下端骨骺分离，称为幼年型 Colles' 骨折。Smith's 骨折是一种与 Colles' 骨折相反的桡骨下端骨折。骨折线呈斜行，是骨远端呈尖向上的锥形，而且连同腕骨向上和掌侧移位。

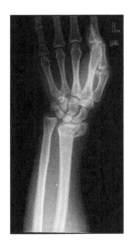 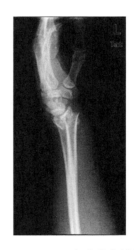

图 1-8-61　右腕关节正位　　　　　图 1-8-62　右腕关节侧位

左桡骨远端 Colles' 骨折伴尺骨茎突撕脱性骨折，远侧断端向桡侧、背侧移位

(2) CT 和 MRI：一般无须 CT 和 MRI 检查。

2. 诊断要点　X 线正侧位片可以明确骨折的类型、移位、成角及有无尺骨茎突骨折情况。

二、下肢骨折

下肢骨折包括股骨颈骨折、股骨干骨折、胫腓骨干骨折等。

（一）股骨颈骨折

股骨颈骨折是指股骨头下至股骨颈基底部之间的骨折，是髋关节创伤中最常见的类型。常发生于老年人，50 岁以上老年人占 74%，以女性为多，可能与绝经后骨质疏松有关。由于跌倒时下肢遭受扭转暴力引起。头下型和经颈型骨折由于股骨头的血液循环大多中断，易出现骨折不愈合或股骨头缺血性坏死；基底型骨折因骨折端血运良好，骨折较易愈合。

1. 影像学表现

（1）X线：按股骨颈骨折部的形态分为嵌入型和错位型。嵌入型骨折又称外展型骨折，占股骨颈骨折的10％，比较稳定，无明显错位，由于骨折断端间骨小梁有重叠嵌插，表现为股骨颈模糊的致密骨折线，局部骨小梁中断，骨皮质出现小的成角或凹陷。错位型骨折较常见，也称为内收型骨折，可见透亮骨折线，两断端间出现旋转、错位。股骨头向后倾斜骨折端向前成角，股骨干外旋向上错位，骨折线分离明显（图1-8-63、图1-8-64）。

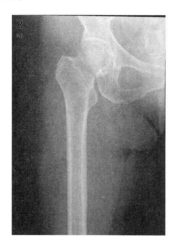 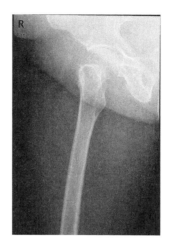

图 1-8-63　右髋关节正位　　　　图 1-8-64　右髋关节轴位右
股骨颈经颈型骨折

（2）CT：常规CT扫描，可以发现X线不能明确的嵌入型骨折及小骨片的分离、移位情况，而骨折部位的立体空间关系比较抽象；螺旋CT三维重建能较为客观地勾画出股骨颈及周围结构的立体图像，可进行多角度、多方位地旋转观察，能够直观地观察到骨折部位、骨折线的走向方向及形态、骨折的范围、有无成角、分离、重叠、有无碎骨片及其移位情况（图1-8-65、图1-8-66）。

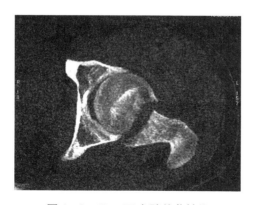 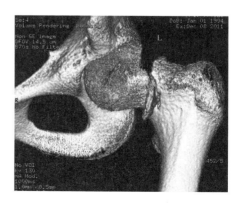

图 1-8-65　CT 左髋关节轴位　　　　图 1-8-66　左髋关节 VR 重建
左股骨头下型骨折，CT 轴位及 VR 重建明确显示骨折线及其走向

（3）MRI：一般无须 MRI 检查。

2. 诊断要点　X线片对明确骨折诊断至关重要，同时对骨折的分类和治疗起着参考

和指导作用。对某些无移位或临床上怀疑骨折者,可行 CT 检查,以明确诊断。

（二）股骨转子间骨折

股骨转子间骨折指股骨颈基底部至小转子水平之间的骨折,属于关节囊外骨折。多发生于老年人,发生于 60 岁以上者占 80%,与骨质疏松有关。

1. 影像学表现

（1）X 线:骨折线的形态多数自大转子斜行向下至小转子,为稳定型;少数骨折线自小转子向外下方到大转子以下,为不稳定型。有时骨折线难以分辨走向,呈粉碎型,其稳定性亦差(图 1 - 8 - 67)。

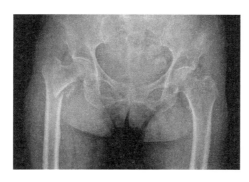

图 1 - 8 - 67 骨盆正位
右股骨转子间骨折,骨折线自大转子斜行向下至小转子

（2）CT:股骨转子间粉碎性骨折行螺旋 CT 检查,必要时三维重建检查,能直观、准确地判断骨折类型、骨折片大小、数目及位置,充分显示骨折移位情况。可以更清楚地了解碎骨块间的解剖关系和明确骨折类型。对股骨转子间的纵劈、股骨颈基底部及内侧皮质碎骨块的移位有准确依据。

（3）MRI:一般无须 MRI 检查。

2. 诊断要点 X 线片可以明确骨折,对部分粉碎型骨折术前行 CT 检查,对制定手术计划有帮助。

（三）股骨干骨折

股骨干骨折指股骨小转子以下 2～5 cm 至股骨髁上 2～5 cm 的股骨骨折,多见于小儿和青壮年。多由强大的直接或间接暴力引起。股骨干中 1/3 处骨折最多见。

1. 影像学表现

（1）X 线:骨折移位情况因骨折部位不同而异:股骨上 1/3 骨折,骨折近端受髂腰肌作用而向前移位、成角,并受臀肌和其他外旋肌群的牵拉而屈曲、外旋、外展;远端受内收肌牵拉而向上、向后、向外移位。股骨中 1/3 骨折,骨折端除可重叠外,远端受内收肌牵拉而向外成角畸形。股骨下 1/3 骨折,骨折近端处于中立位,远端受腓肠肌牵拉而向后屈曲移位(图 1 - 8 - 68,图 1 - 8 - 69)。

（2）CT:一般无须 CT 和 MRI 检查。

2. 诊断要点 X 线正侧位片可以明确骨折的类型、移位、成角情况。

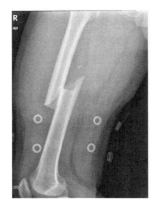 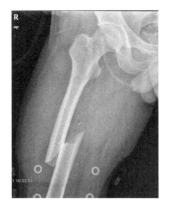

图 1-8-68　右股骨正位　　　　　　　图 1-8-69　右股骨侧位

右股骨中段骨折,断端重叠、错位

（四）胫腓骨干骨折

胫腓骨干骨折较常见,以青壮年和儿童居多。多由直接暴力引起,因胫骨前内侧紧贴皮肤,易形成开放性骨折。

1. 影像学表现

（1）X线:胫骨骨折线可为横行、斜行、螺旋形或粉碎性骨折,儿童骨折则常为青枝骨折。胫骨下 1/3 骨折或内踝骨折时,应注意是否合并胫腓关节脱位、骨折线是否波及关节面。胫骨上 1/3 骨折,下骨折端向上移位,可压迫股动脉,可造成小腿缺血或坏疽。胫骨中 1/3 骨折可致骨筋膜室综合征。腓骨骨折以下 1/3 好发,常常与胫骨同时发生骨折,两者骨折线可在同一平面,或腓骨位置略高,断端间常有重叠或短缩（图 1-8-70、图 1-8-71）。

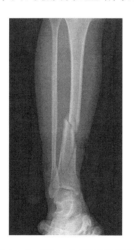 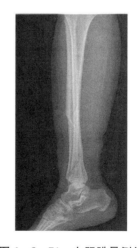

图 1-8-70　左胫腓骨正位　　　　　　图 1-8-71　左胫腓骨侧位

左胫腓骨下段骨折,胫骨见螺旋形骨折线

（2）CT:胫骨骨折靠近平台或踝关节时应行 CT 检查,观察骨折是否累及膝、踝关节面。

（3）MRI:一般无须 MRI 检查。

2. 诊断要点　注意有无合并胫腓关节脱位、骨折线是否波及关节面。

三、骨盆骨折

骨盆是连接躯干和下肢间的桥梁,其骨折是一种严重外伤,多由直接暴力挤压骨盆所致,多见于交通事故和塌方。骨盆骨折分为骨盆环骨折和骨盆边缘骨折。骨盆环骨折又分为骨盆环单处和两处以上骨折。

(一)骨盆边缘骨折

骨盆边缘骨折为骨折并未贯穿骨盆环,仅为骨盆边缘的部分性骨折,包括髂前上棘、髂前下棘和坐骨结节处的撕脱骨折或骨骺分离。多因骨盆或下肢肌肉猛烈收缩所致,仅有局部症状,无内脏损伤。

1. 髂前上棘骨折、髂前下棘的撕脱骨折 好发生于青少年。

(1)X线:可见患侧髂前上棘或髂前下棘局部骨皮质变薄、稍模糊不规整,其前外方可见受缝匠肌牵拉移位的骨折片或分离的骨骺。

(2)CT:可进一步明确骨折部位及程度。

2. 髂骨翼骨折

(1)X线:由于髂骨翼较薄,其骨折线表现多样。骨折有分离者可见透亮骨折线;骨折重叠嵌入者可见致密的骨折线;骨折片旋转时可见双层的致密骨折线;当骨折线为斜行时,骨折线不明显,只表现为模糊的透亮带影。髂骨翼骨折严重者易合并腹部脏器的挫伤(图1-8-72)。

(2)CT:显示斜行骨折线及腹部脏器损伤。

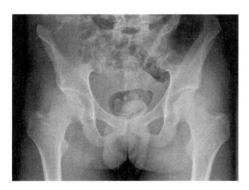

图1-8-72 骨盆正位

右侧髂骨翼粉碎性骨折,可见小骨片分离

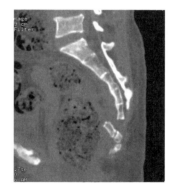

图1-8-73 骶尾骨CT多片面重建

骶尾骨脱位,CT矢状位重建显示骶尾关节间隙分离,尾骨向前移位

3. 骶尾骨骨折

(1)X线:X线正位片上可见骶骨两侧骨皮质出现皱褶或阶梯状成角,骶骨体内有与之相连的骨折线。侧位片可见骶骨前缘骨皮质局部凹陷成角,偶可见骨折线。骶尾骨的新鲜骨折,其前缘可出现梭形的软组织肿胀和血肿,直肠反射性充气。尾骨受伤后易发生脱位和钩状变形,表现为骶尾关节间隙增宽和分离,尾骨向前移位。

(2)CT:骶尾骨骨折在无明显移位时,由于盆腔内容物等的重叠容易漏诊,应做CT扫描及三维重建,可清楚显示骨折线(图1-8-73)。

（二）骨盆环骨折

骨折线贯穿骨盆环状结构,使骨盆环中断。可分为单发骨折和多发骨折,以后者多见。单发骨折仅有骨盆环一处骨折,骨折端常无明显移位,仍保持骨盆环完整形态。多发骨折骨折端常有明显移位,骨盆明显变形,易合并盆腔内脏器的损伤。

1. 前部连接弓的骨折　即耻坐骨骨折。耻坐骨位于骨盆前方,较薄弱,无论哪个方向的暴力,几乎都可引起耻坐骨的骨折。

（1）X线:耻骨上下支骨折可见分离明显的骨折线。耻骨联合分离常与耻坐骨骨折同时发生,X线片可见耻骨联合间隙增宽、宽窄不一或有上下错位。耻骨联合间为坚韧的韧带和纤维软骨连接,耻骨联合分离时易发生撕脱性骨折。

（2）CT:若骨折断端分离不明显,骨折线只能在CT检查时发现。

2. 后部股骶弓和坐骶弓骨折

（1）X线:骶髂关节分离和/或脱位,常与前部连接弓的骨折、髂骨骨折并存,为骨盆严重损伤。X线表现为单侧或双侧骶髂关节间隙增宽,或表现为上宽下窄,甚至可能发生上下错位的严重情况。关节间隙内可夹有小撕脱骨片。骨盆明显变形。坐骨体和坐骨上支骨折,骨折线多为纵行,可波及髋臼,引起髋臼的粉碎性骨折。错位严重者可导致骨盆内陷,发生股骨头中心性脱位。

（2）CT:髋臼骨折需了解骨折波及的范围。CT能较好地显示骨折片的移位和累及范围,以及关节内是否有软组织和骨片嵌插,并能了解周围软组织情况。当关节脱位时,CT检查有助于了解髋臼损伤情况以及关节内是否有导致不能手法复位的嵌插,为临床制定治疗计划提供参考(图1-8-74)。

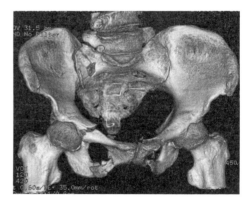

图1-8-74　骨盆CT VR重建
骨盆环骨折CT三维重建:右侧髋臼、右侧耻骨下支及左侧耻骨上下支多发骨折。

（三）诊断要点

X线可诊断大部分骨盆骨折,但因骨盆是环形的,平片必然有骨性重叠,不能很好地显示所有结构,如骶尾骨的骨折。CT及其三维重建不仅可以显示这些结构,还可清楚地显示骨折后的移位情况,以指导临床治疗。另外CT和MRI还可以同时显示骨盆内脏器甚至血管受损等情况。

四、脊柱外伤

任何可引起脊柱过度屈曲、过度伸展、旋转或侧屈的暴力,都可造成脊柱损伤,包括椎体及附件骨折、脊髓损伤、椎间盘损伤、韧带损伤及周围软组织损伤。由于脊柱解剖及结构的关系,外伤骨折后所引起曲度的改变、骨折片移位、椎管容积改变、脊髓损伤、脊神经受压、韧带及椎间盘损伤、骨折椎体周围软组织改变等,均对治疗方案的选择及预后的判断有很大的影响,影像学检查对了解上述情况有重要的临床价值。

X线平片是椎体骨折的基本诊断方法,但因影像重叠对骨折缺乏特异性和敏感性。

CT 对椎管内骨片与神经根、脊髓、硬膜和椎管空间观察有着显著优势,可作为椎体骨折的诊断依据,同时为判断椎管受压原因和程度提供了可靠指标,对于治疗方法的选择有特殊的指导意义,但不能显示韧带损伤情况。椎体压缩、脱位程度及水平骨折线的显示需影像重建。MRI 是脊髓创伤首选最佳方法。在显示脊柱序列、脱位、骨折片突向椎管压迫脊髓,以及脊柱骨折与脊髓损伤的相关性等方面优于 CT。了解韧带和椎间盘损伤的价值也较 X 线平片、CT 好。但 MRI 因病人急救及固定装置的存在和成像时间相对较长而不适于急性外伤的检查;同时,MRI 对骨折线的显示及椎管内小骨片的查出亦不如 CT。

（一）椎体及附件骨折

脊柱骨折以椎体受累多见,亦可伴有附件骨折或单独发生附件骨折,绝大多数椎体骨折系因强烈暴力骤然使脊柱过度屈曲引起压缩性骨折、爆裂性骨折。

1. 影像表现

（1）X 线:压缩性骨折仅表现为椎体高度减少,骨小梁紊乱,密度增高,局部骨皮质塌陷或不连续。爆裂性骨折椎体前后缘高度减少,椎体后缘变形、骨折且骨折块突入椎管,椎弓根间距增大和椎板纵向骨折。其中椎体后缘变形出现率最高,约占 76%。椎体后缘线的不连续、断裂是诊断爆裂型骨折的可靠征象。X 线片有侧方弯曲/移位或棘突距离增大意味着小关节面骨折或脱位。棘突间分离则意味着棘突间韧带的完全断裂。椎弓根间距增大时,提示伴有椎弓根或椎板骨折。X 线平片诊断爆裂型骨折的特异性虽高,但敏感性较低,仅根据普通平片约 25% 的爆裂型骨折被误诊为单纯压缩骨折。X 线平片亦可评价损伤后脊柱的稳定性,不稳定的诊断标准为:① 椎体压缩 2/3 以上;② 椎体滑脱;③ 脊柱成角;④ 创伤性椎管狭窄。

（2）CT:能清晰显示骨折线、骨折的部位及移位的骨折片,显示急性损伤时骨性椎管大小、形态及完整性;识别由移位骨折片引起的椎管变形及狭窄程度（图 1-8-75、图 1-8-76）。

（3）MRI:MRI 对骨皮质敏感性差,显示骨折线和骨折片移位常不够清楚,骨折线显示为 T_2 高信号,而邻近的碎骨片有挫伤、骨质水肿时,也显示为 T_2 稍高信号,所以骨折线的显示不清楚;对结构较小和复杂的椎弓骨折时 MRI 也不易显示。骨挫伤是指由于外伤所致的骨髓出血、水肿和骨小梁微骨折,骨挫伤于 MRI 显示为长 T_1、长 T_2 信号影,有时显示类似骨折征象,若 CT 检查未见骨折线,考虑是椎体挫伤（图 1-8-77、图 1-8-78）。

2. 诊断要点　X 线平片未见骨折的病例,根据临床症状,必要时进行 MRI 检查了解有否椎体骨挫伤、有否脊髓损伤,一般情况可不使用 CT 检查;X 线平片发现脊椎骨折的病例,应首选 MRI 检查了解有否脊髓损伤及损伤范围、程度,了解韧带损伤的情况;如果仅仅是压缩性骨折,可以不使用 CT 检查;如果是粉碎性骨折,应加做 CT 检查,了解碎骨片的移位情况,便于手术医师术前了解损伤椎体变形、移位情况以选择治疗方案。

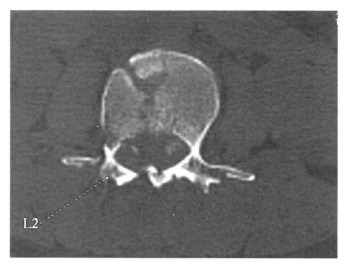

图 1-8-75　CT 轴位

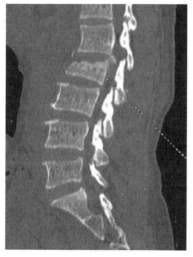
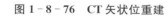

图 1-8-76　CT 矢状位重建

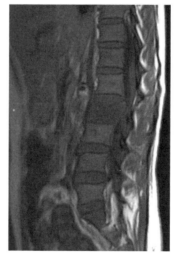

图 1-8-77　T_1WI 矢状位

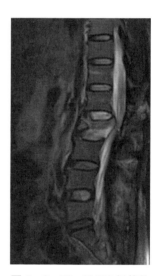

图 1-8-78　T_2WI 矢状位

腰 2 椎体爆裂性骨折,CT 扫描及矢状位重建显示骨折及椎管狭窄,MRI 检查显示马尾神经受压情况

（二）脊髓损伤

不同的脊柱外伤史,由于脊柱受力的方式、持续的时间、作用力的强度等不同,决定了脊髓损伤程度不同。按照脊髓损伤部分及程度分为脊髓震荡、脊髓挫裂伤、脊髓压迫或横断、椎管内血肿。

1. 影像表现

（1）CT:脊髓震荡多无阳性表现。脊髓挫裂伤表现为脊髓外形膨大、边缘模糊,髓内密度不均匀,有时可见点状高密度区。脊髓压迫和横断常规扫描欠佳,需行三维重建和CTM,脊髓内血肿表现为高密度,髓外血肿常使相应脊髓受压移位。CTM 对神经根撕脱和脊髓横断意义较大,前者可使对比剂溢入撕脱的神经根梢内,呈囊状或条状高密度,硬膜囊撕裂时边缘不清,严重者可见对比剂溢出至周围软组织中;后者表现为脊髓结构紊乱,高密度对比剂充满整个椎管。CT 尚可发现椎体及附件骨折、关节突绞锁,后者常见于颈 4、5 及颈 5、6 脊椎,多伴严重的脊髓和神经根损伤。

(2) MRI:脊髓震荡多无阳性表现。脊髓挫裂伤表现为脊髓外形膨大、信号不均,可见低信号水肿区,也可无信号异常,仅见脊髓外形改变,但 T_2WI 均可见不均匀高信号,合并出血时,急性期 T_1WI 可正常,而 T_2WI 呈低信号,亚急性期 T_1WI 和 T_2WI 均呈高信号。脊髓横断时,MRI 可清晰观察脊髓横断的部位、形态以及脊柱的损伤改变。T_2WI 上不需使用对比剂就能直接观察到神经根撕脱和硬膜囊撕裂(图 1-8-79、图 1-8-80)。

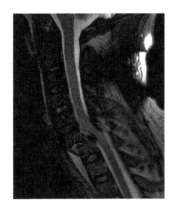
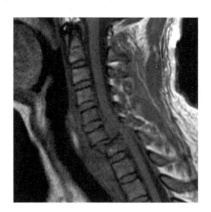

图 1-8-79 T_1WI 图 1-8-80 T_2WI
颈 6 椎体外伤性滑脱,同水平脊髓扭曲伴挫裂伤,表现为 T_2 高信号

2. 诊断要点 对于没有形态改变的脊髓损伤,CT 片不能直接显示脊髓损伤,MRI 具有更高的软组织分辨力,对即使无外形改变的脊髓损伤都能清楚显示。MRI 能发现不同类型椎体压迫骨折引起不同的脊髓损伤。对于脊髓横断的显示,CT 和 MRI 都能显示脊髓横断的形态改变,CT 不能显示脊髓密度的变化,MRI 能显示脊髓的信号变化,表现为水肿、出血信号。

(三)韧带损伤

损伤发生于单一韧带者少见,而以两种以上韧带复合伤多见,其中又以棘上韧带和棘间韧带同时损伤最常见。多见于胸椎,因颈部和腰部棘上韧带均很强壮,只有胸段棘上韧带较薄弱,而棘间韧带纤维也较短而弱,故易同时受损。黄韧带与小关节囊损伤多发生于爆裂型和骨折脱位型骨折,且均与棘上韧带和/或棘间韧带损伤同时发生。

1. 影像表现 涉及 CT 与 MRI 的表现。

(1) CT:CT 对韧带的损伤显示不敏感、不清楚,表现韧带密度不均匀,形态不规则,周围软组织肿胀。

(2) MRI:MRI 对韧带的损伤可清晰显示,能清晰观察到韧带被碎骨片、突出的椎间盘、膨隆的椎体边缘挤压变形、移位的情况,还可以清晰显示韧带的信号改变,表现为 T_2WI 信号增高;可以判断韧带有否撕裂,表现为韧带内横行线条状 T_2WI 高信号。

2. 诊断要点 怀疑韧带损伤应做 MRI 检查,其中矢状位压脂 T_2WI 是观察韧带损伤的较佳序列。

（四）椎间盘损伤

CT、MRI 都可以观察到椎间盘损伤，可以显示突出椎间盘对脊髓、神经根的压迫，以及对前纵韧带、后纵韧带的推移。

（五）周围软组织损伤

椎体周围软组织损伤可出现肿胀增厚，脊柱后方的肌肉可有水肿，但 CT 仅能模糊地显示软组织的增厚，对肌肉水肿显示欠佳；模糊地显示血肿，对血肿的范围不能准确划定。MRI 对软组织肿胀、肌肉水肿的显示非常敏感，表现为斑片状 T_1WI 略低信号，T_2WI 高信号，也可以清楚显示血肿的形态、信号。

五、关节外伤

关节外伤应包括关节脱位、韧带与肌腱撕裂和波及关节面的关节内骨折。关节脱位和关节骨折都有关节软组织的损伤，而后者亦可单独出现。

急性创伤性关节病变，在 CT 和 MRI 应用于临床之前，X 线平片是首选的检查方法。而后 CT 和 CT 三维重建开始用于关节创伤的诊断，但都不如 MRI 检查。骨折在常规 X 线及 CT 检查中可以明确诊断，但隐性骨折、软骨骨折、韧带与肌腱撕裂及软组织损伤则难以显示。MRI 以高软组织分辨率、多平面的成像及无创伤性成为关节最理想的检查方法。

（一）肩关节创伤

肩关节损伤指因肩部各组织包括肩袖、韧带发生退行性改变，或因反复过度使用、创伤等原因造成的肩关节周围组织的损伤，表现为肩部疼痛。常见的肩关节损伤有肩峰关节撞击综合征、肩关节不稳、肩袖损伤及盂唇撕裂等。MRI 能清楚地显示半月板损伤程度、撕裂的部位和形态、膝关节韧带的撕裂部位及严重程度、关节积液、隐匿性骨折等情况，是 X 线平片和 CT 检查的重要补充。

1. 影像表现

（1）肩关节撞击综合征：依不同的解剖结构，撞击综合征的 MRI 主要表现如下。① 肩峰下滑囊及肩袖的改变：Ⅰ型为肩峰下滑囊炎，滑囊增厚而冈上肌及其肌腱信号正常。Ⅱa 型为 T_1WI 冈上肌腱异常信号，冈上肌信号正常；Ⅱb 型为 T_2WI 冈上肌腱高信号且冈上肌无回缩，这提示肩袖破裂且有积液。如果Ⅰ型和Ⅱ型同时有肩峰下滑囊和/或冈上肌腱受到外在结构异常压迫，则存在撞击综合征。Ⅲ型为冈上肌回缩及冈上肌腱异常信号，提示肩袖完全撕裂。② 肱二头肌长头脱位和肱二头肌腱鞘炎、肱二头肌长头脱位时，结节间沟内呈现高信号，而肱二头肌长头信号则出现在高信号肱骨头的内侧；腱鞘炎时腱鞘扩张，高信号液体包绕无信号的肌腱。③ 喙肩弓的骨质增生退变，骨质增生硬化呈现高信号强度，而软骨下囊肿、骨髓充血则于 T_2WI、STIR、脂肪抑制 T_2WI 上呈高信号强度。④ 肩峰的形状在斜矢状位上可分为三型：Ⅰ型为扁平型；Ⅱ型为与肱骨头一致的弓形；Ⅲ型为勾型。Ⅱ型和Ⅲ型与撞击综合征和肩袖撕裂的肩痛有关。

（2）肩袖撕裂：肩袖撕裂可分为部分性撕裂和完全性撕裂。部分性撕裂最易发生于距肱骨大结节 1.0 cm 处所谓的危险区域。部分性撕裂 MRI 主要是肩袖的形态学改变，诸如肩袖变细、磨损、不规则或肌腱内出现液体信号，其中以肌腱袖的滑膜面或关节囊面撕裂处的液体信号或肌腱内分离缺损在 MRI 上呈现增强信号而其肌腱连续性存在为其特征表现;在斜冠面 T_1WI 上部分性撕裂呈低至中等信号强度,T_2WI 及脂肪抑制成像上呈高信号强度。在 MRI 关节造影成像中,部分性撕裂多表现为肌腱关节面的不规则或高信号通过肌腱下表面进入肌腱,而未达到肌腱的上表面,其肌腱的连续性存在。其中脂肪抑制成像中,肩峰下滑囊和三角肌下滑囊不应出现高信号(图 1-8-81、图 1-8-82)。

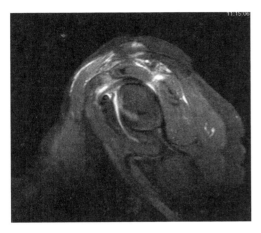
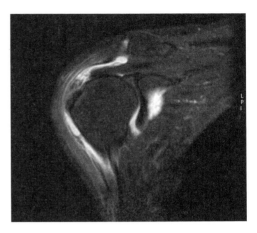

图 1-8-81　T_2WI 斜矢状位　　　　　　　　图 1-8-82　T_2WI 斜冠状位

右肩关节肩袖部分性撕裂,肩袖局部变薄,肌腱内出现液体信号

当肩袖全层从滑囊的关节面撕裂,发生完全性撕裂。完全性撕裂影像学表现可分为原发性和继发性征象,原发性征象包括肌腱局部缺如或显著增强的连续性液体信号横贯肌腱的全层,这使得盂肱关节和肩峰下滑囊相通。继发征象包括:① 肩峰下滑膜囊积液,积液在 T_1WI 上呈中等信号,T_2WI 和脂肪抑制像上呈高信号;② 冈上肌肌肉、肌腱结合处回缩(正常位置在肱骨头上方);③ 滑囊旁脂肪垫的渗出丢失。在 MRI 关节造影成像中,局限性或弥漫性充满造影剂的裂隙贯穿肌腱全层,肌腱失去其连续性。

(3)肩关节不稳:肩关节不稳可分为前、后、下或多方位不稳定,其中以前部不稳最多见。它的病因可能是创伤性的,也可能与盂肱韧带或关节囊的松弛有关,多方位肩关节不稳通常与韧带松弛有关。MRI 主要表现:① 下盂唇韧带复合体损伤,MRI 关节造影成像表现为下盂唇前部或后部缺损,周围骨质反应性增生呈低信号;或下盂唇韧带复合体完全从肩胛盂边缘分离,MRI 关节造影可见复合体完全游离于高信号强度的对比剂之中。② 盂肱韧带在 MRI 关节造影成像中下盂肱韧带如出现缺损、不连续及厚度变薄或起源于肩胛颈与肩胛盂边缘的中部或更远的部位,即认为下盂肱韧带异常;上、中盂肱韧带存在很多变异,当它们出现连续性中断时即视为异常。③ Bankart 损伤包括前下盂唇撕裂,伴有或不伴有继发于前关节脱位的肩胛盂骨性骨折。MRI 关节造影表现为对比剂填充于盂唇与肩胛盂之间。如果盂唇完全撕裂,则可见低信号盂唇结构分离于关节囊的前下部。④ 前盂唇韧带骨膜袖撕脱类似于 Bankart 损伤,但其骨膜保持完整无损伤。MRI 关节造影显示对比剂出现于盂唇与肩胛盂之间,而骨膜完整连于肩胛盂,滑膜组织增生于关节盂与移位的骨膜之间。⑤ 肱骨头上端后外方压缩性骨折和肩胛盂下缘骨折,MRI 显示出低信号骨折线。⑥ 关节腔内可出现积液,于 T_2WI 及脂肪抑制成像上呈高信号强度。⑦ 关节囊轮廓不规整,囊下部附着点软组织增厚,严重者关节囊与肩胛盂分离。关节囊于肩胛骨附着处可分为三类,通常关节囊附着处离肩胛盂边缘越远,则盂肱关节越不稳定。

(4)盂唇撕裂:在 MRI 关节造影中,盂唇撕裂可表现为:① 高信号对比剂延伸入盂唇或盂唇基底;② 盂唇从肩胛盂分离,对比剂填充此裂隙;③ 盂唇缺如;④ 盂唇变形且表面不光整。撕裂可分为四种:① 瓣状撕裂;② 纵向撕裂;③ 前上部盂唇撕裂;④ 上盂唇前后向撕裂(SLAP)。其中 SLAP 撕裂损伤已得到很好描述。它可分为七型:Ⅰ型损伤显示上盂唇显著毛糙,呈现退变表面,有完整的盂唇缘和肱二头肌腱锚。Ⅱ型损伤显示毛糙、退变的上唇及肱二头肌长头腱牵引时从骨性肩胛盂剥脱,表示二头肌盂唇复合体不稳定。Ⅲ型损伤显示上盂唇有桶柄样撕裂,盂唇瓣未向关节移位,盂唇及二头肌腱锚弓紧密结合于肩胛盂上。Ⅳ型损伤包括上盂唇桶柄样撕裂,伴有二头肌腱劈裂,且部分二头肌腱劈裂连同盂唇撕裂向关节移位。Ⅴ型损伤,前下 Bankart 损伤继续向上,包括二头肌腱分离。Ⅵ型损伤,上盂唇不稳定瓣状撕裂和 Ⅱ 型损伤中二头肌腱分离。Ⅶ型损伤,上盂唇及二头肌腱向前分离累及中盂肱韧带。

2. 诊断要点　X 线平片能直接显示骨质受损情况、肱骨头脱位、骨折等,但不能显示软组织、软骨、肩袖及韧带等结构的损伤。CT 的应用能弥补 X 线平片的不足,但由于其不能直接三维成像,对软组织的分辨率较差,因而在肩关节损伤的诊断中有较大的局限性。MRI 可以得到较高的软组织对比度,而且能够多平面成像,它能较清晰地显示关节囊、囊内结构及肩袖等重要组织的解剖形态;肩关节 MRI 造影成像改善了关节内或关节外组织结构的对比,极大地提高了诊断的准确性。目前,MRI 已成为肩关节损伤、非骨性结构组织病变影像学检查的重要手段。

(二)膝关节创伤

膝关节是人体中最大、最复杂的关节,负重及运动量大,膝关节的损伤在临床比较常见,主要是由交通事故、运动不当等暴力伤所致,包括半月板、关节韧带、关节软骨、骨质以及关节囊、肌肉软组织的损伤。由于膝关节韧带强大,脱位罕见。

1. 影像表现

(1)半月板损伤:膝关节半月板损伤最为常见,是导致膝关节疼痛及功能障碍的主要原因。正常半月板在 MRI 各序列均为低信号,是由于其含有 Ⅰ 型胶原组织,在上下关节软骨的衬托下半月板形态显示清楚,既可观察其位置形态,又可观察其内部结构。当半月板发生损伤或撕裂时,由于关节滑液渗入损伤处,使原有低信号的半月板内出现高信号或等信号。半月板挫伤表现为与半月板关节面接触的不定形高信号,该高信号可随时间的推移而逐步消失。半月板挫伤时,常伴有前交叉韧带撕裂及邻近骨挫伤,对诊断半月板挫伤有提示作用。半月板撕裂包括水平撕裂、垂直撕裂(纵向撕裂、桶柄状撕裂、放射状撕裂、斜行撕裂)、瓣膜状撕裂及复杂性撕裂(图 1-8-83、图 1-8-84)。

半月板损伤及其分度在 MRI 上易于辨认和区分,诊断标准较为统一,工作中易采用。MRI 能清晰显示半月板撕裂的部位、形态,并能进行分级,对于半月板手术方案的制定非常重要。

(2)韧带损伤:膝关节损伤中,交叉韧带损伤和关节周围韧带的损伤亦占相当高的比例。韧带损伤撕裂并发生充血水肿的 MRI 诊断敏感性可高达 99.0%,T_2WI 是发现韧带损伤的敏感序列。损伤表现为韧带不同程度增粗,但韧带连续性仍然存在,正常低信号内出现不规则高信号影;撕裂表现为韧带明显增粗,呈弥漫性高信号,韧带的连续性部分或完全中断。前交叉韧带和内侧副韧带损伤和撕裂多见,后交叉韧带损伤和撕裂并不多见。分析原因是后交叉韧带较为粗大,非暴力伤不易撕裂;外翻力作用于弯曲的膝关节易引起内侧侧副韧带损伤,内翻力作用于弯曲的膝关节易引起外侧侧副韧带损伤,而膝关节损伤时外翻较为多见,且内侧副韧带较为菲薄(图1-2-85、图1-8-86、图1-8-87)。

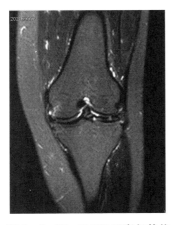
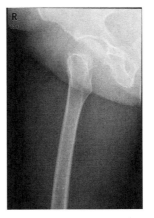

图1-8-83　T_2WI压脂矢状位　　　　图1-8-84　T_2WI压脂冠状位

左膝关节外侧半月板前角撕裂,可见纵行条状T_2高信号

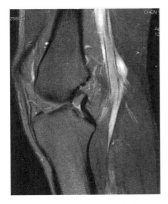
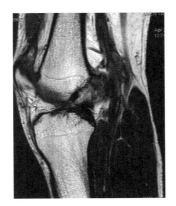
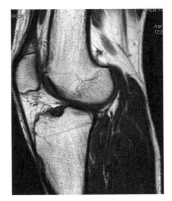

图1-8-85　T_2WI矢状位　　　图1-8-86　T_2WI矢状位　　　图1-8-87　PDW矢状位

左膝关节前交叉韧带完全撕裂,左股骨向后方移位,前交叉韧带缩短,信号增高,后交叉韧带扭曲

(3)骨挫伤和隐匿性骨折:骨挫伤是MRI应用于临床后才提出的一个新概念,指骨小梁的水肿、出血,甚至骨小梁的微骨折,尚不足以引起X线衰减系数的明显改变,故X线平片或CT扫描无异常征象。MRI是唯一既能显示骨挫伤,又能显示关节附属结构损伤的影像学检查。

膝关节损伤的骨挫伤发病率最高(占50%),MRI表现具有特征性,STIR是诊断骨髓挫伤最佳序列,是膝关节损伤中最易观察的征象,可作为关节其他结构损伤的一个提示性指征。膝关节外侧部骨挫伤多伴有前交叉韧带的撕裂,骨挫伤与半月板撕裂多出现在同侧,在承重面的骨关节面下的骨挫伤常合并有关节软骨的损伤或退变,无外伤史者多伴有膝关节的退行性变。因此,膝关节的骨挫伤可作为前交叉韧带撕裂、半月板撕裂及关节软骨损伤的重要间接征象。隐匿性骨折在T_1WI、T_2WI均显示为低信号,而骨挫伤主要病理改变为松质骨内水肿、出血,使 T_2 弛豫时间延长,而 MRI 能十分敏感地将上述病理改变反映出来,使 T_2WI 表现为地图样、非线型的高信号。骨挫伤与隐性骨折常可合并出现,这是因为骨小梁骨折程度不同所致(图 1-8-88)。

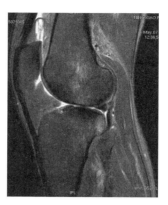

图 1-8-88　T_2WI 压脂矢状位

右膝关节外伤,未见骨折征象,T_2WI 右股骨下段及胫骨上
段示片状高信号,提示骨挫伤

2. **诊断要点**　膝关节外伤 X 线检查虽可以显示骨折和脱位,但不能显示软组织的损伤情况。骨挫伤病理上是骨小梁断裂,相互嵌顿、重叠,X 线平片甚至有时 CT 片都不能显示骨小梁的这种细微断裂。但这种骨小梁断裂可以造成骨髓腔内小血管损伤,引起髓腔内的出血、水肿,MRI 可以显示这些病理改变。MRI 可清楚地显示膝关节外伤的半月板、韧带、关节软骨及关节周围软组织等改变,并且能判断病变的严重程度,这些对临床医生选择治疗方案提供了依据。

（徐　凯）

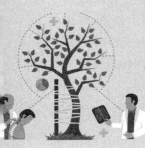

第九章 创伤病人的镇痛与镇静

疼痛和烦躁是创伤患者的常见症状,并常伴随着一些显著不利的生理变化,如高血压、心动过速、心肌耗氧增加、消化道应激、免疫抑制、颅内高压、持续的分解代谢等。创伤病人的镇静与镇痛是特指应用药物手段以消除创伤病人的疼痛,减轻病人焦虑和躁动,催眠并诱导顺行性遗忘,为创伤病人提供全面而有效的生命支持,以挽救病人的生命,并最大限度地恢复和保持病人的生活质量。

第一节 创伤病人疼痛与躁动

一、创伤病人疼痛的原因及临床表现

疼痛是伴随真实或潜在性组织损伤或者根据这种损伤所描述的一种不愉快的感觉和情感体验。创伤疼痛是因为组织损伤或炎症刺激,或因情感痛苦而产生的一种不适的感觉。

(一)创伤病人疼痛的原因

1. 创伤本身导致的疼痛 软组织挫伤、骨折、关节脱位可导致局部疼痛,胃肠穿孔及肝脏、脾脏破裂导致腹痛,颅内出血导致颅内高压,从而表现为头痛,这些都是疼痛的直接原因。

2. 各种监测、治疗手段(显性因素)导致的疼痛 如物理治疗、更换衣物及移动患者、转变体位、动静脉穿刺、导尿管插入、气管内插管、气管吸引、静脉导管拔除、伤口引流拔除、伤口敷料更换等均可引发患者疼痛。

3. 长时间卧床制动及气管插管(隐匿因素) 创伤后病人恐惧、焦虑,入住重症监护病房无家人陪伴的烦躁等,均可诱发或加剧疼痛感受。

(二)创伤病人疼痛的临床表现

严重疼痛导致机体出现过度应激反应,机体神经-内分泌系统的调节失控,使得机体内环境紊乱。适当应激反应具有防御性和保护性,然而,强烈的和/或持久的应激使机体各器官系统长期高负荷运转,必将陷入过度消耗状态,最终成为一些疾病发生和发展的

基础,这就是通常所指的恶性应激。临床表现为循环系统兴奋升高如心动过速、组织耗氧增加,血液系统凝血过程异常以及免疫抑制和分解代谢增加等。疼痛还可刺激疼痛区周围肌肉的保护性反应,全身肌肉僵直或痉挛等限制胸壁和膈肌运动进而造成呼吸功能障碍。镇痛是为减轻或消除机体对痛觉刺激的应激及病理生理损伤所采取的药物治疗措施。镇痛药物可减轻重症病人的应激反应。

二、创伤病人躁动的原因及临床表现

躁动是一种伴有不停动作的易激惹状态,或者说是一种伴随着挣扎动作的极度焦虑状态。严重创伤患者,躁动发作时,可导致抢救生命所必需的创腔引流管、气管导管、静脉输液管等各种管道脱落,创面加大、受污染,甚至发生窒息、坠床、骨折等意外伤害。轻症创伤患者也会因情绪不稳等因素躁动,发生过度应激,从而导致机体各系统器官机能减退,出现恶性循环,因此躁动时若处理不当,同样可危及患者生命安全。

（一）创伤病人躁动的原因

1. 原发创伤本身的损害　如颅脑外伤、颅内高压、失血性休克、血气胸、骨折、软组织大面积损伤的剧烈疼痛等。

2. 对伤情担忧　伤者对自己创伤严重程度和生命的担忧,对灾害事故、意外受伤或突发疾病无心理防备,对创伤严重程度无法估计造成情感上的严重应激。

3. 高强度的医源性刺激　如频繁的监测、治疗,被迫更换体位,增加患者的疼痛及恐惧感。

4. 环境因素　如隔壁病人影响,噪音（仪器报警、人声呼喊和设备运行）,灯光刺激,室温过高或过低。

5. 对诊断和治疗措施的不了解与恐惧。

6. 对家人和亲朋的思念。

7. 对经济问题的担忧等。

（二）创伤病人躁动的临床表现

创伤病人躁动的临床表现有:四肢扭动、抗拒检查、谵妄谵语、认知障碍、不能分辨周围人群、盲目性的精神运动性亢奋。病人与呼吸机对抗,心率增快,血压升高,耗氧量增加,意外拔除身上各种装置和导管。

第二节　镇静与镇痛对创伤病人的意义

创伤病人的镇静与镇痛是创伤病人救治的后继治疗,往往是创伤重症病人的治疗手段,此时救治的目的在于保护和支持多器官功能,恢复机体内环境稳定。救治手段则主要分为去除病因治疗和保护器官功能两方面。机体器官功能的维护有赖于有效的循环（组织灌注）和正常的通气氧合功能。当创伤病人的病理损伤来势迅猛时,致病因素一时难以立即解除,器官功能若强行代偿则有可能因为增加氧耗做功而进一步受到损害。此时,通过适当的镇痛镇静使得创伤病人处于"休眠"状态,降低组织代谢和器官的氧需氧耗,以适应受到损害的灌注与氧供水平,从而减少致炎因子释放等强烈病理因素所造成的进一步损伤,为器官功能的恢复赢得时间创造条件。创伤的治疗是一个整体,任何一个环节的缺陷都可能影响整体疗效。因此,镇痛镇静治疗与其他各种治疗手段和药物一样重要,不可或缺,需要医师重视并掌握,趋利除弊,合理应用,以达到更好地挽救创伤中重症病人生命的目的。

在镇痛镇静治疗之前,应尽量明确引起病人产生疼痛及焦虑躁动等症状的原因,尽可能采用各种非药物手段(包括环境、心理、物理疗法等)去除或减轻一切可能的影响因素,在此基础之上,开始镇痛与镇静治疗。

镇痛与镇静治疗的目的和意义在于:

1. 消除或减轻病人的疼痛及躯体不适感,减少不良刺激及交感神经系统的过度兴奋。

2. 改善病人睡眠,诱导遗忘,减少或消除病人对其在治疗期间病痛的记忆。

3. 减轻或消除病人焦虑、躁动甚至谵妄,防止病人的无意识行为(挣扎、与呼吸机对抗、拔出体内导管等)干扰治疗,保护病人的生命安全。

4. 降低病人的代谢速率,减少其氧耗氧需,使得机体组织氧耗的需求变化尽可能适应受到损害的氧输送状态,并减轻各器官的代谢负担。

5. 减少各种应激和炎性损伤,减轻器官损害。

镇痛与镇静治疗并不等同,对于同时存在疼痛因素的病人,应首先实施有效的镇痛治疗。镇静治疗则是在已先去除疼痛因素的基础之上帮助病人克服焦虑,诱导睡眠和遗忘的进一步治疗。

第三节　疼痛与躁动的临床评估

创伤病人的镇静镇痛治疗强调"适度"的概念,"过度"与"不足"都可能给病人带来损害。为此,需要对重症创伤病人疼痛与意识状态及镇痛镇静疗效进行准确的评价。对疼痛程度和意识状态的评估是进行镇痛镇静的基础,是合理、恰当镇痛镇静治疗的保证。

一、疼痛评估

疼痛评估应包括疼痛的部位、特点、强度、加重及减轻因素,测量疼痛的方法总的来说包括三种:自述评估法、生理评估法和行为评估法。自述评估法是临床工作中疼痛评估的首选方法,但在使用镇痛和镇静药物的创伤患者中可能无法自我评估,还需要使用面部表情评分法等其他方法。使用各种评分方法来评估疼痛程度和治疗反应,应该定期进行、完整记录。

常用评分方法有:

1. 视觉模拟法(Visual Analogue Scale,VAS)　用一条 100 mm 的水平直线,两端分别定为无痛及剧痛。由被测试者在最接近自己疼痛程度的地方画垂线标记,以此量化其疼痛强度。该评估方法可以较为准确地掌握疼痛的程度,已被证实是一种评价急、慢性疼痛的有效和可靠方法(图 1-9-1)。

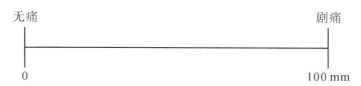

图 1 - 9 - 1　视觉模拟评分法(VAS)

2. 数字评分法(Numeric Rating Scale, NRS)　NRS 是一个从 0~10 的点状标尺, 0 代表无痛, 10 代表剧痛, 由病人从上面选一个数字描述疼痛(图 1 - 9 - 2)。但 NRS 的刻度较为抽象, 在临床工作中向患者解释 NRS 的使用方法比较困难, 故不适合文化程度低或文盲患者。

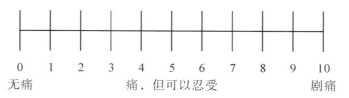

图 1 - 9 - 2　数字疼痛评分尺

3. 面部表情评分法(Faces Pain Scale, FPS)　由六种面部表情(从微笑、悲伤至痛苦得哭泣)及 0~10 分(或 0~5 分)构成, 程度从无痛到剧痛。由病人选择图像或数字来反映最接近其疼痛的程度(图 1 - 9 - 3)。FPS 与 VAS、NRS 有很好的相关性, 可重复性也较好。此法最初用于儿童的疼痛评估, 但实践证明此法适合于任何年龄, 尤其适用于 3 岁以上, 没有特定的文化背景或性别要求, 这种评估方法简单、直观、形象, 易于掌握, 不需要任何附加设备, 特别适用于急性疼痛者、老人、小儿、文化程度较低者、表达能力丧失者及认知功能障碍者。有研究证明 FPS 评估法最适合老年人疼痛评估, 是最佳评估量表。

0　　　　　2　　　　　4　　　　　6　　　　　8　　　　　10

图 1 - 9 - 3　面部表情疼痛评分法

4. 语言评分法(Verbal Rating Scale, VRS)　按从疼痛最轻到最重的顺序以 0 分(无痛)至 10 分(剧痛)的分值来代表不同的疼痛程度, 由病人自己选择不同分值来量化疼痛程度。

5. 术后疼痛评分法(Prince-Henry 评分法)　该方法主要用于胸腹部手术后疼痛的测量。从 0 分到 4 分共分为 5 级(表 1 - 9 - 1), 评分方法如下:

表 1 - 9 - 1　术后疼痛评分法

分值	描述
0	咳嗽时无疼痛
1	咳嗽时有疼痛

（续表 1－9－1）

分值	描述
2	安静时无疼痛,深呼吸时有疼痛
3	安静状态下有较轻疼痛,可以忍受
4	安静状态下有剧烈疼痛,难以忍受

对于术后因气管切开或保留气管导管不能说话的病人,可在术前训练病人用 5 个手指来表达自己从 0～4 的选择。

6. 疼痛评估的其他方法　疼痛评估还有很多方法,如:口述疼痛程度分级评分法（VDS）、颜色模拟评估法（CAS）、McMillan 疼痛评估表、儿童疼痛观察评分（POCIS）标准等。

疼痛评估可以采用上述多种方法来进行,但最可靠的方法是病人的主诉。VAS 或 NRS 评分依赖于病人和医护人员之间的交流能力。当病人在较深镇静、麻醉或接受肌松剂情况下,常常不能主观表达疼痛的强度。在此情况下,疼痛引起交感神经系统兴奋和肾上腺系统兴奋,可引起心率加快、血压升高、呼吸频率加快、体温升高、表情痛苦、肌肉紧张、掌心出汗、肤色改变、脉搏氧饱和度下降等变化,也可反映疼痛的程度,需定时仔细观察来判断疼痛的程度及变化。但是,这些非特异性的指标容易被曲解或受观察者的主观影响。

二、镇静评估

适当的镇静可减少焦虑和躁动,减轻不良刺激对病人的影响,使诊疗顺利完成,并直接关系到创伤病人在治疗期间的生存质量,定时评估镇静程度有利于调整镇静药物及其剂量以达到预期目标。理想的镇静评分系统应使各参数易于计算和记录,有助于镇静程度的准确判断并能指导治疗。目前临床常用的镇静评分系统有 Ramsay 评分、Riker 镇静躁动评分（SAS）,以及肌肉活动评分法（MAAS）等主观性镇静评分以及脑电双频指数（BIS）等客观性镇静评估方法。

（一）镇静和躁动的主观评估

1. Ramsay 评分　是临床上使用最为广泛的镇静评分标准,分为六级,分别反映三个层次的清醒状态和三个层次的睡眠状态（表 1－9－2）。Ramsay 评分被认为是可靠的镇静评分标准,但缺乏特征性的指标来区分不同的镇静水平。

表 1－9－2　Ramsay 评分

分数状态	描述
1	病人焦虑、躁动不安
2	病人配合,有定向力、安静
3	病人对指令有反应
4	嗜睡,对轻叩眉间或大声听觉刺激反应敏捷
5	嗜睡,对轻叩眉间或大声听觉刺激反应迟钝
6	嗜睡,无任何反应

2. Riker 镇静、躁动评分(Sedation-Agitation Scale,SAS) SAS 根据病人七项不同的行为对其意识和躁动程度进行评分(表 1-9-3)。

表 1-9-3 Riker 镇静和躁动评分(SAS)

分值	描述	定义
7	危险躁动	拉拽气管内插管,试图拔除各种导管,翻越床栏,攻击医护人员,在床上辗转挣扎
6	非常躁动	需要保护性束缚并反复语言提示劝阻,咬气管插管
5	躁动	焦虑或身体躁动,经言语提示劝阻可安静
4	安静合作	安静,容易唤醒,服从指令
3	镇静	嗜睡,语言刺激或轻轻摇动可唤醒并能服从简单指令,但又迅即入睡
2	非常镇静	对躯体刺激有反应,不能交流及服从指令,有自主运动
1	不能唤醒	对恶性刺激[a] 无或仅有轻微反应,不能交流及服从指令

a 恶性刺激:指吸痰或用力按压眼眶、胸骨或甲床 5 s

3. 肌肉活动评分法(Motor Activity Assessment Scale,MAAS) 自 SAS 演化而来,通过七项指标来描述病人对刺激的行为反应(表 1-9-4),对创伤危重病病人也有很好的可靠性和安全性。

表 1-9-4 肌肉运动评分法(MAAS)

分值	定义	描述
7	危险躁动	无外界刺激就有活动,不配合,拉扯气管插管及各种导管,在床上翻来覆去,攻击医务人员,试图翻越床栏,不能按要求安静下来
6	躁动	无外界刺激就有活动,试图坐起或将肢体伸出床沿。不能始终服从指令(如能按要求躺下,但很快又坐起来或将肢体伸出床沿)
5	烦躁但能配合	无外界刺激就有活动,摆弄床单或插管,不能盖好被子,能服从指令
4	安静、配合	无外界刺激就有活动,有目的地整理床单或衣服,能服从指令
3	触摸、叫姓名有反应	可睁眼、抬眉,向刺激方向转头,触摸或大声叫名字时有肢体运动
2	仅对恶性刺激[a] 有反应	可睁眼、抬眉,向刺激方向转头,恶性刺激时有肢体运动
1	无反应	恶性刺激[a] 时无运动

a:恶性刺激指吸痰或用力按压眼眶、胸骨或甲床 5 s

创伤病人理想的镇静水平,是既能保证病人安静入睡又容易被唤醒。应在镇静治疗开始时就明确所需的镇静水平,定时、系统地进行评估和记录,并随时调整镇静用药以达到并维持所需镇静水平。

(二)镇静的客观评估

客观性评估是镇静评估的重要组成部分。但现有的客观性镇静评估方法的临床可靠性尚有待进一步验证。目前报道的方法有脑电双频指数(Bispectral Index,BIS)、心率变异系数及食管下段收缩性等。

三、谵妄评估及睡眠评估

（一）谵妄的诊断主要依据临床检查及病史

目前推荐使用"ICU 谵妄诊断的意识状态评估法（The confusion assessment method for the diagnosis of delirium in the ICU，CAM-ICU）"。CAM-ICU 主要包含以下几个方面：病人出现突然的意识状态改变或波动；注意力不集中；思维紊乱和意识清晰度下降（表1-9-5）。

表1-9-5　ICU 谵妄诊断的意识状态评估法（CAM-ICU）

临床特征	评价指标
1. 精神状态突然改变或起伏不定	• 病人是否出现精神状态的突然改变？ • 过去 24 h 是否有反常行为。如：时有时无或时重时轻？ • 过去 24 h 镇静评分（SAS 或 MAAS）或昏迷评分（GCS）是否有波动？
2. 注意力散漫	• 病人是否有注意力集中困难？ • 病人是否有保持或转移注意力的能力下降？ • 病人注意力筛查（ASE）得分多少？（如：ASE 的视觉测试是对 10 个画面的回忆准确度；ASE 的听觉测试病人对一连串随机字母读音中出现"A"时点头或捏手示意）
3. 思维无序	• 若病人已经脱机拔管，需要判断其是否存在思维无序或不连贯。常表现为对话散漫离题、思维逻辑不清或主题变化无常。 • 若病人在戴呼吸机状态下，检查其能否正确回答以下问题： ① 石头会浮在水面上吗？ ② 海里有鱼吗？ ③ 一磅比两磅重吗？ ④ 你能用锤子砸烂一颗钉子吗？ • 在整个评估过程中，病人能否跟得上回答问题和执行指令？ ① 你是否有一些不太清楚的想法？ ② 举这几个手指头（检查者在病人面前举两个手指头）。 ③ 现在换只手做同样的动作（检查者不用再重复动作）。
4. 意识程度变化（指清醒以外的任何意识状态，如：警醒、嗜睡、木僵或昏迷）	• 清醒：正常、自主地感知周围环境，反应适度。 • 警醒：过于兴奋。 • 嗜睡：瞌睡但易于唤醒，对某些事物没有意识，不能自主、适当地交谈，给予轻微刺激就能完全觉醒并应答适当。 • 昏睡：难以唤醒，对外界部分或完全无感知，对交谈无自主、适当的应答。当予强烈刺激时，有不完全清醒和不适当的应答，强刺激一旦停止，又重新进入无反应状态。 • 昏迷：不可唤醒，对外界完全无意识，给予强烈刺激也无法进行交流。

注：若病人有特征 1 和 2，或者特征 3，或者特征 4，就可诊断为谵妄。
SAS：镇静镇痛评分；MAAS：肌肉运动评分；GCS：Glasgow 昏迷评分。

（二）睡眠评估

病人自己的主诉是睡眠是否充分的最重要的指标，应重视对病人睡眠状态的观察及病人的主诉（主动地询问与观察）。如果病人没有自诉能力，由护士系统观察病人睡眠时间不失为一种有效措施，也可采用图片示意等方式来评估睡眠质量。

第四节 创伤病人常用镇痛药物及镇痛方法的选择

镇痛治疗包括两方面:药物治疗和非药物治疗。药物治疗主要包括非甾体抗炎药(NSAIDs)、阿片类镇痛药、非阿片类中枢性镇痛药及局麻药。非药物治疗主要包括心理治疗、物理治疗等。

一、镇痛药物治疗

（一）非甾体类抗炎镇痛药(NSAIDs)和对乙酰氨基酚

1. NSAIDs 有轻到中等程度的镇痛效应,用于急性疼痛治疗已有多年历史。NSAIDs 由于其化学结构和抗炎机制与甾体抗炎药糖皮质激素(SAIDS)不同,故又称为非甾体消炎药(NSAIDs)。NSAIDs 的镇痛机理是:① 通过非选择性、竞争性抑制前列腺素合成过程中的关键酶——环氧化酶(COX)从而抑制花生四烯酸最终生成前列腺素(PGs)。炎症过程中的疼痛是由损伤组织释放出的炎性介质刺激感觉神经末梢,也可由PGs 对痛感受器的增敏,以及对炎性疼痛的放大效应所致。作为重要的炎性介质,PGs在炎症过程中起诸多方面的作用,如扩张血管、增加毛细血管壁的通透性、增强组胺及缓激肽类的致痛和组织肿胀作用等。因此,抑制 PGs 生成及其作用的发挥,可有效地抑制炎性疼痛。② 抑制淋巴细胞活性和活化的 T 淋巴细胞的分化,减少对传入神经末梢的刺激。③ 直接作用于伤害性感受器,阻止致痛物质的形成和释放。

正因为 NSAIDs 抑制了前列腺素的合成,同时抑制了正常生理需要的 PGs,导致其特有的负效应。主要表现在胃肠道与肾脏两方面。PGs 的正常分泌对于维持细胞内环境的稳定以及细胞正常生理功能是必需的。若 PGs 分泌减少,可引起胃肠道内碳酸盐水平降低,上皮细胞表面磷脂颗粒减少及黏膜缺血,从而降低黏膜的防御能力。在肾脏,如肾单位 PGs 减少可引起血管收缩、肾血流量及肾小球滤过率下降,致排钠减少而水钠潴留,并导致肾损伤或加重原有的肾脏病变。NSAIDs 的其它副作用包括血液系统损害,各种血细胞减少和缺乏,其中以粒细胞减少和再生障碍性贫血较为常见,抑制血小板凝集,降低血小板粘附力,使出血时间延长;肝损害,从轻度的转氨酶升高到严重的肝细胞坏死;轻度血压升高;皮疹、荨麻疹、瘙痒及光敏;神经系统负效应的常见症状有头痛、头晕、耳鸣、耳聋、嗜睡、失眠、感觉异常、麻木等。近年来,虽然有不同的新型 NSAIDs 问世,但其镇痛效果和不良反应并无明显改善。

2. 对乙酰氨基酚 因为没有抗炎作用,因此不属于 NSAIDs 类药物,而属于解热镇痛药物。对乙酰氨基酚可用于治疗轻度至中度疼痛,它和阿片类联合使用时有协同作用,可减少阿片类药物的用量。该药可用于缓解长期卧床的轻度疼痛和不适。该药对肝功能衰竭或营养不良造成的谷胱甘肽储备枯竭的病人易产生肝毒性,应予警惕。对于那些有明显饮酒史或营养不良的病人使用对乙酰氨基酚剂量应每天小于 2 g,单独使用对乙酰氨基酚时,最大剂量不超过 4 g。

（二）阿片类镇痛药

1. 阿片类镇痛药 又称麻醉性镇痛药(narcotic analgetics),通过激动阿片受体产生强烈的镇痛作用,能改变对疼痛的情绪反应。除少数作用弱的药物外,此类药物若使用不当多具有成瘾性,但规范化用于临床时,其止痛导致成瘾极为少见。

阿片类药物的镇痛作用机制是多平面的:① 可与外周神经阿片受体结合;② 可与位于脊髓背角胶状质(第二层)感觉神经元上的阿片受体结合,抑制 P 物质的释放,从而阻止疼痛传入脑内;③ 可作用于大脑和脑干的疼痛中枢,发挥下行性疼痛抑制作用。阿片类镇痛药按受体类型分类可分为 μ、κ、δ 受体激动剂,根据阿片类药的镇痛强度分类可分为强阿片药和弱阿片药。弱阿片药如可卡因、双氢可待因,强阿片药包括吗啡、芬太尼、哌替啶、舒芬太尼和瑞芬太尼。弱阿片药主要用于轻至中度急慢性疼痛和癌痛的治疗,强阿片药则用于全身麻醉诱导和维持的辅助用药以及术后镇痛和中至重度癌痛、慢性痛的治疗。

理想的阿片类药物应具有以下优点:起效快,易调控,用量少,较少的代谢产物蓄积及费用低廉。临床中应用的阿片类药物多为相对选择 μ 受体激动药,μ 受体与镇痛关系最密切,也与呼吸抑制、欣快感、成瘾等副作用相关。所有阿片受体激动药的镇痛作用机制相同,但某些作用,如组织胺释放,用药后峰值效应时间,作用持续时间等存在较大的差异,所以在临床工作中,应根据病人特点、药理学特性及副作用考虑选择药物。除瑞芬太尼主要由红细胞和骨骼肌中的非特异性酯酶代谢外,其余阿片类药物的代谢主要在肝脏中进行,与肝血流相关。阿片类药物的副作用主要是引起便秘、恶心呕吐、尿潴留、胆绞痛、药物依赖呼吸抑制、血压下降等,对于创伤病人来说,血压下降、呼吸抑制更值得关注。同时阿片类药物引起的意识障碍可干扰对重症病人的病情观察,一些病人还可引起幻觉、加重烦躁。

吗啡是阿片类药物的代表,是纯粹的阿片受体激动剂,有强大的镇痛作用,其他阿片类药物的镇痛效果均与它相比较,同时也有明显的镇静和镇咳作用,在创伤病人中最常使用。严重的创伤、战伤、烧伤等剧烈疼痛,使用其他镇痛药无效时首选吗啡。吗啡皮下和肌内注射吸收迅速,皮下注射 30 min 后即可吸收 60%,吸收后迅速分布到肝脏、肾脏、肺脏、脾脏等组织中,成人仅有少量吗啡透过血脑屏障,但已能产生高效的镇痛作用。治疗剂量的吗啡对血容量正常病人的心血管系统一般无明显影响,但对创伤后大量失血的低血容量病人则容易发生低血压。创伤导致肝、肾功能不全时其活性代谢产物可造成延时镇静及副作用加重,昏迷的创伤患者严禁使用吗啡,以免抑制呼吸和掩盖伤情。

芬太尼是人工合成的苯基哌啶类麻醉性镇痛药,具有强效镇痛效应,其镇痛效价是吗啡的 100～180 倍,静脉注射后 1 min 即开始起效,4 min 达到高峰,维持 30～60 min,作用时间短。主要经肝脏代谢,代谢产物与约 10% 的原形药从肾脏排出。芬太尼对循环的抑制较吗啡轻,不释放组胺,对呼吸的抑制也较吗啡轻弱,但快速静脉注射芬太尼可引起胸壁、腹壁肌肉僵硬而影响通气,重复用药后可导致明显的蓄积和延时效应。

瑞芬太尼、舒芬太尼、阿芬太尼都是芬太尼的衍生物,均可在创伤病人镇痛中使用,但特点各不相同。瑞芬太尼是短效 μ 受体激动剂,镇痛强度为芬太尼的 4～8 倍,具有起效快、恢复迅速、无药物蓄积等优点,可用于短时间镇痛的病人,多采用持续输注。瑞芬太尼代谢途径是被组织和血浆中非特异性酯酶迅速水解,代谢产物经肾排出,清除率不依赖于肝肾功能。在部分肾功能不全病人的持续输注中,没有发生蓄积作用。对呼吸有抑制作用,但停药后 3～5 min 恢复自主呼吸。舒芬太尼的镇痛作用为芬太尼的 5～10 倍,作用持续时间为芬太尼的 2 倍,是阿片类药物中镇痛效应最强的,给药方式多样化、麻醉诱导、麻醉维持及各类疼痛治疗处理中多已应用舒芬太尼。在创伤早期的疼痛处理中,舒芬太尼具有起效时间短、安全范围广、易于调控、非胃肠道用药途径等特点,肝功能不全的患者可以安全应用舒芬太尼,没有产生药物蓄积而发生明显的不良反应。以原形从肾脏排出的舒芬太尼<1%,清除率和半衰期在健康人和肾脏移植手术患者之间的差异无统计学意义,但肾脏移植患者变异程度更大,用于肾移植患者时警惕药物浓度的变化差异而发生的不良反应。阿芬太尼镇痛强度为芬太尼的1/4,作用时间为其1/3,其主要特点是对心血管系统影响甚微,可用于心血管功能差的创伤患者镇痛。在颅脑创伤和颅内压增高的患者中需要注意,避免对有脑血流量减少的患者应用快速的静脉推注方法给予阿片类药物。在这类患者中,其平均动脉压降低会偶尔伴有短期的脑灌流量减少。

哌替啶又名杜冷丁,也是创伤镇痛常用药,其镇痛效价约为吗啡的1/10,与吗啡等效剂量使用时可产生同样的镇痛、镇静及呼吸抑制作用。口服或注射给药均可吸收,主要经肝脏代谢,经肾脏排出。大剂量使用时,其代谢产物之一去甲哌替啶大量蓄积可导致神经兴奋症状(如欣快、谵妄、震颤、抽搐),肾功能障碍者发生率高。其不良反应基本和吗啡相似,但程度较吗啡轻,日剂量不超过1 000 mg,逾量中毒时可出现呼吸减慢、浅表不规则,发绀、嗜睡,皮肤潮湿冰冷、脉搏缓慢、血压下降,偶有阿托品中毒症状,瞳孔扩大、心动过速、兴奋、谵妄,甚至惊厥,然后转入抑制。因此,不建议长时间、大剂量、反复使用。

2. 阿片类镇痛药物的使用方法　口服给药简单可信,是比较安全(吸收慢)和较易滴定剂量的给药途径,给药剂量应大于静脉给药。因为经胃肠道吸收较慢,口服给药作用时间也长于静脉给药,控缓释阿片类药物作用时间可持续12～24 h,因此适用于轻症、无明显生命危险的创伤患者。

间断肌肉注射阿片类药物是一种传统的镇痛方法,但其缺点明显:需反复注射给药、病人畏缩于注射疼痛、药物起效后维持时间较短需反复给药,因此镇痛效果不尽人意。这种方法从根本上说不可能消除病人的药效和药代动力学的个体差异,尤其在血流动力学不稳定的病人不推荐使用肌肉注射。

黏膜镇痛:脂溶性高的药物可以经黏膜迅速吸收入血,避免肝脏首关效应,生物利用度高,迅速达到有效浓度。经黏膜给药对专业设备和人员要求低,适宜创伤患者急救使用。

皮下镇痛:皮下镇痛可在胸腹壁和四肢皮下肌肉内穿刺,操作简单安全;对患者的影响小,生命体征平稳,医患双方都容易接受。

随着微量泵及镇痛泵的不断普及,持续静脉用药的优点显著:根据病人需要镇痛时间的长短,可选择速效或长效镇痛药持续输注,血药浓度波动较小,对血流动力学影响相对稳定,可根据镇痛效果的评估不断调整用药剂量,以达到满意镇痛的目的,其镇痛药的使用量常比肌肉用药量少。

硬膜外镇痛也是创伤病人可以选择的一种镇痛方法,例如腹腔脏器、盆腔脏器或下肢创伤后手术采用硬膜外麻醉,则可保留硬膜外导管,使用适量吗啡硬膜外腔给予,也是很好的镇痛方法。根据创伤病人需要镇痛时间的不同及创伤损伤部位的不同,可灵活选择不同的镇痛药物及镇痛方法以满足需要。

(三)非阿片类中枢性镇痛药

曲马多为人工合成的非阿片类中枢性强效镇痛药,其作用机制与阿片类药物不完全相同,因此列为非麻醉性镇痛药。曲马多具有双重作用机制,一方面可作用于 μ 受体,另一方面可抑制神经元突触对去甲肾上腺素和 5-羟色胺的再摄取,并增加神经元外 5-羟色胺浓度,从而调控单胺下行性抑制通路,影响痛觉传递而产生镇痛作用。此双重作用机制归因于曲马多是一消旋混合体,其(+)对映体对 μ 受体有较强的亲和力,并对 5-羟色胺再摄取有更强的抑制作用,而(一)对映体对去甲肾上腺素的再摄取有更强的抑制作用。曲马多可与阿片受体结合,但亲和力很弱,对 μ 受体的亲和力相当于吗啡的 1/6 000,对k 和 δ 受体的亲和力则仅为对 μ 受体的 1/25。临床上此药的镇痛强度约为吗啡的 1/10,口服后 20～30 min 起效,维持时间 3～6 h。肌内注射后 1～2 h 产生峰效应,镇痛持续时间 5～6 h。治疗剂量不抑制呼吸,大剂量则可引起呼吸频率减慢,但程度较吗啡轻;对心血管系统基本无影响,静脉注射后 5～10 min 产生一过性心率增快和血压轻度增高;不引起缩瞳,也不引起括约肌痉挛;无组胺释放作用;仅产生轻微耐受性和依赖性。主要用于轻度和中度的疼痛治疗。

(四)局部麻醉药物

局部麻醉药(简称局麻药)是一种能暂时、完全和可逆地阻断神经传导功能的药物,主要用于创伤术后硬膜外镇痛,其优点是药物剂量小、镇痛时间长及镇痛效果好。静脉注射利多卡因对中枢性疼痛综合征、神经病理性疼痛以及术后阿片类药物保留效应均有效。其作用机制为:神经的兴奋与细胞膜上 Na^+、K^+ 通道的开放和关闭有关,神经细胞膜的除极化有赖于 Na^+ 内流,局麻药可稳定细胞膜,直接与电压门控的 Na^+ 通道相互作用而抑制 Na^+ 内流,阻止神经细胞动作电位的产生而抑制神经冲动的传导,产生局麻作用。目前常用药物为利多卡因、丁哌卡因和罗哌卡因,均为酰胺类局麻药。

利多卡因是临床最为常用的局部麻醉药。其药理特点是穿透力强,弥散性好,起效快,注射后 3～5 min 起效,作用时间短,为 45～60 min。可以局部注射,也可以椎管内给药,其给药浓度、剂量和次数可根据不同的给药途径、病人的自身情况而定,成人一次性给药量不超过 4.0 mg/kg。其不良反应主要是药物过量或入血而引起局麻药中毒,表现为先兴奋后抑制,如多语、紧张、呼吸及心率加快、血压升高、谵妄、惊厥,而后出现嗜睡、呼吸及心率减缓、血压下降、昏迷,甚至心跳呼吸骤停。Ⅱ～Ⅲ度房室传导阻滞、肝功能不全、休克病人禁止使用利多卡因,肾功能不全者慎用。

布比卡因为长效酰胺类局部麻醉药,其镇痛时间比利多卡因长 2～3 倍,比丁卡因长25%,镇痛强度和毒性均比利多卡因强 4 倍。给药 5～10 min 起效,15～20 min 达高峰,维持 3～6 h 甚至更长时间。其常用镇痛浓度为 0.125%～0.25%,麻醉状态下可用到0.75%,单次总量不超过 2.0 mg/kg。丁哌卡因的不良反应有头痛、恶心、呕吐、尿潴留、心率减慢等,更为严重的并发症是心脏毒性,一旦发生心脏毒性几乎无复苏希望,因此对酰胺类局麻药过敏者禁用布比卡因,同时严格避免丁哌卡因入血。

罗哌卡因也是长效酰胺类局部麻醉药,小剂量可选择性抑制感觉神经纤维作用而不抑制运动神经,因此在创伤后病人中使用具有显著优势。罗哌卡因起效时间约为 10 min,作用维持时间为 4～5 h。常用镇痛浓度为 0.2%,单次最大剂量 200 mg,其心脏和神经系统的安全性比丁哌卡因高,注意避免大剂量使用或注射入血,酰胺类过敏者严禁使用。

局麻药加阿片类用于硬膜外镇痛,可降低局麻药的浓度及剂量,镇痛效果也得到增强,同时镇痛时间延长。但应注意吗啡和芬太尼在脑脊液中的长时间停留可能导致延迟性呼吸抑制。除此之外,临床上还应关注硬膜外镇痛带来的恶心、呕吐、皮肤瘙痒、血压下降及可能发生的神经并发症。合理选择药物、适时调整剂量及加强监测,是降低并发症的保证。

二、非药物镇痛治疗

临床上,非药物治疗往往被临床工作者忽视,创伤后疼痛既是一个生理过程,又是一个复杂的心理表现过程,只有两个方面都进行干预,即一方面解除疼痛的形成原因,另一方面减轻患者的心理压力,才能突破单纯药物镇痛的局限性,显著提高镇痛效果,减少镇痛药的使用剂量。因此,应重视术后疼痛的非药物治疗。非药物治疗包括心理治疗、物理治疗等手段。心理治疗又称精神治疗或谈话疗法,是运用心理学的原则和方法,通过语言、表情、姿势、行为,以及周围环境来影响及改变创伤患者原来不健康的认识、情绪及行为,从而达到改善其心理状态,转变其对疾病的认识,解除顾虑,增强战胜疾病的信心,消除或缓解患者现有症状的目的。物理治疗是应用各种人工或天然物理因素治疗人体疾病的方法,机制是利用物理因子对机体的刺激作用,直接作用于病变部位,通过神经和体液的调节作用促进血液循环、降低神经兴奋性、改善组织代谢、加速致痛物质排泄,缓解肌肉痉挛,恢复功能。主要方法有电疗、磁疗、光疗、医疗体育等。

第五节 创伤病人常用镇静药物

严重创伤诱导机体发生持续的应激反应,使机体释放大量炎症介质如白细胞介素、肿瘤坏死因子 α 等,并形成级联放大效应,当炎症反应失去控制后即会引起全身炎症反应综合征(SIRS)、多脏器功能不全综合征(MODS)等继发性全身损害,危及患者生命。因此及时有效的镇静可减轻应激反应,促进机体内稳态的恢复,减轻病人的紧张焦虑,消除躁动,提高病人对机械通气、各种日常诊疗操作的耐受能力,改善患者的预后。

理想的镇静药应具备以下特点:起效快,剂量-效应可预测;半衰期短,无蓄积;对呼吸循环抑制最小;代谢方式不依赖肝肾功能;抗焦虑与遗忘作用同样可预测;停药后能迅速恢复;价格低廉等。但目前尚无药物能符合以上所有要求。目前创伤病人最常用的镇静药物为苯二氮䓬类和丙泊酚(表 1-9-6),新型镇静药 α_2 受体激动剂也逐渐开始使用。

一、镇静药物

(一)苯二氮䓬类药物

苯二氮䓬类药是一类作用于中枢神经系统内的苯二氮䓬类受体,产生镇静、抗焦虑、肌肉松弛、抗惊厥等作用的药物,是较为理想的镇静和催眠药物。它的作用机制是通过与脑干网状结构和大脑边缘系统等中枢神经系统的抑制性神经递质 γ-氨基丁酸(GABA)受体相结合,调节抑制性神经递质,产生剂量相关的催眠、抗焦虑和顺行性遗忘作用,其本身无镇痛作用,但与阿片类镇痛药有协同作用,可明显减少阿片类药物的用量。

苯二氮䓬类受体有三种不同的配体,即激动剂、拮抗剂和反激动剂。咪达唑仑属于激动剂,可改变 GABA 受体复合物的构型,开放氯离子通道,引起细胞膜超极化,抑制神经细胞元激动,增加 GABA 的活性,产生抗焦虑、催眠及抗惊厥作用。拮抗剂代表为氟马西尼,与受体结合后,不产生作用,阻断激动剂及反激动剂的作用。反激动剂可减弱

GABA-肾上腺素突触传导的效能,使中枢神经系统兴奋。

苯二氮卓类药物在肝脏内进行生物转化,主要途径有肝脏微粒体氧化和葡萄糖醛酸结合,氧化易受外界影响,因此老年病人、肝肾功能受损者药物清除减慢,肝酶抑制剂亦影响药物的代谢。故用药上须按个体化原则进行调整。其代谢产物经肾脏排泄,当肾脏受损时易发生过度镇静。

苯二氮卓类药物对循环影响较大,负荷剂量可引起血压下降,尤其是血流动力学不稳定的病人;反复或长时间使用苯二氮卓类药物可致药物蓄积或诱导耐药的产生,还可能引起反常的精神作用。因此用药过程中应经常评估病人的镇静水平以防镇静延长。

创伤病人中常用的苯二氮卓类药为咪达唑仑(咪唑安定,midazolam)、劳拉西泮(氯羟安定,lorazepam)及地西泮(安定,diazepam)。对于严重创伤需生命支持的创伤病人来说,病人全身状况较差,口服和肌注药物的作用开始时间和效果难以确定,因此,使用单次静脉注射或持续静脉输注该类药物。氟马西尼可拮抗这类药物的作用,但氟马西尼作用时间较咪达唑仑和地西泮短,拮抗后还可能出现再次镇静,因此临床使用时需慎重,注意两者的药效学和药动学差异,以免因拮抗后再度镇静而危及生命。

1. 咪达唑仑　咪达唑仑的静脉制剂是苯二氮卓类中使用较为广泛的一种,它的相对水溶性最强。其作用强度是地西泮的 2～3 倍,其血浆清除率高于地西泮和劳拉西泮,故其起效快,持续时间短,清醒相对较快,适用于治疗急性躁动病人。但注射过快或剂量过大时可引起呼吸抑制、血压下降,低血容量病人尤其显著,持续缓慢静脉输注可有效减少其副作用。咪达唑仑长时间用药后会有蓄积和镇静效果延长,在肾衰病人中明显;部分病人还可产生耐受现象。丙泊酚、西咪替丁、红霉素和其他细胞色素 P450 酶抑制剂可明显减慢咪唑安定的代谢速率。每日中断咪达唑仑的输注,将病人唤醒,然后再重新调整到理想的镇静状态,可以减少咪达唑仑的使用量,从而减少需要机械通气的时间和需要镇静镇痛的时间。

2. 劳拉西泮　劳拉西泮为中效的苯二氮卓类中枢神经抑制药,水溶性较低,其效能是咪达唑仑的 4～7 倍,由于其起效较慢,半衰期长,故不适于治疗急性躁动,是需长时间镇静的创伤病人首选镇静药。劳拉西泮随着剂量的增加逐渐出现镇静、催眠、抗惊厥和肌肉松弛作用,其抗焦虑作用较地西泮强 5 倍。相较于咪达唑仑,其优点是对血压、心率和外周阻力无明显影响,对呼吸无抑制作用;缺点是易于在体内蓄积,苏醒慢,其溶剂丙二醇长期大剂量输注可能导致急性肾小管坏死、代谢性酸中毒及高渗透压状态。静脉注射时有静脉炎或静脉血栓形成的可能性,使用时需稀释后缓慢推注。

3. 地西泮　地西泮是临床使用最为广泛的苯二氮卓类药物,与劳拉西泮相似,作用与剂量相关。大剂量可引起一定的呼吸抑制和血压下降。其肌肉吸收不规则,静脉注射起效迅速,15 min 血药浓度达峰值,4～10 d 血药浓度达稳态,半衰期为 20～70 h,血浆蛋白结合率高达 99%。主要在肝脏代谢,代谢产物有去甲地西泮、去甲羟地西泮等,亦有不同程度的药理活性,代谢产物可滞留在血液中数天甚至数周,停药后消除较慢。本品有肠肝循环,长期用药有蓄积作用。地西泮主要以代谢物的游离或结合形式经肾排泄。静脉注射可引起注射部位疼痛。安定单次给药起效快,苏醒快,可用于急性躁动病人的治疗。

（二）丙泊酚

丙泊酚,化学名 2,6-双异丙基苯酚,是一种广泛使用的静脉镇静药物。20 世纪 80 年代上市以来,因为其起效迅速、可控性强、作用时间短、清醒快而完全、副作用少在临床广泛应用。近几年研究发现,除了镇静效应外,丙泊酚还存在保护机体器官、调节血小板功能、免疫调节、减少术后呕吐、控制癫痫持续状态、止痛和遗忘效应等,因此,对于创伤病人镇静,丙泊酚也拥有强大优势。

丙泊酚通过激活 GABA 受体-氯离子复合物,发挥镇静催眠作用。临床剂量时,丙泊酚增加氯离子传导,大剂量时使 GABA 受体脱敏感,从而抑制中枢神经系统,产生镇静、催眠效应。丙泊酚以 2.5 mg/kg 静脉注射时 $30\sim60$ s 即可起效,维持时间约 10 min,苏醒迅速。对循环系统有抑制作用,可引起血压下降,心肌血液灌注及氧耗量下降,外周血管阻力降低,心率无明显变化。当应用于年老体弱、心功能不全患者血压下降尤为明显,剂量应酌减,静脉注射速度应减慢。还可抑制二氧化碳的通气反应,表现为潮气量减少,清醒状态时可使呼吸频率增加,静脉注射常发生呼吸暂停。丙泊酚能降低颅内压及眼压,减少脑耗氧量和脑血流量。在创伤病人中使用时对循环血容量不足的病人应减慢推注速度,减少用量以避免血压下降,而对于颅脑损伤等颅内压升高的创伤病人,则有显著优势,而且停药后清醒快,有利于进行神经系统评估。此外,丙泊酚还有直接扩张支气管平滑肌的作用。

丙泊酚主要通过肝脏代谢,形成丙泊酚和相应的无活性的醌醇结合物,该结合物从尿中排泄。肝肾功能不全对丙泊酚的药代动力学参数影响不明显。丙泊酚的溶剂为乳化脂肪,提供热量 4.6 J/ml,长期或大量应用可能导致高甘油三酯血症;2%丙泊酚可降低高甘油三酯血症的发生率,因此更适宜需长时间镇痛的病人应用,还可以和苯二氮卓类镇静药合用,延长苯二氮卓类药物作用时间,减少两种药物的使用剂量,减少不良反应,减少病人的经济负担。因乳化脂肪易被污染,故配制和输注时应注意无菌操作,单次药物输注时间不宜超过 12 h。

丙泊酚使用时可出现外周静脉注射痛,因此临床多采用持续缓慢静脉输注方式。

(三) α_2 受体激动剂

α_2 受体激动剂可乐定和右美托咪定都具有镇静作用,其中右美托咪定因其具有显著的镇静作用且呼吸抑制作用轻于 1999 年被美国 FDA 批准首先用于重症患者尤其是机械通气患者的短期镇静,可显著减少阿片类和苯二氮卓类药物的用量。

目前认为右美托咪定镇静效应的作用位点主要位于中枢蓝斑核。蓝斑核发出的去甲肾上腺素背束纤维主要控制皮质觉醒反应,α_2 受体激动剂作用于去甲肾上腺素能神经元突触前膜 α_2 受体,减少去甲肾上腺素释放,产生镇静作用。静脉注射后其分布半衰期为 6 min,消除半衰期约 2 h,主要的副作用为低血压、窦性心动过缓。α_2 受体激动剂激动脊髓背角 α_2 受体,产生镇痛作用。由于镇痛原理与吗啡的镇痛原理不同,两者合用可产生协同作用,从而减少吗啡的使用量。

右美托咪定对循环系统的影响主要因为作用于中枢神经系统,抑制交感神经发放冲动,从而使血压下降、心率减慢。对呼吸系统来说,健康成年人持续静脉给药后出现的呼吸效应与正常睡眠类似,影响轻微。因此右美托咪定由于其 α_2 受体的高选择性,是目前唯一兼具良好镇静与镇痛作用的药物,同时它没有明显心血管抑制及停药后反跳。其半衰期较短,可单独应用,也可与阿片类或苯二氮卓类药物合用。由于价格昂贵,目前在创伤病人中未得到普遍应用。

二、镇静药物的使用

对于生命体征平稳但情绪焦躁的创伤患者,以口服镇静药为主,而重症患者的给药方式应以持续静脉输注为主。首先给予负荷剂量使患者快速镇静,而后持续静脉泵给药或间断给予追加量以维持镇静。

可根据患者需要镇静时间的长短选择不同的用药。短期镇静(小于 3 d)倾向于选择丙泊酚和咪达唑仑,长期镇静(大于 3 d)则可考虑使用劳拉西泮。丙泊酚与咪达唑仑的临床镇静效果相似,而丙泊酚停药后清醒快,拔管时间明显早于咪达唑仑。负荷量给予时丙泊酚较易出现低血压,而咪达唑仑易发生呼吸抑制,用药期间咪达唑仑可产生更多的遗忘。劳拉西泮起效慢,清除时间长,易发生过度镇静,长期应用时患者的苏醒时间更有可预测性,且镇静满意率较高。

表 1-9-6　常用镇静药物的负荷剂量与维持剂量参考

药物名称	负荷剂量	维持剂量
咪达唑仑	0.03～0.3 mg/kg	0.04～0.2 mg/(kg・h)
劳拉西泮	0.02～0.06 mg/kg	0.01～0.1 mg/(kg・h)
地西泮	0.02～0.1 mg/kg	
丙泊酚	1～3 mg/kg	0.5～4 mg/(kg・h)

在镇静过程中可实施每日唤醒计划,以避免药物蓄积和药效延长,即每日定时中断镇静药物输注(宜在白天人员较多、观察严密的状况下进行),以评估病人的精神与神经功能状态,该方案可减少用药量,减少机械通气时间和在重症监护室停留时间。病人清醒期须严密监测和护理,以防止病人自行拔除气管插管、胃管、动脉导管等其他抢救装置。

在拟停止使用镇静药物时,应有计划地逐步减量,而不能短时间内快速停用。因为大剂量镇静药使用超过一周,患者可产生药物依赖性和戒断症状,其中苯二氮卓类药物的戒断症状的临床表现主要有:躁动、睡眠障碍、肌肉痉挛、肌阵挛、注意力不集中、打哈欠、焦虑、躁动、震颤、恶心、呕吐、出汗、流涕、声光敏感性增加、感觉异常、谵妄和癫痫发作。

第六节　镇静镇痛治疗中器官功能的监测与保护

在镇痛镇静治疗过程中,镇痛镇静的药物和方法可能对创伤病人各器官功能产生的影响是临床医生必须重视的问题之一。因此,在实施镇痛镇静治疗过程中应对病人进行严密监测,以达到最好的个体化治疗效果、最小的毒副作用和最佳的效价比。

一、循环功能

(一)镇痛镇静治疗对循环功能的影响

镇痛镇静治疗对循环功能的影响主要表现为血压变化。

阿片类镇痛药可促进内源性组胺释放而使外周血管扩张、血压下降。对于血流动力学不稳定、低血容量或交感神经张力升高的病人更易引发低血压。芬太尼对循环的抑制较吗啡轻,因此对于血流动力学不稳定、低血容量的创伤病人可首先考虑使用芬太尼镇痛。

苯二氮䓬类镇静剂(特别是咪达唑仑和地西泮)在给予负荷剂量后可发生低血压,血流动力学不稳定尤其是低血容量的病人更易出现,且与负荷剂量的多少密切相关,负荷剂量应相对减少。丙泊酚导致低血压的机制为外周血管阻力下降、心肌抑制、心排出量减少以及抑制压力感受器对低血压的反应,年老体弱、心功能不全者尤其明显,心率轻度增快系对低血压的代偿反应。注射速度和药物剂量是导致低血压的重要因素。α_2 受体激动剂具有抗交感神经作用,可导致心动过缓和/或低血压。

硬膜外镇痛引起的低血压与交感神经阻滞有关,液体复苏治疗或适量的血管活性药可迅速纠正低血压。

(二)镇痛镇静治疗期间循环功能监测

在整个镇痛镇静过程中应严密监测血压(有创血压或无创血压)、中心静脉压、心率和心电节律,尤其给予负荷剂量时,应根据病人的血流动力学变化调整给药速度,并适当进行液体复苏治疗,力求维持血流动力学平稳,必要时应给予麻黄碱等血管活性药物。

镇痛镇静不足时,病人可表现为血压高、心率快,但镇痛镇静不足不是血压高、心率快的唯一原因,因此应进行临床综合考虑,排除其他相关因素后,再行充分镇痛、适当镇静。切忌未予镇痛镇静基础治疗即直接应用肌松药物。

二、呼吸功能

(一)镇痛镇静治疗对呼吸功能的影响

多种镇痛镇静药物都可产生呼吸抑制。

呼吸抑制是阿片类药物最危险的和可能致死的副作用。阿片类镇痛药引起的呼吸抑制机制有:直接抑制延髓的呼吸中枢;剂量相关性抑制高碳酸血和缺氧的通气反应,右移 CO_2 效应曲线;可能涉及 μ_2 受体特殊亚型相关。临床表现为呼吸频率减慢,潮气量不变。可以使用阿片类拮抗剂如纳洛酮来拮抗呼吸抑制作用。阿片类镇痛药的组胺释放作用可能使敏感病人发生支气管痉挛,故有支气管哮喘病史的病人宜避免应用阿片类镇痛药。

苯二氮䓬类可产生剂量依赖性呼吸抑制作用,临床表现为潮气量降低、呼吸频率增加,低剂量的苯二氮䓬类即可掩盖机体对缺氧所产生的通气反应,低氧血症未得到纠正,特别是未建立人工气道通路的创伤病人需慎用。

丙泊酚引起呼吸抑制的机制为:抑制二氧化碳的通气反应,临床表现为潮气量减少,清醒状态时可使呼吸频率增加,静脉注射负荷剂量时常发生呼吸暂停,通常与速度及剂量直接相关,给予负荷剂量时应缓慢静脉推注,并酌情从小剂量开始,逐渐增加剂量达到镇静的目的。丙泊酚对支气管平滑肌无明显影响。

呼吸抑制也是硬膜外镇痛常见的副作用,通常与使用阿片类药物有关。例如硬膜外吗啡注射后 $6\sim8$ h 或更长时间后,可产生延迟性呼吸抑制,虽发生率非常低,但重者可危及生命,尤以老人、高危病人为甚,应引起充分重视。这是因为吗啡具有亲水性的特点,其在中枢神经系统特别是脑脊液内的滞留时间延长,可能引起药物向头侧扩散到达延髓,从而抑制呼吸中枢,使呼吸中枢对 CO_2 敏感性降低,临床表现为潮气量减少而不是呼吸频率减少,这是静息时通气呼吸抑制的主要机制。

深度镇静还可导致病人咳嗽和排痰能力减弱,影响呼吸功能恢复和气道分泌物清除,增加肺部感染机会。不适当的长期过度镇静治疗可导致气管插管病人拔管延迟,住院时间延长,病人治疗费用增高。

（二）镇痛镇静治疗期间呼吸功能监测

对于镇静后保留自主呼吸的创伤患者,应当加强呼吸运动的监测,密切观察病人的呼吸频率、幅度、节律、呼吸周期比和呼吸形式,常规监测脉搏氧饱和度,酌情监测呼气末二氧化碳,定时监测动脉血氧分压和二氧化碳分压。而对于机械通气病人则应在监测上述指标的基础上再定期监测自主呼吸潮气量、分钟通气量等。第 0.1 秒口腔闭合压（P0.1）反映病人呼吸中枢的兴奋性,必要时亦应进行监测。

镇痛镇静不足时,病人可能出现呼吸浅促、潮气量减少、氧饱和度降低等;镇痛镇静过深时,病人可能表现为呼吸频率减慢、幅度减小、缺氧和/或二氧化碳蓄积等,应结合镇痛镇静状态评估,及时调整治疗方案,避免发生不良事件。无创通气病人尤其应该引起注意。

（三）加强护理及呼吸治疗,预防肺部并发症

创伤病人长期镇痛镇静治疗期间,应尽可能实施每日唤醒计划。观察病人神智,在病人清醒期间鼓励其肢体运动与咯痰。在病人接受镇痛镇静治疗的过程中,应加强护理,缩短翻身、拍背的间隔时间,酌情给予背部叩击治疗和肺部理疗,结合体位引流,促进呼吸道分泌物排出,必要时可应用纤维支气管镜协助治疗。

三、神经肌肉功能

阿片类镇痛药在一些病人中引起幻觉加重烦躁,与提高血浆中去甲肾上腺素水平有关。任何阿片类药物都可导致肌阵挛,肌阵挛通常是轻度和自限性的,偶有持续全身发作。肌肉强直主要是胸壁和腹壁肌肉僵直,见于迅速静脉给予阿片类药物的情况以及长期治疗尤其是高剂量长期治疗时,使用芬太尼、舒芬太尼和阿芬太尼的发生率最高,使用肌松药、阿片受体拮抗药可使之消除。哌替啶大剂量使用时,可导致神经兴奋症状（如欣快、谵妄、震颤、抽搐）。

苯二氮卓类镇静剂可能因改变 GABA 受体的数量或功能而引起躁动甚至谵妄等反常兴奋反应,苯二氮卓类药物本身有骨骼肌松弛的作用,作用微弱。

丙泊酚可减少脑血流,降低颅内压（ICP）,降低脑氧代谢率（$CMRO_2$）,对颅内压升高病人有利,对脑缺血病人需加强监测,慎重应用。

长时间镇痛镇静治疗可影响神经功能的观察和评估,应坚持每日唤醒以评估神经肌肉系统功能。

四、消化功能

非甾体抗炎药最常见的不良反应是胃肠道黏膜损伤,可表现为腹痛、腹胀、消化不良、恶心、呕吐、腹泻和消化道溃疡,有 10%～25% 的病人发生消化性溃疡,其中有小于 1% 的患者出现严重的并发症如出血或穿孔,威胁生命。预防措施有:高危因素患者慎用或不用,高危因素包括不能耐受 NSAIDs 或大剂量使用 NSAIDs 者、年老、有胃肠出血史、溃疡史,或同时使用糖皮质激素、抗凝血药等;选择不良反应较小的药物或剂型,如 COX-2 选择性抑制剂塞来昔布等;预防性使用 H2 受体拮抗剂和前列腺素 E 制剂。对乙

酰氨基酚可造成肝坏死,保泰松等会造成肝损害,如黄疸、肝炎等。

阿片类镇痛药减少胃肠蠕动,提高胃肠张力,易引起便秘,并引起恶心、呕吐、肠绞痛,酌情应用润肠药及刺激性泻药可减少便秘,止吐剂尤其是氟哌利多能有效预防恶心、呕吐。治疗量吗啡引起胆道奥狄括约肌痉挛性收缩,可致胆绞痛,阿托品可部分缓解。

肝功能损害可减慢苯二氮卓类药物及其活性代谢产物的清除,肝酶抑制剂也会改变大多数苯二氮卓类药物代谢,肝功能障碍或使用肝酶抑制剂的病人应及时减少剂量。

五、代谢功能

阿片类药物对代谢功能影响较小,大剂量吗啡可兴奋交感神经中枢,肝糖原分解增加,使血糖升高,应加强血糖监测和调控。

丙泊酚以脂肪乳剂为载体,长时间或大剂量应用时应监测血甘油三酯水平,并根据丙泊酚用量相应减少营养支持中的脂肪乳剂供给量。

丙泊酚输注综合征是由于线粒体呼吸链功能衰竭而导致脂肪酸氧化障碍,发生在长时间大剂量应用丙泊酚的病人(>5 mg/(kg·h)),表现为进展性心脏衰竭、心动过速、横纹肌溶解、代谢性酸中毒、高钾血症。唯一有效的治疗措施是立即停药并进行血液净化治疗,同时加强对症支持。

六、肾功能

非甾体抗炎药可引发肾功能损害,尤其低血容量或低灌注病人、高龄、既往有肾功能障碍的病人用药更应慎重。临床表现为急性肾功能不全、间质性肾炎、肾乳头坏死及水钠潴留、高血钾等,占所有能引起肾功能不全药物的37%。布洛芬、萘普生可致肾病综合征,酮洛芬可致膜性肾病,吲哚美辛可致肾衰和水肿。

吗啡等阿片类镇痛药可引起尿潴留。

氯羟安定的溶剂丙二醇具有一定的毒性作用,大剂量长时间输注时可能引起急性肾小管坏死、乳酸酸中毒及渗透性过高状态。

七、凝血功能

非甾体抗炎药可抑制血小板凝聚导致出血时间延长,大剂量引起低凝血酶原血症,可考虑补充维生素 K 以防治。

八、免疫功能

阿片类药物可造成免疫功能抑制。吗啡对免疫系统影响的机制似乎主要与 μ 受体相关,μ 受体基因敲除的小鼠,NK 细胞活性降低和 CD4/CD8 比值下降明显减轻。免疫细胞表面已发现阿片受体表达,说明阿片类物质的免疫调节效应可能与之有关。疼痛作为应激本身对机体免疫功能有抑制作用。在进行疼痛治疗时,调节好疼痛、镇痛药物、免疫三者之间平衡可为创伤恢复创造更好的条件。

丙泊酚具有调节免疫的功能,能明显减轻应激时辅助性 T 细胞 1/辅助性 T 细胞 2(Th_1/Th_2)比例的下降,因此能减轻创伤应激导致的免疫不良反应,具体机制尚在不断研究之中。

(申文 袁燕)

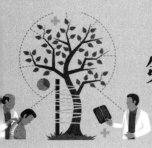

第十章　创伤病人的麻醉

据统计,目前在世界范围内创伤已成为年轻人死亡和伤残的首要原因,在所有年龄死亡的病例中占第四位,仅次于心血管疾病、肿瘤和脑血管疾病。在美国每年有 145 000 人死于创伤,由于创伤而丧失劳动能力的数字更是惊人,创伤所用的医疗费用占所有医疗开支的 7%。创伤多发于年轻人,但同样程度创伤的老年人受伤后死亡率是年轻人的 5 倍。创伤死亡分三个阶段:50% 的病人死于受伤后 1 h 内,为立即死亡,主要为心脏大血管或脑干撕裂伤,这类病人几乎不可能得到抢救和任何医疗;30% 死于受伤后几小时(称为黄金时间),为早期死亡,主要是由于气道损伤、肝脾破裂、硬膜下血肿、血胸或其他引起严重出血的损伤,对这类病人若进行及时正确处理将有部分可能免于死亡;20% 死于受伤后几天至几星期,称为后期死亡,主要是因感染或多器官功能衰竭致死。由于医疗技术的发展和创伤急救的进步,预计后期死亡的比例将会增加,这涉及包括免疫调节等多个医疗领域的努力和深入研究。严重创伤病人有病情复杂、剧变的特点。对某些严重的创伤病人手术治疗是挽救病人生命的唯一有效措施,应尽早施行。由于此类病人生命系统与器官代偿功能常已消耗殆尽,麻醉非常危险,如能于麻醉前采取必要的措施适当恢复与增强重要器官功能,则可减轻麻醉的危险。

因创伤而需要急诊手术的病人,病情严重程度很不一致,麻醉处理的难度也各不相同,处理得当与否直接关系到治疗效果。严重外伤或复合伤病人需要立即进行麻醉和手术,更有些病人在急诊室即要求麻醉人员处理各种紧急情况,如呼吸、循环、镇痛和麻醉方面。严重创伤病人麻醉处理主要包括五方面内容:① 首先要对病人病情严重程度进行正确与恰当的评估,仔细了解严重创伤的特点和病理生理变化;② 术前采取相应治疗措施增强生命器官功能;③ 选择合适的麻醉方法和药物;④ 术中加强监护、严格麻醉管理,及时纠正生命器官活动异常;⑤ 预防和治疗术中和术后的并发症。

第一节　创伤病人的术前病情特点和紧急处理

一、创伤病人的病情特点

创伤病人术前由于肺毛细血管内皮细胞和肺泡上皮细胞受损,导致肺泡表面张力增高,肺顺应性下降,形成肺不张,由此导致肺通气/血流比例失调,易引发急性肺损伤和病人呼吸窘迫。此外,创伤早期有效循环血量减少,机体通过交感-肾上腺素能反应,使心率加快、心肌收缩功能增强及血管收缩来维持心排血量和血压,但当超过一定的限度时,则可引起心肌损害、心律失常及急性肾功能衰竭。

创伤病人有闭合性创伤及开放性创伤两类,在这两类病人中,部分病人还合并心脏等重要器官器质性病变,从而增加了治疗的难度。严重创伤病人,特别是严重多处创伤病人,病情紧急、危重、复杂,多数需急诊手术治疗,因就诊时多已呈现休克,常需在抗休克治疗的同时进行手术治疗,以挽救病人生命。对此类病人,麻醉处理好坏将直接影响病人治疗效果和预后,麻醉医师不仅要正确及时处理麻醉问题,还要在心肺复苏、休克治疗、创伤后呼吸困难综合征或急性肾功能衰竭的防治等方面竭尽全力。

创伤病人的病情有以下五方面特点:

1. 病情紧急　对严重内出血者,须抓紧手术时机,不要无故拖延。由于病情紧急,术前没有充分时间了解病史和进行准备,须在手术的同时边了解边处理,如保护肾,纠正低血容量和酸中毒等。

2. 病情严重　损伤均伴失血和失液,因急性血容量丢失常出现失血性休克,据统计其发生率可达95%。大血管破裂时,往往来不及抢救即临死亡。严重胸部损伤或颅脑损伤,有时发展迅速,可因窒息、缺氧而猝死。对严重创伤病人必须强调早期行循环、呼吸复苏,应在现场急救,转运途中更需不间断地行复苏处理,否则往往会丧失挽救生命的机会。

3. 病情复杂　严重创伤多为多处伤。据统计,胸部损伤者约有80%合并头部损伤;14%合并腹部损伤;26%合并四肢骨损伤。多发伤增加了病情复杂性,处理困难,死亡率也相应增加,单纯胸部损伤的死亡率约为10%,合并其他部位损伤的死亡率增至15%~20%。因交通事故致四肢伤的患者,应高度怀疑伴有闭合性肺损伤、肋骨骨折、气胸的可能性。创伤病人以年轻人居多,约占71%,但近年来老年病人也日渐增多,因其常并存心、肺疾病,给处理增添了困难,并发症和死亡率也增高。

4. 疼痛剧烈　骨关节损伤的疼痛较软组织损伤者剧烈。疼痛不仅病人痛苦,更可增高并发症率和影响康复。胸部损伤疼痛可显著减低肺通气量,促使肺分泌物潴留,增加肺部感染。因此,必须重视伤后或术后的良好镇痛。

5. 饱胃　创伤病人多非空腹,因此防止呕吐误吸极为重要。疼痛、恐惧、休克和药物等因素可使胃排空时间延迟。进食与受伤间隔的时间短者,胃内容物存留更显著。麻醉诱导前应明确病人进食与受伤的间隔时间。有人强调伤后24 h内都存在呕吐误吸危险,因此,对急诊病人应一律视为饱胃病例,慎重处理。据统计择期手术反流率约为10%,而急诊者为25%。反流或呕吐致误吸,可引起酸性物吸入综合征,需强调防止。

二、创伤病人的术前紧急处理

麻醉前急救及治疗是提高麻醉、手术安全性的重要环节,若立即手术是挽救病人生命的唯一手段,则应在积极采取有效治疗措施的同时,立即进行手术。如无立即危及病人生命的病情,可先抓紧时间进行有效治疗,待病人一般情况改善后再行手术治疗,则麻醉危险可减少。

由于手术是重要的治疗措施,若过分强调术前充分处理,将会丧失手术时机,导致严

重后果,对创伤病人的术前治疗可概括为以下六方面:

1. **确保气道通畅及供氧**　严重创伤病人常伴有神志不清或昏迷,丧失主动调节呼吸道通畅的能力,加上呼吸道分泌物不断增多,呕吐物误吸,以及舌后坠等,很难使呼吸道通畅。通气障碍常加速病情恶化,使病人丧失救治时机。因此,首先应迅速建立通畅的呼吸道,以便充分供氧,否则将会因严重缺氧而导致心搏骤停、脑水肿、颅内压增高而死亡。解除气道梗阻包括清洁口腔,吸出血块或呕吐物,结扎口腔内活动性出血点,头部后仰和托起下颌骨以及放置咽喉通气道等,均能使气道保持通畅,这些方法适用于能保持自主呼吸的病人。有声音嘶哑、喘鸣、颈部挫伤或穿透伤、脑脊液外溢、X线片显示有气管移位、颈椎不稳定、面部骨折和气管异物的病人,气道处理十分复杂,必须小心。直接喉镜明视下经口腔气管内插管是紧急情况下确保气道通畅的首选方法,操作时尽可能稳定好头颈位置(防颈椎损伤),并适当压迫环状软骨防止空气进入胃里和胃内容物反流。对预计插管有困难或患者病情一时难以耐受诱导插管的病人,用面罩和皮囊做控制呼吸也是解除缺氧的好办法。

PaO_2 60 mmHg 或 SaO_2 90% 是氧治疗的指征,目的是通过提高吸入气体氧浓度 PaO_2 到 80 mmHg、SaO_2 达 96% 以上。由于 SpO_2 监测与 PaO_2 间呈正相关,所以监测 SpO_2 可指导氧治疗。当鼻管吸氧甚或面罩吸氧都不能使 SpO_2 达 96% 时,应考虑用 PEEP 通气以改善缺氧。

对于各种原因无法采用经口气管内插管而又必须实施紧急气道处理的患者,则应立即采用气道喷射通气(TTV)或紧急环甲膜切开术。当气道梗阻解除和充分供氧后,缺氧仍未见改善者应考虑缺氧由其他因素引起,如血气胸、心包填塞、心脏直接损伤及严重脑外伤等。如有血气胸者应立即做胸腔引流以保证肺扩张,其他胸部外伤如气管撕裂、食道破裂、肺撕裂伤、大血管损伤等均应考虑,并需做急诊开胸手术。

2. **确保静脉通畅及迅速补足血容量**　创伤性休克病人早期最突出的矛盾为血容量不足,也是造成全身性生理紊乱的主要原因。纠正低血容量,维持循环稳定必须与呼吸衰竭同时处理。快速有效地恢复循环,保证组织供氧,防止低血压所致的脑缺氧、心搏骤停和肾功能损害是创伤后休克早期复苏的基本目标。

创伤患者往往伴有低血容量,而麻醉药物又可加重"功能性"的容量不足。液体复苏的首要条件是建立静脉通道,条件允许时尽可能建立中心静脉通道。创伤患者的液体治疗应按以下三个步骤进行。首先需要解决的是恢复患者的循环容量;其次是恢复患者的血液携氧能力,即输注红细胞;最后是维持患者的凝血功能,可输注血小板、新鲜冰冻血浆或其他血液成分。失血性休克时应用胶体液还是晶体液始终存在争议。乳酸钠林格溶液既可治疗低血钠,又能纠正酸中毒;平衡盐溶液具有稀释血液,减低黏稠度,改善微循环的作用,且一定程度的血液稀释能改善氧的运送,达到保护重要脏器的目的,防止发生肾衰。因晶体液不能较长时间停留在血管内,输入后 30~60 min 80% 流入组织间隙,大剂量使用晶体液,将引起低蛋白血症、间质性水肿,从而造成呼吸困难和高动力型心衰等并发症。而以胶体液来补充只需较小剂量即可达到快速复苏的效果,且能增加心排血量,明胶半衰期较短,有渗透性利尿作用,对凝血及交叉配血无影响,临床应用无明显的剂量限制,适用于短期扩容;右旋糖酐具有扩容维持时间长、改善微循环血流障碍和抑制术后静脉血栓形成等特点;羟乙基淀粉能维持较长时间的容量效应,对凝血和免疫系统的影响轻,但长期应用会造成组织蓄积和器官功能损害的危险。目前的趋势是,复苏时容量补充倾向于胶体和晶体液的联合使用,晶体、胶体按 2∶1 的比例输注,而对液体输注的量及复苏的指标,目前在临床实践中仍存有歧义。不合适的液体治疗可导致多器官功能障碍,过量的液体输注可加重心肺功能,导致充血性心衰、肺水肿及脑水肿。限制性液体输注可能致外周器官灌注不足、缺氧、酸中毒,复苏效果不佳,甚至肾衰。目标导向的液体治疗是通过设定能够反映患者血管内容量的监测指标,在围术期加以实时动态监测与处理,始终将该指标维持在正常范围,并由此降低患者术后的重大并发症,改善患者转归。对术前未行机械通气的创伤患者,监测患者的灌注指数(PI)或脉搏变异指数(PVI),两者可有效反映血管内容量状态,用于指导术前补液和输血,可能起到更好的复苏效果。对于失血性休克的患者,术前积极地与血库联系配血备血,保证及时足够的血制品供应,是影响患者复苏及生存的关键因素。

3. 纠正代谢性酸中毒　严重创伤由于大量血液、血浆丢失到体外,或存积在创伤处,使循环功能受损,产生不同程度代谢性酸中毒。pH 值是判断循环状态的较好指标。若 pH 值下降,$PaCO_2$ 正常或偏低,可认为是循环容量不足的表现。低血容量引起的低灌注所致的代谢性酸中毒可采用输液治疗纠正,当通气合适而 pH<7.2 者,应同时补充 5% 碳酸氢钠。晚期和严重出血性休克病人,常因存在代谢性酸中毒而需补充碱性药物。但是由于呼吸的代偿作用,创伤病人中只有 1/3 pH 值降低,2/3 pH 值正常或增高。因此在初期休克治疗时无须常规使用碳酸氢钠,因碱血症将会引起氧离曲线左移,损害组织的氧合作用,同时加重低血钙不利于心脏功能,因此只有当血气分析证实有严重酸中毒时,才需使用碱性药物纠正。

4. 血管活性药物应用　对低血容量休克使用血管收缩药物以代替补充血容量是绝对禁忌的。当血压很低或测不到,而又不能及时大量快速补充液体时,为了暂时升高血压,维持心、脑血流灌注,以防心搏骤停,可以少量使用血管活性药物。其中最常用的药物是多巴胺,它可增强心肌收缩力,提高心排血量及使周围血管阻力增加,血压上升。一般剂量为每分钟 5~10 μg/kg。

5. 解除病人疼痛　创伤病人常疼痛难忍,使病人精神上与神经-内分泌系统产生一系列不良反应,消耗机体各系统、器官的储备能力,促使机体走向衰竭。采取全身用药或受损部位神经阻滞解除病人疼痛,对机体是一种保护性措施,有利于病人恢复。

6. 监测　注意加强创伤病人的呼吸功能、循环功能、体温、出凝血功能监测,但切莫为完成某项监测而延误病人抢救。创伤患者常常伴有低体温、术前患者血液的丢失,多发伤患者身体的充分暴露以利于检查,大量快速的液体及血制品的输注,术前的复苏过程导致低体温,而低体温将进一步加重酸碱代谢紊乱、凝血障碍和心肌功能不全,导致复苏愈加困难,从而形成恶性循环。因此,保温至为关键,急诊室、手术室及术后 ICU 应常备保温毯,空气加热器,输液加温仪和恒温加热器,患者转运途中也应注意保温。通过监测能随时了解病人生命器官功能状况,对及时调整治疗计划有指导作用,并能对病人预后作出估计。

总之,术前应尽量在有限时间内使病人情况纠正到能耐受麻醉和手术的程度。然而在严重出血,出血速度超过每分钟 150 ml 者,可在 20 min 内丧失 50% 以上的血容量。出血量达每分钟 30~150 ml,持续 30 min 亦可发生生命危险。即使出血量<30 ml/min,出血持续 1 h 以上者也可危及生命。在这种情况下手术止血是使病人获得生存的唯一机会,切忌拘泥于抗休克而延误手术时机,故应有充分的思想、技术和物质准备。

第二节　创伤病人的术前评估

一、ASA 病情评估分级

1963 年美国麻醉医师协会(ASA)根据病人病史、体格检查及实验室检查资料,将病人分为五级,以评估病人对麻醉的耐受力。

二、闭合性颅脑损伤的伤情评分与分型

1. 格拉斯哥昏迷评分法(GCS)　1974 年美国 Glasgow 医学院的 Teasdale 和 Jennett 提出脑外伤的昏迷评分法,目前已为国际上广泛采用。

2. 伤情分型　目前国内外多根据 GCS 评分进行伤情分型。具体方法是根据病人睁眼、语言、运动三个方面的能力进行评分,根据得分多少分型,分别为:

(1) 轻型:13~15 分,意识障碍在 20 min 以内。

(2) 中型:9~12 分,意识障碍 20 min 至 6 h。

(3) 重型:3~8 分(有的学者主张 3~7 分),伤后昏迷至少 6 h 以上或伤后 24 h 内意识情况恶化再次昏迷者。有些单位进一步将 3~8 分分为两型,即 6~8 分为重型,3~5 分为特重型。

判定昏迷的标准为:① 不能睁眼;② 不能说出可以理解的言语(发音或喊叫不属于可以理解的言语);③ 病人不能按吩咐动作去做。如伤员能做出此三项之一者,即不属于昏迷。但应注意排除意识障碍来自:酗酒、服大量镇静剂、癫痫持续状态所致的昏迷。

三、创伤评分(TS)

这是一种从生理学角度来评价损伤严重性的数字分级方法。观察指标包括人体对创伤的生理和病理生理反应,如呼吸系统功能(呼吸频率、有无呼吸困难)、循环系统功能(收缩期血压、毛细血管再充盈情况)、中枢神经系统功能(意识状态)。根据此评分可估计伤员的创伤严重程度(参见第二章)。

Jacobs 等指出,TS 为 14~16 分者,生理变化小,存活率高达 96%;1~3 分者,生理变化很大,死亡率超过 96%;4~13 分者,生理变化明显,救治效果显著。文献资料中常以 TS<12 分为重伤标准。TS 的灵敏度为 63%~88%,特异度为 75%~99%,准确度为 98.7%。

四、CRAMS 评分

1982 年 Gormican 用循环、呼吸、腹部(包括胸)、运动和语言五个参数的英文字头,即 CRAMS 为名建立了 CRAMS 评分,后经 Clemmer 修订并提出分值≥7 的伤员属轻伤,死亡率为 0.15%;分值≤6 者为重伤,死亡率为 62%。本评分是生理指标和外伤部位相结合的方案,其内容如表 1 - 10 - 1。本评分的灵敏度为 83%~91.7%,高于 TS,特异度为 49.9%~89.8%。

表 1 - 10 - 1 CRAMS 评分

分值	参数
	循环(circulation)
2	毛细血管充盈良好或血压>100 mmHg(收缩压)
1	毛细血管充盈迟缓或血压在 85~99 mmHg(收缩压)
0	无毛细血管充盈或血压<85 mmHg(收缩压)
	呼吸(respiration)
2	正常
1	不正常
0	无
	胸腹部(thorax and abdomen)
2	胸、腹无压痛
1	胸、腹有压痛
0	腹肌紧张、胸或胸腹部穿透伤
	运动(motor)
2	正常
1	有疼痛反应
0	无反应或体位固定
	语言(speak)
2	正常
1	答非所问
0	无或单音节

在上述对严重创伤病人病情严重程度的评估方法中,除 ASA 病情估计分级外,均与创伤性原因致病情危重直接有关,但对非创伤性原因致病情危重者如何评估,目前尚无一致性意见,仅能以对各生命器官功能不全的评估为参考。

五、创伤病人生命器官功能不全的评估

1. 心脏功能估计 可根据病人活动后表现及屏气试验等进行估计,以了解病人心脏功能对麻醉的耐受力。

2. 呼吸功能评估

(1) 气道评估:TBI 患者可能存在饱胃、颈椎不稳定、气道损伤、面部骨折等问题,增加了建立气道期间反流误吸、颈椎损伤、通气或插管失败的风险。原因包括:患者在受伤之前摄入食物或液体,吞下从口腔或鼻腔伤处流出的鲜血,应激导致的胃排空延缓等。因此,在建立气道前,麻醉医生必须对患者的气道进行仔细评估,以防止上述不良事件的发生。

(2) 肺功能评估:估计病人肺功能好坏常与并存的肺部疾病及病人身体情况直接有

关,尤其对原有呼吸困难程度超过Ⅱ度者(表1-10-2),以及合并慢性咳嗽、哮喘和过度肥胖病人,极易于术后并发肺功能不全,因此术前行必要的呼吸功能测验,以预示术后可否发生肺功能不全十分重要,预示术后并发肺功能不全的肺功能测验项目及数值见表1-10-3。

表1-10-2 呼吸困难程度分级 *

分数	依据
0	无呼吸困难症状
Ⅰ	能根据需要远走,但易疲劳,不愿步行
Ⅱ	步行距离有限制,走一或两条街后需要停步休息
Ⅲ	短距离走动即出现呼吸困难
Ⅳ	静息时也出现呼吸困难

*:指呼吸疾病引起的呼吸困难,根据正常步速、平道步行结束后观察

表1-10-3 估计手术后并发肺功能不全的高度危险性指标

肺功能测验项目	正常值	高度危险值
肺活量(VC)	2.44~3.47 L	<1.0 L
第1 s时间肺活量(FEV_1)	2.83 L	<0.5 L
最大呼气流率(MEFR)	336~288 L/min	<100 L/min
最大通气量(MVV)	82.5~104 L/min	<50 L/min
动脉血氧分压(PaO_2)	75~100 mmHg	<55 mmHg
动脉血CO_2分压($PaCO_2$)	35~45 mmHg	>45 mmHg

简单试验肺功能储备的方法有:① 测胸腔周径法:测量深吸气与深呼气时胸腔周径的差别,超过4 cm以上者,提示无严重肺部疾病和肺功能不全。② 吹火柴试验:病人平静后,嘱深呼吸,然后张口快速呼气,能将置于15 cm远的火柴吹熄者,提示肺储备功能好,否则提示储备低下。

3. 肝功能估计 有关肝功能损害程度,可采用 Pugh 推荐的肝功能不全评估分级加以评定(表1-10-4),按表1-10-4累计计分,1~3分为轻度肝功能不全,4~8分为中度不全,9~12分为重度不全。肝病合并出血或有出血倾向时,提示已有多种凝血因子缺乏或不足。当凝血酶原时间延长、凝血酶时间延长、活化部分凝血活酶时间显著延长、纤维蛋白原和血小板明显减少,提示已出现弥散性血管内凝血(DIC)和纤维蛋白溶解,表示肝已坏死,禁忌做任何手术。

表1-10-4 肝功能不全评估分级

项目	肝功能不全		
	轻度	中度	重度
血清胆红素(μmol/L)	<25	25~40	>40
人血白蛋白(g/L)	35	28~35	<28

(续表 1 - 10 - 4)

项目	肝功能不全		
	轻度	中度	重度
凝血酶原时间(s)	1～4	4～6	＞6
脑病分级	无	1～2	3～4
每项异常的记分	1分	2分	3分
手术危险性估计	小	中	大

4. 肾功能估计 肾病主要包括肾小球性和肾小管性两类病变。肾小球性病变即肾炎,可发展为肾病综合征,病人处于身体总水量过多而血管内血容量减少的状态,发展至末期出现尿毒症。

尿液分析(血细胞、糖、蛋白)、血浆白蛋白、血尿素氮(BUN)、血清肌酐值、内生肌酐清除率、尿浓缩试验和酚红试验等,是较有价值的肾功能测定。以 24 h 内生肌酐清除率和 BUN 为指标,可将肾功能损害分为轻、中、重三类(表 1 - 10 - 5)。

表 1 - 10 - 5　肾功能损害程度分类

测定项目	正常值	损害程度		
		轻度	中度	重度
24 h 内生肌酐清除率(ml/min)	80～100	51～80	21～50	＜20
血尿素氮(mmol/L)*	1.79～7.14	7.5～14.28	14.64～25	25.35～35.7

＊:血尿素氮(1 mg/dl×0.357＝1 mmol/L)。

然而,近年研究发现血清胱抑素 C(Cystatin C)与肾小球滤过率(GFR)的相关性较血肌酐(Scr)与 GFR 的相关性更显著。Cystatin C 在体内产生速率稳定,影响因素极少,是反映早期肾小球滤过功能受损的一个更理想、更可靠的指标,用来指导诊断及治疗,具有重大的临床意义(表 1 - 10 - 6)。

表 1 - 10 - 6　Cystatin C 和 Scr 与 GFR 的相关性

GFR	Scr	Cystatin C
89～71 ml/min	全正常	45％～70％正常
70～61 ml/min	50％正常	90％以上异常
60～51 ml/min	24％正常	100％异常

5. 失血量的估计 严重创伤、烧伤、急腹症等病人可因大量失血、失液导致低血容量甚至休克。失血量、失液量的估计和血容量的补充是严重创伤病人术前、术中及术后处理的重点问题之一。失血的多少一般与损伤程度和损伤部位有关,开放的较闭合的容易估计,一个手掌大小开放伤失血可按 50 ml 计算,肝肾破裂、大血管损伤、骨盆骨折、股骨骨折、胸部或广泛皮肤撕伤等失血量可达 1 000～5 000 ml。有人估计肠梗阻早期肠腔积液量即达 1 500 ml,肠梗阻发展到绞窄时,则可损失达 4 000～6 000 ml,但血细胞比容或血红蛋白浓度在急性失血时下降明显,在肠梗阻、腹膜炎或烧伤等以失液为主的低血容量病人反而会升高。因此对创伤失血量的判断不能以血压作为唯一依据,必须结合病人

的表现和必要的检查作出全面分析和估计。表1-10-7所列检查项目对临床估计有一定的参考价值。

表1-10-7 失血程度与分型

项目	分型		
	I	II	III
呼吸抑制	无	轻度	严重
血气分析	正常	PaO_2↓ $PaCO_2$↓	PaO_2↓↓ $PaCO_2$↑↓
血压	无变化	下降	测不出
中心静脉压	正常或↑	↓	↓↓
脉搏	正常或↑	增快	显著增快
尿量	正常	降低	无尿
意识状况	清醒	定向障碍	昏迷、躁动
失血量估计	<10%	>30%	>50%

第三节 创伤病人的麻醉

一、创伤病人的麻醉特点

由于创伤病人的病情特点,使得对此类病人的麻醉处理明显不同于其他病人。这可概括为以下六方面:

1. 不能耐受深麻醉 任何全身麻醉药都是机体各系统、器官的抑制剂,全身麻醉药用量与机体基础代谢成正比。这两点对选用麻醉药及掌握麻醉药用量非常重要。椎管内麻醉,尽管用药量少,因其对神经阻滞的血流动力学影响明显,安全性明显低于浅全身麻醉。浅全身麻醉,特别是氯胺酮、羟丁酸钠这两种全身麻醉药,除非病人肾上腺功能衰竭,一般配合肌松弛剂,都能收到较好麻醉效果。

2. 难以配合麻醉 采用局部麻醉、神经阻滞麻醉和椎管内麻醉,皆需病人合作。严重创伤病人多疼痛难忍,且由于严重循环障碍,病人多烦躁不安,难以保证安静的手术野,尽管这些麻醉方法简单易行,但有时却难以采用。

3. 难以避免呕吐误吸 严重创伤病人,胃肠道多处于充满状态,任何镇痛药及机械性刺激,均可引起呕吐甚至误吸,严重威胁病人安全,此类病人的麻醉处理,必须做到确保消化道与呼吸道隔绝,并要维持到术后患者完全清醒时为止,以策安全。

4. 麻醉药作用时间明显延长 严重创伤病人,由于循环系统功能障碍,肝肾功能继发性受损,除吸入性全身麻醉药不经肝代谢、很少干扰肝肾功能外,静脉全身麻醉药基本均由肝解毒、经肾排泄,丙泊酚有肝外代谢和肾外排泄途径,其代谢产物无药理学作用,因此丙泊酚的代谢可能不受肝肾功能影响。然而丙泊酚对肝脏细胞色素P450有抑制作用,与其他麻醉药物联合使用时,有可能延长其他药物的代谢过程,尤其对合并肝功能障碍者影响更甚,因此少量麻醉药应用,便可使术后复苏时间明显延长,这种情况将促使麻醉医师慎用不利于术后复苏的麻醉剂。

5. 常伴有不同程度脱水、酸中毒　需手术治疗的严重创伤病人,均伴有不同程度等张脱水或全血丢失,严重影响机体通过有氧代谢途径获得能量来源,同时也使肾对代谢废物的排泄及再生 HCO_3^- 的功能受损,必然会出现代谢性酸中毒。脱水是原发的,酸中毒是继发的,这些病生理情况的发生导致了其他系统、器官功能异常,使机体耐受麻醉能力明显减低,极易发生麻醉意外。

6. 常需支持循环功能　对严重创伤病人,为保证生理活动必需的循环功能,无例外地要行液体复苏,羟甲淀粉、平衡盐液是液体复苏的首选药,但因体液大量丢失及严重创伤后生成的有毒物质的影响,为使病情迅速逆转,常需即时应用血管活性药及正性肌力药,这些药物的应用可使麻醉医师对麻醉药的循环影响作出错误估计,也许会使麻醉医师加大麻醉药用量,并对循环状态的恢复作出错误判断。

二、麻醉用药和麻醉方法的选择

创伤病人的麻醉可根据创伤部位、手术性质和病人情况选用局麻区域阻滞或全麻。一般来说,不能绝对地肯定某一麻醉药或麻醉技术较其他药物或方法优越,麻醉方法的选择决定于:① 病人的健康状况;② 创伤范围和手术方法;③ 对某些麻醉药物是否存在禁忌,如氯胺酮不适用于颅脑外伤;④ 麻醉医师的经验和理论水平。

1. 麻醉前用药　对严重创伤病人,术前应给适当量止痛、镇静药,消除病人紧张及恐惧,但应注意所用药以不使血压降低、不抑制呼吸为前提;对已昏迷或垂危病人只应用抗胆碱药;对处于休克状态的病人,最好是小量、分次静脉给药。休克、低血容量和意识障碍病人可免用镇静、镇痛药物,但不宜省略抗胆碱药。有些外伤病人可能十分烦躁,需术前使用镇静、镇痛药。疼痛的程度取决于受伤部位,头部及软组织损伤疼痛少。对头部外伤病人不能使用麻醉性镇痛药,以免影响意识和瞳孔的观察,对诊断为创伤性颅脑损伤,蛛网膜下腔出血,伴有严重高血压及颅高压患者,术前高热、烦躁、呼吸功能障碍,满足紧急气管插管条件者,麻醉性镇静药的使用可能是必要的。丙泊酚与咪达唑仑可有效降低颅内压,控制高热,有脑保护作用。高剂量的丙泊酚对脑电图有爆发性抑制作用,有效控制脑损伤后的癫痫持续状态。

2. 局部和区域阻滞麻醉　对一些创伤范围小、失血少的病人,区域麻醉有一定的优点,如对呼吸、循环的干扰最少,降低交感神经张力,减轻应激反应,减少术中出血和术后深静脉血栓形成,患者在手术期间保持清醒状态,有利于神经和意识的判断以及术后镇痛等。位于肢体的手术,多可在局部浸润麻醉、局部静脉麻醉或神经阻滞下完成。腰丛与坐骨神经阻滞,用于单侧下肢任何部位手术,效果均满意。局部浸润麻醉对休克病人是一种安全、简便的方法,应当受到重视,特别对缺乏麻醉人员或设备简陋的基层医院,更应提倡此种麻醉方法。

在休克情况下,病人对局麻药物的耐量相应降低,应严格控制用量,以防中毒反应。局部浸润麻醉的缺点是肌肉不够松弛,在探查腹腔和牵拉脏器时,病人常感不适,有时恶心、呕吐,躁动不安,影响手术进行。由于肌紧张,手术野显露不佳,难以迅速控制脏器出血,甚或出现有害神经反射,从而加剧休克。因此,对病变复杂或脏器大出血的病人,不宜选用局部麻醉。

至于是否选用区域麻醉,麻醉医师则应根据手术要求和所选麻醉方法的禁忌证(腰麻和硬膜外均有各自的禁忌证)决定。原则上对于循环不稳定、有意识障碍、呼吸困难或凝血功能差的病人,忌用区域麻醉。

3. 硬膜外阻滞麻醉　椎管内麻醉对人体的生理影响与麻醉范围直接有关。有的创伤及失血病人正处在休克代偿期,尽管血压正常,但血容量已明显减少,即使硬膜外阻滞范围小亦有致心脏停搏的危险。从原则上讲,在休克好转前,禁用椎管内麻醉。但对病情较轻、术前经治疗已使低血容量得到一定纠正,低、中平面的硬膜外阻滞仍可考虑,但应谨慎。置入硬膜外导管后,不宜立即注药,待平卧位建立输液通道后,再分次小量试探性注药。严格控制麻醉范围,加强动脉压的监测,实施升压措施。若循环变化明显,应立即放弃硬膜外阻滞,改用其他麻醉方法。

4. 全身麻醉　对于创伤病人,麻醉药物的治疗指数非常低,所谓的"安全"诱导剂量也会造成致命性危险,对于病情稳定的创伤患者麻醉诱导与一般选择性手术患者无明显区别,而对低血容量的多发伤者则要警惕。主张避免深麻醉,维持浅麻醉结合肌松药即可。

(1) 吸入全麻:绝大部分吸入全麻药均抑制循环功能,其程度与全麻的深度成正比。氟烷、安氟醚抑制循环较轻。异氟醚在 2 MAC 时才使心排血量降低。Shin 等通过对创伤性休克病人的麻醉观察,发现氟烷-氧化亚氮麻醉的死亡率和并发症发生率,较神经安定麻醉为低。氟烷与氧化亚氮合用,是休克病人常用的麻醉方法。氧化亚氮也常与安氟醚、异氟醚或吗啡、芬太尼等合用。

(2) 静脉全麻:大多数静脉全麻药是作为全麻诱导药使用(表 1-10-8)。① 硫喷妥钠:可降低脑氧代谢率($CMRO_2$)、脑血流量(CBF)、颅内压(ICP),适用于颅脑创伤而血容量基本正常和循环功能稳定的病人,但该药可直接抑制心肌和扩张外周血管而致低血压,不宜用于休克病人,尤忌大量或快速推注,宜小剂量分次静注。② 依托咪酯:对心血管影响轻微,能降低 $CMRO_2$、CBF、ICP 和增加脑灌注压(CPP),因此适用于休克或循环功能不稳定的创伤患者,或伴有颅脑外伤的多发伤患者。依托咪酯的问题包括注射部位刺激痛和肌痉挛,可以通过静注利多卡因、小剂量咪唑安定(1~2 mg)和快速起效肌松剂来减轻或缓和这些不良反应。虽有单次静注依托咪酯后肾上腺皮质功能抑制的报道,但这种抑制作用的时间短,不完全,临床意义尚存在争论。③ 氯胺酮:具有兴奋循环作用,静脉注射 2.2 mg/kg 后 5 min,心率增快 33%;动脉压上升 23%;心排出量增加 41%。注药后 30 min,动脉压略有降低,但仍明显高于用药前水平,经大量病例观察,氯胺酮用于休克病人麻醉,效果满意,绝大部分病人在给药后动脉压均有不同程度升高。但该药一方面促进神经末梢去甲肾上腺素的释放引起收缩压增高和心率增快,另一方面对心脏具有直接的抑制作用,对重度休克患者可因使心肌收缩力降低而致血压下降,以及增加 $CMRO_2$、CBF、ICP,故不适用于颅脑外伤或伴有高血压、心肌损伤的创伤患者。④ 羟丁酸钠:有升压和减慢脉率的作用,即使用于全身情况很差的病人,也易保持循环稳定。⑤ 咪唑安定:小剂量(1~2 mg iv)咪唑安定能提供良好的镇静、遗忘和抗焦虑作用,对心血管功能影响轻微。但对于严重休克或老年患者则心血管抑制作用十分明显。小剂量分次静注常用于清醒性镇静,包括清醒气管内插管。该药能使 ICP 降低。⑥ 芬太尼:不影响容量血管与静脉回流,对心房压、心室压及左室舒张末期压亦无明显影响,即使用量增至 20 μg/kg,动脉压仅降低 10%,若再加大剂量,动脉压并不继续下降。目前多数人认为芬太尼可用于创伤性休克病人的麻醉维持。若与氧化亚氮合用,可减少芬太尼用量,获得满意的麻醉效果。给予芬太尼一个负荷剂量后,以每分钟 $0.02\sim0.10\ \mu g/kg$ 静注,可获得稳定的血浆(镇痛)浓度,并使吸入麻醉剂降低约 50%。⑦ 舒芬太尼类似芬太尼,但起效和消除更快,静滴的剂量为每分钟 $0.003\sim0.01\ \mu g/kg$。

表 1-10-8 常用的创伤麻醉诱导药物*

药物	标准剂量	创伤剂量	BP	CCP
硫喷妥钠	3～5 mg/kg	0.5～2.0 mg/kg	降低	降低或稳定
依托咪酯	0.2～0.3 mg/kg	0.1～0.2 mg/kg	稳定	增加
氯胺酮	1～2 mg/kg	0.5～1.0 mg/kg	稳定	稳定或降低
异泊酚	1.5～2.5 mg/kg	0.5～1.0 mg/kg	降低	降低或稳定
咪唑安定	0.1～0.2 mg/kg	0.05～0.1 mg/kg	稳定	稳定或降低
芬太尼	3～10 μg/kg	1～3 μg/kg	稳定	稳定
舒芬太尼	0.5～1.0 μg/kg	0.1～0.5 μg/kg	稳定	稳定

*:SBP<60 mmHg 的昏迷病人,不需给予诱导剂。

第四节　创伤病人的麻醉管理

一、麻醉诱导

麻醉诱导的关键是必须首先控制呼吸道,防止胃内容物反流和误吸,可采取下列措施:

1. 放置粗胃管吸引　虽不能完全吸净胃内容物,但因胃管刺激有时诱发呕吐,有助于将部分胃内容物吐出,但切忌在病人处于休克时施行。

2. 应用　组胺 H2 受体阻滞药如西咪替丁,有降低胃液酸度、减少胃液分泌、减轻酸性液误吸综合征严重程度的功效。

3. 表面麻醉下清醒气管插管　这是保证呼吸道通畅、避免误吸最安全的方法。

4. 静脉快速顺序诱导下气管插管　静脉快速诱导气管插管也可用于饱胃病人的麻醉。为减少反流误吸的发生,静脉诱导插管应结合压迫环状软骨法进行,并由技术熟练者操作。具体步骤如下:① 抽吸胃管尽量吸尽胃内容物。② 吸纯氧去氮,如对于术前清醒患者,给予新鲜气体流量超过静息分钟通气量(大约 5 L/min),正常潮气量吸入纯氧 3 min 或深长呼吸 4 次后呼气末氧浓度(EtO₂)≥90% 就说明预给氧足够,可以开始诱导了。而对于残气量低、耗氧量大的肥胖患者或小儿,4 次深呼吸效果不如 3 min 潮气量呼吸的预给氧,而老年患者常伴有慢性呼吸道疾病,摄氧能力低,可能需要 5 min 的纯氧吸入才能满足预给氧的要求。对于烦躁不能配合患者,术前给予高流量的鼻导管吸氧可改善预给氧效果。③ 静注适量抗胆碱药,如阿托品 0.5 mg。④ 静注小剂量非去极化肌松药,如先静注泮潘库溴铵 1～2 mg,以防止琥珀胆碱诱发的肌震颤、琥珀胆碱因其快速起效的肌松作用可用于快速顺利诱导患者的麻醉,然对创伤患者的使用需谨慎。创伤患者多伴有脊髓损伤、挤压伤、脑挫裂伤和眼内外伤,其对琥珀胆碱的使用有诸多禁忌。罗库溴铵(1~1.2 mg/kg)静脉注射的肌松起效时间与琥珀胆碱相似,约 60 s,可安全用于创伤病人的麻醉。⑤ 静注硫喷妥钠(3~4 mg/kg)或氯胺酮(1~2 mg/kg)或依托咪酯0.3 mg/kg 诱导;继之静注琥珀胆碱 1~1.5 mg/kg;氯胺酮(1 mg/kg)不降低外周血管阻力,可用于血流动力学不稳定的患者的麻醉。丙泊酚常规诱导剂量显著降低血压,而低剂量(0.5~1 mg/kg)可用于低血压患者的诱导。依托咪酯(0.3 mg/kg)诱导对血流动力学的影响较小。⑥ 术者施行控制呼吸,助手向脊柱方向压迫环状软骨以压瘪食管上口,防止气体进入胃内。⑦ 迅速暴露声门、插管,并将导管套囊充气。

　　病人于急诊室抢救时如已插入气管导管,入手术室后应检查导管的位置、粗细、通畅度及有无漏气,若不够理想,应予以更换。

二、麻醉维持

　　低血容量休克病人对全麻药的耐量减小,无论吸入、静脉或静吸复合用药仅需小量就足以维持麻醉,如辅以肌松药用量可更小。镇痛药因吗啡和哌替啶均具有组胺释放作用,故常选用芬太尼,芬太尼对心血管功能差的病人能提供良好镇痛作用,对血流动力学影响较小,但因有轻度扩张周围静脉作用,开始应用剂量宜小(2~10 μg/kg)。若能耐受上述剂量者,追加时可适当增量,每 20~40 min 追加 1 次(25~50 μg),最大量不超过25~50 μg/kg。此法能达到良好止痛效果,长时间手术中使用大剂量者,手术结束时可用纳洛酮(0.1~0.4 mg)对抗,以减少术后呼吸抑制。近年来对术中"知觉"问题进一步重视,可用地西泮、咪唑安定或异泊酚预防术中知晓。

　　吸入麻醉剂一般可安全用于全麻维持。低浓度安氟醚或异氟醚对循环影响均较小,可选用,异氟醚使心率增快,心排出量增加,外周血管阻力降低,适用于创伤休克病人。地氟醚血气分配系数最低(0.42),并且在体内几乎无代谢(0.02%),尤其适用于长时间手术的麻醉维持。氧化亚氮-氧-镇痛药-肌松药复合麻醉对循环影响轻微,但禁用于气胸、皮下及纵隔气肿或气栓等病人。N_2O 有加重气胸或颅脑积气的危险,且其与阿片类药物合用时可降低心排血量,不宜常规应用于创伤患者,尤其不适用于急性多发伤患者。

　　胸、腹部严重创伤病人可用 0.05%~0.1%氯胺酮溶液静脉持续滴注维持,并结合肌松药、其他镇痛药或氧化亚氮。氯胺酮有颅内压和眼内压升高的缺点,应慎用或避免用于脑外伤和眼外伤病人。神经安定镇痛麻醉适用于某些危重病人,对血压、脉搏的影响较轻,循环较易维持稳定,但必须强调在补足血容量的基础上施行,因氟哌利多有降血压作用。目前伊诺伐-氧化亚氮-氧-潘库溴铵维持麻醉已成为创伤病人常用的麻醉方法。

　　休克病人应用肌松药,不仅可使麻醉能保持在较浅水平,从而减轻全麻药对循环的影响,而且使体腔内手术区显露更好,有助于手术顺利施行。休克病人的循环功能低下,肝、肾功能有一定程度削弱,肌松药的选择和使用剂量均有别于一般病人。琥珀胆碱对循环系统影响较小,是休克病人快速诱导插管的常用药物,但它能促使钾离子自细胞内逸出,产生不同程度的血钾增高。大范围软组织损伤、大块肌肉坏死变性、严重创伤合并肾功能不全的病人,应警惕高钾血症。对已有高血钾病人,为避免发生心脏停搏,避免应用琥珀胆碱。琥珀胆碱还有升高胃内压作用,胃饱满病人能促使发生反流误吸。这类病人使用肌松药,宜选用非去极化肌松药。潘库溴铵、维库溴铵与阿曲库铵在临床应用剂量范围内,不阻断交感神经节,不释放组胺,对心血管的影响轻微,麻醉诱导和维持均可应用,危重病人肌松药用量应酌情减少。

三、麻醉期间监测

监测的目的是便于对病情和疗效作出正确估计和判断,以利于指导和调整治疗计划,提高麻醉质量和安全性。常用的监测项目如下:

1. 脉率与动脉压 常规 ECG 监测除可以了解心率和心律失常外,还可观察 QRS 波群改变,发现心肌缺血、电解质紊乱和及早诊断心搏骤停。严重休克时,由于外周血管极度收缩,袖带血压计难以测出血压,此时如经桡动脉穿刺插管直接测定动脉压,有助于判断病情,根据直接动脉压并参照中心静脉压值,决定继续补液抑或是使用血管扩张药。放置桡动脉导管后,还可提供动脉血气分析的采血通道,根据血压波形的改变判断心肌收缩情况,上升支速率慢常表示心肌收缩力下降,心率快而压力波变窄时常表示低血容量和每搏量降低。

2. 尿量 $0.5\sim1.0\ \text{ml}/(\text{kg}\cdot\text{h})$ 是组织灌注满意的指标。当每小时尿量低于 20 ml 时,提示应继续加强抗休克措施,当补足血容量后,尿量即可增多。若经大量输液尿量仍保持在较低水平时,应警惕肾功能不全并发症。

3. 中心静脉压与肺毛细血管楔压 这是传统观察血容量和心功能的指标,也是指导液体复苏的指标。当中心静脉压和动脉压均在低值时,常提示血容量不足,应继续加快补液。若经快速输血或补液后,病情无改善,动脉压仍在较低水平而中心静脉压已上升至较高水平,提示右心功能障碍,应减慢输液速度和使用心肌正性变力性药物支持心脏功能。左心功能受损时,左室舒张末期压将明显上升,但中心静脉压仍可保持正常。肺毛细血管楔压能准确反映左室舒张末期压,压力低于 8 mmHg,提示有相对血容量不足;若超过 20 mmHg,说明左心室功能异常;超过 30 mmHg,提示已存在左心功能不全。而中心静脉压和肺动脉楔压受心肺功能的影响较大,在指导围术期液体复苏治疗上不再具有较大意义。2001 年 Rivers 提出早期目标导向治疗(Early Goal-Directed Therapy,EGDT)的概念,以血流动力学指标(如每搏量)为目标,通过液体负荷,维持围术期每搏量最大化的方案,使机体组织器官获得最好的灌注和氧供,具有输液个体化的特点。围术期目标导向液体治疗的方法:①液体冲击法,10 min 内给予 200 ml 液体冲击,观察 SV 的变化,如 SV 迅速升高超过 10%;重复液体冲击直到 SV 的升高<10%,此时病人的每搏量即为最大每搏量。②液体反应法,即在 $3\sim5$ min 内给患者输注理想体重 3 ml/kg 的液体,在输液结束后获得 ΔSV,观察是否超过 10%,若超过 10% 则作为输液反应性试验阳性指标,并作为第二次液体反应试验的前提,直至 ΔSV<10%。若液体反应为阴性,维持输液 $1\sim2$ ml/(kg·h)。③通过测定可反映 SV 变化的其他血流动力学指标对液体负荷的反应实现 GDFT 的方法。如机械通气周期动脉脉压的变化(ΔPP)。如机械通气周期 PP 的变化大,病人的容量状态处于 Staring 曲线的上升段;如机械通气周期 PP 的变化小,容量状态接近或达到 Staring 曲线的平台。因此,维持术中 PP 最小化也可达到每搏量的最大化,实现围术期的目标导向液体治疗。现有的 GDFT 的临床研究显示,此输液方式可降低患者在 ICU 的停留时间,缩短患者住院时间。可加快患者术后胃肠功能的恢复,减轻术后肺水肿的发生。

4. 体温监测 对大量输血输液及长时间手术十分重要,可用食管温度探头和踇趾皮温测定,分别监测中心体温和外周血管灌注情况。严重休克初期,病人的中心温度与外周温度差加大,经治疗组织灌流改善后,温度差即可减小。

5. 血细胞比容监测 通过血细胞比容可了解组织供氧情况。血细胞比容达 30%时,组织的供氧最好,若低于 25%,提示应补充全血或含红细胞的血液制品。

6. 动脉血乳酸盐 它是监测无氧代谢有价值的方法,是了解疗效和判断预后的重要指标。若病人呈现乳酸盐持续性升高,常提示预后不良。

7. 动脉血气 当病人 $PaCO_2 > 65$ mmHg 或 $PaO_2 = 50$ mmHg 时,需行气管插管和行机械通气治疗。根据 PaO_2 与 $PaCO_2$ 间关系,可推算肺泡-动脉血氧分压差($A\text{-}aDO_2$),用此评价呼吸功能,较单纯测定 PaO_2 与 $PaCO_2$ 意义更大。凡吸入空气时 $A\text{-}aDO_2 > 50 \sim 60$ mmHg 或吸纯氧时 $>350 \sim 450$ mmHg,提示需要用通气机行呼吸支持。根据动脉血气分析结果,还可鉴别体液酸碱紊乱的性质。

8. 经食管超声心动图(TEE) 近年来,随着食管超声技术的发展及越来越多麻醉科医生对超声技术的掌握,TEE 不再局限于心脏病患者行心脏手术的监测,而开始广泛用于其他外科手术中心功能及有效循环容量的评估甚至肾功能的评估。创伤患者病情复杂,机体损伤严重,常合并颅脑损伤、肺挫裂伤、脏器出血、心包填塞等可能。若创伤患者在围术期出现液体复苏效果不佳、严重低血压、血管活性药反应差、急性心衰或 ARDS时,尽早置入 TEE 监测显得尤为重要。TEE 可监测有效循环血量,评价整体和局部左右心功能,尽早发现骨科泌尿外科手术过程中可能出现的脂肪栓塞、肺栓塞、开颅手术的气体栓塞及胸部创伤的心包压塞可能。还可用于指导围术期液体治疗,心血管药物的使用,避免液体过负荷导致的充血性心衰和肺水肿的发生。TEE 还可用于监测肾动脉血流,及时干预及预防术后肾功能衰竭。

9. 血栓弹力图 血栓弹力图(Thrombelastograghy,TEG)仪是整体评价凝血和纤溶过程的分析仪。它不需要血标本处理,用少量全血监测血小板、凝血因子、纤维蛋白原、纤溶系统和其他细胞成分之间的相互作用,准确地提供病人的凝血概况。创伤患者多伴有凝血功能障碍,TEG 不仅可以判断凝血功能,还用于指导成分输血,有效改善临床治疗的效果。

四、麻醉期间循环、呼吸管理

(一)循环管理

对创伤病人麻醉期间循环管理应做到以下四点:

1. 维持良好血压 良好的血压水平应表现于周围温度接近中心温度,排尿量正常,血乳酸盐含量正常。麻醉期间为维持血压,常采用扩容方法,当术中大出血使动脉压剧降、情况紧急时,即使存在低血容量,亦可暂时使用升压药物以保护内脏重要器官,借以挽救生命,当 MAP < 55 mmHg,可能导致急性肾衰或诱发心脏手术患者的心肌损伤。对怀疑伴有创伤性脑损伤患者,术中应维持收缩压 > 90 mmHg。有时在长时间休克后,血管张力减退,血液潴留于静脉系统,在补充血容量的同时,应用适量血管收缩药即可使动脉压上升。对明显内毒素血症的病人,血容量的损失有限。血压的降低源于外周血管的麻痹扩张和内毒素对心肌的抑制及毒性作用,可用多巴胺或多巴酚丁胺等药物支持心功能,去甲肾上腺素提高外周血管张力提升血压,氢化可的松是一种内源性糖皮质激素,可以提高休克状态下丘脑肾上腺皮质轴受抑制的低血压状态,改善应激反应。静脉滴注100 mg 的氢化可的松可显著提高创伤患者对血管升压素的反应性。

2. 控制心律失常　严重创伤病人,特别是已发展到休克状态时,由于内源性儿茶酚胺增多和酸中毒的影响,极易发生心律失常。严重心律失常可致心排出量降低,血压下降。治疗心律失常的首要措施是去除诱因,保证充分通气和供氧,然后根据 ECG 的诊断给予针对性抗心律失常药治疗。对代偿性及中毒性心率增速,不宜使用 β 受体抑制剂,以免心功能抑制导致严重恶果。

3. 支持心泵功能　引起创伤病人心功能障碍的因素有:酸中毒与电解质紊乱;大量快速输血的低体温;外周血管阻力增加所致的后负荷加大;心肌抑制因子及其他有毒物质对心肌的影响。应根据情况努力去除原因,并分别用胰高糖素、速效洋地黄或 $β_1$ 受体兴奋药治疗,抑肽酶及药理剂量的皮质激素对缺血性心肌损伤有一定保护作用,可根据病人情况应用。

4. 改善微循环　创伤病人特别是已进入休克状态时,都存在微循环障碍,严重影响能量代谢进行,特别是需氧能量代谢。当循环容量补足后,如反映组织灌流状态的各项指标未能恢复正常,应立即给解痉药解除血管痉挛,并应用低分子右旋糖酐疏通微循环,改善血液流变状态。用于改善微循环的药物有东莨菪碱及酚妥拉明。药理剂量的皮质激素也有良好效果。但需注意,使用 α 受体阻滞药改善微循环时,应以补足血容量为前提,否则常使血压难以回升,反使循环状态恶化。

（二）呼吸管理

创伤病人如循环容量明显欠缺,其生理无效腔将倍增,如呼吸浅快,由于通气/灌流比例失常,可使肺内分流增加近两倍。当伴有胸部外伤时,这些病理生理改变更明显。保持呼吸道畅通与充分供氧是支持呼吸的根本措施。对于采用气管内全麻进行机械通气的病人,能较好地满足这些要求。为检测供氧、通气与换气效果,应行 SpO_2 及 $P_{ET}CO_2$ 监测。

1. SpO_2 监测　由于 SpO_2 与 PaO_2 在 60～100 mmHg 范围内相关性很好,目前临床广泛采用 SpO_2 监测代替 PaO_2 监测。一般认为,PaO_2 降至 60 mmHg,若"氧离曲线"正常,SpO_2 为 90%,组织细胞的氧供应下降甚少,病人常能耐受,而不需行氧治疗。但当 PaO_2 低于 60 mmHg 时,由于组织供氧量明显减少,即必须进行氧治疗。吸入空气时(含氧 20%～21%),PaO_2 介于 75～100 mmHg 间,SpO_2 为 94%～99%。麻醉期间由于吸入气体氧浓度均在 40% 以上,PaO_2 可达 200 mmHg,SpO_2 一般皆能维持于 99%～100%,这对组织供氧起了保证作用。但当严重低血压时,由于血流停滞,SpO_2 测得值便接近于混合静脉血氧分压(35～40 mmHg)的血氧饱和度值(70%～75%),遇此情况需及时升高血压才能使 SpO_2 升高。

2. $P_{ET}CO_2$ 监测　$P_{ET}CO_2$ 是测量呼出气体中的 CO_2,正常值为 35～45 mmHg,如以百分浓度表示,即 4.6%～6%。肺泡中 CO_2($PACO_2$)几乎与 $PaCO_2$ 相等。肺泡通气与血流直接影响 $P_{ET}CO_2$ 值,通气多、血流少,使 $P_{ET}CO_2$ 降低,通气少、血流多,则使 $P_{ET}CO_2$ 升高。严重创伤病人,应使 $P_{ET}CO_2$ 维持在 30～35 mmHg。$P_{ET}CO_2$ 急剧降低,常表示肺泡无血液灌流,在使用碳酸氢钠纠正酸中毒时,血中 $PaCO_2$ 在短时间内迅速升高,此时应注意及时调整呼吸参数,促进 CO_2 的排出。

3. 肺挫裂伤患者的呼吸管理　在对创伤患者进行机械通气时,需要考虑机械通气和呼吸机诱导的肺损伤(包括气压伤、容量伤及肺不张)的潜在不利影响。采用肺保护性通气策略,即使用 6～8 ml/kg 的潮气量并保持平台压在 30 mmHg 以下,对于高风险患者以及可能的所有患者都是有益的。使用适当水平的呼气末正压和肺复张操作的"开放肺"策略仍存在争议。应谨慎进行"允许性高碳酸血症",因其可使严重 TBI 者颅内高压进一步增加。

对严重创伤病人,宜选用定时兼定容切换类型通气机,既可保证通气,又可明显减少呼吸肌对供血的需求量。若病情危重,间歇正压通气(IPPV)难以使 SpO_2 达到 90％以上时,应改用呼气末正压(PEEP)通气治疗。

第五节 几种常见创伤病人的麻醉处理

一、胸部创伤病人的麻醉处理

据统计,送到医院之前即已死亡的严重创伤病人中,约 30％为胸部创伤,胸部创伤如果合并颅脑、腹、四肢伤,则处理更加困难。胸部创伤无论是开放型或是闭合型,通气功能都受影响,即使单纯肋骨骨折,亦可因疼痛而妨碍呼吸交换。多发肋骨骨折,即连枷胸,可因胸壁塌陷出现明显的反常呼吸。胸部伤合并颅脑外伤者,因中枢抑制,可进一步削弱通气而致严重低氧血症,无效通气导致低氧血症和肺部继发感染的发生,死亡率高达 9％～16％。2016 年 Coughlin 等的 meta 分析显示,创伤后 24 h 行手术固定治疗可有效缩短机械通气支持的时间和 ICU 滞留时间,降低继发性肺炎和呼吸机相关性肺损伤的发生率,获得较好的病情转归。然而对合并严重颅脑损伤、脊髓损伤及不稳定的血流动力学状态患者,早期的肋骨固定术是不被推荐的。气胸是胸部创伤常见的并发症,可因纵隔移位而严重干扰呼吸和循环,如系张力气胸则影响更甚。麻醉前必须先施行胸腔穿刺闭式引流,否则可因正压通气而加剧胸腔积气和纵隔移位,甚至猝死。并存颈部皮下气肿和纵隔增宽者,要怀疑大气管破裂。胸内大血管破裂,往往因急剧失血而病情危重,多处于严重休克、神志不清状态,必须立即手术止血,麻醉须密切配合,不能延误。心脏挫伤可致心律失常、心功能骤减。胸部创伤病人中约 5％伴心肌挫伤,38％伴 ECG 改变。

肺实质损伤者多伴有咯血,诱导插管时要避免呛咳,要警惕大量血液涌出造成窒息意外。如遇心音弱、失血量与低血压不相符、心影增宽变大、CVP 增高时,须想到有心脏压塞,其麻醉处理十分困难。心包腔积血越多,心排血量越少,麻醉诱导后越易出现严重低血压或心脏停搏。对疑有心脏压塞者,术前应先在局麻下行心包穿刺减压,然后麻醉诱导,不用硫喷妥钠,可用氯胺酮。

胸部创伤常需在气管内插管静脉复合或静吸复合麻醉下行急症开胸手术。麻醉处理总原则为浅麻醉,辅助肌松药,控制呼吸,改善呼吸功能。不宜用 N_2O,宜常规辅用局麻或肋间神经阻滞,以维持浅全麻,术前存在血胸的患者,应考虑大血管损伤的可能。盲目的开胸减压可能导致急性大量失血、心搏骤停甚至死亡的发生。对此患者,术前应与家属进行良好有效的沟通,备血及自体血回收,做好抢救准备。

对并存肺挫伤者,应严格限制术中输血输液量,充分估计失血量,谨防输血输液过量导致肺水肿。输血输液过程中除严密观察临床表现外,应连续监测中心静脉压、SpO_2 和 ECG。

二、腹部创伤病人的麻醉处理

腹腔实质性脏器创伤以肝、脾破裂居多,且以脾破裂为常见。严重肝、脾破裂的出血量一般都在 2 000 ml 以上。肠系膜血管破裂出血亦较多见。对腹部创伤伴内出血者,治疗应越早越好,同时应努力纠正失血性休克,当血压开始下降、脉压变窄、脉搏增快时,提示失血量已达 1 000～2 000 ml。在出血尚未止住前,应尽量输平衡盐液,当出血止住后再输全血,以节省血液。当休克初步改善后,应立即在气管内浅麻醉下手术,用静脉复合或静吸复合并用肌松药维持,切开腹膜时,谨防腹腔积血一涌而出,导致血压骤降意外,应缓慢放出并做好快速输血准备。腹部手术患者术后放置引流管可观察术后继发性出血,也可用来监测腹内压,通过监测腹内压的动态变化,来了解病情的发展及预后。当腹内压<15 mmHg,不进行特殊处理;腹内压在 15～25 mmHg 积极进行胃肠减压使腹内压逐渐恢复正常;腹内压在 25～35 mmHg 早诊断,尽早进行腹部减压术(剖腹探查术),避免多器官功能障碍的发生,提高抢救成功率。腹内压>35 mmHg 者,均发生了多器官功能障碍,预后较差。

对单纯胃肠道损伤,如无明显失血症状,情况也较好,可选用连续硬膜外阻滞。低血容量休克前期病人,经输血、输液血压回升且趋于稳定者,可考虑用连续硬膜外阻滞,但必须慎重掌握以下要点:① 正确判断循环功能。② 根据手术要求选择最低穿刺点,如 T11～T12 或 T12～L1 椎间隙穿刺,头端置管。③ 置管后改平卧位,测血压、脉搏无明显变化时再注射试验量,一般给 2～3 ml。④ 低血容量休克病人对麻药的耐量极小,极易扩散过广,有时仅试验量即可手术切皮,故应严格掌握分次、小量用药,如果仍有痛感,宜适当配合局麻,当进腹控制出血点后,再酌情经导管注入局麻药。⑤ 阻滞平面应尽量控制不超过 T6,要警惕血压骤降的意外。

三、脊柱、肢体损伤的麻醉处理

脊柱、四肢手术可用区域阻滞、全身麻醉或两者联合,主要决定于患者的健康状况、手术时间及方式、麻醉医师的技能和习惯以及病人和手术医师的要求等。区域阻滞术后镇痛效果好、恶心呕吐发生率低、呼吸循环抑制轻、有利于患肢血供、减少出血量和静脉血栓形成等,颈髓损伤常导致高位截瘫,膈神经损伤致呼吸功能不全,交感神经抑制导致心动过缓和低血压。此类患者的手术需要在全麻气管插管的辅助下完成,诱导期注意血压的剧降和心律失常的发生,血压的维持需要缩血管药和胶体液的共同作用,维持稍高于正常平均动脉压的血压水平,有利于满足脊髓受压区域的血流灌注,减缓脊髓损伤的发展进程,为手术减压赢取时间。臂丛阻滞适应于上肢外伤,术中既要保持病人清醒,又要保证循环呼吸功能稳定。对区域阻滞失败或有区域阻滞禁忌证的病人、复杂手术的病人及大多数小儿病人应选用全身麻醉。

四、挤压综合征病人的麻醉处理

四肢或躯干严重创伤常合并挤压综合征,系肌肉长时间受压致大批肌肉缺血坏死所致,死亡率很高;近年来应用人工透析治疗,死亡率已明显下降。临床上除表现为皮肤肿胀、变硬、张力增加、水泡形成、皮下瘀血、小血管阻塞和肢体缺血外,尚可因坏死组织释出毒素吸收后出现严重全身中毒症状和肾功能不全,表现为神志恍惚、呼吸深快、躁动、恶心、少尿或尿闭、脉快、高热、心律失常等；化验检查有无肌红蛋白尿、高血钾、贫血、酸中毒和氮质血症。

为阻止挤压综合征继续发展和促进受损肢体恢复功能，须施行手术治疗，早期行筋膜间隔切开减压以缓解症状；对肢体感染坏死、全身中毒严重者，需行截肢手术。因常并存肾功能不全，麻醉处理须极谨慎，麻醉选择及术中处理均应以不影响肾功能为前提。如果不存在休克，下肢截肢可选用硬膜外阻滞；如为多发损伤或伴低血容量休克，须采用气管内全麻，可用静注依托咪酯或异泊酚诱导，氯胺酮复合神经安定镇痛合剂、安氟醚或异氟醚吸入维持。伴高血钾者避免用琥珀胆碱。合理掌握输液量，维持出入相等，尽量不予输血，必需时应输新鲜血。对有高血钾者，可输葡萄糖液加胰岛素（按 3～4 g 加 1 U 计算）；40～80 ml 10％葡萄糖酸钙静脉滴注。对有代谢性酸中毒者，用 5％碳酸氢钠液治疗，同时可碱化尿液，防止肌红蛋白沉积堵塞肾小管。要维持一定的尿量，必要时静注利尿药以保护肾功能。

五、颅脑创伤的麻醉处理

颅脑创伤病人有以下特点：病人处于昏迷状态，难以询问病史及受伤经过；可能为饱胃后受伤，易产生反流误吸；意识不清，可致舌根后坠阻塞呼吸道，引起二氧化碳蓄积；外伤累及丘脑下部、脑干及边缘系统，常引起呼吸、循环、胃肠道功能紊乱及体温变化，可能有外伤性尿崩症；多伴有颅内压升高；常为多处损伤，并处于休克状态。

麻醉医师术前必须对病人详细检查，重点包括神志、肢体活动度、瞳孔对光反射以及有无视神经盘水肿，对病人的全身状况及损伤程度进行全面了解、综合判断，以判定麻醉选择。昏迷程度可采用 Glasgow 昏迷评分，评分 3～5 分表示严重脑外伤，对轻度软组织损伤，成人可选择局部麻醉，对广泛性颅脑损伤应采用全身麻醉；评分 7 分以下的昏迷病人可直接行气管内插管，以维持呼吸道通畅和便于清除气管内分泌物，若牙关紧闭，可借助肌松药完成气管内插管；对意识清醒的病人行开颅探查术，术前用药可以省略。对于存在鼓室出血、耳漏、乳突或眼部周围有瘀斑的患者，麻醉医生应高度警惕患者可能存在颅底骨折，麻醉医生禁止行经鼻气管插管，意识障碍不严重、尚能合作者，可考虑局麻加神经安定镇痛麻醉。但多数病人已不能合作，在 CT 造影过程即需给予镇静剂，全身麻醉仍是较佳的选择，必须注意以下几点：① 由于急诊手术，麻醉前无充裕时间准备和了解过去病史，应着重了解主要脏器功能及服药史，力争检查心肺功能，44 岁以上患者要急查心电图。② 多数病人伴有高血压史，或长期服用 α、β 阻滞剂，麻醉诱导应慎重用药，减少对心血管功能抑制，减少喉镜刺激引起颅内压（ICP）升高和心血管反应。饱胃患者宜选用快速静脉诱导插管；对血压过高者先适当降压后再插管；对术前长期服用阿司匹林的患者，急查凝血功能，备血小板，必要时预防性输注血小板，警惕术中弥漫性出血的可能。首选静脉复合麻醉。对术前已昏迷且饱食病人，采用保留自主呼吸下的插管为妥。③ 术中尽量避免血压过度波动，对高血压病例尤为重要。对中枢损害、颅压较高的病人，应防止血压过度下降，因可降低颅内灌注压及脑自动调节功能。④ 对病情较重的病人，术中应控制血压下降不低于麻醉前水平的 30％。对高热病人宜采用快速气管内插管，选用非去极化类肌松药，以防肌颤加重高热；在较深麻醉下进行头部降温至鼻温 34℃，防止寒战反应，体温每下降 1℃，ICP 可下降约 20 mmHg。

六、颌面创伤的麻醉处理

口腔、颌面部创伤,常会出现急性上呼吸道梗阻,迅速清理气道、维持气道通畅是其紧急救治的首要步骤。有些病人需在术前施行气管切开术,其指征有:① 口、鼻、咽部有活动性出血;② 咽喉部软组织肿胀或破碎软组织、骨片阻挡而妨碍显露声门;③ 出现上呼吸道梗阻无法维持通气;④ 合并严重颈椎损伤出现截瘫者需长时间呼吸支持;⑤ 合并严重颅脑损伤(出现昏迷或强直痉挛)和伴有肺部损伤者做颌间结扎固定术后须较长时间留置气管导管;⑥ 全面部骨折(上、下颌骨和鼻骨复合骨折)者在手术复位过程中需多次改变气管导管路径。严重损伤和伴复合外伤的病人,可因急性大量失血而导致低血容量性休克,快速有效地扩容、纠正休克是其抢救成功的关键措施。在这类病人中,气道与循环的紧急救治常需同时进行。

口腔、颌面部损伤后修复手术常采用全身麻醉,气管插管多在慢速诱导麻醉或清醒状态保留自主呼吸下进行。根据损伤部位和严重程度,选择插管路径。在上颌骨骨折中,Le Fort I 型骨折为低位骨折,多数尚能张口,可经口插管,单侧骨折时还可选对侧经鼻插管,但当骨折累及鼻中隔时,需谨慎。Le Fort II 型骨折和 Le Fort III 型骨折均受相当大的外力作用后引起,常伴有颅底骨折存在,这类病人中经鼻气管插管被列为禁忌。上颌骨骨折常合并口、鼻黏膜损伤、出血,骨折段向下后方移位,可将软腭压至舌根部,使口咽腔缩小,引起呼吸困难,这些插管时应予以注意。下颌骨骨折如颏部双发骨折或粉碎性骨折、双侧颏孔区骨折后发生移位,可使舌根后退,有引起呼吸困难甚至窒息的可能,尤应引起关注。下颌骨体部骨折不致引起舌根向后移位,但可发生舌根向左或向右的显著移位,使得咽喉部正常的解剖关系发生改变,有时可影响到对插管操作正确性的判断,应注意鉴别。

第六节　术后并发症防治

创伤病人术后常见的严重并发症有弥散性血管内凝血、成人呼吸窘迫综合征及急性肾功能衰竭。

一、弥散性血管内凝血

弥散性血管内凝血(Dessiminated Intravascular Coagulation,DIC)是微循环中发生广泛的血小板和/或纤维蛋白血栓,导致血小板和其他凝血因子大量消耗,并引起纤维蛋白溶解活性亢进,临床可出现多脏器功能障碍和广泛严重出血的一种综合征。创伤病人的生存主要依赖于两个阶段,即早期出血的控制和晚期微循环凝血的处理。而急性凝血功能障碍性创伤性休克本身可直接导致 DIC,导致患者死亡。因此,对创伤本身的早期控制,如损伤控制性复苏、出血控制性手术、积极的抗休克治疗,对预防 DIC 至关重要。

（一）病因

严重创伤病人发生 DIC 原因有:① 感染;② 创伤及大手术;③ 休克;④ 血型不合的输血反应;⑤ 酸中毒;⑥ 低体温。

（二）诊断

诊断 DIC 时首先要找出引起 DIC 的病因，其次是临床症状符合，如：① 多发性出血倾向；② 多发性微血管栓塞症状及体征；③ 抗凝治疗有效；④ 不能以原发病解释的微循环衰竭或休克。实验检查有下列三项以上异常：① 血小板计数低于 $100×10^9/L$ 或呈现动态下降；② 凝血酶原时间延长 3 s 以上，或呈动态性延长；③ 纤维蛋白原低于 1.5 g/L，或呈进行性下降；④ 3P 试验阳性或血清纤维蛋白超过 20 mg/L；⑤ 血液中破碎红细胞比例超过 2%。

（三）治疗

去除和控制病因是治疗 DIC 的关键。药物治疗为：① 立即静注肝素 0.4～1 mg/kg，每 6 h 一次，以阻断 DIC 进一步发展。② 补充缺乏的凝血因子，如输纤维蛋白原、输血小板悬液及凝血酶原复合物等。③ 酌情给抗纤溶药 6 -氨基己酸、对羧基苄胺及氯甲环酸等维持溶血物质的活性，补充抗凝血酶和蛋白 C。④ 抗血小板药如潘生丁、阿司匹林等适用于临床表现较轻的病人。

二、急性呼吸窘迫综合征

急性呼吸窘迫综合征（Acute Respiratory Distress Syndrome, ARDS）是由多种病因导致的以呼吸困难、低氧血症、肺顺应性降低、透明膜形成等肺部病理改变为特点的一种急性进行性呼吸衰竭，死亡率很高。

三、急性肾功能衰竭

急性肾功能衰竭（Acute Renal Failure, ARF）简称急性肾衰，是由各种原因引起的肾功能急剧减损，产生以水潴留、氮质血症、电解质及酸碱平衡紊乱等急性尿毒症为特征的临床综合征。如能及时抢救治疗，多数病人可逆转，并能完全恢复。

（一）病因

严重创伤病人 ARF 均为肾前性急性衰竭，它继发于休克、失血、循环衰竭、严重创伤、输异型血、严重感染、严重脱水以及过敏反应等。临床表现呈少尿型。

（二）诊断

急性肾衰的先驱症状可经历数小时甚至 1～2 d，然后出现典型的肾衰表现。

少尿型 ARF 的病程为少尿期、多尿期和恢复期。

（1）少尿期：成人尿量每日少于 400 ml，完全无尿者极少，尿比重低于 1.015～1.020，尿渗透浓度低于 350 mmol/L，尿 Na^+＞40 mmol/L，尿中有血细胞和各种管型。水、电解质及酸碱失衡表现为：水中毒；高钾血症；高磷血症和低钙血症；代谢性酸中毒。由于蛋白质代谢产物不能排出及蛋白质分解增强，故血中尿素及肌酐等含量增多，产生氮质血症。少尿期短者为几小时，一般为 1～2 周，然后进入多尿期。

（2）多尿期：尿量每日超过 1 000 ml，随着尿量增多，上述少尿期的各种异常，如水肿、电解质紊乱、酸中毒及氮质血症等逐渐消退。由于多尿，病人可发生脱水、低血钾、低钠血症，多尿期一般持续 1～3 周。

（3）恢复期：此期病人尿量、血中非蛋白氮含量基本恢复正常，水电解质与酸碱平衡紊乱也逐渐消失，大多数病人 3～12 个月后恢复正常。

（三）治疗

包括消除病因和控制病程两个方面。

1. 消除病因　包括以下四个方面：① 及时纠正低血容量、改善微循环灌流；② 用小剂量多巴胺或酚妥拉明或罂粟碱解除肾血管痉挛；③ 用甘露醇及呋塞米解除肾小管阻塞；④ 对有 DIC 者给小剂量肝素治疗。

2. 控制病程　针对不同阶段采取相对应的措施。

（1）少尿期治疗：主要是调节体液平衡（严格限制入量），避免高钾血症，积极防治尿毒症和代谢性酸中毒，并治疗感染。

（2）多尿期治疗：包括加强营养、纠正水代谢紊乱、纠正电解质紊乱及防治感染。

（3）恢复期治疗：包括加强营养、适当锻炼以促进机体早日康复。

（王志萍　党静静）

第二篇 特殊创伤

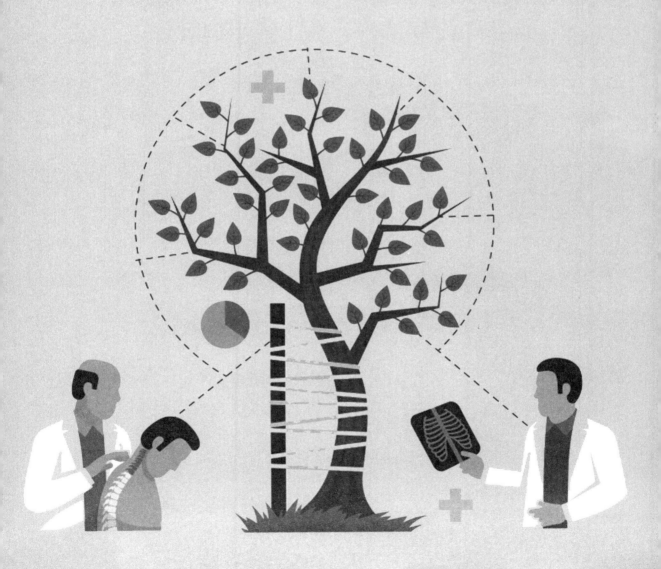

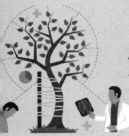

第十一章　挤压伤与挤压综合征

第一节　概　述

一、挤压伤和挤压综合征的定义

挤压伤是指四肢或躯干肌肉丰富部位受重物挤压，或者由于身体被动体位的自压或止血带使用时间过长，造成肌肉组织缺血坏死，临床上以受压肢体肿胀和一过性肌红蛋白尿为特点。当肢体受到严重挤压时，造成大范围的横纹肌溶解，产生肌红蛋白尿、代谢性酸中毒、高钾血症和氮质血症等以急性肾衰竭（Acute Renal Failure，ARF）为特点的临床症候群时，称之为挤压综合征（Crush Syndrome，CS）。

二、对挤压综合征认识的历史

1910 年一名德国医师最早描述了挤压综合征的表现，那时被称为横纹肌溶解症（rhabdomyolysis，RM），是发生在从废墟中救出的士兵身上的一组症候，包括患肢肌肉疼痛、无力和尿液呈棕色。1941 年肾脏病医师 Bywaters 最先将此命名为挤压伤。在第二次世界大战的伦敦大空袭中，他发现 4 名年轻人压在废墟中 3～4 h，被成功救出后却逐渐出现休克、肢体肿胀、尿色深、肾功能衰竭，数天后死于尿毒症，病理检查提示肾小管退行性改变和内有棕色管型形成。后来他在兔子的模型中证实肾小管中沉积的物质为肌红蛋白，并且发现早期水化对幸存者的生存可产生积极的影响。Bywaters 采用的治疗包括加热腰部以增加尿量、补充盐水稀释血液、增加血容量、使用咖啡因利尿等。1982 年以色列的 Better 医师提出在救援现场进行积极的输液可以明显降低此类患者发生急性肾衰竭的概率。

三、病因和流行病学

挤压综合征常见原因为各种自然灾害和人为事故。由于外力挤压导致肌肉组织缺血；严重烧伤时形成的焦痂限制肢体筋膜间室容积，内部组织肿胀、压力升高而导致肌肉组织缺血；各种原因引起昏迷或醉酒时，长时间的体位固定可引起自压性肌肉损伤；还有一些情况如止血带绑扎时间过长、石膏夹板固定过紧、肌肉活动过度等也可导致肌肉损伤。除此以外,多种非创伤性原因如中毒、高热、感染、癫痫持续状态、药物等也可导致肌肉溶解而发生急性肾功能不全,其发病机制、病理改变和救治原则与挤压综合征相同。在各类自然灾害中,挤压伤发生率为 20%;而在那些从自然和人为灾难倒塌建筑物中成功救出的人群中,发生率达到 40%。有报道,一幢 8 层的建筑物倒塌,其中 80% 的人由于直接的创伤而死亡,10% 只遭受轻微损伤,10% 受伤严重,重伤员中 70% 发生了挤压综合征。1988 年发生在亚美尼亚的 6.9 级大地震死亡 25 000 人,近 600 人出现急性肾衰竭,被称为"肾脏灾难"。此后到 2005 年,世界范围内 9 次大地震中死亡人数超过 217 000 人,挤压综合征的伤员高达 1 900 多人,其中需要透析治疗者超过 1 200 人。横纹肌溶解导致 ARF 的发生率为 20%~33%,在 ARF 的发病原因中占到 5%~10%,其中创伤性原因占 30%~40%。横纹肌溶解总的死亡率为 5%,但受不同的因素影响而有变化。

1988 年亚美尼亚地震的教训直接影响到今天的灾害救援方式,这就是必须主动解决横纹肌溶解症的问题及其伴随的并发症急性肾衰竭。1995 年,一支英国救援队创建,其最终目的是治疗和预防挤压伤所导致的急性肾衰竭。日本阪神里氏 7.2 级地震导致了 5 500 人死亡和 372 例挤压伤的受害者,其中 202 例发生了急性肾衰竭,78 例需要血液透析。而在 1999 年土耳其马尔马拉里氏 7.4 级地震,欧洲的灾害救援小组 6 h 内就赶赴震区。共有 462 例急性肾衰竭患者,死亡率为 19%。这项重大改进要归功于早期便携式透析机。

中国汶川大地震发生于 2008 年 5 月 12 日 14 时 28 分。根据中国地震局的数据,此次地震的面波震级里氏震级达 8.0 Ms。截至 2008 年 9 月 25 日 12 时,汶川地震已确认 69 227 人遇难,374 643 人受伤,失踪 17 923 人。据赵明钢等报道,截至 2008 年 6 月 14 日,本次地震累计收治住院患者 94 105 人,其中重伤员 16 489 人,占住院总人数的 17.5%。另外,在 3 000 余例危重症伤员中,并发挤压综合征的大约 450 例,占 15%。据不完全统计,挤压综合征患者的死亡率大约为 20%。

这些灾难造成的巨大破坏令世人难以忘记,同时也给此类灾难事故的医疗救援提出许多新的问题和挑战。地震导致大量建筑物倒塌,许多人被埋在废墟之下,发生了挤压伤和挤压综合征。此类损伤在日常医疗急救中也会经常遇到,若认识不足或处理不当会导致死亡和残疾等严重后果,必须引起重视,并努力提高相关医务人员的救治水平。

第二节 挤压综合征的发病机制

一、血流动力学异常

肌肉受压后因血供减少而发生缺血。肌肉耐受缺血的时间一般为 2 h,缺血 2~4 h 发生可逆性的损伤,超过 6 h 则出现不可逆的坏死。挤压暴力还可以造成细胞膜的直接损伤,离子通道开放,大量钠和钙离子进入细胞内,导致细胞损伤和功能障碍。

挤压伤还常伴有脱水、失血、细胞外液进入损伤部位而出现血容量不足,肾脏处于低灌注状态。伤员被解救出来后,受挤压部位恢复血供而发生缺血再灌注损伤,中性粒细胞大量激活,释放各种氧自由基和脂质过氧化物,细胞膜功能受损和细胞溶解,导致更多的液体积聚在受伤部位。受伤部位积压的液体量可达到细胞外液的总量,在体重75 kg

的成年人中约为 12 L。

受伤部位恢复灌注后有大量细胞损伤产物进入血液循环,包括钾离子、磷酸、乳酸、肌红蛋白和其他毒性产物。这些毒性产物和自由基、炎症介质同样可以对全身其他脏器造成损伤,包括心、肺、肝脏、血液系统等,发生心功能不全、急性肺损伤、肝损、弥漫性血管内凝血等。

二、急性肾衰竭

急性肾衰竭是挤压综合征及横纹肌溶解综合征中最常见和最严重的并发症,发生率为 8%~33.3%。急性肾衰竭既有肾毒性因素,也有缺血性因素,同时还有肾小管梗阻因素。出现休克及血容量不足后,肾小球入球小动脉收缩,导致肾皮质缺血。肌红蛋白、尿酸、磷酸盐从破坏的肌肉细胞释放入血,在远曲小管沉积,形成管型及小管阻塞。随之而来的低容量性休克及代谢性酸中毒导致尿液浓缩和酸化,进一步加重沉积。有人认为,肌红蛋白本身可能不一定具有肾毒性,但当同时合并低血容量休克、酸中毒或肾缺血时则表现出很高的肾毒性。血容量不足导致血液浓缩及肌红蛋白浓度升高,可加重肌红蛋白的肾毒性。酸性尿液可有利于其在肾小管沉积,并促进尿酸在肾小管沉积。尿 pH<5.6,肌红蛋白会解离为高铁原卟啉及球蛋白,铁离子从卟啉环上游离,产生肾毒性活性氧,同时抑制肾血管舒张。

三、内环境紊乱

肌细胞钾含量为 100 mmol/kg。150 g 肌肉坏死可释放钾离子 15 mmol,使血浆及细胞外钾上升 1 mmol/L,导致高钾血症。骨骼肌磷含量为 2.25 g/kg,肌肉溶解后也可导致高磷血症,部分患者可高达 6.25 mmol/L。患者可出现阴离子间隙性增大型代谢性酸中毒。由于坏死肌肉释放嘌呤,在肝脏转变为尿酸,故患者还可出现严重高尿酸血症,使血尿素氮与血清尿酸比值下降。同样由于肌肉坏死释放大量肌酸,后者生成肌酐,血尿素氮与血清肌酐比值也显著下降。

四、骨筋膜室综合征

因为四肢有若干由筋膜、肌间隔和骨骼构成的筋膜腔,由于肌筋膜结构致密,大量细胞外液转移至肌细胞,导致其压力上升,超过毛细血管灌注压,使肌肉组织缺血而遭受进一步损伤,在肌间隔压力与舒张压之差<4.0 kPa(30 mmHg)时极易发生,可出现肌间隔综合征。腔内组织损伤肿胀,导致筋膜腔内压力上升,进而形成"缺血-渗出-水肿-血流阻断-缺血"的恶性循环,最终出现缺血坏死和挤压综合征。

第三节　挤压综合征的临床表现及诊断

一、局部表现

一般肢体受压超过 1 h 以上才会发生挤压综合征,但也有报道发现受压 20 min 即可发生。其实即使是瞬间作用的暴力,只要强度足够大,就可以造成大范围肌肉的直接损伤,进而通过"渗出-水肿-压力升高-缺血"的过程引发骨筋膜室综合征和挤压综合征。受累肢体伤后初期可无明显症状,随后呈渐进性肿胀,皮肤紧张、发亮,出现红斑、水泡、瘀斑,硬而压痛明显;远端皮肤发白,皮温降低;血管搏动早期可触及,后期可完全消失;受累肌肉收缩无力,被动牵拉剧痛;关节活动受限;神经分布区域感觉减退。典型的骨筋膜室综合征可用 5 个 P 来描述:① 疼痛(pain),与损伤程度不成比例的异常疼痛或患肢被动牵拉疼痛;② 肢体末端苍白(pallor);③ 肢体瘫痪(paralysis);④ 皮肤感觉异常(paresthesia);⑤ 脉搏消失(pulselessness)。

二、全身表现

主要在解除挤压后出现,是由于血容量突然减少和毒性产物吸收入循环而造成的。具体表现有:① 一般情况差,如精神萎靡不振,体温偏低,眼窝塌陷,口渴。② 意识状态表现为躁动不安、意识恍惚,少数呈兴奋状态,进而出现淡漠、少语、嗜睡,严重者可昏迷。③ 循环系统表现为出现心率快、脉细弱、面色苍白、皮肤发凉、末梢循环差,低血压甚至休克,严重时发生心搏骤停。④ 呼吸系统表现为呼吸急促,或者深大,唇指发绀。⑤ 尿表现为尿色呈现红棕色、深褐色;尿量少或者逐渐减少。

三、实验室检查

(一)血和尿肌红蛋白升高

血清肌红蛋白的正常值各实验室的标准不尽一致,但一般都低于 85 ng/ml,挤压综合征时可以高达 150 000 ng/ml 以上。开始时血中肌红蛋白要比尿高,但随着排出,尿中肌红蛋白反而升高。

(二)电解质紊乱

表现为血钾、磷升高,血钙降低。挤压部位肌肉坏死而释放大量钾离子,再加上肾功能衰竭排钾减少,血钾可以升到致命的水平。

(三)血肌酸磷酸激酶(CPK)升高

发生横纹肌溶解时显著升高,可高达 30 000 U/L,日本神户地震中甚至有伤员高达 75 000 U/L,CPK 水平与肌肉损伤范围成正比。CPK 超过 5 000 U/L 时发生 ARF 的概率明显上升,需要积极评估和处理。

(四)酸中毒

肌肉坏死后释放出大量的酸性物质如磷酸、乳酸,肾功能衰竭时这些物质积聚,产生代谢性酸中毒。

(五)氮质血症

低血容量和肌红蛋白的毒性作用导致急性肾功能不全,且组织分解代谢旺盛,大量中间代谢产物积聚,非蛋白氮、尿素氮迅速增高。

(六)其他

可以有贫血、血小板减少、凝血功能障碍、心肌酶升高、低氧血症、高乳酸血症、肝脏酶升高等。

四、挤压综合征的诊断

挤压综合征本身病情危重、复杂,变化迅速,并发症严重,如果认识不足和救治不当就会明显增加死亡和残疾的概率。因此,早期认识挤压综合征的高危因素和临床表现,及时做出诊断是提高救治效果的前提。第一,仔细询问病史非常重要。要注意一切有可能导致肌肉损伤或肢体缺血的因素,包括醉酒、中毒、脑血管意外等昏迷时因长时间被动体位而导致肢体自压伤的可能,还要认识到石膏、夹板、止血带、抗休克裤等的使用不当也会发生挤压伤,并进一步发展为挤压综合征。要了解受挤压的范围和持续的时间,解除压迫后肿胀的时间和发展趋势,伤后患者精神状态、意识的变化,有无恶心、呕吐,尿色和尿量的变化。第二,检查患肢的局部表现。注意不要等到出现典型的 5 P 征象才做出骨筋膜室综合征的诊断,在末梢脉搏还存在时就可能已经发生严重的肌肉缺血。因此,对于有肢体受压病史并出现肿胀的患者,动态观察局部征象的进展情况非常重要,如出现明显加重的趋势,应及时采取外科手段介入。有条件时也可进行筋膜腔压力和肌肉组织氧分压测定,但只能作为参考指标之一。第三,注意患者全身的表现。包括精神和意识状态,有无合并伤,注意血容量不足的征象。特别要观察尿量和尿色,出现红棕色、深褐色或茶色尿时应高度怀疑肌红蛋白尿。对于非创伤性横纹肌溶解患者,尿色异常可能是引起临床医师早期重视的唯一征象。第四,及时完成相应的辅助检查。测定血、尿肌红蛋白对诊断有重要的参考价值。尿常规检查简单有效,能提供尿比重、红细胞、潜血、管型等信息,帮助鉴别少尿的原因。如果尿潜血试验阳性而镜检红细胞阴性,可以粗略地判断存在肌红蛋白。尿微量蛋白能灵敏地反映肾脏损伤程度,但特异性不高。血肌酸磷酸激酶及其他心肌酶的检测有重要的参考价值。此外还需要测定血常规、电解质、血肝肾功能、血气分析、凝血功能、血乳酸等指标。核磁共振检查能评估肌肉损伤的范围,肌电图也有一定的帮助,有条件时可以考虑进行。需要注意的是,在临床病史、症状、体征提示挤压伤可能而实验室检查结果不支持时,仍应严密观察病情,以免延误抢救造成严重后果。

五、挤压综合征导致的急性肾损伤的早期诊断

早期明确诊断是防治急性肾衰竭的关键。早期诊断的依据:① 有长时间受重物挤压的受伤史;② 持续少尿或无尿 24 h 以上,尿色在 24 h 内呈现红棕色、深褐色,血尿与肢体肿胀程度成正比;③ 尿中出现蛋白、红细胞、白细胞及管型;④ 经补液及利尿剂激发试验排除肾前性少尿。每小时尿量<0.5 ml/kg 达 6 h;⑤ 血肌酐和尿素氮每日递增 44.2 μmol/L 和 3.57 mmol/L,血钾每日以 1 mmol/L 上升。符合以上标准皆可以诊断为急性肾衰竭。

第四节　挤压综合征的治疗

一、一般治疗

(一)院前处置

采取正确的现场急救措施。挤压综合征的防治必须从灾害事故的现场就开始。按

照现场急救的一般原则,在评估环境安全性和伤员情况后,尽快解除肢体的压迫。在解救的同时,应该积极给予补液扩容。保证伤员救出之前接受足够的液体复苏非常关键,可以防止救出后发生迅速死亡,在汶川地震救援中就出现过这样的不幸。一般不建议大量地口服补液,因为可能存在腹腔脏器损伤,且挤压伤后胃肠蠕动受抑制,大量口服液体会引起呕吐、窒息的危险。尽可能建立静脉通路补液,首选等渗生理盐水,剂量为 $1\sim$ 1.5 L/h[$10\sim15$ ml/(kg·h)]或者 250 ml/15 min,使尿量达到 2 ml/(kg·h)。较长时间未进食者可以适当补充糖盐水,慎用含钾的液体如林格氏液,还可以输注人工胶体溶液。高渗盐水能以较少的容量达到液体复苏的目的,对合并颅脑损伤者有利。如果伤员被埋时间过长,估计保肢希望极小,或者无法接受补液治疗,可以考虑救出之前对患肢使用止血带,防止救出后血容量骤减和毒性物质吸收入循环而发生突然死亡。在尽快获得可靠的静脉通路、充分补液和严密监测后,再放开止血带或进行截肢。现场截肢只能作为最后的手段而不轻易能采用。

(二)医院处置

1. 低血压　　开始(或继续)静脉内补液,最多 1.5 L/h。

2. 肾功能衰竭　　通过适当补液来预防肾功能衰竭,尽可能将尿液排出量维持在 8 L/d,这一般需要 12 L/d 的静脉输液。病人经输液治疗后仍无尿液,可能产生急性肾衰竭。必要时,选择进行血液透析。

3. 代谢异常

(1) 酸中毒:尿液酸化是相当危险的;给予碳酸氢钠静脉输液,直到尿液的 pH 达到 6.5,以防止肌红蛋白和尿酸在肾脏中沉积。

(2) 高钾血症:在挤压伤者中,致命高钾血症随时都可以发生,甚至是在住院接受治疗以后。这些高钾血症患者并不合并肾功能衰竭。在紧急生化检测困难的情况下,ECG 是最佳的发现高钾血症的手段。ECG 的典型改变(T 波尖陡、P 波消失或 P 波与 QRS 波群关系消失、QRS 波群增宽和双相变异)可以作为粗略评价血钾水平的指标(表 2-11-1)。如果发现上述征象,应立即进行经验性的抗高血钾治疗,不需等待实验室的检查结果。但是,ECG 未发现上述征象并不能排除高钾血症。

表 2-11-1　各阶段高钾血症的心电图表现

血钾水平	ECG 发现
$6\sim7$ mmol/L	T 波尖陡
8 mmol/L	P 波消失或 P 波与 QRS 波群关系消失
10 mmol/L	增宽、异常的 QRS 波群
11 mmol/L	双相变异(QRS-ST-T 波融合)
12 mmol/L	室颤或心脏停搏

除了上述改变,假梗死样改变、束支阻滞、房室分离也可能在部分患者中出现。以上所有改变在高钾血症得以纠正后自行消失。另一方面,上述所有改变均为非特异性,T波高尖可见于部分健康人群或心肌梗死、颅内出血、心脏破裂以及心包积血者。

高钾血症可以考虑给予以下药物(成人剂量):10% 的葡萄糖酸钙 10 ml 或 10% 的氯化钙 5 ml,静脉缓慢注射,2 min 以上注射完全部剂量;碳酸氢钠 1 mmol/kg,静脉缓慢注射;聚磺苯乙烯 25～50 g 加 20％的山梨醇 100 ml,口服或灌肠给药。制定治疗方案时,需要综合考虑患者血钾升高程度、发现血钾升高到开始治疗所需的时间长短。透析治疗可迅速降低血钾浓度,即使决定对患者进行透析,在准备期间也应立即开展一些简便的抗高血钾治疗。

（3）低钙血症:低钙血症是挤压综合征中另一常见的电解质紊乱。如果不合并心律失常、痉挛等临床情况,低钙血症不需要纠正。因为低血钙的原因是横纹肌溶解过程中钙沉积于肌肉组织,在恢复期这些钙会再次释放入血,过分积极地补钙可能增加高钙血症的风险。

如需要纠正低钙血症,可采用 10％葡萄糖酸钙(10 ml 安瓿含钙 90～100 mg)进行紧急处理。首先静脉弹丸式注射 1 安瓿(10 ml)葡萄糖酸钙,接着静脉输注含钙液体。在配制补钙液体时,100 ml 液体中不应超过 200 mg 钙(2 安瓿),以避免钙浓度过高。10 安瓿(100 ml)葡萄糖酸钙溶于 900～1 000 ml 的 5％葡萄糖,则每升液体中含钙 900 mg。输液起始速度为 50 ml/h,即钙 45～50 mg/h。然后输液速度逐渐加快,在 4～6 h 内输完1 L 液体。在患者恢复期,输液速度应再次降低到 50 ml/h。对体重 70 kg 的成年男性,如予 15 mg/kg 元素钙,血钙水平将增加 20～30 mg/L。除非患者再次出现血钙降低,此补钙量足以预防低钙血症引起的症状。

挤压伤患者常常需要输血。因为枸橼酸中毒极可能导致低钙血症,因此库存血或血制品 1 h 内的入量不能超过 1 000～1 500 ml。为了预防低钙血症,每输入 1 500 ml 库存血即应输入 10 ml 葡萄糖酸钙。含钙溶液不可与碳酸氢钠溶液共用一个输液管道。

4. 心律失常 监测心律失常和心搏骤停,依据情况进行治疗。

5. 并发症处理

（1）监测伤者是否出现骨筋膜室综合征;如果有设备可用,则监测间室压;考虑紧急筋膜切开术治疗骨筋膜室综合征。

（2）使用抗生素和破伤风类毒素以及坏死组织的清创术来治疗开放性伤口。

（3）在受伤部位敷冰块和进行 5P 监测:疼痛、苍白、感觉异常、被动运动疼痛和无脉搏。

（4）观察所有挤压伤者,即使外观无异状的人员。

（5）补液延迟超过 12 h 可能会增加肾功能衰竭的发生概率;肾功能衰竭的迟发性表现可能会发生。

二、挤压综合征导致急性肾衰竭的处理

外伤导致的 ARF 初期为肾前性肾衰竭。如早期处理不当,造成急性肾小管坏死,则引起肾实质性肾衰竭。一般说来,横纹肌溶解综合征不会造成不可逆性 ARF。因此,伤员如能在急性期得到及时正确的处理而顺利度过急性创伤期和 ARF,肾功能将会逐渐恢复。挤压导致的急性肾衰竭的特征是以少尿起病,并于起病 1～3 周后进入多尿期。多尿期的处理重在预防低血容量。有些患者也可能跳过少尿期直接进入多尿期。ARF 少尿期和多尿期的处理是不同的。

（一）少尿患者的治疗

1. 保守治疗

（1）避免可能造成肾功能恶化的各种危险因素:对低血容量和各种感染进行必要的

治疗。避免使用可影响肾功能恢复的肾毒性药物（包括氨基糖苷类抗生素、非甾体消炎药、造影剂等）。无法避免时应根据肾功能状况适当调整用药剂量。

（2）体液电解质平衡：主要包括水平衡与电解质紊乱的处理。

体液平衡：应每日监测患者体重、液体摄入量和尿量。每日补液量粗略计算约为前日失液量（尿量＋其他失液）＋500 ml。由于血清从创口处大量流失，行筋膜切开术和/或有开放创口的挤压综合征者"其他失液量"可高达 4～5 L。血清钠水平可作为补液量的大致参考：低血钠常提示容量超负荷，高血钠则提示脱水。监测体液平衡最佳的方法是在挤压伤患者入院后立即置入中心静脉压（CVP）导管，从而指导补液。

钾平衡：即使已对挤压伤员进行透析支持，仍可出现致死性高钾血症，因此，对伤者（特别是高分解状态的伤者）应每日至少检查两次血清钾水平，有条件的可检查三到四次。如果血钾水平高于 6.5 mmol/L 和/或 ECG 检查发现高血钾改变，和/或血清钾快速上升并在近期达到 6.5 mmol/L 以上趋势，则应行紧急抗高血钾治疗。

建议考虑采取下列措施预防临床过程中出现高钾血症：① 使用低钾、高碳水化合物饮食。常见高钾食物包括：土豆、香蕉、橙子、番茄、草莓、干杏仁、葡萄干、蘑菇、巧克力、菠菜和四季豆。此外，果汁的钾含量也比较高。② 如果伤者有小便，则口服或肠外给速尿。剂量根据伤员肾功能进行调整（肾衰伤员每剂不少于 120 mg）。③ 使用聚磺苯乙烯进行离子交换。使用该药的目的是避免饮食中的钾元素经肠道吸收。在没有食物摄入的情况下，每克聚磺苯乙烯可排出大约 1 mg 钾离子。该药在服用后 2～4 h 内起效，药效全天持续上升。口服药量 15～6 0 g。每 15 g 聚磺苯乙烯可伴服一剂容积性轻泻剂，如 5 g 山梨醇，以避免便秘。小剂量用药（每日 2～3 次，总剂量 5 g）可治疗慢性高血钾症，罕有副作用发生。如果口服聚磺苯乙烯后出现恶心呕吐，或者有口服用药禁忌或无法进行，则可考虑灌肠。灌肠时将 30～50 g 聚磺苯乙烯溶于100～200 ml 溶剂（可考虑使用浓度 70％的山梨醇），使用 Foley 导管灌入直肠。向导管气囊中注入 30 ml 液体，夹紧。导管滞留 30～60 min，气囊排空后取出。每 2～4 h 行灌肠一次，直到血浆钾盐恢复正常水平。当血清钾盐值降到 4～5 mmol/L 时，停止降钾治疗。透析治疗可有效降低血钾浓度。

磷平衡：高磷血症是挤压综合征中另一种常见的问题。限制蛋白质对预防高磷血症有一定帮助，但对高分解代谢的患者而言，则可能导致营养不良。氢氧化铝（30～60 ml，随餐服用），或盐酸司维拉姆可避免磷元素经肠道吸收。鉴于钙磷复合物可能在软组织内沉积，因此应避免使用含钙磷酸盐。透析治疗可有效降低血清磷水平。

钙平衡：由于挤压综合征患者在后期可能出现高钙血症，因此无症状的低钙血症不需治疗。前文中对有症状的低钙血症处理方法有详细介绍。

（3）酸碱平衡的维持：与其他情况引起的急性肾衰竭相比，由挤压综合征引起急性肾衰竭的酸中毒往往更加严重。但除非血清碳酸氢钠水平降到 10 mmol/L 以下，否则不推荐使用静脉补碱。在这种情况下，碳酸氢钠只是暂时起到纠正酸中毒的作用，为透析争取时间。快速输入碱溶液可能导致血清钙离子降低，造成痉挛。在严重酸中毒时，可联合碳酸氢钠和透析治疗。

（4）饮食注意事项：避免高蛋白饮食。对非透析患者，每日饮食应含大约 0.6 g/kg 蛋白质，并富含各种必需氨基酸。对于每周需行三次血透的高分解代谢状态患者，蛋白摄入量可提高到 1.4 g/kg，每日透析患者蛋白摄入量可更高（每 100 g 肉类或鱼类含 20 g

蛋白质,豆类食物蛋白质含量也大致在这一水平,每 100 ml 牛奶或酸奶,或者 1 个鸡蛋分别含蛋白 3 g,6 g,7 g)。

将每日热量摄入提高到 30～35 kcal/kg,是预防蛋白质分解十分重要的措施。因此,每日碳水化合物量至少应达到 100 g,同时提供一定量的脂类提供额外热量。营养不良会延缓外伤患者伤口愈合。对无法自行获得充足蛋白质和热量的患者,应使用专门的含有葡萄糖和多种氨基酸的口服营养制剂,或者肠外应用氨基酸葡萄糖溶液。

2. 血液净化治疗 挤压综合征最终有相当部分患者需要血液净化治疗。如经过积极扩容、利尿等药物治疗后,仍出现尿量进行性减少、持续高血钾、氮质血症持续上升、高血容量、呼吸循环功能不全时,提倡及早进行预防性的透析治疗,可以迅速清除体内过多的代谢产物,减少心血管并发症的发生。可选择间断血液透析(IHD)、连续性肾脏替代治疗(CRRT)和腹膜透析(PD)3 种方法。肾脏替代治疗主要是能有效清除尿毒症毒素,纠正高血钾及代谢性酸中毒。对于挤压综合征合并多器官功能障碍、全身炎症反应重、血流动力学不稳定、不宜搬动的患者可以选用 CRRT 治疗。对于严重出血而血流动力学稳定、可移动的病人,清除液体潴留和代谢产物及纠正水电解质紊乱,可以选用 IHD 治疗。由于 PD 对溶质(特别是钠离子等小分子物质)清除慢,因此只要有条件,都应该首选间歇性血透。当血液透析不能开展时,再考虑其他的治疗方式。其中 CRRT 具有独特的优势,在资源允许情况下非常适合于危重挤压综合征伤员的抢救。

(1)透析的指征和禁忌证

透析指征:① 氮质代谢产物潴留:BUN 上升≥100 mg/dl 或血肌酐上升≥8 mg/dl;② 高血钾:血钾高于 6.5 mmol/L;③ 酸中毒:pH<7.1 或者 HCO_3^- 低于 10 mmol/L;④ 肾功能衰竭的临床症状:即使以上实验室指标没有异常或实验室检查无法进行,任何肾功能衰竭相关的临床症状或体征(如容量超负荷、持续恶心呕吐、意识丧失)也是血透的绝对指征;⑤ 预防性透析:即使以上指征均无异常,在血钾水平有迅速增高趋势的患者中也应考虑预防性透析。

透析的禁忌证:透析是挽救 ARF 患者生命的治疗措施,因此医疗并发症中并没有透析的禁忌证。但是,在一些情况下,某种透析方式可能并不合适。

腹膜透析在以下情况下非常困难或几乎不可行:患者无法躺下;循环和/或呼吸衰竭;接受过腹部手术和/或腹腔引流;腹部皮肤感染;肠梗阻导致腹胀;较大的疝;过度肥胖;主动脉瘤。

灾难中常见的城市基础设施的损坏,专业人员的缺乏,血管通路导管的缺乏等都可导致血透无法实施。在休克病人中血透也无法进行。在这些情况下,应当考虑其他的透析方法。由于需要持续抗凝,连续性透析在有出血倾向或有明显出血病人中应用困难。尽管没有随机对照试验证明连续性肾脏替代治疗(CRRT)优于普通血透,但是缓慢的连续透析可能更有利于血流动力学不稳定的患者。

不论何种透析方式,因枸橼酸抗凝需要严密随访,且灾难中往往无钙透析液缺乏,故该抗凝方法不适合在灾难情况下使用。

(2)连续性血液净化治疗机制:除了补液、碱化尿液和强力利尿等传统治疗外,在挤压综合征及肌红蛋白血症早期进行连续性血液净化治疗,对于救治挤压综合征具有重要作用。① 清除肌红蛋白:肌红蛋白分子量为 17 800,为非球型的特殊立体结构并带有大量电荷,实际分子直径较大,不易通过滤膜孔,不能被普通纤维素膜弥散清除,高通量滤器的筛选系数为 0.15~0.4。肌红蛋白在体内主要分布于血管内池和肌肉池,前者约占体重的 1/10,后者则难以估量。两池之间难以快速平衡,只有连续性清除才能持续降低体内肌红蛋白含量,Naka 等发现在超滤率为 2 L/h 时,超高通量滤器(分子截留点100 000)滤液中肌红蛋白浓度(>100 000 μg/L)是普通量滤器(分子截留点 20 000)超滤液浓度(23 003 μg/L)的 5 倍,筛选系数分别为 0.69~0.72 和<0.23,清除量分别为 4.4~5.1 g/d 和 1.1 g/d,清除率分别为 30.5~39.2 ml/min 和<8 ml/min。超高通量血液滤过治疗 48 h 后血清肌红蛋白浓度从>100 000 μg/L 降至 16 542 μg/L。因此采用高通量甚至超高通量滤器行连续性高容量血液滤过才能有效清除肌红蛋白。② 维持内环境稳定:挤压综合征属高分解代谢,连续性血液净化可有效清除氮质代谢产物,迅速纠正酸中毒,碱化尿液,治疗高钾血症,高磷低钙血症及高尿酸血症等内环境紊乱。③ 清除炎性介质:挤压综合征常合并全身性炎症反应综合征、脓毒症和多器官功能障碍综合征,连续性血液净化可清除促炎细胞因子,是否有利于缓解肌间隔综合征乃至避免手术治疗,还有待于进一步临床验证。

(二)多尿期的治疗

通常经过 2~3 周,肾小管上皮细胞再生,病人尿量逐渐增多进入多尿期。在这一时期应进行适当的补液,避免脱水;如果这方面被忽略,肾脏灌注不足可能导致肾功能再次受损,肾前性甚至肾性急性肾衰竭可能再次出现。

每天液体的入量应比前一天液体出量(尿量+其他失水量)增加 500~1 000 ml。病人每天体重变化不大提示补液量恰当,除非患者正处于高分解或高合成状态。明显的水肿、高血压、端坐呼吸或静脉曲张提示患者容量超负荷;容量不足则可表现为皮肤干燥,弹性下降,脉搏细速和直立性低血压。中心静脉压的测定也是这一时期衡量体液平衡最客观的指标。多尿期应重视电解质(特别是钠和钾)的过度丢失,并进行相应补充。小便中电解质的丢失可以由尿量进行推测。

在 2~3 周内,肾小管的功能改善,每天的尿量逐渐减至正常。在这一阶段,持续的高液体入量导致多尿继续存在。因此在血生化指标恢复正常后,在临床和实验室指标的监测下,液体入量应逐渐减少。最合适的原则是液体入量比前一天液体总丢失量的 2/3 的基础上增加约 1 500 ml。比如,一个血生化指标正常的患者前一天尿量为 9 L,则液体总入量(口服+肠道)应为 7.5 L。而如果液体入量控制过严,持续的多尿增加了脱水的风险,可出现相应的临床表现和血红蛋白升高、氮质产物堆积等实验室特点。这些表现提示小管功能尚未完全恢复,应再次增加液体入量 1 周后再限制液体。但这次限液应比之前宽松,以避免再次出现脱水。与临床表现和生化指标相平行的尿量减少提示肾小管功能恢复正常,患者即可出院,并于 3~4 d 后门诊随访。

三、外科处理

筋膜腔内压力持续升高时必须尽快行筋膜切开。对于筋膜腔切开的指征还存在争议。不建议单纯以筋膜腔压力超过 30 mmHg 为阈值,目前主张在舒张压和筋膜腔的压力差小于 30 mmHg 时才切开。挤压综合征如果皮肤完整,在没有骨筋膜室综合征或感染时,只要患者一般状况和肾脏功能能够维持,可以不必进行肌肉坏死的手术处理。但对于开放损伤或坏死伴有感染、全身情况恶化时,应积极采取尽可能简单的方法进行扩创、去除坏死物质。

四、其他治疗

危重的挤压综合征伤员最好收到 ICU 内,进行连续全面的监测治疗。注意伤口感染(包括破伤风、气性坏疽)和其他部位获得性感染的防治,维护重要脏器功能,积极进行营养支持治疗。针对肢体的缺血再灌注损伤,可以考虑早期使用抗氧化剂。高压氧治疗作为一种辅助手段,也有较好的效果。

五、挤压综合征导致的急性肾损伤护理

(一)心理护理

对受到地震强烈伤害的患者,从精神上给予同情,耐心地安慰,运用各种方法增强病人战胜疾病的信心,重建家园,保持良好的心态。

(二)急性肾衰竭的休克护理

肾急性缺血是挤压综合征患者的主要致死原因。护理上要积极配合医生减轻急性肾衰的发生。

1. 扩容补液损伤后立即建立两条静脉通路遵医嘱快速补液,补充血容量,改善肾缺血及输入新鲜血液,补充晶体溶液。严密观察血压、呼吸、脉搏、心率的变化,了解血容量及心功能情况的评估。输液途中密切观察输液反应及速度。

2. 严密观察病情变化,血压波动的情况,注意保暖。观察皮温、皮肤末梢血液循环。每 30 min 监测一次血压的变化,以便及时发现休克、中毒、心力衰竭、呼吸衰竭、脑水肿等并发症发生。

(三)感染护理

1. 感染的护理　感染是挤压损伤后的常见并发症,积极控制感染,减轻致病微生物的侵袭和毒性症状的加重。对伤肢皮肤施行保护性隔离,预防伤口感染;对于骨折患者首先予以正确固定,观察皮肤色泽、弹性力及创面是否有渗出的液体以及组织坏死情况。必要时给予清创、缝合、消毒,对骨突出部位进行按摩,预防压疮及其他并发症。切开的伤口用无菌纱布覆盖应定时更换。观察伤口有无血液渗出,在换药时严格无菌操作,防止交叉感染。

2. 全身支持疗法　提供高营养、高蛋白、高维生素的饮食,及时补充能量,纠正贫血,增强组织的修复功能,提高机体的免疫力。

3. 纠正酸中毒及高钾血症的护理　定时监测血液生化检查结果,观察病人的生命体征。用听诊器听诊心脏的情况,后遵医嘱给予 5% 碳酸氢钠 100～250 ml 静脉输注,或钙剂(10% 葡萄糖酸钙 10～20 ml)稀释后缓慢静脉注射后积极观察药物的不良反应,早期发现,早期预防。

4. 对肾区功能的护理　肾区给予热敷,保护肾脏功能,进行留置导尿。每周更换尿管一次,操作宜轻,避免损伤尿道和膀胱黏膜,妥善固定,保持引流通畅,预防泌尿系感染。

5. 血液透析的护理　透析前后向病人解释有关的透析知识,消除病人的恐惧心理,取得配合。评估病人的总体健康状况,透析过程中监测病人的生命体征及体重,留血标

本做生化检查,了解病人的透析效果,有针对性地进行指导。注意透析过程中的并发症:症状性低血压、失衡综合征、致热源反应、出血、过敏反应、心绞痛、心律失常等。及时发现,早期预防并发症的发生。合理地进行饮食指导。选择优质蛋白质,控制液体的摄入,限制钠、钾、磷的摄入等。

(张磊　尹忠诚)

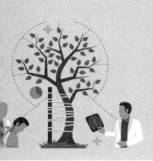

第十二章　烧　伤

第一节　概　述

第一节　概　述

烧伤泛指各种热力(包括热液,如水、汤、油、高温气体、火焰、炽热金属或塑料液体和固体,如钢水、钢锭或高温塑料等)、光源、化学腐蚀剂、放射线等因素所致的始于皮肤、由表及里的一种组织损伤。本章涉及的为通常所称的烧伤,即由火焰、热液、高温气体、激光炽热金属液体或固体等所引起的组织损害,为狭义烧伤,也称热力烧伤(临床上也有将热液、蒸气所致的烧伤称为烫伤)。随着现代工农业生产技术的发展,化学和电子烧伤亦呈增多的趋势。由于其有某些特性,将另章论述。

烧伤是一种常见损伤。幼童、老人及劳动者为易发群体,男性多见。最常见者为居室内单发烧伤,其次为社会场所意外事故的群体烧伤。战时烧伤,相当数量为复合性损伤。

一、影响烧伤严重度的因素

烧伤的严重程度与以下因素有关:① 烧伤面积;② 烧伤深度;③ 烧伤部位;④ 烧伤原因;⑤ 病人年龄;⑥ 病人体质状况;⑦ 有无合并伤(如呼吸道损伤)或中毒等。其中最重要的是烧伤面积和深度,当然,这几种因素又相互有关联和影响,在临床诊断和治疗过程中应全面予以考虑和处置。

二、烧伤的病理生理和临床分期

根据烧伤病理生理特点,一般将烧伤临床发展过程分为四期。4 个时期的划分是相对的,并不能截然分开。分期的目的在于掌握烧伤病程发展的一般规律性,利于处理各期的主要问题,增加临床工作的预见性和主动性,以指导临床工作的展开。

(一)体液渗出期(又称休克期)

伤后迅速发生的变化为体液渗出。体液渗出的速度,一般以伤后 6~12 h 内最快,持续 24~36 h,严重烧伤可延至 48 h 以上。

在较小面积的浅度烧伤,体液渗出主要表现为局部的组织水肿,一般对有效循环血量无明显影响。当烧伤面积较大(一般指Ⅱ度、Ⅲ度烧伤面积成人在 15%,小儿在 5%以上者),尤其是抢救不及时或不当,人体不足以代偿迅速发生的体液丧失时,则循环血量明显下降,导致血流动力学与流变学改变,进而发生休克。因此在较大面积烧伤,此期又称为休克期。

烧伤休克的发生和发展,主要系体液渗出所致,有一渐进累积过程,一般需 6～12 h 达高峰,持续 36～48 h,血流动力学指标才趋于平稳。体液渗出主要因毛细血管通透性增加所致。烧伤后立即释放的多种血管活性物质,如组胺、5 - HT、激肽、前列腺素类、儿茶酚胺、氧自由基、内皮素、肿瘤坏死因子、血小板活化因子、白三烯、溶酶体酶等,是引起烧伤后微循环变化和毛细血管通透性增加的重要因素。此外,近年来发现严重烧伤早期迅即发生的心肌损害,也是休克发生和发展的重要因素之一。在较大面积烧伤,防治休克是此期的关键。

(二)急性感染期

继休克后或休克的同时,感染是对烧伤病人的另一个严重威胁。严重烧伤易发生全身性感染的原因主要有:① 皮肤、黏膜屏障功能受损,为细菌入侵打开了门户。② 机体免疫功能受抑制。在烧伤后,尤其是早期,体内与抗感染有关的免疫系统各组分均受不同程度损害,免疫球蛋白和补体丢失或被消耗。③ 机体抵抗力降低。在烧伤后 3～10 d,正值水肿回吸收期,病人在遭受休克打击后,内脏及各系统功能尚未调整和恢复,局部肉芽屏障未完全形成,伤后渗出使大量营养物质丢失,以及回收过程中带入的"毒素"(细菌、内毒素或其他)等,使抵抗力处于低潮。④ 易感性增加。早期缺血缺氧损害是机体易发生全身性感染的重要因素。烧伤感染可来自创面、肠道、呼吸道、静脉导管等。防治感染是此期的关键。

(三)创面修复期

创面修复过程在伤后不久即开始。创面修复所需时间与烧伤深度等多种因素有关,无严重感染的浅Ⅱ度和部分深Ⅱ度烧伤,可自愈。但Ⅲ度和发生严重感染的深Ⅱ度烧伤,由于无残存上皮或上皮被毁,创面只能由创缘的上皮扩展覆盖。如果创面较大(一般大于3 cm×3 cm),不经植皮多难自愈或需时较长,或愈合后瘢痕较多,易发生挛缩,影响功能和外观。Ⅲ度烧伤和发生严重感染的深Ⅱ度烧伤溶痂时,大量坏死组织液化,适于细菌繁殖,感染机会增多。脱痂后大片创面裸露,成为开放门户,不仅利于细菌入侵,而且体液和营养物质大量丧失,使机体抵抗力和创面修复能力显著降低,成为发生全身性感染的又一高峰时期。此期的关键是加强营养,扶持机体修复功能和抵抗力,积极消灭创面和防治感染。

(四)康复期

深度创面愈合后形成的瘢痕,严重者影响外观和功能,需要锻炼、工疗、体疗和整形以期恢复。某些器官功能损害及心理异常也需要一个恢复过程。深Ⅱ度和Ⅲ度创面愈合后,常有瘙痒或疼痛、反复出现水疱,甚至破溃,并发感染,形成"残余创面",这种现象的终止往往需要较长时间。严重大面积深度烧伤愈合后,由于大部分汗腺被毁,机体散热调节体温能力下降,在盛暑季节,这类伤员多感全身不适,常需 2～3 年调整适应过程。

三、烧伤的治疗原则

（一）基本原则

1. 保护烧伤区,防止并尽量清除外源性沾染。

2. 预防和治疗低血容量性休克。

3. 治疗局部和全身感染。

4. 用非手术和手术的方法促使创面愈合,并尽量减少瘢痕所造成的功能障碍和畸形。

5. 预防和治疗 MODS。

（二）现场急救与转送

现场抢救的目的是尽快去除致伤原因,脱离现场和对危及生命的情况采取救治措施。

1. 迅速去除致伤原因　包括尽快扑灭火焰、脱去着火或沸液浸渍的衣服。劝阻伤员衣服着火时站立或勿跑呼叫,以防增加头面部烧伤或吸入性损伤;迅速离开密闭和通风不良的现场;及时冷疗能防止热力继续作用于创面使其加深,并可减轻疼痛、减少渗出和水肿,越早效果越好。一般适用于中小面积烧伤、特别是四肢烧伤。方法是将烧伤创面在自来水下淋洗或浸入水中(水温一般为 15～20 ℃),或用冷水浸湿的毛巾、纱垫等敷于创面。一般至冷疗停止后不再有剧痛为止,多需 0.5～1 h。

2. 妥善保护创面　在现场附近,创面只求不再污染、不再损伤。因此,可用干净敷料或布类保护,或行简单包扎后送医院处理。避免用有色药物涂抹,增加对烧伤深度判定的困难。

3. 保持呼吸道通畅　火焰烧伤常伴烟雾、热力等吸入性损伤,应注意保持呼吸道通畅。合并 CO 中毒者应移至通风处,必要时应吸入氧气。

4. 其他救治措施　① 严重大面积烧伤早期应避免长途转送。烧伤面积较大者,如不能在伤后 1～2 h 内送到附近医院,应在原单位积极抗休克治疗或加做气管切开,待休克被控制后再转送。必须转送者应建立静脉输液通道,途中继续输液,保证呼吸道通畅。严重口渴、烦躁不安者常提示休克严重,应加快输液。现场不具备输液条件者,可口服含盐饮料,以防止单纯大量饮水发生水中毒。转送路程较远者,应留置导尿管,观察尿量。② 安慰和鼓励病人,使其情绪稳定。疼痛剧烈可酌情使用地西泮、哌替啶(杜冷丁)等。已有休克者,需经静脉用药,但应注意避免抑制呼吸中枢。

此外,注意有无心跳及呼吸停止、复合伤。对大出血、窒息、开放性气胸、骨折、严重中毒等危及病人生命的情况应先施行相应的急救处理。

（三）初期处理

入院时的初步处理轻重有别。

1. 轻度烧伤主要为创面处理　包括清洁创周健康皮肤,创面可用 1∶1 000 苯扎溴铵或 1∶2 000 氯己定清洗、移除异物,浅Ⅱ度水疱皮应予保留,水疱大者,可用消毒空针抽去水疱液。深度烧伤的水疱皮应予清除。如果用包扎疗法,内层用油质纱布,可添加适量抗生素,外层用吸水料均匀包扎,包扎范围应超过创周 5 cm。面、颈与会阴部烧伤不适合包扎处,则给予暴露疗法。疼痛较明显者,给予镇静止痛剂。口服或静脉补液,如无禁忌,可酌情进食。使用抗生素和破伤风抗毒素。

2. 中、重度烧伤应按下列程序处理　① 简要了解受伤史后,记录血压、脉搏、呼吸,注意有无吸入性损伤及其他合并伤,严重吸入性损伤应及早行气管切开。② 立即建立静脉输液通道,开始输液防治休克。③ 留置导尿管,观察每小时尿量、比重、pH,并注意有无血红蛋白尿。④ 清创,估算烧伤面积和深度,可绘图示意。特别应注意有无Ⅲ度环状焦痂的压迫,其在肢体部位可影响血液循环,躯干部可影响呼吸,应行焦痂切开减张术。⑤ 按烧伤面积、深度制定第一个 24 h 的输液计划。⑥ 广泛大面积烧伤一般采用暴露疗法。

3. 创面污染重或有深度烧伤者的处理　应注射破伤风抗毒血清,并用抗生素治疗。

（四）早期容量复苏

烧伤早期体液丢失严重,早期积极容量复苏是防治烧伤休克的基本治疗手段。主要方法是根据Ⅱ度、Ⅲ度烧伤面积,补液以维持有效循环血量。其补液量的确定常用公式计算,可参考应用。具体方法如下。

1. 平衡盐溶液公式法　常见的有 Parkland 公式和 Brooke 改良公式。

（1）Parkland 公式为目前应用较广泛的公式之一。

伤后第 1 个 24 h 补液量＝乳酸钠林格液 4 ml×体重（kg）×Ⅱ度、Ⅲ度烧伤面积（％）。

伤后第 1 个 8 h 内补充总估计量的半量,第 2 个 8 h 和第 3 个 8 h 各补给总液体量的 1/4。由于该溶液含钠离子 130 mmol/L,相当于每 1 000 ml 平衡盐液带入 100 ml 水分,故不需要再补充基础水分。

伤后第 2 个 24 h 补液量包括血浆 0.3～0.5 ml×体重（kg）×烧伤面积（％）和/或白蛋白 1 g/体重（kg）,其余为 5％葡萄糖液,不补充电解质溶液。

（2）Brooke 改良公式法

伤后第 1 个 24 h 补液量:补给乳酸钠林格液 3 ml×体重（kg）×Ⅱ度、Ⅲ度烧伤面积（％）,其他同 Parkland 公式。

平衡盐溶液补液公式虽然可以恢复血容量和使循环功能稳定,但因大量补充钠离子,易导致钠负荷加重组织水肿。因此,对烧伤面积超过 80％的病人和肾脏排泄钠离子功能差的婴幼儿,仍以胶-晶混合公式补液为宜。

2. 水分蒸发量公式估算法

每小时蒸发量（ml）＝（25＋Ⅱ度、Ⅲ度烧伤面积％）×体表面积（m²）

每天蒸发量（ml）＝（0.3～0.45 ml）×烧伤体表面积（cm²）

3. 胶-晶混合公式法　胶体液和电解质溶液补液公式（即胶-晶混合公式）是日前国内、外最常用的补液公式。

（1）Brooke 公式

伤后第 1 个 24 h 补液量为胶体液（ml）＋乳酸钠林格液（ml）＋5％葡萄糖液 2 000 ml（基础水分）。

胶体液（ml）＝Ⅱ度、Ⅲ度烧伤面积（％）×体重（kg）×0.5。

乳酸钠林格液（ml）＝Ⅱ度、Ⅲ度烧伤面积（％）×体重（kg）×1.5

计算所得总补液量的半数在烧伤第 1 个 8 h 内补给,第 2 个 8 h 和第 3 个 8 h 各补充其总量的 1/4。

伤后第 2 个 24 h 补液量:除基础水分量不变外,胶体液和乳酸钠林格液按第 1 个 2 h 实际补充量的半量补给。

(2)国内常用的公式

伤后第 1 个 24 h 补液量(ml)=Ⅱ度、Ⅲ度烧伤面积(%)×体重(kg)×1.5 ml(小儿 1.8 ml,婴儿 2.0 ml)+2 000~3 000 ml(基础水分)。

胶体液和电解质液一般按 1∶2 比例分配;如果Ⅱ度烧伤面积超过 70%或Ⅲ度烧伤面积超过 50%者,可按 1∶1 的比例补给。估算补液总量的半量应在伤后 6~8 h 内补给,伤后第 2 个 8h 和第 3 个 8 h 各补给总量的 1/4。

第 2 个 24 h 补液量:胶体液和电解质液量按第 1 个 24 h 实际补液量的半量补充,基础水分不变。

4. 高张溶液补液公式

高张溶液是指含钠浓度为 200 或 250 mmol/L 的复方乳酸钠溶液或醋酸钠溶液。伤后第 1 个 48 h 补液量(ml):3 ml×体重(kg)×Ⅱ度、Ⅲ度烧伤面积(%)。在第 1 个 2 h 给予总补液量的 2/3,第 2 个 24 h 给其 1/3 量。在伤后第 1 个 8 h 给含钠浓度 250 mmol/L 溶液,以后补给含钠浓度 200 mmol/L、150 mmol/L 的溶液。

本法有利于减轻心肺负担,适用于吸入性损伤和老年病人。但对婴幼儿和特大面积烧伤病人,应避免使用高张溶液恢复血容量。

待血容量恢复后,若红细胞比容少于 30%时,应输用浓缩红细胞或新鲜全血,视当时恢复情况而定。所输血量以达到红细胞比容 35%为宜。

以上为伤后 48 h 的补液方法。第 3 日起静脉补液可减少或仅用口服补液。因为烧伤病人的伤情和机体条件有差别,补液的效应也不同,所以必须密切观察具体情况,方能调节好补液方法。

四、休克的处理

严重烧伤病人遇到的第一关就是休克关。伤后 48 h 之内由于大量的血浆成分外渗,造成血容量减少,很容易诱发低血容量性休克。这类患者早期迅即发生的心肌损害导致循环动力减弱也是烧伤休克发生与发展的重要因素。烧伤休克的发生时间与烧伤严重程度关系密切,面积越大、深度越深者,休克发生越早、越重。休克期表现不平稳者多因补液延迟、长途转送或因气道通畅等问题未予解决。较长时间的组织缺血缺氧,既容易引发感染,又可造成多脏器损害,从而影响全病程的平稳以及救治成功率。

(一)临床表现

主要表现:① 心率增快、脉搏细弱,听诊心音低弱;② 血压的变化:早期脉压变小,随后血压下降;③ 呼吸浅、快;④ 尿量减少;⑤ 口渴难忍,在小儿特别明显;⑥ 烦躁不安;⑦ 外周静脉充盈不良、肢端凉,病人畏寒;⑧ 血液化验示血细胞比容升高、低钠血症、低蛋白、酸中毒等。

(二)治疗

1. 积极容量复苏 病人入院后,应立即寻找一较粗且易于固定的静脉行穿刺或切开,以保持通畅的静脉输液通道,这对严重烧伤病人早期救治十分重要。补液是防治烧伤休克最重要的措施。

由于病人伤情和个体的差异,抗休克治疗时应严密观察,根据病人对治疗的反应,随时调整输液的速度和成分。简便的几项观察指标是:① 每小时尿量每千克体重不低于 1 ml;② 病人安静,无烦躁不安;③ 无明显口渴;④ 脉搏、心跳有力,脉率在 120 次/分以下;⑤ 收缩压维持在 90 mmHg、脉压在 20 mmHg 以上;⑥ 呼吸平稳;⑦ 有条件者可监测中心静脉压、血气、血乳酸等。如出现血压低、尿量少、烦躁不安等现象,则应加快输液速度。

2. 适当的创面处理与保护。

3. 呼吸与其他器官功能的保护与支持 特别应注意呼吸道的通畅。

五、烧伤感染的处理

感染是烧伤救治中的突出问题之一。感染如未能控制,其结果是内脏并发症接二连三,终因脓毒性休克、多器官功能衰竭而死亡。

(一)感染的原因

烧伤感染的原因主要有:① 广泛的皮肤屏障破坏、大量坏死组织和渗出成为微生物良好的培养基;② 严重烧伤虽伤在体表,但肠黏膜屏障有明显的应激性损害,肠道微生物、内毒素等均可移位,肠道可成为一个重要的内源性感染的来源;③ 吸入性损伤后,继发肺部感染的概率高;④ 长时间静脉输液,静脉导管感染是最常见的医源性感染。

(二)诊断

烧伤全身性感染的主要依据:

1. 全身中毒症状 ① 神志的改变,如初始时仅有些兴奋、多语、定向障碍,继而可出现幻觉、迫害妄想,甚至大喊大叫;也有表现对周围淡漠。② 体温的骤升或骤降,波动幅度较大(1~2 ℃)。体温骤升者,起病时常伴有寒战;体温不升者常示为革兰阴性杆菌感染。③ 心率加快(成人常在 140 次/分以上)。④ 呼吸急促。

2. 创面骤变 常可一夜之间出现创面生长停滞,创缘变锐、干枯、出血坏死斑等。

3. 实验室检查提示感染 ① 感染性指标升高,如白细胞计数骤升或骤降,感染性生物标记物(如 PCT)异常升高;② 病原菌检查阳性结果。

4. 其他器官功能损害 如尿素氮、肌酐清除率、血糖、低氧血症、凝血功能异常等。

烧伤全身性感染的预后严重,关键在早期诊断和治疗。

(三)防治

防治的关键在于对感染发生和发展的规律性认识。应理解烧伤休克和感染的内在联系,及时积极地纠正休克,维护机体防御功能的重要性;认识到烧伤感染途径的多样性,包括外源性与内源性以及静脉导管感染等,才能全面予以防治。

1. 及时积极地纠正休克 及早控制休克可以减少组织器官缺血缺氧损害、维护机体的防御功能,保护肠黏膜的组织屏障,对防止感染有重要意义。

2. 正确处理创面 烧伤创面特别是深度烧伤创面是主要感染源,对深度烧伤创面进行早期切痂、削痂植皮,是防治全身性感染的关键措施。

3. 抗生素的选用 抗生素的选择应针对致病菌,贵在病菌侵入伊始及时用药。因此,平时应反复做细菌培养以掌握创面的菌群动态及其药敏情况。一旦发生感染,及早有针对性地用药。一般烧伤创面的病菌多为多菌种,耐药性较其他病区为高,病区内应避免交叉感染。对严重病人并发全身性感染时,可联合应用一种第三代头孢菌素和一种氨基糖苷类抗生素,以静脉滴注,待细菌学复查报告后,再予调整。需要注意的是,感染症状控制后,应及时停药,不能留待体温完全正常,因烧伤创面未修复前,一定程度的体温升高是不可避免的,敢于应用抗生素而不敢及时停用抗生素,反而导致体内菌群失调或二重感染(如真菌感染)。

4. 其他综合措施　包括营养支持、水与电解质紊乱的纠正、脏器功能的维护等。营养支持可根据情况应用肠内或肠外营养,尽可能用肠内营养,因其接近生理,可促使肠黏膜屏障的修复,且并发症较少。

第二节　体表烧伤

一、病理生理

实验证明,52 ℃热力持续作用 1 min 或 68 ℃热力作用 1 s,即可致皮肤全层烧伤。热力温度和持续时间与烧伤程度呈正相关。烧伤可破坏皮肤的完整性和屏障作用,影响皮肤调节体温、体液汗液分泌、体表感觉和合成维生素 D 的功能,甚至有失去身份识别的可能。

根据烧伤的病理生理反应及其病程演化过程,大致可分为三期,各期常互相重叠,分期的主要目的是便于临床处理。

(一)急性渗出期(休克期)

严重烧伤后,最早的反应是体液渗出。由于组织间毛细血管通透性增加,血浆样渗液聚积至细胞间隙或皮肤各层间,形成水肿、水疱或直接丢失于体表,使体液减少,水电解质失衡,酸碱紊乱,血液浓缩。烧伤后的体液渗出可自伤后数分钟即开始,至 2～3 h 最快,8 h 达高峰,12～36 h 减缓,48 h 后趋于稳定并开始回吸收。深度烧伤可致皮肤脱水、凝固甚至炭化,形成焦痂。痂下及邻近组织亦大量渗出、水肿。位于躯体部及四肢的环形焦痂和痂下肿胀可致机械性压迫。烧伤后 48 h 内,最大的危险是低血容量性休克,临床称之为休克期。

(二)感染期

严重烧伤所致的全身应激性反应使机体对致病菌的易感性增加,早期即可并发全身性感染。烧伤后皮肤生理屏障损坏,创面成为致病菌的培养基,感染的威胁将持续至创面完全愈合。即使浅度烧伤,若早期处理不当,亦可发生创周炎症(如蜂窝织炎等)。深度烧伤形成焦痂,至伤后 2～3 周进入组织溶解期,此为并发全身性感染的第二个高峰。痂下组织菌量可达 10^5/g 以上,感染发展使创面和周围组织炎症恶化。创面污秽,出现褐色、绿色坏死斑片,覆盖脓性分泌物,并有臭味,边缘皮肤亦被侵袭溶解,即使细菌未侵入血液,也可致死,此称"烧伤创面脓毒症"。

(三)修复期

烧伤早期出现炎症反应的同时组织修复开始。浅度烧伤多能自行修复;深Ⅱ度烧伤靠残存上皮岛融合修复;Ⅲ度烧伤只能依赖皮肤移植修复。严重的深度烧伤,创面的纤维化修复是不可避免的,瘢痕增殖和挛缩将造成毁容、肢体畸形和功能障碍。

严重烧伤后还可因机体反应所释放的各种细胞因子、激素、炎性介质、酶、细胞分解产物、细菌毒素等诱发肺部感染和 ARDS、ARF、应激性溃疡等使病情复杂化和恶化。

二、伤情评估

判断伤情最基本的要素是烧伤面积和深度,同时还应考虑全身情况,如休克、重度吸入性损伤或较重的复合伤。

(一)烧伤面积的估算

烧伤面积是指皮肤烧伤区域占全身体表面积的百分数。

1. 中国新九分法　为便于记忆,将体表面积划分为 11 个 9% 的等份,另加 1%,构成 100% 的总体表面积,即头颈部=1×9%;躯干=3×9%;双上肢=2×9%;双下肢=5× 9%+1%,共为 11×9%+1%(会阴部)(表 2-12-1)。本法适于较大面积烧伤。

表 2-12-1　中国新九分法

部　位		占成人体表面积(%)			占儿童体表面积(%)
头颈	头部	3			
	面部	3	9×1	(9%)	9+(12-年龄)
	颈部	3			
双上肢	双上臂	7			
	双前臂	6	9×2	(18%)	9×2
	双手	5			
躯干	躯干前	13			
	躯干后	13	9×3	(27%)	9×3
	会　阴	1			
双下肢	双臀	5			
	双大腿	21			
	双小腿	13	9×5+1	(46%)	9×5+1-(12-年龄)
	双足	7			

估算面积时,女性和儿童有所差别。一般成年女性的臀部和双足各占 6%;儿童头大,下肢小,可按下法计算:头颈部面积=[9+(12-年龄)]%,双下肢面积=[46-(12-年龄)]%。

2. 十分法　将人体体表各部位分为十个 10% 来计算烧伤面积。

头部的体表面积(%)=10%×1(1 个 10%)

双上肢的体表面积(%)=10%×2(2 个 10%)

躯干部的体表面积(%)=10%×3(3 个 10%)

双下肢的体表面积(%)=10%×4(4 个 10%)

3. 手掌法　伤员一侧手掌,五指并拢约为自身体表面积的 1%,五指自然分开约为自身体表面积的 1.25%。此方法适于小面积烧伤计算或结合其他方法灵活应用。

（二）烧伤深度的判定

1. 三度四分法　将烧伤深度分为Ⅰ度、浅Ⅱ度、深Ⅱ度、Ⅲ度。一般将Ⅰ度和浅Ⅱ度烧伤称浅度烧伤，深Ⅱ度和Ⅲ度烧伤称深度烧伤。

Ⅰ度烧伤：仅伤及表皮浅层，生发层健在。表面红斑状、干燥、烧灼感。再生能力强，3～7 d 脱屑痊愈，短期内可有色素沉着。

浅Ⅱ度烧伤：伤及表皮的生发层和真皮乳头层。局部红肿明显，有大小不一的水疱形成，内含淡黄色澄清液体，水疱皮如剥脱，创面红润、潮湿、疼痛明显。创面靠残存的表皮生发层和皮肤附件（汗腺、毛囊）的上皮再生修复，如不感染，创面可于1～2周内愈合，一般不留瘢痕，但多数有色素沉着。

深Ⅱ度烧伤：伤及真皮乳头层以下，但仍残留部分网状层，深浅不尽一致，也可有水疱，但去除水疱皮后，创面微湿，红白相间，痛觉较迟钝。由于真皮层内有残存的皮肤附件，创面修复可赖其上皮增殖形成上皮小岛，如不感染，可融合修复，常需时 3～4 周。但常有瘢痕增生。

Ⅲ度烧伤：又称为焦痂型烧伤。全层皮肤烧伤，可深达肌肉甚至骨骼、内脏器官等。创面蜡白或焦黄，甚至炭化。硬如皮革，干燥，无渗液，发凉，针刺和拔毛无痛觉。可见粗大栓塞的树枝状血管网（真皮下血管丛栓塞）。由于皮肤及其附件全部被毁，3～4周后焦痂脱落，创面修复有赖于植皮或上皮自创缘健康皮肤生长。愈合后多形成瘢痕，且常造成畸形。

2. 四度五分法　与三度四分法的不同之处在于将三度四分法Ⅲ度烧伤中损伤达深筋膜以下的烧伤，称为Ⅳ度烧伤。

Ⅰ度烧伤：病变最轻，一般为表皮角质层、透明层、颗粒层的损伤。有时虽可伤及棘状层，但生发层健在，故再生能力活跃。常于短期内（3～5 d）脱屑痊愈，不遗留瘢痕。有时有色素沉着，但绝大多数可于短期内恢复至正常肤色。

浅Ⅱ度烧伤：包括整个表皮，直到生发层，或真皮乳突层的损伤。上皮的再生有赖于残存的生发层及皮肤的附件，如汗腺管及毛囊等的上皮增殖。如无继发感染，一般经过1～2周后愈合，亦不遗留瘢痕。有时有较长时间的色素改变（过多或减少）。

深Ⅱ度烧伤：包括乳头层以下的真皮损伤，但仍残留有部分真皮。由于人体各部分真皮的厚度不一，烧伤的深浅不一，故深Ⅱ度烧伤的临床变异较多。浅的接近浅Ⅱ度，深的则临界Ⅲ度。但由于有真皮残存，仍可再生上皮，不必植皮，创面可自行愈合。这是因为在真皮的下半部的网织层内，除仍存有毛囊、汗腺管外，尚分布着为数较多的汗腺，有时还有皮脂腺。它们的上皮增殖，就成为修复创面的上皮小岛。也因为如此，创面在未被增殖的上皮小岛被覆以前，已形成一定量的肉芽组织，故愈合后多遗留有瘢痕，发生瘢痕组织增殖的机会也较多。如无感染，愈合时间一般需 3～4 周。如发生感染，不仅愈合时间延长，严重时可将皮肤附件或上皮小岛破坏，创面须植皮方能愈合。

Ⅲ度烧伤：系全层皮肤的损伤，表皮、真皮及其附件全部被毁。

Ⅳ度烧伤：深及肌肉甚至骨骼、内脏器官等，故曾有人将烧伤深及肌肉、骨骼或内脏器官者定为Ⅳ度烧伤。早期，深在的Ⅳ度损伤往往被烧损而未脱落的皮肤遮盖，临床上不易鉴别。由于皮肤及其附件全部被毁，创面已无上皮再生的来源，创面修复必须有赖于植皮及皮瓣移植修复，严重者须行截肢术。

（三）烧伤严重度分级

为了对烧伤严重程度有一基本估计，作为设计治疗方案的参考，我国常用下列分度法：

轻度烧伤：Ⅱ度烧伤面积10％以下。

中度烧伤：Ⅱ度烧伤面积11％～30％，或有Ⅲ度烧伤但面积不足10％。

重度烧伤：烧伤总面积31％～50％；或Ⅲ度烧伤面积11％～20％；或Ⅱ度、Ⅲ度烧伤面积虽不到上述百分比，但已发生休克等并发症，或存在较重的吸入性损伤、复合伤等。

特重烧伤：烧伤总面积50％以上；或Ⅲ度烧伤面积20％以上。

三、创面处理

对于轻度烧伤的治疗，主要是处理创面和防止局部感染，并可使用少量镇静药和口服饮料。

对于中度以上烧伤，因其全身反应较大和并发症较多见，需要局部治疗和全身治疗并重。在伤后24～48 h内着重防治低血溶性休克。对于创面，除了防治感染外，要尽力使之早日愈合，对Ⅲ度烧伤者尤应如此。如能达到这两点要求，则中度以上烧伤也能较顺利地治愈。

（一）创面的初期处理

初期为入院后当即处理，又称烧伤清创术，其目的是尽量清除创面沾染。但已并发休克者须先抗休克治疗，等休克好转后方可进行。

修剪毛发和过长的指（趾）甲，擦洗创面周围健康皮肤。以灭菌盐水或消毒液（如新洁尔灭、洗必泰、度米芬等）冲洗创面，轻轻擦去表面的沾染物，已破的水疱表皮也予清除，直至创面清洁。清创除了小面积烧伤可在处理室内施行，一般均应在手术室内施行。为了缓解疼痛，可酌情应用镇痛镇静剂。

（二）新鲜创面用药

主要为了防治感染，促使创面消炎趋向愈合。应根据烧伤的浓度和面积选择。

1. 烧伤、水疱完整者　可在表面涂以碘伏或洗必泰等；然后吸出疱内液体，加以包扎。

2. 较大面积的Ⅰ度烧伤、水疱完整或小面积的水疱已破者　剪去水疱表皮；然后外用湿润烧伤膏（中西药合制）或其他烧伤膏（含制菌药和皮质醇），或用其他中西药药液（可以单层石蜡油纱布或药液纱布使药物粘附于创面）。创面暴露或包扎。

3. Ⅲ度烧伤表面　可先涂以碘伏，准备去痂处理。

注意：创面不宜用龙胆紫、红汞或中药粉末，以免妨碍创面观察，也不宜用抗生素，因为容易引起细菌耐药。

（三）创面包扎或暴露

创面清洁和用药后可以包扎或暴露。包扎敷料可以保护创面、防止外源性沾染、吸收一部分渗液和辅助药物粘附于创面。但包扎后不便观察创面变化、阻碍体表散热，并不能防止内源性沾染，包扎过紧可影响局部血运。暴露创面可以随时观察创面变化，便于施布药物和处理创痂。但可能有外源性沾染或受到擦伤。所以这两种方法应根据具体情况选择。

1. 肢体的创面多用包扎法　尤其在手部和足部,指或趾应单个分开包扎。躯体的小面积创面也可用包扎法,先将一层油纱布或几层药液纱布铺盖创面,再加厚 2～3 cm 的吸收性棉垫或制式敷料,然后自远而近以细带包扎(尽可能露出肢端),均匀加压(但勿过紧)。包扎后应经常检视敷料松紧、有无浸透、有无臭味、肢端循环等,注意有无高热、白细胞明显增多、伤处疼痛加剧等感染征象。敷料松脱时应再包扎,过紧者稍予放松。敷料浸透者须更换干敷料,如无明显感染,其内层可不必更换。如已发生感染,则需充分引流。浅Ⅱ度烧伤创面包扎后,若无不良情况,可保持 10～14 d 首次更换敷料。深Ⅱ度或Ⅲ度的创面包扎后,3～4 d 应更换敷料,以观察其变化,或需作痂皮、焦痂处理。温度高的环境内不适用大面积的包扎。

2. 头面、颈部、会阴和大面积创面宜用暴露法　所用的床单、治疗巾、罩布等皆需经过灭菌处理,病室空间应尽量保持一定的温度和湿度。在渗出期,创面上可用药物(制菌、收敛),定时以棉球吸去过多的分泌物,以减少细菌繁殖,避免形成厚痂。创面尽量用气垫等。在痂皮或焦痂形成前后,都要注意其深部有无感染化脓,除了观察体温、白细胞等变化,必要时可用粗针穿刺或稍剪开痂壳观察。

3. 全身多处烧伤　可用包扎和暴露相结合的方法。

（四）去痂

深度烧伤的创面自然愈合的过程缓慢,甚或不能自愈。在创面未愈期间,不但病人痛苦、体质消耗,而且感染可扩展或发生其他并发症。这类创面自然愈合后形成瘢痕或瘢痕增生症(瘢痕疙瘩,可造成畸形和功能障碍)。为此,应积极处理,使创面早日愈合。原则上,深度烧伤宜用暴露疗效,在 48～72 h 内开始手术切痂和植皮。面积越大越应采取积极措施,尽可能及早去除痂壳,植皮覆盖创面。

1. 手术切痂和削痂　切痂主要用于Ⅲ度烧伤,平面应达深筋膜(面和手背处应稍浅)。若深部组织已失活,一并切除。创面彻底止血后,尽可能立即植皮。削痂主要用于深Ⅱ度烧伤。

2. 脱痂　先保持痂皮表面干燥,尽可能预防痂下感染。等痂下组织自溶、痂壳与基底分离时(约 2 周),剪去痂。创面内为肉芽组织,并常有程度不等的感染。用药液湿敷、浸洗等方法,控制感染和使肉芽组织生长良好。创面肉芽无脓性物、色泽新鲜、无水肿、触之渗出鲜血,即可植皮。此法是逐步去痂,称为蚕食脱痂法。为了减轻感染和加速痂皮分离,可在创面施用药物如抗生素、蛋白酶或中药制剂等,但尚未取得成熟的经验。脱痂法较切痂、削痂法简便,但难免感染和延长治疗时间,故不宜作为首选的去痂方法。

（五）感染创面的处理

感染不仅侵蚀组织阻碍创面愈合,而且可导致脓毒血症和其他并发症,必须认真处理以消除致病菌、促进组织新生。

创面脓性分泌物,选用湿敷、半暴露法(薄层药液纱布覆盖)或浸浴法等去除,勿使形成脓痂。要使感染创面生长新鲜的肉芽组织,以利植皮或自行愈合。

创面用药：① 一般的化脓菌(金黄色葡萄球菌、白色葡萄球菌、大肠杆菌等)感染,可用呋喃西林、新洁尔灭、洗必泰、优锁儿等,或中药复合制剂制成药液纱布湿敷或浸洗。② 铜绿假单胞菌等感染时,创面有绿色脓液、肉芽组织和创缘上皮受侵蚀、坏死组织增多等改变,应作细菌学检查,可用乙酸、苯氧乙醇、磺胺嘧啶银等湿敷或霜剂涂布。③ 真菌(白色念珠菌、状菌、毛霉菌等)感染常发生于使用广谱抗生素、肾上腺皮质激素或免疫功能低下的重症病人,创面较灰暗、有霉斑或颗粒、肉芽水肿苍白、敷料上也可有霉斑,作真菌检查可确定。其创面选用大蒜液、碘甘油、制霉菌素、三苯甲咪唑等,同时须酌情停用广谱抗生素和激素。

较大的创面感染基本控制后,肉芽组织生长良好,应及时植皮促使创面愈合。

第三节 吸入性损伤

吸入性损伤是指吸入高温或有毒烟雾、化学物质导致对呼吸道产生的损伤,严重者可直接损伤肺实质。多发生于大面积,尤其是伴有头面部烧伤的病人。

一、病因与病理生理

(一)病因

吸入性损伤的原因主要是热力作用,但同时吸入大量未燃尽的烟雾、炭粒、有刺激性的化学物质等,同样损伤呼吸道及肺泡。因此,吸入性损伤是热力和化学物的混合损伤。

吸入性损伤与致伤的环境有关。其往往发生于不通风或密闭的环境,尤其是爆炸燃烧时。此环境内热焰浓度大、温度高,不易迅速扩散,病人不能立即离开火灾现场;加之在密闭空间燃烧不完全,产生大量一氧化碳及其他有毒气体,使病人中毒而昏迷,重则窒息死亡。合并爆炸燃烧时,高温、高压、高流速的气流和浓厚的有毒气体,可引起呼吸道深部及肺实质的损伤。另外,病人站立或奔走呼喊致热焰吸入,也是致伤原因之一。

(二)吸入性损伤的致伤机制

1. 热力对呼吸道的直接损伤 热力包括干热和湿热两种。火焰和热空气属于干热,热蒸气属于湿热。当吸入热空气时,声带可反射性关闭,同时干热空气的传热能力较差,上呼吸道具有水热交换功能,可吸收大量热量使其冷却;干热空气到达支气管分叉的隆突部时,温度可下降至原来的 $1/10\sim1/5$。故干热往往造成上呼吸道损伤。湿热空气比干热空气的热容量约大 2 000 倍,传导能力较干热空气约大 4 000 倍,且散热慢,因此湿热除引起上呼吸道损伤和气管损伤外,亦可致支气管和肺实质损伤。

2. 有害物质对呼吸道的损伤 吸入烟雾中除颗粒外,还有大量的有害物质,包括一氧化碳、二氧化氮、二氧化硫、过氧化氮、盐酸、氰氢酸、醛、酮等。这些物质可通过热力作用对呼吸道造成直接损伤。

有毒气体可刺激喉及支气管痉挛,并对呼吸道具有化学性损伤。水溶性物质如氨、氯、二氧化硫等与水合成为酸或碱,可致化学性烧伤。氮化物在呼吸道黏膜上可与水、盐起反应,生成硝酸和亚硝酸盐,前者直接腐蚀呼吸道,后者吸收后与血红蛋白结合,形成高铁血红蛋白,造成组织缺氧。氰氢酸能使细胞色素氧化酶失去递氧作用,抑制细胞内呼吸。醛类可降低纤毛活动,减低肺泡巨噬细胞活力,损伤毛细血管而致肺水肿。聚氨酯燃烧产生的烟雾中丙烯醛含量约为 $12.5\ mg/m^3$,吸入含有 $13.8\ mg/m^3$ 的丙烯醛即可发生化学性呼吸道损伤及肺水肿,$10\ mg/m^3$ 在几分钟内即引起死亡。氰化氢与一氧化碳的毒性呈相加作用,温度升高至 1 000 ℃时,聚氨酯泡沫塑料分解产生大量氰化氢,在血清中氰化物浓度达 100 μmol/L 时即可使人死亡。

烟雾中一氧化碳被人吸入后,将导致一氧化碳中毒,重者可当场死亡。当吸入含 5%一氧化碳的空气时即可引起中毒。另外,火灾时,同时产生高浓度的二氧化碳。二氧化碳可加重一氧化碳的中毒症状,并加重组织缺氧。

吸入性损伤后,气管黏膜细胞变性坏死,纤毛消失,天然防御屏障作用丧失,气道排痰和清除细菌、异物的能力减弱,肺内巨噬细胞/单核细胞系统的免疫功能降低,易引起肺部感染。由于呼吸道阻塞、肺水肿及肺部感染等,造成呼吸困难,呼吸道阻力增加,气体交换量明显下降,动脉血氧分压下降、二氧化碳分压增高,最后可导致急性呼吸功能不全。

(三) 吸入性损伤的病理变化

呼吸道损伤部位不同,其病理变化各有特点。

1. **上呼吸道损伤**　吸入超过 150 ℃的气体便可立即损伤口、咽、喉部黏膜,使之充血、水肿和溃破。除热力外,烟雾的毒性产物也可损伤上气道。由于下咽部、会厌和会厌皱襞覆盖的黏膜都很疏松,因此极易发生水肿。声带围以软骨环,水肿难以扩展,声带水肿向内突,使气道狭窄,若水肿使声带宽度增加超过 8 mm,则可致气道完全阻塞。一般伤后 45 d 上气道水肿可消失。

2. **下呼吸道损伤**　除热力与化学损伤外,窒息也引起下气道损伤。吸入性损伤后气管支气管树常见水肿、充血,部分区域可见黏膜脱落和黏膜纤毛活动丧失,很快发生炎性渗出和间质水肿。肺间质水肿主要是肺微血管通透性增高所致。研究发现吸入性损伤后支气管血流量增加 10 倍,支气管循环也参加吸入伤后肺水肿的发病。

3. **肺实质损害**　支气管痉挛和气道阻塞致肺泡缺氧和血管收缩。吸入化学物质,刺激肺泡巨噬细胞、血管内皮细胞等释放炎性介质,使粒细胞游走、聚集,灌洗液中检出大量肺泡巨噬细胞。伤后肺泡巨噬细胞释放的白三烯 B4、血小板活化因子、肿瘤坏死因子和氧自由基等均增多,从而启动失控炎症反应。

4. **窒息引起的损伤**　早期窒息原因主要因现场吸入空气中氧浓度低和一氧化碳浓度高,还可能有氰化氢。一氧化碳与血红蛋白的结合力比氧强 200 倍。烟雾中一氧化碳仅增至 0.1%,吸入后血液运输氧的能力即下降 50%,一氧化碳还可降低周围组织的氧供,抑制细胞呼吸和心血管功能。氰化氢也能抑制细胞代谢,中枢神经系统和心脏对氰化物特别敏感。

5. **皮肤烧伤的作用**　体表烧伤与吸入性烧伤有累加作用。有统计表明,单纯吸入性损伤呼吸功能衰竭的发生率仅 12%,而伴体表烧伤者高达 62%,单纯吸入伤死亡率仅7%,而伴体表烧伤者死亡率达 20%～40%。

二、临床表现

中、重度吸入性损伤,随着病程的发展,表现出不同的临床和病理变化,因而将其分为 3 个时期。

(一) 呼吸功能不全期

重度吸入性损伤,伤后 2 d 内为呼吸功能不全期。其主要表现为呼吸困难,一般持续

4~5 d后,逐渐好转或恶化为呼吸衰竭而死亡。呼吸困难是由于广泛支气管损伤或含有肺实质损伤,引起通气、换气障碍,通气与血流灌注比例失调,导致进行性低氧血症。肺部听诊可闻及干、湿啰音及哮鸣音。

(二)肺水肿期

肺水肿最早可发生于伤后 1 h 内,多数于伤后 4 d 内发生。临床上具有明显的肺水肿症状。其主要是肺毛细血管通透性增加、气道梗阻、通气障碍,造成组织缺氧所致。此时并无左心衰竭。若早期治疗不当,输液量过多,更易发生肺水肿。

(三)感染期

伤后 3~14 d,病程进入感染期。由于气管、支气管黏膜纤毛受损,造成气道机械性清除异物的功能障碍。同时局部及全身免疫功能下降,受损伤的肺对细菌的易感性增强。气道黏膜坏死脱落,可形成溃疡,长期不愈,成为肺部感染灶。肺部感染往往继发于机械性阻塞和肺不张。严重感染者可诱发脓毒症。

三、吸入性损伤的临床分类

关于吸入性损伤的分类标准尚不统一。有的按病情严重程度分为轻、中、重三类或轻、重两类;有的按损伤部位分为上、下呼吸道及肺实质损伤。目前国内多数采用三度分类法。

(一)轻度吸入性损伤

指声门以上,包括鼻、咽和声门的损伤。临床表现鼻咽部疼痛、咳嗽、唾液增多,有吞咽困难;局部黏膜充血、肿胀或形成水疱,或黏膜糜烂、坏死。病人无声音嘶哑及呼吸困难,肺部听诊无异常。

(二)中度吸入性损伤

指气管隆突以上,包括咽喉和气管的损伤。临床表现为刺激性咳嗽、声音嘶哑、呼吸困难、痰中可见炭粒及脱落之气管黏膜,喉头水肿导致气道梗阻,出现吸气性喘鸣。肺部听诊呼吸音减弱或粗糙,偶可闻及哮鸣音及干啰音。病人常并发气管炎和吸入性肺炎。

(三)重度吸入性损伤

指支气管以下部位,包括支气管及肺实质的损伤。临床表现为伤后立即或几小时内出现严重呼吸困难,切开气管后不能缓解;进行性缺氧,口唇发绀、心率增快、躁动、谵妄或昏迷;咳嗽多痰,可早期出现肺水肿,咳血性泡沫样痰;坏死内膜脱落,可致肺不张或窒息。肺部听诊呼吸音低、粗糙,可闻及哮鸣音,之后出现干、湿啰音。严重的肺实质损伤病人,伤后几小时内可因肺泡广泛损害和严重支气管痉挛导致急性呼吸功能衰竭而死亡。

四、吸入性损伤的诊断

吸入性损伤的诊断主要依据受伤时的情况及临床表现,结合实验室检查、X 线及特殊检查等,以明确有无吸入性损伤、损伤的部位及程度等。

(一)病史

应详细询问受伤时的情况,如有密闭空间烧伤史及吸入刺激性、腐蚀性气体病史者,应怀疑有吸入性损伤的可能。

（二）临床表现

病人有头面、颈部烧伤创面，尤其是有口鼻周围烧伤创面，鼻毛烧焦，口腔、咽部黏膜充血、水肿，有水疱形成；咳嗽、咳痰、痰中带炭粒；呼吸困难，发绀、烦躁；嘶哑，气管内膜脱落；肺水肿时有咳血性泡沫样痰，肺部可闻及呼吸音低、粗糙或干、湿啰音等。吸入性损伤时，由于喉气管水肿变狭窄而出现呼吸困难，则喉气管呼吸音变成高调，有时发出尖厉的鸣笛声。重度吸入性损伤早期即出现进行性呼吸困难，但在大面积烧伤时，即使无吸入性损伤，早期也可并发急性肺功能不全而出现呼吸困难，此点应注意。

（三）X线检查

以往认为X线对吸入性损伤无诊断意义。但研究发现取右前斜位X线摄片，伤后2～6 h出现明显的气管狭窄，气管内显示斑点状阴影，透光度减退，黏膜不规整，早期显示气管狭窄的特征，可视为吸入性损伤的X线改变。肺水肿时显示弥散的、玻片状阴影、叶间影像、肺门扩大、线形或新月形影像；肺部感染时可见中心性浸润影像或弥漫而稠密的浸润影像；有时可看到由于代偿性肺气肿所显示的气球样透明度增强，以及由于肺泡破裂或气肿样大泡破裂所致的气胸影像。

（四）特殊检查

1. 支气管软镜检查　支气管软镜可直接观察咽喉、声带、气管、支气管黏膜的损伤程度，确定损伤部位。同时可在气道内取样、引流、灌洗，还可作为一种治疗工具。不过不宜过度频繁使用，并尽可能缩短每次操作时间，严格遵循无菌操作原则。

2. ^{133}氙肺扫描连续闪烁摄影检查　此项检查一般于伤后48 h内进行，采用放射性同位素^{133}氙 $22\times10^7\sim74\times10^7$ Bq置于生理盐水中做周围静脉注射，每15 s做闪烁摄影一次，直到^{133}氙完全清除为止。正常情况下，^{133}氙注射后90～150 s，可完全从肺部清除，称为扫描正常；若150 s后仍未清除者称为扫描异常。延迟清除、清除不完全或^{133}氙呈现节段性潴留者，表示有吸入性损伤。在闪烁摄影上可见放射性密度增大的灶性区域。

3. 脱落细胞检测　观察支气管分泌物中各种细胞形态和结构的改变以及有无烟雾颗粒。吸入性损伤后，纤毛细胞的形态与结构产生变异，包括纤毛脱落、终板消失，细胞质呈蜡状石蓝染色，细胞核固缩，严重者破裂或溶解。

（五）肺功能检查

1. 血气分析　吸入性损伤后，PaO_2有不同程度的下降，多数低于60 mmHg，烧伤面积相似而不伴有吸入性损伤者一般$PaO_2>80$ mmHg。PaO_2/FIO_2比率降低，$A\text{-}aDO_2$早期升高，其增高程度可作为判断预后的依据。如果进行性PaO_2低，$A\text{-}aDO_2$增高显著，提示病情重，预后不良。

2. 功能测定　对低位吸入性损伤较敏感。主要包括第一秒时间肺活量（FEV1）、最大肺活量（FVC）、最大呼气流速-容积曲线（MEFV）、高峰流速（peak flow）、50%肺活量时流速和呼吸动力机能（肺顺应性、气道阻力、肺阻力等）。重度吸入性损伤后，累及小气道及肺实质，气道阻力增加，50%肺活量时高峰流速可下降50%左右，肺顺应性下降，肺阻力显著增高，MEFV显著低于正常值，FEV1和FVC均较早出现异常。以上变化系气道梗阻所致，故肺功能测定对预计病情发展有一定意义。

五、吸入性损伤的并发症

吸入性损伤不单直接损伤呼吸道,而且激发一系列反应,并发肺部感染和急性呼吸功能等并发症,此类并发症也是吸入性损伤的主要死亡原因。

(一)肺部感染

住院吸入性损伤肺部感染的发病率为 15%~60%,其死亡率高达 50%~86%。吸入性损伤发生肺部感染的因素甚多。吸入性损伤后,气道黏膜的纤毛清除异物、分泌物和细菌功能迅速减弱,使气道阻塞,充满分泌物、碎屑和坏死组织,有利于细菌繁殖。伤后肺泡巨噬细胞吞噬细菌清除异物功能减弱,加之肺表面活性物质(Pulmonary Surfactant,PS)迅速减少、活性降低,使肺泡萎陷,也有利于细菌繁殖。近年发现 PS 调节肺泡巨噬细胞的数量,影响其化学趋向性,对其吞噬细菌起重要作用,同时本身具有杀菌能力。吸入性损伤 PS 减少,不仅使肺萎陷,也会促进肺部感染。

(二)急性呼吸功能衰竭

重度吸入性损伤大多并发急性呼吸功能衰竭,肺水肿是其基本病理变化。由于吸入性损伤后发生气道狭窄与堵塞、肺水肿、肺萎陷等病理变化,导致通气血流比例失调、肺弥散功能障碍、肺内分流增加,进而发生呼吸功能衰竭。

吸入性损伤后呼吸功能衰竭的发病机制甚为复杂,与吸入气体直接损伤呼吸道肺实质、炎症反应失控、凝血功能异常等有关。

(三)吸入性损伤的后期并发症

吸入性损伤的后期并发症不多见。多见气道狭窄,有的肺功能减退,偶可见有支气管扩张和阻塞性细支气管炎。

六、吸入性损伤的治疗

吸入性损伤的治疗手段比较贫乏,因涉及代谢及内环境紊乱、肺部功能性病理生理变化,以及常合并其他损伤,故治疗原则仍是据其病程的阶段性变化,给予相应的对症处理。

(一)保持气道通畅,防止及解除梗阻

1. 开放气道 吸入性损伤因组织黏膜水肿、分泌物堵塞、支气管痉挛等,早期即可出现气道梗阻,故应及时进行气管插管或切开术,以解除梗阻,保持气道通畅。中、重度吸入性损伤争取于伤后 6 h 内建立人工气道。

(1)气管内插管指征:① 面部尤其口鼻重度烧伤,有喉阻塞可能者;② 声门水肿加重者;③ 气道分泌物排出困难,出现喘鸣加重及缺氧者。

(2)气管切开术指征:① 严重的声门以上水肿且伴有面颈部环形焦痂者;② 严重的支气管黏液漏者;③ 合并 ARDS 需要机械通气者;④ 合并严重脑外伤或脑水肿者;⑤ 气管插管留置时间超过 24 h 者。行气管切开术可立即解除梗阻,便于药物滴入及气管灌洗,方便支气管软镜检查及机械通气。但气管切开术亦增加气道及肺感染机会,需要正规操作,加强术后护理及预防措施。

2. 早期气管内灌洗 吸痰及灌洗是治疗吸入性损伤普遍采用的措施,通常是在气道内分泌物、坏死物质增多时应用。而吸入性损伤后,深积在肺内的炽热炭粒除导致烧伤

外,包被于其上的毒性物质能持续引起损伤数小时甚至数天。因此吸入性损伤后应尽早进行灌洗,清除残存致伤物质,终止其继续损伤作用,同时清除继发炎性因子,减轻继发性炎症反应。

3. 雾化吸入 雾化吸入有利于气管、支气管黏膜不因干燥而受损,有利于增强纤毛活动能力,防止分泌物干涸结痂,对防止痰液堵塞、预防肺不张和减轻肺部感染具有重要意义。雾化可进行气道药物治疗,以解痉、减轻水肿、预防感染、利于痰液排出等。如用生理盐水 20 ml 或乙酰半胱氨酸制剂等做雾化吸入。

4. 药物解痉治疗 对支气管痉挛者可用氨茶碱 0.25 g 缓慢静脉注射,每 4～6 h 一次。或用舒喘灵气雾剂喷雾,可扩张支气管、解除痉挛。如果支气管痉挛持续发作,可给予激素治疗,同时激素具有阻止急性炎症引起的毛细血管通透性增强症状,减轻水肿,保持 PS 的稳定性,并有稳定溶酶体膜等作用。但不宜长期使用。

5. 焦痂切开减压术 吸入性损伤有颈、胸腹环形焦痂者,可压迫气道及血管,限制胸廓及膈肌活动范围,影响呼吸,加重呼吸困难,降低脑部血液供应,造成脑缺氧。因此,及时行上述部位的焦痂切开减压术。

（二）保证血容量,改善肺循环

过去认为,吸入性损伤后因肺毛细血管通透性增加,体液外渗,容易发生肺水肿,故早期行休克复苏时应限制输液量,以防诱发肺水肿。这种认识是片面的,因为吸入性损伤伴有体表皮肤烧伤者,体液不仅从体表烧伤区域丧失,而且从受损气道和肺内丧失。因此,应根据尿量、血压及生命体征等变化,进行正确的液体复苏,维持足够的血容量。避免因限制输液、不能维持有效循环量,最终导致组织灌液不良,进一步加重组织损害。

肺循环是个低压、低阻力、高流速系统。吸入性损伤可增大肺循环阻力,低血容量又会进一步降低肺动脉压,从而导致肺循环障碍以至右心衰竭。因此,可用强心药物,如毒毛旋花子苷 K 和去乙酰毛花苷(西地兰)以改善肺循环功能。低分子右旋糖酐可降低血液黏稠度,减少红细胞凝集,有利于改善微循环。

（三）维持气体交换功能,纠正低氧血症

1. 氧疗 对于这类患者氧气吸入治疗是基本措施。

对于严重者应立即吸高浓度氧 1～2 h。火焰吸入性损伤使病人吸入低浓度氧和高浓度一氧化碳,病人脱离现场后应立即吸纯氧。碳氧血红蛋白水平降至接近正常值时,吸入氧浓度应降至 40% 左右,维持氧分压(PaO_2)70 mmHg 即可。

给氧方法:除鼻导管吸氧外,还有氧罩、氧帐、高流量氧疗、机械通气等。

2. 机械呼吸 当患者出现急性呼吸衰竭时,常常需要实施机械通气。

3. 体外膜氧合(膜肺,ECMO) ECMO 常用于常规机械通气不能改善的可逆性急性呼吸功能衰竭患者。虽用于吸入性损伤的治疗报道很少,但据其作用原理及吸入损伤的特点,在必要时亦可用其治疗。

（四）防治感染

吸入性损伤后,由于气道及肺部受损,纤毛功能破坏、气道分泌物及异物不能及时排出、局部及全身抵抗力下降等,常致气道及肺部感染。一旦感染,若治疗不及时,可并发急性呼吸功能衰竭,并成为全身感染的重要病灶。

常用方法：

1. 清理气道，如鼓励病人咳痰，可通过吸痰管、支气管软镜，清理气道内异物和脱落的坏死组织。这是防治感染的基本措施。

2. 严格无菌操作技术和实施消毒隔离。

3. 定期做气道分泌物涂片和培养，确定病原菌。

4. 选用敏感抗生素。

5. 应加强全身支持疗法等。

（吕建农）

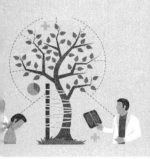

第十三章　电　击　伤

电击伤俗称触电。一定强度电流（或电能）直接接触并通过人体，或在超高压的电场下虽未直接接触电源，但由于电场或静电电荷击穿空气或其他介质而通过人体，由此引起的病理生理效应、组织损伤及功能障碍，称为电击伤。触电是电流对人体或动物体的伤害，表现为电击和电伤两种损伤，主要以电击为主。电伤是指电流对人体表面的伤害，它往往不危及生命安全；而电击是指电流通过人体内部产生的伤害，绝大部分触电死亡是电击造成的。电击对人体的作用包括热力造成的烧伤和电流经过人体时引起的心脏、中枢神经系统的严重功能失调。一般直流低电压可抑制心脏，不影响呼吸，交流低电压可引起室颤。高压电则影响中枢神经系统，抑制呼吸和心脏，并对局部造成烧伤或衣服燃烧致全身烧伤。临床常见的电烧伤分为：电接触烧伤、电接触＋电火花伤、电弧或电火花烧伤和自然灾害所造成的闪电烧伤。

第一节　病理生理与临床表现

一、病理生理

（一）触电方式

人体触电的方式多种多样，一般可分为直接接触触电和间接接触触电两种主要方式。人体直接接触或靠近电气设备及线路的带电导体而发生的触电现象为直接接触触电，包括单线触电、双线触电、电弧损伤等。电器设备在运行时，由于电器设备绝缘损坏而发生的接地故障，使金属外壳带电，人体触及带电金属外壳发生的触电为间接接触触电。

1. 单线触电　又称"一相触电"，人体接触一根电线，电流通过人体，最后从人体与地面或其他导电体接触处流出，形成一个电流回路。

2. 双线触电　又称"二相触电"，人体上的两点接触同一电路上的两根电线时，电流从一端流到另一端引起的触电。

3. 电弧损伤　电弧是气体间隙被强电场击穿时电流通过气体的一种现象。若人体过分接近电弧或电弧通过人体放电，就会导致触电和电弧伤害事故。

4. 跨步电压触电　是指当一根电线断落在地上时,以此电线的落地点为圆心。在 20 m 之内的地面上有很多同心圆,这些圆周上的电压是各不相同的,离电线落地点越近的圆周电压越高,远的则低,这种电位差即为跨步电压。当人走进离电线落地点 10 m 以内的地域,两脚迈开时,势必有电位差,电流从接触电压高的一脚进入,由接触电压低的一脚流出,使肌肉发生痉挛,严重时使人倒在地上,倒地后触电危险性就更大。

(二)影响电击损伤程度的因素

电击伤的严重程度影响因素主要依据焦耳定律 $Q=I^2Rt$ 决定,即电流通过组织时,组织温度的升高与电流的平方、电流通过组织的电阻以及电流经过的时间成正比。I 为电流(安培),R 为组织电阻(欧姆),t 为接触电流时间(秒)。此外电流在人体内的路径、个体健康状况及心理因素也有一定的影响。有学者提出电烧伤中存在的非热性损伤,即强电场对细胞的"电穿孔"作用。临床上电穿孔所致的膜破裂远较焦耳热重要,二者还可相互增效。大细胞如骨骼肌和神经细胞比小细胞更易遭受电穿孔。这种"电穿孔"能造成早发和迟发的细胞损伤。强大的电场造成细胞膜的磷脂质双层膜的通透性增大,甚至破裂,细胞内大分子蛋白及 DNA 等漏出,细胞内游离钙离子增加,花生四烯酸产物增多,最终导致肌肉组织和神经的"渐进性坏死"。

1. 电流的种类和频率　电流分直流电和交流电两大类,同样 500 V 以下电流,交流电比直流电危险性大 3 倍。生活中发生的电损伤绝大部分为交流电引起,人体可耐受 250 mA 直流电而不受损伤,但 70～80 mA 交流电通过心脏即可发生心脏室颤或造成呼吸中枢麻痹、呼吸肌痉挛而致呼吸停止。而我国常用交流电源的频率为 50 Hz。这种频率的交流电能引起肌肉的强力收缩,由于屈曲性抓握使得触电部位不能脱离电源,因而延长触电时间。不同频率交流电对人体的影响不同,低压交流电可引起呼吸肌的强直性收缩,导致呼吸骤停,而电流频率增高则对人体的危害反而减小,当电流频率大于 20 000 Hz 时,损害作用明显减轻,某些高频交流甚至可用于治疗疾病。

2. 电流　人体通过的电流量或电流强度是决定组织受损程度的主要因素。实验表明,多数人能忍受 1 mA 电流的接触;接触 5 mA 电流时能感觉疼痛,但对人体没有危害;如果达 15 mA,就足以刺激神经和肌肉,使肌肉产生强直性收缩;60 mA 的电流从一上肢流向另一上肢时,心脏内的电流密度足以引起心室纤颤;100 mA 以上的电流,通过脑部可使伤员立即失去知觉;2 000 mA 可引起烧伤。

3. 电压　电压高低决定了电流可否超越、克服皮肤电阻及人体通电量。在相同皮肤电阻条件下,电压越大通过人体的电流越大,对人体的危害也越大,所以高电压比低电压危险性大。一般把 1 000 V 以下称为低压电,它可致心室纤颤,心搏骤停。1 000 V 以上称为高压电,它可引起呼吸肌的强直性收缩,致呼吸暂停或停止。直流电 300 V 以下很少引起死亡,而交流电在 65 V 以上即有危险。

4. 电阻　人体可以看作是一个由各种电阻不同的组织组成的导体。体表是一层导电能力很差的皮肤,它的最外面是表皮和绝缘的角质层,在干燥情况下 1 cm² 皮肤电阻可达 10 万欧姆;足底和手掌表皮较厚,在干燥情况下 1 cm² 皮肤电阻可达 200 万欧姆。皮肤的温度和清洁度影响电阻,潮湿和油腻的皮肤的电阻是干燥清洁的皮肤电阻的千分之一。人体其他组织电阻各不相同,这主要取决于它们的含水量和相对密度,其中体液、血液、神经、肌肉是良导体,而肌腱、脂肪和骨骼是不良导体。

通过人体电流强度的决定性因素是皮肤电阻的大小。当电流刚接触皮肤时,皮肤的电阻阻碍了电流进入体内,部分电流在此处转化为热能,使该处皮肤凝固、碳化电阻减少,进入人体的电流增加,并沿体内电阻最小的组织,如血液和神经行进,造成血管壁和神经组织变性和坏死,血管内血栓形成。但活体组织是作为一个容积导体而发挥作用的,一旦皮肤阻抗被克服,除骨以外的所有内在组织对电流而言是一致的。而且热的产生是与阻抗直接相关,所以,尽管阻抗较高的组织电流相对较小,但仍可有相对较大的热产生。这可解释核损伤(core injury)现象:由于骨的阻抗最高,它产生的热量最大,在电流中断后,骨作为一个蓄热池,能继续对骨周组织产生热损伤。在手术探查时,常常发现深部肌肉的热损伤较浅层肌肉的热损伤大;再如阻抗高而横截面小的组织如上肢,由于热的产生集中,所造成的损害也大。

5. 电流路径 即电流通过人体的部位,可从入口伤和出口伤的部位推理分析得出。人体不同部位分布着不同的组织器官,心脏和脑是机体最重要的两个器官。当电流通过一侧上肢至另一侧上肢,由于贯通胸部,其危险性比通过一侧下肢至另一侧下肢要大得多,前者可致 60% 的死亡率,后者可致 20% 的死亡率。基于同样理由,通过左侧躯干比右侧躯干危险性大。如触电点位于颈部,电流可能通过脑部,危险性也大。

6. 接触电时间 电流造成人体损伤的程度与电流接触时间的长短有很大的关系。动物实验发现,接触电压为 10~40 V 时,电流在动物体内达到最大值需 200 s;接触电压为 50~80 V 时,在 20~30 s 内与电流接触的皮肤可发生水疱;接触电压为 200 V 时,电流在体内达到最大值只需 1 s 左右;接触电压为 500 V 时,在 1~2 s 内皮肤即可发生Ⅲ度烧伤。低压电由于肌肉收缩常使触电时间延长,而高压电常可将触电者甩开。

(三)电击伤对人体各系统的伤害

电流通过组织造成的损伤,大部分是由热引起的,组织学检查显示凝固性坏死。电流经过时有磁场存在,因而可能有磁的作用,但与电和热的作用难以区别。在电流通过的局部,即电流流进点和流出点,可见到电伤,主要是由电的热效应造成。电伤程度取决于电压及接触部位,轻者仅见局部皮肤伤害,严重者损害面积大,可深达肌肉、骨筋膜,甚至骨质断裂。与电伤有关的一种特殊类型烧伤是"对吻烧伤",这种烧伤常常发生在屈肌皱褶处,当电流引起肢体屈曲,在关节屈肌表面的皮肤互相接触;加上在屈肌皱褶常常为潮湿环境,电流可越过屈肌皱褶引起两侧屈肌表面的烧伤。电击对人体致命性威胁是造成心脏的心室纤颤;或损害延髓中枢造成呼吸中枢的抑制和麻痹,导致呼吸衰竭和呼吸停止。

1. 皮肤损伤 因电火花高温所致。电火花温度可达 2 500~3 000 ℃,能造成极深伤害,甚至导致皮肤碳化及蒸发。皮肤创面呈规则、半圆形或蚕豆样,但其深部组织坏死范围常比原创面为大。

2. 四肢损伤 电击造成肌肉痉挛甚至全身抽搐。肌肉损伤常延伸至远离所见到皮肤损害的区域;电击引起血管壁损伤和血液凝固,血管栓塞以及严重的深部组织损害(内烧伤),使肌肉发生变性坏死;肌间隙大量渗出、肿胀,筋膜内压增加,轻则出现筋膜间隙综合征,重则使肢体远端缺血坏死;由于组织损伤范围广泛,有时不得不进行截肢处理。此外,从四肢损伤肌肉中大量释放肌红蛋白,可导致肌红蛋白尿性肾功能衰竭。

3. 骨骼系统损伤 强直性肌肉收缩或电击后患者由高处坠下可致骨折。颈、胸或腰椎骨折或韧带损伤可引起脊髓损伤。骨骼可能有坏死及死骨形成。强烈痉挛也可引起肩关节脱位或股骨颈骨折。

4. 神经系统损伤　神经系统是电击伤最常受累的组织系统,发生率较高(33%～100%)。

(1)中枢神经系统:脑组织可见到散在性出血点、水肿、软化,周围神经轴索断裂、皱缩等。表现为一过性意识丧失、神志模糊不清、短期记忆丧失和注意力集中困难;还可导致癫痫样发作。

(2)周围神经系统:高压电引起周围神经症状者较常见,但多数可自行消失。电流造成周围神经损害有三个途径:① 血管损害使神经的血供应减少,导致功能损害;② 热对神经的直接损伤;③ 电流对神经功能的直接作用。周围神经损害有立即损伤和延迟损伤两种类型。立即损伤在电击后数小时内发生四肢无力和瘫痪,下肢瘫痪较上肢常见。延迟性神经损伤在伤后几天到几年出现症状,多为上行性偏瘫、肌萎缩性侧束硬化或横向性肌炎运动性损害等三种临床类型;或发生延迟性肌肉萎缩综合征。斑片状感觉障碍也常见,但与运动障碍水平不相吻合。神经损害总体预后较差。

5. 呼吸循环系统　对心肺最严重的影响通常发生在损伤最初。缺氧和心室颤动为立即死亡的主要原因。与较低电压造成的心脏颤动不同,高压电击伤的病人易因严重肌肉收缩而呼吸停止,复苏时往往只需人工呼吸。少数病例出现右束支传导阻滞、异位心律不齐或室上性心动过速。电击伤所致心动过速和轻微 ST-T 段变化一般经数周即可恢复。

6. 内脏损伤　由于空气导电性差,所以电流本身不会引起肺损伤,但胸部电击伤可造成气胸、肺的钝性损伤。电击还可导致肠坏死、穿孔及其他空腔脏器的坏死。实质性内脏器官的损伤少见。

7. 肾脏　电击伤后发生肾功能衰竭的比例较高。肾损害由最初的严重休克、来自损伤组织的异常蛋白分解和电流对肾脏的直接损害共同引起,与挤压综合征大致相同。电击伤的严重并发症之一为急性肾小管坏死,电击伤病人液体需要量远较相应的其他烧伤为多。渗透性利尿和碱化尿液亦为预防急性肾衰所必需。

8. 其他　患者在电击摔倒后,可发生相应部位的损伤,如颅脑损伤、骨折等。当电流经过不同的部位时,均可造成相应部位的损伤,如经过头面部及眼周时,可并发单侧或双侧眼白内障及视神经萎缩。白内障可很快发生,但更多的是在伤后数月才出现。由于吸吮家用电线导致口烧伤,在学龄前儿童的电击伤中十分常见。

二、临床表现和诊断

(一)局部表现

局部损伤主要表现为烧伤,触电所引起的烧伤有 3 种不同表现:① 电流通过人体直接引起,又称为电接触烧伤。此类电烧伤有"入口"与"出口",通常入口的损伤较出口严重。皮肤烧伤面积多不太大,大多呈椭圆形,一般限于与导电体接触的部位,但实际破坏较深,可达肌肉、骨骼或内脏。② 由电弧或电火花引起,可单独或与电接触烧伤同时发生。有时由于肢体触电时肌肉强烈收缩,在关节的屈面(如肘窝、腋窝、腘窝、腹股沟等)形成短路,发生火花,引起多处烧伤。这种电火花烧伤多为Ⅲ度,严重的亦可深及肌肉及关节腔等。③ 由电火花引燃衣物引起,烧伤面积较大,但一般较表浅。此外,由于触电时肢体肌肉强烈收缩,可发生骨折或脱位,亦可由于意识丧失或肌肉收缩被弹离电源,致跌倒或从高处坠下，合并有其他部位损伤。

烧伤的轻重与所接触的电压高低有关。一般低电压电流造成的烧伤，创面小，直径一般为 0.5～2 cm，呈半圆形或蚕豆状，边缘规则整齐，与健康皮肤分界清晰，创面多干燥、焦黄或褐色，偶尔可见水疱，中心稍下陷。严重者组织可以完全炭化、凝固。损伤初期有时难以确定损伤范围和严重程度，随着病程进展，伤后 1 周左右开始出现进行性的广泛组织坏死、骨骼破坏或肢体坏死，或发生继发性大出血。感染常较严重，有的可并发气性坏疽。导致大面积组织坏死、感染的原因主要为：① 血管损伤和血栓的形成；② 骨组织电阻较大，电流通过时产生热量较多，致骨周围组织变性、坏死；③ 由筋膜室内水肿，压力增高，形成筋膜室综合征。电烧伤愈合结成的瘢痕，通常比原创面要大。

（二）全身表现

1. 轻型　指瞬间接触低电压、小电流引起的触电。表现为精神紧张、恶心、头晕、心悸、脸色苍白、表情呆滞、呼吸心跳加快、四肢软弱、全身乏力或短暂的意识丧失，恢复后多不遗留症状。一些敏感的人会发生休克，倒在地上，对周围暂时失去反应。体格检查一般无阳性发现。若进行较长时间的连续听诊，常能听到期前收缩。

2. 重型　伤员触电后，呼吸、心跳均有明显改变。呼吸初时增快变浅，如不能及时脱离电源，很快转入呼吸不规则甚至停止。触电后肌肉强烈痉挛而致窒息，可引起电休克、心室纤颤或呼吸、心搏骤停，如抢救不及时，可立即死亡。电休克恢复后，病人在短期间内尚有头晕、心悸、耳鸣、眼花、听觉或视力障碍等，但多能自行恢复。有时伴有心律失常，并迅速转入"假死状态"，即心搏和呼吸处于极微弱状态，外表看起来似乎已经"死亡"。值得注意的是，有少数伤员可出现迟发性假死，时间由数分钟到十天不等。遭受雷电击伤者的死亡率较高。

（三）特殊并发症

1. 急性肾功能不全　是电击烧伤后常见的并发症。发生的原因有：① 电流直接通过肾脏或使肾血管受损；② 受损害组织释出大量毒性物质或肌红蛋白等，使肾脏受损；③ 严重休克造成肾缺血损伤。

2. 继发性出血　是电烧伤后最常见的并发症之一，出血多发生在伤后 1～3 周。

3. 气性坏疽和破伤风　电烧伤易并发气性坏疽和破伤风。

4. 白内障　在眼睛周围、颅骨和脑部的电烧伤，常并发白内障和视神经萎缩。目前尚无特殊治疗方法，小的白内障在 2～3 年后可以吸收，但大部分难以恢复。

5. 神经系统　神经系统并发症有意识丧失，记忆衰退和注意力不集中，外周神经损伤，延迟的脊髓综合征，继发性癫痫；后期可能会出现长期的精神后遗症。

受损的外周神经多是电流接触部位和电流通过的神经，如肘部和踝部附近的神经；可导致受损神经出现暂时性或永久性的麻痹。有些神经损伤在伤后数天甚至 1 年以上才出现神经麻痹或缺损的表现；迟发性神经损伤的发生机制尚不清楚，可能与局部缺血有关。

6. 脑脓疡和脑脊液漏　颅骨全层烧伤和坏死者，因未去除坏死颅骨或经颅骨钻孔后继发感染引起脑脓疡。早期处理坏死颅骨或用皮瓣等覆盖，是预防脑脓疡的有效措施。高压电直接损害蛛网膜下腔可导致脑脊液漏，并且容易继发脑膜炎。

7. 肝脏的损害　电流通过肝脏常并发肝细胞坏死，使血清转氨酶显著升高，在 24 h

内即可达高峰。

8. 胃肠道穿孔　当电流从腹壁或背部进入腹腔时,可引起小肠或结肠穿孔;应密切观察腹部电烧伤的患者病情变化。

9. 其他　最常见肺炎、败血症、多器官功能衰竭等并发症。

（四）辅助检查

依据电击伤的程度进行适当的辅助检查。

1. 血常规、尿常规。

2. 血生化测定肝肾功能和电解质。

3. 血、尿淀粉酶。

4. 检查凝血功能、血型和血型交叉配血试验。

5. 动脉血气分析。

6. 检查肌红蛋白尿、CK 及同工酶　可评估心肌损伤的程度和截肢的危险性,但在电击伤的情况下,以 CK 水平诊断心肌梗死应慎重。

7. 心电图检查和心电监护　早期心电图检查可见到窦性心动过速、心动过缓等心律失常,这些变化大都为暂时性的,但新发生的束支传导阻滞可持续较久时间。还可见到心肌缺血及急性心肌梗死心电图变化。

8. X 线平片、CT 检查　以明确有无骨骼、关节、脊柱损伤和颅内损伤。

9. 焦磷酸锝扫描（ECT）　有助于确定肌肉坏死范围。

（五）诊断

根据病史和现场环境,电击伤的诊断没有困难。但应迅速询问病史,了解电源电流、电压、电流进口、接触时间、是否曾发生电弧或电火花等情况,患者是否有从高处坠落、短暂昏迷、失语、抽搐,以及现场急救措施和方法等;全面检查患者的神志、呼吸、血压、脉搏等生命体征,特别注意是否合并颅脑损伤、脊柱脊髓损伤,以便对病情进行准确的评估。

第二节　电击伤急救

一、院外急救

（一）脱离电源

1. 现场急救　急救时应分秒必争,应迅速使病人脱离电源。现场急救可以采用如下方法。

（1）如果开关或插头位于附近,应立即关闭电源开关或拉开电闸,不能直接拉触电者。

（2）用绝缘的钳子钳断电线,或用干燥木器、橡胶制品或塑料制品将电线或电器与患者分开,也可戴上绝缘手套或用干燥的衣物包在手上,再使触电者脱离带电体,使患者脱离电源。挑开的电线应放置妥当,置地附近不准进入以免再致触电。

（3）可站在绝缘垫或干燥的木板上,使触电者脱离带电体(此时尽量用一只手进行操作),救助者在救治时要注意自身安全,切勿以手直接推拉,切勿通过非绝缘物品如金属器具、碳素纤维制品等接触患者。

（4）可直接抓住触电者干燥而不贴身的衣服拖离带电体，但要注意此时不能碰到金属物体和触电者裸露的身躯。

2. 注意事项

（1）救护人员不得采用金属和其他潮湿的物品作为救护工具。

（2）未采取绝缘措施前，救护人员不得直接接触触电者的皮肤和潮湿的衣服。

（3）在拉拽触电者脱离电源的过程中，救护人员宜用单手操作。

（4）当触电者位于高位时，应采取措施预防触电者在脱离电源后坠地摔伤或摔死。

（5）夜间发生触电事故时，应考虑切断电源后的临时照明问题，以利救护。

（二）现场心肺复苏

当触电患者脱离电源后，如呼吸不规则或已停止，脉搏摸不到或心音听不到，应立即进行心肺脑复苏。这是关系到病人能否存活的重要步骤。越早开始，病人存活的机会越多。应该指出的是，患者的瞳孔散大固定并不表示已脑死亡，电击伤所致呼吸、心搏骤停6～9 h经积极抢救而复苏成功的病例并不鲜见。部分电击伤患者伴有心律失常，并迅速转入"假死状态"，心搏和呼吸处于极微弱状态，外表看起来似乎已经"死亡"。因此即使发现病人已较迟，决不能犹豫，应迅速进行复苏抢救。具体措施及步骤参见创伤相关性心肺骤停。

二、院内处理

复苏成功后，应严密监护病情，病情稳定后转送医院进一步治疗，积极防治可能出现的各种并发症，有效纠正水、电解质、酸碱平衡代谢失调，加强全身支持治疗、抗感染及对症处理等，以使患者能顺利度过危重期。对情绪紧张或有精神症状者，应进行安慰和心理治疗，可给予适量的镇静药物。

（一）输液治疗

1. 建立静脉通道　首先为电击伤的患者建立一条以上大孔径的静脉输液通道。

2. 输液量　因为在正常皮肤下有大量组织损伤，输液量不能按体表烧伤面积计算，应依照挤压伤而不是按热烧伤的原则进行补液治疗。补液量应较同等面积烧伤为多，可根据病人全身情况和尿量进行调整。同时由于广泛肌肉和红细胞的破坏，释放出大量肌红蛋白和血红蛋白，为了避免急性肾衰竭的发生，除适当增加输液量以增加尿量外，可选择应用利尿药和碱化尿液。对低血压的患者，先一次性给予等张液体 10～20 ml/kg；此后输液的量和速率可根据尿量或血流动力学调整。心肌损害或心电图异常的患者应适当控制输入量。

3. 液体类型　对肌红蛋白尿患者建议补液用生理盐水，并在每升盐水中加 5% 碳酸氢钠溶液 20 ml，促进尿中肌红蛋白的排出。尿量应维持在 1.0～1.5 ml/(kg·h)，直到所有的肌红蛋白尿从尿中清除。还可应用甘露醇或呋塞米利尿，促进肌红蛋白的排出。

（二）创面处理

皮肤烧伤处应用抗菌敷料覆盖，如醋酸高磺胺、磺胺嘧啶银。前者有较好的焦痂穿透力，而后者对较大的烧伤面积效果更好。

（三）预防感染

彻底清创、及早清除坏死组织、局部用碘伏纱布或凡士林纱布覆盖创面是防止感染最有效的措施，必要时预防性使用抗生素。电击伤患者容易并发气性坏疽和破伤风；及早彻底清除坏死组织是预防气性坏疽和破伤风的最有效措施；如怀疑已发生气性坏疽，应将创面开放、彻底清除坏死组织，并用双氧水彻底冲洗创面；有条件可进行高压氧治疗；在清创的基础上给予破伤风抗血清可有效防止破伤风的发生，应常规进行破伤风抗毒血清注射，同时特别要注意针对厌氧菌感染的防治。合并脑脊液漏，在积极修复漏口的基础上应尽早选用有效抗生素局部或全身使用。

（四）焦痂及深筋膜切开术

近年来倾向于对受损肢体进行早期和积极的外科处理，包括早期减压性焦痂切除术、深筋膜切开减压术、腕管松解术，以减低肌间隙压力，改善循环，挽救部分已受压但尚未坏死的肌肉和神经。手术要达到充分的深度和广度，使肌肉可以膨出，否则达不到目的。肢体应固定在功能位，以减少水肿和挛缩形成。在住院期间应密切观察肢体的血运状态和神经功能。

（五）创面处理

电击伤皮肤的创面可很小，但皮下的深层组织的损害却很广泛，其特点是损伤的肌肉与正常肌肉分界不清、深浅层次不明，常有深层肌肉的缺血坏死。处理的原则是积极清除坏死组织，促进创面愈合。循环稳定后（24～48 h 内）就应做探查清创术。初次探查清创主要是探查深部的骨周组织，切除已明确坏死的组织；尽可能保留肌腱、神经及血管，如发现有不健康的血管，应在健康部位进行结扎，以防继发性出血。若发生大出血，应争取在血管健康部位结扎，不得已时，才做局部贯穿缝扎。探查清创伤口先不缝合，以生物敷料如戊二醛猪皮及同种异体皮覆盖。初次探查后 24～48 h 可重新打开敷料再次切除无活力的组织，并根据情况决定是继续清创还是截肢。根据近年来的临床经验，电烧伤的治疗以早期切除坏死组织，皮瓣移植效果最好。皮瓣移植以邻近的皮瓣为首选，其次为远处带蒂皮瓣，无特殊指征，一般不选择游离皮瓣。对范围较小的电烧伤，可采取一次切除植皮。切除范围可广泛一些，并尽可能彻底，包括坏死肌肉甚至骨骼，依情况进行自体游离植皮和皮瓣移植。对于那些范围较广的电烧伤，由于一次清创往往不易彻底，如不能立即进行自体皮游离移植，且又不允许进行皮瓣移植时，可用抗生素溶液纱布包扎，或最好用异体游离植皮或人造皮覆盖，以减少创面感染机会。2～3 d 后再根据创面情况决定治疗策略。如创面已无坏死组织，则可进行自体游离植皮；如创面有坏死组织，可按前法进行再次清创处理，直至创面组织健康。有些特殊部位的电烧伤，可根据实际情况予以处理。例如大片头皮全层烧伤切除后，无法行局部皮瓣转移时，可进行游离皮瓣移植或先进行游离大网膜移植，然后在其上面植自体游离皮。

（六）闪电击伤的处理

闪电击中人体后，常使心脏停搏和呼吸停止，心搏节律可随之恢复正常，但呼吸停止可持续很长时间，必须持续进行人工呼吸。闪电引起的强烈肌肉收缩如造成了骨折，应做相应的处理。如造成神经系统和血管损伤应及时处理。

（七）防治并发症

急性肾功能不全和继发出血是电击伤的常见并发症。如果肾功能障碍是由于肢体广泛肌肉坏死而引起,要及早行截肢治疗。预防治疗继发出血的关键是在初期清创过程中,应对损坏的血管进行可靠结扎;清创后,还应在伤员床旁或患肢的近心侧放置止血带备用,一旦发现出血,立即应用止血带或用手直接压迫止血。必要时在出血近侧切开皮肤寻找出血动脉予以结扎;对深部创面或截肢残端,可做预防性的近心段的血管结扎。

（八）其他

急救和早期处理过程中,要注意发现复合伤,并及早处理。严重受伤的患者应放置鼻胃管,应用质子泵抑制剂、H2 受体阻滞剂或硫糖铝预防应激性溃疡。如出现麻痹性肠梗阻,可行腹腔灌洗。肩部以上的电击伤应做眼科检查。

（谢春雷）

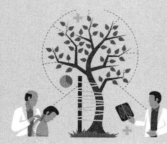

第十四章　核与辐射损伤

随着我国经济的发展和科技的进步,核与辐射技术在工业、农业、核能、医疗及科学研究等领域的应用日益广泛,极大地促进了社会进步和经济发展。但是,核与辐射技术在造福于人类的同时,因管理不善、操作失误等原因,核与辐射突发事件也时有发生,造成人员健康损伤、危及生命,同时导致社会心理恐慌,甚至影响社会稳定和国家安全。因此正确认识核与辐射损伤的基本概念,掌握核与辐射损伤的预防、诊断和治疗知识,常备不懈地做好核与辐射事故医学应急工作,对于提高核与辐射损伤的医学救治水平具有十分重要的意义。鉴于核与辐射损伤几乎涉及所有的基础和临床医学领域,本章仅对核与辐射损伤的相关基础知识、常见组织器官损伤的临床救治及心理救助等方面作一简要介绍。

第一节　电离辐射基础

(一)电离辐射的类型

导致核与辐射损伤的特异性因子就是电离辐射。电离辐射是一种物理性的致病因子,是能引起被作用物质电离的射线。电离辐射可分为电磁辐射和粒子辐射两大类。电磁辐射实质上是电磁波,仅有能量没有静止质量。粒子辐射是一些组成物质的基本粒子,或者是由这些基本粒子构成的原子核,粒子辐射既有能量,又有静止质量。

电离辐射有五种最重要的类型。

1. α粒子　由两个带电粒子质子和两个中子组成,可从铀、钚、镭等重核发射出。α粒子射程短,在空气中为2~3 cm,在皮肤上渗透也不超过几微米,基本上处于浅层皮肤。单薄的衣着甚至是一张纸都可以有效地屏蔽住α粒子,因此可以忽略不计其外部危险。但如果吸入或摄入α粒子时,则因发生电离而造成潜在的生物效应。

2. β粒子　3H 及 90Sr 可发射β粒子。β粒子可以在组织中运行几毫米,也可以在空气中运行几米,但大多数的β粒子可以用一层薄的塑料屏蔽住。β粒子照射皮肤可损坏其基底层,导致辐射灼伤;进入体内也会造成较为严重的损伤效应。

3. γ射线　一种非粒子的电磁辐射,起源于原子核。它的能量非常高,可以轻松地穿过物质。

4. X 射线　它与 γ 射线类似,唯一的不同在于它的起源不是从原子核内发射出来的射线。

5. 中子　它们是一种在原子核裂变过程产生的不带电荷的粒子,与其他 4 种类型的辐射不同,中子的穿透力比 γ 射线高 3～20 倍,它是唯一能产生活化作用的粒子。

（二）几个重要的辐射量及其单位

1. 放射性活度　基本单位是居里(Ci),被定义为 3.7×10^{10} 贝克勒尔(Bq)。贝克勒尔即每秒发生裂变的次数,是基本的国际单位(SI)。几种放射性活度单位的换算关系如下:

1 Ci=37 GBq	1 mCi=37 MBq	1 μCi=37 kBq
1 GBq=27 mCi	1 MBq=27 μCi	1 kBq=27 nCi

注:$G=giga(1 \times 10^9)$　　　$M=mega(1 \times 10^6)$
　　$k=kilo(1 \times 10^3)$　　　$m=milli(1 \times 10^{-3})$
　　$\mu=micro(1 \times 10^{-6})$　　$n=nano(1 \times 10^{-9})$

2. 照射量　照射量是一个量化电离空气中的物理量。单位是伦琴(R),SI 单位是库伦每千克。从技术上来说,能量还没有沉积到组织中,一旦沉积到组织中,则被称为吸收剂量。

3. 吸收剂量　吸收剂量的概念是指单位质量的组织中所沉积的能量。专用单位是拉德(rad)。国际单位是戈瑞(Gy),即 100 尔格(10^{-7} 焦耳)在 1 克组织中的能量沉积。

$$1 \text{ Gy}=100 \text{ rad}$$

4. 品质因子(QF)　品质因子又称辐射权重因子(WR)用于评价不同的辐射类型的风险。简单来说,QF 和 WR 代表风险的比值。吸收剂量在考虑 WR 产生的等效剂量时则称为剂量当量,国际单位为希沃特(Sv),专用单位为雷姆(rem)。

γ 和 X 射线的 WR 和 QF 均为 1,因此对于纯 γ 辐射:

$$100 \text{ rad} \times 1=100 \text{ rem}$$
$$1 \text{ Gy} \times 1=1 \text{ Sv}$$

α 辐射 WR 是 20;β 辐射 WR 也是 1,中子介乎 3 和 20 之间(随中子的能量不同而不同)。

有许多辐射检测仪器,如 GM 探测器或离子室使用单位伦琴(R)。对于 γ 辐射:1 R≈1 rad≈1 rem。因此,即使单位不同,它们往往可以互换使用。

（三）电离辐射的生物效应

1. 概念　电离辐射将能量传递给有机体引起的任何改变,统称为电离辐射生物学效应。电离辐射与生物物质的相互作用主要是通过电离和激发来实现,其中电离作用是引起效应的最重要过程。

电离辐射与生物大分子的作用有两种方式,即直接作用和间接作用。若电离辐射的能量直接沉积于生物大分子,引起生物大分子的电离和激发,破坏机体的核酸、蛋白质和酶等具有生命功能的物质,则这种作用称为直接作用;若电离辐射首先使水分子产生一系列原发辐射分解产物,然后通过水的辐射分解产物再作用于生物大分子,引起后者的物理和化学变化,则这种作用称为间接作用。

影响电离辐射生物效应的因素既有来自辐射的因素,包括辐射剂量、剂量率及作用方式,也有来自机体的因素,包括种系、性别、年龄、机体状态等。

2. 辐射敏感性　　不同的组织器官对电离辐射的敏感性各不相同。Bergonie 和 Tribondeau 提出,细胞的辐射敏感性同细胞分化的程度成反比,同细胞的增殖能力成正比。从总体上说,不断生长、增殖、自我更新的细胞群对辐射敏感,稳定状态分裂后的细胞对辐射有高度抗力。

3. 生物效应的分类　　按照射方式可分为:外照射效应与内照射效应;局部照射效应与全身照射效应。此外,在实际应用中,还有以下分类方法:

按照射剂量率分,有急性照射效应与慢性照射效应。

按效应出现时间分,有早期效应与远后效应。

按效应表现的个体分,有躯体效应与遗传效应。

按效应的发生和照射剂量的关系分,有确定性效应与随机性效应。

(四)辐射生物剂量估算

辐射生物剂量估算就是利用人体生物材料,如组织、细胞、DNA、蛋白质等,在电离辐射后发生的与辐射剂量存在一定量-效关系的某个方面的改变,利用这种可测、可记录和可分析的生物改变来刻度辐射剂量的一类生物标记物与分析方法。目前还没有一种理想的辐射生物剂量估算方法。细胞遗传剂量学分析被认为是受照人员全身辐射生物剂量估算的金标准。

应用辐射诱发的外周血淋巴细胞染色体畸变来估算全身剂量的方法已被使用了几十年,它主要适用于近期全身急性受照。该检测方法在 0.5～5.0 Gy 的剂量范围内具有较高的灵敏度。此方法的一个缺点在于用时较长,评估 500～1 000 个中期细胞分裂相需要 4～5 d,包括血液样本的培养、收获、制片、阅片,并进行剂量估算。细胞遗传剂量学中使用的其他方法还包括 CB 法微核分析、染色体易位分析、早熟凝集染色体检测、荧光原位杂交等。

(五)核与辐射损伤临床分类

确定是否为核与辐射损伤可依据以下 3 条:已有辐射照射诱发人类该种损伤的证据;该种损伤有一定的发生概率;该种损伤有较大的临床病理意义。根据实际工作需要,我们可将核与辐射损伤的主要临床分类归纳如下:

1. 电离辐射所致的全身性疾病　　主要包括外照射急性放射病、外照射亚急性放射病、外照射慢性放射病、内照射放射病等。

2. 电离辐射所致的器官和组织损伤　　主要包括急、慢性放射性皮肤损伤,甲状腺损伤,放射性白内障及其他器官和组织损伤。

3. 电离辐射诱发恶性肿瘤　　主要包括白血病(除外慢性淋巴细胞性白血病)、甲状腺癌、肺癌、皮肤癌及其他恶性肿瘤。

4. 其他情况　　如心理应激障碍等。

(六)核与辐射损伤医学处理的原则

1."救命优先"原则　　即首先要抢救危及生命的损伤,然后救治核与辐射损伤。

2."自我保护"原则　　即医疗救援人员要注重自身安全与防护,不做任何不科学的冒险救治,避免造成更多人员伤亡。

3. "避免扩大"原则　即在救治核与辐射损伤的同时，应避免放射性污染的扩大。

4. "及时处理"原则　即核与辐射损伤发生后应尽早实施各项诊断和治疗措施。

5. "综合救治"原则　即全面评估受照人员放射损伤及非放射损伤的广泛性和严重程度，联合放射医学、临床医学、基础医学及其他相关学科专业的优势，综合救治受照人员。

6. "适当抗放"原则　即根据放射损伤的具体情况，酌情给予抗放药物治疗。

7. "集体诊治"原则　即以放射损伤临床专家为主，集中相关专业的专家对核与辐射损伤病员进行集体诊治。

8. "心理干预"原则　即由于复杂的社会、经济和政治等原因，核与辐射损伤较其他损伤更容易使伤员及公众出现心理危机，需要专业人员进行心理干预。

第二节　外照射急性放射病

（一）概念

外照射急性放射病（Acute Radiation Sickness，ARS）是指人体一次或短时间（数日）内分次受到大剂量外照射引起的全身性疾病。射线是引起 ARS 的外部因素，病情的轻重除与照射剂量有关外，机体的状态及合并其他损伤也会影响病情。

（二）病因

1. 异常照射　放射源失去控制，人员受到大于规定的剂量当量限值的异常照射，分为应急照射和事故性照射，包括大型核设施事故、放射源丢失及工业性辐射装置事故引起的损伤。

2. 职业性医疗照射　如例行为进行造血干细胞移植需行全身照射预处理；常规治疗恶性淋巴病进行全淋巴区照射。

3. 核武器爆炸照射　核袭击或核战争；核试验。

（三）分类和分度

根据受照剂量、临床特点、病理改变和严重程度，将 ARS 分为骨髓型、肠型和脑型三种类型，具体见表 2-14-1。

1. 骨髓型　急性放射病剂量 1～10 Gy，主要损伤造血系统，在造血抑制和破坏的基础上，发生以全血细胞减少为主的造血障碍综合征。主要临床表现为出血感染。

临床上，根据病情轻重，将骨髓型急性放射病分为轻度、中度、重度和极重度。

2. 肠型　急性放射病剂量＞10 Gy，在造血障碍基础上胃肠道损伤更为突出，小肠黏膜上皮广泛性变性，坏死，脱落。主要临床表现为频繁呕吐、腹泻、腹痛、血水便及水电解质代谢紊乱。依剂量可分为轻度（10～20 Gy）和重度（20～50 Gy）。

3. 脑型　放射病剂量＞50 Gy，造血组织严重损伤，同时出现小脑颗粒层细胞及脑干部细胞大面积固缩、坏死和脑循环障碍，主要临床表现为意识障碍，定向力丧失，共济失调，肌张力增强和震颤，强直性或阵变性抽痛。依剂量可分为轻度（50～100 Gy）和重度（＞100 Gy）。

表 2 - 14 - 1　急性放射病分型分度

分型分度		受照射剂量范围（Gy）
骨髓型	轻度	1.0～2.0
	中度	2.0～4.0
	重度	4.0～6.0
	极重度	6.0～10.0
肠型		10～50
脑型		＞50

（四）发病特点

1. 病情主要取决于照射剂量　照射剂量越大病情越重，临床表现越多，出现越早持续越久且严重，预后越差。

2. 类型取于主要受损器官的病变　造血组织损伤程度决定疾病发展的基本损伤。

3. 病程有明显的阶段性

4. 受损机体的自行恢复　在一定照射剂量范围内，机体的损害有自行恢复的功能，保留 1％骨髓造血干细胞，造血功能就有恢复的可能。

（五）临床表现

三类 ARS 有相似的临床表现，可分为初期、假愈期、极期。骨髓型 ARS 除上述 3 期外，还存在恢复期。

1. 初期　骨髓型 ARS 初期主要表现为消化道症状和神经系统功能紊乱的一过性表现，如头痛、头晕、恶心、呕吐等不适症状，还可有出汗、口渴、低热、失眠或嗜睡等症状。症状的轻重、出现时间的早晚和持续时间的长短与受照剂量的大小成正相关。肠型 ARS 初期主要表现为频繁呕吐，血压轻度下降，全身衰竭，部分患者可有腹痛、腹泻等。上述症状多发生于受照后 20 min 至 1～2 h，持续时间 2～3 d。脑型 ARS 主要是受照后数分钟即出现运动失调、定向障碍并伴有严重呕吐和腹泻。

2. 假愈期　该期受照人员的初期症状减轻或消失。该期持续时间的长短随 ARS 的类型不同而不同，与受照剂量大小有关。骨髓型 ARS 假愈期较长，时间为 2～6 周。肠型 ARS 假愈期较短，脑型 ARS 假愈期最短，仅几小时。

3. 极期　该期主要以损伤的组织器官（骨髓、小肠、神经、血管系统）出现临床症状为特征，症状出现最为严重。

（六）诊断

1. 早期分类诊断　早期分类诊断是决定 ARS 治疗及处理的主要依据，应力争在照后 2～3 d 内完成。首先要详尽了解受照史，包括职业史及受照经过，源、时间、距离及受照方式等；其次要尽可能利用个人佩戴剂量仪或与机体同时受照射的物质估算物理剂量；再次，要详细记录临床表现，重点关注皮肤黏膜改变和消化道症状；最后，实验室检查要快速了解外周血象改变，尤其是淋巴细胞绝对值计数。

2. 临床诊断剂量估算　包括物理剂量测定和生物剂量测定。物理剂量测定要进一步分析初步剂量测定数据,对不够准确处进行复查。生物剂量测定包括淋巴细胞染色体畸变分析、淋巴细胞微核检测法等。临床诊断要结合临床表现、实验室检查及剂量估算结果综合考虑给出,这些方法同等重要。

（七）治疗

1. 目的　通过积极治疗,帮助外照射急性放射病病人减轻损伤,促进恢复,度过极期。

2. 原则

（1）在分类诊断基础上,进行分度分期治疗,有指征地选用各种综合治疗措施。

（2）尽早应用抗放药物和改善微循环的措施减轻损伤,促进造血恢复。

（3）极期用抗感染、抗出血为主的综合治疗。

（4）对预期造血不能自身恢复的极重度 ARS 尽早进行造血干细胞移植。

（5）合理选用造血生长因子。

3. 各型外照射急性放射病治疗原则

（1）骨髓型 ARS 急救原则:早期应用有治疗作用的辐射损伤防治药物,减轻损伤,促进和改善造血功能;针对病程各期的发病特点,采用以抗感染、抗出血和纠正代谢紊乱为主的综合治疗措施。

（2）肠型 ARS 急救原则:早期应用可减轻肠道损伤的药物;纠正脱水和电解质紊乱,矫正酸碱平衡失调;尽早实施骨髓等造血干细胞移植,以重建造血功能;积极给予综合对症治疗。

（3）脑型急性放射病的急救原则:早期镇静解痉、输液、抗休克、强心、改善循环等综合对症治疗,其中抗休克和控制抽搐尤为重要。

第三节　急性放射性皮肤损伤

（一）概念

皮肤是人体面积最大的器官,它包围着整个人体。急性放射性皮肤损伤是指身体局部受到一次或短时间(数日)内多次大剂量(X、γ 及 β 射线等)外照射所引起的急性放射性皮炎及放射性皮肤溃疡。核战争中大量放射性落下灰沾染皮肤、核电站泄漏事故、放射源丢失或违规操作以及肿瘤放射治疗过程中剂量过大都可能导致急性放射性皮肤损伤。

（二）影响因素

急性放射性皮肤损伤因射线种类与能量、照射剂量、剂量率、射线能量、受照面积和受照部位、身体情况等而异。

（三）临床表现

按照电离辐射对表皮、毛囊、皮脂腺、表皮血管及真皮层等损伤的病理变化的严重程度,我们将急性皮肤损伤分为Ⅰ度——脱毛反应;Ⅱ度——红斑反应;Ⅲ度——水疱反应;Ⅳ度——溃疡坏死性反应。

皮肤受照后局部出现暂时性炎症反应,表现为毛囊丘疹和暂时脱毛,即Ⅰ度损伤,参考剂量阈值为 3 Gy。Ⅰ度损伤于照射部位出现，有界限清楚的红斑，2～6 周内表现最明显，有灼热和刺痒感，脱毛，红斑消退后出现脱屑和色素沉着。随着照射剂量的增加，症状由干性皮炎(红斑)进展到渗出性反应，即Ⅱ度损伤，参考剂量阈值为 5 Gy。Ⅱ度损伤在 1～3 周局部形成潮红、肿胀、水疱，继而形成浅表糜烂面、红斑。自觉灼热或疼痛，以后结痂，愈合遗留色素沉着、永久性脱发等。病变程度重时可累及真皮深部或皮下组织，形成腐肉及坏死性溃疡，即Ⅲ度损伤，参考剂量阈值为 10 Gy。数小时至 10 天，红斑出现麻木、瘙痒、水肿、剧烈刺痛、水疱、坏死、溃疡等，为Ⅳ度损伤，参考剂量阈值为 20 Gy。

（四）诊断

根据患者的职业史、皮肤受照史、局部剂量监测提供的受照剂量及现场受照个人剂量调查和临床表现，进行综合分析做出诊断。

（五）治疗

1. 正确认识局部和全身的关系　局部损伤和全身损伤在皮肤放射损伤的恢复过程中可以相互促进，互为因果。

2. 早期综合治疗及护理　注意清除体表放射性污染，对症处理。同时注意加强营养、防止伤口感染等。

3. 局部处理　对症处理瘙痒、红肿和疼痛；处理水疱和溃疡坏死时要尤其注意防止感染；慢性期的局部处理要注意保护创面、减少刺激、防止溃破、增强新生上皮抵抗力。

4. 手术治疗

（1）适应证：皮肤溃疡坏死超过 3 cm、功能部位的水疱性皮炎、非功能部位的大面积水疱性皮炎或有恶性病变者。

（2）手术时机：一般要在受照后一个月左右实施手术较好，但大面积皮肤损伤或四肢严重放射损伤，则宜早期封闭创面或截肢处理。

（3）方法：主要是做好扩创和创面修复，根据创面大小、损伤深度及全身情况选择皮片、皮瓣、肌皮瓣或肌肉瓣修复缺损区。即使受到极大剂量的照射，截肢处理也是个需要非常慎重考虑的问题，需要综合考虑各方面的因素。

第四节　放射性核素内污染和内照射放射病

一、概述

由于某种原因使进入体内的放射性核素超过体内自然存在的量时，称为放射性核素内污染。进入体内放射性核素的量以年摄入量限值来衡量。内污染是一种状态，而不是一个疾病。但当进入体内的核素超过一定量时可引起全身性损伤，称为内照射放射病。

放射性核素内污染的来源主要是核企业生产和工业、农业、医学、科研领域应用核素、核能装置及核爆炸时遭受放射性核素内污染。

内照射效应的特点是呈现连续性照射和选择性照射，病程分期不明显。

二、放射性核素内污染

（一）放射性核素内污染的诊断

主要依据接触史、临床检查、放射性监测（包括体外直接测量法和生物样品测量法）。

（二）医学处理

包括阻吸收措施和促排治疗。

1. 阻吸收措施

（1）减少放射性核素经呼吸道的吸收：首先用棉签拭去鼻孔内污染物；剪去鼻毛，向鼻咽腔喷洒血管收缩剂；然后，用大量生理盐水冲洗鼻咽腔。必要时给予祛痰剂。

（2）减少放射性核素经胃肠道的吸收：首先进行口腔含漱机械或药物催吐，必要时用温水或生理盐水洗胃，放射性核素入体 $3\sim4$ h 后可服用沉淀剂或缓泻剂。对某些放射性核素可选用特异性阻吸收剂，如清除铯的污染可用亚铁氰化物（普鲁士蓝）；褐藻酸钠对锶、镭、钴等具有较好的阻吸收效果；锕系和镧系核素尚可口服适量氢氧化铝凝胶等。

（3）减少放射性核素经体表（特别是伤口）的吸收：首先应对污染放射性核素的体表进行及时、正确的洗消；对伤口要用大量生理盐水冲洗，必要时尽早清创。切勿使用促进放射性物质吸收的洗消剂。

2. 促排治疗　根据放射性核素的种类选择适宜的加速促排药物。

对锕系元素（^{239}Pu、^{241}Am、^{252}Cf 等）、镧系元素（^{140}La、^{144}Ce、^{147}Pm 等）和 ^{60}Co、^{59}Fe 等均可首选二乙烯三胺五乙酸（DTPA）。早期促排宜用其钙钠盐，晚期连续间断促排宜用其锌盐，以减低 DTPA 毒副作用。也可选用喹胺酸盐，其对 Th 的促排作用优于 DTPA。

对 ^{210}Po 内污染则首选二巯基丙磺酸钠，也可用二巯丁二钠（DMS）。

对碘的内污染应服用稳定性碘以阻止放射性碘在甲状腺的沉积，必要时可用抑制甲状腺激素合成的药物，如他巴唑。

铀的内污染可给予碳酸氢钠。3 h 内污染则要大量饮水，必要时用利尿剂。

三、内照射放射病

（一）临床表现

其表现或以与外照射急性放射病相似的全身性表现为主；或以该放射性核素靶器官的损害为主，并往往伴有放射性核素初始进入体内途径的损伤表现。

临床表现可能发生在放射性核素初始进入人体内的早期（几周内）和/或晚期（数月至数年）。

均匀或比较均匀地分布于全身的放射性核素引起的内照射放射病，其临床表现和实验室检查所见与外照射放射病相似，可有不典型的初期反应、造血障碍和神经衰弱综合征。

选择性分布的放射性核素则以靶器官的损害为主要临床表现，同时伴有神经衰弱综合征症和造血功能障碍等全身表现。

靶器官的损害因放射性核素种类而异：① 放射性碘引起的甲状腺功能低下、甲状腺结节形成等；② 镭、钚等亲骨放射性核素引起的骨质疏松、病理性骨折等；③ 稀土元素和以胶体形式进入体内的放射性核素引起的网状内皮系统的损害。

（二）诊断标准

经物理、化学等手段证实，有过量放射性核素进入人体，致其受照情况符合下述条件之一：

1. 一次或较短时间（数日）内进入人体的放射性核素，使全身在较短的时间（几个月）内，均匀或比较均匀地受到照射，使其有效累积剂量当量可能大于 1.0 Sv，并有个人剂量档案和健康档案。

2. 在相当长的时间内，放射性核素多次进入体内；或者较长有效半衰期的放射性核素一次或多次进入体内，致使机体放射性核素摄入量超过相应的年摄入量限值几十倍以上。

（三）处理原则

1. 对有过量放射性核素进入体内的人员进行及时、正确的初期医学处理。

2. 加强营养、注意休息。需要时应有计划地进行放射性核素的加速排出和综合治疗。

3. 脱离放射性核素接触。

第五节　核试验及核武器损伤

核武器是通过原子核裂变或聚变-裂变反应瞬时释放出巨大能量，对目标实施大规模杀伤破坏。核武器试验及爆炸产生的主要杀伤因素有 4 种：光辐射、冲击波、早期核辐射和放射性沾染。光辐射、冲击波、早期核辐射都只在爆炸后几十秒内起作用，统称为瞬时杀伤因素。放射性沾染能在几十天甚至更长时间内起致伤作用，也称为剩余核辐射。这 4 种杀伤因素可单独或复合作用于人体，使人员发生不同类型的损伤，统称为核武器损伤。受到 2 种或 2 种以上不同性质杀伤因素的复合作用，称为放射性复合伤。

（一）早期救治

杀伤区内的伤员经过抢救后，一般可直接送到后方医院或配置在杀伤区附近的其他救治机构进行早期救治。早期救治机构应配置在安全地域的一侧，距爆心 5～10 km 为合适，地形要隐蔽，靠近水源，后送道路方便。

1. 救治的基本任务

（1）收治轻度 ARS、放射复合伤和有放射性核素内污染者以及本级救治机构可以处理的各种非放射损伤人员。

（2）对体表残留放射性核素污染的人员进行进一步去污处理，对污染伤口采取相应的处理措施。

（3）对中度以上 ARS 或放射复合伤，对确定有放射性核素内污染的人员应根据核素的种类、污染水平以及全身和/或主要受照器官的受照剂量及时采取治疗措施，污染严重或难以处理者可及时转送到三级医疗救治单位。

（4）详细记录病史，全面系统检查，进一步确定受照剂量和损伤程度，进行二次分类、后送处理。

（5）必要时对一级医疗救治给予支援和指导。

2．核伤员分类

（1）优先处置的伤员：此类伤员必须及时救治，方能挽救其生命。如内脏破裂、严重休克、窒息和大血管损伤，后送途中有危险的重度复合伤等。

（2）可直接后送的伤员：此类伤员伤情不急而又需进一步治疗，可直接后送或稍做一般处置即可后送。

（3）观察与留治的重伤员：此类伤员生命已垂危，治愈希望不大，应视情况给予护理、减少痛苦的措施。

（4）留治可治愈的伤员。

3．早期现场救治

（1）烧伤伤员应当尽早用清水、肥皂水或生理盐水冲洗创面，然后用1‰新洁尔灭清洗擦拭；要保护创面，避免后送途中感染。

（2）沾染创面处理通常与清创处理同时进行。

（3）冲击伤的救治特别要注意早期发现闭合性冲击伤，它往往表现"外轻内重"，发展迅速，应早期诊断，早期施行外科救治。

（4）ARS或放射复合伤要早期诊断，积极采取抗感染、抗出血等防治措施，中、重度放射病或中、重度放射复合伤，要在发病的初期后送，轻的可留治观察。

（二）光辐射烧伤

光辐射直接作用于人体引起的烧伤，称为光辐射烧伤。由光辐射引起可燃物燃烧导致的人体烧伤，称为间接烧伤，间接烧伤和普通火焰烧伤相同。

1．伤情分级光辐射所致烧伤分为轻、中、重、极重度4个伤情等级。

（1）轻度烧伤：Ⅱ度烧伤面积在10％以下，一般全身症状不明显。

（2）中度烧伤：Ⅱ度烧伤面积在10％～30％或Ⅲ度烧伤在10％以下，全身症状较明显，个别可发生休克。

（3）重度烧伤：Ⅱ度烧伤面积在30％～50％或Ⅲ度烧伤在10％～20％或烧伤面积虽不超过20％，但有呼吸道烧伤或颜面和会阴部的深Ⅱ度与Ⅲ度烧伤。全身症状严重，早期多发生休克。

（4）极重度烧伤：烧伤总面积在50％以上或Ⅲ度烧伤在20％以上，伤情严重。

2．临床表现

（1）体液渗出期（休克期）烧伤部位由于毛细血管通透性增加，大量体液自血循环渗入组织间隙形成水肿，或由创面渗出。严重者可使血浆容量、回心血量、心排血量减少及血液浓缩，发生低蛋白血症及代谢性酸中毒，使组织血液灌流量不足，导致低血容量性休克。

（2）急性感染期指烧伤后短期内发生的局部和全身急性感染。一般烧伤水肿开始消退即进入急性感染期，持续至大部分创面愈合；伤后2～7 d（水肿消退阶段）和2～3周（脱痂阶段）更是感染的高潮，但严重烧伤于休克期内即可并发严重感染。

（3）恢复期包括创面修复期和功能恢复期。

3．光辐射引起皮肤烧伤的救治与普通烧伤基本相同。其特殊部位的损伤按下列原则处理。

（1）头面部烧伤处理原则：应剃除伤部及周围毛发，随时拭去分泌物，清创后采用暴露疗法，或涂收敛性较强、刺激性小的中草药制剂，以保持创面干燥，防止感染。痂下感染积脓，及时去痂引流。局限性头皮全层烧伤，争取尽早切除痂皮，用邻近转移皮瓣修复创面；广泛的头皮伴有颅骨烧伤者，切除坏死头皮及颅骨，用游离皮瓣一期修复创面。

（2）手烧伤处理原则：尽快消灭创面，最大限度保存手部功能，是手部烧伤的基本原则。

（3）呼吸道烧伤治疗原则：用生理盐水、过氧化氢溶液等清洗口腔，清除泥沙、脱落的黏膜等污物，保持口鼻腔清洁、通畅。有支气管痉挛时，给予支气管扩张剂，必要时给激素类药物。保持黏膜湿润，用雾化气溶胶或蒸气吸入。

（4）眼部烧伤处理原则：浅度烧伤宜采用暴露疗法，及时清除分泌物，局部涂布抗生素，防治感染，促进愈合。深度烧伤，如伤情允许，可行早期切痂，用中厚或全层皮植皮。闪光盲为暂时性功能变化，不留后遗症。

（5）角膜烧伤处理原则：发现闪光后迅速闭眼可避免或减轻损伤。角膜烧伤后，立即用清洁水局部冲洗，清除污物，局部涂以抗生素眼药或眼膏。烧伤较重时，可用药物散瞳，预防并发症；角膜深层溃疡，忌挤压眼球，以防角膜穿孔。

（6）视网膜烧伤处理原则：促进水肿吸收，控制炎症和减少瘢痕形成，可用激素类药物及血管扩张剂。病灶周围水肿时，可用高渗葡萄糖。目前尚无特效治疗药物。

（三）冲击伤

核爆炸冲击伤是核爆炸时产生的冲击波，直接或间接作用于人体引起的损伤。在核爆炸条件下，冲击伤伤员数量多，伤情复杂，是医学救治的重要内容之一。

1. 冲击伤分类和伤情　冲击伤可分为直接冲击伤和间接冲击伤两类。根据伤情可将冲击伤分为：轻度冲击伤、中度冲击伤、重度冲击伤和极重度冲击伤。

2. 临床表现　不同程度的冲击伤有其相应的表现。

（1）轻度冲击伤的表现：听器损伤时出现耳鸣、听力减退。肺部损伤时，有短暂的胸痛、胸闷或憋气感或无明显的症状，体检时很少有阳性体征。

（2）中度冲击伤的表现：听器损伤时可出现耳痛、耳鸣、听力减退，甚至耳聋。检查可见鼓膜破裂或外耳道有血迹。肺部损伤有胸痛、胸闷、憋气感，伤后1～3 d可出现咳嗽、咯血或血丝痰，少数伤员有呼吸困难。脑震荡可出现短暂的意识丧失，头痛、头昏，软组织挫伤、关节脱位等表现与一般创伤相同。

（3）重度冲击伤的表现：重度肺损伤时临床表现为胸痛、胸闷、呼吸困难和血性痰。胸部叩诊可呈浊音。常听到较广泛的湿性啰音或水泡音。X线检查肺部可见有斑片状或条索状阴影，如合并其他损伤或继发感染，则持续较久或进一步恶化。

（4）极重度冲击伤的表现：极重度冲击伤时往往出现数种严重损伤，主要包括严重的肺出血、水肿，颅脑损伤，肝、脾破裂等。伤后处于严重的休克或昏迷状态，若处理不及时，短时间内可危及生命。

3. 急救与治疗　在杀伤区应自救互救，尽快发现并迅速救出伤员。保持呼吸道通畅，仔细检查，迅速分类，严格执行"先重后轻"的急救原则。止血、包扎、固定、抗休克、抗感染等处理原则等同一般创伤。在明确诊断的基础上，进行确定性的治疗。

（1）肺损伤的治疗原则：休息；保持呼吸道通畅；吸氧；正压通气；防治气栓；防治肺水肿和保护心功能；防治出血和感染；镇静止痛；输血输液。

（2）颅脑、四肢、脊柱和腹腔脏器损伤的治疗原则：与平时一般创伤处理基本相同。

（3）听器损伤的治疗原则：包括预防感冒，勿用力擤鼻涕。禁止冲洗外耳道，以防中耳感染；外耳道不要用棉花填塞，使其自然愈合。如感染，则按中耳炎治疗。

（4）挤压伤的治疗原则：强调肢体压迫解除后应立即将伤肢固定和后送，严禁不必要的肢体活动，以免组织分解产物大量吸收。预防及治疗挤压综合征。

（5）破片伤的治疗原则：注意止痛、迅速止血；如破片刺破大血管或伤及内脏，应立即进行急救手术；破片较多时，可根据先急后缓、分次取出，以免影响其他伤员的救治。

（四）放射性沾染

1. 放射性沾染的特点

（1）地面放射性沾染：地爆时地面沾染的特点是污染重、范围大。

（2）其他物体和人员的放射性污染：核爆时空气、水、食物和各种物体表面的放射性污染主要是由落下灰造成的。

2. 放射性落下灰对人员损伤的防治

（1）γ射线外照射损伤及其防治：位于污染区的人员可受到落下灰所释放的γ射线的外照射，其损伤与早期核辐射所致的急性放射病相似。γ射线外照射的防治，包括推迟进入污染区；控制在污染区停留时间；铲除停留点周围的表层土壤；利用地形、工事和建筑物进行防护；选择路线，快速通过污染区；药物预防等。

（2）β射线皮肤损伤及防治：皮肤的损伤多发于暴露的体表（如头、面部），易直接接触污染物体的手足部。γ射线对皮肤损伤的防治，包括防止体表污染，利用服装的防护效果；除去物品或人员体表的放射性污染，建立洗消点；注意对污染医疗器械的消除以及人员体表污染的洗消；皮肤损伤的治疗原则与一般烧伤基本相同。

3. 放射性落下灰体内污染及医学处理

（1）落下灰进入体内的途径：吸入、食入是落下灰进入体内的主要途径。大多数放射性核素不能穿透皮肤，但可以通过创伤和烧伤伤口，因此所有放射性环境下的外伤都要仔细清洗去除污染。

（2）落下灰对人体的危害：危害较大的有碘、锶、碲、钼等，其中放射性碘为主要放射性核素，占总放射性强度的5%～15%。落下灰进入体内后约有30%的碘浓集在甲状腺内，使该组织受到较大吸收剂量的照射，因此甲状腺是放射性落下灰内照射的主要靶器官。

（3）内污染的医学处理主要是减少吸收和促进排出。

① 减少吸收：减少皮肤和伤口吸收，及时洗消；减少胃肠道吸收，包括刺激咽部、服用催吐剂、洗胃、使用利胆剂以及大量输液等；应用特异性阻止胃肠道内放射性核素吸收的药物（褐藻酸钠和亚铁氰化铁）；减少呼吸道的吸收，用棉签拭去鼻腔内的污染物，剪去鼻毛，向鼻咽部喷血管收缩剂，然后用生理盐水反复冲洗；减少甲状腺吸收放射性碘，及时口服碘化钾，阻止放射性碘沉积于甲状腺。

② 促进排出：促进血液或组织内放射性核素排出体外，主要用络合剂和影响代谢的药物，如氨基羧基类、羟基羧基类、巯基类、酰胺类等。应用甲状腺素或低钙饮食通过脱钙能促使沉积于骨的放射性锶、钡、镭释放到血液，随尿液排出；采用氯化铵等致酸剂能使骨质分解代谢增强，促使骨内放射性锶、镭的排出；采用利尿剂或其他的影响水代谢的方法可促进分布于体液的放射性核素（如氚）的排出。

第六节　电离辐射的远后效应

（一）概念

机体受电离辐射照射后6个月以后所发生的效应称为远期效应，远后效应一般在照后数年甚至更长时间才出现。

电离辐射远期效应既包括随机性效应，如辐射诱发肿瘤及遗传效应，也包括确定性效应，如眼晶体混浊、造血系统及性腺等损伤，其严重程度随着剂量增加而增大。本节仅简单介绍部分常见的远后效应。

电离辐射远期效应可以通过受照人群进行流行病学调查或进行动物实验研究。

（二）确定性效应

1. 放射性白内障　电离辐射对眼损伤主要表现为晶体混浊、形成白内障。多见于核事故的中、重度急性放射病恢复后以及头面部放疗的病人。出现白内障的时间可以从受照后9个月至12年不等，平均2～4年。照射剂量越大，年龄越小者潜伏期也越短。中子比X线和γ线更容易引起白内障。

放射性白内障的临床特点是眼晶体混浊初期出现在后极部后囊下皮质区，呈现进行性加重，直至累及全部眼晶体，临床上分为I～Ⅳ期。

诊断依据眼部射线接触史、累积剂量≥2 Gy、典型的临床表现，在排除其他非电离辐射所致的白内障后可以诊断。

放射性白内障的治疗可首先选择药物对症治疗，严重时可选择手术摘除白内障和植入后房型人工晶状体治疗。

2. 对生殖功能的影响　性腺对电离辐射很敏感，在辐射事故、医疗照射及职业性超剂量照射条件下，男性可致精子数减少，活动度降低及畸形精子增加，妇女则可引起月经不调甚至绝经，从而影响生育能力。放射性性腺损伤包括放射性不孕症及放射性闭经，这些都是确定性效应，严重程度随剂量的增加而增大。

3. 胎内照射效应　母体在妊娠期受照射，对胎儿、新生儿的影响非常显著，称为胎内照射效应。这是一种特殊的躯体效应，包括致死性效应、畸形和发育障碍。在胚胎发育的不同阶段受照，胎内照射效应表现出不同的特点。Murphy调查了106名受放疗的妇女，在妊娠期曾受照射出生的75名儿童中，有28名发生畸形和发育障碍，其中20名属智力发育不全，并出现小状症、迟钝、脑积水等；8例有脊柱裂、肢体畸形、斜视、先天盲等异常。广岛原子弹爆炸受核辐射的孕妇所生的儿童除有类似情况外，还发现宫内受照智力低下的发生率随剂量的增加而增高。妊娠10～17周时对辐射最为敏感，妊娠长于18周者其危险度仅为前者的1/4，妊娠时间短于10周者则未见明显影响。

（三）随机性效应

1. 致癌效应　辐射致癌效应为随机效应，是指照射后与电离辐射具有一定程度病因学联系的恶性肿瘤，是人类最严重的远后效应。根据对日本原子弹爆炸受照幸存者的长期观察，已证实某些癌症的发病率高于对照人群，且随时间的推移，这种对比更为明显。主要的癌症是：

（1）白血病：这是全身照射后诱发的最重要的远期效应。其特点是：① 发病率高于其他实体肿瘤，与受照剂量成明显线性关系。日本原子弹受害者中，在爆后 2～3 年已发现急性粒系白血病，爆后 5 年发生率最高，一直到照后 26 年仍高于对照人群；② 以急性白血病多见，且死亡率较高；③ 受照时年龄小则发病较早且危险性较大；④ 辐射不诱发慢性淋巴细胞性白血病的增加。

（2）甲状腺癌：这是电离辐射外照射和内照射在人体诱发的重要远期效应之一。其特点是：① 潜伏期长，且随受照年龄的增加而延长，一般为 13～26 年；② 发病率女性高于男性，受照年龄小者高于年龄大者；③ 发病率与照射剂量基本呈线性关系；④ 病理类型多为乳头状腺癌或滤泡癌。

（3）其他癌症：例如长期吸入含放射性尘埃或气溶胶的矿工可能诱发肺癌；接受 226Ra 照射后发生的骨恶性肿瘤；接受 X 射线诱发的乳腺癌。此外如胃癌、结肠癌、多发性骨髓瘤、卵巢癌等也可能发生。

2. 遗传效应　亲代生殖细胞遗传物质因电离辐射所致突变而对胚胎或子代产生的影响，称遗传效应。如果辐射引起的是显性突变，则在下一代就会表现出来，如果是隐性突变，则必须与一个带有相同突变基因的配偶相结合，才能在后代表现出来，所以遗传效应是一种随机效应。

第七节　心理应激障碍及其应对

核与辐射突发事件发生后常常会出现多方面的心理效应，不仅有即刻影响（急性应激），还有迟发持续的影响（创伤后应激障碍），需要对受核与辐射突发事件直接和间接影响的人员提供紧急心理救护和帮助。

一、核事故的心理应激概述

应激是指内、外需求的负荷超过个体的资源或应对能力所引起总的体验。这些惹起应激的内、外需求，称为应激源。

心理应激三要素为应激源、中介机制和应激反应。

核事故作为应激源是一种突发的、伤人于无形之中的、既有即刻效应又有持久影响的刺激，它是一种负性应激源，会引起人们的身心伤害。

中介机制是将应激源转化为应激反应的中间因素，包括认知性评价、应对策略、社会支持、人格（个性）特质。

应激反应既有急性应激反应，也有创伤后应激障碍（Post Traumaticstress Disorder，PTSD）。

急性心理应激，即急性心因性反应，是指在突发的毁损性处境中，人们在强烈精神刺激后数分钟或数小时发生的一过性障碍，历时短暂，呈现意识障碍，精神运动性兴奋及抑郁等症状，在数天或一周内恢复，预后良好。个体的易感性和应对能力与急性应激反应的发生和严重程度有关。

创伤后应激障碍，又称延迟性心因性反应，是指对创伤等严重应激因素的一种延迟出现和长期持续的心理生理障碍。影响病程迁延的因素与事件严重性、暴露于现场的时间、对生命的威胁、人格特质、个人经历、社会支持、身心素质有关。临床表现有反复重现创伤体验、持续性警觉性升高或持续回避等。

二、核事故心理应激应对预案设想

（一）集体措施

1. 建立心理保健组织（心理卫生中心、专业及志愿者心理辅导队伍）。
2. 宣传核辐射及防护知识，普及提高周边群众的认知评价水平。
3. 定期开展讲座。
4. 定期组织核与辐射事故应对演习，对当地及周边的消防、医务和军警人员要强化核与辐射事故救援自我防护。

（二）个体抗应激能力

1. 一线防御　强身健体，提高心理生理学现状。要有良好的身心状态、有社会支持网络、健全的心理防御机制、习得应对技巧。可抗御轻微应激源，但挡不住心身反应。
2. 二线防御　整体性自助。能回避或降低应激源、应对应激性情感、提高社会支持利用度、改变生活方式、运动、休息、学习新的应对技巧。可抗御中等应激源，但挡不住引起身心功能障碍。
3. 三线防御　整体性专业帮助。需要医疗、护理及专业心理治疗或辅导。

第八节　核与辐射事故医学应急

一、核与辐射事故概念

核事故指核设施中很少发生的严重偏离运行工况的状态，在这种状态下，放射性物质的释放可能或已经失去应有的控制，达到不可接受的水平。

辐射事故指放射源丢失、被窃、失控，或者放射性同位素和射线装置失控导致人员受到意外的异常照射。

二、核与辐射事故分级

国际原子能机构（IAEA）及经济合作与发展组织（OECD）制定了国际核事件分级表（International Nuclear Event Scale，INES），见表 2-14-2。分级主要依据的准则是：对场外、场内的影响以及纵深防御降级。较低级别（1～3 级）称事件，较高级别（4～7 级）称事故。为了能区分 1 级到 7 级逐级递增的严重性，人们把它们分别称为：单次异常，事件，严重事件，区域性事故，大范围区域事故，严重事故和重大事故。历史上，切尔诺贝利核电站事故（1986 年 4 月 26 日发生于苏联）和福岛第一核电站事故（2011 年 3 月 11 日发生于日本福岛县）被定义为最严重的 7 级。

表 2-14-2　国际原子能机构核事件分级表（INES）

级别＼名称	厂外影响	厂内影响	对纵深防御的影响	实例
7 特大事故	放射性大量释放 大范围的居民健康和环境受到影响			1986 年苏联切尔贝利核电厂（现属乌克兰）事故
6 重大事故	放射性明显释放 可能需要全面执行应急预案			1957 年苏联基斯迪姆后处理厂（现属俄罗斯）事故
5 有厂外风险的事故	放射性有限释放 可能要求执行应急预案的部分措施	反应堆堆芯和放射性屏蔽受到严重损坏		1957 年英国温茨凯尔军用反应堆事故； 1979 年美国三里岛核电厂事故； 1987 年巴西戈亚尼亚铯-137 放射源污染事故
4 无明显厂外风险的事故	放射性少量释放 公众受到相当于规定限值的照射	反应堆堆芯和放射性屏蔽明显损坏 有工作人员受到致死剂量的照射		1973 年英国温茨凯尔后处理厂事故； 1980 年法国圣洛朗核电厂事故； 1983 年阿根廷布鲁诺斯艾利斯临界装置事故
3 重大事件	放射性极少量释放 公众受到远低于规定限值的照射	污染严重扩散 有工作人员发生急性健康效应	安全屏障几乎全部失效	1989 年西班牙范德略斯核电厂事件
2 事件		污染明显扩散 有工作人员受到过量照射	安全措施明显失效	
1 异常			出现超出规定运行范围的异常情况	
0 偏差	从安全角度无须考虑			

　　我国对核与辐射事故也采用上述分类方法,同时结合自身国情将放射事故分为人员受超剂量照射事故和丢失放射性物质事故两类。其中人员超剂量照射事故根据人员受照射剂量大小,分为一般事故、严重事故和重大事故;放射性物质丢失事故,将放射性物质分为密封型和非密封型两类,按照其放射性活度大小分为一般事故、严重事故和重大事故。

三、核与辐射事故的特点

　　核与辐射突发事件有其共同特点:事件突发,地点难以预料;事件大小、影响范围及后果有很大差异;事件发生迅速,全过程呈阶段性,即早期、中期、晚期;可有多种照射来源和途径;可造成明显的社会和心理影响;应急处理的专业技术性强,投入力量大,持续时间长。

四、核与辐射事故医学应急准备与响应

(一)我国的核应急医学救援体系

2013年6月30日国务院发布的《国家核应急预案》(修订版)中明确指出,国家核应急工作贯彻执行"常备不懈、积极兼容,统一指挥、大力协同,保护公众、保护环境"的方针;坚持"统一领导、分级负责、条块结合、快速反应、科学处置"的工作原则。

目前,我国的核应急能力基本形成了一个体系(全国统一的能力体系)、两个系统(军队和地方)、三个层次(国家级、省级、核设施单位级)及包括医学救治在内的多项重点内容的核应急总体格局,并与核能事业发展协调并进,不断提升。

目前的核与辐射医学应急救援体系主要包括:

一是建设了包含医学救援的中国核事故应急救援队,承担复杂条件下重特大核事故突击抢险和紧急处置任务,并可参与国家核应急救援行动。

二是建设了国家核事故医学应急救援技术支持中心及国家级核应急医学培训基地。

三是建设了13支共计390人的核应急医学救援分队。

四是卫健委形成了核应急医学救援网络。

五是相关省市、核设施营运单位及军队也加强核应急医学能力建设。

上述各方面能力建设构成了具有中国特色的核与辐射医学应急救援体系,是我国核应急安全保障的重要组成部分。

(二)核与辐射事故医学应急准备

主要包括:应急组织的建设与维护;医学应急计划的制(修)订;医学应急支援力量的准备;医学应急通讯联络保障;医疗救治网络建设;医学应急响应相关技术储备;医学应急设备、放射防护装备、救治药品和其他物资的储备;稳定性碘的储存与发放;培训、演习和应急响应能力的保持;公众的宣传教育与信息发布等内容。

(三)核与辐射事故医学应急响应

根据核设施事故辐射后果的严重程度和影响范围,将应急响应由高到低分为四级。

1. Ⅳ级响应 当核设施仅出现可能危及核设施安全的工况或事件的状态,并无实际的放射性释放,核设施进入应急待命状态时,启动Ⅳ级响应。此时医学应急不启动,医学应急人员处以应急待命状态。

2. Ⅲ级响应 当核设施放射性释放的影响范围仅限于设施内局部区域,预期不会对场址区域以外的公众和环境造成影响,核设施进入厂房应急时,启动Ⅲ级响应。此时医学应急人员应加强值班(电话24 h),做好应急人员、物资(药品、器械、防护用品等)的各项准备工作,集结待命。

3. Ⅱ级响应 当核设施放射性物质释放已经或可能影响整个场址区域(场内),有可能威胁场址区域外(场外)公众健康,但还不会对场址区域外公众和环境造成严重影响,核设施进入场区应急状态时,启动Ⅱ级响应。此时医学应急人员应继续做好应急准备,根据指令开展医学应急工作。核设施所在地各级医学应急人员应在现场开设相关救治场所,开展预防性服药,发放相关防护用品,并做好公众宣传教育工作。

4. Ⅰ级响应 当核设施出现或可能出现向环境释放大量放射性物质,严重危害公众健康和环境安全,核设施进入场外应急(总体应急)状态时,启动Ⅰ级响应。这是核设施最高级别的应急响应。此时医学应急人员应全面开展受照人员的现场救治与医学处置、伤员去污、分类及后送、公众宣教、辐射防护、饮用水和食品的放射性监测等工作。

（四）我国核与辐射事故医疗救治体系

我国对核与辐射事故受照人员的分级救治实行三级医疗救治体系。

1. 一级医疗救治 一级医疗救治又称现场救治或场内救治。主要任务是发现和救出伤员,对伤员进行一级分类诊断(即现场紧急分类诊断),抢救需紧急处理的伤员。

2. 二级医疗救治 二级医疗救治又称地区救治。主要任务是救治中度以下放射病和放射复合伤伤员,对有明显体表和体内放射性污染人员以及重度以上的各种非放射伤伤员进行确定诊断与治疗;将重度以上放射损伤和放射复合伤伤员以及难以确诊和处理的伤员后送到三级医疗救治单位。

3. 三级医疗救治 三级医疗救治又称专科救治。主要任务是:对一、二级医疗救治单位难以诊断和处理的重度以上放射伤、放射复合伤,以及有严重体表和体内放射性污染的人员进行确定性诊断和安全处理,对重度以上放射损伤和放射性复合伤员进行三级分类诊断,不失时机地对剂量高于 8 Gy 的伤员进行救治。通过二、三级医疗救治,对伤者应进行比较全面的放射性污染检查,以及血液生化学、细菌学、脑血流图、骨骼 X 线摄片、眼晶状体和眼底检查,以及精液检查,作为临床救治预后判断和远期效应对比分析的基础数据。

（刘玉龙）

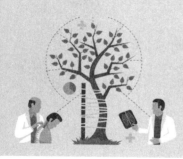

第十五章 化学性损伤

随着社会的发展和科技进步,人们在日常生活中接触和使用的化学物质逐渐增多。化学物质在改善人类生活质量的同时,对人类健康也带来了危害,各种化学中毒事件时有发生。急性化学性损伤是指劳动者在职业活动中,短时间内通过呼吸道、消化道或皮肤吸收大量化学物质,出现相应的急性中毒临床表现,引起个人或群体中毒,甚至死亡事故发生,引起中毒的化学物质称为毒物。急性中毒事故的早期监测、早期诊断和抢救治疗十分重要,可以最大限度地减少事故造成的伤亡人数,减少后遗症。了解毒物如何进入人体,以及进入人体后产生危害的规律,掌握和运用这些规律,可以指导化学性损伤的预防、早期诊断和治疗。

第一节 化学中毒的病因与病理生理

一、急性化学中毒的常见原因

(一)职业性中毒

主要是在生产、保管、使用、运输过程中不遵守安全防护制度导致发生的化学中毒。

(二)生活性中毒

在误食、意外接触有毒化学物质、用药过量、自杀或毒害等情况下,过量毒物进入人体引起化学中毒。

(三)化学战剂中毒

恐怖活动或战争中作为化学武器使用,毒剂进入人体后可引起中毒。

(四)自然灾难性中毒

地震、洪水、火山喷发等自然灾害时化学物质释放后污染空气、水、地面、土壤或食物,进入人体可引起中毒。

二、急性化学中毒的分类

引起急性化学中毒的毒物有很多种,分类方法各异。根据毒物的来源和用途可分为工业毒物、农业毒物、化学药物、日常生活用化学品和军用毒剂中毒。

（一）工业毒物中毒

1. 金属、重金属及其化合物，如砷、汞、铅、钡、铬等。

2. 刺激性气体，如氮氧化物、氨、氯等。

3. 窒息性化合物，如氰化物、一氧化碳、硫化氢等。

4. 有机化合物，如甲醇、四氯化碳、苯酚等。

（二）农业毒物中毒

1. 杀虫剂，如有机磷杀虫剂、氨基甲酸酯类杀虫剂等。

2. 杀菌剂，如有机硫类杀菌剂等。

3. 杀鼠剂，如氟乙酰胺、毒鼠强等。

4. 除草剂，如百草枯等。

（三）化学药物中毒

常见药物可发生中毒及不良反应；药物滥用包括吸食海洛因、吗啡、苯丙胺等。

（四）日常生活用化学品中毒

日常生活所用的化学品，包括化妆品、洗涤剂、香精香料、家用消毒防腐剂等。

（五）军用毒剂中毒

军用毒剂，又称化学战剂，如沙林毒剂、催泪瓦斯等被用于化学恐怖事件。军用毒剂的毒害作用极大，毒剂品种很多，临床上常根据其对人体产生的毒理作用方式分为如下几类：① 神经性毒剂，主要有沙林、维埃克斯等。该类毒剂可迅速与胆碱酯酶结合，导致神经系统功能紊乱，严重者可迅速致死。② 糜烂性毒剂，如芥子气、路易士气、氮芥气等。该类毒剂可使皮肤、黏膜产生炎症和坏死，并可引起全身中毒，属持久性军用毒剂。③ 全身中毒性毒剂，主要代表有氢氰酸和氯化氰，可迅速破坏组织细胞的氧化还原反应，引起细胞内窒息，导致机体缺氧。该类毒剂作用快、毒性大、杀伤力强，属致死性化学战剂。④ 失能性毒剂，通过干扰中枢及周围神经功能，使人产生一过性的感觉功能或运动功能的紊乱，从而失去战斗力。⑤ 窒息性毒剂，主要代表有光气、双光气。通过损伤肺泡-毛细血管膜而导致肺水肿，较高浓度时可因刺激作用而引起支气管痉挛，导致窒息。属缓效性化学战剂。⑥ 刺激性毒剂：该类毒剂对眼、呼吸道和皮肤具有强烈刺激作用，其特点为作用迅速、刺激强烈、恢复较快、预后良好，属非致死性化学毒剂。

三、化学中毒的致病机制

任何有毒物质摄入量过大或接触时间较长都可发生中毒。毒物的直接作用及代谢产物或中毒并发症可引起组织损伤或人体死亡。毒物对机体的有害作用及严重程度与吸收入体的量密切相关。有的化学物从毒理学角度分析为低毒物质，但如吸收量大也可引起严重后果。毒物的毒性指标最常用的为半数致死剂量（LD50）或半数致死浓度（LC50），意指某种化学物在急性实验动物的群体中引起半数动物死亡的剂量或浓度。LD50 或 LC50 值愈小，毒性愈大。

（一）中毒途径

中毒途径是毒物进入体内产生中毒反应的通路，是影响毒性作用的因素之一。静脉注射吸收最快,其他依次为消化道、呼吸道、口、皮肤与黏膜。不同途径吸收的总量与其症状出现的先后顺序及严重程度也不相同。

1. 经消化道吸收　生活性中毒或误服中毒,消化道是主要侵入途径。可溶性毒物如氰化钾、氰化钠可从消化道吸收。毒物进入消化道后主要在小肠吸收,少数毒物如氰化物、毒鼠强可从口腔和食管黏膜吸收。但醇类溶液易在胃吸收,经过小肠液和酶作用后,毒物性质部分发生改变,然后进入血液循环,经肝脏解毒后分布到全身组织和器官。

2. 经呼吸道吸收　经呼吸道吸入的毒物能迅速进入血液循环,发生中毒。因肺泡表面积较大,肺毛细血管丰富,经呼吸道吸收比经消化道吸收入血的速度快 20 倍。气体毒物如一氧化碳、硫化氢、砷化氢等易由呼吸道吸收。固体毒物分散形成气溶胶,如雾、烟、粉尘等亦可由呼吸道吸收。

3. 经皮肤或黏膜吸收　大多数毒物不被完整的皮肤吸收,但皮肤破损后,易从创面被吸收。如被毒蛇咬伤时,毒液可经伤口进入体内。脂溶性毒物,如有机磷化合物等可经皮肤缓慢吸收。不少能溶解的固态毒物和液态毒物也能通过直肠、阴道、尿道、外耳道吸收。

4. 经眼结膜吸收　毒气及腐蚀性毒物可经眼结膜吸收。

（二）影响毒物作用的因素

毒物侵入机体后的扩散速度及在体内的分布,与毒物的理化性质密切相关,其理化性质是决定毒物作用和产生不同临床表现的因素之一。

1. 化学结构　化学物的毒性取决于其化学结构,低价化合物较高价化合物的毒性大,如一氧化碳的毒性较二氧化碳大。

2. 性状　① 空气中毒物的颗粒越小,挥发性越强、溶解度越大,则吸入肺内的量越多,毒性也越大。② 液体状态毒物比固体状态毒物在胃肠道易被吸收,中毒作用快;气体状态或挥发性大的毒物,易被呼吸器官吸收,毒性发挥更快。但由于挥发性大的毒物在皮肤停留的时间短,故经皮肤吸收发生中毒的程度轻。③ 酸、碱等腐蚀性毒物,其浓度越稀薄,腐蚀作用越轻;浓度越大,腐蚀作用越强。

3. 个体的易感性　个体对毒物的敏感性不同,这与性别、年龄、营养、健康状况、生活习惯等因素有关。女性对毒物作用较男性敏感,尤以哺乳期和妊娠期为甚。儿童和老年人对毒物耐受性差。原有慢性疾病或营养不良者,能降低机体对中毒的抵抗力。中毒后饮酒、环境温度、湿度、气压等因素均可影响中毒的临床表现、程度及病程。极少数人对某种化学物有高敏感性,常与遗传因素如某些酶的缺乏有关。

（三）毒物在体内的转化与排泄

1. 毒物在体内的生物转化　化学毒物被吸收后进入血液,分布于全身,主要在肝脏通过氧化、还原、水解、结合等作用,将亲脂性毒物转化为亲水性代谢产物。通过生物转化,大多数毒物毒性减弱或消失,但也有少数毒性反而增加,如对硫磷氧化为毒性大的对氧磷。

2. 毒物的排泄　气体和易挥发的毒物被吸收后,一部分以原型经呼吸道排出,不同品种排出量有很大差别。改善通气条件,吸入氧气有助于毒物加速排出。大多数毒物由肾排出;很多重金属如铅、汞、锰以及生物碱由消化道排出;少数毒物经皮肤排出,有时可引起皮炎。此外,铅、汞、砷等毒物可由乳汁排出,易引起哺乳中婴儿的中毒。有些毒物排出缓慢,蓄积在体内某些器官或组织内,当再次释放可产生再次中毒。

（四）中毒机制

有毒物质种类繁多,其中毒机制不一。

1. 局部刺激和腐蚀作用　强酸和强碱可吸收组织中的水分,并与蛋白质或脂肪结合,使细胞变性、坏死。

2. 引起机体组织和器官缺氧　一氧化碳、硫化氢、氰化物等窒息性毒物阻碍氧的吸收、转运或利用。脑和心肌对缺氧敏感,易发生损害。

3. 对机体的麻醉作用　有机溶剂和吸入性麻醉药有强亲脂性。脑组织和细胞膜脂类含量高,因而上述化学物质可通过血脑屏障进入脑内而抑制脑功能。

4. 抑制酶的活力　很多毒物是由其本身或其代谢产物抑制酶的活力而产生毒性作用。

5. 干扰细胞或细胞器的生理功能　四氯化碳在体内经酶催化而形成三氯甲烷自由基,自由基作用于肝细胞膜中不饱和脂肪酸,产生脂质过氧化,使线粒体、内质网变性,肝细胞坏死。

6. 竞争相关受体　如阿托品过量时通过竞争性阻断毒蕈碱受体产生毒性作用。

第二节　急性化学中毒的临床表现

急性化学中毒有如下特点:① 突发性和紧迫性,如发病迅猛、累及面广、人数多、病情重,中毒发生时大批病人同时到医院。② 毒性作用强。③ 中毒途径多,杀伤范围广。④ 作用持续时间长,持久性毒剂可持续数小时、数天,甚至数周。⑤ 迟发性,如某些毒剂接触早期无明显症状和体征,需静息,严密观察。⑥ 易受外界因素的影响,如易受风向、风力、气温、雨雪及地形地物等自然条件的影响。

不同化学物质急性中毒表现不完全相同,严重中毒时共同表现有发绀、昏迷、惊厥、呼吸困难、休克、少尿等。各系统的重要表现分述如下。

一、皮肤黏膜表现

1. 皮肤及口腔黏膜灼伤　见于强酸、强碱、甲醛、甲酚溶液等腐蚀性毒物灼伤。

2. 发绀　发绀是机体缺氧的重要体征。引起氧合血红蛋白不足的毒物可引起发绀;麻醉药、有机溶剂抑制呼吸中枢,刺激性气体引起肺水肿等可产生发绀;亚硝酸盐和苯胺、硝基苯等中毒能产生高铁血红蛋白血症而出现发绀。

3. 黄疸　四氯化碳、毒蕈、鱼胆中毒损害肝脏可致黄疸。

二、眼球表现

1. 瞳孔扩大　见于阿托品、莨菪碱类中毒。

2. 瞳孔缩小　见于有机磷类杀虫药、氨基甲酸酯类杀虫药中毒。

3. 视神经炎　见于甲醇中毒。

三、神经系统表现

1. 昏迷　见于麻醉药、催眠药、安定类药物中毒；有机溶剂中毒；窒息性毒物中毒，如一氧化碳、硫化氢、氰化物等中毒；高铁血红蛋白生成性毒物中毒；农药中毒，如有机磷杀虫剂、有机汞杀虫剂、拟除虫菊酯杀虫剂、溴甲烷等中毒。

2. 谵妄　见于阿托品、有机汞、苯、抗组织胺药物中毒。

3. 肌纤维颤动　见于有机磷类杀虫剂、氨基甲酸酯杀虫剂中毒。

4. 惊厥　见于窒息性毒物中毒，有机氯杀虫剂、拟除虫菊酯类杀虫剂中毒以及异烟肼中毒。

5. 瘫痪　多见于可溶性钡盐、三氧化二砷、磷酸三邻甲苯酯、正己烷、蛇毒等中毒。

6. 精神失常　见于四乙铅、二硫化碳、一氧化碳、有机溶剂、酒精、阿托品、抗组织胺药等中毒，成瘾药物的戒断综合征等。

四、呼吸系统表现

1. 呼吸气味　有机溶剂挥发性强，而且有特殊气味。

2. 呼吸增快　引起酸中毒的毒物如水杨酸类、甲醇等可兴奋呼吸中枢，使呼吸加快。刺激性气体引起脑水肿时，也产生呼吸加快。

3. 呼吸减慢　催眠药、吗啡中毒或中毒性脑水肿，呼吸中枢过度抑制可导致呼吸麻痹。

4. 呼吸困难　严重咽喉炎、喉痉挛及严重刺激性气体中毒性肺炎、肺水肿等以及病程中引起的支气管黏膜坏死、脱落或黏痰都可造成支气管阻塞，可致呼吸困难。

五、循环系统表现

1. 心律失常　洋地黄、夹竹桃、乌头、蟾酥等兴奋迷走神经，拟肾上腺素药、三环类抗抑郁药等兴奋交感神经，以及氨茶碱等中毒均可引起心律失常。

2. 心脏骤停

（1）化学物质直接作用于心肌：见于洋地黄、奎尼丁、氨茶碱、锑剂、依米丁等中毒。

（2）缺氧：见于窒息性毒物中毒。

（3）低钾血症：见于可溶性钡盐、棉酚、排钾性利尿药等中毒。

3. 休克

（1）剧烈的吐泻导致血容量减少：见于三氧化二砷中毒。

（2）严重的化学灼伤：由于血浆渗出导致血容量减少，见于强酸、强碱等中毒。

（3）毒物抑制血管舒缩中枢，引起周围血管扩张，有效血容量不足：见于三氧化二砷、巴比妥类等中毒。

（4）心肌损害：见于依米丁、锑、砷等中毒。

六、消化系统表现

1. 腐蚀性食管炎、胃炎　吞服腐蚀性强的毒物等化学物所致。吞服后立即出现口腔、咽部、胸骨后及上腹部剧烈疼痛、恶心、呕吐频繁，呕出坏死黏膜组织，严重者可致食管、胃肠穿孔，引起急性腹膜炎、胰腺炎等。

2. 中毒性肝病 金属、四氯化碳、三氧化二砷、铊等中毒可出现肝区疼痛、乏力、黄疸等表现。

七、泌尿系统表现

1. 肾小管坏死 四氯化碳、头孢菌素类、氨基糖苷类抗生素、毒草、蛇毒、生鱼胆、斑蝥等中毒。

2. 肾缺血 产生休克的毒物可导致肾缺血。

3. 肾小管堵塞 砷化氢中毒可引起血管内溶血,游离血红蛋白由尿排出时可堵塞肾小管;磺胺结晶也可堵塞肾小管。最终均可导致急性肾衰竭。

八、血液系统表现

1. 溶血性贫血 中毒后红细胞破坏增速,发生贫血和黄疸。急性血管内溶血,如砷化氢中毒。中毒性溶血见于砷化氢、苯胺、硝基苯等中毒。

2. 白细胞减少和再生障碍性贫血 见于氯霉素、抗肿瘤药、苯等中毒以及放射病。

3. 出血 见于血小板量或质的异常,由阿司匹林、氯霉素、氢氯噻嗪、抗肿瘤药等引起。

4. 血液凝固障碍 由肝素、双香豆素、水杨酸类、毒鼠强、蛇毒等引起。

九、其他表现

1. 电解质平衡失调 急性钡盐、苯酚中毒可致低钾血症;中毒后引起急性肾功能衰竭或中毒性溶血后可致高钾血症;氟化物中毒可伴有低钙血症,出现四肢麻木、抽搐等表现。

2. 发热 见于抗胆碱能药(阿托品等)、二硝基酚、棉酚等中毒。

第三节 急性化学中毒的诊断

急性化学中毒的诊断主要依据毒物接触史和中毒的临床表现。中毒先作出初步诊断,然后通过实验室检查加以证实。也可通过环境调查了解毒物的存在,最后经过鉴别诊断,做出病因诊断。诊断要明确毒物的品种、受害器官、病变性质及其严重程度。诊断需主要注意以下几方面。

一、真实、全面地了解毒物接触史

询问病史能够为急性中毒的诊断提供准确的线索,为进一步安排临床检查和确诊指明方向。对生活性中毒,要了解患者的生活情况、精神状态、长期服用药物的种类,估计服药时间和剂量等。有时需要向患者的同事、家属、亲友或现场目击者了解情况。水源污染和食物污染可造成地区流行性中毒,必要时应进行流行病学调查。对职业中毒应询问职业史,包括工种、工龄、接触毒物的种类和时间、环境条件、防护措施,以及工作中是否曾发生过事故等。

二、重视不明原因的症状和体征

对突然出现发绀、呕吐、昏迷、惊厥、呼吸困难、休克而原因不明的患者,要想到急性中毒的可能性。对原因不明的贫血、白细胞减少、血小板减少、周围神经麻痹、肝病患者也要考虑到中毒的可能性。急性中毒患者如有肯定的毒物接触史,要分析症状与体征的特点,出现时间和顺序是否符合某种毒物中毒临床表现的规律性。要进一步根据主要症状和体征,迅速进行重点而必要的体格检查,观察神志、呼吸、脉搏、血压情况,进行紧急处理。

三、实验室毒物检查

急性化学中毒时,应常规留取剩余的毒物或可能含毒的标本,如呕吐物、胃内容物、尿、粪、血标本等。必要时进行毒物分析等。

第四节　急性化学中毒的救治

急性化学中毒的救治强调快速、就地、自救与他救相结合、现场抢救与医院抢救相结合的原则。现场及时、准确抢救处理中毒者,将对其康复、转归起关键性的作用。现场急救的任务是:及时控制危害源,保护未中毒人群,抢救中毒人员,指导群众防护和组织撤离,消除危害后果。因此现场急救必须及时、准确、高效。

一、现场抢救

现场抢救是中毒患者抢救能否成功的关键,正确的现场抢救可为进一步赢得救援时间打下基础。

（一）立即脱离中毒现场,防止继续吸收毒物

中毒者应迅速撤离染毒区域,转移至上风向与空气新鲜处进行自救、互救。皮肤染有毒物时,首先用干布等擦掉毒物,及时脱去或剪掉污染衣物,彻底清洗污染皮肤,如眼睛受到污染应立即用清水彻底冲洗。误食染毒水或食物时,可用手刺激咽喉部催吐,有条件进行洗胃,则毒物清除更彻底。军用毒剂中毒时,应及时穿戴防护器材,佩戴防毒面具,穿防护衣。光气、双光气等刺激呼吸道的毒剂中毒时,应尽量避免说话,禁止深呼吸,减少耗氧量,并使其采取斜靠卧位。

（二）及时应用解毒药物

化学毒剂中毒发病较快,特别是神经毒剂和全身中毒性毒剂,发病尤为迅速。因此对诊断明确的某种毒物中毒,如有特效解毒药物,应尽早使用。

（三）对症处理

1. 皮肤水疱处理　应用纱布包扎,切勿轻易刺破,必须在无菌操作下由水疱基底部穿刺抽液。

2. 眼睛处理　应先用大量的清水或生理盐水反复冲洗 5～10 min,再涂上消炎药膏;出现眼部损伤时不可揉擦,应用微温生理盐水冲洗后再用无菌纱布包裹。如为神经性毒剂中毒,可使用扩瞳药滴眼。

3. 咽喉部痛痒处理　用 2% 碳酸氢钠溶液漱口,咽部干燥不适时可应用生理盐水进行雾化吸入。

4. 重要器官的保护 中毒时常引起重要脏器,如心、肺、脑的功能障碍,应注意保护。不明化学物中毒时,禁止口对口人工呼吸;注意中毒者呼吸、脉率、血压及意识、瞳孔等生命体征;必要时及时应用呼吸与中枢兴奋剂等。对中毒后昏迷者如果佩戴假牙应取下假牙,将舌引向前方,保持呼吸道通畅。出现心跳、呼吸停止时应立即进行心、肺、脑复苏。

二、院内治疗

在积极进行现场救治的同时,要抓紧时间将重症中毒者运送到医院,进行院内治疗,途中需有经验的医护人员陪同。院内治疗包括心、肺、脑功能复苏;进一步清洗污染的皮肤及眼睛;继续促进毒物排泄;使用解毒剂、抗毒剂及特殊治疗手段,如:血液透析、血液灌流等加快毒物排出,对症及支持治疗。保护重要脏器功能,维持体内酸碱平衡,防止水电解质紊乱,防止继发性感染和出现后遗症。

第五节 急性化学物中毒各系统损伤处理原则

一、中枢神经系统损害

急性中毒性中枢神经系统损害是指在短期内接触过量毒物引起中枢神经系统功能和结构的改变,主要表现为中毒性脑病。

(一)常见致病毒物品种

1. 直接损害中枢神经系统的毒物 金属、类金属及其化合物如铅、锰、汞、铊等无机化合物;汽油、苯、甲苯、二甲苯、苯乙烯、三氯乙烯、甲醇、乙醇、四氯化碳、碘甲烷等溶剂;部分农药如有机磷、氨基甲酸酯、拟除虫菊酯等;其他如丙烯酰胺等。

2. 导致脑组织缺氧的毒物 致低氧性缺氧,如一氧化碳、过量的甲烷、二氧化碳和氮气等;致细胞毒性缺氧,如硫化氢、氰化物等。

(二)临床特征

1. 猝死 大量毒物直接抑制中枢,而致昏迷、呼吸停止、突然死亡,如氰化氢、硫化氢引起的突然死亡。

2. 急性中毒性脑病 轻者表现为可逆性中枢神经系统功能障碍,重者可有脑结构损害和病理改变。

3. 局限性中枢神经系统损害 急性化学物中毒引起的中枢神经系统损害一般为弥漫性病变,少数有局限性大脑皮质和小脑、锥体外系或脊髓损害的表现,亦多为双侧性。例如帕金森病、偏瘫等。

(三)处理原则

立即停止接触毒物,针对病因进行治疗。心跳呼吸停止的患者,立即施行心、肺、脑复苏。对症处理包括:① 常压面罩吸氧或高压氧舱治疗。② 床头略抬高 30°,保持呼吸道通畅,输入高渗脱水剂、利尿剂、肾上腺皮质激素及采取其他有利于改善脑细胞代谢、促进脑功能的治疗措施和应用药物。③ 应用抗生物氧化剂:如维生素 E 100 mg/d,肌肉注射或口服;还原型谷胱甘肽 600 mg/d,肌肉注射或缓慢静脉注射。

（四）注意事项

1. 忌用中枢神经抑制剂，如吗啡等。

2. 溴化物中毒忌用溴剂。

3. 铊中毒时用铬合剂二乙基二硫代氨基甲酸酯后，形成的铬合物为脂溶性的，可使更多的铊进入脑组织，需慎用。

二、周围神经系统损害

（一）常见致病毒物

铊、砷、甲氟磷、敌百虫、马拉硫磷、乐果、氧化乐果、敌敌畏、对硫磷、稻瘟净等。

（二）临床特征

急性中毒性周围神经病起病急、发展快，表现为肢体远端对称性感觉、运动障碍及腱反射减退或消失，或伴有自主神经功能障碍。

1. 感觉障碍　表现为四肢远端麻木、刺痛、感觉异常。检查显示四肢远端深浅感觉减退或消失，典型者呈手套、袜套样分布。

2. 运动障碍　早期表现下肢沉重感、无力、跑步困难、上下楼梯时膝关节发软易摔倒；上肢无力，提重物困难，双手指无力，手指的精细动作受影响。四肢肌力显示不同程度减弱，严重者出现肌肉萎缩、足下垂、腕下垂及挛缩畸形。

3. 四肢腱反射对称性减弱或消失　以跟腱反射比较多见。

4. 脑神经功能障碍　某些毒物中毒可出现视神经、三叉神经感觉支的损害。

5. 自主神经功能障碍　肢端发凉，手足多汗，皮肤发紫，指甲松脆并失去光泽，手掌及足部皮肤干燥、皲裂、脱屑等。典型铊中毒的中毒性周围神经病，足部的痛觉过敏是其突出表现，还有视神经萎缩、上睑下垂、眼肌麻痹、周围性面瘫、吞咽困难、发音障碍等。

（三）处理原则

1. 立即停止与有关毒物接触并尽快排出已吸收的毒物。

2. 根据毒物品种，给予解毒治疗。

2. 对症治疗可给予足够的营养及维生素、三磷酸腺苷、辅酶 A，必要时可考虑应用地塞米松，每日剂量 $10\sim20$ mg，$7\sim10$ d 为一疗程。

3. 病情稳定后的康复治疗可用理疗、针灸、按摩、功能锻炼等。

三、呼吸系统损害

（一）常见致病毒物

1. 酸类如硝酸、盐酸、硫酸等。

2. 氯及其化合物光气、四氯化硅、三氯化砷等。

3. 氮的氧化物，如一氧化氮、二氧化氮等。

4. 氨和臭氧。

5. 酯类甲酸甲酯、氯甲酸甲酯、硫酸二甲酯等。

6. 二氧化硫、三氧化硫。

7. 金属化合物氧化镉、硒化氢等。

8. 氟化烃类、氟光气、六氟丙烯等。

9. 军用毒气,如氮芥气、亚当氏气、路易氏气等。

（二）临床特征

1. 急性中毒性咽喉炎、气管与支气管炎　起病急、好转快。主要表现为流涕、喷嚏、咽部烧灼感或吞咽疼痛,吞咽困难,声音嘶哑,以及咳嗽、咳痰。接触毒物往往有持续性呛咳,脱离接触后稍见减轻。还可有胸闷、胸痛与气急等症状。检查所见主要是鼻咽黏膜充血、水肿、糜烂、溃疡,肺部一般无阳性体征。

2. 急性喉阻塞　常由于吸入高浓度刺激性气体后引起咽喉部黏膜严重充血、肿胀、渗出造成阻塞或喉痉挛,也可因支气管黏膜坏死脱落造成咽喉部机械性阻塞。表现为吸气性呼吸困难,出现三凹征,声嘶、发绀、烦躁不安、昏迷,很快危及生命。

3. 急性中毒性支气管肺炎　常先出现剧咳、咳痰、气促、发绀、痰中带血丝,而后伴有头痛、发热、恶心、头晕,双肺有干湿啰音,胸部 X 线可见到弥漫性或局限性斑片状阴影,有时可呈大片突变性阴影,阴影密度较淡。

4. 急性中毒性肺水肿　中毒性肺水肿的起因与毒物的作用强弱、接触时间和浓度、吸入毒物是否为水溶性关系密切。中毒性肺水肿潜伏期为数小时至 24 h,少数达 48 h 或更长。临床表现初期为全身不适,并有咳嗽、胸痛、气促、胸闷等,肺部呼吸音粗糙或降低,偶有干湿性啰音。X 线胸片示两肺散在点状阴影和网状阴影,透明度减低,可见间质肺水肿的表现。晚期表现为严重呼吸困难、端坐呼吸、烦躁不安、剧烈咳嗽,咳大量白色或粉红色泡沫样痰,严重者由口鼻大量涌出,甚至发生成人呼吸窘迫综合征（ARDS）。

（三）处理原则

1. 急性中毒性咽喉炎、气管支气管炎　① 休息,严密观察病情变化,避免输液过多、精神紧张诱发肺水肿。② 雾化吸入。③ 对症治疗。

2. 急性喉阻塞　① 迅速解除呼吸困难,使呼吸通畅,根据阻塞原因和程度,采取措施。② 应用局部喷雾法和应用足量肾上腺糖皮质激素,如无效,应尽早行气管切开术。③ 吸氧只能作为辅助措施。

3. 急性中毒性肺炎　安静卧床休息,严格控制体力活动,根据病情使用抗生素,适当吸氧,注意全身支持疗法、预防肺水肿。

4. 急性中毒性肺水肿、ARDS　① 早期预防性治疗,绝对休息,给予激素、吸氧,减轻病情防止肺水肿发生。② 保持呼吸道通畅注意吸痰引流,必要时行气管切开术。③ 合理氧疗用最低的有效浓度氧,在最短时间内达到纠正低氧血症的目的。在治疗中做血气分析监护,结合病情加以调整。氧分压应保持 8 kPa 以上。避免使用高浓度氧（50％以上）,因可产生氧中毒而加重间质水肿。较重病人用鼻导管和普通面罩不能奏效,可改为机械通气,即呼气末正压呼吸（PEEP）。使用 PEEP 时应选用较低吸气或呼气末正压,兼顾呼吸循环功能。此外,由于气体中毒时肺组织破坏严重,机械通气特别是 PEEP 很容易发生气胸或纵隔气肿,应予警惕。对用高压氧治对尚有不同意见。④ 应十分重视预防和控制感染。应做痰培养,严格消毒隔离制度,提高病人的抵抗力,合理使用抗生素。⑤ 应用肾上腺皮质激素原则是早期、足量、短期应用。⑥ 改善微循环可用东莨菪碱或山莨菪碱。⑦ 纠正酸碱平衡紊乱与电解质紊乱,纠正心力衰竭。⑧ 吗啡一般不宜使用,但在气管切开并有辅助加压呼吸条件下,如有指征仍可考虑使用。

四、血液和造血系统损害

急性化学物中毒可引起中毒性高铁血红蛋白血症、中毒性硫血蛋白血症、中毒性溶血、中毒性再生障碍性贫血、中毒性粒细胞缺乏症等血液和造血系统的损害。

(一)常用致毒物

1. 直接氧化剂 亚硝酸钠、羟胺、苯醌、氯酸盐等。
2. 间接氧化剂 苯胺、乙酰苯胺、硝基苯、杀虫脒等。
3. 农用杀菌剂 代森锌。
4. 某些药物 非那西丁、阿司匹林、磺胺类等,以及生产氮芥、噻替哌等药过程中的过度吸收。
5. 其他 砷化氢、锑化氢、硫酸铜等。

(二)临床特征

1. 中毒性高铁血红蛋白症 高铁血红蛋白不能携氧,故其临床表现是由于缺氧所致。高铁血红蛋白症所致的发绀与还原型血红蛋白过量所形成的发绀不同,呈灰蓝色。测定血中高铁血红蛋白含量有助于诊断、分级及观察病情变化,还可作为治疗用药的参考指标。

2. 中毒性硫血红蛋白血症 硫血红蛋白是血红蛋白与硫相结合的化合物,一旦形成就很稳定,不能逆转,直至红细胞死亡。当硫血红蛋白超过 0.59% 即可发生发绀、缺氧等表现。硫血红蛋白呈蓝褐色,在空气中颜色不变。

3. 中毒性溶血 中毒后主要使珠蛋白变性沉淀为赫恩滋小体。含有该小体的红细胞正常双层膜结构消失,使红细胞的变形性、可塑性大为消退。红细胞成为球形而在脾脏内破坏。溶血常在中毒后 3~5 d 内发生,临床上出现溶血性贫血的症状体征。如血红蛋白尿、黄疸、肾衰等。

4. 中毒性再生障碍性贫血 接触较大量的苯又缺乏防护条件的情况下,数月后即发生急性再生障碍性贫血。病人往往因急性起病如大量出血而就诊。由于苯中毒所致再障的治疗、预后与原发性再障有所不同,又涉及同工种者的及时治疗和现场改进,应加以重视。

5. 中毒性粒细胞缺乏症 在生产氮芥、噻替哌等抗肿瘤药物过程中,工人吸收大量成品而引起急性中毒性粒细胞缺乏症。起病急,先出现头痛、头晕、疲乏、咽喉痛、关节痛等非特异性症状。2~3 d 后在扁桃体、软腭、鼻腔等处出现溃疡和局部淋巴结肿痛,外周血中白细胞计数低于 $0.5×10^9$/L,中性粒细胞仅占 1%~2%,甚至消失。病人抵抗力极度低下,并发感染,严重者继发脓毒血症,死亡率高。

(三)处理要点

1. 脱离接触,脱去污染的衣物,彻底清洗污染的皮肤。
2. 轻症仅需休息,服含糖饮料、维生素 C。
3. 高铁血红蛋白占总血红蛋白的 15% 以上时,可用亚甲蓝治疗。其剂量为 1~2 mg/kg,溶于 25% 葡萄糖液 20~40 ml 中缓慢静脉注射,如需要可在 1 h 后重复一次。
4. 硫血红蛋白血症以对症支持治疗为主。
5. 检出含赫恩滋小体的红细胞比例大于 50% 时,可及早进行血液置换,以预防短期内发生溶血的严重后果。

6. 中毒性再生障碍性贫血的处理　轻症可用丙酸睾酮或司坦唑醇、肾上腺糖皮质激素等,严重者应立即用抗淋巴细胞球蛋白、环孢素 A 或异基因骨髓移植。严密隔离,注意口腔、会阴、皮肤等处护理,防止外源性感染。积极正确使用抗生素,应用肾上腺糖皮质激素和对症支持疗法。应用人重组粒细胞—巨噬细胞集落刺激因子(GM-CSF)这种基因工程的产物,疗效良好。

五、中毒性肝病

肝脏是外源性化学物进行生物转化的主要器官,大部分毒物经生物转化后毒性降低或消失,也有部分毒物毒性反而增强,肝脏可因缺氧负荷增加而产生损伤。

（一）常见致病毒物

1. 金属、其他元素及其化合物　如黄磷、磷化氢、砷化氢、铊、铅、锑等。

2. 卤烃类　如四氯化碳、氯仿、氯乙烯、氯乙二烯等。

3. 氨基和硝基化合物　如苯胺、氯苯胺、甲氧基苯胺、硝基苯、二硝基苯等。

4. 其他　如乙醇、五氯酚、肼、有机磷农药、有机氯农药等。

（二）临床特征

1. 黄疸型　早期乏力、食欲缺乏,逐渐加重伴有头晕、头痛、恶心、呕吐、腹胀、肝区痛。黄疸出现后,肝大,有压痛,少数有脾肿大。

2. 无黄疸型　症状同上,较轻,不出现黄疸。

3. 隐匿型　临床表现以其他系统症状、体征为主。病程中出现急性肝病症状,肝大及肝功能试验异常,常被忽略。

4. 重症肝病　短期吸收大量肝脏毒物,或在原有肝病基础上再受肝脏毒物的损害。起病急,发展快,以高度乏力、严重食欲减退为主要症状。常伴有嗜睡,性格、行为异常,烦躁、谵妄等,黄疸较深,有出血倾向、血氨增高,并出现胆酶分离现象,可并发肝性脑病、肝肾综合征、DIC 等。

（三）处理原则

1. 病因治疗　根据毒物品种,给以特效解毒剂、络合剂。严重中毒有指征及早应用血液净化疗法,以清除体内毒物及其代谢产物。

2. 激素　应早期应用。

3. 抗氧化剂　如还原型谷胱甘肽、维生素 C、维生素 E 等。

4. 支持及对症治疗　给予高糖、适当脂肪、蛋白质、高维生素、易消化的饮食,忌酒;可选用1~2 种治疗肝病的辅助用药。

5. 重症肝病　抢救治疗,防治出血、感染、脑水肿,阻断肝细胞坏死,促进肝细胞再生,排出毒性代谢产物。

六、中毒性肾脏疾病

急性中毒性肾脏疾病是指毒物作用肾脏引起的肾实质损害,其主要病变是急性肾小管上皮细胞坏死。

（一）常见致病毒物

1. 直接损伤肾脏的毒物　如汞、砷、黄磷钡、四氯化碳、四氯乙烯、甲硫醇、苯酚、有机氯农药、萘等。

2. 能引起溶血而致肾脏损伤的毒物　如砷化氢、铜盐、苯的硝基化合物、苯肼等。

（二）临床特征

1. 轻度肾损伤　血尿、蛋白尿、血清尿素氮、肌酐正常或轻度增高。

2. 急性肾衰竭　少尿性肾衰可出现少尿或无尿，伴有水肿、低血钠、高血钾、代谢性酸中毒、高血压等症状，并可有心力衰竭，继发感染等，2～3 周后，尿量逐渐正常。非少尿性肾衰是多数中毒性肾病的主要表现形式，尿量无明显减少甚至增多，氮质血症仍明显，但持续时间短。水中毒、肺水肿、心力衰竭等明显减少，预后较好。

（三）处理要点

1. 针对病因采用特效解毒剂、络合剂或血液净化疗法，但要注意制定用药方案，在治疗中密切观察其疗效和副作用。

2. 早期适量用肾上腺糖皮质激素，结合病情选用抗氧化剂、钙通道阻滞剂。

3. 纠正血容量不足后如仍少尿，可采用利尿措施。控制少尿期液体入量，维持营养，减少蛋白质分解。

4. 纠正水电解质及酸碱平衡紊乱。防治感染，首选对肾脏损害小的抗菌药物。

5. 透析疗法，对症治疗。

第六节　急性化学物中毒的应急救援预案

急性化学物中毒的医学救援工作是一项复杂的系统工程，涉及多部门、多学科，卫生救援应在当地卫生行政部门的领导下进行。鉴于急性中毒事故发生突然，扩散迅速，作用范围广，为使救援工作迅速、准确，应做好组织、技术、药品等各方面的准备，制定救援方案。建立全国性的急性中毒控制机构及各省、直辖市的区域急性中毒控制机构，挂靠职业病防治机构，拥有良好的抢救设施。

一、救援预案内容

1. 建立有毒化学品生产和使用档案，结合本行业本地区实际情况，编制中毒事故救援方案。

2. 利用计算机网络接受各种急性中毒事故的报告，提供 24 h 中毒咨询服务。

3. 建立中毒急救专家名单库。

4. 对解毒药的需求和储备情况要做到心中有数。

5. 发生急性中毒事故时，根据事故规模，组织专家赴现场查明事故原因，参与现场急救，调查分析中毒原因，进行毒物快速检验分析，为中毒诊断提供科学数据。

二、救援工作的具体实施

（一）建立化学事故救援小组

预防事故发生和减轻其危害是救援的首要措施之一。在生产剧毒和高毒化学物的工厂企业密集的地区，应成立化学事故救援小组。

（二）拟订和实施化学事故救援应急方案

1. 根据现场人员报告，初步判断事故的原因和性质。

2. 迅速堵塞泄漏，控制污染源。对已污染的地面、厂房、设备、水源采用冲洗法、擦拭法、中和法、氧化法、焚烧法等方法消除污染。

3. 污染区设警告标志，禁止无关人员进入，必要时进行临时戒严。

4. 组织人员从侧风向撤离污染区。

5. 同时发生着火和爆炸时，组织人员灭火和抢险。

6. 查明中毒伤员、烧伤和创伤人数，调集救援人员和车辆进行现场抢救，并通过指挥小组协调通知有条件或定点医院准备接收伤员。

7. 在现场内进行抢救的指挥、救火、救护、抢修和其他人员必须佩戴呼吸面罩和皮肤防护器具。皮肤污染后应彻底清洗。

8. 保证通信联络畅通无阻，夜间救援应有足够亮度的照明设施。

9. 严禁在现场进食、饮水和吸烟。

（谢春雷）

第三篇 专科创伤

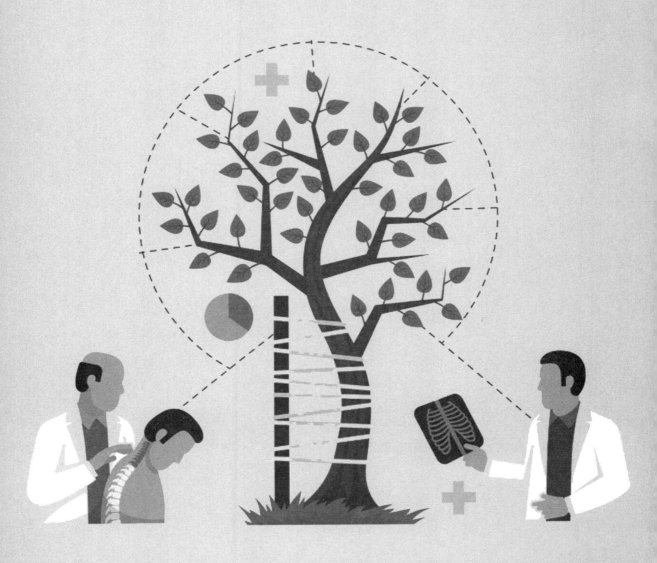

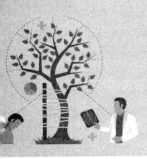

第十六章　颅脑损伤

第一节　概　述

颅脑损伤多见于交通事故、工矿事故、自然灾害、爆炸、火器伤、坠落、跌倒以及各种锐器、钝器对头部的伤害,常与身体其他部位的损伤复合存在。颅脑损伤的发生率占全身损伤的 10%～15%,但是,病死率和致残率占首位。平时多见闭合性颅脑损伤和少数锐器、火器所致的开放性颅脑损伤。战时主要为火器性颅脑损伤。

一、颅脑损伤的分类

颅脑损伤可分为头皮损伤、颅骨损伤与脑损伤,三者虽皆可单独发生,但须警惕其合并存在。其中,对预后起决定性作用的是脑损伤的程度及其处理效果。

目前临床上根据暴力损伤头部组织结构的不同,按伤后脑组织与外界相通与否,将脑损伤分为开放性和闭合性两类。前者多由锐器或火器直接造成,皆伴有头皮裂伤、颅骨骨折和硬脑膜破裂,有脑脊液漏;后者为头部接触较钝物体或间接暴力所致,不伴有头皮或颅骨损伤,或虽有头皮、颅骨损伤,但脑膜完整,无脑脊液漏。

原发性脑损伤指暴力作用于头部时立即发生的脑损伤,主要有脑震荡、脑挫裂伤及原发性脑干损伤等。继发性脑损伤指受伤一定时间后出现的脑受损病变,主要有脑水肿和颅内血肿。脑水肿继发于脑挫裂伤;颅内血肿因颅骨、硬脑膜或脑的出血而形成,与原发性脑损伤可相伴发生,也可单独发生;继发性脑损伤因产生颅内压增高或脑压迫而造成危害。原发性脑损伤如果有症状或体征,是在受伤当时立即出现,并且不再继续加重。同样的症状或体征,如果不是在受伤当时出现,而是在伤后过一段时间(长短依病变性质和发展速度而定)出现,且有进行性加重趋势;或受伤当时已出现的症状或体征,在伤后呈进行性加重趋势,皆属于继发性脑损伤所致。

二、脑损伤的病理生理学

近年来,闭合性颅脑损伤的实验研究和临床工作均有许多发展。对脑损伤的病理基础和颅脑损伤的机制有一些新的发现和认识。

（一）闭合性脑损伤的机制

造成闭合性脑损伤的机制甚为复杂，可简化概括为由两种作用力所造成。① 接触力：物体与头部直接碰撞，由于冲击、凹陷骨折或颅骨的急速内凹和弹回，而导致局部脑损伤。② 惯性力：来源于受伤瞬间头部的减速或加速运动，使脑在颅内急速移位，与颅壁相撞，与颅底摩擦以及受大脑镰、小脑幕牵扯，而导致多处或弥散性脑损伤。受伤时头部若为固定不动状态，则仅受接触力影响；运动中的头部突然受阻于固定物体，除有接触力作用外尚有因减速引起的惯性力起作用。大而钝的物体向静止的头部撞击时，除产生接触力外并同时引起头部的加速运动而产生惯性力；小而锐的物体击中头部时，其接触力可能足以造成颅骨骨折和脑损伤，但其能量因消耗殆尽，已不足以引起头部的加速运动。单由接触力造成的脑损伤，其范围可较为固定和局限，可无早期昏迷表现；而由惯性力引起的脑损伤则甚为分散和广泛，常有早期昏迷表现。通常将受力侧的脑损伤称为冲击伤，其对侧者称为对冲伤，例如跌倒时枕部着地引起的额极、颞极及其底面的脑损伤，属对冲伤。实际上，由于颅前窝与颅中窝的凹凸不平，各种不同部位和方式的头部外伤，均易在额极、颞极及其底面发生惯性力的脑损伤（图 3－16－1）。

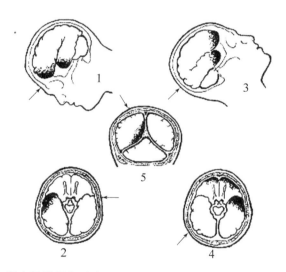

图 3－16－1　闭合性脑损伤时脑挫裂伤的形成机制与好发部位，箭头示外力的方向和作用部位，黑区示伤灶

1. 前额受力所致的额颞叶伤灶；2. 颞部受力所致的对侧颞叶伤灶；3. 枕部受力所致的额颞叶伤灶；4. 颞枕部受力所致的额颞叶伤灶；5. 顶盖部受力所致的颞枕叶内侧伤灶

（二）脑损伤对人体的影响

最主要表现为颅内压升高与脑组织受压引起的一系列病理生理改变。当严重颅内压升高致发生脑疝时，移位的脑组织在小脑幕切迹或枕骨大孔处挤压脑干致脑干功能衰竭，危及病人生命。脑干受压移位还可致其实质内血管受到牵拉，严重时基底动脉进入脑干的中央支可被拉断而致脑干内部出血，出血常为斑片状，有时出血可沿神经纤维走行方向达内囊水平。由于同侧的大脑脚受到挤压而造成病变对侧偏瘫，同侧动眼神经受到挤压可产生动眼神经麻痹症状。移位的钩回、海马回可将大脑后动脉挤压于小脑幕切

迹缘上致枕叶皮层缺血坏死。小脑幕切迹裂孔及枕骨大孔被移位的脑组织堵塞,从而使脑脊液循环通路受阻,则进一步加重了颅内压增高,形成恶性循环,使病情迅速恶化。

1. 小脑幕切迹疝　① 颅内压增高的症状:表现为剧烈头痛,与进食无关的频繁的喷射性呕吐。头痛程度进行性加重伴烦躁不安。急性脑疝患者视神经盘水肿可有可无。② 瞳孔改变:病初由于患侧动眼神经受刺激导致患侧瞳孔变小,对光反射迟钝,随病情进展患侧动眼神经麻痹,患侧瞳孔逐渐散大,直接和间接对光反射均消失,并有患侧上睑下垂、眼球外斜。如果脑疝进行性恶化,影响脑干血供时,由于脑干内动眼神经核功能丧失可致双侧瞳孔散大,对光反射消失,此时病人多已处于濒死状态。③ 运动障碍:表现为病变对侧肢体的肌力减弱或麻痹,病理征阳性。脑疝进展时可致双侧肢体自主活动消失,严重时可出现去脑强直发作,这是脑干严重受损的信号。④ 意识改变:由于脑干内网状上行激动系统受累,病人随脑疝进展可出现嗜睡、浅昏迷至深昏迷。⑤ 生命体征紊乱:由于脑干受压,脑干内生命中枢功能紊乱或衰竭,可出现生命体征异常。表现为心率减慢或不规则,血压忽高忽低,呼吸不规则、大汗淋漓或汗闭,面色潮红或苍白。体温可高达41℃以上或体温不升。最终因呼吸循环衰竭而致呼吸停止,血压下降,心脏停搏。

2. 枕骨大孔疝　由于脑脊液循环通路被堵塞,颅内压增高,病人剧烈头痛。频繁呕吐,颈项强直,强迫头位。生命体征紊乱出现较早,意识障碍出现较晚。因脑干缺氧,瞳孔可忽大忽小。由于位于延髓的呼吸中枢受损严重,病人早期可突发呼吸骤停而死亡。

三、颅脑创伤的临床判断

(一)颅脑创伤临床判断方法

意识与瞳孔的改变为脑外科急症抢救最重要的基本概念,也是颅脑损伤病人最重要的临床症状和体征,应予以高度重视。① 不能因病人意识暂时清醒而忽略了可能存在的颅内病变,甚至轻易打发其离院。一旦不幸出现延迟发生的颅内出血而病人又已回家,有可能贻误抢救并引发医患纠纷。② 由清醒转烦躁常为颅内出血的信号,应予警惕。③ 意识进行性恶化强烈提示颅内存在病变,而一侧瞳孔扩大伴意识障碍更是小脑幕切迹疝的典型临床表现,应立即着手抢救。④ 一侧瞳孔散大原因很多,只有与意识障碍同时出现判断脑疝方有意义。⑤ 了解患者能否正确描述受伤经过,是判断病人有无逆行性遗忘,进而判断其有无原发性脑损伤的重要依据。⑥ 应仔细甄别癫症、心肌梗死、糖尿病、尿毒症、肝病、中毒等非外伤性昏迷病变。

应强调病史的采集与生命体征的检查。如心肌梗死发病时跌倒摔伤头部,伴意识障碍,误以为脑外伤收治导致误诊及延误治疗;喷洒农药时中毒跌倒,亦可误诊为脑外伤。尤其需注意脑外伤病人如存在难以纠正的休克,除濒死者外,一般均有复合外伤,应仔细检查胸、腹有无脏器损伤出血以及骨盆、四肢有无骨折,避免漏、误诊致贻误抢救时机。对生命体征干扰大的损伤应先行处理。如诊断为脾破裂合并硬膜外血肿,应先处理脾破裂,再处理脑部情况(有条件的医院则可同时处理)。因脾破裂失血直接导致循环衰竭危及生命,而硬膜外血肿即使有小脑幕切迹疝仍有一发展过程。事实上生命体征常指血压、脉搏、呼吸,并未将一侧瞳孔散大列入。不能只看局部不看全身,只考虑专科情况而忽略其他,在病人生命体征不稳时,除非必需(如从事故现场将患者移至能有效开展抢救工作的地点),切忌随意搬动病人做各项检查操作,必需时亦应尽可能根据病情,同时采取疏通呼吸道、扩容等措施。伤情不明时,重要的原则是先行抗休克治疗。

1. 受伤史　受伤史包括受伤当时的情况和伤后短时间的表现,这是判断伤情的重要依据。由于颅脑伤者有意识障碍和健忘症,因此应向受伤时在场的目击者询问,并向护送人员或亲属询问伤后表现及处理经过。受伤史询问应包括以下几点。

（1）受伤时间:确切的日期与时间。

（2）受伤原因:应询问是跌伤,还是打击伤、坠落伤、挤压伤、交通事故伤或火器伤等。根据受伤原因可以判断受伤时头部所处的动、静状态。跌伤和高处坠落伤时,头部处于运动状态,接触地面时突然静止,称为减速性损伤,发生对冲性损伤机会较多;打击伤时,头部由静止状态变为运动状态,称为加速性损伤,发生着力部位损伤较多。

（3）外力大小:如为高处坠落伤,应问明高度和地面的硬度以及中间是否被阻挡;如为打击伤,应问清是何种器物致伤,其重量大小如何,以估计外力的大小;如为交通事故伤,应询问车辆的种类和速度,伤员和车辆的位置和行驶的方向。

（4）着力部位:外力作用于头部的方式有直接和间接之分,前者为外力直接撞击于头部,如跌伤、坠落、打击等。后者外力作用于其他部分,外力传导到头部而致伤,如高处坠落时足跟或臀部着地,外力沿下肢和脊柱传导到头部,又如挥鞭性损伤时外力作用于身体,使颅颈交界处受到损伤。着力部位不同所产生的脑损伤亦不同,如枕后正中部位着力常产生两额叶眶面和颞极损伤,而且两侧损伤程度大致相等。如着力点偏于枕部的一侧,则对侧脑挫裂伤往往比同侧为重。着力点距中线愈远,颞叶损伤比额叶损伤愈重。前额部着力脑损伤大多发生在冲击点部位,很少见于对冲侧,同侧额极和颞极脑挫裂伤。对侧也可发生额极、颞极脑挫裂伤,但较轻,较少见。头侧方着力,脑损伤多发生在冲击点部位,但对冲侧也不少见。同侧多发生硬膜外血肿,而对侧出现硬膜下血肿。顶部着力可分为顶部侧方和顶部正中着力两种类型,顶部侧方着力的脑损伤特点与头侧方着力时相似。顶部中线着力时,全脑在顶中线与颅底之间遭到挤压,冲击点脑损伤发生在两侧顶叶近中线部位,上矢状窦可撕裂,产生一侧或两侧顶部硬膜外血肿;对冲部位可产生原发性脑干损伤和其相连的上段颈髓损伤,严重时可以致命。面部着力,上面部着力可造成较严重的脑损伤,与上述的前额部着力的脑损伤一致;中面部着力脑损伤较轻;下面部着力时脑损伤更轻。因此,根据着力部位可估计脑伤部位。交通事故伤或打击伤有时有多个着力点,使判断伤情更加困难。

（5）受伤当时和伤后的表现:询问当时有无昏迷,伤后肢体能否活动,有无抽搐和呕吐,昏迷多长时间,有无昏迷—清醒—再昏迷或由清醒至昏迷的过程。如果发现一侧或双侧瞳孔散大,应询问伤员是立即发生还是伤后逐渐发生,瞳孔散大的确切时间,是否用过扩瞳药。

（6）伤后的处理经过:询问伤后曾用过何种药物,例如脱水剂、镇静剂、抗生素、抗破伤风血清和其他急救药物。有些药物能影响瞳孔、意识状态或呼吸状态,对判断伤情极为重要。询问伤后曾进行过何种检查,如颅骨平片、CT 扫描、脑血管造影等,检查结果如何。如伤口已缝合,应询问手术时的发现,对伤情的处理有很大帮助。

（7）伤前健康状况:有无高血压病、蛛网膜下隙出血、排尿性晕厥、心脏病、精神病、癫痫病等,这些疾病均可突然发生跌倒而产生颅脑损伤,必须与单纯颅脑损伤相区别。注意分析颅脑损伤与既往疾病之间的因果关系。

2. 体征　对急性颅脑损伤病人的体格检查,应根据损伤程度、伤情急缓、意识状态和能否配合检查等具体情况进行。

（1）对意识清楚的病人：应按常规的体格检查程序去完成，要做到全面、细致，不遗漏阳性体征。

（2）对意识不清、不合作但伤情不急又能耐受检查的病人：要采用各种方法来弥补不能检查或不能按常规检查的项目，尽可能做出全面和准确的检查。在一般体格检查中：① 生命体征（呼吸、血压、脉搏和体温）要作为重点检查，必要时做动态检查，以了解有无休克和颅内压增高以及延髓功能状态。如有休克应查明原因和给以相应处理。② 头部检查，也是颅脑伤的重点检查部分。对长发病人应将头发掀起细致检查是否有头皮损伤，根据头皮损伤情况可确定着力点的部位；根据眼、鼻、耳、乳突、枕下等处有无出血、瘀血、流出脑脊液，判断有无颅底骨折。③ 胸腹腔脏器伤是常见的合并伤，疑诊时应行B超检查或胸腹腔穿刺，以及时确诊。肝脾破裂所致的腹腔出血，在处理上，除已发生脑疝须同时手术外，常常先于颅脑手术来进行。④ 四肢、肋骨和骨盆骨折亦较常见，应行固定或牵引。⑤ 脊柱、脊髓损伤在坠落伤时较常遇到，此时搬动病人必须特别注意，以免加重致瘫痪。

（3）神经系统检查：许多项目由于病人不能合作而操作困难，但仍应尽可能地全面了解。① 意识状态：可表现为清醒、嗜睡、模糊、昏睡、浅昏迷、中昏迷、深昏迷之不同。近年普遍采用格拉斯哥昏迷评分（GCS），见表3-16-1。一般来说，计分在8分以下即可认为是昏迷，9分以上即不能称之为昏迷。分数愈高，其意识状态愈佳。最低分为3分，最高分为15分。这种计分不包括瞳孔大小、对光反射、眼球运动和其他脑干功能如呼吸形式等，这些表现对判定神经功能状态有重要参考意义，故在昏迷评分之外，不能忽略这些记录。② 脑神经检查：嗅觉、视力、视野、眼球运动、听力、伸舌等很难检查，但可通过压迫眶上神经或其他疼痛刺激，观察病人表情和眼球运动以及有无面瘫。③ 运动系统：四肢运动虽不能按常规检查，但可观察病人的自发活动或对疼痛刺激的反应，判断肢体有无瘫痪。通过被动活动肢体可了解肌张力情况。④ 感觉系统：可通过两侧针刺对比，观察有无一侧感觉减退。⑤ 反射：可以常规进行，并定时复查，前后对比。通过以上检查即能对伤情作出正确判断。

表 3 - 16 - 1　Glasgow 昏迷评分法

睁眼反应		言语反应		运动反应	
能自行睁眼	4	能对答，定向正确	5	能按吩咐完成动作	6
呼之能睁眼	3	能对答，定向有误	4	刺痛时能定位，手举向疼痛部位	5
刺痛能睁眼	2	胡言乱语，不能对答	3	刺痛时肢体能回缩	4
不能睁眼	1	仅能发音，无语言	2	刺痛时双上肢呈过度屈曲	3
		不能发音	1	刺痛时四肢呈过度伸展	2
				刺痛时肢体松弛，无动作	1

（4）对伤后迅速出现一侧或双侧瞳孔散大的病人：情况紧急，在诊断和治疗上必须抓紧时间，应在几分钟内对伤情做出初步判断。可简要检查：① 呼吸、血压、脉搏；② 意识障碍程度；③ 瞳孔的变化；④ 头皮损伤的部位和情况；⑤ 眼、耳、鼻有无出血和流液体；⑥ 有无偏瘫；⑦ 有无病理反射；⑧ 有无胸腹脏器损伤及四肢、脊柱和骨盆骨折。通过以上重点扼要的检查，亦可对伤情做出比较正确的判断，并迅速采取急救措施。

3. 辅助检查

(1) 颅骨 X 线平片检查:该检查可以确定颅骨骨折的部位和类型,并借以判断颅内结构损伤的情况。在病人情况允许的条件下应常规摄颅骨正侧位片,根据需要还可摄切线位片、汤氏位片、瓦氏位片。对伤情危重需要立即做手术的病人,可在备皮中使用移动 X 线机进行紧急摄片或在送往手术室的途中到放射线科利用短暂的时间摄片。通过 X 线片显示骨折线的位置,对确定钻孔部位有很大帮助。但对双侧瞳孔散大或呼吸不整的病人,为了抓紧时间尽快手术,可不摄颅骨平片。

(2) CT 扫描检查:CT 检查对颅脑损伤的诊断是一种最迅速、最准确、最安全的检查方法。对颅内血肿、脑挫裂伤、脑水肿、脑肿胀等诊断最准确,可及时指导治疗。所以颅脑损伤病人尽量都做 CT 扫描检查,以明确诊断。对不合作的病人可用手固定头部进行扫描;对躁动病人可静脉注射安定 10~20 mg,抓紧在 20 min 内做完 CT 扫描;对呼吸道有梗阻或呼吸不整的病人可行气管插管或人工辅助呼吸进行 CT 扫描。对双侧瞳孔散大的颅内血肿病人,为争取时间尽快清除血肿,抢救脑疝,可不进行 CT 扫描而直接手术,术后再进行 CT 扫描。根据伤情变化的需要可进行多次 CT 扫描以及时发现迟发性颅内血肿和其他病变。

(3) 脑血管造影:能提高颅内血肿的诊断准确率,是一种可靠的诊断方法。但是此项检查是有创伤性又受病情、技术、设备多方面条件的限制,不宜作为常规检查,在无 CT 设备的医院,对怀疑为颅内血肿而临床不能肯定,可做此项检查,可确定血肿的有无和发生的部位。如已发生脑疝的病人,即应迅速进行开颅探查,而不宜做此项检查,以免延误抢救时机,导致不良后果。

(4) 超声波检查:此检查简单易行,颅脑损伤时,可借中线波有无移位,来确定颅内血肿的诊断。但是,双侧性血肿无中线波移位亦时有所见。扇形超声检查对判断颅内血肿的部位和大小、血块或液化灶是准确和可靠的,病人无痛苦,花钱少,可连续观察,特别适用于无 CT 设备的医院。

(5) 脑电图和脑地形图:检查此项检查费时较长而且需要病人配合,因此在损伤的急性期很少使用。在损伤的亚急性期和慢性期间进行此种检查,对诊断有一定帮助。对外伤性癫痫和脑炎的诊断有很大帮助。

(二)颅内血肿的早期判断

外伤性颅内血肿形成后,其严重性在于可引起颅内压增高而导致脑疝。早期及时处理,可在很大程度上改善预后。

以下各点提示颅内血肿可能,特别是各点同时存在时:① 进行性颅内压增高的症状体征,如头痛、呕吐等;② 意识障碍进行性加重,尤其是清醒病人意识转为朦胧、烦躁、昏迷者;③ 一侧瞳孔扩大合并意识改变,出现脑疝;④ 头颅 X 线平片示骨折线,尤其是骨折线跨过硬脑膜中动脉沟、静脉窦时;⑤ 早期出现柯兴氏反应。

对甘露醇试验治疗,颅内血肿时脱水效果差,维持时间短。而腰椎穿刺在颅内血肿时因颅高压有诱发脑疝的风险,故应列为禁忌,待病情稳定方可谨慎行之。颅内血肿时应用甘露醇可导致:① 加速出血;② 延误诊断;③ 缩小脑组织代偿空间,一旦出现脑疝时再用甘露醇无效。因此,甘露醇不能滥用,尤其是诊断不明时不能作为常规用药。同样,为避免掩盖病情贻误对颅内血肿的判断,对于诊断不明、处于观察期的脑外伤病人原则上不应给予镇静剂,因其混淆病情,使临床难以观察意识变化,有可能延误诊断和抢救。

（三）颅脑损伤预后的判断

颅脑损伤预后的评估多采用 GOS 评分：

（1）5分　恢复良好，能完全独立生活。

（2）4分　恢复一般，有智力及神经功能的损害。

（3）3分　严重残疾，神志清楚，生活需照料。

（4）2分　植物生存。

（5）1分　死亡。

四、颅脑创伤诊治原则

（一）院外急救与转运

1. 现场急救目的　① 为原发性脑损伤提供恢复条件；② 避免继发性脑损伤。

2. 患者生命体征相对平稳　进行伤口局部处理和全身对症处理及转运。

（1）伤口局部处理：① 伤口止血，采用加压包扎、缝合，后者止血更为可靠；② 允许不清创，待转诊由上级医疗单位重新处理；③ 异物、血块、骨片不能轻易移除，以免引起大出血；④ 开放性脑损伤脑组织外露，应予以保护；⑤ 耳鼻脑脊液漏时不能予以塞堵。

（2）全身对症处理：① 抗癫痫；② 开放性脑损伤应早期应用抗生素及 TAT；③ 有明显颅高压症状时先行脱水；④ 给予吸氧、输液等一般支持治疗；⑤ 严禁使用麻醉镇痛剂如杜冷丁；⑥ 应用激素。

（3）转运：① 允许转运的条件，即呼吸道通畅，血压、脉搏、呼吸正常；② 濒危伤员，有休克、病理性呼吸等情形不宜转诊，应就地抢救直到伤情相对稳定方可转运；③ 转运时应做好记录，包括受伤时间、意识与瞳孔以及生命体征的变化、伤口处理情况及采取过的其他治疗措施等；④ 途中应继续给予相应治疗。

3. 患者生命体征不平稳　原则是就地抢救（从事故现场移出伤员至能有效开展抢救工作的地点不包括在内）：① 保持呼吸道通畅；② 抗休克；③ 伤口及全身的对症处理同生命体征相对平稳病人的处理。需强调指出，生命体征不平稳临床上更多见于复合外伤，应仔细了解有无胸、腹外伤及骨折。

（二）急诊室处理与伤情分级

1. 急诊室处理　了解病史后，进行：① 简明扼要的全身检查及神经系统检查；② 必要的辅助检查，如 X 线平片、CT 等。应根据以上检查结果及患者的意识状况，决定下一步治疗方案。

一般对症处理、头皮创口清创止血、应用抗生素及 TAT 等。疑有复合外伤请相关科室会诊协助处理。

生命体征不平稳就地抢救，疏通呼吸道，抗休克并行其他对症处理。不能轻易搬动病人做检查。

经初步处理伤情危重，待生命体征相对稳定后应立即住院进一步抢救。

病人伤情稳定可急诊室留观治疗，即使病人不愿留观要求回家，亦应向其交代注意意识及瞳孔变化，必要时即刻复诊。

有意识障碍以及频繁恶心呕吐、烦躁不安、抽搐强烈提示颅内有病变，不能让病人回家，原则上应收住院治疗。

2. 脑损伤的分级　分级的目的是为了便于制定诊疗常规、评价疗效和预后，并对伤情进行鉴定。

（1）按伤情轻重分级：① 轻型（Ⅰ级）主要指单纯脑震荡，有或无颅骨骨折，昏迷在 20 min 以内，有轻度头痛、头晕等自觉症状，神经系统和脑脊液检查无明显改变；② 中型（Ⅱ级）主要指轻度脑挫裂伤或颅内小血肿，有或无颅骨骨折及蛛网膜下隙出血，无脑受压征，昏迷在 6 h 以内，有轻度的神经系统阳性体征，有轻度生命体征改变；③ 重型（Ⅲ级）主要指广泛颅骨骨折，广泛脑挫裂伤，脑干损伤或颅内血肿，昏迷在 6 h 以上，意识障碍逐渐加重或出现再昏迷，有明显的神经系统阳性体征，有明显生命体征改变。

（2）按 Glasgow 昏迷评分法分级：将意识障碍 6 h 以上，处于 13～15 分者定为轻度，8～12 分为中度，3～7 分为重度。

无论哪一种分级方法，均必须与脑损伤的病理变化、临床观察和 CT 检查等相联系，以便动态全面地反映伤情。例如受伤初期表现为单纯脑震荡属于轻型的伤员，在观察过程中可因颅内血肿而再次昏迷，成为重型；由 CT 检查发现的颅内小血肿，无中线结构移位，在受伤初期仅短暂昏迷或无昏迷，观察期间也无病情改变，属于中型；早期属于轻、中型的伤员，6 h 以内的 CT 检查无颅内血肿，其后复查时发现血肿，并有中线结构明显移位，此时尽管意识尚清楚，已属重型。

（三）非手术处理措施

（1）脱水疗法：适用于病情较重的脑挫裂伤；有头痛、呕吐等颅内压增高表现；腰椎穿刺或颅内压监测压力偏高；CT 发现脑挫裂伤合并脑水肿；手术治疗前后。

常用的药物为甘露醇、呋塞米（速尿）及人血白蛋白等。用法有：① 20％甘露醇按每次 0.5～1 g/kg（成人每次 250 ml）静脉快速输注，于 15～30 min 内滴完，依病情轻重每 6 h、8 h 或 12 h 重复一次；② 20％甘露醇与呋塞米联合应用，可增强疗效，成人量前者用 125～250 ml，每 8～12 h 一次；后者用 20～60 mg，静脉或肌肉注射，每 8～12 h 一次，两者可同时或交替使用；③ 人血白蛋白与呋塞米联合应用，可保持正常血容量，不引起血液浓缩，成人用量前者 10 g/d，静脉滴入；后者用 20～60 mg，静脉或肌肉注射，每 8～12 h 一次；④ 甘油，很少引起电解质紊乱，成人口服量 1～2 g/(kg·d)，分 3～4 次，静脉输注量 10％甘油溶液 500 ml/d，5 h 内输完。

遇急性颅内压增高已有脑疝征象时，必须立即用 20％甘露醇 250 ml 静脉注射，同时用呋塞米 40 mg 静脉注射。在应用脱水疗法过程中，须适当补充液体与电解质，维持正常尿量，维持良好的周围循环和脑灌注压，并随时监测血电解质、红细胞压积容积、酸碱平衡及肾功能等。应用甘露醇时，可能出现血尿，并须注意其一过性的血容量增加可能使原有隐匿型心脏病患者发生心力衰竭。

（2）激素皮质激素：用于重型脑损伤，其防治脑水肿作用不甚确定。如若使用，以尽早短期使用为宜。用法：① 地塞米松成人量 5 mg 肌肉注射，6 h 一次，或 20 mg/d 静脉输注，一般用药 3 d；② ACTH 成人量 25～50 U/d，静脉输注，一般用药 3 d。用药期间可能发生消化道出血或加重感染，宜同时应用 H2 受体拮抗剂如雷尼替丁等及大剂量抗生素。

（3）过度换气：适用于重度脑损伤早期，已行气管内插管或气管切开者。静脉给予肌松弛剂后，借助呼吸机做控制性过度换气，使 PCO_2 降低，促使脑血管适度收缩，从而降低颅内压。PCO_2 宜维持在 $30\sim35$ mmHg 之间,不应低于 25 mmHg,持续时间不宜超过 24 h,以免引起脑缺血。

（4）其他治疗:曾用于临床的尚有氧气治疗、亚低温治疗、巴比妥治疗等。

（四）手术治疗方法

1. 开放性脑损伤的手术　原则上须尽早行清创缝合术,使之成为闭合性脑损伤。清创缝合应争取在伤后 6 h 内进行;在应用抗生素的前提下,72 h 内尚可行清创缝合。术前须仔细检查创口,分析颅骨 X 线片与 CT 检查片,充分了解骨折、碎骨片及异物分布情况、骨折与大静脉窦的关系、脑挫裂伤及颅内血肿等;火器伤者还需了解伤道方向、途径、范围及其内的血肿、异物等情况;清创由浅而深,逐层进行,彻底清除碎骨片、头发等异物,吸出脑内或伤道内的凝血块及碎裂的脑组织,彻底止血。碎骨片最易引起感染而形成外伤性脑脓肿,故必须彻底清除;为避免增加脑损伤,对位置较深或分散存在的金属异物可暂不取出。如无明显颅内渗血,也无明显脑水肿或感染征象存在,应争取缝合或修复硬脑膜,以减少颅内感染和癫痫发生率。硬脑膜外可置放引流。其他的手术治疗原则同闭合性脑损伤。

2. 闭合性脑损伤的手术　主要是针对颅内血肿或重度脑挫裂伤合并脑水肿引起的颅内压增高和脑疝,其次为颅内血肿引起的局灶性脑损害。

（1）手术指征

颅内血肿的手术指征:① 意识障碍程度逐渐加深;② 颅内压的监测压力在 2.7 kPa（270 mm H_2O）以上,并呈进行性升高表现;③ 有局灶性脑损害体征;④ 尚无明显意识障碍或颅内压增高症状,但 CT 检查血肿较大（幕上者＞40 ml,幕下者＞10 ml）,或血肿虽不大但中线结构移位明显（移位＞1 cm）、脑室或脑池受压明显者;⑤ 在非手术治疗过程中病情恶化者。颞叶血肿因易导致小脑幕切迹疝,手术指征应放宽;硬脑膜外血肿因不易吸收,也应放宽手术指征。

重度脑挫裂伤合并脑水肿的手术指征:① 意识障碍进行性加重或已有一侧瞳孔散大的脑疝表现;② CT 检查发现中线结构明显移位、脑室明显受压;③ 在脱水等治疗过程中病情恶化者。

凡有手术指征者皆应及时手术,以便尽早地去除颅内压增高的病因和解除脑受压。已经出现一侧瞳孔散大的小脑幕切迹疝征象时,更应力争在 30 min（最迟 1 h）以内将血肿清除或去骨瓣减压。超过 3 h 者,将产生严重后果。

（2）常用的手术方式

① 开颅血肿清除术:术前已经 CT 检查血肿部位明确者,可直接开颅清除血肿。对硬脑膜外血肿,骨瓣应大于血肿范围,以便于止血和清除血肿。遇到脑膜中动脉主干出血,止血有困难时,可向颅中凹底寻找棘孔,用小棉球将棘孔堵塞而止血。术前已有明显脑疝征象或 CT 检查中线结构有明显移位者,尽管血肿清除后当时脑未膨起,也应将硬脑膜敞开并去骨瓣减压,以减轻术后脑水肿引起的颅内压增高。对硬脑膜下血肿,在打开硬脑膜后,可在脑压板协助下用生理盐水冲洗方法将血块冲出。由于硬脑膜下血肿常合并脑挫裂伤和脑水肿,所以清除血肿后,也不缝合硬脑膜并去骨瓣减压。对脑内血肿,因多合并脑挫裂伤与脑水肿,穿刺或切开皮质达血肿腔清除血肿后,以不缝合硬脑膜并去骨瓣减压为宜。

② 去骨瓣减压术:用于重度脑挫裂伤合并脑水肿有手术指征时,做大骨瓣开颅术,敞

开硬膜并去骨瓣减压,同时还可清除挫裂糜烂及血循环不良的脑组织,作内减压术。对于病情较重的广泛性脑挫裂伤或脑疝晚期已有严重脑水肿存在者,可考虑行两侧去骨瓣减压术。

③ 钻孔探查术:已具备伤后意识障碍进行性加重或出现再昏迷等手术指征,因条件限制,术前未能做 CT 检查,或就诊时脑疝已十分明显,已无时间做 CT 检查,钻孔探查术是有效的诊断和抢救措施。钻孔在瞳孔首先扩大的一侧开始,或根据神经系体征、头皮伤痕、颅骨骨折的部位来选择;多数钻孔探查需在两侧多处进行。通常先在颞前部(翼点)钻孔,如未发现血肿或疑其他部位还有血肿,则依次在额顶部、眉弓上方、颞后部以及枕下部分别钻孔。注意钻孔处有无骨折,如钻透颅骨后即见血凝块,为硬脑膜外血肿;如未见血肿则稍扩大骨孔,以便切开硬脑膜寻找硬脑膜下血肿,做脑穿刺或脑室穿刺,寻找脑内或脑室内血肿。发现血肿后即做较大的骨瓣或扩大骨孔以便清除血肿和止血;在大多数情况下,须敞开硬脑膜并去骨瓣减压,以减轻术后脑水肿引起的颅内压增高。

④ 脑室引流术:脑室内出血或血肿如合并脑室扩大,应行脑室引流术。脑室内主要为未凝固的血液时,可行颅骨钻孔穿刺脑室置管引流;如主要为血凝块时,则行开颅术切开皮质进入脑室清除血肿后置管引流。

⑤ 钻孔引流术:对慢性硬脑膜下血肿,主要采取颅骨钻孔,切开硬脑膜到达血肿腔,置管冲洗清除血肿液。血肿较小者行顶部钻孔引流术,血肿较大者可行顶部和颞部双孔引流术。术后引流 48~72 h,病人取头低卧位,并给予较大量的生理盐水和等渗溶液静脉输注,以促使原受压脑组织膨起复位,消除无效腔。

第二节　头皮损伤

一、头皮血肿

头皮血肿多因钝器伤所致,按血肿出现于头皮内的具体层次可分为皮下血肿、帽状黏膜下血肿和骨膜下血肿三种。皮下血肿一般体积小,有时因血肿周围组织肿胀隆起,中央反而凹陷,易误认为凹陷性颅骨骨折,需用颅骨 X 线摄片作鉴别。帽状腱膜下血肿因该层组织疏松可蔓延至全头部,小儿及体弱者可导致休克或贫血。骨膜下血肿的特点是局限于某一颅骨范围之内,以骨缝为界,见于颅骨受损之后,如产伤等。

较小的头皮血肿在 1~2 周可自行吸收,巨大的血肿可能需 4~6 周才能吸收。采用局部适当加压包扎,有利于防止血肿的扩大。为避免感染,一般不采用穿刺抽吸。处理头皮血肿时,要着重考虑到颅骨损伤甚至脑损伤的可能。

二、头皮裂伤

头皮裂伤可由锐器或钝器伤所致。由于头皮血管丰富,出血较多,可引起失血性休克。处理时须着重于检查有无颅骨和脑损伤,对头皮裂伤本身除按照压迫止血、清创缝合原则外,尚应注意:① 须检查伤口深处有无骨折或碎骨片,如果发现有脑脊液或脑组织外溢,须按开放性脑损伤处理;② 头皮血供丰富,其清创缝合的时限允许放宽至 24 h。

三、头皮撕脱伤

头皮撕脱伤多因发辫受机械力牵扯，使大块头皮自帽状腱膜下层或连同颅骨骨膜被撕脱所致。它可导致失血性或疼痛性休克。治疗上应在压迫止血、防治休克、清创、抗感染的前提下，行中厚皮片植皮术，对骨膜已撕脱者，需在颅骨外板上多处钻孔至板障，然后植皮。条件允许时，应采用显微外科技术行小血管吻合、头皮原位缝合，如获成活，可望头发生长。

第三节　颅骨损伤

颅骨骨折指颅骨受暴力作用所致颅骨结构改变。颅骨骨折的伤者，不一定都合并严重的脑损伤；没有颅骨骨折的伤者，可能存在严重的脑损伤。毕竟，颅骨骨折的存在提示伤者受暴力较重，合并脑损伤概率较高。颅骨骨折按骨折部位分为颅盖与颅底骨折；按骨折形态分为线形与凹陷性骨折；按骨折与外界是否相通，分为开放性与闭合性骨折。开放性骨折和累及气窦的颅底骨折有可能合并骨髓炎或颅内感染。

一、线形骨折

颅盖部的线形骨折发生率最高，主要靠颅骨 X 线摄片确诊。单纯线形骨折本身不需特殊处理，但应警惕是否合并脑损伤；骨折线通过脑膜血管沟或静脉窦所在部位时，要警惕硬脑膜外血肿的发生；需严密观察或行 CT 检查。骨折线通过气窦者可导致颅内积气，要注意预防颅内感染。

颅底部的线形骨折多为颅盖骨折延伸到颅底，也可由间接暴力所致。根据发生部位可分为：

（一）颅前窝骨折

累及眶顶和筛骨，可有鼻出血、眶周广泛瘀血斑（"熊猫眼"征）以及广泛球结膜下瘀血斑等表现。若脑膜、骨膜均破裂，则合并脑脊液鼻漏，脑脊液经额窦或筛窦由鼻孔流出。若筛板或视神经管骨折，可合并嗅神经和视神经损伤。

（二）颅中窝骨折

若累及蝶骨，可有鼻出血或合并脑脊液鼻漏，脑脊液经蝶窦由鼻孔流出。若累及颞骨岩部，脑膜、骨膜及鼓膜均破裂时，则合并脑脊液耳漏，脑脊液经中耳由外耳道流出；若鼓膜完整，脑脊液则经咽鼓管流往鼻咽部，可误认为鼻漏；常合并第Ⅶ、Ⅷ脑神经损伤。若累及蝶骨和颞骨的内侧部，可能损伤垂体或第Ⅱ、Ⅲ、Ⅳ、Ⅴ、Ⅵ脑神经。若骨折伤及颈动脉海绵窦段，可因动静脉瘘的形成而出现搏动性突眼及颅内杂音；破裂孔或颈内动脉管处的破裂，可发生致命性的鼻出血或耳出血。

（三）颅后窝骨折

累及颞骨岩部后外侧时，多在伤后 1～2 d 出现乳突部皮下瘀血斑（Battle 征）。若累及枕骨基底部，可在伤后数小时出现枕下部肿胀及皮下瘀血斑；枕骨大孔或岩尖后缘附近的骨折，可合并后组脑神经（第Ⅸ～Ⅻ脑神经）损伤。

颅底骨折的诊断及定位,主要依靠上述临床表现来确定。瘀血斑的迟发性、特定部位以及不是暴力的直接作用点等,可区别于单纯软组织挫伤。对脑脊液漏有疑问时,可收集流出液做葡萄糖定量检测来确定。有脑脊液漏存在时,实际属于开放性脑损伤。普通 X 线片可显示颅内积气,但仅 30%~50% 能显示骨折线;CT 检查不但对眼眶及视神经管骨折的诊断有帮助,还可了解有无脑损伤。

颅底骨折本身无须特别治疗,着重于观察有无脑损伤及处理脑脊液漏、脑神经损伤等并发症。合并脑脊液漏时,须预防颅内感染,不可堵塞或冲洗,不做腰穿,取头高位卧床休息,避免用力咳嗽、打喷嚏和擤涕,给予抗生素。绝大多数漏口会在伤后 1~2 周内自行愈合。如超过 1 个月仍未停止漏液,可考虑行手术修补硬脑膜,以封闭瘘口。对伤后视力减退,疑为碎骨片挫伤或血肿压迫视神经者,应争取在 12 h 内行视神经探查减压术。

二、凹陷性骨折

见于颅盖骨折,好发于额骨及顶骨,多呈全层凹陷,少数仅为内板凹陷。成人凹陷性骨折多为粉碎性骨折,婴幼儿可呈"乒乓球凹陷样"骨折。骨折部位的切线位 X 线片,可显示骨折陷入颅内的深度。CT 扫描则不仅了解骨折情况,还可了解有无合并脑损伤。

手术适应证包括:① 合并脑损伤或大面积的骨折片陷入颅腔,导致颅内压增高,CT示中线结构移位,有脑疝可能者,应行急诊开颅去骨瓣减压术。② 因骨折片压迫脑重要部位引起神经功能障碍,如偏瘫、癫痫等,应行骨折片复位或取出手术。③ 在非功能部位的小面积凹陷骨折,无颅内压增高,深度超过 1 cm 者,为相对适应证,可考虑择期手术。④ 位于大静脉窦处的凹陷性骨折,如未引起神经体征或颅内压增高,即使陷入较深,也不宜手术;必须手术时,术前和术中都需做好处理大出血的准备。⑤ 开放性骨折的碎骨片易致感染,须全部取出;硬脑膜如果破裂应予缝合或修补。

第四节 脑损伤

一、原发性脑损伤和继发性脑损伤

下面简要叙述几种原发性脑损伤及与之有关的脑水肿。

(一)脑震荡

表现为一过性的脑功能障碍,无肉眼可见的神经病理改变,显微镜下可见神经组织结构紊乱。具体机制尚未明了,可能与惯性力所致弥散性脑损伤有关。主要症状是受伤当时立即出现短暂的意识障碍,可为神志不清或完全昏迷,常为数秒或数分钟,一般不超过半小时。清醒后大多不能回忆受伤当时乃至伤前一段时间内的情况,称为逆行性遗忘。较重者在意识障碍期间可有皮肤苍白、出汗、血压下降、心动徐缓、呼吸浅慢、肌张力降低、各生理反射迟钝或消失等表现,但随着意识的恢复很快趋于正常。此后可能出现头痛、头昏、恶心、呕吐等症状,短期内可自行好转。神经系统检查无阳性体征,脑脊液检查无红细胞,CT 检查颅内无异常发现。

（二）弥散性轴索损伤

属于惯性力所致的弥散性脑损伤，由于脑的扭曲变形，脑内产生剪切或牵拉作用，造成脑白质广泛性轴索损伤。病变可分布于大脑半球、胼胝体、小脑或脑干。显微镜下所见为轴突断裂的结构改变。可与脑挫裂伤合并存在或继发脑水肿，使病情加重。主要表现为受伤当时立即出现的昏迷时间较长。昏迷原因主要是广泛的轴索损害，使皮层与皮层下中枢失去联系。若累及脑干，病人可有一侧或双侧瞳孔散大。光反应消失，或同向凝视等。神志好转后，可因继发脑水肿而再次昏迷。CT 扫描可见大脑皮质与髓质交界处、胼胝体、脑干、内囊区域或三脑室周围有多个点状或小片状出血灶；MRI 能提高小出血灶的检出率。

（三）脑挫裂伤

病理指主要发生于大脑皮层的损伤，可为单发，亦可多发，好发于额极、颞极及其底面。小者如点状出血，大者可呈紫红色片状。显微镜下，伤灶中央为血块，四周是碎烂或坏死的皮层组织以及星芒状出血。脑挫伤指脑组织遭受破坏较轻，软脑膜尚完整者；脑裂伤指软脑膜、血管和脑组织同时有破裂，伴有外伤性蛛网膜下隙出血。两者常同时并存，临床上又不易区别，故常合称为脑挫裂伤。脑挫裂伤的继发性改变脑水肿和血肿形成具有更为重要的临床意义。前者通常属于血管源性水肿，可于伤后早期发生，一般 3～7 d 内发展到高峰，在此期间易发生颅内压增高甚至脑疝。伤情较轻者，脑水肿可逐渐消退，伤灶日后可形成瘢痕、囊肿或与硬脑膜粘连，成为外伤性癫痫的原因之一。如蛛网膜与软脑膜粘连，影响脑脊液吸收，可形成外伤性脑积水。广泛的脑挫裂伤可在数周以后形成外伤性脑萎缩。

1. 临床表现

（1）意识障碍：受伤当时立即出现。意识障碍的程度和持续时间与脑挫裂伤的程度、范围直接相关，绝大多数在半小时以上，重症者可长期持续昏迷。少数范围局限的脑挫裂伤，如果不存在惯性力所致的弥散性脑损伤，可不出现早期意识障碍。

（2）局灶症状与体征：受伤当时立即出现与伤灶相应的神经功能障碍或体征，如运动区损伤出现锥体束征、肢体抽搐或偏瘫，语言中枢损伤出现失语等。发生于“哑区”的损伤，则无局灶症状或体征出现。

（3）头痛与恶心呕吐：可能与颅内压增高、自主神经功能紊乱或外伤性蛛网膜下隙出血等有关，后者尚可有脑膜刺激征，脑脊液检查有红细胞等表现。

（4）颅内压增高与脑疝：为颅内血肿或继发脑水肿所致，使早期的意识障碍或瘫痪程度有所加重，或意识好转、清醒后又变为模糊，同时有血压升高、心率减慢、瞳孔不等大以及锥体束征等表现。

2. CT 检查　不仅可了解脑挫裂伤的具体部位、范围（伤灶表现为低密度区内有散在的点、片状高密度出血灶影）及周围脑水肿的程度（低密度影范围），还可了解脑室受压及中线结构移位等情况。

（四）原发性脑干损伤

不同于因脑疝所致的继发性脑干损伤，其症状与体征在受伤当时即已出现，不伴有颅内压增高表现。单独的原发性脑干损伤较少见，常与弥散性脑损伤并存。病理变化可有脑干神经组织结构紊乱，轴突裂断、挫伤或软化等。主要表现为受伤当时立即昏迷，昏迷程度较深,持续时间较长。其昏迷原因与脑干网状结构受损、上行激活系统功能障碍有关。瞳孔不等、极度缩小或大小多变,对光反应无常;眼球位置不正或同向凝视;出现病理反射、肌张力增高、中枢性瘫痪等锥体束征以及去大脑强直等。累及延髓时,则出现严重的呼吸循环功能紊乱。MRI检查有助于明确诊断,了解伤灶具体部位和范围。

（五）下丘脑损伤

常与弥散性脑损伤并存,主要表现为受伤早期的意识或睡眠障碍、高热或低温、尿崩症、水与电解质紊乱、消化道出血或穿孔以及急性肺水肿等。这些表现如出现在伤后晚期,则为继发性脑损伤所致。

二、颅内血肿

外伤性颅内血肿形成后,其严重性在于可引起颅内压增高而导致脑疝;早期及时处理,可在很大程度上改善预后。按血肿的来源和部位可分为硬脑膜外血肿、硬脑膜下血肿及脑内血肿等。血肿常与原发性脑损伤相伴发生,也可在没有明显原发性脑损伤情况下单独发生。按血肿引起颅内压增高或早期脑疝症状所需时间,将其分为三型:72 h 以内者为急性型,3 d 以后到 3 周以内为亚急性型,超过 3 周为慢性型。

（一）硬脑膜外血肿

形成机制与颅骨损伤有密切关系,骨折或颅骨的短暂变形撕破位于骨沟内的硬脑膜动脉或静脉窦引起出血,或骨折的板障出血。血液积聚于颅骨与硬脑膜之间,在硬脑膜与颅骨分离过程中,可又撕破一些小血管,使血肿更加增大。由于颅盖部的硬脑膜与颅骨附着较松,易于分离,颅底部硬脑膜与颅骨附着较紧,所以硬脑膜外血肿一般多见于颅盖部。引起颅内压增高与脑疝所需的出血量,可因出血速度、代偿机能、原发性脑损伤的轻重等而异,一般成人幕上达 20 ml 以上,幕下达 10 ml 时,即有可能引起,绝大多数属急性型。出血来源以脑膜中动脉最常见,其主干或前支的出血速度快,可在 6～12 h 或更短时间内出现症状;少数由静脉窦或板障出血形成的血肿出现症状可较迟,可表现为亚急性或慢性型。血肿最常发生于颞区,多数为单个血肿,少数可为多个,位于一侧或两侧大脑半球,或位于小脑幕上下。

1. 临床表现与诊断

（1）外伤史:颅盖部,特别是颞部的直接暴力伤,局部有头皮挫裂伤或头皮血肿,颅骨 X 线摄片发现骨折线跨过硬脑膜中动脉沟;或后枕部接触伤,受伤局部软组织肿胀、皮下瘀血,颅骨 X 线摄片发现骨折线跨过横窦,应高度重视有硬脑膜外血肿可能。

（2）意识障碍:硬脑膜外血肿本身引起的意识障碍为脑疝所致,通常在伤后数小时至 1～2 d 内发生。由于还受到原发性脑损伤影响,意识障碍的类型可有三种:① 原发性脑损伤很轻,为脑震荡或轻度脑挫裂伤,由之引起的原发性昏迷时间很短,而硬脑膜外血肿的形成又不是太迅速时,则在最初的昏迷与脑疝的昏迷之间有一段意识清醒时间,大多为数小时或稍长,超过 24 h 者甚少,称为"中间清醒期";② 如果原发性脑损伤较重,或血肿形成较迅速,则见不到中间清醒期,可有"意识好转期",但未及清醒却又加重,或表现为意识障碍持续进行性加重;③ 少数硬脑膜外血肿是在无原发性脑损伤,或脑挫裂伤甚为局限的情况下发生,早期无意识障碍,至血肿引起脑疝时,意识障碍才出现。

大多数伤员在进入脑疝昏迷之前,已先有头痛、呕吐、烦躁不安或淡漠、嗜睡、定向力障碍、遗尿等表现,此足以提示颅内血肿形成和脑疝即将发生,应予以高度警惕。

（3）瞳孔改变：小脑幕切迹疝早期,受压侧动眼神经因牵拉刺激,致患侧瞳孔较对侧缩小,对光反射迟钝;随着动眼神经受压麻痹和中脑受压,该侧瞳孔进行性扩大、对光反应消失、睑下垂,对侧瞳孔亦随之扩大。应区别于单纯前颅底骨折所致的原发性动眼神经损伤和视神经损伤,其瞳孔散大在受伤当时即已出现,无进行性恶化表现,特别是不伴随有意识障碍。另外视神经受损时瞳孔散大,间接对光反应存在。

（4）锥体束征：早期出现的一侧肢体肌力减退,如无进行性加重表现,可能是脑挫裂伤的局灶体征;如果是稍晚出现,或早期出现后进行性加重,则应考虑为硬脑膜外血肿引起脑疝或压迫运动区所致。去大脑强直为脑疝晚期表现。

（5）生命体征：常为进行性的血压升高、心率减慢和体温升高。由于颞区的血肿大都先经历小脑幕切迹疝,然后合并枕骨大孔疝,故严重的呼吸循环障碍常在经过一段时间的意识障碍和瞳孔改变后才发生;额区或枕区的血肿则可不经历小脑幕切迹疝而直接发生枕骨大孔疝,表现为一旦意识障碍,瞳孔变化和呼吸骤停几乎同时发生。另外,意识障碍时呕吐误吸,亦可使患者窒息,致早期出现呼吸循环衰竭;当出现难以用颅脑损伤解释的生命体征改变时,需警惕合并复合外伤及其他疾病,如胸腹外伤、心肌梗死、中毒等的存在。

（6）CT 检查表现：若发现颅骨内板与脑表面之间有双凸镜形或弓形密度增高影,即可确诊。CT 检查还可明确定位、计算出血量、了解脑室受压及中线结构移位以及脑挫裂伤、脑水肿、多个或多种血肿并存等情况。应警惕迟发性外伤性颅内血肿的发生,故早期 CT 检查无阳性发现,并不能排除硬脑膜外血肿及其他类型颅内血肿,而应根据临床表现,及时进行 CT 复查。

2. 治疗

（1）脱水治疗：遇急性颅内压增高已有脑疝征象时,必须立即用 20% 甘露醇 250 ml 快速静脉输注或静脉注射,并可加用速尿 40 mg 静脉注射。注意应随时监测血电解质、红细胞比容、酸碱平衡及肾功能等,以维持良好的周围循环和脑灌注压。脱水治疗的同时,可短期应用地塞米松等激素类药物。

（2）手术治疗：少量硬脑膜外血肿可行保守治疗待其自行吸收。但硬脑膜外血肿因不易吸收,应放宽手术指征。出现脑疝者应立即手术,以便尽早去除血肿,缓解颅高压,解除脑受压。力争在 30 min 或最迟 1 h 以内,将血肿清除并去骨瓣减压。超过 3 h 者,将产生严重后果。

手术方式采用开颅血肿清除术。骨瓣应大于血肿范围,以便于止血和清除血肿。遇到脑膜中动脉主干出血,止血有困难时,可向颅中凹底寻找棘孔,用小棉球将棘孔堵塞而止血。术前已有明显脑疝征象或 CT 检查中线结构有明显移位者,尽管血肿清除后当时脑未膨起,也应将硬脑膜敞开并去骨瓣减压,以减轻术后脑水肿引起的颅内压增高。

（3）一般治疗及对症治疗：包括保持呼吸道通畅、吸氧、控制及预防癫痫、应用抗生素、脑保护、催醒、加强营养支持及防治应激性溃疡、水电解质紊乱等,以维持内环境稳定,避免或减少并发症的发生。

（二）急性硬脑膜下血肿

硬脑膜下血肿是指出血积聚于硬脑膜下腔,是颅内血肿中最常见者,常呈多发性或与别的血肿合并发生。

急性硬脑膜下血肿根据其是否伴有脑挫裂伤而分为复合性血肿和单纯性血肿。复合性血肿的出血来源可为脑挫裂伤所致的皮层动脉或静脉破裂,也可由脑内血肿穿破皮层流到硬脑膜下腔。此类血肿大多由对冲性脑挫裂伤所致,好发于额极、颞极及其底面,是颅内血肿中最常见者,常呈多发性或与别种血肿合并发生。由于多数伴有脑挫裂伤及继发的脑水肿同时存在,故病情一般较重。单纯性血肿较少见,为桥静脉损伤所致,此类血肿可不伴有脑挫裂伤,血肿较广泛地覆盖于大脑半球表面。

1. 临床表现与诊断

(1)意识障碍:受伤当时立即出现,原发性昏迷意识障碍的程度和持续时间,与伴随脑挫裂伤的程度、范围直接相关,绝大多数在半小时以上,少数伴随脑挫裂伤范围局限,如果不存在惯性力所致的弥散性脑损伤,可不出现早期意识障碍。如脑挫裂伤较重或血肿形成速度较快,则脑挫裂伤的昏迷和血肿所致脑疝的昏迷相重叠,表现为意识障碍进行性加深,无中间清醒期或意识好转期表现。如伴随脑挫裂伤相对较轻,血肿形成速度较慢,则可有意识好转期存在,其颅内压增高与脑疝的征象可在受伤 72 h 以后出现,属于亚急性型,此类血肿与脑挫裂伤的继发性脑水肿很难从临床表现上做出区别。少数不伴有脑挫裂伤的单纯性硬脑膜下血肿,其意识障碍过程可与硬脑膜外血肿相似,有中间清醒期,唯因其为桥静脉出血,中间清醒期可较长。

(2)局灶症状与体征:受伤当时立即出现,与伤灶相应的神经功能障碍或体征,如运动区损伤出现锥体束征、肢体抽搐或偏瘫,语言中枢损伤出现失语等。发生于"哑区"的损伤,则无局灶症状或体征出现。

(3)头痛与呕吐:可能与颅内压增高、自主神经功能紊乱或外伤性蛛网膜下隙出血等相关,后者尚可有脑膜刺激征、脑脊液检查有红细胞等表现。但有脑疝发生时,腰穿采集脑脊液当列为绝对禁忌。

(4)颅内压增高与脑疝:为颅内血肿或继发脑水肿所致,使早期的意识障碍或局灶症状与体征进行性加重,同时有血压升高、心率减慢、瞳孔不等大以及锥体束征等脑疝的相关表现(参见硬脑膜外血肿)。

(5)CT 检查表现:颅骨内板与脑表面之间出现高密度或混合密度的新月形或半月形影即可确诊,并可了解伴随脑挫裂伤的部位、范围(伤灶表现为低密度区内有散在的点、片状高密度出血灶影)及周围脑水肿的程度(低密度影范围),还可了解脑室受压及中线结构移位等情况。

2. 治疗

(1)脱水治疗:急性硬脑膜下血肿常伴有较严重的脑挫裂伤和脑水肿,故脱水治疗是整个治疗环节中的重要部分。但颅内血肿时应用甘露醇可导致:① 加速出血;② 延误诊断;③ 缩小脑组织代偿空间,一旦出现脑疝时再用甘露醇无效。因此,甘露醇不能滥用,尤其是诊断不明时不能作为常规用药。如行保守治疗,应用脱水剂应密切观察病情变化及 CT 随诊,一旦血肿增多症状加重,应即行手术。遇急性颅内压增高已有脑疝征象时,亦必须立即用 20%甘露醇 250 ml 快速静脉输注或静脉注射,并可加用速尿 40 mg 静脉注射。注意应随时监测血电解质、红细胞比容、酸碱平衡及肾功能等,以维持良好的周围循环和脑灌注压。脱水治疗的同时,可短期应用地塞米松等激素类药物。

(2)手术治疗:硬脑膜下血肿且脑水肿不严重者可行保守治疗待其自行吸收。出现脑疝者应立即手术,以便尽早去除血肿,缓解颅高压,解除脑受压。手术方式采用开颅血肿清除术。由于硬脑膜下血肿常合并脑挫裂伤和脑水肿,所以清除血肿后,不缝合硬脑膜,并去骨瓣减压。同时清除挫裂糜烂及血循环不良的脑组织,脑肿胀严重者应果断行颅内减压术。对于病情较重的广泛性脑挫裂伤或脑疝晚期已有严重脑水肿存在者,可考虑行两侧去骨瓣减压术。

（3）一般治疗及对症治疗:包括保持呼吸道通畅、吸氧、控制及预防癫痫、应用抗生素、脑保护、催醒、加强营养支持及防治应激性溃疡、水电解质紊乱等,以维持内环境稳定,避免或减少并发症的发生。

（三）慢性硬脑膜下血肿

可能为相对独立于颅脑损伤之外的疾病,其出血来源和发病机制尚不完全清楚。好发于 50 岁以上老人,仅有轻微头部外伤或没有外伤史,有的病人本身尚患有血管性或出血性疾病。血肿可发生于一侧或双侧,大多覆盖于额顶部大脑表面,介于硬脑膜和蛛网膜之间,形成完整包膜。血肿增大缓慢,一般在 2～3 周后,由于脑的直接受压和颅内压增高两种原因引起临床症状。出血原因可能与老年性脑萎缩,致颅内空间相对增大相关。当遇轻微惯性力作用时,脑与颅骨的相对运动远较无脑萎缩者大,易使失去脑组织依托的进入上矢状窦的桥静脉撕裂出血(血肿的直接来源)。血液积聚于硬脑膜下腔,引起硬脑膜内层炎性反应形成包膜,新生包膜产生组织活化剂进入血肿腔,使局部纤维蛋白溶解过多,纤维蛋白降解产物升高,后者的抗凝血作用,使血肿腔内失去凝血机能,导致包膜新生的毛细血管不断出血及血浆渗出(血肿的主要来源)。因脑萎缩后脑组织对血肿包膜脏层的静止压力,低于血肿腔内由不断出血形成的扩张压力,从而使血肿腔体积不断再扩大。血肿慢性压迫更加重脑缺血及脑萎缩,造成此类病人的颅内压增高程度与血肿大小不成比例。早期包膜较薄,如及时做血肿引流,受压脑叶易于复位而痊愈;久后,包膜可增厚、钙化或骨化。

1. 诊断

（1）慢性颅内压增高症状:如头痛、恶心、呕吐和视盘水肿等。

（2）血肿压迫所致的局灶症状和体征:如轻偏瘫、失语和局限性癫痫等。

（3）脑萎缩、脑供血不全症状:如智力障碍、精神失常和记忆力减退等。

（4）CT 检查表现:如发现颅骨内板下高密度、等密度、低密度或混杂密度的新月形、半月形或双凸镜形影像,即可确诊。密度的高低与血肿腔内的凝血机制和病程相关。等密度血肿与脑组织不易区别,应依据 CT 的间接征象:① 中线的移位;② 脑回、脑沟、脑池影的消失及移位;③ 脑室的受压变形及移位,判断可能存在的慢性硬脑膜下血肿。CT 还可见到脑萎缩,以及包膜的增厚与钙化等。

本病易误诊为神经官能症、老年性痴呆、高血压脑病、脑血管意外或颅内肿瘤等。中老年人,不论有无头部外伤史,如有上述临床表现时,应想到本病可能。

2. 治疗

（1）手术治疗:慢性硬脑膜下血肿患者多为老年人,全身情况一般较差,且血肿多已液化,故通常采取颅骨钻孔引流术,即可达到将血肿引流至颅外,解除脑受压、缓解颅高压的目的,并尽可能减少对患者内环境的干扰。

（2）综合治疗:慢性硬脑膜下血肿患者多有脑萎缩倾向,常合并有心、脑、肺、肾功能不全,为治疗效果添了许多变数。故给予吸氧、镇静、解痉、抗感染、控制血压、稳定内环境等综合治疗非常必要。尤其是术后,改善脑代谢、促进脑膨胀是保证治疗效果的重要措施,应在解决慢性硬脑膜下血肿去路的基础上,停用脱水剂甘露醇,应用神经营养药,并予以脑血管扩张剂,以期改善脑循环和代谢,逆转或延缓脑萎缩进程,为脑组织的膨起复位、缩小硬脑膜下间隙提供可能。如伤情稳定可进一步行高压氧康复治疗。

（四）脑内血肿

有两种类型:① 浅部血肿的出血均来自脑挫裂伤灶,血肿位于伤灶附近或伤灶裂口中,部位多数与脑挫裂伤的好发部位一致,少数与凹陷骨折的部位相应;② 深部血肿多见于老年人,血肿位于白质深部,脑的表面可无明显挫伤。

临床表现:以进行性意识障碍加重为主,与急性硬脑膜下血肿甚相似。其意识障碍过程受原发性脑损伤程度和血肿形成的速度影响,由凹陷骨折所致者,可能有中间清醒期。

CT 检查:在脑挫裂伤灶附近或脑深部白质内见到圆形或不规则高密度血肿影,有助于确诊,同时可见血肿周围的低密度水肿区。其他参阅硬脑膜外血肿的 CT 检查。

（五）脑室内出血与血肿

外伤性脑室内出血多见于脑室邻近的脑内血肿破入脑室,或外伤时脑室瞬间扩张所形成的负压,使室管膜下静脉破裂出血。出血量小者,因有脑脊液的稀释作用,血液常不凝固,出血量大者可形成血肿。

病情常较复杂严重,除了有原发性脑损伤、脑水肿及颅内其他血肿的临床表现外,脑室内血肿可堵塞脑脊液循环通路发生脑积水,引起急性颅内压增高,使意识障碍更加严重;脑室受血液刺激可引起高热等反应,一般缺乏局灶症状或体征。CT 检查如发现脑室扩大,脑室内有高密度凝血块影或血液与脑脊液混合的中等密度影,有助于确诊。其他参阅硬脑膜外血肿的 CT 检查。

（六）迟发性外伤性颅内血肿

迟发性外伤性颅内血肿指伤后首次 CT 检查时无血肿,而在以后的 CT 检查中发现了血肿,或在原无血肿的部位发现了新的血肿,此种现象可见于各种外伤性颅内血肿。形成机制可能是外伤当时血管受损,但尚未全层破裂,因而 CT 检查未见出血;伤后由于损伤所致的局部二氧化碳蓄积、酶的副产物释放以及脑血管痉挛等因素,使得原已不健全的血管壁发生破裂而出血,形成迟发性血肿。

临床表现为伤后经历了一段病情稳定期后,出现进行性意识障碍加重等颅内压增高的表现,确诊须依靠多次 CT 检查的对比。迟发性血肿常见于伤后 24 h 内,而 6 h 内的发生率较高,24 h 后较少。

三、开放性脑损伤

与闭合性脑损伤比较,除了损伤原因不同,有创口、可存在失血性休克、易招致颅内感染,须清创、修复硬脑膜使之成为闭合性脑损伤以外,其脑损伤的临床表现、诊断与处理原则与闭合性脑损伤无大区别。

（一）非火器所致开放性脑损伤

由利器所致开放性脑损伤,脑挫裂伤或血肿主要由接触力所致,其脑挫裂伤和血肿常局限于着力点部位;由钝器伤所致者,除着力点的开放性脑损伤外,尚可有因惯性力所致的对冲性脑挫裂伤和血肿存在。创伤局部往往掺杂有大量异物如头发、布片、泥沙、玻璃碎片和碎骨片等,清创时如未能彻底清除,可合并颅骨或颅内感染。开放性脑损伤由于脑脊液及坏死液化脑组织从伤口溢出,或脑组织由硬脑膜和颅骨缺损处向外膨出,因此,在一定程度上缓和了颅内压增高;但大部分合并凹陷性骨折的开放性脑损伤,因骨折片彼此相嵌重叠和硬脑膜裂口较小,其颅内压增高与闭合性脑损伤者无异。开放性脑损伤若发生于皮质功能区或其邻近部位时,局灶症状和体征远较闭合性者明显,外伤性癫痫的发生率也较高。CT检查有助于了解颅骨骨折、异物和碎骨片的分布,更有助于对脑损伤的了解。其他参阅硬脑膜外血肿的CT检查。

（二）火器所致开放性脑损伤

除具有非火器所致开放性脑损伤的特点外,尚有弹片或弹头所形成的伤道特点。碎骨片通常位于伤道的近侧端,呈放射状分布,弹片或弹头如未穿出颅外,常在伤道的远端。根据损伤方式、创口位置、局灶症状和体征,以及颅骨X线摄片所见骨折碎片和异物分布情况,可大致推测伤道部位和类型。意识障碍的进行性加重提示脑疝出现,依其出现的早晚结合其他临床表现,可推测是否已有颅内血肿、脑水肿或颅内感染发生。CT检查对诊断和治疗有很大帮助,可了解伤道、脑挫裂伤的部位和范围,颅骨骨折、碎骨片和异物的分布,以及有无颅内血肿和脑脓肿发生等。其他参阅硬脑膜外血肿的CT检查。

（于如同）

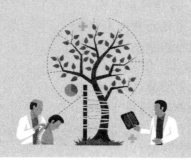

第十七章 胸部损伤

胸部损伤由车祸、挤压伤、摔伤和锐器伤所致,包括胸壁挫伤、裂伤、肋骨及胸骨骨折、气胸、血胸、肺挫伤、气管及主支气管损伤、心脏损伤、膈肌损伤、创伤性窒息等,有时可合并腹部损伤。严重胸外伤仍然是外伤死亡的主要因素。创伤后肺炎、ARDS 影响严重创伤的恢复。在过去的 15 年间,CT 的应用使胸外伤可以得到更快、更准确的诊断。新的外科技术例如胸腔镜外科的发展降低了胸外伤的死亡率。大部分的胸外伤患者可以通过非手术治疗或胸腔闭式引流手术治愈,也有一部分患者需要急诊开胸手术。对于血流动力学不稳定的胸部穿通伤患者需要控制出血,可以通过动脉钳夹、心包切开、胸内按压、肺门钳夹等方法。本章节重点介绍常见胸部损伤的临床处理。

第一节 概 论

一、流行病学

目前,在我国大城市,胸部损伤约占全部外伤的 10%。胸部损伤的致因大部分为交通事故(55%)、塌方和坠落(15%)。在犯罪率高的城市,刀刺伤几乎占胸部开放性外伤的 75%。在战争时期,胸部伤员占全部伤员的 6%~8%,开放损伤多于闭合损伤,多为火器伤和刀器伤。目前,有关胸外伤的大组报告多出自厂矿医院、基层医疗单位以及少数大的医疗中心。在非战争的胸部损伤中,闭合性损伤较为多见,以车祸、高处坠落、挤压和钝器打击为主要原因,开放性外伤则以刀刺伤和枪弹伤最为多见。在地震伤中,10%~15%的伤员是由于呼吸道阻塞、开放性气胸或张力性气胸等导致低氧而死亡。

二、分类

胸部损伤可分为闭合性损伤和开放性损伤两大类。闭合性损伤胸部无伤口,致伤原因包括挤压、冲撞或钝器伤等,多见于平时的损伤。闭合性损伤可累及胸壁软组织、骨质结构、胸膜和胸内重要脏器,例如心脏、大血管、肺、气管、支气管、食管和胸导管等。轻者可造成胸壁软组织挫伤或单纯肋骨骨折,重者可伴有胸膜腔内器官或血管损伤,导致气胸、血胸、纵膈气(血)肿、创伤性窒息及膈肌破裂等。开放性损伤则多见于刀、锥、火器伤等,战争时期更为多见。凡致伤物穿通胸膜腔或纵隔者称为穿透伤,而胸膜腔、纵隔未受伤者称为非穿透伤。根据伤道的情况可分为贯通伤、非贯通伤和切线伤三种。贯通伤多伴有严重的内脏损伤,非贯通伤伤常有异物存留,切线伤多伴有其他症状。外伤如穿破胸膜,即可引起一系列呼吸和循环功能紊乱,有些伤员在送到医院之前已死亡,另一些伤员尽管在急诊室内积极地进行抢救,也在短期内致死。

三、急救与处理原则

(一)一般原则

一般轻的胸部损伤,只需镇痛和固定胸廓。胸部伤口,无严重污染,应清创缝合;在战伤情况下,一般多不缝合,而采用敷料覆盖包扎,待 4～7 d 后再做延期缝合。有气胸、血胸者需做胸膜腔引流术,并应用抗生素防治感染。重度胸部损伤,伴有胸腔积气、积血者,应迅速抽出或引流胸膜腔内积气、积血,解除其对肺等器官的压迫,改善呼吸和循环功能,并输血、补液,防治休克。有胸壁软化、反常呼吸运动者,需局部加压包扎稳定胸廓。开放性气胸应及时封闭胸壁伤口。同时,必须清除口腔和上呼吸道分泌物,保证呼吸道通畅。呼吸困难者,经鼻孔或面罩供氧,必要时,可行气管内插管术或气管切开术,以利排痰和辅助呼吸。

(二)现场急救原则

救援现场伤员众多、伤情紧急,救治速度是第一位的,应当以挽救伤员生命为核心,生命重于脏器,脏器重于肢体。

现场救援应遵循分类救治的原则:

1. 生命体征平稳,无开放性伤口者简单处理后转送。

2. 生命体征平稳,有开放伤口者,包扎伤口后转送。

3. 生命体征不平稳的危重伤者,需要紧急现场处理。① 呼吸道梗阻:立即解除呼吸道梗阻,否则数分钟内可导致伤员死亡。对于知觉丧失的伤员,要彻底清除咽喉部和鼻腔内的分泌物,或从口腔放置导气管,维持呼吸道通畅。如无效,应做紧急气管插管。有机械性呼吸道梗阻的伤员,应选择做气管切开术。② 连枷胸:连枷胸时出现反常呼吸,可致呼吸循环衰竭。现场处理可用棉垫压在反常呼吸的胸壁处,再以绷带绕胸部包扎,消除反常呼吸。③ 张力性气胸:张力性气胸可导致一侧肺严重压迫和纵隔移位,短时间内可导致伤员死亡。如有条件可行紧急胸腔排气减压。最简便有效的临时方法是用粗针头从伤侧前胸壁锁骨中线第二肋间插入,实施胸膜腔排气减压,进一步可将头端剪有小口的乳胶指套系于粗针头上。④ 开放性气胸:需立即覆盖胸壁创口,将其转变为闭合性气胸。可用油纱覆盖伤口,再以无菌敷料和棉垫加压包扎。⑤ 血胸:胸腔大量出血时可导致失血性休克。应急处理主要是快速补充血容量,及时纠正失血性休克。⑥ 心脏压塞:严重胸壁挤压可致心脏压塞,地震中心脏大血管损伤多为闭合性,具有隐蔽性,在救灾现场常易被忽视。短时间内心包腔内积血 150～200 ml,便足以引起心脏压迫,形成致命的心脏压塞。救援现场应检查急性心脏压塞的三个典型临床征象:颈静脉怒张、动脉压下降、心音遥远(Beck 氏三联征)。现场急救可行剑突下穿刺,暂时缓解心脏压迫,如有条件可行剑突下开窗引流,同时补充血容量,然后紧急后送。

(三)医院急诊救治原则

医院急救中心或急诊室紧急救治应当遵循以下原则:先抢救再诊断,边治疗边诊断,抓住主要矛盾,注意整体伤情变化。其主要急救措施包括:① 补充血容量,抢救休克;② 重视呼吸道管理,保持呼吸道通畅;③ 及时处理开放性气胸和张力性气胸;④ 及时救治心脏压塞,可在穿刺或 B 超引导下施行心包腔减压,缓解心脏压迫;⑤ 纠正反常呼吸;⑥ 正确处理血胸,确定出血部位,及时有效地止血;⑦ 完善急诊探查手术的术前准备。

在医院的急救中心或急诊室,面对严重的胸部创伤患者,在严密观察病情变化的同时,要迅速决定是否需要急诊手术处理,以挽救伤员的生命。急诊开胸手术探查指征主要基于对伤情的正确评估、体格检查、生命体征监测以及相关辅助检查的结果。其中,血液学检查及影像学表现甚为重要。目前,对于胸部创伤评估方式和治疗方法都发生了变化,以前常常提及的开胸手术探查指征颇有争议,抢救现场的临床医师需要正确、灵活地掌握手术探查指征,无须刻板地放宽手术指征而进行开胸手术探查。需要强调指出的是,在抢救及治疗过程中,对某些胸部创伤伤员,由于胸部创伤的复杂性,以及一些重要诊断的不确定性,应当严密、动态地观察病(伤)情的变化,可能在救治初期认为无须手术处理的病例,在随后密切的临床观察中,病(伤)情发生了改变,而需要调整救治方案,进行开胸手术探查(表 3 - 17 - 1)。

表 3 - 17 - 1　胸部创伤手术探查指征

胸部创伤急诊开胸指征	有争议的创伤开胸探查指征	创伤晚期开胸探查指征
病情急剧恶化,血流动力学不稳定	子弹横穿纵膈而病情稳定	血胸后大量血凝块积聚
胸腔引流管瞬时引流出血性胸腔积液≥1 500 ml	子弹嵌入血管内(可经血管内镜取出)	慢性创伤性膈疝
胸腔内存在活动性出血>200 ml/h	取出重要脏器附近留存的子弹或金属异物	确定的创伤后严重心腔内损伤
严重的心脏压塞	胸腹部复合伤,需择期行腹部损伤手术探查者	创伤性动-静脉瘘
存在确定的胸腔出口处的血管损伤	—	创伤性动脉-支气管瘘或动脉-食管瘘
开放性胸部损伤	—	创伤性气管-食管瘘
确定的胸主动脉损伤	—	创伤后肺内血肿继发感染
确定的食管损伤	—	创伤早期忽略的气管及支气管损伤
确定的气管、支气管损伤	—	创伤后假性动脉瘤
胸腔内大量漏气	—	长期保守治疗无效的创伤性乳糜胸

第二节　肋骨骨折

一、病因及发病机制

外部创伤作用于胸壁可造成肋骨骨折,其占全部胸部外伤的60%以上。老年人骨质疏松脆性增加,更容易造成肋骨骨折。肋骨骨折的致伤原因为直接暴力或间接暴力(图3-17-1)。

直接暴力在肋骨受到打击处引起骨折,此时骨折断端多向胸内凹陷而损伤肋间血管、胸膜和肺,继发产生血胸、气胸或血气胸。典型的直接暴力打击所引起的损伤范围与作用力的大小和时间长短有关,直接暴力的加速和衰减的频率及作用的接触面积密切相关。间接暴力多为胸部遭受前后严重挤压,常在肋骨中段或肋骨角处发生折断,骨折端向外戳破胸壁,容易继发感染和产生肋骨骨髓炎。枪弹或爆炸伤产生的骨折多为粉碎性,多伴有胸内脏器损伤。间接暴力损伤时,外力在胸内传导变为变速、压迫、扭转和剪切力,加速和减速本身超过或相当于直接打击,可造成更为严重的损伤;压迫力或减压力在导致肺挫伤时起着重要作用,例如关闭声门或堵塞气道,可增加肺挫伤的严重程度;剪切力不仅可导致支气管断裂,还可造成局部被周围组织固定的活动器官的损伤,例如胸主动脉易破裂处是在动脉韧带附着区。

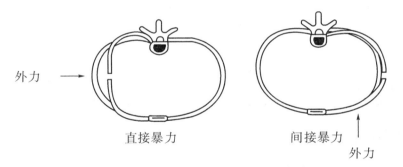

图3-17-1　肋骨骨折(左为直接暴力、右为间接暴力)

二、临床表现

第1~3肋骨较短,周围有锁骨、肩胛骨和较厚的肌肉软组织支撑保护,不容易发生骨折。第8~10肋软骨连于肋弓,有较大弹性缓冲作用,较少骨折。第11和12肋为浮肋,活动度大,骨折更少见。第4~7肋骨较长,前后固定,受冲击后最容易发生骨折。单处肋骨骨折时,伤者述胸痛,深呼吸或咳嗽时疼痛加重。检查局部无明显异常,或有轻度皮下组织瘀血肿胀,但骨折处有明显压痛。胸廓挤压试验阳性(用手前后挤压胸廓可引起骨折部位剧痛)有助于明确诊断。

多根肋骨多处骨折,又称为连枷胸(图3-17-2)。可产生胸壁软化,形成反常呼吸运动。严重连枷胸多合并肺挫伤,可导致气短、呼吸困难和发绀。连枷胸是胸外伤死亡原因之一。第1或第2肋骨骨折合并锁骨骨折或肩胛骨骨折时,应注意有无锁骨下血管、神经及胸内脏器损伤。下胸部肋骨骨折,要注意有无膈肌及腹腔脏器损伤。儿童及青年肋骨富有弹性，不易骨折。因此，儿童及青年胸外伤，有时虽有内脏伤而无肋骨骨折。若发生骨折，更应警惕有无胸内脏器损伤。

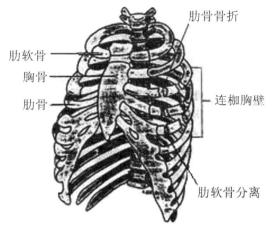

图 3-17-2　连枷胸示意图

三、诊断

单处肋骨骨折，根据局部压痛和胸廓挤压试验阳性，易于诊断。多根多处肋骨骨折依据症状，反常呼吸运动，体检发现浮动胸壁，以及胸部 X 线检查，诊断并不困难。胸部 X 线平片可证实肋骨骨折诊断，并能显示胸内脏器有无损伤及并发症（如气胸、血胸、肺挫伤、纵隔增宽等）。需要注意如骨折无明显移位，肋骨与肋软骨交接处离断，胸片可能不显示骨折线，3～6 周后复查 X 线胸片显现骨痂影。怀疑合并肺部损伤时，应行胸部 CT 检查明确肺挫伤的部位、范围和严重程度，有时可发现肺内血肿和肺裂伤。严重多发性肋骨骨折或连枷胸应进行连续动脉血气分析检查，以明确低氧血症的程度。

四、急救原则与处理

（一）闭合性单处肋骨骨折的治疗

由于有上下完整肋骨和肋间肌的支撑，单处肋骨骨折的断端较少发生错位，多数能自行愈合。治疗的重点是止痛、固定。可口服镇痛、镇静药物，亦可以采用 1% 普鲁卡因行肋间神经阻滞或封闭骨折处。鼓励伤员咳嗽、排痰，以减少和防止呼吸系统并发症。

局部固定胸壁的方法：病人取坐位或侧卧位，伤侧胸壁剃毛，涂苯甲酸酊以增加胶布的黏性，减少对皮肤刺激反应。上肢外展，手掌按在头顶。用宽 7～8 cm 胶布条，嘱伤员深呼气后屏气，紧贴于胸壁，胶布条后端起自健侧脊柱旁，前端越过胸骨。从胸廓下缘开始，依次向上粘贴到腋窝，上下胶布条重叠，呈屋瓦状（图 3-17-3）。

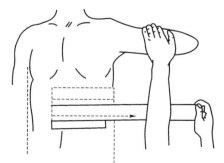

图 3-17-3　肋骨骨折胶布固定法

（二）闭合性多根多处肋骨骨折的治疗

若多根多处肋骨骨折（胸壁软化）的范围较小，除止痛外尚需骨折局部压迫包扎。大范围胸壁软化或两侧胸壁均有多根多处肋骨骨折时，因为反常呼吸运动、呼吸道分泌物增多或血痰阻塞气道，病情危笃，需采取紧急措施：清除呼吸道分泌物，保持呼吸道通畅。对咳嗽无力、不能有效排痰或呼吸衰竭的伤员，需行气管插管或气管切开，以利于给氧、抽吸痰液和实施呼吸机辅助呼吸。

胸壁反常呼吸运动的局部处理：① 包扎固定法：适用于现场或较小范围的胸壁软化。用厚敷料压盖于胸壁软化区，再粘贴胶布固定，或用多头胸带包扎胸部。② 牵引固定法：适用于大范围胸壁软化或包扎固定不能奏效者。在局部麻醉下，消毒胸壁软化区，用无菌毛巾钳经胸壁夹住软化区中央的游离段肋骨，再用绳带吊起，通过滑轮作重力牵引，使浮动胸壁复位。牵引重量 2～3 kg，固定时间为 1～2 周（图 3-17-4）。此法不利于伤员活动，如改用在伤侧胸壁放置牵引架，把毛巾钳固定在牵引架上，则病人可以下床活动。③ 内固定法：适用于错位较大、病情

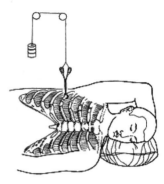

图 3-17-4　肋骨牵引示意

危重的伤员。切开胸壁，在肋骨两断端分别钻孔，贯穿不锈钢丝固定。切开复位钢板内固定法：后肋骨折取后路纵向切口、中段或前肋骨折取腋中线或腋前线；多段骨折可同时做两处纵切口，或后外侧开胸切口。进入肌层后，沿各肌肉走行方向暴露骨折端，尽量不切断或少切断肌纤维，小心分离骨膜，避免伤及肋间血管及神经，采用钢板肋骨断端固定，对胸膜已破损者应放置胸腔引流管。对于多处肋骨骨折者，可选择其中几处肋骨固定，即"支柱肋骨"固定（尤其第 6 肋），这样既稳定了胸壁，又避免了手术时间长、出血多的问题。如粉碎骨折或伴有大块骨块骨折者，可先用钢板桥接，骨块拼入。如骨折复位困难者，可松解肋间神经，钢板稳定固定，不强求完全复位。切开复位＋钢板内固定有以下优点：骨折对位好，较钢丝固定稳定，可明显减轻疼痛，改善呼吸功能；愈合快，2～3 个月内骨折可愈合；将肋间神经血管从骨折端卡压中松解出来，则解除了顽固卡压疼痛；术中同时处理局部胸壁或肋间血管出血，术后引流量可明显减少；积极治疗合并伤，可显著降低死亡率，缩短住院时间，减少机械辅助通气的时间。

（三）开放性肋骨骨折的治疗

对单根肋骨骨折伤者的胸壁伤口需彻底进行清创，修齐骨折端，分层缝合后包扎固定。如胸膜已经被穿破，尚需做胸膜腔引流。多根多处肋骨骨折患者，于清创后用钢板或不锈钢丝做内固定。手术后应用抗生素预防感染。

第三节　胸骨骨折

一、病因及机制

外力作用于胸壁导致胸壁遭受猛烈撞击或受到挤压而造成胸骨骨折，多见于车祸的

减速伤或直接撞击伤,亦可是挤压及钝器直接打击造成的损伤,损伤的部位多位于胸骨体(图3-17-5)。有时则可见胸骨断端前上移位,重叠于近断端前方,但是胸骨后骨膜常保持完整。胸骨骨折多为严重胸外伤所致,常合并胸内脏器或其他部位的损伤。常见的合并伤有双侧多发性肋骨骨折、肺挫伤、心脏大血管破裂、心肌挫伤、气管及支气管破裂等。因此,在诊断时应注意有无并发症的存在。

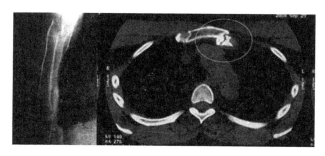

图3-17-5 胸骨骨折(左为侧位X片、右为CT扫描)

二、临床表现

主要症状为胸前区疼痛,咳嗽及深呼吸时症状加重。体检发现骨折部位有明显压痛,如骨折断端有移位,局部可见畸形及活动异常,并可扪及骨折端。合并多根肋骨或肋软骨骨折时,前胸壁凹陷,出现反常呼吸运动和呼吸困难。

三、诊断

胸前区外伤史,可有胸骨区疼痛肿胀,咳嗽及深吸气时疼痛加剧等临床症状,体检时可有胸骨区肿胀明显压痛,可扪及骨摩擦音。合并肋骨骨折时可有反常呼吸运动,骨折重叠移位时,可触及畸形及骨摩擦音或骨折端随呼吸移动,诊断即可成立。怀疑胸骨骨折,应摄胸骨切位像、斜位像和侧位像,特别是在骨折无明显移位时,必要时可行CT胸骨三维成像。常规后前位胸片常不易发现骨折线,但可显示有无其他胸内合并伤。

四、急救原则与处理

对于胸骨骨折的处理应分清轻重缓急,首先处理危害生命的损伤,如失血性休克、心脏压塞、张力性气胸、活动性血胸及颅脑损伤等。

无明显移位的单纯胸骨骨折遭受的外力多较轻,合并脏器损伤的机会少,一般不需手术,选择平卧挺胸位,应免枕或于两肩胛间垫一薄枕,骨折部位用沙袋压迫,可达到制动止痛目的。疼痛剧烈时,可口服镇静、镇痛药物。但应密切观察病情变化,并监测心肌酶谱和心电图,如出现心肌酶异常升高及延迟出现的心电图异常,如ST段改变、各种心律失常,应考虑存在心脏损伤,并及时给予心肌营养药和吸氧等治疗。

有移位的胸骨骨折时,可采取过伸复位法,将伤员仰卧硬板床上,背部垫高,使头、颈、胸部过伸,可使胸骨骨折复位,尽快转院。对有明显移位的胸骨骨折,应积极采取手术治疗,采用手术固定较非手术方法更可靠,且有利于患者恢复,胸骨骨折有移位者胸内器官损伤的发生率较高,如心脏钝挫伤、裂伤、心包破裂、支气管损伤等,若延误治疗将导致严重的后果,积极手术能尽早发现并处理合并伤。

外科手术以选横切口为宜,有利于探查和处理胸内合并伤,同时探查大血管、气管肺部等损伤,有心包积血时应打开心包处理心脏损伤。胸骨骨折上下断端分别钻孔后以钢丝固定,一般用2~3根钢丝,如有连枷胸则同期固定肋骨断端以消除反常呼吸,术后加强呼吸道管理,防止肺炎、肺不张、呼吸功能不全等并发症的发生。

对于存在合并伤的患者,必须重视合并伤的诊断和处理,胸骨骨折一旦诊断明确,原则上都应住院观察和治疗,对受伤时间短、生命体征不稳定者,应考虑胸、腹腔内有出血或心脏压塞,结合心包穿刺、胸腔或腹腔穿刺可迅速明确诊断。也可结合心电图、床旁超声心动图或心肌酶谱等检查了解有无心肌钝挫伤等。

第四节　外伤性气胸

一、病因和发病机制

外伤性气胸分为3种:① 闭合性气胸;② 开放性气胸;③ 张力性气胸。

当肺泡破裂、肺裂伤或胸壁穿透伤后,少量气体可逸入胸膜腔,肺或胸壁的伤口自然闭合后,不再有气体进入胸膜腔,这种胸膜腔内积气称为闭合性气胸(图3-17-6)。

外伤穿透胸壁部分缺损或胸壁遗有伤口,胸膜腔与外界持续相通,空气随呼吸自由出入胸膜腔,称为开放性气胸。开放性气胸与开放性胸外伤不同,开放性胸外伤指外伤致使胸部表面不完整,开放性损伤的深度可限于表面皮肤、皮下层、肌肉层或胸膜外;当外伤造成胸膜破损,胸膜腔与外界直接连通,则称为开放性气胸。

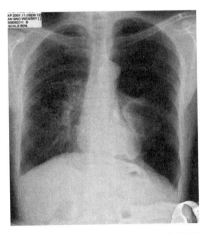

图3-17-6　左侧胸腔可见大量积气,肺萎陷至肺门处

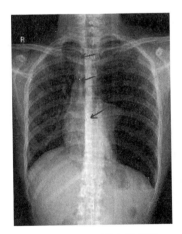

图3-17-7　张力性气胸

因呼吸时活瓣样的结构使气体漏入胸膜腔的越来越多,纵膈移位。闭式引流管可排出胸膜腔内的气体使萎缩肺膨胀

肺挫裂伤、支气管损伤或胸壁穿透伤可造成张力性气胸。此时裂口与胸膜腔相通,且形成单向活瓣,吸气时活瓣开放,空气进入胸膜腔,呼气时活瓣关闭气体不能排出,致使胸膜腔内气体不断增加,压力逐渐增高,形成张力性气胸(图3-17-7)。张力性气胸

的伤侧肺受压萎陷,通气量减少;不断增加的张力将纵膈推向健侧,健侧肺亦受压,此可致使呼吸通气面积减少。由于伤侧肺受压萎陷,血液灌流不张的肺泡,肺内分流增加,引起严重呼吸功能障碍和低氧血症。纵膈移位还导致上下腔静脉扭曲,以及胸膜腔内高压均可导致回心血流量受阻,心排血量降低,最终造成循环功能衰竭。若不及时救治,伤员可很快死亡。

二、临床症状

小量气胸多无明显临床症状,仅在胸部X线片偶然发现。大量气胸时,伤者可有胸闷不适、气急、胸痛、呼吸困难及发绀等症状,部分伤者血压下降,甚至呈休克状态。查体可发现患胸部饱满,叩诊鼓音,听诊呼吸音减弱或消失。开放性气胸胸部有开放性伤口,呼吸时空气经伤口进出胸膜腔,发出吸吮样声音。张力性气胸气管及心脏均向健侧移位,有时气体进入胸壁软组织,可发现胸部、颈部及头面部皮下气肿。正位胸部X线片显示患侧肺萎陷,胸膜腔积气,有时可伴少量积液。

三、诊断

依据受伤情况、症状、体征和胸部X线片可明确诊断。胸膜腔穿刺抽出气体可证实诊断。对于开放性气胸行胸部X线片,不仅可明确诊断,还可了解有无胸内异物或其他胸内合并伤。对疑为张力性气胸的伤员,有条件时可行胸部X线检查,确定有无肺萎陷。无条件进行X线检查,病情危重,可行诊断性穿刺。于伤侧锁骨中线第2肋间穿刺有高压气体排出即可明确诊断。

四、急救原则与处理

(一)闭合性气胸

如气体量不多、症状较轻者,可以观察,待气体自行吸收。如伤侧肺压缩30%以上或临床症状较重者,则需行胸腔穿刺抽气或在伤侧胸部锁骨中线第二肋间行胸腔闭式引流(图3-17-8)。

(二)开放性气胸

现场紧急处理原则是迅速封闭伤口,变开放性气胸为闭合性气胸,消除纵膈摆动对循环功能的影响。现场可用多层纱布或任何可用材料封闭该伤口,棉垫加压,胶布绷带固定。而后再按闭合

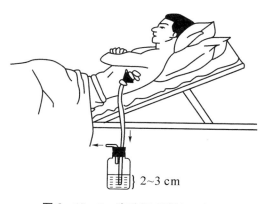

图3-17-8 胸腔闭式引流示意图

性气胸处理。给氧、补液,必要时输入胶体或血液,纠正休克和循环功能不全。在伤情趋于稳定后,行胸部伤口清创术,或酌情进行相应处理。如果怀疑胸内异物存留,或胸内脏器损伤及活动获性出血,在纠正呼吸、循环功能障碍的同时,考虑胸部探查手术。

(三)张力性气胸

张力性气胸进展迅速,常危及生命,必须迅速处理,紧急处理原则为排气减压。具体

方法可在伤侧第2肋间锁骨中线处,采用粗针头刺入胸腔内,排出高压气体,达到暂时减压的目的。穿刺针尾可使用活瓣针或连接水封瓶行胸腔引流(图3-17-9)。活瓣针为穿刺针尾端拴一橡皮指套,顶部剪一小口,使气体能够排出但不能进入胸膜腔,此种方法简易有效,便于现场救治与转运。紧急处理后,再进行胸腔闭式引流,必要时行负压吸引。一般肺组织裂伤约于1周内自行闭合,肺重新复张。若胸腔闭式引流后呼

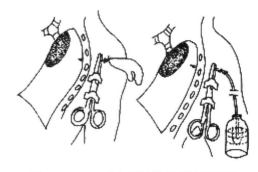

图3-17-9　单向活瓣排气减压示意图

吸困难无明显缓解,引流管持续大量漏气,肺不能有效膨胀,多提示可能存在严重肺裂伤或支气管断裂,需尽早剖胸探查。手术可采用侧卧位,后外侧剖胸切口。经第5或第6肋间进胸。较小的肺组织撕裂伤或缺损,可采用进针较深的褥式缝合数针,闭合裂伤创面。如果肺组织损伤大且深,单纯缝合裂伤断面容易渗血,继发感染或形成支气管胸膜瘘,此时应当行肺楔形切除或肺叶切除。如果术中发现有支气管断裂,应进行支气管断裂修补术。胸内修补术完毕,充分冲洗胸腔,彻底止血。除留置前胸引流管排气外,还需在第7肋间腋中线另置闭式引流以利胸液排出。

第四节　外伤性血胸

一、基本概念

胸膜腔内积存血液称为血胸。在胸部创伤中,约70%的伤员有不同程度的血胸。胸壁损伤与胸膜腔相通或胸内器官损伤,均可产生血胸或血气胸。根据胸腔积血量,外伤性血胸可分为以下临床类型:

(1)少量血胸:积血量少于500 ml,胸片X线片显示肋膈角消失,或胸腔内血液面不超过膈顶;(2)中量血胸:积血量在500~1 500 ml,胸部X线片显示液面可达肺门平面;(3)大量血胸:积血量超过1 500 ml,肺严重受压萎陷,胸片示液面可达上肺野(图3-17-10、图3-17-11、图3-17-12)。

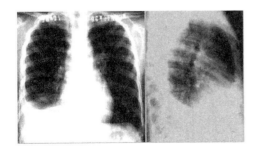

图3-17-10　少量血胸(左为正位、右为侧位)

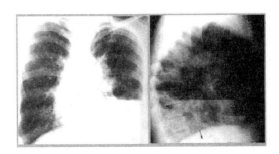

图3-17-11　中量血胸(左为正位、右为侧位)

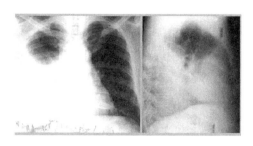

图 3 - 17 - 12　大量血胸(左为正位、右为侧位)

二、病理生理

血胸依胸腔内积血量以及出血速度不同,可引起不同的病理生理改变和临床表现。急性大量失血可引起血容量迅速减少,心排血量降低,导致失血性休克和循环功能衰竭,严重时可导致死亡。丢失的血液积聚在胸膜腔内,大量血液压迫肺脏致肺萎陷,气体交换减少,致呼吸功能障碍。此外,大量血胸将纵隔推移向健侧,影响静脉回流,加重循环功能不全。

血液流入胸腔,由于心、肺和膈肌运动而脱去纤维蛋白,故血液多不凝固。但是,急性大量出血,即出血迅速且量大,胸内去纤维蛋白作用不完全,则可形成血液凝块。因此,胸膜腔内积存血凝块常提示胸腔内快速大量的出血。

造成血胸的出血来源有:① 肺组织裂伤出血,由于肺动脉压力低,加之肺受压萎陷,肺内的循环血量比正常时明显减少,肺组织出血可自行停止。偶尔肺内较大血管撕裂出血,仍需手术止血。② 胸壁血管出血,一般为胸廓内血管或肋间血管损伤,由于这些血管来自体循环,压力高,出血多,常不易自止。由于持续出血,往往造成失血性休克而需开胸止血。这是临床上开胸止血最多处理的情况。③ 心脏、主动脉、腔静脉以及肺动静脉主干出血,多为急性大出血,量多而凶猛,往往来不及抢救而死于受伤现场。④ 极为少见的胸内出血是因气管或食管破裂出血所致,气管或食管损伤引起感染对人体是主要威胁,而血胸未能及时处理可导致脓胸的形成。

三、临床表现

少量血胸对机体呼吸和循环系统影响较小,症状很少或无症状,大多数少量积血可自行吸收,一般不需特殊处理。中等量以上血胸因血容量减少和肺组织受压萎陷,表现内出血症状和呼吸窘迫,可有面色苍白、烦躁不安和呼吸困难。体检发现脉速而弱,血压降低,伤侧呼吸运动减弱,患侧下胸部叩诊实音,呼吸音减弱,气管可向健侧移位。大量血胸临床表现与中量血胸相似,而呼吸、循环功能障碍的临床表现更明显,程度更为严重。

正确判断胸腔内活动性出血十分重要。在检查外伤性血胸时,必须确定胸腔内出血是否停止,是否存在活动性出血,正确判断的重要目的是为了及时处理。出现下列临床征象常提示胸腔内有活动性出血,需紧急手术开胸止血:① 在胸管引流通畅情况下,引流血量每小时超过 200 ml,且连续 2~3 h;② 经积极补充血容量及抗休克治疗后,患者脉搏、血压和呼吸功能无明显改善,或暂时好转又迅速恶化;③ 引流出血液很快发生凝固,血常规检查血红蛋白含量和红细胞计数呈进行性下降；④ 胸腔引流出的积血色鲜红,其血红蛋白测定及红细胞计数与周围血液相近似。

迟发型血胸是指外伤后伤员并无典型血胸症状,检查也未发现胸腔内积液。但在数天后证实存在血胸,甚至存在大量血胸。原因可能为肋骨骨折当时无出血,以后因活动或姿势改变等造成骨折断端刺破肋间血管,或血管破口被凝固血块暂时封闭,而后血凝块脱落而导致出血。因此,胸部外伤后短期内重复胸部 X 线检查十分重要。

四、诊断

依据外伤病史、症状和体征可明确诊断。胸部 X 线片可显示胸腔内积液或液气胸,可判断胸腔内积液量的多少。确诊需要胸腔穿刺抽出血液,但是有凝血块时,不容易抽出或抽出的血液较少。

五、急救原则与处理

血胸的处理方法包括：① 小量血胸可经多次胸腔穿刺抽出血液而愈,已形成血凝块可观察等待自行吸收；② 中量血胸多需要行胸腔闭式引流；③ 大量血胸应及时行胸腔闭式引流,尽快排出积液,促使肺尽快复张。

对于胸腔内进行性出血的伤员,治疗原则为积极输血、输液纠正循环功能不全,同时,立即行剖胸探查手术止血。清除胸腔内积血使肺迅速膨胀,同时正确处理血胸并发症。开胸探查术一般采用后外侧切口,经肋骨床或肋间隙进胸,清除凝血块,迅速准确地寻找出血部位。术中寻找出血部位有时会有困难,可能与休克未纠正血压较低有关,可先快速补充血容量,待血压回升后再寻找出血部位。根据术中发现,对出血的肋间血管或胸廓内血管予以缝扎止血；肺裂伤出血行严密缝合,大块肺组织撕裂伤,组织脆弱,缝合不能很好止血,应酌情施行部分肺切除甚至肺叶切除；轻度的心脏、大血管浅表破裂可行缝合修复,重度损伤需在辅助循环下探查修补。术后仍需严密观察病情变化,防止再次出血。应用大量抗生素预防感染,保持胸腔引流通畅,鼓励和协助伤员咳嗽,排出肺内分泌物,促进肺充分膨胀,消灭残腔,改善呼吸功能。

第五节　肺挫伤

一、病因

肺挫伤是较为常见的肺实质损伤,多为迅猛钝性伤所致,最为常见的致伤原因,如车祸、减速伤、挤压伤、高空坠落、爆炸气浪伤及烟雾烧伤等,偶尔弹片、子弹或骨折脂肪颗粒肺栓塞也可导致肺挫伤。发生率占胸部钝性伤的 $30\%\sim75\%$。依据暴力损伤的范围,肺挫伤可以发生在单侧,也可以是双侧,可以是局部性的,也可能累及一叶或一侧全肺,弥漫性损伤常合并胸内脏器严重损伤,这也是胸部外伤最常见的致死原因之一。

二、发病机制和病理改变

肺挫伤的发病机制仍不完全清楚,一般认为是由于强烈的外力作用所致。当强大的暴力作用于胸壁,使胸腔容积缩小,增高的胸内压力压迫肺脏,引起肺实质出血及水肿;当外力消除,变形的胸廓弹回,在产生胸内负压的一瞬间又可导致原损伤区的附加损伤。肺挫伤严重程度除了与外力大小及是否直接作用胸壁有关外,也取决于伤者胸壁的弹性及柔韧性。

肺挫伤发生的病理变化与肺组织结构的特点有关。由于肺循环压力较低,肺泡及其周围缺乏结缔组织支持,肺泡毛细血管内压和血浆胶体渗透压之间平衡不稳定,受到外界影响很容易发生一系列病理改变。肺挫伤主要病理改变,大体检查肺外观呈暗紫色,表面完整,但是重量增加,含气量减少,不容易压缩。显微镜下可见肺部微血管内膜损伤,肺泡和肺间质内有大量血液渗出和间质性水肿,肺泡壁完整,肺泡内充满红细胞和渗出液(图3-17-13)。实验研究发现,伤后即可出现肺泡水肿,12~24 h内肺挫伤呈进行性发展,开始为肺泡和间质出血,以后渗出增加,肺泡和间质内充满蛋白性水肿液和血细胞。

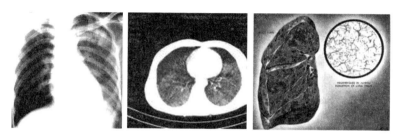

图3-17-13　肺挫伤(左为胸片、中为胸部CT、右为肺病理标本)

三、临床表现

轻度或局部限性肺挫伤,临床症状不明显,仅有胸痛、胸闷、气促、咳嗽和血痰等,听诊有散在啰音。X线胸片上有斑片状阴影(常拟诊为创伤性湿肺)、1~2 d即可完全吸收。血气分析结果可正常。严重肺挫伤可出现明显呼吸困难、发绀、血性泡沫痰、心动过速和血压下降等。听诊伤侧肺部有广泛啰音、呼吸音减弱、消失或管型呼吸音。在胸片尚未显示典型肺挫伤影像特征之前,动脉血气分析有低氧血症,对于确定诊断具有参考价值。X线胸片是诊断肺挫伤的重要方法,典型肺挫伤可显示肺部局限性、弥漫性斑片状影或团块状影,边缘模糊不清,有时融合成大片状不透光区。胸部CT检查有助于显示肺实质裂伤的部位及邻近肺组织的病理改变。

四、诊断

根据外伤史,综合症状、体征和辅助检查,特别是影像学和血气分析结果可确定诊断。

五、急救原则与处理

依据肺挫伤的严重程度,可采用不同的治疗措施。轻度肺挫伤无须特殊治疗,可随诊观察和预防并发症。严重肺挫伤是胸外伤后导致急性呼吸衰竭的最常见原因,需要给予及时的处理。

肺挫伤治疗的目的在于维护呼吸和循环功能,及时处理合并伤。在急救现场,首先要保持伤员呼吸道的通畅。由于肺挫伤后呼吸道内分泌物较多,且易被块状血痰阻塞,往往加重缺氧症状。因此,应鼓励伤员咳嗽排痰,予以雾化吸入稀释痰液极为重要。必要时还须采用鼻导管或支气管纤维镜下吸痰,或行气管插管或切开保持呼吸道的通畅。减轻胸壁伤处的疼痛有利于患者的咳嗽排痰,可应用止痛药、肋间神经封闭或硬膜外镇痛等。

单纯的肺挫伤少见,多伴有其他合并伤。迅速控制原发伤及合并伤极为重要,如严重胸外伤常因血气胸或失血性休克危及生命,因而有效的胸腔闭式引流能迅速改善呼吸功能,同时为机械通气创造条件。合并颅内血肿、肝脾破裂、肠破裂、支气管断裂等脏器损伤者,均应在确保呼吸的条件下,进行急诊手术治疗。抗休克与原发伤的治疗应同时进行,尽量缩短伤员休克的持续时间,有利于减少 ARDS 或多器官功能障碍综合征(MODS)的发生。

第六节　创伤性窒息

一、基本概念与病因

创伤性窒息是闭合性胸部创伤中一种较为少见的综合病症,其发生率占胸部伤的 $2\% \sim 8\%$。典型临床表现为上胸部、颈部、面部和眼结膜弥漫性分布大小不等的紫红色瘀斑或出血点,严重时皮肤和眼结膜呈紫红色并水肿,故又称为"外伤性发绀"或"挤压伤发绀综合征"(图 3-17-14)。

创伤性窒息常见的致伤原因有坑道塌方、房屋倒塌和车辆挤压等。当胸部和上腹部遭受强力挤压的瞬间,伤者声门突然紧闭,气管及肺内空气不能外溢,两种因素同时作用的结果,引起胸膜腔内压骤然升高,压迫心脏及大静脉。由于上腔静脉系统缺乏静脉瓣,这一突然高压致使右心血液逆流而引起静脉过度充盈和血液淤滞,并发广泛的毛细血管破裂和点状出血,甚至小静脉破裂出血。

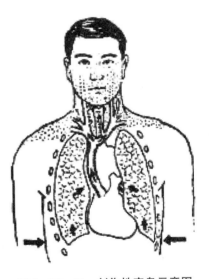

图 3-17-14　创伤性窒息示意图

二、临床表现

创伤性窒息多见于胸廓弹性较好的青少年和儿童。多数不伴胸壁骨折,但当外力过强时,除可伴有胸骨和肋骨骨折以外,尚可伴有胸内或腹内脏器损伤,以及脊柱和四肢损伤,亦可发生呼吸困难或休克。

1. 主要临床表现　头、颈、胸及上肢范围的皮下组织、口腔黏膜及眼结膜均出现出血性瘀点或瘀斑,严重时皮肤和眼结膜呈紫红色并水肿,可有胸闷、呼吸困难及痰中带血,常伴有多根肋骨骨折、气胸或血胸。

2. 眼部表现　眼球深部组织内有出血时可致眼球外凸,视网膜血管破裂时可致视力障碍甚至失明。

3. 颅内表现　颅内轻微的点状出血和脑水肿可产生缺氧,引起一过性意识障碍、头昏、眩晕、烦躁不安,少数有四肢抽搐、肌张力增高和腱反射亢进等征象,瞳孔可扩大或缩小,若发生颅内血肿则可引起偏瘫和昏迷。

三、诊断

伤员有闭合性胸部及上腹部挤压伤史。检查可发现胸部及以上皮肤和皮下有不同程度瘀斑,球结膜肿胀和结膜下出血为其特征性临床表现。X 线胸片显示,肺部局限区域、一侧或双侧的斑点状浸润、弥漫性或局部斑点融合浸润以及弥漫性单肺或双肺大片浸润或实变阴影。约 70% 病例在伤后 1 h 内出现 X 线异常征象,30% 病例可延迟到伤后 4～6 h。伤员有昏迷和神经系统症状时,需做头颅 CT 或 MRI 检查以确定颅内出血的范围和程度。

四、急救原则与处理

单纯创伤性窒息,其症状多可自行缓解,不需特殊处理。处理原则是严密观察、对症治疗,半卧位休息保持呼吸道通畅,吸氧,适当止痛和镇静,以及应用抗生素预防感染等。一般应限制静脉输液量和速度。对皮肤黏膜的出血点或瘀血斑,无须特殊处理,2～3 周可自行吸收消退,球结膜下出血多在伤后 1 周左右吸收,不遗留痕迹。颅内大量静脉出血且量多,神经系统症状明显,可予降低颅内压处理,包括静脉快速注射甘露醇或山梨醇,必要时给氧、补液。合并其他胸部伤或脊柱损伤时,应给予相应的处理。对于合并损伤,应采取相应的急救和治疗措施,包括防治休克,处理血气胸和及时开颅或剖腹手术探查等。创伤性窒息本身并不引起严重后果,其预后取决于胸内、颅脑及其他脏器损伤的严重程度。

第七节　气管、支气管损伤

气管及支气管损伤是一种少见但可威胁伤员生命的严重胸部损伤。无论是穿透性或钝性伤均可造成气管或支气管断裂,产生严重后果,由于气管及支气管解剖位置的特点,穿透性损伤时,伤员常因合并心脏、大血管损伤而死于事发现场,临床所见到的穿透性伤多为颈段气管损伤,胸段气管穿透伤罕见。闭合性钝性伤所致的气管或支气管破裂,多发生在胸段气管或主支气管,临床处理的也多为此类损伤。气管及支气管损伤的主要临床表现为呼吸困难、发绀,颈部皮下或纵隔气肿、气胸、张力性气胸或血气胸。支气管损伤均合并不同程度的出血,当伤员抵达急诊室后,大多数气管及支气管出血已停止或未被咯出,只有存在大出血时,病人才出现咯血症状。上述临床症状取决于气管及支气管撕裂的位置、大小、支气管血管有否撕破和纵隔胸膜是否完整。

一、病因及发病机制

穿透性创伤、锐器伤和钝性创伤均可能造成气管支气管损伤。因颈段气管位置浅表,且无其他组织保护,容易遭受锐器损伤。颈段气管损伤多为锐利器械伤及颈部所致,例如刀刺伤、刀器割伤或枪弹伤,可造成气管破裂或穿透。气管异物偶尔也可造成颈段气管损伤。颈部钝性伤,如勒缢颈部,多因窒息死亡,少数被现场救活者可发生气管折断。在受伤初期,颈部气管损伤的伤员尚可维持通气,随着气管支气管破裂出血,呼吸道出现不同程度的梗阻,不久即可出现呼吸困难或者窒息,支气管镜检可见到气管内充满血性分泌物。

　　胸部闭合伤造成气管和支气管损伤临床最为常见,特别是交通事故胸廓挤压伤或撞击伤,常导致气管和支气管的断裂,平时所见病例多由于刀具刃器、枪弹伤,或气管镜下取异物引起。其发生机制尚未完全清楚,可能的致伤机制如下:① 解剖学上,胸廓富有弹性,环状软骨和气管隆突部位相对固定,胸部遭受突然暴力冲击或挤压,胸廓前后径减小,横径增大,双肺向两侧移位,对隆突附近的支气管产生剪切力。当隆突受到的牵扯力超过一定限度时,即可发生气管破裂;② 胸部受挤压瞬间,声门紧闭,气管被挤压于胸骨与脊柱之间,气管内压骤升而超出气管的弹性可致断裂。暴力将气管和主支气管在隆突部猛撞于脊柱上,导致气管破裂或折断;③ 高速运动中突然减速,可对支气管产生水平剪切力,该剪切力主要作用在主支气管软骨环膜部交界处,从而产生撕裂。单纯性胸段气管、主支气管锐器损伤罕见,常伴有其他重要脏器的损伤。

　　约 80% 的破裂部位位于距隆突 2.5 cm 以内,裂口常发生在气管分叉部,或气管膜部与软骨结合部(图 3 - 17 - 15)。左侧与右侧主支气管破裂的发生率无显著差异。气管破裂后,依破裂口大小、位置可产生不同的病理改变。气管破口小可能仅有少量纵隔气肿,而较大破口或气管完全断裂,则可出现严重的纵隔气肿和张力性气胸,甚或急性呼吸窘迫。主支气管断裂后,有两种可能的情况发生,一部分伤员出现气胸,置胸腔引流后长期漏气,经 CT 扫描或纤维支气管镜检查发现主支气管断裂;另一部分伤员支气管破裂口被血凝块或软组织暂时阻塞,或因为其他严重合并伤,早期未能引起注意,造成漏诊。急性期后,支气管完全断裂者,呼吸道内分泌物潴留致管腔完全阻塞,造成阻塞远端长期肺不张。若支气管不完全断裂,局部瘢痕形成造成狭窄,仍有部分气流通过,则可致使远端支气管及肺部反复感染,产生肺脓肿或支气管扩张,甚至毁损肺。

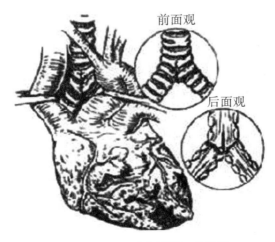

图 3 - 17 - 15　支气管裂口示意图

二、临床表现

颈段气管锐器伤可有呼吸困难、疼痛、咳嗽和咯血。检查可发现颈部伤口,且颈部伤口随呼吸运动出现气流进出的吸吮声。

钝性伤造成胸段气管断裂,气管裂口位于纵隔胸膜内,逸出的气体上升、扩散,出现纵隔及颈部皮下气肿。少数病例由于气管断裂口小,周围组织密集,可维持气管通气,无明显纵隔气肿或气胸症状。胸部闭合性损伤造成主支气管断裂、纵隔胸膜破裂,气体外逸常有气胸或张力性气胸,患者出现呼吸困难、发绀,呼吸窘迫甚至窒息。引起呼吸困难的主要原因有主支气管破裂所致气胸、血液或分泌物阻塞下呼吸道、受伤支气管黏膜水肿或血肿及合并肺挫伤等。

气管破裂伤后早期,伤员常有咯血,咳血量多为少量至中量,罕有大量咯血,有时为泡沫样血痰。另一典型特点为胸腔闭式引流后,漏气不止,长期肺不复张。钝性伤造成主支气管断裂晚期,若断裂远端支气管完全阻塞可有伤侧肺不张,出现胸闷、气短及肺活量下降等呼吸功能低下表现。原因为萎陷肺叶减少了呼吸面积,以及肺内血液右向左分流增加。若主支气管部分断裂,狭窄形成但未完全闭塞,远端分泌物潴留,引起肺部反复感染,出现咳嗽、咳脓性痰、发热甚至咯血等支气管扩张和肺脓肿的临床征象。胸部 X 线正、侧位片可显示纵隔气肿、气胸或液气胸,伤侧肺门下坠,肺完全萎陷。

三、诊断

严重胸部钝性创伤的伤员可有严重呼吸困难和发绀,体格检查发现张力性气胸、纵隔气肿和下颈部气肿有重要意义。即使无气胸,严重纵隔气肿和下颈部气肿均提示气管破裂的可能。张力性气胸和气胸安置胸腔闭式引流后,发现大量气体持续外漏,随吸气动作而加重也提示气管破裂。对于高度怀疑气管破裂的病例,应当立即做以下检查证实。

1. X 线检查　主支气管断裂早期的主要 X 线改变是大量气胸、皮下及纵隔、颈深部气肿、胸上部肋骨骨折、主支气管截断或不连续。萎陷肺坠落征象(不张的肺上缘下降至肺门水平之下)及肺浮动征是典型的 X 线征象。在晚期,气管 CT 断层检查可发现气管断裂的直接征象,气管透亮带的变形及不连续,甚至有错位的征象。支气管碘油造影可清楚显示盲袋状的支气管近端或狭窄的支气管段。

2. 纤维支气管镜检查　是最可靠的诊断气管破裂的方法。对怀疑有气管损伤的病人,如情况允许,均应立即行纤维支气管镜检查以确立诊断,以防延误诊断造成死亡或并发其他问题。纤维支气管镜检查可明确气管支气管断裂及狭窄的部位、程度等。对于早期或晚期病例都有肯定的诊断价值,而阴性的检查结果则可以排除支气管破裂的存在。胸部损伤后严重咯血症状不可忽视,即使无气管和支气管断离的其他指征,也应立刻考虑做支气管镜检。

四、急救原则与处理

支气管撕裂后并发大咯血是胸外科急诊最难处理的一个并发症,如发现病人大量咯血,血块引起气管梗阻或发现张力性气胸,需采取急救措施。为清除积气管内存在的血液,应当施行急诊气管切开术。为缓解张力性气胸,应当进行有效的胸腔排气减压,安放胸腔闭式引流,负压吸引,排出胸膜腔内气体。如有大量漏气,须使用大号胸管(1~2 cm直径)和有效的吸引,使漏入胸膜腔的气体全部排出。放置胸腔闭式引流后,应严密观察病情,如漏气严重,伤员一般情况不断恶化,应行急诊开胸探查,修补气管裂口。对于气管和支气管损伤的病例,一经确诊且有修补手术适应证,即应外科手术处理。手术处理之前,应进行必要术前准备,包括吸氧、补液,确保胸腔引流通畅。

处理颈段气管锐器伤,应在全身麻醉或局部麻醉下行彻底清创及气管修补。在气管裂口处已放置导管者,可经口插入气管导管,同时拔出裂口处之导管,清创后,间断缝合气管裂口。术前有声带麻痹者,不做气管重建修复而行永久性气管造口。具体手术处理方法为取平卧位,肩下垫枕抬高,头部后仰,做颈部低位横切口,气管裂口常在血肿周围,位于气管侧面、软骨与膜部交界处。彻底清创与止血后,修剪裂口边缘,对合整齐,全层缝合气管裂口。气管完全断裂时,可于上下断端用粗线缝吊拉拢,开始先缝合膜部,以后再按前壁顺序间断缝合裂口,对端吻合时下断端前壁应多保留,使之可缝在甲状软骨上。有环状软骨创伤,清创时注意勿损伤后侧面的喉返神经。若在局麻下清创缝合时,可经口插管进入断裂气管远端,确保供氧。缝合完毕用肌肉覆盖吻合口,置引流片。为减轻术后吻合口张力,可用粗线固定下颌,使之贴近胸前,两周后拆除。术后应保持呼吸道通畅,并应用抗生素防止感染。

胸段气管锐器伤、小的气管裂口,特别是医源性损伤,大多可自行愈合,不需要手术处理。保守治疗措施包括大剂量抗生素防治感染,必要时需胸腔闭式引流或气管切开。较大的气管裂口,需要及时手术修补,采用可吸收线间断缝合裂口。若同时伴有严重肺裂伤修补困难,或有肺大血管损伤出血难以控制,可行肺叶或一侧全肺切除。胸段气管锐器伤多在合并胸内其他脏器伤手术的同时进行处理,故多经典型后外侧剖胸切口进胸。单纯胸段气管锐器伤,也可经胸骨正中切口而不进入胸膜腔,如此对于术后呼吸功能干扰较小,恢复更快。

对完全离断的支气管两残端,经清创后,用4-0号聚丙烯无损伤缝线做褥式间断缝合,外用纵膈胸膜覆盖加固。如能使用双腔气管插管或术中将带套囊的单腔导管送入对侧,则可避免从支气管裂口漏气,利于手术操作。对于修复广泛撕裂的病例,可考虑在体外循环、心肺转流下进行手术修补。

对于胸段气管钝性伤或主支气管断裂处理,早期支气管断裂的治疗原则为急诊行支气管断裂修补吻合术,手术愈早效果愈好,早期手术可达到肺功能的完全恢复。手术通常取左侧卧位,右后外侧切口进胸。切断奇静脉,显露气管和隆突部。清除裂口周围积血或挫伤坏死组织,确定气管或右主支气管裂伤的部位、大小。修补时注意将气管或支气管断端修剪整齐,准确对位,在无张力情况下进行吻合。吻合毕用心包或带蒂胸膜加固。术后予抗生素预防控制感染,在下颌固定体位练习进行进食和排痰,以减少术后吻合口张力。

若伤员一般情况差,不能立即行手术修补,可行气管造口延期处理,以便清除呼吸道分泌物,减少感染和阻塞,待情况好转后再做延期修补。由于气管造口不利于排痰,容易损伤吻合口,尽量不用。

第八节 食管损伤

一、基本概念

食管外伤主要包括食管黏膜损伤和食管穿孔,根据损伤的原因大体上分为机械性损伤和化学性损伤。

在食管机械性损伤中,食管黏膜损伤较为多见,常见食管黏膜损伤原因包括进食粗糙干硬食物,或误吞尖锐异物造成食管黏膜擦伤,因损伤表浅,其严重性较食管穿孔为轻。此外,大量饮酒导致剧烈呕吐,可致使食管下端及贲门部黏膜撕裂。目前,最常见的机械性损伤原因是医源性损伤,如食管镜检查、食管扩张穿孔、胸外科手术误伤等。

（一）食管机械性损伤

1. 腔内损伤　目前,采用腔内医疗器械诊断和治疗食管疾病是相当安全的,但并非完全没有危险。食管腔内损伤多发生在采用这些器械在食管内或通过食管进行诊断和治疗的过程中,采用硬食管镜发生的并发症要比纤维食管镜高。对于有膈上憩室、贲门失弛缓症、食管狭窄的病人,如果不小心操作则更易发生食管损伤。内窥镜检查引起的食管穿孔,大多数发生在食管解剖学上第一狭窄,食管入口环咽肌以下部位。食管下段及贲门附近穿孔,多数在食管原有疾病基础上发生。医源性穿孔发生后,其经过和后果较其他原因所致穿孔为轻,其原因为约半数食管穿孔发生在颈段,比较容易处理;医源性食管穿孔多在发生时即被发现,可获及时治疗。由于内窥镜检查前经过禁食准备,污染较轻;操作不慎造成的食管穿孔破口较小,引起纵隔及胸腔感染也较轻。异物引起的食管穿孔仅次于器械,为食管穿孔第二常见原因。引起食管穿孔多为锐利不整形或体积较大的异物,如骨块、义齿、铁钉、刀片等。异物或刺破食管直接造成穿破,或异物压迫食管壁引起坏死穿孔,也有采用强行吞咽大块食物试图将异物推下而致食管穿孔,亦有经内镜取出异物时意外造成食管穿孔。

2. 腔外损伤　腔外损伤主要由于胸部或颈部挫伤或穿透性枪伤、刀伤,并多与胸部或颈部的其他损伤同时存在。枪弹、弹片及刀器穿透性伤可造成食管穿孔,尤其是胸段食管损伤多合并心脏、大血管损伤,伤者常死于事发现场。

食管机械性外伤及穿孔如不及时处理,几乎毫无例外地发生急性纵隔炎、食管胸膜瘘,并可能致死。其中,胸段食管穿孔对患者的生命威胁较大,治疗困难,常因合并伤或疏忽而延误诊断及治疗时机,造成较高的死亡率。因此,早期发现、早期诊断和早期治疗是降低死亡率的关键。

（二）食管化学性损伤

临床上将食管化学性损伤分为酸性和碱性腐蚀两类。酸性化学物质,如强酸(有硫酸、硝酸、盐酸、石炭酸等)可与组织接触面发生凝固性坏死,由于食管鳞状上皮表面所附黏液耐酸能力较强,多可阻止酸向深部组织渗透,故其可不被吸收而到达胃内;碱性化学物质(如氢氧化钾、氢氧化钠、来苏儿液、卤水、稀氨溶液即氨水及石灰水等)能溶解蛋白质、胶原和脂肪,吞服后主要产生液化性坏死,并向深部组织渗透,引起广泛的组织损害。

二、临床表现

不同原因引起食管机械性损伤的症状和体征有所不同。而损伤的部位、穿孔大小以及穿孔后到就诊的时间的不同，其临床表现也有差别。90%以上的伤者有颈部或胸骨后剧烈疼痛，吞咽时症状加重。30%有呼吸困难、心率增快、血压下降，甚至出现休克。几乎均有纵隔或下颈部皮下气肿，后期为纵隔脓肿或脓气胸。87%～90%以上的患者有发热，白细胞计数增高。

（一）颈部食管穿孔

颈部食管穿孔常发生在较薄的食管后壁，由于食管附着的椎前筋膜可以限制污染向侧方扩散。穿孔的最初几小时颈部无明显炎症表现。而后，由于口腔或胃内的液体经过穿孔进入食管后间隙和沿着食管平面进入纵隔，引起纵隔炎症，病人诉述颈部疼痛、胀感和吞咽困难明显，吞咽或颈部活动时加剧。体格检查发现局部肿胀及皮下气肿，胸锁乳突肌前缘压痛。全身感染中毒症状常在食管损伤后 24 h 后发生。

（二）胸部食管穿孔

胸段食管穿孔直接引起纵隔污染，迅速发生纵隔气肿和纵隔炎。尽管早期仅是纵隔的污染，但可迅速发展为坏死性炎症过程。伤者可有胸骨后或上腹部突发性剧痛，随即出现气急、发热、呼吸困难或休克，呕吐物常带有血性。当菲薄的纵隔胸膜被炎症穿破，胃内容物经破口流入纵隔和胸膜腔，引起胸膜腔的污染和积液，形成纵隔和胸膜腔化脓性炎症，伤者可出现患侧胸痛，胸闷，气短，体温升高，心率增快，且心率增快与体温升高不成比例。根据胸腔污染的严重程度、液气胸的量以及是否存在气道压迫，伤者全身感染中毒症状、呼吸困难的程度有轻重不同。纵隔镜检查后发生的食管损伤往往不易诊断，有时甚至当伤者发生纵隔炎和皮下气肿时或病理报告活检组织有食管黏膜或食管肌肉时才做出食管损伤或穿孔的诊断。

体格检查可发现伤者有不同程度的感染中毒症状，不敢用力呼吸，肺底可闻及啰音，当屏住呼吸时，可听到随着每次心跳发出的纵隔摩擦音或捻发音。颈根部或前胸壁触及皮下气体征，当穿孔破入一侧胸膜腔时，出现不同程度的液气胸的体征，受累侧胸腔上部叩鼓音，下部叩浊音，病侧呼吸音消失。少数病例可伴有气管移位，纵隔受压的张力性气胸，纵隔及胸腔的炎症可产生对膈肌的刺激，表现为腹痛、上腹部肌紧张、腹部压痛，应注意同急腹症相鉴别。

（三）腹部食管穿孔

食管腹腔段的损伤较少见，一旦损伤，由于胃内液体进入游离腹腔，主要引起腹腔的污染。常有上腹部压痛、肌紧张，易误诊为急腹症。应注意胸段食管远端的损伤也可以表现为这种情况。有时这种污染可能不在腹腔而在后腹膜，这使得诊断更加困难。由于腹腔段食管与膈肌相邻近，常有上腹部疼痛和胸骨后钝痛并放射到肩部的较典型的特征。

三、诊断

食管穿孔后的并发症和死亡率与发病到就诊时间有明显关系。因此，早期做出食管穿孔的正确诊断非常重要。对所有行食管内器械操作后出现颈部、胸部或腹部疼痛的病人,因高度警惕发生食管穿孔的可能性。对有 Meckler's 三联征(呕吐、下胸痛、颈部皮下气肿)的患者,更应怀疑有食管穿孔的可能,应做进一步检查明确。胸部创伤,特别是食管邻近有创伤者,应常规检查是否伴有食管损伤。结合有关病史、症状、体征及必要的辅助检查,多可做出及时、正确的诊断。纤维内镜检查可发现食管黏膜有出血点。有外伤、手术、食管镜检查、扩张、误吞异物或剧烈呕吐的病史,体检发现有局部肿胀、压痛、皮下气肿,颈部穿透伤可有唾液自伤口流出,颈部食管损伤不难诊断。胸部闭合性钝性损伤发现一侧或双侧呼吸音低,气管向健侧移位,胸腔积液或液气胸,应高度警惕食管穿孔或破裂。胸腔穿刺抽出酸性带食物的胸液,口服亚蓝后胸液染色,提示食管穿孔。胸部平片显示颈部气肿、纵隔积液和积气,或纵隔影增宽及液气胸。最有价值的检查是口服水溶性造影剂或碘油行上消化道造影,发现造影剂外溢到纵隔或胸腔,可确定食管孔或破裂的诊断,但对黏膜损伤的诊断意义不大。此外,纤维胃镜检查可见食管破裂口及破口的位置、大小。但是,由于担心纤维胃镜检查可能使穿孔扩大,临床一般不进行内镜检查。少数病例早期未能及时诊断,直至后期出现脓胸,甚至在胸穿或胸腔引流液中发现食物方明确诊断。

四、急救原则与处理

食管损伤后应积极治疗,目的在于防止从破口进一步污染周围的组织,清除已存在的感染,恢复食管的完整性和连续性,维持营养。要达到这四个目的,需根据损伤食管的情况(被损伤食管处组织是否正常),原发疾病是良性还是恶性,是否伴有穿孔远端梗阻,纵隔及胸腔污染情况,食管损伤后到治疗的时间等选择不同的方法。

食管黏膜损伤的治疗原则为对症处理。症状不明显且能进食者,可进流质或软食,口服消炎、止痛、抗酸或收敛药物;有发热、白细胞计数增高等感染迹象,可适当应用抗生素。食道黏膜破裂出血,可给予止血剂,或电凝、激光等止血治疗。

食管穿孔或破裂的治疗原则为争取早期手术处理,减少纵隔和胸腔的污染,充分引流,给予有效的抗生素及营养支持治疗。依据穿孔的部位、大小、穿孔距诊断时间和前期处理措施的正确与否,可采用不同的治疗方法。对于入院较晚,穿孔小且局限,临床体征较少,可行保守治疗。保守治疗主要是禁食,放置鼻胃管胃肠减压。纠正脱水及电解质紊乱,加强营养支持,输入全血或血浆。通过鼻饲、胃或空肠造口饲食。开始应用大剂量广谱抗生素,以后根据细菌培养及药敏试验,选用合适抗生素。

颈段食管穿孔,裂孔小而局限于纵隔,未溃入胸腔,可做颈部局部引流,嘱咐伤者尽量将唾液吐出,或于颈部伤口上方放置吸引管。已形成纵隔脓肿时需行纵隔引流。进食后外漏明显或体温升高,应禁食,置胃管鼻饲或做胃或空肠造瘘。

对于器械检查所致胸段食管穿孔或破裂,食管穿孔较小,纵隔炎尚不明显,食管造影见纵隔积气而未见造影剂漏出或漏出较少者,可在保守治疗下严密观察。穿孔发现较晚,但症状不严重,全身情况较好,穿孔有转向自然愈合趋势,也可考虑保守治疗。此时,若行开胸手术,其目的为充分引流胸腔,尽力修补裂口,防止纵隔及胸膜腔进一步污染。胸段食管穿孔或破裂口较大,纵隔和胸膜腔污染较重,应采取禁食,胃肠减压,立即行胸腔闭式引流和抗休克治疗。同时应用大剂量抗生素和激素控制感染改善中毒症状。情况稳定后,穿孔在 24 h 之内,可开胸探查试行食管穿孔或破裂部位的修补缝合,同时做胃或空肠造瘘行胃肠内营养,或予静脉内营养支持。术后注意胸腔引流通畅,促使肺尽早膨胀,消除脓胸所致的残腔。

腹段食管穿孔,处理上与胸段食管穿孔基本相同,有手术指征时,行剖腹探查穿孔修补,术毕充分引流,预后较胸段食管穿孔为好。

第九节　膈肌破裂

一、基本概念

锐器伤或钝性伤均可能造成创伤性膈肌破裂。平时多见,占严重胸部伤的 4%～7%,占严重腹部伤的 22%。大多数为交通事故伤引起,其次是高处坠落、塌方或挤压等。临床上以左侧膈破裂较为多见,占 90%左右。

闭合性损伤所致的膈肌裂口常较大,从中心腱向外侧呈放射状撕裂,因而多位于横膈外侧肌肉部。膈破裂后疝入胸腔的脏器,右侧主要是肝脏,左侧多数是胃、结肠和大网膜。胸部钝性伤很少造成单纯膈破裂,常合并胸内其他器官的损伤,伤后早期可被其他严重损伤掩盖,常出现漏诊,待全身情况稳定后,才注意到膈疝的症状和体征。无论锐器伤或钝性伤,很少同时造成双侧横膈的损伤,而且罕见心包膈面和膈肌脚的损伤。横膈的完整性破坏,肺吸气受限,可出现反常呼吸,胸腹腔的压力阶差使得腹内脏器疝入胸腔。随呼吸运动,特别用力呼吸,更促使膈疝形成。腹腔内脏疝入胸腔后,脏器本身的功能如胃、肠管等消化系统功能受到影响。而腹内脏器堆积在胸腔,伤侧肺受压萎陷,通气和弥散能力降低。当大量的腹腔脏器疝入胸腔,可能造成纵隔移位,不仅影响呼吸,同时也严重影响了循环功能(图 3-17-16)。

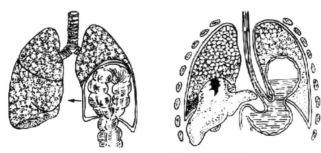

图 3-17-16　闭合性膈肌破裂
左图为结肠进入左胸腔中;右图为肝脏进入右胸腔,胃进入左胸腔对纵隔有压迫作用

二、临床表现

膈肌破裂绝大多数为左侧,少数为右侧或双侧。临床症状主要取决于横膈破裂长短、腹腔脏器疝入的多少和肺受压萎陷的严重程度。伤后初期,部分病例横膈破裂症状和体征被其他严重合并损伤掩盖,或被当时各种抢救措施掩盖,如机械辅助正压通气,可延迟腹内脏器疝入胸腔,自主呼吸恢复以后才出现膈肌破裂的临床征象。

大多数膈肌破裂伤者诉胸痛、胸闷、咳嗽、心悸及食欲缺乏、恶心、腹胀、消化不良。严重时可有呕吐、呕血及黑便。有的可出现停止排气及排便等肠梗阻症状。查体发现,患侧下胸部叩诊浊音或浊鼓音相间,听诊呼吸音减弱或消失,胸部听诊闻及肠鸣音对诊断有重要价值。有时可发现心脏及气管向健侧移位。闭合性膈肌破裂大多有合并伤,多见肋骨骨折和其他部位的骨折,其次为脾或肝破裂、胃肠破裂,以及颅脑损伤等。

三、诊断

有明确的胸部外伤史,尤其是胸部钝性闭合性损伤史。伤者出现肺萎陷和呼吸功能减低,以及消化道不全梗阻的症状和体征,应高度怀疑膈破裂致膈疝的可能。胸部 X 线片可显示一侧膈肌升高,膈顶轮廓消失,膈上出现肠管阴影或液平面,或有一蕈状阴影突入右侧胸腔,纵隔向健侧移位。对仍不能确诊的病例,经鼻腔放置胃管后胸透或拍片,可见胃管出现于胸腔内;经胃管注入造影剂,可证实诊断。如果怀疑右侧膈肌破裂时,可注入人工气腹 200~300 ml,立位拍片若见气体未在腹腔而在胸腔则可确诊。上消化道造影显示充满造影剂的胃体翻入胸腔内,提示胃在胸腔。此外,胸部超声波检查也有助于发现肝、脾疝入胸腔。

应当强调的是,如果怀疑有胃、肠等空腔脏器疝入胸膜腔,禁忌做胸腔穿刺或胸腔闭式引流,以免损伤。

四、急救原则与处理

膈肌破裂的治疗原则是,一经确诊应尽快开胸探查手术修补破裂膈肌,当合并其他复合伤时,首先处理危及生命的脏器损伤,可以推迟膈破裂的处理。

膈肌修补手术前应禁食、留置鼻胃管减压。手术中应当先行仔细的探查,明确膈肌破裂的位置、裂口大小及疝入的脏器;锐器损伤膈肌,多在伤后早期即行开胸探查,此种膈肌裂口小,疝入脏器少,容易回复,缝合膈肌简单。需注意锐器损伤可能同时伤及膈下腹内脏器,有时需要扩大横膈裂伤口,探查有无胃、肠管、肝脾损伤,避免遗漏。锐性伤造成的膈肌破裂,在急性期,疝入脏器与膈肌裂口尚未形成粘连,游动度较大,还纳腹腔器官并无困难。陈旧性膈肌破裂,疝入脏器与膈肌裂口边缘常有紧密粘连,裂口边缘常不清楚,需耐心辨认,仔细分离,还纳腹腔脏器时需慎重,勿造成损伤。修整膈肌破口,应切除膈肌破口边缘血供不良部分,"8"字间断缝合或双层折叠缝合。术后早期继续禁食,鼻胃管胃肠减压。

若确诊有腹内脏器破裂时,则应经腹部切口,迅速修复和还纳腹内脏器,修补膈肌,根据术中探查结果,决定是否需要开胸。由于膈肌破裂的临床表现较为复杂,常不典型且合并损伤较多,有 1/3~1/2 病例是在开胸或开腹探查手术中才被发现。因此,应对其提高警惕,术中注意探查。膈肌破裂的总死亡率为 18%~26%,其中半数死于合并损伤,手术死亡率约为 10%。

第十节　肺爆震伤

一、基本概念

炮弹、火药、瓦斯气体或其他爆炸物爆炸后,瞬间释放出巨大的能量,使爆炸中心的压力和温度急剧增高,迅速向四周传播,形成一种超声速的高压波,即爆震冲击波。由于胸廓面积大,因而爆震冲击波对肺的损伤更为常见,且较为严重。爆震冲击波作用于胸部,可直接传导至肺部造成肺损伤,其作用机制为强大爆震冲击波压缩胸廓,之后依靠胸廓顺应性和减压,胸廓回弹,这种急骤的加压、减压的压力巨变,使肺组织在胸廓内撞击胸壁,造成严重肺挫伤。此外,爆震冲击波也可作用于细小支气管及肺泡,引起肺泡破裂、出血,产生肺水肿,导致肺通气和换气功能异常(图3-17-17)。冲击波还可引起心肌裂伤及心包内出血,严重者可影响循环系统功能。

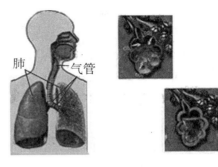

图3-17-17　肺爆震伤
主要病理改变是肺泡破裂和肺泡内出血

伤员气管及支气管内可有大量血性渗出物,如不能及时有效地咳出,容易导致缺氧及支气管痉挛,严重者可发生呼吸道梗阻,加重缺氧和呼吸困难。而组织缺氧反之又增加肺毛细血管渗透性,使更多的液体渗出进入肺泡,形成恶性循环。

二、临床表现

肺爆震伤的表现与损伤的严重程度有关。由于胸廓弹性大,外表可能无明显损害体征或者损伤很轻,但是,其内部损伤则较为严重。轻者仅有短暂的胸痛、胸闷或憋喘感。稍重者伤后1~3d内出现咳嗽、咯血或血丝痰,少数有呼吸困难。听诊可闻及变化不定的散在性湿啰音或捻发音。严重者可出现明显的呼吸困难、发绀、血性泡沫痰等,常伴有休克。体格检查除闻及肺内啰音外,可有肺实变和血气胸的体征。此外,常伴有其他脏器损伤的表现。

三、诊断

根据爆炸伤史、临床表现和X线检查,肺爆震伤确诊并不困难。体格检查除肺部啰音外,可有肺实变和血气胸体征。X线检查可见肺纹理增粗、肺透光度减低,斑片状阴影以至大片状阴影,亦可见肺不张和血气胸征象。血气检查可发现轻重不等的异常结果,提示持续性低氧血症。胸部CT检查若表现为密度增高的云絮状阴影,常提示肺泡及肺间质出血。

四、急救原则与处理

肺爆震伤的救治在于维持呼吸和循环功能,包括迅速将伤员撤离险区,保持呼吸道通畅,立即予鼻导管或面罩吸氧、止痛、镇静、减少耗氧量,必要时行气管切开和人工呼吸器辅助呼吸以及补液输血抗休克,保证足够有效循环血容量。输液时应注意输入量和输入速度,避免因输液量过多、过快而加重肺水肿,必要时予利尿剂。有血气胸者尽早做胸腔闭式引流,并给予止血药物。应用足量的抗生素预防感染。对合并的其他器官损伤进行相应的处理。

第十一节　胸腹联合伤

一、基本概念

胸腹联合伤即同一种病因造成胸部和腹部内脏损伤,同时伴有膈肌破裂。若胸部和腹部同时损伤但不伴膈肌破裂则称为胸/腹部合并伤。膈肌破裂口较大时,腹内脏器可嵌入胸腔,形成创伤性膈疝。例如刀具、子弹、弹片所致胸部贯通伤或穿入伤,若低于前胸第 4 肋、侧胸壁第 6 肋或后胸第 8 肋水平,可能伤及膈肌及其邻近的腹腔脏器,如肝、脾、胃、结肠或腹腔内血管等(图 3 - 17 - 18)。

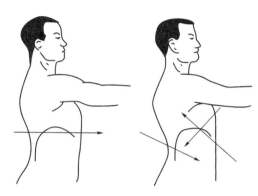

图 3 - 17 - 18　胸腹联合伤形成示意图
左图为凡在第 4 肋间平面以下的伤道都有可能造成胸腹联合伤;
右图为上腹部的各种伤道都可能造成胸腹联合伤

凡钝性暴力(碰撞、碾轧、坠落等)及锐性暴力(穿透伤、子弹、刀刺伤等)所致的下胸部开放性或闭合性损伤,均有可能同时导致胸腔和腹腔脏器的联合损伤,包括胸部胸壁、肺、大血管、心脏、食管、气管的损伤;腹部腹壁、肝、脾、胃、结肠、小肠或肾脏的损伤,而横膈可同时有裂伤(图 3 - 17 - 19、图 3 - 17 - 20)。临床上,除胸部出现气、血胸等导致的呼吸、循环功能衰竭外,也可同时出现腹腔出血及内脏破裂或穿孔导致腹膜炎等临床表现,伤情危重复杂、危险性较大,诊断及急救处理技巧要求较高,稍有不慎将会造成难以弥补的损失。

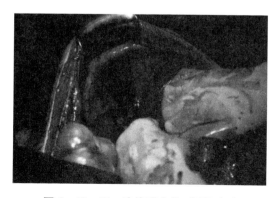

图 3 - 17 - 19　胸腹联合伤:膈肌破裂

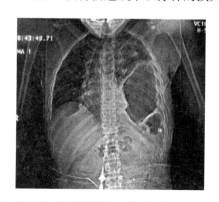

图 3 - 17 - 20　胸腹联合伤:膈肌破裂,胃疝入左胸腔

二、临床表现

胸腹联合伤既有胸部伤又有腹部伤,同时可能伴有膈破裂并形成膈疝,因此,可出现上述三种病变的临床症状和体征。对于锐器伤者,外观伤口多在上述的下胸部、下背部或上腹部,而钝性闭合性损伤与外界无相通之伤口。胸部损伤可有胸痛、咳嗽、咯血、呼吸急促、发绀。检查可发现皮下气肿、气胸、血胸、血气胸、肋骨骨折和肺挫伤等。受伤的腹部器官,在右侧大多是肝,在左侧常是脾,其次是胃、结肠、小肠等。在受伤初期,创伤所导致腹腔出血或腹膜炎的临床表现有时并不明显,容易漏诊,从而延误手术治疗时机。因此,处理下胸部闭合性损伤或穿刺伤时,要高度警惕存在腹腔内器官损伤和/或膈肌破裂的可能,尤其对出现腹痛、呕吐、脉搏增快、血压下降等征兆的伤员,必须密切观察病情变化,反复行体格检查和 X 线检查。凡有腹壁压痛、腹肌紧张或腹部膨胀、肝浊音上界升高、腹部转移性浊音等体征,经腹腔穿刺抽出血液或混浊液者即可明确诊断。此外 X 线检查如示膈下积气,可做出腹腔内空腔脏器破裂的诊断;如胸膜腔内显示胃泡或肠腔,或肝阴影,则提示合并有膈肌破裂,形成膈疝。

三、诊断

诊断时应当明确,锐器伤是贯通伤还是刺入伤,刺入伤方向、深度,贯通伤的入口和出口,致伤物路径中有无异物存留。钝性闭合性伤时,注意挤压部位,受伤时间,坠落高度和地面状况,以及受伤时伤员的姿势。胸部外伤,是何种或几种胸部伤,而可能威胁伤员生命的是哪种损伤。腹内伤是实质脏器破裂还是空腔脏器穿孔,有几个脏器损伤,纵隔有无破裂。注意少数的胸部表现并非胸内脏器损伤所致,如血胸可以是腹内器官如肝、脾破裂,血液经膈肌裂孔进入胸腔,而气胸可以是结肠损伤后气体经腹膜后间隙逸入胸腔所致。胸腹联合伤常可能合并颅脑损伤或四肢骨折等,诊断时勿遗漏。

根据患者的症状和体征,在条件许可的情况下,进行必要的辅助检查,包括胸部 X 线片,胸部、腹部 B 型超声波检查及腹部平片、胸部 CT、腹部 CT 扫描,血常规化验,肝肾功能、血脂和各项酶学检查,特别要进行血清淀粉酶测定。必要时进行胸腔穿刺或腹腔穿刺。

四、急救原则与处理

首先要确保伤员生命体征的稳定,首先解除呼吸道梗阻,维持循环稳定。严重胸腹联合伤患者多有血压下降、休克、呼吸困难,应给氧、输液,必要时予补充或输血胶体。开始给予广谱抗生素,以后根据细菌培养和药物敏感度选择有效抗生素。留置尿管观察尿量,判断血液循环功能。危重伤员应行中心静脉置管并监测中心静脉压,监测心电和动脉血氧饱和度变化。

在处理期间,应按伤情的轻重缓急,有序、有重点地进行相应的处理。伤情严重者可边检查边处理:首先封闭胸部开放性伤口,胸膜腔内有积气、积血,尤其是张力性气胸,需先行胸膜腔引流,以改善呼吸功能。如胸膜腔内有大量积血或胸膜腔引流后仍不断有较多血液流出,则行剖胸术探查止血,再切开膈肌,探查腹腔,进行止血或修补;倘显露欠佳,可改行胸腹联合切口。对于严重腹部损伤者,需在补液输血纠正休克的同时迅速施行剖腹术,切除或修补破裂脏器和/或膈肌破裂口。对于无紧急手术指征的创伤性膈疝,膈肌修补可推迟或延期处理。

胸腹联合伤主要涉及胸外科和普外科,可能还涉及神经外科或骨科,对于重症伤员,常需要多学科的共同努力,通力合作才能完成满意的手术治疗。此外,呼吸内科、心血管内科、ICU 以及护理对于围手术期的治疗也发挥着不可替代的作用,多学科的共同合作是胸腹联合伤伤员顺利恢复的重要保证。

第十二节　心脏、大血管损伤

一、基本概念

胸部穿透性伤和钝性伤均可导致心脏及大血管损伤。心脏、大血管损伤可分为穿透性或钝性心脏损伤、大血管损伤,无论平时和战时都不少见。

心脏穿透伤多由于锐器、弹丸、弹片经胸壁或腹壁穿透心脏所致,以右心室最多见,其次为左心室、右心房、左心房。根据 Glinz 等综合 657 病例分析结果,右心室约占 47%,左心室 34%,右心房 14%,左心房 5%。损伤可为单纯心包伤(甚少,约占 8%)、心壁表浅裂伤、穿入或贯通一个心腔、穿过间隔伤及两个心腔,较为罕见的有心内结构、传导束和冠状动脉的损伤。凡胸、上腹、腋窝及后背部的穿透伤均需高度警惕心脏损伤的发生,常导致致命性大出血。由于无伸缩性的心包包覆着心脏,若心包伤口小或被凝血块堵塞,血液迅速积聚于心包腔内可导致急性心脏压塞。钝性心脏伤致伤原因包括车辆高速行驶时突然减速、方向盘挤压,高处坠落及塌方等。心脏受伤的严重程度不一,从心肌挫伤直至心脏破裂,也可伤及室间隔、瓣膜、乳头肌和腱索等。

主动脉、肺动脉及其大分支,以及腔静脉和无名静脉,均可因穿透和钝性伤而发生破裂。破裂发生在心包内者可引起心脏压塞,发生在心包外者可引起致命性大出血,伤员多迅速死亡,仅约 2% 伤员能转送至医院。临床所见大血管损伤多为主动脉及其分支的损伤,其中,主动脉弓降部较为多见,绝大多数为交通事故引起,少数为坠落伤和挤压伤。致伤机制可能为主动脉弓部较为固定,当胸部遭受挤压、撞击和突然减速时,心脏和升主动脉可发生向前、向后的移位形成剪力或发生旋转产生应力,或主动脉内血液产生水击应力,从而使升主动脉破裂,升主动脉的旋转和降主动脉的移位可对主动脉峡部形成剪力和弯折应力从而引起破裂(图 3 - 17 - 21)。

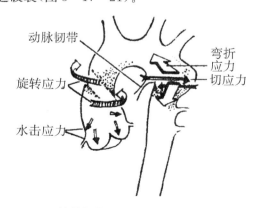

图 3 - 17 - 21　钝性损伤中引起主动脉破裂的各种应力作用

主动脉损伤分为以下病理类型：① 主动脉壁内膜、中层及外膜全层横断，伤员多在数分钟内因大出血死亡；② 主动脉内膜及中层损伤、外膜完整，由于主动脉外膜及纵膈胸膜的阻挡，主动脉损伤局部形成血肿，伤员可短暂生存，但有再次大出血而死亡的危险；主动脉损伤局部也可逐渐形成假性动脉瘤。

二、临床表现

心脏穿透伤伤员多表现为休克状态，皮肤湿冷，呼吸浅快，烦躁不安，目光散漫，检查不合作。体检可发现血压下降，脉搏细速，心音弱远。若以大量失血为主，则颜面、皮肤苍白；若有心脏压塞，可出现颈静脉怒张。心肌挫伤后常有心前区或胸骨后疼痛，伴心悸、气短等症状；若伴心内结构损伤，如室间隔穿孔或瓣膜损伤时，心前区可听到心包摩擦音，听诊闻及心脏杂音，脉搏较快而弱，有时不规则，伤员可出现急性心功能不全和心源性休克。有严重心力衰竭者，可伴有肝脏肿大及下肢水肿。

主动脉部分或全部横断者，伤员多因大量出血迅速死亡于受伤现场。主动脉不全断裂，外膜完整而局部形成血肿者，伤员可短暂生存，但常在受伤后数天内，因再次大出血而死亡；少数主动脉不全断裂者，可形成假性动脉瘤，伤员症状不明显，常在伤后的临床检查中被发现。

三、诊断

有典型的胸部外伤病史，临床症状和体格检查发现阳性体征者，可初步诊断。对于心脏穿透伤者，胸部透视下心脏搏动减弱，X 线片可显示心影增宽，有时心包腔内可见液平面，或呈现大量血胸征象；心肌挫伤者由于心包渗液或心包腔积血，心影可普遍增大，心电图、心肌酶谱等均可能有异常改变。主动脉损伤者其上纵膈阴影增宽，MRI 检查及胸主动脉造影可明确主动脉及其分支损伤的部位及范围。对于腔静脉或肺动脉损伤，在开胸探查前，临床一般较难作出正确的诊断。

四、急救原则与处理

（一）心脏损伤急救及处理

心脏大血管损伤病情重危，急诊处理需遵循以下原则：① 尽快及详细地获得病史，明确受伤部位及损伤的严重程度；② 快速检查重要的生命体征：血压、脉搏、心音及心律等；③ 在上述基础上，作出心脏大血管损伤的初步诊断；④ 迅速建立通畅的呼吸道，同时建立静脉通道快速扩容。如扩容后血压尚稳定者，应尽快进行心包穿刺及胸部 X 线检查。如快速扩容后血压仍不稳定，此时转运伤员将有风险，可根据急救场所条件，现场施行心包穿刺，必要时立即剖胸止血。对于确定基本诊断后，有手术探查指征者，尽快送手术室，施行心包开窗引流或开胸心脏探查止血术。

具体的急救和复苏措施包括：① 迅速行气管内插管，机械通气；② 建立大口径静脉快速扩容通道，可用套管针穿刺几处大静脉，快速静脉输血补液 1 000～3 000 ml，补充循环血容量，提高心脏充盈压；③ 建立中心静脉压测量装置；④ 如有血气胸，予以胸腔闭式引流；⑤ 疑有心脏压塞者立即行心包穿刺，不仅可明确诊断并能迅速解除积血对心脏的压迫，缓解病情；⑥ 若心包穿刺未抽出血液，临床上又高度怀疑心脏压塞，可在局麻下，进行紧急心包开窗探查术。具体方法为在剑突部位做一纵向切口，切开白线，切除剑突并切断膈肌止点,沿胸骨后用手指向两侧推开胸膜,将切口上端向左右上方牵拉,显露心包并做"⊥"形切口或开一小窗,以手指探查心包腔,放置减压引流管(图 3-17-22);⑦ 对心跳已停止者,需立即行开胸心脏复苏,胸外按压不仅无效,且可能加重出血和心脏压塞。

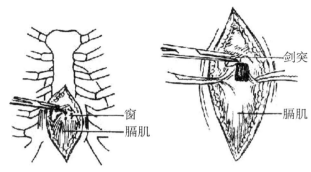

图 3-17-22 剑突下心包开窗术

对于心脏穿透伤,均应采取手术修补。在开胸手术前,对于刺入心脏并仍留在胸壁上的致伤物(如尖刀或锐器)不宜拔除。术前准备以快速大量输血为主,适量给予多巴胺和异丙肾上腺素以增强心肌收缩力。手术应在全麻气管插管下进行,浅麻醉,充分给氧。对心跳已经停止和昏迷者,可用局麻或不用麻醉。

左前外侧经第 4 肋间开胸较为常用,必要时可横断胸骨。如伤道在右侧,则可经右前外侧切口进胸。如疑有大血管损伤或心内结构损伤等情况、准备建立体外循环时,可采用前胸正中切口。如为胸腹联合伤,可先经胸正中切口修复心脏后,再向下延长切口开腹,处理腹腔内合并损伤。

切开心包之前应做好充分的准备,如充足的血源、吸收器(血液回收装置)、自体输血、缝针线等。于膈神经前切开心包,迅速清除心包内积血对心脏的压迫,找到出血的心脏裂口,立即用手指按压,加快输血。对于心室壁的裂口,采用间断缝合或带小垫片的褥式缝合(图 3-17-23)。

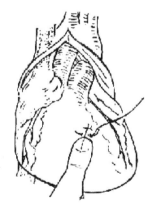

图 3-17-23 心脏裂口缝合法之一
以手指按住裂口,再以缝针穿过指尖处裂口的两侧,单线缝合结扎

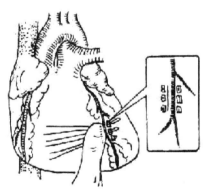

图 3-17-24 心脏裂口缝合法之二
裂口邻近冠状血管,采用褥式缝合,缝针在手指和冠状血管下穿过心肌缝合裂口。附图为裂口修补缝合结束

在冠状动脉附近的裂口,应做潜行于冠状动脉下的褥式缝合(图 3-17-24)。

冠状动脉小分支损伤可予以结扎,冠状动脉各大主干损伤须做主动脉-冠状动脉旁路移植术。如采用胸正中切口,对心脏后壁创口显露不良时,以及探查发现疑有心脏间隔或瓣膜损伤时,应在心脏体外循环下进行相应处理。如果心脏已经停跳或术中心跳骤停,则迅速用宽"8"字或褥式缝合心壁裂口,手法挤压心脏,心内注射肾上腺素 1~3 mg。若心脏复苏困难或复苏后循环不能维持,则应迅速建立体外循环或左心辅助进行循环支持。术中应全面、细致地进行检查,避免漏诊。完成心脏修补后,冲洗心包腔和胸腔,心包开窗引流或放置心包和纵膈引流。术后应加强血流动力学监护及复苏后续治疗。注意观察有无继发性出血、残余伤情和并发症。常规给予破伤风抗毒素和抗生素。

根据不完全统计显示,心脏穿透伤住院死亡率约为 60%,刀刺伤为 15%。急诊室能施行紧急开胸是降低死亡率的重要措施。近年来,由于医院急救中心抢救设备的不断完善,心血管损伤的死亡率已经有所降低。现代急救医学要求急诊室必须具备急诊开胸和心肺复苏的设备,其中包括自体输血、胸骨锯和轻便体外循环装置。

对于单纯心肌挫伤者,应充分给氧,卧床休息,直至心电图及心肌酶检测恢复正常,应用抗生素预防感染,有心力衰竭者应予强心利尿治疗,对于合并伤应予相应的处理。钝性心脏创伤出现急性失血性休克,或急性心脏压塞,疑诊心脏破裂,或合并心脏瓣膜破裂、室间隔穿孔等,应紧急开胸探查明确损伤部位,缝合心脏裂伤,或在体外循环下进行手术修补。

（二）胸部大血管损伤的急救及处理

胸主动脉破裂伤员可分为三类:① 严重出血性休克已呈濒死状态,须进行紧急复苏和急诊开胸手术止血;② 经紧急复苏后情况仍不稳定,大量出血,须急诊开胸手术;③ 复苏后病情基本稳定,可进行必要的检查确诊后限期手术。应当注意的是,尽管采取了暂时的止血处理,但仍存在延迟性大出血而导致伤员死亡的危险。

胸主动脉破裂紧急开胸可采用经左前外第 4 肋间切口。如术前已明确损伤部位,可选择合适的切口。若升主动脉、肺动脉、主动脉弓及其分支损伤则经前胸正中切口,若为降主动脉破裂则以左后外第 4 肋间切口为佳。术中如果发现主动脉破口较小,可用手指压迫止血,然后采用无损伤动脉钳做切线位钳夹,部分阻断主动脉血流,3-0 无损伤缝线进行缝合修补。如果破裂口较大,则需采用以下心脏转流方法:① 全身体外循环;② 左心转流(左心耳-股动脉间转流,需用血泵),或股-股转流(股静脉-股动脉间转流,需用血泵和人工肺);③ 近年来多采用从升主动脉或主动脉弓至降主动脉或股动脉间的外管道转流法,可不用人工肺和血泵(图 3-17-25);④ 若不具备上述准备,紧急情况下,可采用降压药物控制上半身血压,直接钳夹主动脉破裂的上下端,迅速修补。亦可采用主动脉内套管分流方法(图 3-17-26)。术中应尽量采用直接缝合修补主动脉破裂口,必要时,可采用人造血管移植。

主动脉破裂修补手术死亡率约为 15%。以上方法均难以完全避免截瘫的发生,其发生率为 5%~7%。

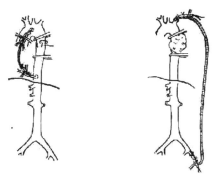

图 3 - 17 - 25　塑料管外转流法

左图为主动脉弓-降主动脉,右图为左锁骨下动脉-股动脉

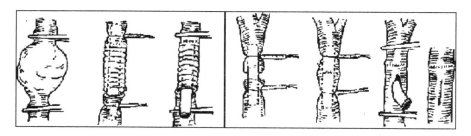

图 3 - 17 - 26　内套管分流法

左图为人造血管移植,右图为直接缝合

（周中新）

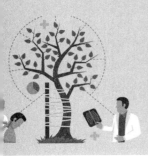

第十八章　腹部损伤

腹部损伤是指腹部在外力的作用下,导致组织、器官结构遭到破坏或其功能发生障碍,是一种常见的外科急症,占平时各种损伤的 0.4%～2.0%、战伤的 5%～50%。在发生交通事故、地震、矿难等时,可由于撞击、挤压等原因致腹部直接或间接创伤。

腹部损伤包括腹壁的损伤和腹腔脏器损伤,如肝、脾、胰腺、十二指肠、结直肠等脏器的损伤。腹部损伤常与多发性骨折、脊柱伤、胸部损伤、肾脏损伤、创伤性休克等伴随发生,早期伤情可较隐匿、临床症状体征不明显,需要进行仔细检查和严密监测。伤情较重者可因腹腔内大出血、严重的休克、腹膜炎和感染等导致伤者死亡。随着交通运输的飞速发展、救护组织的不断完善和救护技术的不断提高,腹部损伤的死亡率虽已显著下降(10%左右),但仍未降到令人满意的水平。主要原因是,多数腹部损伤同时有严重的内脏损伤,如果伴有腹腔实质脏器或大血管损伤,可因大出血而导致死亡;空腔脏器受损伤破裂时,可因发生严重的腹腔感染而威胁生命。因此,早期正确的诊断和及时合理的处理,是降低腹部损伤死亡的关键。

第一节　概　述

腹部损伤在突发的灾害或事故中较为常见,仅次于四肢、脊柱和颅脑损伤。地震、矿难、车祸等各种灾害、事故是在瞬间发生的,常导致大批的人员伤亡。患者受创部位多、范围广、多数腹部损伤因涉及内脏而伤情严重,病死率可高达 10%～40%。因此,在灾害发生后,如何以最快的速度最大限度地挽救生命将是至关重要的。

腹部损伤准确、及时的分类直接关系到现场救治的成败,尤其是在灾害或事故现场,对于确定伤员的救治时间和救治办法具有重要意义。腹部损伤的分类方法有两种,一是依据损伤后腹壁的完整性,二是依据腹腔脏器损伤情况。

一、分类

(一)分类方法

1. 根据腹壁完整性分类

(1) 开放性腹部损伤:指有体表皮肤破损,多为利器或火器损伤所致,以战时较为多见。在灾害或事故中,腹壁开放伤多是高速飞行的弹片、刀刺、房屋倒塌时被墙体砸击、裸露的钢筋、破碎的玻璃等所致。

开放伤依据致伤因素和特点分为高速伤和低速伤。高速伤多由高速飞行的枪弹所致,由于致伤物的瞬时空腔效应和热损伤效应造成的组织损害广泛、伤情严重,一旦颅脑及心脏直接受累可能导致伤员当即死亡。低速伤多系刀刃刺伤及低速枪弹或弹片伤,伤情一般较轻,损伤范围较小。小肠、结肠、肝和胃最容易受累。

开放伤根据腹膜的完整性是否受到破坏分为腹壁穿透伤和非穿透伤两类。穿透伤是指腹膜被穿通,常伴有腹腔脏器的损伤;非穿透伤是腹膜完整,未与外界相通,但不能排除有腹腔脏器损伤的可能。开放伤又根据创口的性质和特点分为非贯通伤和贯通伤。前者是指创伤伤口仅有入口,没有出口;而后者是既有入口又有出口。

(2)闭合性腹部损伤:指受伤处的皮肤无破损,常因挤压、碰撞等直接暴力或由高空坠落的间接暴力所造成,主要致伤形式有撞击伤、打击伤、坠落伤、挤压伤、冲击(气浪或水波)伤等。损伤范围可仅限于腹壁,也可伴有内脏损伤。常见内脏损伤依次为脾、小肠、肝、结肠、直肠、肾、胰、十二指肠及胃。腹部损伤的范围及严重程度、是否涉及内脏、涉及什么内脏等情况,在很大程度上取决于暴力的强度(主要是单位面积受力大小)、速度、硬度、着力部位和作用力方向等因素。此外,内脏的解剖特点、功能状态以及是否有病理改变等内在因素对上述情况也有影响。例如:肝、脾及肾的组织结构脆弱、血供丰富、位置比较固定,在受到暴力打击之后,比其他内脏更容易破裂。如果这些脏器原来已有病理改变者更是如此;上腹受碰撞或挤压时,胃窦、十二指肠第三部或胰腺可被挤压在脊柱上而断裂;肠道的固定部分(上段空肠、末段回肠、粘连的肠管等)比活动部分更易受损;充盈的空腔脏器(饱餐后的胃、未排空的膀胱等)比排空者更易破裂。

开放性损伤有体表伤口,易引起重视,即使涉及内脏,其诊断亦较为明确;而闭合性损伤则易被忽视,要确定有无内脏损伤,有时较为困难,一旦贻误治疗时机,常导致严重的后果。因此,对闭合性损伤作出及时、正确的诊断更具有重要的临床意义。

2. 根据创伤后腹腔脏器是否受损分类

(1)单纯腹壁伤:多见于腹壁利器刺伤、枪弹伤、打击伤、撞击伤等。其特点是创伤仅累及腹壁各层,如腹壁切割伤、腹壁血肿等,未伤及腹腔内组织器官,无腹膜刺激征。

(2)腹腔脏器伤:可由挤压、坠落、爆震、刺伤、枪弹伤等引起,分为腹腔实质性脏器伤、空腔脏器伤和肠系膜损伤三类。实质性脏器伤常是肝、脾破裂,常因大出血引起严重后果。空腔脏器伤为胃肠道、膀胱破裂,可引起腹腔严重感染。

(3)血管损伤:血管损伤也多由挤压、坠落、爆震、刺伤、枪弹伤等引起,常合并内脏或其他器官损伤。血管损伤容易引起大出血,尤其是腹主动脉、下腔静脉、肝动脉等大血管损伤时,可导致失血性休克,如抢救不及时,将危及生命。

3. 根据致伤原因分类

通常可以分为撞击伤、坠落伤、冲击伤、挤压伤、刺伤、枪弹伤、弹片伤等。各种不同的致伤原因可在不同的致伤方式下造成相同的损伤,而相同的致伤原因也可有不同脏器、不同严重程度的损伤结果。对于一个脏器来说,刺伤引起的创伤较轻,低速子弹次之,高速子弹、弹片或重物直接撞击伤最重。

(二)分类的临床意义

1. 指导救治　通过分类可以确定伤情的轻重,有无合并损伤、复合伤,有无失血性休克等,从而指导制定伤病员的救治方案。

（1）合并休克的处理:当腹部伤伤员伴有休克时,应在事故或灾害现场立即实施快速输液、扩容抗休克,并尽快查明休克原因,采取有效措施控制出血。若出血迅猛,可在现场或急诊科进行剖腹探查控制出血。

（2）腹腔多脏器损伤的处理:腹部创伤时常伴有一个或多个脏器受损,如合并肝破裂,或肝脾破裂,甚至肝脾破裂加上肠破裂等。此类伤员伤情危重、复杂。救治原则是,在现场积极组织抢救的同时,设法尽早转运后送进一步救治。

（3）腹部创伤合并胃肠破裂的处理:发生急性腹膜炎者应及早使用抗生素,并尽快修补破损肠管,清除腹腔内肠道污染物。

（4）腹部大血管损伤的处理:腹部大血管损伤出血非常凶猛,严重危及生命。现场抢救应设法采取压迫、填塞等方法暂时控制出血,立即后送专科医院紧急救治。

（5）腹部创伤同时合并有骨折、颅脑或胸部损伤的处理:应首先处理危及生命的损伤,再处理次要损伤。如当腹部损伤合并重型颅脑损伤、脑疝形成者,应首先处理颅脑损伤,解除脑疝的危险,同时或稍后处理腹部损伤。

（6）复合伤处理:先处理危害大的损伤,再处理危害小的损伤。如腹部损伤复合烧伤伤员,烧伤严重者应先处理烧伤,再处理腹部损伤,如两种损伤都很重可同时进行处理。

2. 指导伤员后送　分类有利于伤员及时后送,以得到更为专业的处理。

（1）腹部开放伤:经现场紧急救护伤情暂时稳定者,应积极组织转运后送三级综合医院进一步救治。

（2）腹部闭合伤:如合并肝、脾等损伤破裂出血者,应先行快速输液抗休克处理,如伤情稳定可尽快转送后方医院继续救治。若伤员休克难于纠正,则可设法就地剖腹探查止血。

（3）多发伤和复合伤:在现场先行紧急救护处置,如骨折包扎固定、有效止血、烧伤创面处置、抗休克处理,解除危及生命的危急情况后再转运后方医院继续救治。

（4）腹部大血管损伤大出血:应在现场先采取暂时控制出血的措施,再紧急后送专科医院行破裂血管缝合修补,断端吻合或人工血管再植术。

（5）轻症腹壁创伤:可简单处置就地观察。中等程度腹部创伤伤员急救处置后,可酌情安排转运后送二级医院继续救治。

需特别注意的是,危重伤员在转运后送时必须有医务人员随行护送。途中要保持呼吸道通畅、避免输液及引流管道脱落,并严密监测伤情变化,及时处置可能发生的意外情况,确保伤病员转运途中的安全。

二、病史

详细正确的病史询问是诊断腹部损伤的关键,重点应掌握主要及相关的伴随症状,同时了解致伤原因、部位及时间。

1. 受伤经过　应详细了解致伤原因、受伤时间,暴力的性质、大小、方向、速度和作用部位,以及受伤后到就诊时的病情发展经过等;认真观察全身情况,包括体温、脉搏、呼吸、血压等,并密切注意临床表现。

2. 伤后出血情况　了解患者受伤后出血情况和急救处理经过,是否进行包扎固定,是否输血、输液等。

3. 意识状态　了解有无昏迷,昏迷发生及持续时间。如伤后立即发生昏迷且持续时间较长,应考虑是否合并有颅脑损伤。

4. 有无复合伤、多发伤　腹部创伤多是全身多发性损伤的一部分,常合并有多发伤、复合伤。应详细了解有无多发伤和复合伤,如复合烧伤、骨折及其部位,初期处置情况等。

5. 既往病史　特别是询问有无心脏病、高血压病、糖尿病、肝硬化、胃溃疡等慢性病史,对于后续的治疗具有重要的指导意义。

三、临床表现

由于伤情不同,腹部损伤后的临床表现可有很大的差异,从无明显症状体征到出现重度休克甚至处于濒死状态。主要病理变化是腹腔内出血和腹膜炎。腹痛、压痛、反跳痛、肌紧张、肠鸣音减弱或消失是最常见的症状和体征。

1. 腹痛　上消化道损伤时,漏出的胃液或胆汁对腹膜强烈刺激,立即引起剧烈疼痛、腹肌紧张、压痛、反跳痛等典型腹膜炎表现。下消化道破裂时,漏出物引起的化学性刺激较轻,腹膜炎体征出现较晚,呈渐进性,但细菌性污染较上消化道破裂时为重,易引起严重的腹膜炎。腹内实质性脏器破裂时,腹痛一般并不严重,但肝破裂伴有较大肝内胆管断裂,或胰腺损伤伴胰管断裂时,因胆汁或胰液对腹膜产生强烈刺激可有明显的腹痛。另外,肝、脾破裂后刺激膈肌可产生肩部放射痛;泌尿系脏器损伤可有会阴部牵涉痛。

2. 休克　腹腔内脏器如肝、脾、胰、肾等破裂大出血或大血管损伤时常表现为血压下降、面色苍白、皮肤湿冷、脉搏细快、脉压变小、呼吸浅速、尿量减少等休克症状。若同时伴有全身感染症状及腹膜刺激征,则可能发生感染性休克,多由胃肠道和胆道等空腔脏器破裂引起。

3. 恶心和呕吐　初期恶心、呕吐多为反射性,呕吐物为胃内容物。后期可由腹膜炎并发麻痹性肠梗阻所致,呕吐物转变为含有黄绿色胆汁,甚至为棕褐色粪样肠内容物。若同时伴有呕血及便血,多由空腔脏器破裂造成,胃、十二指肠损伤可有呕血,直肠损伤常出现新鲜血便。

4. 血尿和排尿困难　为泌尿系统受伤的突出表现。如伤员有肾区绞痛伴血尿时,应考虑肾脏损伤的可能。下腹痛、血尿或排尿困难,应怀疑膀胱或输尿管损伤。

5. 多发性损伤的临床表现　较为复杂,如腹内既有实质性脏器又有空腔脏器破裂,伤员可同时有内出血和腹膜炎的表现。腹部以外的损伤如颅脑损伤、胸部伤、肢体骨折等常比腹部损伤更易引起注意而导致后者的损伤被忽略。

6. 全身情况　包括患者神志的检查,体温、脉搏、呼吸、血压的监测,并注意有无休克征象。此外,还应注意患者的面部表情和体位,其常能反映疼痛和伤情的严重程度。

7. 腹部体格检查

(1)视诊:若有腹胀、腹式呼吸减弱或消失,多为腹腔内出血或腹膜炎引起肠麻痹所致。腹胀加重常是判断病情发展的一项重要标志。对于腹部开放性损伤,应注意伤口的长度、深度、受累脏器、有无活动性出血及胃肠内容物流出等。

(2)触诊:腹肌紧张、压痛和反跳痛是腹膜炎最常见的体征。通常持续存在,波及全腹,以原发病灶部位最为显著。若胃肠道破裂,由于胃酸与胆汁的刺激,可引起强烈的腹肌紧张,甚至呈"板样"强直。

(3) 叩诊:胃肠胀气时叩诊可呈鼓音。胃肠道破裂可因腹腔内有大量游离气体使肝浊音界缩小或消失,移动性浊音虽然是腹腔内大出血的有力佐证,却是晚期症状,也可见于弥漫性腹膜炎腹腔内有大量渗液时,因此对于早期诊断帮助不大。腹部损伤可有叩痛,以原发病灶部位最为显著。

(4) 听诊:肠鸣音的改变是闭合性腹部损伤的一个重要体征,若出现肠鸣音逐渐减弱或消失,对确诊腹部损伤有很大帮助。

8. 其他检查:如直肠指检可发现前壁有压痛、波动感或指套染血。另外,还需注意发现有无多发性损伤。

四、辅助检查

1. 化验检查　红细胞、血红蛋白和血细胞比容下降,提示有大出血,多发生在腹内实质脏器破裂时。白细胞计数明显升高,提示空腔脏器破裂,但同时也是机体对创伤的一种应激反应。血尿是泌尿系损伤的重要标志,但其程度与伤情可不成正比。血、尿淀粉酶升高多提示胰腺损伤或胃肠道穿孔,或是腹膜后十二指肠穿孔。

2. X线检查　腹部损伤的伤员如条件允许均应行胸腹部的X线平片摄影。最常用的是胸片、平卧位及左侧卧位腹平片。胸部平片可观察到下位肋骨骨折。腹部平片可观察到膈下积气,某些脏器的大小、形态和位置的改变。这些对于腹内脏器损伤的诊断有一定帮助。根据需要可拍骨盆像。骨折可提示有关脏器的损伤,胃肠道破裂多数可见膈下有游离气体,并发肠麻痹时,可见大、小肠普遍胀气,并有多数小液平面。右膈升高、肝正常外形消失及右下胸肋骨骨折,提示肝破裂。脾破裂时可见左膈升高,胃受压右移,胃结肠间距增宽等现象,有时尚可见到左侧下位肋骨骨折。如见到腹膜后有积气而肾脏外形正常、轮廓清晰,则提示十二指肠有腹膜后破裂。腹腔内有大量积血时,小肠多浮动到腹部中央(仰卧位),肠间隙增大,充气的左右结肠可与腹膜脂肪线分离。腹膜后有血肿时,腰大肌阴影消失。此外,腹部平片还可显示出腹内液体及异物等。有条件的地方还可行选择性动脉造影,对内脏出血的部位有一定的诊断价值;尿道膀胱造影可帮助诊断尿道膀胱损伤。

可疑肝、脾、胰、肾、十二指肠等脏器损伤,其他方法未能证实者,可进行选择性血管造影。实质性脏器损伤时,可见动脉像的造影剂外漏、实质像的血管缺如及静脉像的早期充盈。

3. 诊断性腹腔穿刺术　适用于怀疑有腹腔内出血或空腔脏器穿孔者,准确率可达90%以上,穿刺点可在脐和髂前上棘连线的中、外1/3交界处,或经脐水平线与腋前线相交处。穿刺针可选用普通8～9号注射针头,16～20号腰穿刺针,腹腔穿刺针或硬膜外麻醉穿刺针等。

穿刺方法:先排空膀胱,让伤员向穿刺部位侧卧5 min,选好穿刺点,在局麻下将穿刺针缓缓刺向腹腔,在针尖刺破腹膜时可有落空感,然后边抽吸边进针。如抽不到液体,可改变穿刺方向、深度或更换位置再行穿刺。为了提高阳性率,可把有多个侧孔的细塑料管经针头送入腹腔深处。进入腹腔后,液体一般能自行溢出,也可用注射器缓缓吸出,但不宜大力负压抽吸以免网膜或肠壁堵塞针头。注意有无气体逸出,吸出物中有无血液、胆汁或肠内容物,并收集标本做细胞计数、细菌涂片及培养,必要时做淀粉酶测定。因腹膜的脱纤维作用而使血液不凝,实质性器官破裂所致内出血时可抽到不凝固的血液。如抽出的血液迅速凝固,多是因为穿刺针误刺血管所致。少数情况可因穿刺针被大网膜等堵塞,腹腔内液体并未流到穿刺区域或位于腹膜外间隙的器官损伤且后腹膜未破等而抽不到液体,所以,抽不到液体并不能排除腹腔内脏损伤,应继续严密观察,必要时可重复穿刺。必要时可在超声定位下穿刺,准确率较高。

严重腹内胀气、大月份妊娠、因既往手术或炎症造成的腹腔内广泛粘连以及躁动不能合作者,不宜做腹腔穿刺。

4. 诊断性腹腔灌洗术　早期诊断阳性率比腹腔穿刺高,还能行连续观察而不必多次反复穿刺。

灌洗术方法:一般在脐下中线处做小切口或直接用套管针进行穿刺,采用与诊断性腹腔穿刺相同的穿刺方法,将多孔塑料管或腹膜透析管插入腹腔 $20\sim30$ cm,塑料管尾端连接一盛有 $500\sim1\,000$ ml 无菌生理盐水的输液瓶。倒挂输液瓶,使生理盐水缓缓流入腹腔。当液体流完或者伤者感觉腹胀时,把瓶放正,转至床面下,使腹腔内灌洗液通过虹吸作用流回输液瓶中。

符合以下情况之一者即为阳性:① 灌洗液含有肉眼可见的血液、胆汁、胃肠内容物或证明是尿液;② 镜检见红细胞计数 $>10\times10^{10}$/L 或白细胞计数 $>0.5\times10^9$/L;③ 淀粉酶超过 100 索氏单位/100 ml;④ 沉渣染色涂片发现细菌者。

该法比诊断性腹腔穿刺术更为可靠,诊断正确率达 98.1%。但有 10% 以上提示出血者经剖腹证实其实并不需要手术,因此不宜将灌洗提示出血作为剖腹的绝对指征。

5. B 型超声检查　检查具有经济、方便、可在床边检查、可重复进行动态观察、无创无痛以及诊断准确率高等优点,因此其在腹部损伤的诊断中备受重视,应用越来越广泛,尤其在地震现场救治中可采用便携式 B 超进行检查,有很高的应用价值。主要用于检查肝、脾、肾和上腹部损伤。可发现直径 $1\sim2$ cm 的实质内血肿,并可发现脏器包膜连续性中断和实质破裂等情况。超声检查对腹腔积液的发现率很高。并可根据 B 超检查估计出腹腔积液的量,即每 1 cm 液平段,腹腔积液约有 500 ml。以肝肾间隙或盆腔出现无回声带作为判断腹腔内出血的标志,其准确率为 91%。B 超还能用于对诊断尚未明确者和已确诊为肝、脾、肾破裂正在接受非手术治疗者进行动态观察,为医生提供重要信息。其缺点是对诊断空腔脏器伤不够敏感。由于气体对超声的反射强烈,其在声像图上表现为亮区。因此,B 超检查也可发现腹腔内的积气,有助于空腔脏器破裂或穿孔的诊断。

6. 计算机断层摄影(CT)检查　已转移到医院并有条件而病情允许时,进行 CT 检查可确定脏器损伤的部位、范围及与周围器官的关系,准确率达 90% 以上。目前主要用于实质性脏器损伤的诊断,腹腔内发现游离气体可作为空腔脏器损伤的依据。为提高准确率可同时给予静脉和口服造影剂,进行增强 CT 扫描。CT 检查的缺点是对装备的要求高,价格较昂贵,费时,且需要搬动病人。

7. 磁共振成像(MRI)　对血管伤和某些特殊部位的损伤如膈肌破裂和十二指肠壁间血肿有较高的诊断价值,但比 CT 更不易普及,在腹部损伤急诊检查中较少应用。

8. 腹腔镜检查　近年来腹腔镜逐渐应用于腹部损伤的早期诊断,确诊率高达 99%。可直接观察到损伤脏器的确切部位及损伤程度,判断出血的来源。其诊断价值接近于剖腹探查术,同时对一些损伤也可在腹腔镜下做手术处理,而创伤比剖腹探查小得多,有报告显示其能减少 25% 无治疗作用的剖腹探查术。

9. 其他　如选择性腹部动脉血管造影、放射性核素扫描等。

五、诊断

　　了解受伤过程和查得体征是诊断腹部损伤的主要内容。在灾害或事故救灾现场,由于创伤的紧急情况,采集受伤史往往需边检查、边治疗(如止血、输液、抗休克、维持呼吸道通畅等)穿插同时进行。腹部损伤不论是开放伤或闭合伤,首先应确定有无内脏损伤,再分析脏器损伤的性质、部位和严重程度,同时还应注意有无腹部以外的对生命威胁较大的多处损伤,以便早期作出正确诊断,及时治疗。如伤员有意识障碍,需向现场目击者及护送人员询问。应详细了解受伤时间,暴力的性质、大小、方向、速度和作用部位,以及受伤后到就诊时的病情发展经过。对重伤员,一开始就要粗略地做全身检查以便发现对生命构成威胁的伤情,如气道阻塞、张力性气胸、外出血等并立即给予相应的处理,然后再对头面部、颈部、胸部、腹部、四肢以及脊柱进行全面检查,特别注意腹部有无压痛、反跳痛及肌紧张。

　　诊断腹部创伤的原则是首先确定是开放伤还是闭合伤,然后判定有无腹部脏器损伤,如有腹部脏器损伤应进一步分析脏器伤的性质、部位、程度以及是单个还是多个脏器受损。此外,还要排查有无多发伤及复合伤。

　　1. 闭合性腹部伤的诊断　闭合性损伤的诊断相对困难。在明确伤员是闭合性腹部损伤后,首先要判断伤员有无内脏损伤,然后明确是实质脏器损伤还是空腔脏器损伤,最后判断具体受损的器官是肝、脾、胰腺、十二指肠或乙状结肠等。诊断步骤如下:

　　(1) 询问受伤情况:要了解受伤时间、地点,受伤因素及伤情。伤情的提供者可以是伤员本人或目击者。

　　(2) 检查生命体征:① 意识:患者神志是否清楚,问话能否对答,对外界刺激有无反应。② 脉搏:注意脉搏的强弱快慢,正常人脉搏有力,60～100 次/min;严重创伤、大出血时脉搏常加快、细弱。③ 血压:有无血压下降及下降的幅度,正常人收缩压为 90～130 mmHg,舒张压为 60～90 mmHg。④ 呼吸:注意呼吸的快慢深浅,正常人呼吸平稳,16～18 次/min。⑤ 瞳孔:瞳孔是否等大正圆,对光反射是否灵敏。伤情严重者表现为:呼叫无反应、呼吸浅快、脉搏细弱,血压显著下降或测不到,瞳孔散大、对光反射不灵敏等。此时,要排除合并颅脑创伤、创伤性休克等。

　　(3) 判断受伤部位:① 四肢检查:检查肢体能否活动,有无肢体畸形及疼痛,判断骨折部位及是否有多发性骨折。② 内脏出血:多有面色苍白、脉搏快细、手脚发凉,表情淡漠或神志模糊,要判断受损部位和受损器官,可能的出血量及休克的程度。③ 外伤创口:检查腹壁浅表创伤情况,有无合并其他部位的损伤及是否已进行清创缝合。④ 如有条件,或伤员已转运至后方医院,可酌情进行相关的实验室检查。

　　(4) 判断创伤的程度:① 危重伤:指伤员除有严重腹部创伤、内脏受损大出血外,可能合并有重症颅脑及胸部损伤、广泛重度肢体挤压伤,以及严重复合伤等。此类伤员伤情危重,时刻危及生命,要立即就地组织抢救。② 重伤:指腹部创伤,伴有内脏损伤但无出血性休克表现,可合并有骨折等。伤情比较严重,但暂不危及生命,需尽快给予救治处理。③ 轻伤:指仅有腹壁皮肤、皮下组织或肌肉的挫裂伤或腹壁血肿等。伤情较轻,可先就地清创处理、观察。

　　腹部闭合性损伤有下列情况之一时,应考虑有腹内脏器损伤:① 早期出现休克。

② 有持续性腹痛,伴恶心、呕吐等消化道症状,并有加重趋势。③ 有固定的腹部压痛和肌紧张。④ 呕血、便血或尿血。⑤ 腹部出现移动性浊音。在多发性损伤时,即使病人没有提供明确的腹痛症状,凡全身情况不好而难以用腹部以外部位创伤来解释者,都应想到腹部伤的可能。腹部外伤病人如发生顽固性休克,尽管可由多发性创伤引起,其原因一般都是腹腔内损伤所致。

2. 开放性腹部伤的诊断　由于有明确的伤口,诊断相对较为容易。首先要明确腹壁创口是否与腹腔相通,再了解致伤器件、致伤原因、创口的部位和创道方向,结合受伤当时的姿势及所处环境,分析可能受损的脏器、部位、受损的程度,有无出血性休克,有无肠内容物、胆汁、胰液、尿液等漏入腹腔。战时腹部开放伤主要是枪弹伤、弹片伤。平时腹部开放伤多见于刀具刺伤。在地震灾害时腹部开放伤主要是因为房屋倒塌时被坚硬锋利的水泥板、裸露的钢筋断端、破碎的玻璃等刺伤或切割致伤。

(1) 前腹部开放伤:诊断前腹部开放伤时首先要了解受伤经过及致伤原因,并要探查前腹部创道,明确是否穿透腹膜进入腹腔。如穿透腹膜,则应观察有无血性液体、肠内容物等从伤道溢出,亦可利用此伤道做腹腔灌洗,若确定有腹腔脏器受损出血或肠道破裂等,应及时行剖腹探查术。如果伤员有休克或腹腔内感染者则不可实施腹腔灌洗。当胃管内抽出血性液体或有便血、创道内有大网膜或腹腔内组织外露、X 线检查有膈下游离气体存在时应尽早实施剖腹探查术。

(2) 侧腹部及腰背部开放伤:同样需要先了解受伤经过及原因。侧腹部及腰背部开放伤多是锐器刺伤所致,常导致腹膜后器官损伤,如胰腺、十二指肠、升降结肠或肾及输尿管等损伤。如果伤员生命体征平稳,腹部检查无明显异常,可做 CT 检查进一步明确诊断。若伤员情况不稳定或有腹膜炎,则应立即施行手术。

在诊断腹部开放性损伤时还应注意以下几点:① 穿透伤的入口或出口不在腹部而在胸、肩、腰、臀、会阴等部位时,仍有穿透腹腔、伤及脏器的可能。据统计,有 44% 的腹部创伤,损伤的入口或出口并不在腹部;② 投射物未穿透腹膜的切线伤,也可因冲击效应而引起腹内脏器损伤;③ 不能把伤道想象为连接入、出口的直线来估计有无以及哪些脏器受伤。投射物常在行进中改变自己的方向,病人在受伤瞬间的姿势也对伤道的走行产生很大影响;④ 创口的部位比其大小更有诊断意义。细小的创口可能由很长的锐器造成,引起严重的内脏伤。特别是体积小的高速投射物(如小弹片)可引起很严重的内脏损伤,但因其入口细小而常得不到充分的估计。

另外,鉴别何种脏器损伤,对于术前准备、切口选择和术中处理会有很大帮助。钝性打击更易造成实质性脏器破裂,气浪或水波冲击主要伤及空腔脏器。暴力由前腹壁向脊柱方向碾压时,小肠、横结肠、十二指肠及胰腺可发生破裂甚至断裂。暴力表现为剪切形式(如突然减速引起的撕扯)时,实质或空腔脏器均可受伤,且多发生在其相对固定处的附近,例如空肠的起始段和回肠末段,以及实质器官的韧带附着处。暴力引起腔内压力突然升高,可以在该脏器的最薄弱部分(如结肠中的盲肠)发生胀裂。下胸部肋骨骨折时,容易伤及肝和脾。骨盆骨折可合并直肠、膀胱、尿道的损伤。

六、治疗

正确选择和尽早进行治疗,对腹部损伤的预后关系极大。微创是腹部损伤处理中应遵循的一个重要原则。

　　并非所有腹部损伤病人都需要手术治疗,生命体征稳定,或复苏后保持稳定的病人应具体分析,区别对待。对于伤情较轻者进行非手术治疗已在实践中取得明显效果。闭合性损伤出现下列情况之一者应剖腹探查:① 有明确的腹膜刺激征;② 有腹腔游离气体;③ 腹腔穿刺或灌洗发现胆汁污染或肠内容物;④ 考虑实质性脏器损伤伴有持续低血压者。对于病情较轻,在观察过程中病情恶化或需大量输血(>1 000 ml)才能维持血压稳定者,应尽早剖腹探查。投射物(高速子弹、弹片)引起的腹部穿透伤,几乎都造成腹内脏器不同程度损伤,应尽早进行剖腹探查。但非战时的低能量、低速度的火器伤,枪弹不一定射入腹腔,或虽进入腹腔但未造成严重损伤,少数病人可以进行观察和非手术治疗。腹部刺伤中伤及内脏的比例虽高达75%,但损伤严重需手术治疗者不到1/3。刺伤后出现休克、腹膜炎体征、腹腔内游离气体、消化道出血或严重血尿者,是紧急剖腹探查的绝对适应证。尽管可能会有少数伤者的探查结果为阴性,但腹内脏器损伤被漏诊,有导致死亡的可能。所以,只要严格掌握指征,剖腹探查术所付出的代价是值得的。

　　1. 术前准备　一旦决定手术,应尽快完成手术前准备:建立通畅的输液通道、交叉配血、安放鼻胃管及尿管等。如有休克,应首先快速输入生理盐水或平衡盐液。对于循环血量严重不足的危重病例,速度可快到 15 min 内输入 1 000~2 000 ml。反复测定中心静脉压,对于指导补液的量和速度具有重要意义。合理补充有效血容量,多数病人情况会有所好转,此时进行手术安全性较大。但如病人有腹腔内活动性大出血,只有制止出血才能控制休克,必须立即剖腹探查。开放伤或怀疑胃肠道损伤者应尽早使用抗生素,术前加用一次,以保证术中足够的血药浓度。

　　2. 麻醉选择　由于腹部创伤病人往往处于休克状态,因此一般不选择椎管内麻醉。应选择气管内麻醉,既能保证麻醉效果,又能根据需要供氧,对于合并胸部穿透伤者,更为理想。穿透性损伤若伴腹内脏器或组织自腹壁伤口突出,可用消毒碗覆盖保护。麻醉后,将其回纳。切勿在非麻醉状态下强行回纳,这样不仅达不到回纳的目的,反可加重腹腔污染。

　　3. 手术切口　手术切口的选择一要保证彻底探查腹腔内所有部位,还要能快速切开和缝合,创伤小,一般根据受伤脏器的位置就近选用切口进腹。如不能确定受伤的器官时,应选用右侧经腹直肌切口或选择腹部正中切口。其优点是进腹迅速,出血少,可根据需要向上下延长,或向侧方附加切口甚至进入胸腔,缝合容易。腹部有开放伤时,不可通过扩大伤口去探查腹腔,以免发生伤口愈合不良、裂开和内脏脱出。

　　4. 腹内脏器伤的处理　因腹腔有无内出血而不同。

　　(1)有腹腔内出血的处理:开腹后应立即吸出积血,清除血凝块,迅速查出出血部位,并加以控制。肝、脾、肠系膜和腹膜后的胰、肾是常见的出血来源。探查出血部位应遵循的原则:① 根据受伤史和体征,首先探查最怀疑受伤的脏器;② 血凝块集中处一般是出血部位。若出血迅猛,一时无法判明出血部位者,可用手指压迫主动脉穿过膈肌处,暂时控制出血,争取时间补充血容量,再查明出血原因。

　　(2)无腹腔内出血的处理:应对腹腔脏器进行系统探查。做到既不遗漏伤情,也不做多余、重复的翻动。如见到食物残渣先探查上消化道,见到粪便先探查下消化道,见到胆汁先探查肝外胆道及十二指肠等。纤维蛋白沉积最多或网膜包裹处往往是穿孔所在部位。也可先从上腹部开始,根据腹部解剖结构进行全面探查。无论从何处开始探查,最终必须完成系统的检查,绝不能满足找到一两处的损伤。腹部损伤常为多发性的,任何一处遗漏都将导致严重后果。当发现肠穿孔时,可暂时用肠钳夹住以防更多的肠内容物污染腹腔,然后继续系统探查,最后尽心修补。小肠系膜缘的小穿孔、降结肠的腹膜后穿孔极易遗漏,因此凡肠壁上或肠管旁的血肿必须打开认真探查,必要时切开升、降结肠外侧腹膜将其翻转检查。肠管上子弹或弹片造成的每处穿透伤必有两个破口(入口和出口),除非是切线伤或是投射物恰巧落到肠腔里。因此在发现前壁有穿破时,必须探查后壁。

5. 腹腔内异物的清除　脏器伤处理完毕后,必须彻底清除腹腔内异物,如组织碎块、食物残渣和粪便等。用大量生理盐水冲洗腹腔,污染严重的部位要重点反复冲洗,然后吸净,注意勿使膈下和盆腔积存液体。以下几种情况需放置引流管:① 肝、胆、胰、十二指肠及结肠损伤者;② 空腔脏器修补缝合后,有可能发生溢漏者;③ 有较大裸露创面继续渗出者;④ 局部已形成脓肿者。引流管可选用乳胶管、双套管等。若引流物很多,如肠瘘、胆瘘、胰瘘等,最好放置双套管进行负压吸引。

6. 切口缝合　切口可分层缝合或除皮肤、皮下组织外全层缝合。有张力者,应加2～3针张力缝线。污染严重的伤口,可皮下放置乳胶片或管引流,也可暂时不缝合皮肤和皮下组织,延期处理。

7. 特殊处理　对于腹部损伤严重,生命体征极不稳定的病人,应尽量缩短在受伤现场和急诊室的逗留时间,尽早实施剖腹手术。对生命体征始终不稳定,出现"代谢衰竭"(主要包括顽固性低温、顽固性酸中毒及凝血障碍)者,要用快速康复的理念处理伤情,尽量缩短手术时间,暂时控制出血和污染源,尽快结束手术,并将病人送至 ICU 进一步复苏,通过复温、快速补充血容量、输注新鲜冻干血浆及血小板纠正凝血障碍、纠正酸中毒等措施,不必进行彻底性手术,可等条件允许后再次进腹完成清创、修补、吻合等手术。

七、预后

由于诊疗技术的不断提高,腹部创伤的死亡率逐步下降,发达国家的腹部穿透伤死亡率已下降到了 3%～5%,甚至更低。腹部创伤常危及伤员生命,除全身合并伤的因素外,腹部创伤的危险程度主要取决于:① 受伤脏器的数目:被累及的脏器越多,死亡率越高;② 何种脏器受伤:大血管、胰、十二指肠、肝、结直肠损伤后果比较严重,小肠、膀胱等受伤则危险较小;③ 脏器损伤的严重程度:如肝脏损伤,有些只是表浅裂伤甚至无须缝合,有些则严重破碎而不得不广泛切除;④ 受伤种类:与穿透伤相比,因交通事故引起的钝挫伤死亡率更高,是因为常有严重多发伤,但更重要的是容易延误诊断和治疗。

第二节　腹壁损伤

直接暴力和间接暴力均可引起腹壁损伤。间接暴力如咳嗽、呕吐、举重、推拉等动作,可能引起肌肉的撕伤或断裂。直接损伤分锐器造成的开放伤和钝力撞击的闭合伤,两者均可同时引起腹内脏器的损伤。

常见的腹壁闭合性损伤有挫伤和血肿，前者可发生在腹壁的任何部位，后者多局限于一侧的腹直肌鞘内，为腹直肌断裂或腹壁下血管断裂所致。单纯腹壁损伤除腹壁疼痛外无其他症状，并随着时间的推移，疼痛逐渐减轻。血肿表现为固定的触痛性包块，腹直肌收缩时可触及。如血肿向下超过半环线，积血可沿腹膜外组织扩散而引起下腹部腹膜刺激征，如无腹内脏器损伤，腹壁损伤可保守治疗。

开放性腹壁损伤包括穿透性和非穿透性两种。前者需剖腹探查，处理合并的脏器伤后对腹壁伤进行清创缝合。如创伤引起腹壁缺失，清创后不能直接缝合者，可用转移皮瓣覆盖，缺损过大者，可先用网膜或人造网状织物覆盖腹内脏器，待二期手术植皮。非穿透性腹壁损伤者清创后一期缝合或延期缝合，必要时放置引流。

第三节　肝损伤

肝脏是人体最重要的脏器之一，结构复杂，质地脆弱，血供丰富，在上腹部和下胸部的损伤中易被波及。肝损伤在开放性腹部损伤中的发病率为 30％左右，仅次于小肠伤和结肠伤；在闭合性腹部损伤中占 20％左右，仅次于脾损伤。肝脏损伤常发生严重出血、休克和胆汁性腹膜炎，死亡率和并发症发生率较高。单纯性肝损伤死亡率为 9％，合并多个脏器损伤时死亡率可高达 60％。

一、病因

肝脏创伤的主要原因，在战时绝大多数为火器伤，平时多为暴力和交通事故。肝损伤主要有以下几种类型：① 受直接暴力打击，使肝脏产生爆震性损伤；② 受到撞击和挤压，使肝脏引起碾压性损伤；③ 当从高处坠地时，突然减速，使肝脏及其血管附着部撕裂引起损伤；④ 由刺伤和枪弹伤引起的开放性肝损伤。

二、分类

肝脏损伤按照病理解剖分为以下 3 类：
1. 被膜下破裂　肝实质的表面破裂而包膜完整，较少见。
2. 中央破裂　肝实质中央部受伤破裂，表层组织完整，形成的肝内血肿常较大。
3. 真性破裂（完整性破裂）　肝实质和被膜均有破裂，裂伤浅表或很深，可有一处或多处裂伤，或肝脏组织裂块游离在腹腔。

三、分级

美国创伤外科协会脏器损伤分级委员会提出了肝脏损伤的分级标准（表 3 - 18 - 1）。

表 3 - 18 - 1　肝脏损伤分级

分级	损伤	损伤程度
I	血肿撕裂	包膜下,<10%表面积包膜撕裂,肝实质裂口深度<1 cm
II	血肿撕裂	包膜下,10%～50%的肝脏表面,肝实质内径<10 cm 包膜撕裂,肝实质裂口深度在1～3 cm,长度<10 cm
III	血肿撕裂	包膜下或实质内血肿,血肿>50%表面积,或实质内血肿>10 cm或血肿继续扩大,肝实质裂口深度>3 cm
IV	撕裂	肝实质破裂伤及肝叶25%～75%或某一肝叶的1～3个肝段
V	撕裂血管	肝实质破裂伤及肝叶超过75%或某一肝叶3个肝段以上肝周静脉损伤,包括肝后下腔静脉或肝静脉主干
VI	血管	肝脏撕脱

国内黄志强提出如下简洁、实用的肝外伤分级:

I级:裂伤深度不超过3 cm。

II级:伤及肝动脉、门静脉、肝胆管的2～3级分支。

III级:中央区损伤,伤及肝动脉、门静脉、肝总管或其一级分支合并伤。

四、临床表现

(一)症状

肝创伤患者因腹腔内出血和胆汁刺激腹膜可引起剧烈腹痛,但不及胃肠道破裂消化液溢出刺激腹膜引起的症状严重。当创伤肝周围积血和胆汁刺激膈肌时,会出现右上胸痛和右肩痛。严重肝外伤腹腔大量出血时,引起腹胀、直肠刺激症状等。中央破裂和被膜下破裂者若损伤程度较轻,可无腹膜刺激症状,仅右季肋部有疼痛和触痛。当肝脏损伤较重时,可在短时间内发生出血性休克,表现为面色苍白、出汗、脉搏细速、血压下降、少尿、腹部膨胀、神志不清和呼吸困难等腹腔内出血症状。肝包膜下破裂或包膜下血肿的患者可在伤后一段时间内无明显症状,或仅有上腹部胀痛,当包膜下血肿进行性增大破裂时,可引起腹腔内出血,出现上述临床表现。

(二)体征

开放性损伤时胸腹部可有明显伤口,局部组织挫伤或骨折;不同程度的腹肌紧张、强直、压痛和反跳痛等腹膜刺激症状;肝区叩击痛明显;腹腔有大量积血时移动性浊音阳性;如为肝包膜下、中央部位血肿或肝周有大量凝血块,则肝浊音界扩大;听诊肠鸣音减弱或消失。

五、诊断

根据伤口部位和临床表现,开放性损伤的诊断较容易。闭合性损伤诊断较为困难,钝性腹部创伤时,尤其是右上腹、右下胸、右腰及胁部受伤时,局部皮肤可有不同程度的损伤痕迹,应考虑肝脏损伤的可能。在创伤严重、多处多发伤及神志不清的患者中,腹部损伤常被忽略。闭合性腹部创伤肝破裂者除根据腹痛、腹膜刺激征等临床表现外,常需借助辅助检查明确诊断。诊断性腹腔穿刺或灌洗术是诊断腹腔内出血的金标准,准确率高达 90％～98％,但腹腔穿刺不能判断出血的来源和损伤器官。B 超和 CT 检查对鉴别有无肝脏损伤及损伤的部位和程度很有价值。CT 已成为目前选择非手术治疗的最有效的诊断方法。X 线、ECT、肝动脉造影等也有助于肝损伤的诊断。

六、治疗

(一)非手术治疗

以下各种情况可考虑非手术治疗:① 神志清楚,能正确回答问题,并能配合体格检查者;② 血流动力学稳定(收缩压在 90 mmHg 以上,脉率低于 100 次/min)肝损伤患者;③ 无腹膜炎体征;④ B 超、CT 检查确定肝损伤为Ⅰ～Ⅲ级,或Ⅳ和Ⅴ级的严重肝损伤,经 CT 重复检查确认创伤已稳定或好转,腹腔积血量未增加;⑤ 未发现其他内脏合并伤。

主要措施:卧床休息,限制活动;禁食,胃肠减压;使用广谱抗生素、止痛药物、止血剂;定期监测肝功能,复查腹部 B 超、CT 和 MRI 等。治疗过程中应密切监测患者生命体征,动态观察肝损伤情况和腹腔内积血量的变化。治疗中如出现虽积极补液,但仍出现血红蛋白进行性下降、循环不稳定等情况,应立即手术治疗。

(二)手术治疗

手术治疗原则:① 彻底查明伤情;② 确切止血;③ 处理损伤肝面的胆管,防止胆瘘;④ 清除失活的肝组织,建立有效引流;⑤ 腹部其他合并伤的处理。

选择合理的切口,充分显露损伤部位非常重要。已明确仅有肝脏损伤者,可采用右肋缘下切口,以便不开胸就能显露和处理肝脏各个部位的损伤。不能明确者仍应经正中切口开腹,必要时切口可迅速向各方向延长。常用的手术方法有以下几种:

(1)肝脏缝合术:是治疗肝外伤最常用的方法。边缘整齐的裂伤可做间断缝合或褥式缝合,深部裂伤先要缝扎损伤的胆管和血管,然后穿过底部缝合,避免无效腔形成,并常规放置引流以防胆瘘和感染。损伤严重者应在缝合处和膈下分别放置引流。

(2)肝周填塞止血术:适应证:① 肝外伤修复后或大量输血后所致凝血障碍;② 广泛肝包膜撕脱或肝包膜下血肿并有继续扩大趋势;③ 严重的两侧肝广泛碎裂伤、出血难以控制;④ 严重酸中毒伴血流动力学或心功能不稳定的患者,长时间低温,肝外伤出血难以控制;⑤ 常规止血方法不能止血而又不能耐受范围广、创伤大的其他手术;⑥ 严重肝外伤、低血压时间＞70 min,或输血超过 5 000 ml,患者伴有低温(＜36.5 ℃)和酸中毒(pH＜7.3);⑦ 血源紧缺或设备技术限制等需转院治疗。方法:在有计划剖腹术的情况下,把干的剖腹纱布垫直接填塞于受伤出血的肝脏创面上,关腹后腹腔产生一定压力,直接作用于创面以达到压迫止血的目的。纱布可在 1～2 周逐步撤除,时间较短容易引起再出血。纱布周围可置数根引流管,及时将肝脏创面周围渗出物引出,以免继发感染引起严重后果。术后应用广谱抗生素预防败血症。

(3)肝清创切除术:适用于严重的肝裂伤伴肝组织大片坏死,肝边缘组织血运障碍,单纯缝合效果不满意者。与规则性肝段或肝叶切除相比,该手术以清除坏死肝组织为主,结扎损伤的血管和胆管,同时尽量保留正常的肝组织,以减少术后再出血、胆瘘和肝脓肿的形成。有少数情况,如某一肝段大的胆管破碎,虽然无血运障碍,也必须切除这一肝段,否则容易发生胆瘘。

(4)规则性肝段或肝叶切除术:指按解剖分区施行切肝,如肝段、半肝切除。规则性肝切除创伤大,在严重创伤条件下施行半肝切除死亡率高达50%,因此不宜轻易施行,只有当一个肝段或肝叶完全性碎裂发生致命性大出血,才有规则性肝切除的指征。

(5)选择性肝动脉结扎术:对于复杂的肝裂伤、贯通伤、中央部破裂、大的肝包膜下血肿等经清创处理后,仍有大的活动性出血或不可控制的出血,在运用其他方法不能止血时,可通过结扎肝总动脉或肝固有动脉、肝左或肝右动脉而达到止血的目的。禁忌证包括起源于门静脉或肝后静脉的出血。

(6)肝周静脉损伤止血法:肝周静脉损伤处理很困难,往往出血十分凶猛,死亡率高达80%。难以控制的大出血和空气栓塞是死亡的主要原因。当肝门阻断控制出血无效时或肝脏损伤延伸到肝裸区时,要考虑存在肝后腔静脉或肝静脉破裂的可能。探查术中如发现合并肝静脉和下腔静脉破裂时,先局部加压填塞以控制出血,然后根据情况做进一步处理。小的肝静脉或下腔静脉破裂时,可直接间断缝合修补止血。大的损伤时要在外科修复前先控制出血,如利用全肝血流阻断术、腔-房分流术或静脉转流术等方法。全肝血流阻断术包括阻断第一肝门和肝上、下腔静脉。静脉转流术是从右股静脉通过离心泵流出到左腋静脉或左颈内静脉。腔-房分流术创伤性大,操作复杂,已基本不用。

(7)肝移植:少数严重肝脏损伤患者因无法修复可考虑肝移植,这是肝脏损伤的最后选择。由于供体短缺,对于多数严重肝外伤病人,切除全肝后等待肝移植暂时还不现实。

第四节　肝外胆管损伤

肝外胆管系统包括左、右肝管,肝总管,胆总管,胆囊管及胆囊,与肝、十二指肠、胰腺、胃、门静脉、下腔静脉等邻近。在腹部创伤中,肝外胆管损伤发生率为3%～5%,常伴有肝脏或其他脏器的损伤。

一、病因

外伤所致的肝外胆管损伤致伤原因多为上腹部的碾压伤、踢伤、打伤等钝性创伤,常见于车祸和高空坠落,或为戳伤、子弹伤等利器穿透伤。胆道损伤时往往伴有其他内脏损伤,特别是肝脏的破裂和肝门区其他结构的损伤,伤情较为隐蔽,术中务必仔细探查。

二、临床表现

肝外胆管损伤常表现为不同程度的腹痛,轻者局限于右上腹,严重者可波及全腹并呈持续性疼痛。合并邻近脏器损伤时,可出现腹腔内出血、低血容量性休克等临床症状。穿透性肝外胆管损伤常能见到胆汁外漏、胆汁性腹水、压痛、反跳痛等胆汁性腹膜炎表现,腹膜吸收胆色素可引起黄疸。此外,肝外胆管损伤后常有恶心、呕吐、腹胀等消化道症状,形成腹腔脓肿时,可有寒战、高热等症状。

三、诊断

肝外胆管损伤发病率低,多数在术前难以作出诊断,若腹腔穿刺或穿透性损伤的伤道中出现胆汁可考虑肝外胆管损伤。绝大多数是腹部损伤行剖腹探查时,发现腹内有胆汁溢出、积聚或脏器被胆汁染色才作出诊断。术中胆道造影可降低胆道损伤的漏诊率,并可以较早发现胆道损伤。MRCP 能准确诊断胆道损伤和狭窄，并能提示是否有胆瘘存在。

四、治疗

肝外胆管损伤的治疗多在处理腹部其他脏器损伤的同时加以处理。胆囊损伤的治疗，原则上应行胆囊切除术，如损伤部位在胆囊底部或体部，且患者情况较严重者，应尽量缩短手术时间，可行胆囊造瘘术。

胆总管损伤应根据伤情做不同处理。胆总管裂伤但仍保存连续性时，可修整边缘后放置 T 管进行缝合。胆总管横断时可行端端吻合，并放置 T 管引流，但 T 管的长臂应在吻合口的上方或下方另做切口引出，T 管不能直接从吻合口引出，以预防术后胆管狭窄。T 管的支撑时间一般需在 3～6 个月以上，在此期间还应定期冲洗，以防胆盐形成胆泥、结石。对胆总管缺损过多，断端吻合有困难的伤员，可做胆总管与空肠 Rou-en-Y 吻合。操作困难时，也可做胆囊与空肠或胆囊与十二指肠吻合术。

肝管有损伤时，处理原则参照胆总管损伤。由于肝管较细，手术都应放置支撑管。若患者病情危重，可在胆管损伤处放置双腔管引流，同时做腹腔引流，待伤情稳定后，再行胆管修复术。

第五节　胰腺损伤

胰腺位置较深，受伤较罕见，胰腺损伤仅占腹部损伤的 3%～5%。胰腺损伤早期不易发现，甚至在手术探查时也有漏诊可能。胰腺损伤常并发胰瘘，胰液腐蚀性强，又影响消化功能，故胰腺损伤病死率高达 20%。

一、病因

1. 闭合性胰腺损伤　此类损伤平时较多见，多因在上腹或季肋区受到高速动能对撞时，使胰腺在椎体前直接受到挤压，引起损伤。如汽车撞伤、马脚踢伤、跌倒在台角或椅角等。可分为 3 种类型：① 外力主要集中于脊柱右侧，使胰头部损伤，并常合并有肝脏、胆、十二指肠等损伤；② 撞击力作用于上腹正中，致胰体横断或不完全断裂；③ 暴力直接作用于脊柱左侧时，引起胰尾挫伤和撕裂伤。因此了解外力的方向可判断胰腺损伤的部位。

2. 穿透性胰腺损伤　常见于高速子弹、爆炸投射物、刀和其他利器所致损伤，多见于战时。一般刀刺伤仅造成胰腺组织开裂或横断伤，伤口较整齐和清洁；而枪弹伤和爆炸伤则常引起胰腺横断、碎裂和组织缺损等，常伴有多个邻近脏器损伤。

二、分级

1977 年 Lucas、1985 年及 1990 年 Moore 等分别提出和报道了胰腺损伤严重程度的分级，1990 年美国创伤外科学会制定的胰腺损伤分级方法，将胰腺损伤分为 5 级（表 3-18-2）。日本胰腺外伤分级见表 3-18-3。

目前临床上比较实用、对胰腺损伤的处理有指导意义的分类是 Lucas 四型分类法：

Ⅰ型:胰腺轻度挫伤或撕裂伤,但无胰管损伤。

Ⅱ型:有胰管损伤的胰腺严重挫伤或胰尾部断裂伤。

Ⅲ型:除有上述损伤外,还有胰头、体部的严重损伤,有部分或完全的胰腺裂伤,并因此发生近端主胰管的断裂,大量胰液外漏引起急性腹膜炎,出现休克等严重并发症。

Ⅳ型:胰腺损伤合并十二指肠损伤。

表 3-18-2　美国创伤外科学会制定的胰腺损伤分级方法

分型	损伤	损伤程度	大胰管损伤
Ⅰ	血肿 撕裂伤	轻度挫伤 浅表撕裂伤	无
Ⅱ	血肿 撕裂伤	重度挫伤,血肿明显 重度撕裂伤	无
Ⅲ	撕裂伤	胰腺远端断裂或胰实质损伤	有
Ⅳ	撕裂伤	胰腺近端断裂或胰实质损伤累及壶腹部	有
Ⅴ	撕裂伤	胰头广泛破损,血管、脾蒂损伤致脾丧失血供	有

表 3-18-3　日本胰腺外伤研究会对胰腺损伤分类

分级	分型	损伤程度
Ⅰ	挫伤型	胰腺有点状出血、血肿,但被膜完整,腹腔无液体漏出
Ⅱ	裂伤型	无主胰管受伤的各种类型胰腺损伤
Ⅲa	主胰管损伤型	胰体、尾部主胰管损伤型
Ⅲb	主胰管损伤型	胰头部主胰管损伤型并胰腺管及胰内胆管损伤

三、临床表现

胰腺创伤时,局部有少量组织破损、渗血或胰液漏出,局部组织损伤不重时,患者症状轻微,往往仅有上腹部轻度不适和轻度腹膜刺激症状。部分病人因渗液被局限在网膜囊内,直至形成假性囊肿才被发现。在胰腺受到严重损伤时,因出血或胰液外溢而出现腹膜炎和低血容量性休克。患者上腹部剧烈疼痛,局限性腹肌强直和压痛,并可因膈肌受刺激而出现放射性肩胛部疼痛,甚至因腹部出血多而有腹胀、恶心、呕吐和呃逆等症状。因出血可在脐周围皮肤出现不规则瘀斑(Cullen 征),或两侧腰部皮肤呈现青紫色(Grey-Turner 征)等特殊的体征。

四、诊断

胰腺损伤早期及时诊断十分重要,但因其症状不典型,诊断具有一定困难。穿透性损伤根据利器进出口的部位和方向,有时可以推测有无胰腺损伤,但有些病例在腹部其他合并伤需要行剖腹检查时才被发现和诊断。因缺乏典型的症状和腹部体征,闭合性胰腺损伤的诊断要困难得多,尤其是孤立的腹膜后腔胰腺损伤。血清淀粉酶升高和腹腔液中测得高数值的淀粉酶有参考价值,但并非诊断胰腺损伤的特异性标准,在上消化道损伤时,血清淀粉酶也可升高;在头、面、胸部损伤和饮酒及低血容量性休克时,也可有血清淀粉酶升高。B超可发现胰腺回声不均和周围的积血、积液。CT对胰腺外伤后血肿、胰腺假性囊肿和胰腺断裂等有诊断意义,特别是对胰腺损伤类型、胰周浸润程度以及是否有其他实质性脏器损伤作出诊断。逆行胰胆管造影适用于有胰腺损伤但不需要行剖腹探查且血流动力学稳定的患者,对确定胰管的完整性具有重要价值。磁共振胰管成像是检测胰管损伤的敏感而特异的方法。当高度怀疑有胰腺损伤,而伤者的情况又不允许做过多的检查或观察等待;或已明确腹部有其他合并脏器伤需要行剖腹治疗时,应剖腹探查胰腺以明确诊断。

五、治疗

胰腺损伤由于部位和程度的不同,治疗方案也不同。其一般治疗原则为:彻底止血、彻底清创和充分引流,注意和加强围手术期支持疗法。

包膜完整的Ⅰ级损伤,仅局部引流;不伴有主胰管损伤的Ⅱ级损伤,可做褥式缝合修补;胰颈、胰体和胰尾的严重裂伤或横断伤的Ⅲ级胰腺损伤,宜做胰腺近端缝合、远端切除术。也有人主张封闭近端,远端与空肠做 Rou-en-Y 吻合,或近、远端同时与空肠吻合,或做主胰管吻合术。胰头严重挫裂或断裂的Ⅳ级胰腺损伤,选做主胰管吻合或胰头断面封闭和远端胰腺空肠 Rou-en-Y 吻合。胰头损伤合并十二指肠破裂者伤情最为严重,若胰头部胆总管断裂而胰管完好,可封闭胆总管断裂的两端,修补十二指肠及胰腺裂口,另做胆总管空肠 Rou-en-Y 吻合;若胆总管与胰管同时断裂,但胰腺后壁完整,可以空肠 Rou-en-Y 襻覆盖其上,与胰腺和十二指肠裂口吻合。只有在胰头严重毁损的Ⅴ级损伤,确实无法修复时才施行胰十二指肠切除。

第六节　脾脏损伤

脾脏是一个血供丰富而质脆的实质性器官。它被与其包膜相连的诸韧带固定在左上腹的后方,尽管有下胸壁、腹壁和膈肌的保护,但外伤暴力很容易使其破裂引起内出血。尤其在闭合性损伤中,当左下胸和上腹部受到暴力时,即可引起脾脏撕裂或破裂。在腹部闭合性损伤中,脾破裂的发病率占 20%~40%,居于首位,在腹部开放性损伤中占 10%左右。主要危险在于大出血,单纯脾破裂死亡率约为 10%,若有合并伤,死亡率达 15%~25%。

一、病因

钝性暴力打击是脾脏创伤的主要原因,交通事故、高空坠地、撞击、挤压和打架斗殴等引起的脾脏创伤,占 90%以上;穿透性脾脏创伤,包括高速子弹、弹片、刀刃及其他锐利武器引起的脾脏创伤,占 10%左右。充血性脾大、疟疾、血吸虫病等有病变的脾在腹内压增大或咳嗽、提重物等情况下可发生破裂,称为"自发性脾破裂"。

二、分类

(一)按病理解剖分类

1. 包膜下破裂　脾包膜下脾实质周边部分破裂,包膜仍完整,致血液积聚在包膜下。

由于包膜完整,暂时不出现内出血征象。小的血肿可被吸收,形成囊肿或纤维化包块。如血肿继续增大或患者恢复活动而致包膜破裂,可发生腹内急性出血。

2. 中央型破裂 破裂在脾实质深部,表浅实质及脾包膜完好,而在脾髓内形成血肿,使脾脏在短期内迅速增大。脾实质损伤部位可继发感染,形成脾周围炎、脾囊肿或脾脓肿。如出血能自停,血肿可逐渐机化而不产生严重后果。中央型破裂多发展为包膜下破裂乃至真性破裂,绝对的中央型破裂罕见。

3. 真性破裂 最常见,脾包膜与实质同时破裂,容易发生腹腔内大出血。出血的多少与破裂程度有关,小的破裂出血比较缓慢,仅表现为进行性贫血,有时可因血块堵塞而停止出血,以后由于血压升高或体位变动可再度出血。大的撕裂或粉碎性破裂或破裂累及脾蒂血管,可发生急性大出血致患者在短期内死亡。

(二)按病程分类

1. 急性脾破裂 即临床上通常所说的脾破裂,受伤当时立即出现脾破裂,腹腔内出血,严重者可导致失血性休克甚至死亡。这类脾脏创伤最多见,占80%～90%。

2. 延迟性脾破裂 外伤性脾破裂的一种特殊类型,其发病率在10%左右。创伤当时无明显症状,待伤后36～48 h或患者伤后逐渐恢复,并能离床活动时突然出现破裂出血。大部分发生在伤后1～2周,也有在更长一些时间甚至伤后数年发生的。

3. 隐匿性脾破裂 创伤很轻,脾脏损伤的症状和体征轻微,甚至无明确外伤史,诊断不易肯定,以后临床表现为腹部包块、低血色素贫血、脾出血性囊肿等才被诊断。此种类型少见,发生率不足1%。

(三)脾损伤分级

中华外科学会脾脏外科学组召开的"第六届全国脾脏外科学术研讨会"上制定了脾脏损伤程度分级标准,具体为:

Ⅰ级:脾包膜下破裂或包膜及实质轻度损伤,手术所见脾裂伤长度≤5 cm,深度≤1 cm;

Ⅱ级:脾裂伤总长度>5 cm,深度>1 cm,但脾门未累及,或脾段血管受累;

Ⅲ级:脾破裂伤及脾门部或脾部分离断,或脾叶血管受损;

Ⅳ:脾广泛破裂,或脾蒂,脾动静脉主干受损。

上述标准简单、实用,且包含了脾脏从包膜到实质,从血管分支到主干的全程结构损伤,符合我国国情,对临床医生,尤其是基层医生在规范化治疗、术式选择等方面有一定的指导作用。

美国创伤外科协会(AAST)脏器损伤分级委员会所制定的分级标准,将脾破裂可分为5级(表3-18-4)。

表3-18-4 脾损伤分级

分级	损伤	损伤程度
Ⅰ	血肿 破裂	包膜下血肿不大于脾表面积的10%,并不继续增大 包膜撕裂,无出血,实质裂口深度<1 cm
Ⅱ	血肿 破裂	包膜下,非扩展性。占脾表面积的10%～50%;脾实质内血肿<2 cm 包膜破裂伴活动性出血,裂口深度1～3 cm,但未伤及分叶血管

（续表 3 - 18 - 4）

分级	损伤	损伤程度
Ⅲ	血肿 破裂	包膜下,扩展性或占脾表面积 50% 以上,包膜下血肿破裂伴活动性出血;脾实质内血肿,直径＞2 cm 或继续增大 裂口深度达 3 cm 或伤及分叶血管
Ⅳ	血肿 破裂	实质血肿破裂伴活动性出血 累及脾段或脾门血管造成＞25% 脾组织丧失血供
Ⅴ	破裂 血管	脾脏完全破碎 脾门血管损伤,脾脏无血供

三、临床表现

脾脏创伤患者的临床表现取决于脾脏损伤的类型和程度、出血的速度和数量以及有无其他脏器的合并伤等。

1. 症状　脾脏损伤后主要表现为左上腹疼痛,呼吸时可加剧,继而转向全腹疼痛。疼痛的性质多为胀痛,呈持续性。疼痛的程度随创伤类型表现不同,少数可疼痛轻微,但绝大多数为剧烈疼痛。患者多有心慌、恶心、呕吐等症状。严重脾创伤,如脾粉碎性破裂、脾蒂撕裂、脾深度裂伤或断裂可很快出现内出血甚至失血性休克的各种临床表现。如口渴、心悸、烦躁、冷汗、面色苍白、呼吸急促、脉搏细速等,如不及时处理,可在短期内因出血过多、循环衰竭而死亡。

2. 体征　腹部检查均存在腹式呼吸受限、压痛、反跳痛及腹肌紧张的体征,以左上腹部最为显著。如腹腔内出血较多,还可表现为移动性浊音阳性。部分患者在受伤早期,有时因出血积聚于左侧膈下,血液刺激左侧膈肌,可引起左肩部放射性疼痛,且常于深呼吸时加重,称为 Kehr 征。少数患者破裂的脾与周围组织或大网膜有粘连时,可在左上腹触及一个固定包块,脾浊音界扩大且固定,称 Ballance 征。

四、诊断

根据左下胸、上腹部的闭合性创伤的外伤史和脾脏损伤后的临床表现,诊断并不困难。腹腔穿刺和腹腔灌洗常在诊断中起决定作用。另外,还可采用一些辅助检查帮助诊断,包括实验室检查、B 超、CT 及选择性血管造影等。B 型超声是一种非侵入性检查,较常用,能显示破碎的脾脏,较大的脾包膜下血肿及腹腔内积血。CT 检查能清楚地显示脾脏的形态和解剖结构,对诊断脾脏实质裂伤或包膜下血肿的准确性很高。腹腔动脉造影能显示脾脏受损动脉和实质的部位。仅用于伤情稳定而其他方法未能明确诊断的闭合性损伤。

五、治疗

由于脾脏血供丰富,组织脆弱,止血困难,过去一直认为脾切除是治疗各种类型脾破裂的唯一选择。现代研究表明,脾脏与免疫功能有关,脾切除术后可能发生暴发性感染。使外科医生逐步形成保脾概念,并确立脾损伤处理原则:① 抢救生命第一,保留脾脏第二;② 年龄越小越倾向于保脾手术;③ 保留脾脏的质和量须具备足够的脾功能;④ 根据损伤的类型和程度选择恰当的保脾术式或联合应用几种术式。

（一）保守治疗

1. 适应证　① AAST 分级标准为 Ⅰ 级和部分 Ⅱ 级；经 CT 复查确认创伤已稳定或好转，腹腔积血量未增加；② 无合并腹腔其他脏器损伤；非病理性脾破裂，年龄小于 55 岁的单纯性脾损伤经过相应的处理后，估计伤情较轻；③ 无腹腔其他脏器合并伤；④ 除外病理性脾破裂，无凝血功能异常；⑤ 入院时血流动力学稳定或经输血 500 ml 后血流动力学稳定；⑥ 影像学动态监测血肿不扩大，积血不增加，或脾动脉造影无或极少量造影剂外溢；⑦ 具备中转手术与重症监护的条件。在上述适应证中，血流动力学稳定是最为重要的内容，也是决定是否行保守治疗的先决条件。

2. 主要措施　包括：绝对卧床 2～3 周，禁食、水，胃肠减压，输血输液，应用止血药等，密切观察生命体征以及全血细胞计数。限制活动 4～6 周，禁止体育活动 4～6 个月。另外，脾动脉栓塞治疗在非手术治疗的应用也有增加的趋势。

但由于非手术治疗存在下列缺点：① 使患者失去剖腹探查的机会，不能及时处理合并伤；② 大量输血带来的问题，如丙型肝炎等；③ 迟发性出血。因此，非手术治疗应慎重选择。

（二）手术治疗

常用的手术方式有以下几种。

（1）局部物理或生物胶止血技术：适用于破裂口小而浅的 Ⅰ 级脾损伤，方法有生物胶粘合，吸收性明胶海绵填塞，微波或氩气凝固等，此种方法简便易行，如病例选择恰当，效果可靠。

（2）脾缝合修补术：适用于裂口小，未伤及大血管的 Ⅰ、Ⅱ 级脾破裂，能完整保留脾脏的结构和功能，是替代脾切除的首选方法。手术的关键步骤是先充分游离脾脏，使之能提出至切口外，用无损伤血管钳或手指控制脾蒂血流，用 1-0 细羊肠线或 3-0 丝线缝扎活动性出血点再缝合修补裂口。修补后的针眼渗血可用热盐水纱布压迫或敷以止血剂直至出血完全停止。但此种术式要视患者术中出血情况、急诊手术条件和有无合并伤而定，对病情危重，条件简陋，技术力量差，缝合止血效果又不好，不强调缝合修补。

（3）脾动脉结扎或栓塞术：脾脏血供丰富，有广泛的侧支循环，脾动脉结扎后压力可下降 50～60 mmHg，体积变小，具有韧性，便于缝合，达到更有效地止血，同时促进侧支循环，一般不会引起脾脏梗死。如结扎后脾脏有明显缺血者宜切脾，仍有出血者应查明原因。术中脾动脉栓塞由于范围不易控制，且并发症多，目前已很少应用。脾动脉栓塞经股动脉穿刺置管，属于保守治疗范畴，由于出血、感染发生率高，且常需栓塞脾动脉主干才有效，治疗价值尚待评估。

（4）脾部分切除术：适用于单纯修补难以止血或受损的脾组织已失去活力，适用于 Ⅱ 级、部分 Ⅲ 级脾损伤。包括节段性脾切除、半脾切除和次全脾切除术。节段性脾切除适用于脾上极或脾下极严重损伤无法缝补者。半脾切除适用于脾门处严重撕裂伤伴有供应脾脏某部分大血管损伤者。脾次全切除适用于严重脾外伤试图保留脾门处残脾组织或保留有胃短血管供应的脾上极部分组织者。脾部分切除应在脾缝合修补失败后采用，并尽可能多地保留脾组织，以保证有足够的脾功能。手术应在充分游离脾脏、控制脾蒂的情况下进行，切除所有失去活力的脾组织，分别结扎或缝扎各出血点，切面渗血用止血剂贴敷及热盐水纱布压迫直至完全停止，最后用带蒂大网膜覆盖。

（5）全脾切除术：全脾切除术适用于脾脏严重破碎或脾蒂断裂，而不适于修补或部分脾切除者，或观察发现继续出血或有其他脏器损伤，尤其是脾包膜下破裂形成血肿和少数真性破裂后被网膜等组织包裹形成的局限性血肿，可因轻微外力影响或胀破包膜或血凝块而发生为延迟性脾破裂，一般发生在伤后 2 周，也有迟至数月以后的。此种情况下应切除脾。野战条件下，原则上都应行脾切除。适当的手术前准备对抢救伴休克的伤员有重要意义。输入适量的血或液体可提高伤员对麻醉和手术的耐受性。若经快速输入 600～800 ml 血液，血压和脉搏仍无改善者，提示仍有活动性出血，需在加压快速输血的同时紧急剖腹控制脾蒂。控制活动性出血后，血压和脉搏就能很快改善，为进一步手术处理创造了条件。在血源困难的情况下，可收集腹腔内积血，经过滤后回输补充血容量。

（6）自体脾组织移植术：现已证明脾脏是人体内最大的周围淋巴器官，拥有多种免疫活性细胞因子，又是储血、滤血、造血、毁血（吞噬衰老血细胞）的器官，有着重要的抗感染、抗肿瘤功能，绝不能随意切除。所以正确处理切脾与保脾、保命与保功能的关系至关重要，脾切除后自体脾组织移植作为保留脾脏功能一种方法已逐渐被认可。

在无法采用部分脾切除或修补术保留脾的情况下，为保留脾脏的功能，可将切除的脾脏切成 2 cm×2 cm×0.5 cm，去包膜，包埋在网膜血管丰富区做自身移植。一般认为移植正常脾脏的 1/4～1/3 以上方能有效。

（7）腹腔镜手术：腹腔镜微创手术目前有应用增多的趋势，不仅可以明确诊断、判断损伤程度，而且还可以用来治疗。主要适用于年龄小、脾损伤较轻、血流动力学稳定、无腹内合并伤的患者。对Ⅰ、Ⅱ级脾破裂可用生物胶喷洒、电凝止血、吸收性明胶海绵填塞止血；对于Ⅲ级脾破裂可用缝合修补术止血；对损伤严重且出血量大的Ⅳ级以上脾破裂不适宜腹腔镜手术，手术成功率极低。

腹腔镜脾切除基本方法是在脐部置入腹腔镜、建立 O_2 气腹。然后在腹壁做 3 个小切口，置入器械进行操作。通常先用超声刀游离脾脏周围的韧带，最后用直线切割吻合器离断脾脏血管。切除的脾脏装入标本袋中，剪碎后经脐部扩大的切口取出。

第七节　胃损伤

一、病因和分类

创伤性胃损伤多见于下胸部或上腹部的钝性伤或开放性伤，如枪伤、刺伤、炸伤等。由于胃部分位于左肋弓之后，胃壁肌肉肥厚，具有一定的顺应性及活动性，因此，在腹部发生钝性闭合性创伤时，胃受伤的机会不多。但在饱餐后胃膨胀时，胃壁受到暴力打击、挤压或剪力作用，可能发生破裂、断裂或撕裂伤，而撕裂伤往往合并其他脏器损伤。胃壁血运丰富，破裂后常易引起出血性休克。胃内容物溢入腹腔后引起弥漫性腹膜炎。另外，胃部创伤常伴有肝、脾、胰、膈肌或结肠的损伤，因而增加了损伤的严重性和复杂性。

根据胃壁伤的程度可分为胃壁挫伤、浆膜下血肿、浆肌层撕裂、胃黏膜撕裂、胃壁全层破裂和胃横行断裂。胃撕裂伤常伴有肝十二指肠韧带的损伤。

二、临床表现

1. 症状　单纯性胃挫伤，仅有腹部轻微疼痛与不适，若为完全性破裂，胃内容物进入腹腔,可引起上腹部剧烈疼痛,并迅速弥漫至全腹,可引起腹胀,膈肌抬高,出现呼吸困难。因胃壁血运丰富,无论是胃壁黏膜损伤还是全层损伤,均可出现呕吐血性液体,甚至大出血而发生失血性休克。

2. 体征 胃破裂后胃内容物进入腹腔,出现腹部压痛、反跳痛及腹肌紧张呈板状腹,肠鸣音减弱或消失和腹式呼吸减弱或消失等急性弥漫性腹膜炎体征。少数胃后壁穿孔的患者,早期由于污染局限于小网膜腔内而缺乏典型的急性弥漫性腹膜炎的症状和体征,直到形成腹腔脓肿或并发症时才被发现。

三、诊断

根据外伤史和相关临床表现及辅助检查可对胃损伤作出较为准确的诊断。如 B 超常可发现腹腔的积血,腹部 X 线检查可见膈下游离气体,胃管引流出血性液体,均提示胃破裂可能,口服泛影葡胺造影可以明确胃是否穿孔或已撕裂。

四、治疗

1. 保守治疗 仅有胃壁挫伤者,可采取保守治疗。治疗方法包括禁食、胃肠减压、输液、抗感染等,若在此过程中病情恶化,应采取手术治疗。

2. 手术治疗 较严重的胃损伤,应进行剖腹探查术。手术治疗的原则为处理损伤部位、止血和减少腹腔污染。术前应常规放置胃管,吸出胃内容物,并留作术后负压吸引。对胃壁挫伤血肿及非全层的撕裂伤,可采取清除血肿和失活组织、彻底止血、缝合裂伤;对小的胃破裂,在清创、止血后可采取胃破裂修补术;对多发性胃破损或大面积的撕裂伤,缝合后血循环不良者可行胃大部切除术;对创伤性胃横断,可在修整胃断端后行胃对端吻合术。凡胃破裂伤,术毕均要应用等渗盐水反复冲洗腹腔,并做腹腔引流。

第八节　十二指肠损伤

十二指肠损伤是一种严重的腹内脏器损伤,占腹内脏器损伤的 2.5%～5%。因其位置较深,部分位于腹膜后,因而受伤机会较少,一旦发生损伤,病情危重。伤后早期死亡原因主要是严重合并伤,尤其是腹部大血管伤。后期死亡则多因诊断不及时和处理不当,引起十二指肠瘘,继发感染、出血和器官功能衰竭。

一、病因

十二指肠创伤最常见的致伤原因为穿透性损伤,约占 80%。其主要致伤因素为枪弹伤和刀刺伤。钝性十二指肠损伤占 18%～20%,其主要致伤因素为交通事故、高处坠落、撞击伤和混合性损伤。

二、分级

Moore EE 等人根据将十二指肠损伤情况,将其分为 5 级(表 3 - 18 - 5):

表 3 - 18 - 5　Moore EE 十二指肠损伤分级

分级		伤情
I	血肿	局限于十二指肠某一段
	破裂	非全层,未穿破
II	血肿	累及范围超过一段
	破裂	<50%周径
III	破裂	十二指肠第二段:50%~75%周径 十二指肠第一、三、四段:50%~100%周径
IV	破裂	十二指肠第二段:>75%周径 累及壶腹或胆总管远端
V	破裂	十二指肠胰腺结合部毁损
	血管伤	十二指肠无血供

三、临床表现

十二指肠损伤的临床表现因损伤的部位和性质不同以及是否有其他合并伤而有所不同。

十二指肠前壁完全破裂者,其临床表现与一般胃肠破裂相同,可出现右侧腹部剧烈疼痛、呕吐及休克等症状。同时腹壁可有压痛、肌紧张、肠鸣音减弱或消失及肝浊音界缩小等体征。

十二指肠的腹膜后部分破裂者,早期症状可不明显,或右季肋下的腹壁稍有紧张和压痛,延至肾区,后肾区有异常的疼痛、水肿、红肿等现象,常被误诊为肾周围脓肿。

四、诊断

十二指肠损伤,特别是闭合性损伤,术前诊断较困难,其中以腹膜后损伤的早期诊断最为困难。凡有腹部严重钝性损伤,尤其是暴力作用的挤压伤,若伤后出现明显上腹胀者,应警惕十二指肠损伤的可能,腹部体征如右上腹部、右腰部压痛和肌紧张,特别是腰大肌内侧缘的明显压痛,诊断性腹腔穿刺见到含胆汁的消化液,对明确诊断具有重要价值。十二指肠损伤患者淀粉酶常升高,血清淀粉酶升高对诊断有一定帮助,尤其是合并胰腺损伤时,其阳性率可达 90%。腹部 X 线平片、B 超及 CT 检查是术前诊断十二指肠损伤的重要方法。其中 CT 扫描的诊断阳性率最高。十二指肠损伤时,腹部 X 线平片可见右肾及右膈角周围有游离气体、右腰大肌及肾脏阴影模糊不清,经胃管注入造影剂可见造影剂自十二指肠破口溢出。B 超常见腹腔部分有低回声或强回声影,显示腹膜后为低回声影,时有强光点。CT 特征为十二指肠腔外与右肾前旁间隙有游离气体和液体积聚,右肾周围阴影模糊,十二指肠扩张,造影剂中断不再进入远端十二指肠。

五、治疗

全身抗休克,及时、正确的手术治疗,预防并发症是治疗十二指肠损伤的关键。术前应积极抗休克治疗,维持呼吸道通畅,放置胃肠减压管,迅速建立输液通路,输血输液,补充电解质,纠正酸碱平衡紊乱和低血容量性休克,使用广谱抗生素。

若确诊或高度怀疑十二指肠破裂,应尽早行剖腹探查术。根据损伤部位、程度、类型、范围、有无其他脏器损伤、患者的全身情况及修复后可能出现的十二指肠并发症等因素确定手术方式。

（1）缝合修补术:70%～80%以上的十二指肠损伤可用此疗法。适用于十二指肠损伤性穿孔或裂口不大,边缘整齐,血运良好且无张力者。修补前彻底清创,切除失活的肠壁组织,同时做胃造口或高位空肠造口逆行插管减压,对防止消化液的溢漏十分重要,腹膜后或十二指肠旁放置有效的引流。术中直接做双层缝合。

（2）带蒂肠片修补术:对十二指肠挫伤严重或破损较大,不能直接缝合者,可将空肠袢与十二指肠破口进行吻合修补,或用一段游离带蒂的空肠将其剖开修剪后镶嵌缝合于缺损处进行修补,然后将肠管断端对端吻合。

（3）损伤肠段切除吻合术:适用于十二指肠大部或完全断裂。清创行十二指肠对端或十二指肠空肠吻合。如损伤位于十二指肠第一段或第二段的近侧,可行胃大部切除术,胃空肠吻合和十二指肠残端造瘘。如十二指肠第三、四段严重损伤不宜缝合修补,可将该段肠切除行端端吻合。若张力过大无法吻合,则将远端关闭,利用近端与空肠端侧吻合（Roux-en-Y吻合）;或关闭两个断端,做十二指肠空肠侧侧吻合。

（4）十二指肠憩室化或改良憩室化:适用于十二指肠第一、二段较严重损伤及合并严重胰头损伤但未伤及主胰管者,或胰腺损伤较轻。憩室化手术方法包括修复损伤的十二指肠,切除胃窦行 BillrothⅡ式吻合,胆道造口 T 管引流,切断迷走神经干,十二指肠造瘘术。十二指肠憩室化改良方法为修补损伤十二指肠,胃窦大弯侧前壁切开,缝闭幽门,空肠与胃吻合。与十二指肠憩室化相比创伤小,有逐步取代十二指肠憩室化手术的趋势。

（5）胰十二指肠切除术:仅用于十二指肠第二部广泛毁损、胰头挫裂伤严重者,或十二指肠乳头严重毁损,胰腺、胆总管完全撕脱。此类术式术后易发生胰瘘和胆瘘,手术创伤大,死亡率高达 40%,必须严格掌握适应证。

（6）十二指肠壁内血肿清除术:单纯十二指肠壁内血肿可先采取胃肠减压、静脉营养等保守治疗,一般 1～2 周即可治愈且不留后遗症。如保守治疗 1 周无缓解迹象或 14～18 d 尚未完全缓解,则应采取手术治疗。一般在血肿下缘做横切口,切开引流,清除血凝块,解除梗阻,在缝合口放置引流管,同时建立有效的十二指肠腔内减压途径。

无论采用何种术式,都应进行充分的腹腔引流,积极的抗生素治疗,维持水、电解质和酸碱平衡以及营养支持。

第九节　小肠损伤

在腹部创伤中小肠损伤十分常见。开放伤可发生于任何部位且常多发。在腹部枪伤中,小肠损伤的发病率超过 80%。在穿透腹膜的腹部刀伤中,小肠损伤占 30%。在钝性腹部损伤中,小肠损伤发病率为 5%～15%。

一、致伤原因和机制

了解小肠损伤的致伤原因和发生机制,对于治疗具有指导作用。

（一）穿透性创伤

1. 高速弹丸损伤　在高速弹丸穿透腹部引起的小肠损伤中,其损伤机制有以下几点:① 弹丸的前冲力和侧冲力直接打击;② 弹丸爆炸效应即侧冲力引起原发伤道远侧肠管坏死和穿孔;③ 在弹丸行进中遇到不同密度组织,弹丸改变方向,或继发投射物引起肠管损伤。多数高速弹丸所致小肠损伤穿孔为 2 个以上的偶数,但也有一处伤(如切线伤)。

2. 刀伤或利器损伤　由刀刃直接致伤,但由于小肠的游动性也可能避开刀刃损伤。

（二）钝性损伤

1. 碾压伤　暴力直接打击腹部,小肠碾压于暴力与腰骶脊柱之间,引起肠破裂。其病理特点是肠壁破裂大且残缺不全。

2. 剪力伤　紧急减速形成剪力,如高空坠落或交通事故紧急减速等,使小肠固定部撕裂。通常好发于近 Treitz 韧带部和回盲瓣附近。

3. 爆震伤　腹部压力剧增,肠道形成气、液充盈的闭襻,小肠被压迫于腹壁组织与脊柱之间,造成小肠内高压,肠壁爆破。

二、分类

根据肠壁损伤病理、肠壁破裂大小、肠壁血运,将小肠损伤分为 5 种类型,见表 3-18-6。

表 3-18-6　小肠损伤外科分型

分型	损伤病理
Ⅰ	挫伤或血肿,无肠壁坏死,肠壁不完全破裂
Ⅱ	撕裂穿孔＜50％的肠周径
Ⅲ	撕裂穿孔≥50％的肠周径,但肠管未横断
Ⅳ	小肠横断
Ⅴ	小肠横断伴有肠段缺损,或肠段坏死

三、诊断

穿透性小肠损伤在早期即产生明显腹膜炎症状,诊断一般不难。创伤时和受伤后出现腹胀、腹痛、恶心、呕吐等症状及腹部压痛、反跳痛、肌紧张、移动性浊音、肠鸣音消失体征是诊断小肠损伤的重要依据。穿透性损伤伤道见到肠内容物,钝性损伤腹腔诊断性腹腔穿刺和灌洗液中抽到食物纤维、胆汁等,诊断性腹腔镜检查及 CT 显示小肠壁缺损和肠周积液或小肠壁血肿,小肠损伤可以确诊。

四、治疗

小肠破裂一旦确诊,应立即进行手术治疗。术前要进行胃肠减压,输液纠正水、电解质紊乱,补充血容量和抗感染。术时要对整个小肠和系膜进行细致检查,系膜血肿即使不大也应打开检查,以免遗漏小的穿孔。手术方式以简单修补为主,有下列情况者应做肠切除术:① 缺损过大或长的纵向裂伤,直接缝合可能会导致肠腔狭窄;② 小段肠管有多处破裂;③ 肠管严重挫伤、血运障碍;④ 肠壁内或系膜缘有大血肿;⑤ 系膜损伤严重,导致肠壁血运障碍。

第十节　结肠损伤

结肠损伤中,95%的伤员由腹部穿透伤引起。钝性腹部创伤引起结肠损伤并不多见;大多伴有其他脏器损伤,单独结肠损伤者较少。开放性损伤多为子弹、弹片、冷兵器及其他利器的直接作用致伤;钝性损伤多为闭合性损伤,常由撞击、挤压、踢打引起肠腔内高压肠壁发生爆震性损伤。

结肠损伤主要表现为细菌性腹膜炎的症状和体征。部分结肠孤立性破裂伤伤员有低血压表现,远端结肠损伤伤员常有便血症状。肛指检查手指染血,粪便潜血阳性,诊断性腹腔灌洗液呈混浊粪样液体,显微镜检查腹腔灌洗液含细菌,腹平片可见膈下游离气体,B超、CT提示腹腔积液。腹膜外结肠破裂缺乏特异性临床表现,B超、CT显示结肠后积液,腹膜后积气,腰大肌阴影模糊。乙状结肠镜或纤维结肠镜检查对结肠损伤诊断,特别是损伤定位诊断有帮助。

由于结肠壁薄,血液循环较差,肠腔内含有大量细菌,其治疗原则不同于小肠。少数裂口小、腹腔污染轻、全身情况良好的伤员可考虑一期修补或一期切除吻合(限右半结肠),大部分伤员应行分期手术,先采用肠造口或肠外置术,待3~4周后伤员情况好转时,再行关闭瘘口,实施修补、吻合术。有下列情况之一者应禁忌进行一期修复:① 腹腔污染严重;② 全身严重多发伤或合并腹腔内其他脏器损伤,须尽快结束手术;③ 有重要基础疾病如肝硬化、糖尿病等。失血性休克需大量输血(>2 000 ml)者,高龄伤员、战时高速火器伤、手术时间已有明显延误(>12 h)者,选择一期手术应格外谨慎。

第十一节　直肠和肛管损伤

直肠和肛管创伤较少见,但若处理不当,容易造成严重后果。直肠和肛管损伤的最常见原因是火器伤,从高处坠落跌坐在直立的木桩、铁棍、锄把上时,可引起插入性损伤,经直肠性交或精神异常者自行插入酒瓶、棍棒等,也可造成直肠或肛管破裂。

根据解剖部位将直肠损伤分为:① 腹腔内直肠损伤;② 腹膜外直肠损伤。美国创伤外科协会直肠损伤分型、评分见表3-18-7。

表 3-18-7　直肠损伤分型、评分

分型	损伤病理	AIS-90
Ⅰ	肠壁挫伤或血肿,无血运障碍、肠壁部分撕裂	2
Ⅱ	≤50%的肠周径撕裂	3
Ⅲ	>50%的肠周径撕裂	4
Ⅳ	直肠壁全层撕裂延伸至盆腹膜	5
Ⅴ	直肠缺血坏死	5

按照解剖部位,直肠和肛管损伤可分为三类腹腔内损伤:腹膜反折以下、肛提肌以上损伤和肛提肌以下及肛管损伤。腹膜反折以上直肠破裂的临床表现和结肠破裂相似,诊断不难。肛管损伤较为浅表,诊断容易。腹膜反折以下的直肠损伤因伤后腹痛不重、无腹膜炎表现,诊断容易延误。腹膜外直肠损伤可出现以下临床表现:① 血液从肛门排出;② 会阴部、骶尾部、臀部、大腿部的开放伤口有粪便溢出;③ 尿液中有粪便残渣;④ 尿液从肛门流出。直肠指检时指套上染血提示直肠损伤。怀疑直肠损伤而指检阴性者,可行直肠镜检查。

直肠损伤范围不大,没有大的合并伤,在伤后 8 h 内治疗,且生命体征平稳者,如直肠黏膜破裂出血,可先予禁食、补液,使用止血药物和抗生素等保守治疗,必要时经肛门填塞纱布或用缠绕油纱布的肛管压迫止血,同时密切观察,一旦出现病情变化及时转手术治疗。

绝大多数直肠和肛管损伤都要及早进行手术治疗,手术治疗原则是优先处理严重合并伤,再行直肠和肛管损伤的治疗,手术处理都应包括粪便改道、修复、直肠远端灌洗和引流四要素。根据损伤部位可选用不同的手术方式。腹膜反折以上直肠损伤者,若全身和局部状况良好,破口修剪后予以缝补,可不做近端造口,如损毁严重,可切除后端端吻合,加做乙状结肠转流行造口。腹膜反折以下直肠损伤中,损伤部位较高者可打开腹膜反折显露、修补;损伤较低者经会阴部骶尾骨旁入路(必要时切除尾骨)打开直肠后间隙显露、修补。浅小的肛管损伤只需单纯清创缝合;肛管损伤大而深,且累及括约肌和直肠者,应行乙状结肠转流行造口,修复损伤的直肠和括约肌,保留未累及的括约肌。为防狭窄,伤口愈合后应定期扩张肛管和直肠。

第十二节　腹部血管损伤

腹部血管损伤在战时和平时,均经常发生,是致残和致死的重要原因。腹部大血管(腹主动脉和下腔静脉)损伤多为穿透伤,由于出血迅猛,伤员多半在现场死亡,少数能存活送达医院者也多处于重度休克甚至濒死状态。

一、损伤原因

引起血管损伤的原因十分复杂,可分为以下几类:① 直接损伤:锐性损伤(刺伤、子弹伤、切割伤)、钝性损伤(挫伤、挤压伤)。前者常导致穿透性腹部血管损伤,引起腹腔内出血或后腹膜血肿,较为多见;后者导致血管损伤的程度取决于致伤物的大小、速度和方向,常引起血管撕脱和血栓,较少见。② 间接损伤:减速伤、动脉痉挛和过度伸长撕裂伤,常引起血管从肠系膜根部撕脱和血管小撕裂伤。③ 血管损伤并发症:血栓形成、假性动脉瘤和动静脉瘘。最常见的是肾下主动脉和下腔静脉之间的动静脉瘘。在血管损伤中,动脉损伤较为多见,占血管损伤的 73%～85%,且后果严重,多数需急诊手术处理。血管损伤的部位,肢体多于颈部、胸部和腹部大血管。股动脉损伤最为常见,占全部血管损伤的 20%。

二、临床表现和诊断

腹内血管损伤的患者,特别是大动脉损伤时,多数会出现伤口大量流血、低血压、进行性腹胀和极度休克等。由于胸下部的损伤也可能伤及腹主动脉,因此所有乳头至腹股沟之间的穿通伤患者都应疑有腹部血管损伤。

1. 出血锐性开放损伤　可见伤口有不同程度的出血,搏动性或喷射样出血为动脉损伤,而持续暗红色出血常为静脉损伤。但因血管收缩或被周围组织覆盖,大多数患者就诊时伤口出血已停止。腹腔内血管破裂出血方向主要有四种:① 从腹部伤口向体外流出,如同时有胃肠道损伤,可出现消化道出血;② 出血在腹膜后或网膜间隙,形成腹膜后血肿;③ 向腹腔内出血,此种出血量大,极易导致失血性休克;④ 动静脉同时损伤,动脉出血进入邻近静脉,形成外伤性动静脉瘘。

2. 休克腹部大血管损伤　常伴有严重出血或合并重要器官损伤,患者入院时可表现为不同程度的创伤性和失血性休克,发病率为 48%～56%。

3. 血肿血管损伤　出血进入腹膜后,可产生巨大血肿,表现为腹部迅速膨隆;如血液破入腹腔,很快会出现重度低血压和腹膜刺激症状。腹部钝性挤压损伤患者,常有腹壁软组织挫伤和血肿、皮下瘀斑等。

4. 肢体缺血表现　髂总或髂外动脉损伤后,可发生远侧肢体动脉搏动减弱或消失、疼痛、皮肤苍白、感觉麻木等缺血症状。血管损伤较局限时,血管腔未完全阻塞,早期可不出现明显缺血症状,但经过一段时间血栓的形成和蔓延后,现肢体缺血症状逐渐出现。

5. 血管震颤和杂音　如果损伤的动脉管腔部分狭窄或破口直接与静脉相通形成外伤性动静脉瘘,可产生收缩期或连续性血管杂音。

6. 其他　少数患者在伤后数天甚至 1 个月后,可发生感染和继发出血。多次反复大出血后,会造成明显贫血,甚至危及生命。

腹部损伤患者病情常迅速恶化,不允许进行全面体检,应在抢救的同时进行体格检查和影像学检查。腹部血管锐性损伤常出现上述典型的临床症状和体征,诊断一般不难;而钝性损伤的诊断较为困难,如体格检查不能确诊,可采用诊断性腹腔灌注、CT、MRI或血管造影等辅助检查。胸、腹部平片有助于排除气胸或胸部血管损伤,另外,还可发现患者体内的金属异物。

三、治疗

绝大多数腹部血管损伤的患者都需急诊手术治疗,血管重建手术已成为治疗血管损伤的最主要的方法之一。受伤血管的种类和数量、失血量、休克的程度和持续时间是决定预后的主要因素。如果血管损伤未能得到及时、正确的处理,除危及患者生命外,还会发生迟发出血、血栓、动静脉瘘和假性动脉瘤等并发症。因此，及早诊断、进行血管修复是极其重要的。

能否成功处理腹部血管损伤的关键，取决于出血血管的近远端能否迅速控制。由于血管的解剖关系，以及绝大多数患者存在后腹膜血肿，故显露腹部血管十分困难。术前迅速、大量地补充液体至关重要，如病情恶化或心搏停止，要果断地做开胸心脏按压和阻断降主动脉，为手术赢得时间。

（一）腹主动脉损伤

目前采用的手术切口主要有以下几种：① 正中剖腹探查切口；② 胸腹联合切口；③ 左胸切口伴剖腹探查切口。可以根据病情，采用不同的手术切口。一旦控制了出血，应暂停手术，补充血容量，纠正代谢性酸中毒和休克，病情稳定后进行血管修复。同时应检查判断是否合并肠管损伤，如果伴有肠管损伤，对小的单独的裂口，可做单层缝合；大段的肠管损伤待血管修复完成后，再进行处理。

1. 膈段（腹腔干上方）的损伤　腹腔干上方的主动脉损伤因大出血，死亡率很高。活动性肠系膜根部出血或广泛的中心性血肿是主动脉损伤的征象。通常采用直接压迫控制出血，然后通过小网膜分离控制近端主动脉，当有大的活动性出血和广泛组织破坏时，就可能需要主动脉闭合器、主动脉球囊阻血导管或经胸主动脉阻断。

2. 肾上损伤　肾动脉开口至腹腔干段的主动脉损伤死亡率最高。这段动脉的显露方法与显露腹腔干以上动脉的方法相同。当疑有下腔静脉损伤时，采用右侧肠间沟切口，将右半结肠、肝曲和十二指肠移向左侧。

3. 肾下损伤　肾下主动脉损伤由于容易显露，效果最好。小于 1 cm 长度的损伤，游离一段主动脉后，就可以直接进行修复。但必须注意小心地结扎和钳夹或分离腰动脉，修复后仔细关闭主动脉上的后腹膜。当主动脉大节段损伤时，可以行原位人造血管移植，如伴有严重感染，只能行近端和远端结扎解剖外搭桥旁路手术。若选用人造血管，须在肠道修补前将人造血管用软组织和腹膜覆盖，术后要注意有无人造血管早期感染的征象。

4. 钝性主动脉损伤　根据损伤的程度和伴随的症状，决定治疗方案。通过小的动脉切口，简单地缝合就可修补单纯内膜撕裂，长段的内膜撕裂需要末端内脱切开，若损伤广泛或延误治疗，可行血管移植。

（二）髂血管损伤

髂血管损伤最常见于穿通伤后，常伴有盲肠、乙状结肠、输尿管或膀胱损伤。钝性伤引起髂总或髂外血管损伤少见。在进入血肿前，必须控制近、远端血管，迅速止血，提供相对无血的手术野。长度小于 2 cm 的损伤，可以游离切除损伤血管，进行端端吻合；对短段动脉损伤缺损，髂内动脉可以提供一个非常好的自体血管移植物。涉及主动脉分叉处的损伤，可用分叉人造血管移植，也可行一侧主髂动脉吻合，另一侧髂动脉端侧吻合。如果有明显的肠道污染，可结扎损伤的动脉，用人造血管行股-股动脉耻骨上交叉搭桥转流术。对于髂静脉损伤，可用直接压迫或无损伤血管钳来控制出血，常用比较简单的侧壁缝合来修补，然而必须要防止静脉狭窄，以免继发血栓。对于轻症患者，允许做髂静脉结扎，但应尽量避免。单纯的骨盆骨折患者，髂动脉或其分支的破裂出血时，可仅用骨折外固定和动脉造影血管介入栓塞来处理，一般不需要手术结扎出血血管。

（三）肠系膜和门脉血管损伤

常常伴有严重的小肠损伤,分离和修复十分困难。腹腔干和肠系膜上动脉起始部的显露,与肾上主动脉损伤显露的方法一样。单独的腹腔干损伤是非常罕见的,一般可以结扎。肝总动脉是腹腔动脉最大的分支,可以行端端吻合或隐静脉移植修复,如果必须结扎肝总动脉,也应该靠近胃十二指肠动脉的起始处结扎。由于腹腔干的解剖变异较多,包括与肠系膜上动脉共同起始,在牺牲任何血管前,必须确认有关的解剖结构。

肠系膜上动脉损伤常合并有肠系膜静脉损伤,此时首先要完成静脉损伤的修复以避免肠管充血肿胀,修复的方法包括静脉壁缝合修补、隐静脉间置移植和系膜上静脉与脾静脉吻合等。如果肠系膜上动脉和胃下动脉侧支良好,在修复困难的情况下,可结扎肠系膜上动脉,但必须密切观察和判断肠管是否缺血。在胰腺后面的肠系膜上静脉损伤,特别难以处理,有时只能结扎静脉,术后要密切监测体液平衡,大量补充液体。对不能简单修补的脾静脉损伤,应该结扎脾静脉,同时行脾切除。若主动脉和肠系膜上动脉严重损伤无法直接修复,可将脾动脉拉下,与肠系膜上动脉远端做对端吻合,也可以从主动脉前壁与远端十二指肠上动脉做端侧吻合或血管移植。

肝门部血管的大出血,可于胆总管、门静脉和肝动脉横行放置无损伤血管阻断钳来控制。根据不同的损伤情况,采用静脉侧壁修补、补片修复或对端吻合。结扎供应肝段的门静脉和肝动脉,有可能导致肝脏缺血,需要行肝段切除术。对低血容量和低血压的患者,做门静脉结扎将会造成肝坏死,且并发症发病率高。当患者病情危重,或有凝血障碍时,可结扎门静脉,术后大量补充液体。

（四）肾血管损伤

因缺血时间与肾功能的修复成反比关系,肾动脉损伤的诊断一旦确立,必须立即进行血管重建。决定修复或结扎损伤的肾血管时应根据以下几点:① 患者的全身情况;② 肾动脉损伤的程度;③ 同侧和对侧肾脏的情况。另外,肾脏缺血的持续时间也是十分重要的。部分缺血 6 h 后和完全缺血 3 h 后,肾功能将严重受损。

在决定血管重建后,必须控制近远侧血管。远侧血管撕裂伤,可以用压迫或从近端血管插入阻血球囊导管来控制出血。单纯撕裂伤可行对端吻合,如无足够的长度,要用隐静脉做间置移植或主-肾动脉搭桥。肾血管修复后,要随访肾脏功能、肾血供情况和血压,若患者发生高血压,需要进行药物治疗或肾切除。

（五）下腔静脉损伤

下腔静脉损伤发生在肾下腔静脉及肾上和肝后腔静脉两个部位,前者占下腔静脉损伤的 1/3～1/2。大部分肾下腔静脉损伤能通过侧壁静脉缝合来修复,缝合后口径不能小于原来口径的 50%。对于较大的前壁缺损,需要用隐静脉或人造血管补片修复。当腔静脉一段完全损伤时,需移植人造血管或结扎腔静脉。对病情危重或复杂损伤的患者,应采用腔静脉结扎,术后需补充血容量和防止下肢静脉淤积,下肢使用静脉泵、弹力包扎和抬高肢体 1 周以上。

因为大量失血、修复困难和合并伤,肾上和肝后腔静脉损伤的死亡率为 33%～67%。当肾静脉和下腔静脉汇合处损伤时,首先压迫损伤的部位减少出血,直到肾上和肾下腔静脉能放置无损伤血管阻塞钳或套带。如果裂口很大,可以插入球囊导管或 Foley 导尿管控制出血。肾上腔静脉损伤修复与肾下腔静脉损伤的方法一样,但腔静脉结扎的死亡率相当高。肝后下腔静脉是最难显露和控制出血的部位,此段是肝静脉的汇合处,肝静脉既短又脆。分离肝叶间的三角、前后冠状韧带,有时能显露损伤处,对肝静脉和下腔静脉的撕裂伤直接进行修复。

四、预后

腹部血管损伤的预后与血管损伤的部位和合并损伤密切相关。肾下动脉损伤的预后最佳,存活率为 44%～58%,肾上损伤的存活率略低,为 28%～46%。髂动脉损伤的存活率一般为 48%～71%,但常有单侧下肢功能障碍,髂静脉损伤的存活率为 69%～82%。肠系膜上动脉损伤的存活率为 32%～67%。门静脉损伤常发生在复合伤,死亡率近 50%。肾下腔静脉损伤,特别是因穿通伤引起的,一般预后较好,存活率在 70% 以上。肾上和肝后腔静脉损伤存活率较低,平均为 40%～50%。

(刘　斌)

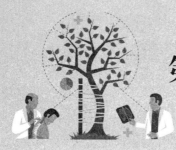

第十九章 泌尿系统损伤

泌尿系统损伤以男性尿道损伤最多见,肾、膀胱其次,输尿管损伤最少见。由于肾、输尿管、膀胱、后尿道受到周围组织和器官的良好保护,通常不易受伤。泌尿系统损伤大多是胸、腹、腰部或骨盆严重损伤的合并伤。因此,当有上述部位严重损伤时,应注意有无泌尿系统损伤;确诊泌尿系统损伤时,也要注意有无合并其他脏器损伤。

泌尿系统损伤的主要表现为出血和尿外渗。大出血可引起休克,血肿和尿外渗可继发感染,严重时导致脓毒症、周围脓肿、尿瘘或尿道狭窄。尽早确定诊断,正确合理的初期处理,对泌尿系统损伤的预后极为重要。

第一节 肾脏损伤

肾脏位于腹膜后脊柱两侧,位置较深,周围受到骨骼及较厚肌肉组织的保护,但在遭受直接或间接暴力打击下,脆弱的肾脏可发生程度不同的损伤。

一、损伤原因

根据损伤的肾脏是否通过皮肤与外界相通可分为开放伤和闭合伤两大类。开放伤肾损伤常为锐器刺戳伤及枪弹伤,占全部肾损伤的 15%～20%,其中有 94.6%合并邻近器官的损伤,且为Ⅲ级或Ⅲ级以上的损伤。闭合伤最常见于交通事故、高处坠落及运动受伤。此外,肾本身病变如肾积水、肾肿瘤、肾结核或肾囊性疾病等更易损伤,有时极轻微的创伤,也可造成严重的"自发性"肾破裂。肾脏损伤常合并其他脏器损伤,应注意合并伤的诊治。

二、分类

病理分类为肾挫伤、肾部分裂伤、肾全层裂伤、肾蒂损伤。

2014 版中国泌尿外科疾病诊断治疗指南推荐使用美国创伤外科协会(AAST)肾损伤分类方法(表 3-19-1,图 3-19-1)。

表 3 - 19 - 1　美国创伤外科协会肾损伤分级

分级	类型	表现
Ⅰ	挫伤	镜下或肉眼血尿,泌尿系统检查正常
	血肿	包膜下血肿,无实质损伤
Ⅱ	血肿	局限于腹膜后肾区的肾周血肿
	裂伤	肾实质裂伤深度不超过 1.0 cm,无尿外渗
Ⅲ	裂伤	肾实质裂伤深度超过 1.0 cm,无集合系统破裂或尿外渗
Ⅳ	裂伤	肾损伤贯穿肾皮质、髓质和集合系统
	血管损伤	肾动脉、静脉主要分支损伤伴出血
Ⅴ	裂伤	肾脏碎裂
	血管损伤	肾门血管撕裂、离断伴肾脏无血供

注:对于Ⅲ级损伤,如双侧肾损伤,应评为Ⅳ级。

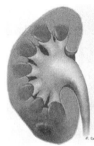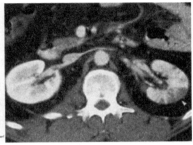

分级:Ⅰ级　类型:挫伤　表现:镜下或肉眼血尿,泌尿系统检查正常

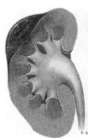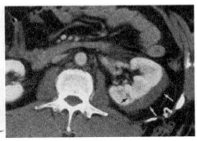

分级:Ⅰ级　类型:血肿　表现:包膜下血肿,无实质损伤

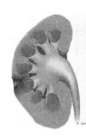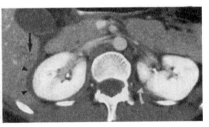

分级:Ⅱ级　类型:血肿　表现:局限于腹膜后肾区的肾周血肿
　　　　　　裂伤　　　肾实质裂伤深度不超过 1.0 cm,无尿外渗

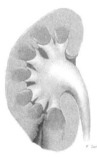
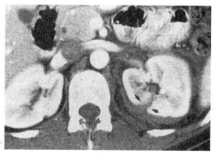

分级:Ⅲ 类型:裂伤 表现:肾实质裂伤深度超过1.0 cm,无集合系统破裂或尿外渗

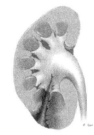
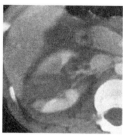
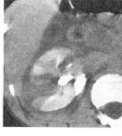
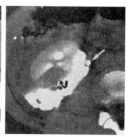

分级:Ⅳ 类型:裂伤 表现:肾损伤贯穿肾皮质、髓质和集合系统

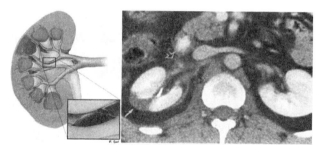

分级:Ⅳ 类型:血管损伤 表现:肾动脉、静脉主要分支损伤伴出血

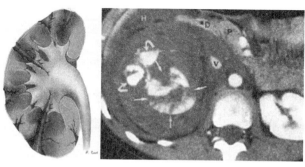

分级:Ⅴ 类型:裂伤 表现:肾脏碎裂

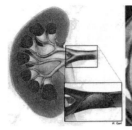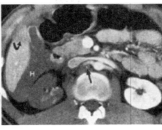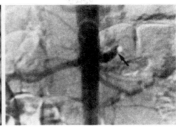

分级：Ⅴ　类型：血管损伤　表现：肾门血管撕裂、离断伴肾脏无血供

图 3-19-1　AAST 制定的肾损伤分级方法

三、诊断

1. 病史　病史是诊断的重要依据,但对病情严重者(如发生休克等)应首先按急救 ABCDEF(Airway、Breathing、Cardiac、Disability、Exposure、Fracture)原则进行救治。病史包括:受伤史、救治史及既往病史等。

2. 临床表现

(1) 血尿:血尿是肾损伤最常见、最重要的症状,多数为肉眼血尿,少数为镜下血尿,但有些情况(如肾血管断裂、输尿管完全离断等)可无血尿。血尿的严重程度并不完全与肾损伤的程度一致。

(2) 疼痛:疼痛往往是患者受到外伤后的第一个症状。腰部软组织挫伤、肾包膜张力增强或者尿液渗入肾周组织刺激腹膜后神经可引起肾区或者上腹部钝痛,并可放射到同侧肩部、背部及下腹部。输尿管内存在凝血块可发生肾绞痛。腹膜后血肿、尿液刺激腹膜、腹膜破裂或者并发腹腔脏器损伤,可出现腹部涨气、疼痛及腹膜刺激症状。

(3) 肿块:出血或(和)尿液溢出积存于肾周形成腰部肿块。肿块的大小视出血量或(和)尿外渗量而异。

(4) 休克:可为创伤性休克或(和)失血性休克,轻度肾损伤很少发生休克,闭合性肾损伤的休克发生率约为 40%,开放性肾损伤的休克发生率约为 85%。

(5) 多脏器损伤:当肾损伤症状与临床症状不相符时,应考虑存在其他脏器创伤的可能。合并胸腔脏器损伤者多表现为呼吸循环系统症状;合并肝脏、脾脏及大血管损伤时,以出血为主要表现,腹腔内可抽出不凝血;合并胃肠道损伤以腹膜炎症状为主要表现。

3. 体格检查　积极监测各项生命体征的同时,进行全面的体格检查,以确定有无合并伤。在此基础上,如果发现腰部伤口或瘀斑应怀疑肾脏损伤。

4. 实验室检查

(1) 血常规检查:包括血红蛋白、红细胞计数、血细胞比容的测定。血红蛋白、血细胞比容的持续降低提示有活动性出血。

(2) 尿常规检查:伤后不能自行排尿者应行导尿检查。严重休克无尿者,往往要在抗休克、血压恢复正常后方能见到血尿。肾动脉栓塞或输尿管离断时可无血尿。

(3) 肾功能检测:伤后 1 h 内的肌酐测定结果主要反映受伤前的肾功能情况,而如果尿液持续漏入腹膜腔被吸收后,可出现氮质血症。

5. 影像学检查

(1) B 超:对观察肾损伤程度及血、尿外渗范围和病情进展情况有帮助。适合:① 闭合性肾损伤的首选检查方法；② 对伤情作初步评估；③ 连续监测腹膜后血肿及尿外渗情况。

（2）腹部平片及静脉肾盂造影（IVP）：轻度肾损伤行腹部平片检查可无重要发现，重度肾损伤可见肾影模糊不清，腰大肌影不清楚，脊柱凹向伤侧，有时可见合并肋骨或腰椎骨折。行 IVP 检查可了解肾脏损伤的程度及对侧肾功能情况，同时还可了解有无肾脏原发性疾病。但因检查时须压迫腹部，对急诊外伤患者不适宜，故有人主张行大剂量静脉造影。无 CT 的单位可行此项检查。

（3）CT：CT 是肾损伤影像学检查的"金标准"。能迅速准确地了解肾实质损伤情况及尿外渗、肾周血肿范围；动脉和静脉相扫描可以显示血管损伤情况；注射造影剂 10～20 min 后重复扫描可显示集合系统损伤情况，是肾损伤临床分级的重要依据。同时还可了解对侧肾功能、肝、脾、膜、大血管情况。必要时可重复 CT 检查评估伤情变化。

（4）磁共振（MRI）检查：对造影剂过敏的病人可选择 MRI 检查，1.0 T 以上的 MRI 检查可以明确肾脏碎裂及血肿的情况。一般不作为常规检查。

（5）肾动脉造影：能显示肾血管及分支的损伤情况。该检查费时且为有创检查，因此仅在疑有肾动脉分支损伤导致持续或继发出血并有条件行选择性肾动脉栓塞时进行该项检查。

（6）同位素核素扫描：对严重碘过敏患者判断肾血流状况有较多帮助，可用于肾损伤的早期诊断及随访检查，但一般不需要进行该项检查。

四、治疗

肾损伤的治疗目的是尽量保存肾功能和降低死亡率。

（一）保守治疗

1. 保守治疗的指征　保守治疗为绝大多数肾损伤患者的首选治疗方法。肾脏闭合损伤的患者 90% 以上可以通过保守治疗获得治疗效果。保守治疗可有效降低肾切除率且近期和远期并发症并没有明显升高。在血流动力学稳定的前提下，下列情况可进行保守治疗：

（1）Ⅰ级和Ⅱ级肾损伤推荐保守治疗。

（2）Ⅲ级肾损伤倾向于保守治疗。

（3）Ⅳ级和Ⅴ级肾损伤少数可行保守治疗。此类损伤多伴有合并伤，肾探查和肾切除率均较高。

（4）开放性肾损伤应进行细致的伤情分级，结合伤道、致伤因素等有选择地进行。

2. 肾脏探查的指征　伤情是决定是否行肾探查术的主要因素。闭合性肾损伤总体手术探查率低于 10%，而且还可能进一步降低。

（1）严重的血流动力学不稳定，危及伤者生命时，为绝对手术探查指征。

（2）因其他原因行剖腹探查时，有下列情况时应行肾脏探查：① 肾周血肿进行性增大或肾周血肿具有波动性时；② 术前或术中造影发现肾不显影，或伴有其他异常时；③ 如果肾显影良好，且损伤分级明确，可暂缓行肾探查术。

（3）Ⅳ、Ⅴ级肾损伤血流动力学不稳定则应探查。

（4）开放性肾损伤多需行肾探查术。

3. 保守治疗

（1）绝对卧床休息 2～4 周，建议留置导尿，以便观察尿液颜色。

（2）补充血容量，保持充足尿量，维持水电解质平衡。

（3）密切观察血压、脉搏、呼吸及体温变化。

（4）广谱抗生素预防感染。

（5）使用止血药，必要时应用镇痛、镇静药物。

（6）定期检测血、尿常规及行 B 超检查，必要时可重复 CT 检查。

（7）有肿块者，准确测量并记录大小，以便比较。

（二）手术治疗

1. 手术处理要点

（1）入路：肾探查一般采用经腹入路，通常取剑突下至耻骨的腹正中切口，这样有利于肾血管的控制和腹腔合并伤的处理。

（2）控制肾蒂：打开肾包膜前先控制肾血管是肾探查和修复的一种安全有效的方法。在肾周包膜已有破裂的情况下也可先控制肾血管。

（3）尽可能地行肾修补术：肾修补术对最大限度保护伤者肾功能有重要意义，但也存在一定的迟发性出血和再次手术的风险。

2. 手术方式

（1）肾修补术和肾部分切除术：肾修补术是最常用的手术方法。适用于肾裂伤的范围较局限，肾脏血液循环无明显障碍者。存在失活肾组织者，可选择肾部分切除术，集合系统应严密关闭，断面应以肾包膜或游离腹膜覆盖，如果肾包膜缺损，可用带蒂大网膜瓣包裹肾脏，以促进其愈合及预防切面继发性出血。术后应常规置肾周引流，以防发生肾盂和输尿管瘘。

（2）肾切除术：肾实质伤无法修补时可行肾切除术；Ⅴ级肾血管伤中，肾动脉及肾静脉的撕裂、断裂，推荐行快速肾切除术。

（3）肾血管修补：Ⅴ级肾血管伤中，如仅为肾静脉轻度裂伤，可考虑肾血管修补术。除孤立肾和双侧肾损伤外，肾血管伤推荐行肾切除术。

（三）介入治疗

适用于肾损伤合并出血但血流动力学稳定，由于其他损伤不适宜开腹探查或延迟性再出血。对于对侧肾缺如、对侧肾功能不全的肾损伤患者，可选择超选择性肾动脉栓塞术进行止血。

（四）并发症及处理

肾损伤并发症可分为早期及晚期两种。

1. 尿外渗与尿性囊肿　尿外渗是肾损伤最常见的并发症，IVP 和 CT 可以明确诊断。应早期给予有效抗生素，多数情况下，尿外渗会自然消退，如果尿外渗持续存在，可放置输尿管内支架引流，长期引流而尿液不能减少或消失，应考虑损伤严重或者远端输尿管有狭窄或者梗阻因素。尿性囊肿多数为伤后近期发生，可发生于伤后 3 周到数年。可疑病人首选 CT 扫描明确诊断。大部分尿性囊肿可以吸收，无需处理。若出现巨大的尿性囊肿、持续存在的尿性囊肿、出现发热或者败血症、尿性囊肿伴有肾脏碎片，其处理措施包括行经皮穿刺引流术、肾脏坏死组织清除术或（和）输尿管内支架引流。

2. 迟发性出血 发生在创伤数周内,但通常不会超过 3 周。最基本的治疗方法为绝对卧床和补液。血管造影可以明确出血部位,选择性血管栓塞术是首选治疗方法。

3. 肾周脓肿 常发生在伤后 5~7 d 内。持续发热伴其他易患因素如糖尿病、HIV 感染、邻近空腔脏器损伤、胰腺损伤等,结合 CT 扫描明确诊断。选用有效抗生素控制感染,首选经皮穿刺引流术,以减小肾脏切除的风险。必要时行脓肿切开引流或者肾脏切除。

4. 损伤后高血压 发生率为 1.4%~9.0%,大多数是由于肾实质受压、失活肾脏组织、肾动脉及其分支损伤和动静脉瘘导致肾脏缺血、肾素-血管紧张素系统活性增加引起。损伤后肾血管性高血压的诊断依靠选择性血管造影和肾静脉肾素测定。内科保守治疗无效,可以行血管成形术、肾脏部分切除术或者患肾切除术。

5. 外伤后肾积水 原因可能为肾周或输尿管周围粘连压迫。

6. 动静脉瘘 通常出现在锐性伤后,表现为延迟出现的明显血尿。可疑动静脉瘘患者可行血管造影术明确诊断,同时行选择性血管栓塞术。

7. 假性动脉瘤 是钝性肾损伤罕见并发症,超声和血管造影可以明确诊断。选择性血管栓塞术是首选治疗方法。

第二节 输尿管损伤

一、概述

输尿管是连接肾盂和膀胱输送尿液的肌性管道器官,其位于腹膜后间隙,受到脊柱、骨盆、腰背肌肉、腹前壁及腹腔脏器等周围组织的良好保护。由于输尿管管径细小,且本身有一定的活动范围,因此临床上创伤性输尿管损伤并不常见。但由于输尿管行程较长,其细长的管径结构又使其容易在一些腹部、盆腔手术以及血管手术中受到医源性损伤。此外,微创外科技术的发展,腹腔镜和输尿管镜在泌尿外科、腹部外科以及妇产科的广泛应用,内镜手术引起的医源性输尿管损伤在临床上也时有发生。输尿管损伤如发现延迟或处理不当,可引起尿漏、瘘道形成、输尿管梗阻、感染甚至脓毒症,轻者导致肾功能的损害和住院时间的延长,重者导致肾脏的丢失甚至危及生命。

依损伤类型、处理时间不同而异,可有挫伤、穿孔、结扎、钳夹、切断或切开、撕裂、扭曲、外膜剥离后缺血、坏死等。输尿管轻微的挫伤均能自愈,并不引起明显的输尿管狭窄。输尿管损伤后发生腹膜后尿外渗或尿性腹膜炎,感染后可发生脓毒症。输尿管被结扎或切断,近端被结扎,可致该侧肾积水,若不及早解除梗阻,会造成肾萎缩;双侧均被结扎,则发生无尿。输尿管被钳夹、外膜广泛剥离或被缝在阴道残端时,则可发生缺血性坏死。一般在 1~2 周内形成尿外渗或尿瘘,伴输尿管狭窄者可致肾积水。根据损伤的性质和类型,其临床表现不尽相同,如有其他重要脏器同时损伤,常可掩盖输尿管损伤的症状。

输尿管损伤根据致伤原因可分为 4 类。

1. 手术损伤 手术损伤是最常见的原因,多见于下腹部或盆腔手术,尤其是根治性或次全子宫切除术、巨大卵巢肿瘤切除术、结肠或直肠肿瘤根治术。此外,剖腹产、髂血管手术、腰交感神经切除术,甚至泌尿系的肾、输尿管、膀胱及前列腺手术,亦可引起输尿管损伤。手术损伤的类型很多,常见的是输尿管误扎、切开、切断、撕裂、钳夹或部分切除。有时虽未直接损伤输尿管,但是损伤了输尿管的血液供应,也会引起输尿管缺血坏死。因此,损伤部位多在输尿管下 1/3 段。

2. 外伤性损伤　输尿管损伤较为少见,可见于战时、交通事故、刀刺伤等。其在贯通伤中的发病率不到 4%,在钝性伤中的发病率低于 1%。输尿管损伤时常伴有其他内脏的损伤或贯通伤以致输尿管损伤征象被掩盖,导致诊断困难及延误治疗。输尿管贯通伤多为输尿管穿孔、割裂、切断等。非贯通性输尿管损伤罕见,可因直接暴力使肾脏突然向上移位,使相对固定的输尿管被强烈牵拉而过度伸展导致输尿管从肾盂撕裂或离断,这种创伤多见于背后受到重击的儿童。

3. 器械损伤　多见于泌尿外科输尿管逆行插管、输尿管镜术中。因器械引起的输尿管黏膜浅表性损伤可有少许血尿、疼痛等,多可自愈。较严重的输尿管器械损伤是输尿管穿孔及尿外渗,多为术中操作粗暴所致。有过结石、创伤或感染性炎症的输尿管,因壁层溃疡或组织脆弱较易遭受损伤。最严重的器械损伤是输尿管镜操作中将输尿管撕脱甚至脱套至膀胱。

4. 放射性损伤　多见于盆腔脏器肿瘤高强度放疗,如宫颈癌放疗后影响输尿管,输尿管管壁水肿、出血、坏死、形成尿瘘或纤维瘢痕组织形成,引起输尿管梗阻。

二、临床表现

根据损伤的性质和类型,其临床表现不尽相同,如有其他重要脏器同时损伤,常可掩盖输尿管损伤的症状。

1. 血尿　常见于器械损伤输尿管黏膜,一般血尿会自行缓解和消失。输尿管完全离断者,不一定有血尿出现。故损伤后血尿有无或轻重,并不与输尿管损伤程度一致。

2. 尿外渗　可发生于损伤时或数日后,尿液由输尿管损伤处渗入后腹膜间隙,引起腰痛、腹痛、腹胀、局部肿胀、包块及触痛。如尿液进入腹腔引起腹膜炎,则出现腹膜刺激症状。一旦继发感染,可出现寒颤、高热。

3. 尿瘘　如尿液与腹壁创口或与阴道、肠道创口相通,则形成尿瘘,经久不愈。

4. 梗阻　输尿管被结扎、缝扎后可引起完全性梗阻,因肾盂压力增高,可有患侧腰部胀痛、腰肌紧张、肾区叩痛及发热等。如孤立肾或双侧输尿管被结扎,则可发生无尿,但需排除肾的低灌注和急性肾衰竭。输尿管狭窄者可致不完全梗阻,也会产生腰部胀痛及发热等症状。

5. 非特异表现　创伤性输尿管损伤可有腰肋部瘀斑和肋脊角触痛的表现。此外,术后不明原因的发热、持续长时间的肠麻痹、不明原因的白细胞升高、不明原因的血肌酐和尿素氮升高等要考虑输尿管损伤的可能。

三、诊断要点

1. 依据受伤史及典型症状和体征　输尿管损伤的早期诊断十分重要,在处理外伤或施行腹部、盆腔手术时,注意检查有无尿外溢、外伤创口是否经过输尿管行径、手术野有无渗尿,或直接见到输尿管损伤的情况。及时明确诊断并作正确处理,后果多良好。手术中怀疑输尿管损伤时,由静脉注射靛胭脂(靛蓝二磺酸钠),可见蓝色尿液从输尿管裂口流出。术中或术后作膀胱镜检查,并作靛胭脂静脉注射时,发现伤侧输尿管口无蓝色尿液喷出,输尿管插管至损伤部位受阻,逆行肾盂造影显示梗阻或造影剂外溢。B超可发现尿外渗和梗阻所致的肾积水。

通过导尿管注入美蓝溶液可鉴别输尿管阴道瘘还是输尿管膀胱瘘,若阴道伤口流出的液体仍澄清,可排除输尿管膀胱瘘。结扎双侧输尿管引起无尿,应与急性肾小管坏死鉴别,必要时作膀胱镜检查及双侧输尿管插管,以明确有无梗阻存在。

2. 实验室检查　血尿和(或)白细胞总数及中性粒细胞增高,感染时更明显。

3. X线检查　排泄性尿路造影和CT均可显示输尿管损伤处的尿外渗、尿瘘或梗阻。排泄性尿路造影,肾脏不显影或显影迟缓,梗阻以上肾和输尿管扩张积水。如有尿外渗或尿瘘可见造影剂外溢,可借以明确损伤部位和性质。

4. 膀胱镜检查　伤侧输尿管口不见排尿,输尿管导管不能通过或穿插至输尿管腔外。如双侧输尿管损伤,膀胱内无尿。

5. 放射性核素检查　病侧肾脏呈梗阻型肾图。

四、治疗方案

外伤性输尿管损伤的处理原则应先抗休克,处理其他严重的合并损伤,而后处理输尿管损伤。只要病情允许,输尿管损伤应尽早修复,以利尿液通畅,保护肾功能。尿外渗应彻底引流,避免继发感染。输尿管挫伤和逆行性插管所致的小穿刺伤可不作特殊处理。术中和术后早期发现输尿管损伤,在清除外渗尿液后,按具体情况进行处理。

1. 非手术治疗　输尿管器械性损伤,仅伤及黏膜或小的穿孔,经抗生素治疗,休息和多饮水等,多可自行愈合。穿孔较大者,可置入双"J"导管引流。

2. 手术治疗

(1) 手术中及时发现输尿管断裂损伤者,应据情况作如下处理:误扎者行误扎部位松解;切破者行局部修补;切断者行输尿管端对端吻合术或输尿管膀胱吻合术。术后均需行输尿管内支架引流。

(2) 若损伤未及时发现,在手术后2～3 d才确诊,其治疗原则为:① 引流外渗尿液;② 适当的尿流改道;③ 后期修复。输尿管损伤能否及时诊断并处理是影响预后的最重要的因素,延期诊断常常增加了处理的难度和并发症的发生率。对于伤后未能及时处理而延期诊断的病例在手术修复的时机上存在争议:传统的观点主张先做尿流改道即肾穿刺造瘘,3个月后再行修复手术。理由是早期手术时输尿管损伤部位因炎症反应、尿外渗等致组织脆性大,修复能力差,易导致手术失败;近期一些学者发现早期手术修复的成功率与延迟修复并无差别、并发症的发生率甚至更低而主张尽早手术,大约在3个星期内。

(3) 后期修复手术方式的选择:输尿管损伤经前期治疗后,损伤局部形成狭窄或闭塞,可选择以下手术治疗。

① 输尿管端对端吻合术:狭窄或闭锁长度在2 cm以内,切除后行对端吻合。

② 输尿管膀胱吻合或输尿管膀胱瓣吻合术:适应于输尿管下段损伤后缺损、狭窄或闭锁者,根据输尿管残端与膀胱间的距离选用。短者行输尿管-膀胱吻合术;长者行输尿管-膀胱瓣吻合术(Boari手术)。

③ 回肠代输尿管术:一侧或双侧输尿管损伤,缺损或病变段太长,不能做输尿管端对端吻合或输尿管膀胱瓣吻合,而肾功能尚好者,适合采用本手术。

④ 肾脏向下移位或肾脏自体移植术:输尿管上中段缺损广泛,以至无法端对端吻合

时,可将肾脏、肾蒂及断裂以上的输尿管全部游离,使肾向下移位,以便行输尿管吻合术。若上述方法仍不能吻合者可行肾脏自体移植术。

第三节　膀胱损伤

一、概述

在泌尿系损伤中,膀胱损伤发生率较低,因为膀胱为腹膜外盆腔内器官,解剖部位较深。膀胱空虚时位于骨盆深处,受到周围筋膜、肌肉、骨盆及其他软组织的保护,除贯通伤或骨盆骨折外,很少为外界暴力所损伤。膀胱充盈时壁紧张而薄,高出耻骨联合伸展至下腹部,易遭受损伤。难产所致的膀胱阴道瘘临床上已很少见。受伤时膀胱处于充盈状态是膀胱损伤的高危因素。儿童处于生长发育过程中,膀胱不像成人位于盆腔内,稍有充盈,就可突出至下腹部,因此儿童膀胱更易受到损伤。经过多次手术的膀胱以及病理性膀胱如膀胱肿瘤、结核、接受放射治疗等,其受伤机会远较正常膀胱为高。自发性膀胱破裂,多见于病理性膀胱。膀胱损伤多同时合并其他脏器损伤,临床上常以多发伤形式出现,其症状易被其他器官损伤症状所掩盖而致漏诊。膀胱破裂可因出血、休克、尿液外渗,继发感染等严重并发症而危及患者生命,因此必需给予充分重视。

按照发病原因可将膀胱损伤分为以下 5 种。

1. 直接暴力伤　外力直接作用于下腹部。直接暴力所致之膀胱损伤多发生于膀胱充盈胀满时,此时膀胱位置上升,顶体部高出耻骨联合之上,失去骨盆的保护,当下腹直接承受暴力(如拳击、脚踢、钝器撞击,重物挤压等)时,膀胱内压骤然升高,而致损伤。产程过长,膀胱壁被压在胎头与耻骨联合之间引起缺血性坏死,可致膀胱阴道瘘。

2. 间接暴力伤　间接暴力伤多发生于骨盆骨折时,由骨折端刺破膀胱或由于骨盆环断裂移位时剧烈牵拉撕裂而伤及膀胱。

3. 开放性损伤　由弹片、子弹或锐器贯通所致,常合并其他脏器损伤,如直肠、阴道损伤,形成腹壁尿瘘、膀胱直肠瘘或膀胱阴道瘘。火器伤、利刃刺伤等多见于战争时期,常为开放性贯通伤,平时偶见于尖锐利物刺伤,如自高处跌下,会阴臀部被木桩刺伤,或牛角戳伤等,此类外伤常合并其他损伤。

4. 医源性损伤　由医疗操作所致之膀胱损伤,可见于下列情况。

(1) 下腹盆腔手术时损伤:其中以妇产科手术时误伤最为多见。如剖腹产、广泛性子宫全切术、盆腔淋巴清扫术、直肠癌根治术、下腹疝修补术以及输卵管结扎术等均有损伤膀胱可能,难产时产钳助产也可伤及膀胱。此外,压力性尿失禁行尿道悬吊术也可能损伤膀胱。

(2) 腔内操作伤:如膀胱镜检查、经尿道膀胱肿瘤电切术、经尿道前列腺电切术、膀胱颈切开术或激光手术、人工流产刮宫术、膀胱液电碎石等操作时均可能损伤膀胱。

(3) 放射或药物治疗:下腹放射治疗或膀胱腔内注入腐蚀剂、硬化剂等也可致膀胱损伤。

5. 自发性破裂　少数情况由于膀胱原有病变(如结核、炎症、肿瘤、溃疡等)已使膀胱壁薄弱或纤维化,或某种因素导致排导困难膀胱内压过高时轻微外力均可致膀胱发生所谓的"自发性破裂"。

按照损伤病理可分为以下4类。

（1）膀胱挫伤　只伤及膀胱黏膜及肌层，膀胱壁未破裂，无血、尿外渗，仅有轻度血尿，一般不致引起严重后果，多见于膀胱内器械操作时损伤。

（2）膀胱破裂　膀胱壁全层损伤，有明显的血、尿外渗，由于致伤原因及外力作用形式不同，膀胱破裂部位不同，临床表现及类型也不相同（图3-19-2），可分为以下3种。

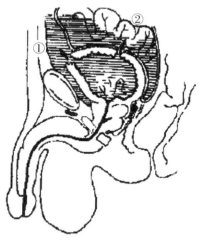

图 3-19-2　膀胱损伤
① 腹膜外型破裂　②腹膜内型破裂

① 腹膜内型破裂：此型损伤多发生于膀胱充盈胀满时，此时膀胱体积增大，位置上升高出耻骨联合之上，直接位于下腹壁之下，失去骨盆的保护，且膀胱充盈时，肌壁薄而紧张，顶部是邻近组织支持最少且肌纤维分离最宽因而成为最薄弱的部位，当下腹部直接承受外力时，膀胱内压骤然升高，破裂部位多在薄弱的顶部，大量尿液直接流入腹腔引起严重尿性腹膜炎。据统计，此型约占膀胱破裂的18%，醉酒后膀胱膨胀时突然跌倒，或下腹受压膀胱破裂即属此型，即所谓的"醉汉膀胱"。"自发性膀胱破裂"也多为腹膜内型。

② 腹膜外型破裂：多发生于骨盆骨折（如耻骨联合分离，坐、耻骨支骨折等）时，骨折片直接刺破邻近膀胱，破裂部位多在膀胱颈部及前侧壁下方，血、尿外渗至腹膜外盆腔内，耻骨后间隙及膀胱周围，并可沿筋膜面或解剖间隙向上达肾周、前腹壁，或经腹股沟管至阴囊，如未及时引流常可引起组织坏死，继发感染而致盆腔蜂窝织炎。

③ 混合型：同时兼有腹膜内、腹膜外膀胱破裂，多见于火器伤、利器伤或严重骨盆骨折时，且多合并其他器官损伤，伤势多较严重。

（3）开放性贯通伤：多见于战时火器伤或利器伤，常合并其他脏器损伤如直肠损伤等，破裂口与皮肤创口或邻近脏器相通，血、尿液自皮肤伤口或与外界沟通的器官流出，破裂部位与弹道方向有关。此型发生率占膀胱损伤的4.5%～20%。

（4）尿瘘：这是一种特殊形式的膀胱损伤，是因为膀胱与周围器官之间形成异常通道，多发生于外科手术时、难产分娩时或腔内器械操作时损伤。膀胱破口与邻近器官相通，尿液自破口流入其他脏器，形成膀胱阴道瘘、膀胱直肠瘘或膀胱皮肤瘘等。

二、临床表现

根据损伤原因、损伤部位、严重程度及有无合并其他脏器损伤而有不同的表现。膀胱挫伤一般症状轻微,仅有轻度下腹疼痛,不适和镜检血尿,少数患者可因黏膜轻度水肿而有尿频、尿急,但无排尿障碍。膀胱破裂则往往症状较重。

1. 休克 由损伤和出血引起,尤其是合并其他脏器损伤时,约有 60% 的病人有休克症状出现。在有大量尿液进入腹腔时,由于尿液刺激引起剧烈腹痛导致休克或感染尿液吸收而加重休克。

2. 排尿障碍 伤后患者有明显尿意而不能自行排尿,或仅排出少量血性尿液,这是膀胱破裂的典型表现。各类膀胱破裂均有此症状。

3. 疼痛与腹膜刺激征 由于损伤类型及尿液浸润范围的不同,疼痛表现也有所不同,各类损伤均各有其典型症状。

(1)腹膜内型破裂:尿液直接进入腹腔,引起弥漫性腹膜炎。患者出现自下腹逐步蔓延至全腹的剧痛,以及明显的腹胀、腹肌紧张、全腹压痛、反跳痛及肠麻痹征,外渗尿量多时尚可出现移动性浊音。

(2)腹膜外型破裂:多伴有骨盆骨折,表现为下腹及耻骨后区剧烈疼痛,可放射至会阴、直肠、肛门及下肢,患者下腹膨隆并伴有反射性肠麻痹,体检时可有下腹压痛及肌紧张,直肠指检有明显组织浸润及触痛。

4. 全身中毒症状 不论哪一型损伤,如患者就诊较晚,外渗血、尿液继发感染,则可有发热、全身中毒症状。

三、诊断要点

1. 依据受伤史及典型症状和体征。

2. 导尿试验及膀胱注水试验 对外伤后怀疑膀胱破裂者,可行导尿检查。在严密无菌操作下,以软导尿管试行导尿,如导管能顺利进入膀胱,可排除后尿道损伤,此时如导出大量清亮尿液,则膀胱破裂可能性不大,如不能导出尿液或仅导出血性尿液,则膀胱破裂的可能性很大。此时可注入生理盐水 300 ml,停留 5 min,如抽出量与注入量相等,说明膀胱无破裂,如不相等,则说明膀胱有破裂,提示注入膀胱的液体经破裂处流入腹腔或渗入膀胱周围,但会出现一定的假阳性或假阴性,可作为膀胱损伤的辅助诊断方法。

3. 腹腔穿刺 在腹膜内型膀胱破裂大量尿液进入腹腔,由于腹膜吸收能力很强,伤后短时间内(1 h 内)血中尿素氮明显升高,因此,对伤后有腹水征的患者采取腹腔穿刺抽液,同时抽血进行常规及生化检查,对确定腹膜内型膀胱破裂有一定诊断价值,并可与肝、脾等实质脏器破裂而致的内出血鉴别。

4. 膀胱造影 是诊断膀胱破裂最可靠的方法,如操作方法正确、诊断准确率可达85%~100%。在行导尿检查后,可经导管注入 15%~30% 稀释的造影剂 350 ml,行前后位、斜位或侧位摄片,如有造影剂外溢说明有膀胱破裂,放空膀胱内造影剂仍能够看到造影剂膀胱外残留更能说明有膀胱破裂,并可根据造影剂外渗部位判定膀胱破裂类型(图 3-19-3)。

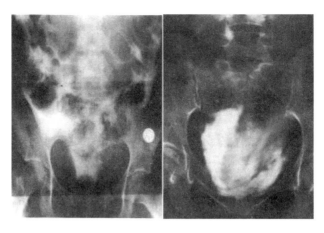

图 3-19-3 膀胱造影显示造影剂外渗

5. 膀胱镜检查 膀胱镜检查是诊断术中发生膀胱损伤的首选方法。经耻骨后行尿道中断悬吊带术后,检查膀胱或尿道穿孔推荐进行膀胱镜检查。妇科手术后怀疑存在膀胱损伤时推荐使用。检查时需充分扩张膀胱,可清晰显示破裂部位并判断其与三角区、输尿管口的位置关系。

6. CT CT+逆行膀胱造影诊断膀胱损伤的准确率较高,有望取代传统的膀胱造影,特别是合并其他相关损伤时,总体敏感性为 95%,诊断特异性为 100%。

四、治疗方案

膀胱破裂的处理原则:① 完全的尿流改道;② 膀胱周围及其他尿外渗部位充分引流;③ 闭合膀胱壁缺损。膀胱破裂不论腹膜外型还是腹膜内型,一旦确诊即应及时给予治疗,自发性、医源性及产伤所致者,如无尿外渗及其他严重合并伤,可考虑择期手术治疗。

1. 全身治疗 对严重损伤及多发性损伤患者首先应行抗休克治疗,纠正代谢紊乱,输血输液,严密观察病情变化。

2. 手术治疗

(1)开放性贯通伤:应及时手术清创,清除血块、坏死组织及异物,缝合膀胱破口并行引流。枪弹所致之贯通伤,膀胱常有两处破口手术时应注意循弹道方向寻找另一破口进行缝合,可能时应同时处理合并的其他脏器损伤。

(2)腹膜内破裂:一经确诊,及时手术探查,取下腹正中切口进入腹腔,探查腹内情况,清除腹内血及尿液,于膀胱前壁切开膀胱检查。注意有无同时存在的腹膜外破裂,确定裂口部位、大小及数目后,以可吸收线分层缝合膀胱破口,根据具体情况决定放置耻骨上造瘘管或经尿道导尿管引流,术后应用广谱抗生素预防感染。

(3)腹膜外破裂:膀胱裂口较大者应手术治疗。经下腹正中切口,向上推开腹膜反折,于膀胱前壁切开探查,自膀胱内行破口修补,有骨折碎片应清除。缝合破口后酌情行膀胱造瘘或经尿道气囊导尿管引流。若发生膀胱颈撕裂,用可吸收线精准修复,以免发生术后尿失禁。

(4)并发症处理:早期恰当的手术治疗以及抗生素的应用大大减少了并发症。盆腔血肿宜尽量避免切开,以免发生大出血并导致感染。若出血不止,用纱布填塞止血,24 h后再取出。出血难以控制时可行选择性盆腔血管栓塞术。

3. 非手术治疗　膀胱挫伤患者因无血、尿外渗,无需特殊治疗,仅需卧床休息、充分饮水、保证排尿通畅、预防感染即可。

腹膜外破裂者,符合以下条件可考虑非手术治疗。

(1) 必须已确诊为膀胱破裂,裂口较小,并无其他任何需外科探查的合并伤存在。

(2) 必须早期诊断,尽可能在伤后 12 h 内。

(3) 确定无急性尿路感染或其他泌尿生殖系疾患病史,应常规使用广谱抗生素预防感染。

(4) 必须能放入一较大口径的导尿管并保持引流通畅。

(5) 应住院严密观察,确保控制了出血及血尿外渗。

经导管引流 10~14 d 后,重做膀胱造影,确定破口已愈合,可拔除导尿管。观察期间如出现感染,持续血、尿外渗等并发症征兆,应及时改变治疗方案,即行手术探查。总之,对非手术保守治疗应持慎重态度。

4. 合并伤的处理　膀胱损伤最多见的合并伤是骨盆骨折,其次为直肠损伤。同时伴有骨盆骨折者,根据骨折部位及移位情况等决定治疗方案;单纯的骨折无移位者可行卧床休息,如有骨盆环双处骨折、移位等则按不同情况选择下肢牵引、骨盆悬吊或手术复位治疗。合并直肠损伤者,原则上如可能时行一期修补,分别缝合肠管及膀胱破口,如因创伤严重,组织界限不清,或已继发感染修补困难可先行结肠造瘘、膀胱造瘘,使粪尿改道,控制感染,改善一般状况后再行二期修补。

第四节　尿道损伤

一、男性尿道损伤

(一) 概述

尿道损伤分为开放性损伤和闭合性损伤两类。开放性损伤多因弹片、锐器伤所致,常伴有阴囊、阴茎或会阴部贯通伤。闭合性损伤为挫伤、撕裂伤或腔内器械直接损伤。

尿道损伤多见于男性,在解剖上男性尿道以尿生殖膈为界,分为前、后两段。前尿道包括球部和阴茎部,后尿道包括前列腺部和膜部。球部和膜部的损伤为多见。男性尿道损伤是泌尿外科常见的急症,早期处理不当,会产生尿道狭窄、尿瘘等并发症。开放性的尿道损伤较为少见,骨盆骨折所致的尿道损伤大都较为典型且常常合并多器官损伤,如膀胱、肝、脾、肠道的损伤。合并这些损伤的患者死亡率高达 30%。尿道损伤的早期处理取决于损伤的部位、程度、患者全身情况的稳定性和伴发伤等因素。

对尿道损伤早期处理的关键是迅速地诊断,精确地对损伤进行评估以及选择恰当的时机和治疗方法来最大限度地减少尿失禁、性功能丧失和尿道狭窄等并发症的发生。

根据致伤原因分为尿道内暴力伤、尿道外暴力闭合性损伤、尿道外暴力开放性损伤、非暴力性尿道损伤。

1. 尿道内暴力伤　多为医源性损伤,常因尿道器械操作不当所致。多发生于尿道外口、球部尿道、膜部尿道或前列腺部尿道。尿道有病变特别是有梗阻时,较易发生损伤。损伤程度和范围不一,可仅为尿道挫伤,也可穿破尿道,甚至可穿入直肠。

2. 尿道外暴力闭合性损伤　主要由会阴部骑跨伤和骨盆骨折伤所致。

（1）会阴部骑跨伤:多因高处跌下或摔倒时,会阴部骑跨于硬物上,或会阴部被猛烈踢伤所致。受伤部位多在球部尿道,少数伤及球膜部尿道。因球部尿道位于耻骨联合下方,比较固定,会阴部骑跨于硬物上,球部尿道被压榨于硬物与耻骨联合之间,因而易于致伤,这类损伤一般不致于发生骨盆骨折(图 3-19-4)。

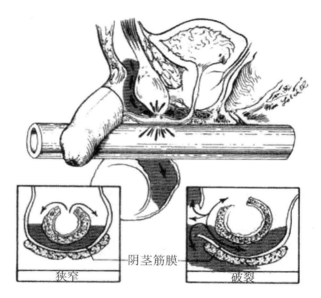

阴茎筋膜

狭窄　　破裂

图 3-19-4　骑跨伤发生机制

（2）骨盆骨折伤:最常见于交通事故、工伤事故或自然灾害时的骨盆骨折合并尿道损伤,部位几乎都发生在后尿道。耻骨前列腺韧带将前列腺部尿道固定于耻骨联合后下方,膜部尿道穿过尿生殖膈并被其固定,当骨盆骨折所致骨盆环前后径增大、左右径变小,或左右径增大、前后径变小时,耻骨前列腺韧带受到急剧的牵拉连同前列腺突然移位,致使前列腺尿道与膜部尿道交接处撕裂或断裂;或骨盆骨折致尿生殖膈撕裂,致使穿过其中的膜部尿道被撕裂或断裂。

3. 尿道外暴力开放性损伤　多见于利器伤或火器伤,偶见于牲畜咬伤及牛角刺伤等,常并发阴茎及会阴部的损伤,伤情复杂,治疗较困难。

4. 非暴力性尿道损伤　如化学药物烧伤,热、电灼伤及放射线损伤等,很少见。

（二）尿道损伤的分类

1. 按损伤程度分类　将尿道损伤分为挫伤、破裂和断裂 3 类。

（1）尿道挫伤:尿道黏膜或尿道海绵体部分损伤,阴茎筋膜完整。

（2）尿道破裂:尿道部分全层断裂,尚有部分尿道壁完整,藉此保持其连续性。

（3）尿道断裂:尿道伤处呈完全游离的两个断端,尿道的连续性丧失。

2. 按尿道损伤程度结合损伤部位分类

（1）尿道黏膜损伤。

（2）球部尿道海绵体部分全层断裂,阴茎筋膜未破裂。

（3）球部尿道全层大部或全层断裂,阴茎筋膜破裂。

（4）后尿道损伤,破裂或断裂。

（三）临床表现

1. 休克　球部尿道损伤一般不伴有休克。膜部尿道创伤因伴有骨盆骨折,出血量较多,约半数伤员出现休克。接诊时要注意生命体征的观察。

2. 尿道出血　为最常见的症状。前尿道损伤有鲜血自尿道口滴出或溢出;后尿道损伤可于排尿后或排尿时有鲜血滴出。

3. 疼痛　局部常有疼痛及压痛,有排尿痛并向阴茎头及会阴部放射。

4. 排尿困难及尿潴留　损伤严重者伤后即不能排尿。伤后时间较长,耻骨上区可触到膨胀的膀胱。由于疼痛和括约肌痉挛,出现膀胱胀感和欲尿感,不能排出尿液。接诊时不可强令伤员解尿,以免导致或加重尿外渗。

5. 血肿及瘀斑　骑跨伤局部皮下可见到瘀斑及血肿,并可沿至会阴部,使阴囊、会阴部皮肤肿胀,呈青紫色。肛指检查可发现直肠前壁饱满,有波动感。若为完全断裂伤,前列腺可浮动或移位

6. 尿外渗　不同损伤部位的尿外渗范围不同。

（1）前尿道破裂:阴茎深筋膜完整时尿外渗范围限于阴茎本身;如阴茎深筋膜破损而会阴浅筋膜完整,尿外渗在阴茎、阴囊、会阴及下腹壁（图 3-19-5）。尿道球部损伤时,血液及尿液渗入会阴浅筋膜包绕的会阴浅袋,使会阴、阴囊、阴茎肿胀,有时向上扩展至腹壁。因为会阴浅筋膜的远侧附着于腹股沟部,近侧与腹壁浅筋膜深层相连续,后方附着于尿生殖膈,尿液不会外渗到两侧股部。尿道阴茎部损伤时,如阴茎筋膜完整,血液及尿液渗入局限于阴茎筋膜内,表现为阴茎肿胀;如阴茎筋膜亦破裂,尿外渗范围扩大,与尿道球部损伤相同。尿道损伤合并尿外渗,若不及时处理或处理不当,会发生广泛性皮肤、皮下组织坏死、感染和脓毒症。

（2）后尿道破裂:常在尿生殖膈以上,尿外渗常在膀胱外腹膜后间隙,可沿后腹膜向上扩散（图 3-19-6）。膜部尿道穿过尿生殖膈。当骨盆骨折时,附着于耻骨下支的尿生殖膈突然移位,产生剪切样暴力,使薄弱的膜部尿道撕裂,甚至在前列腺尖处撕断。耻骨

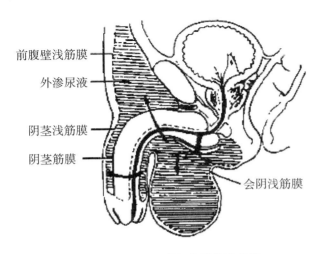
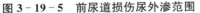

图 3-19-5　前尿道损伤尿外渗范围

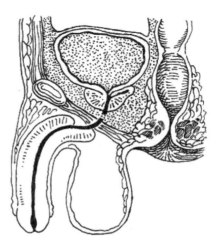

图 3-19-6　后尿道损伤尿外渗范围

前列腺韧带撕裂致前列腺向上后方移位。骨折及盆腔血管丛损伤引起大量出血,在前列腺和膀胱周围形成大血肿。当后尿道断裂后,尿液沿前列腺尖处而外渗到耻骨后间隙和膀胱周围。

（四）诊断要点

尿道损伤的诊断应注意解决以下问题:确定尿道损伤部位;估计尿道损伤程度;有无其他脏器合并伤,其诊断要点如下:

1. 根据受伤史及典型症状和体征。

2. 直肠指诊　凡疑有尿道损伤特别是骑跨伤和骨盆骨折,必须进行直肠指诊,不可忽略。直肠指诊前列腺向上移位,有浮动感,可将其向上推动,提示后尿道断裂;指套染有血迹或有血性尿液流出时,说明直肠亦有损伤,或膀胱、尿道直肠间有贯通伤。

3. 诊断性导尿　导尿可以检查尿道是否连续、完整。在严格无菌条件下,如能顺利插入导尿管,则说明尿道连续而完整。一旦插入导尿管,应留置导尿管1周以上引流尿液并支撑尿道。如一次插入困难,不应反复试插,忌用金属导尿管试插,以免加重损伤和导致感染。

4. X线检查

（1）疑有骨盆骨折:应行骨盆正侧位片检查。

（2）尿道造影:取稀释的静脉造影剂10～15 ml做低压逆行尿道造影,以确定尿道损伤程度。尿道显影良好且无造影剂外溢者,提示挫伤或部分裂伤;有造影剂外溢者,提示部分破裂;如造影剂未进入近端尿道而大量外溢,提示严重破裂或断裂。

（3）静脉尿路造影:一般成人无此必要,适用于儿童后尿道损伤。后尿道断裂者,膀胱位置明显抬高,呈泪滴状。

5. 注意合并伤的诊断　对严重损伤所致骨盆骨折后尿道损伤的病人,特别是有休克者,应注意检查有无其他脏器损伤,以免遗漏威胁生命的重要组织器官损伤。骨盆骨折可造成膜部尿道创伤也可造成膀胱腹膜外破裂。应注意鉴别几点:膀胱破裂后、尿道外口无自行流血现象;耻骨上区无充盈胀大的膀胱;导尿管插入顺利但无尿液流出;肛指前列腺位置正常,无浮动上移现象。尿道损伤则与上述各点相反。但若两者同时均受创伤,诊断较困难,难以判断或鉴别,常须依手术探查来确诊。

（五）治疗方案

1. 全身治疗

（1）防治休克:入院时无论有无休克,应及时建立输液通道,镇静止痛,准备输血。有休克时,应积极抗休克并查明休克原因。

（2）防治感染:全身应用有效抗菌药物。

（3）预防损伤后并发症,加强伤后的全身护理。

2. 局部治疗　局部治疗原则包括:恢复尿道的连续性;引流膀胱尿液;彻底引流尿外渗。根据尿道损伤的程度及损伤的部位,分别采用以下处理方法:

（1）第一类尿道损伤,即黏膜损伤,无排尿困难时仅用抗生素预防感染,局部冷敷,适当卧床休息;有排尿困难或出血,留置导尿管;试插导尿管失败时,可行单纯耻骨上膀胱造瘘。一般伤后1周可治愈。

（2）第二类尿道损伤,即球部尿道海绵体部分全层断裂,阴茎筋膜未破裂,尿道周围无明显血肿及尿外渗,如能插入导尿管,留置 10～14 d,同时给予抗生素及女性激素治疗,以后再按情况行间断导尿扩张术。导尿失败者,行急症尿道修补术。

(3) 第三类尿道损伤,即球部尿道全层大部或全部断裂,阴茎筋膜破裂,应行尿道修补端端吻合术。有尿外渗者,应广泛切开引流。

(4) 第四类尿道损伤,即后尿道破裂或断裂并有耻骨骨折者,其处理意见至今尚未完全统一。有 3 种处理方法:① 单纯耻骨上造瘘术,虽手术简单易行,但尿道狭窄的发生率很高,多需再次手术治疗;② 一期尿道修补吻合术,手术效果虽好,但手术难度较大,病人情况严重者难以承受;③ 尿道会师术,手术并不复杂,效果亦较好,现为多数医院所采用。选择何种处理方法,应根据具体情况而定。如病人情况允许,骨盆环稳定,医院具备完成手术的技术条件,可施行急症尿道修补及端端吻合术。不具备上述条件时,以行尿道会师牵引术及耻骨上造瘘术为宜。

(5) 凡开放性尿道损伤,或损伤已超过 72 h,有局部感染迹象,或并发有威胁生命的其他脏器严重损伤,对尿道损伤的局部治疗,均宜仅行单纯耻骨上膀胱造瘘术,以后再做二期手术以恢复尿道的连续性。

二、女性尿道损伤

(一) 概述

女性尿道短而直且较粗,前有耻骨联合,后为阴道,位置比较隐蔽,故损伤较男性者少见。

女性尿道损伤的发病原因有以下 3 种:

1. 骨盆骨折伤　由于骨盆骨折致使尿道撕裂或断裂,多见于交通事故、工伤事故或自然灾害。常并发阴道撕裂伤及其他脏器伤(如膀胱、子宫、直肠或会阴软组织等),伤情较重,出血多,常发生休克。

2. 直接锐器伤　如刀割伤、剪切伤及其他锐器穿刺伤等;阴道前壁手术操作不当,亦可误伤尿道。

3. 分娩损伤　多见于难产时,产程过长,尿道膀胱三角区被挤压在耻骨联合与胎头之间,受压区缺血坏死,多形成膀胱阴道瘘。

(二) 临床表现

1. 出血　女性尿道损伤后出血较严重,可表现为尿道滴血。尿道伤口与阴道相通者,鲜血可自阴道流出。骨盆骨折伤所致尿道损伤,可发生严重内出血,发生盆腔及腹膜后血肿,多并发休克。形成尿瘘时,尿由阴道溢出。

2. 排尿障碍　女性尿道损伤后,可因尿道损伤的程度及部位不同而发生排尿困难或出现尿失禁。若尿道为断裂伤或严重撕裂伤,可表现为排尿困难及急性尿潴留;若是尿道剪切伤,阴道前壁及尿道后壁一同被剪开或切开,或尿道断裂部位接近膀胱颈,断裂部位同时有阴道破裂,则出现尿失禁,尿液或血性尿液自阴道口溢出。

(三) 诊断要点

1. 依据受伤史及典型症状和体征。

2. 导尿或尿道探子检查　可以触到或看到导尿管或尿道探子经过损伤的部位进入膀胱,或经损伤部位插入阴道内。

3. X线检查　有骨盆骨折者应行骨盆正、侧位平片检查。

4. 注意合并伤的诊断　骨盆骨折伤所致的尿道损伤,应注意详细检查有无盆腔脏器及腹腔脏器损伤。应常规进行直肠指诊;有腹膜刺激征或疑有腹腔脏器伤时应行诊断性腹腔穿刺。

（四）治疗方案

1. 全身治疗　除了积极防治休克和抗感染治疗外,对并发其他脏器损伤,应根据损伤对生命威胁的程度,确定处理的先后次序。合并腹腔或盆腔脏器伤时,应先行处理,然后处理尿道损伤。

2. 局部治疗　女性尿道损伤后,应力争早期恢复尿道的完整性和连续性,以免遗留后遗症。

（1）尿道断裂伤:早期施行尿道对端吻合术。应注意将两断端稍作游离,在无张力下进行吻合。这类病人阴道多有裂伤且与尿道断端相通,故阴道裂伤也应仔细修补。耻骨上膀胱造口,尿道内留置支架导尿管,3周后拔除导尿管,关闭耻骨上膀胱造口,自行排尿后再根据情况定期行尿道扩张术。

（2）尿道刀割伤或剪切伤:这类损伤多为尿道后壁及阴道前壁被剪破或被切开。应争取早期修补治疗,将尿道壁及阴道壁游离开并分别进行修补,同时用尿道周围的筋膜再行褥式缝合,覆盖于尿道创面上。行耻骨上膀胱造口暂时引流尿液。

（3）尿道撕脱伤:有时尿道并未撕裂或断裂,仅为袖套状撕脱,处理时应将尿道复位,尿道口缝合于前庭原尿道口的位置上,以防尿道口回缩。

（4）如因难产、产程过长,阴道前壁有缺血现象,并有排尿困难,可行耻骨上膀胱造口,保持外阴清洁,尿道内不留置导尿管,以免继发感染。造口2周后夹管试行排尿。排尿通畅、未形成尿道阴道瘘时,即可关闭耻骨上膀胱造口。

3. 后遗症的治疗　女性尿道损伤常见的后遗症有:① 尿道阴道瘘;② 尿道狭窄;③ 尿道缩短;④ 尿失禁。这些后遗症的治疗均比较困难,关键在于做好初期处理,预防这些后遗症的发生。

（朱海涛）

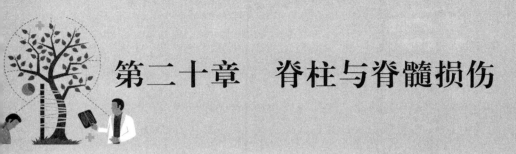

第二十章　脊柱与脊髓损伤

第一节　脊柱及脊髓的局部解剖与生理特点

一、脊柱的局部解剖

脊柱是身体的支柱,其结构复杂,具有静力学、动力学的特点及保护性能。脊柱不仅能支撑人体平衡,传导重量,缓冲震荡,而且参与组成胸、腹、盆腔壁,保护脊髓及神经根,也保护胸、腹、盆腔脏器,并有产生红细胞的功能。脊柱由脊柱骨、椎间盘组成,前者占脊柱全长的3/4,后者占1/4。脊柱周围有坚强韧带相连接,维持高度的稳定,另外还有很多肌肉附着,形成相当柔软灵活的结构。脊柱由33块脊椎骨组成:颈椎7块,胸椎12块,腰椎5块,骶椎5块,尾椎4块。骶尾椎各椎骨相互融合为一块。

脊柱骨的构造:每个椎骨可分为椎体和椎弓两部分。

椎体在前,呈扁圆形,是负重的部分。由颈椎向下,负重逐渐增加,椎体的体积逐渐增加。每个椎弓有7个突起,即4个关节突,2个横突及1个棘突。

（一）颈椎

7块颈椎中除第1块、第2块、第7块形状特殊外,其余第3～6块大致相似。

1. 颈椎的共同特点

（1）椎体横径较矢径为大,椎体前圆后扁平,椎体上面左右凹陷,前后隆突;椎体下面左右隆突,前后凹陷,这样椎体的上下面呈鞍状,使相邻的椎体更为稳定,椎体上面的侧方有嵴样隆起,称为钩突或椎体钩,与上下椎体下面侧方斜坡的相应钝面形成钩椎关节,亦称为 Luschka 关节。

（2）关节突:颈椎的关节突从椎弓的椎板相接处伸出,其关节面与椎体平面呈40～45度。

（3）横突:颈椎的横突短而宽、较小,自椎体和椎弓根交接处的侧方发出,向外并稍向前下,其后有沟,有颈神经通过。椎体侧面由椎弓根横突前后根及肋横突板围成卵圆形的横突孔。椎动脉向上经各颈椎横突孔,再经寰椎后弓的椎动脉沟入颅,横突孔内尚通过椎静脉丛交感神经网,第7颈椎横突孔只有椎静脉通过。椎动脉大都由第6颈椎横突孔进入。

（4）棘突：颈椎棘突呈分叉状，第 7 颈椎棘突最大，常作为定位标志。

2. 不同颈椎的特点

（1）寰椎：无椎体，代之以前弓。枢椎的齿突实际上即寰椎的椎体。寰椎的椎孔相当大，其前 1/3 为齿突所占据，后 2/3 脊髓只占一半空间，故寰椎脱位或齿突骨折后，脊髓尚有回旋的余地，不一定会发生脊髓损伤。

（2）枢椎：枢椎下部同一般颈椎，上部为具有独特形状的齿突，与寰椎前弓相关节。寰椎椎孔的矢径为 3 cm，脊髓及齿突的直径约为 1 cm，各占椎管直径的 1/3，如寰椎前脱位超过 1 cm，即有损伤脊髓的危险。

（二）胸椎

胸椎椎体后部有一对肋凹和肋骨头相关节，椎体呈心形，矢径较横径大，后缘较前缘高，形成后凸的曲度。有一对横突肋凹与肋结节相关节。横突短粗，伸向后外。棘突细长，彼此迭掩。胸椎椎孔小，呈圆形，上两个和下两个胸椎因分别容纳脊髓的颈、腰骶段而膨大，其椎孔较大，呈三角形。

（三）腰椎椎体

腰椎体积最大，椎体横径及矢径自 L1～L4 渐大，每个椎体的上下横径均大于中横径，腰椎前缘高度自 L1～L5 递增，而后缘高度递减。第 3 腰椎横突最长，活动多，受到拉力最大，损伤机会大。棘突水平方向朝后，呈长方形，后缘较长。腰椎椎弓根呈扁圆形，左右厚度小，而上下高度大。上下关节突构成椎间关节，椎间关节方向为矢状，但向下渐变为斜位，至第 5 腰椎几乎呈冠状位。关节突的关节面倾斜变化大，两侧常不对称。

（四）骶尾椎

骶椎有 5 节，至成年后，互相融合成一块三角形的骶骨，骶骨前面弯曲，在正中线两侧有骶前孔，每侧 4 个，骶神经前支通过此孔。尾骨呈三角形，为脊柱的终末部分，为人类退化骨。

二、椎管

每个椎骨的后部有一椎孔，各椎骨的椎孔上下相连形成椎管，其前壁为椎体、椎间盘及后纵韧带，后壁为椎弓板及黄韧带，侧壁为椎弓根，后外侧为椎间关节。在考虑椎管时，不仅要注意骨性管壁，也要注意其软组织部分。椎管可分为中央椎管及侧椎管，前者主要指硬膜囊占据的部位，后者为神经根通道，即神经根管经椎间孔与外界相通。椎管不仅容纳脊髓及其被膜，还容纳神经根、动静脉及脂肪疏松组织。

（一）颈段椎管

颈椎椎管近似三角形，矢径短，横径长，成人颈部椎管横径约为 2.5 cm，矢径为 1.5 cm，如矢径≤1.0 cm，多产生压迫现象。颈椎屈曲时，颈椎椎管的长度发生改变，完全屈曲时，椎管的前缘可增长 1.5 cm，后缘增长 5 cm，椎管内的脊髓被牵拉而紧张，后伸时椎管长度减少，脊髓变为松弛，易于受到压挤。

（二）胸段椎管

胸段椎管大致成圆形，其矢径除 T12 稍大外，其余大致为 1.4～1.5 cm，横径除 T1～T3 及 T11～T12 稍大外，T4～T10 基本与矢径相同，但在整个椎管面积最小。

（三）腰段椎管

腰段椎孔形状,L1～L2 多呈卵圆形,L2～L4 多呈三角形。腰椎椎管自 L1～L2 间隙以下包含马尾神经,其被硬脊膜包围的部分形成硬膜囊,各神经根自硬膜鞘袖发出后在椎管内的一段称为神经根管,以后部分经相应椎间孔穿出。

腰椎椎管矢径平均 1.7 cm,横径为两椎弓根内面连线,平均 2.4 cm,椎管两径中以矢径最重要,一般认为矢径小于 1.3 cm,横径小于 1.8 cm,可定为椎管狭窄,上下关节突内缘间距与椎弓根内缘间距比值,可反映关节突增生程度。

腰神经根离开硬膜囊后直至从椎管外口穿出经过一条较窄的骨纤维性通道,称为神经通道。此通道分为两段,第一段为神经根管,从硬膜囊穿出至椎管内口。第二段为椎管通道,既有骨性管壁又有软组织结构,通道的任何部分及其内容发生病变均可产生腰腿痛。

（四）骶段椎管

在骶骨体后部有扁平的骶管,上部与腰椎椎管相续,下部开口于骶管裂孔,前后借骶前后孔与外界相连,蛛网膜下腔至第二骶椎即终了。

三、脊柱的连接

脊柱的连接由韧带、椎间盘及椎间关节构成。

（一）脊柱周围的韧带

1. 前纵韧带　前纵韧带位于脊柱的前面,上起枕骨的咽结节和寰椎前结节,下至第 1、2 骶椎。前纵韧带由三层纵形纤维构成,浅层超过 3～4 个椎体,深层只连接两个椎体。前纵韧带在行程中,借纤维束紧密附着于各椎体边缘,但与椎体连接疏松,前纵韧带是人体最长的韧带,较宽,非常坚硬。

2. 后纵韧带　后纵韧带比较薄弱,位于椎体的后部,上起枢椎下达骶椎。后纵韧带较前纵韧带狭窄,宽窄不齐,不能完全遮盖椎体的后部和椎间盘。深层纤维呈齿状,与椎体疏松相连,其间隔以静脉丛。

前后纵韧带在胸部较腰部为宽并坚强,这些韧带不附着于椎间盘。

3. 黄韧带　黄韧带由薄而坚韧的黄色弹性纤维构成,连接毗邻的二椎弓板。在上附着于上一椎板下缘的前面,向外至同一椎体的下关节突的根部,直至横突根部,在下附着于下一椎板的后面及上关节突前上缘的关节囊,犹如屋瓦互相叠盖。在正中线两侧黄韧带之间有一缝隙,有连接椎骨后静脉丛与椎管内静脉丛的小静脉通过,并有少许脂肪填充,外侧延伸至椎间关节的关节囊,它的侧缘做成椎间孔的软组织性后壁。

4. 棘上韧带　棘上韧带呈连续的细索突起,是一条连接棘突的坚强韧带,上端起于颈椎棘突,下端至骶中嵴,为纵向胶原纤维组成。深部纤维连接棘突,浅部纤维超过 3～4 节。

由第 7 颈椎棘突向上,棘上韧带移行为项韧带,项韧带呈三角形,底部向上,附着于枕外粗隆和枕外嵴,尖向下,附着于寰椎和枢椎结节及第 2～7 颈椎棘突的尖部,后缘游离而肥厚,斜方肌附着于其上,作为两侧项肌的纤维隔离。

5. 棘间韧带　棘间韧带薄而无力,不如棘上韧带坚韧,附于二棘突间的较深处,主要由致密排列的胶原纤维构成,杂以少数弹性纤维,附着于下一椎弓板之上缘及椎骨棘突的基底,朝上为后一椎骨的棘突,前与黄韧带融合。

正常时如髓核完整,两个相邻椎骨以髓核为轴心的屈伸运动,受到纤维环、棘间韧带及黄韧带的约束,棘间韧带及纤维环的纤维层能防止腰部任何两个相邻脊椎骨上一个向后移。如果韧带缺如或松弛,脊椎后伸时,由于坚强的背伸肌群牵引可使脊椎骨向后滑脱。

6. 横突间韧带 横突间韧带分内、外两部,内侧部作腱弓排列,保护脊神经后根支及血管,其厚度由上向下逐渐增厚。

（二）椎间盘

椎间盘即椎间纤维软骨,除第1、2颈椎之外,其他椎体之间包括第5腰椎与第1骶椎之间均有这种结构,成人椎间盘23个。

1. 椎间盘的形态与构造 椎间盘由软骨板、纤维环和髓核构成。

（1）软骨板:软骨板即椎体的上下软骨面,作为髓核的上下界,与相邻椎体分开。软骨板的大小和形态与上下相连椎体相当,软骨板又称椎体的终板。

（2）纤维环:在上下软骨板的周围有一圈呈同心圆排列的纤维组织称为纤维环,它是维持负重的主要组织,与上下软骨板和脊柱前后纵韧带紧密相连,纤维环甚坚固,紧密附着于软骨板上,连接相邻椎体,使脊柱在运动时成为一个整体,保持脊柱的稳定性。

（3）髓核:髓核是一种富有弹性、半流体的胶状物质。髓核一般位于纤维环的中部偏后,髓核的形状由周围的纤维环及上下软骨板固定,但可随外界的压力改变其位置及形态。

2. 椎间盘的厚度 椎间盘的厚薄,在脊柱不同部位有所不同,一般运动较多的部位,如颈、腰部椎间盘较厚,相反在构成骨性廓、腔部位,如胸、骶部较薄。

颈间盘前缘高度为后缘的2～3倍,这可使椎间盘适合于上、下椎体的形状,并维持颈段脊柱的生理前突。椎间盘厚度由上而下逐渐增高,而前缘高度均大于后缘高度。

3. 椎间盘的血供 成人椎间盘几乎无血管,仅纤维环周围有些小血管穿入,其营养主要靠椎体内血管,经软骨板弥散而来。

4. 椎间盘的功能与生理特点 椎间盘不但是椎体间主要的坚强联系与支持结构,同时也是脊柱运动和吸收震荡的主要结构,起着弹性垫的作用,能承受身体的重力,将施加于脊柱的力吸收并重新分布,椎间盘保护和控制脊柱的各种运动,有平衡缓冲外力的作用。椎间盘受到压缩或牵拉后能很快恢复至原来形状。椎间盘的负荷与体重直接有关,并随体位改变而不同,坐位时最大,直立位时较小,卧位时最小。

椎间盘主要由胶原纤维及黏多糖构成。髓核的营养经软骨板渗透,后者与松质骨密切相连。椎体的松质骨有丰富的血供,与软骨板之间无密质骨相隔,压力改变可使椎体内的液体流出流进,直立时压力加大,卧位时压力消除,肌肉张力减少,液体经软骨板渗透至髓核。椎间盘的弹性及张力取决于软骨板的通透性和髓核的渗透性。

髓核的功能使压力由上位椎骨传到下位椎骨,它所承受的压力朝所有方向传递,影响到软骨板和纤维环。每两个相邻椎体及其间的椎间盘及骨突应视为一个运动单位,具有一定动力及机械功能。一个运动单位发生紊乱,必然会影响临近运动单位。

髓核的功能取决于界膜的完整,即上下软骨板及其周围的纤维环是否完好无损。

（三）椎间关节

椎间关节属于滑膜关节,由上下相邻关节突的关节面构成。

颈椎的关节面向上约呈 45°倾斜,关节囊较为松弛,外伤时容易引起半脱位。

上腰椎的关节面近似矢状位,腰骶部则近似冠状位,椎间关节构成椎管的后界,不同平面腰椎间盘的后面与关节突的关系有差异。

四、脊柱的运动及生物力学

(一)运动节段

脊柱的功能单元是运动节段,其前部包括两个相邻的椎体及其间的椎间盘,后部为椎间关节,椎体截面由上向下逐渐增大,显然与负荷逐渐增加有关。

由于椎体既产生垂直方向的压应力,也产生水平方向张应力,因此椎体内部就产生纵横两种呈 90°交叉排列的骨小梁,压应力最大的部位,骨小梁呈垂直方向走行,能有效地防止因负荷而发生的变形,椎体是椎骨受力的主体,椎体密质骨承受椎体压力的 45%～75%,椎体的抗压极限应力是 $50～70 \ kg/cm^2$。

椎间盘为一密闭性的弹簧垫,相邻各层纤维相互交织,纤维方向与椎体平面呈 30°,髓核好似被纤维环密闭的气囊,其内产生液体静压力,能均匀地分布至椎体及整个脊柱。脊柱屈曲时,髓核后移,伸展时髓核前移,但因被纤维环阻止,只有少量移位。某个椎间盘退变后,椎间隙变窄,这个节段与相邻节段活动变少,活动只能在椎间关节进行,这样椎体间关节出现不稳定,可发生假性滑椎。

椎间盘的承载能力由上向下逐渐增加,颈椎为 320 kg,上胸段为 450 kg,下胸段为 1 100 kg,腰椎为 1 500 kg。椎间盘的弹性模量约是椎体骨质的 1/100,所以,只需椎体 1%压应力就可以发生压应变。几乎所有的实际压缩位移都在椎间盘发生,只有椎间盘形变达到最大应变,骨质才开始破坏。一个运动节段承受低负荷或中负荷,椎间盘因不如骨质那样硬而首先变形,但在承受高负荷时,椎体骨质强度则比椎间盘低。在轴向负荷下,如纤维环的弹性模量已超过而保持完整,软骨板首先受到损害,发生裂缝,其次为椎体,可发生断裂,或塌陷,而髓核及纤维环最后才受到损害。

(二)脊柱运动

脊柱的每个运动节段运动范围甚小,但总起来很大。脊柱可沿三个轴运动,即屈伸、侧屈、旋转,除此之外,脊柱尚能做弹拨运动。椎间盘可减少冲击和震荡,椎间关节可限制所有方向过度运动,黄韧带、棘间韧带、棘上韧带及后纵韧带在脊柱前屈时紧张,借助其弹性也可以使脊柱伸直。前纵韧带可以防止过伸,横突间韧带在脊柱向侧方运动时也起同样的作用。

(三)腰骶部的生物力学

腰骶部位于腰椎前突及骶骨后突的连接处,下有骨盆固定,恰好在脊柱活动部位和不活动部位之间,负荷最大。腰骶部虽有坚强的胸腰筋膜,髂腰韧带及腰骶韧带维持稳定,但下部腰椎棘上韧带甚弱,甚至缺如。身体直立时,重力所产生的脱位分力有使其向前滑脱的趋势。

五、脊髓组织解剖

(一)脊髓的位置、形态和构造

1. 位置和外形　脊髓为前后略扁的圆柱形长条,上端较大与延髓相续,下端变尖成为脊髓圆锥。脊髓与延髓交界处一般人为地定于第一神经根根丝上缘水平为分界。圆锥的尖端移行为终丝,其下端一般也人为地定于尾神经根起源处的下缘,也有人以圆锥宽度减少移行于均等宽度的终丝起始处定位为脊髓的下端。

脊髓的下端位置变动在第 12 胸椎与第 3 腰椎之间。中国人脊髓末端成人最常见于对着第 1 腰椎平面,其中以平下 1/3 者多见,儿童则多见于第 2 腰椎。

脊髓的平均长度为 44.5 cm,为脊柱长度的 62%,约相当于坐高的一半。

脊髓的全长粗细不等,有两个膨大,即颈膨大和腰骶膨大,各与相应上肢和下肢神经相连,各段横切面上冠状径大于矢状径。

脊髓的表面有一些纵向的沟裂,前正中沟最深,后正中沟较浅,后正中沟外侧有脊神经背根丝附着的是后外侧沟,前正中裂外侧有脊神经前根丝附着的前外侧沟。

2. 内部构造　脊髓由灰质和白质构成。

脊髓灰质由神经元的核周体、树突及其突触、神经胶质支持细胞及血管构成。白质由神经纤维束、神经胶质及血管构成。

3. 脊髓的节段及其与椎骨的关系　脊髓内部结构并无区分节段的根据,可借脊神经根丝的附着将其分为 31 个节段。某一脊髓节段为相应脊神经根丝的上缘到下一脊神经根丝的上缘这一段。脊髓分为 8 个颈段、12 个胸段、5 个腰段、5 个骶端和 1 个尾段。

脊髓和脊柱的长度不等。成人脊髓长度不到脊柱长度的 2/3,因此,脊髓节段的位置并不与其相应椎骨对应。脊髓颈上段约为相同序数的椎体相平,颈下段和胸上段与高 1 个序数的椎体相平,胸下段与高 2 个序数的椎体骨相平,全部腰髓与第 11、12 胸椎大致相对。

（二）脊髓的被膜和其间的腔隙

1. 硬脊膜、硬膜外腔和硬膜下腔　硬脊膜是脊髓被膜的最外层,包绕脊髓形成硬膜囊。硬脊膜上方附着在枕骨大孔周缘,在此与硬脑膜内层相连,其下方形成一个盲端,位于第 2 骶骨平面。硬膜囊外面与椎管壁之间的空隙即硬膜外腔,硬膜与蛛网膜之间的潜在腔隙为硬膜下腔。

2. 脊髓蛛网膜和蛛网膜下腔　蛛网膜是贴在硬脊膜内面的一层薄而透明的膜,蛛网膜下腔为蛛网膜与软膜之间的空隙,其间充满脑脊液。

3. 软脊膜　软脊膜紧贴在脊髓表面,不易与脊髓实质分开。

（三）脊髓的血液供应

1. 脊髓的动脉　脊髓表面有三条纵行动脉,一条沿前正中裂走行称脊髓前正中动脉,两条沿后外侧沟行称脊髓后外侧动脉,这三条动脉是由颅内椎动脉和躯干部节段性动脉发出到脊髓的分支吻合而成。

左右椎动脉经枕骨大孔入颅后,各发出一支脊髓后动脉,向下延续为左右脊髓后外侧动脉。两侧椎动脉在合成基底动脉前又各发出一支脊髓前动脉,两侧脊髓前动脉在延髓下端或脊髓上颈段的前方结合成单一的脊髓前正中动脉。

躯干部节段性动脉,在颈部位椎动脉第二段,为颈升动脉和颈深动脉,在胸部为肋间动脉和肋下动脉,在腰部为腰和骶腰动脉,在盆部为骶正中动脉和骶外侧动脉,这些动脉发出的脊支经椎间孔进入椎管,一般在椎间孔分为三支:一支向前到椎体,一支向后到椎弓,中间的一支沿脊髓神经前根、后根分支动脉供应其营养。一些节段性根动脉沿脊神经前根与脊髓正中动脉吻合称为脊髓前支,有的沿脊髓后根与脊髓外侧动脉吻合,称脊髓后支。脊髓前后支是节段性动脉脊支发出营养脊髓的动脉。节段性动脉有一支较大腰骶膨大动脉,起自胸7到腰3范围内,以胸9最常见,左侧为多。腰骶膨大动脉供应脊髓下1/4,最多可至1/2,另有一支次大的叫颈膨大动脉,起自颈4到胸4范围之内,以起自颈8者最多。

脊髓的血液供应相当部分来自节段性动脉脊髓前后支。脊柱骨折脱位,或脊髓侧前方减压手术切除椎弓根及肋骨头时,可能损伤有关动脉,造成脊髓缺血,发生截瘫。

2. 脊髓的静脉　脊髓表面有六条纵向静脉。即前正中裂前方的脊髓前正中静脉,后正中沟后方的脊髓后正中静脉,以及沿前外侧沟行进的两脊髓前外侧静脉,和沿后外侧沟行进的两脊髓后外侧静脉。这六条脊髓静脉有许多交通支相互连接,并有交通支穿过硬膜连于椎内静脉丛。椎内静脉丛有交通支与椎外静脉丛广泛交通。它们的血液主要由椎间静脉汇入椎静脉,后肋间静脉、腰静脉和骶外侧静脉,向上可汇入基底静脉丛和枕窦。

六、脊髓的功能解剖

脊髓的活动受脑的控制。来自四肢和躯干的各种感觉冲动,通过脊髓的上升纤维束传达到脑,进行高级综合分析;发自脑的冲动,又通过脊髓的下行纤维束,调整脊髓神经元的活动。脊髓本身能完成许多反射活动,但反射活动也受脑的影响。

（一）感觉

感觉分析器由感觉装置,即感受器、中间传导束和大脑皮层感觉细胞三个部分组成。在脊髓重要的中间传导束有浅感觉传导束、深感觉传导束或本体感觉传导束。

1. 浅感觉传导束　即脊髓丘脑束,传导面部以外的感觉,包括痛觉、温觉和粗触觉。第一级神经元细胞位于脊髓神经节内,其轴突呈"T"型分支。周围支到皮肤,中枢支经后根进入脊髓后角,终止于后角细胞体的邻近,第二级神经元细胞轴突分为升支和降支,升支上升1～2个脊髓节段,再经脊髓灰质前联合,交叉到对侧侧索的前外侧,上升组成脊髓丘脑束。脊髓丘脑束上升,经过延髓、脑桥和中脑,止于丘脑。在丘脑,有第三级神经元细胞存在。脊髓丘脑束的纤维,由外向内,依次为来自骶、腰、胸、颈脊髓节段的纤维。脊髓侧索发生病变,脊髓丘脑束完全损害时,在病灶水平以下的对侧有痛觉和温度觉消失。

2. 深感觉传导路径　是传导本体感觉和精细触觉的传导束,位于脊髓的后索内。第一级神经元胞体在脊髓神经节内,其轴突的范围分支分布到皮肤,司精细触觉;到关节、肌肉和肌腱司本体感觉。轴突的中枢支经后根至脊髓后索内,组成薄束和楔束,上升到延髓的薄束和楔束核。第二次神经元细胞体在薄束和楔束核内,其轴突纤维在延髓内橄榄体水平部左右交叉到对侧终止于丘脑。丘脑内有第三级神经元细胞体存在。

脊髓后索传导束纤维的排列有一定的次序,来自身体下部的神经纤维居于内侧,由内而外依次为来自骶、腰、胸、颈脊髓节段纤维。当后束有病变时,在患侧病灶水平以下发生同侧的传导性关节,肌肉肌腱的运动觉、振动觉和位置觉消失,但粗触觉、痛觉和温度觉仍存在。触觉可部分受累,且不完全消失;两点辨别觉消失是后索病变的一个重要指征。

3. 小脑本体感觉路径　即脊髓小脑束,位于脊髓侧索皮层,其纤维来自灰质背核和中间内侧核的细胞,上行到小脑。此传导束传导非意识性或反射性的本体觉,将颈、躯干以及四肢的肌肉关节冲动传至小脑,再由小脑反射地通过锥体外系统传导束调节肌肉运动,以维持身体平衡。

（二）运动

运动机能是接受感觉刺激以后,机体产生的一种反应,分为随意运动和不随意运动。随意运动是锥体束的机能,由横纹肌收缩来完成。在正常情况下保持正常姿势的活动主要是锥体外系统和小脑系统的机能。

1. 锥体束　即皮质脊髓束,由大脑皮质锥体细胞轴突纤维组成,经锥体束终止于脊髓前角细胞和皮质脑干束,终止于脑干颅神经中支配横纹肌的运动神经元。自脊髓前角细胞的运动神经元发出纤维经脊髓前根和周围神经到达肌肉。即大脑皮层的随意运动由上、下运动神经元传导。如上神经元受损害后产生痉挛性瘫痪,亦称硬瘫;下神经元受损害后产生弛缓性瘫痪,亦称软瘫。

2. 锥体外系　锥体外系是皮质脊髓束以外的下行路径,其功能为协助锥体系统的活动并调整肌张力,以协调肌肉的活动,维持姿势和习惯性动作,使动作协调准确,免除震颤和不必要的附带动作。

锥体外系统发生病变时,出现肌张力紊乱和运动不协调现象。肌张力紊乱最常见者为张力增强,常见有伸肌力和深反射增强。肌张力过强时,许多运动受到抑制,以至病人形如瘫痪,形成痉挛状态,这是由于前角细胞受到低频冲动的刺激而保持在一种阈下兴奋的结果。

（三）反射

反射是神经活动的基本形式,是机体对内、外环境刺激做出的规律性反应。脊髓反射弧是由两个以上的神经元组成,即传入、传出及中间神经元组成。中间神经元的轴突在固有束内上行或下行数个脊髓节,再终止前角细胞。牵张反射生理机能在于维持骨骼肌紧张,对维持直立姿势特别重要。膝、跟腱反射都属于牵张反射。在脊髓反射弧路径中断时,反射消失,而失去高级运动中枢控制,反射亢进。

临床上所谓浅反射,是刺激皮肤或黏膜引出的反射活动,是皮肤肌肉反射,不属于牵张反射,而属于保护反射。

第二节　脊柱脊髓损伤的病因、病理分类及病理生理改变

脊柱是人体的中轴,身体任何部位的冲击力或压力,均可传导至脊柱,造成损伤。脊柱骨折、脱位占全身骨折的 4.8%～6.6%,胸腰段骨折脱位占脊柱骨折的 66.7%～75%。脊髓损伤为脊柱骨折脱位、疾病的严重并发症,约占全身损伤 0.3%,多发生于年轻人。

一、病因

脊髓损伤可由任何一种外力作用所致,常见于骨折脱位压迫。

（一）间接暴力

多为闭合性脊髓损伤。

1. 骨折、脱位 任何引起脊柱过度屈曲、伸展、旋转或侧屈的暴力均可造成脊柱骨折、脱位，如高处坠落、塌方、交通事故、滑倒跌伤、安全带伤、跳水、游泳等造成椎体、椎板、关节突骨折、脱位，骨折片和移位的椎体可损伤脊髓或压迫脊髓。

2. 发育性椎管狭窄 由于椎管间隙明显缩小，轻微外伤即可造成脊髓损伤。

3. 继发性椎管狭窄 椎体后缘骨质增生骨赘突入椎管。后纵韧带骨化，椎间盘突出，脊髓腹侧受压，以运动功能障碍为主。黄韧带肥厚或骨化，使脊髓背侧受压，其他如氟骨病造成椎管广泛的狭窄，轻微外伤即可致脊髓损伤。

4. 血管性因素 脊髓或硬膜外血管损伤致硬膜内、外出血和血肿压迫，供应脊髓的血管损伤致脊髓缺血性损伤。

5. 脊柱原有疾患 强直性脊柱炎病灶各节段相互融合，缺乏柔韧性，不能缓冲外力，轻度外伤致脊柱骨折、脊髓损伤。其他如脊髓空洞症、脊柱畸形等均可造成脊髓损伤。

6. 其他少见病因 硬膜外脓肿、脊柱结核、骨髓炎等压迫脊髓，蛛网膜炎、放射性脊髓炎等均可造成脊髓损伤。

（二）直接暴力

多为开放性脊髓损伤。

1. 火器性损伤 子弹或弹片直接进入椎管损伤脊髓，受高能量作用，脊髓多为完全性损伤。

2. 刺伤 多见金属刃器穿透椎体或椎板间隙损伤脊髓，脊髓不全性损伤多见。

二、脊髓损伤病理分类

外伤性脊髓损伤不论是完全性或不完全性损伤，急性期均可发生"脊髓休克"现象，临床表现为损伤节段以下感觉、运动和反射功能完全或近乎完全丧失。脊髓损伤的病理变化是一个连续的病理过程，即使外力作用停止后，某些病理变化也将继续下去，实验研究证实开始表现为脊髓灰质出血，并逐渐出现中心坏死、组织水肿，最后发展到脊髓崩解。根据临床特征，脊髓损伤的临床病理分为原发性和继发性改变。

（一）原发性病理改变

1. 脊髓休克 脊髓组织遭受严重损伤，失去高级中枢的调节或脊髓神经细胞发生超限抑制，组织学检查脊髓本身无明确组织学改变。脊髓休克是严重脊髓损伤后远端脊髓功能暂时性抑制状态，是指脊髓损伤平面以下脊髓功能暂时性完全丧失或大部分丧失，其临床特征为损伤脊髓平面下呈弛缓性瘫痪，损伤平面以下运动、感觉、反射以及大小便功能丧失，但肛周感觉及肛门反射、球海绵体反射可保留。脊髓休克持续时间可以为数小时至数周，有时可持续数月，脊髓休克的深度及持续时间与动物进化程度密切相关。大脑越发达的动物，脊髓休克程度越重，持续时间亦相对较长。脊髓休克的结束以损伤平面以下反射的恢复为标志，肛门反射、球海绵体反射、小腿屈肌反射恢复在前，较为复杂的反射恢复在后。反射恢复后变为亢进，脊髓休克的结束并不改变脊髓损伤的程度。大多仍表现为完全截瘫，目前对脊髓休克的发生机制有多种解释，有待于进一步证实。

2. 脊髓震荡 是脊髓轻微损伤后发生的一种可逆性功能紊乱，病理改变为脊髓组织中央灰质中有少数小灶性出血,无片状出血,神经细胞与神经纤维绝大多数正常,少数组织中出血吸收,恢复正常。脊髓震荡的临床特点表现为损伤平面以下脊髓功能的迅速、完全恢复,一般恢复时间为 24～48 h。

3. 脊髓损伤　各种机械因素致椎体骨折、脱位,骨折片、黄韧带、破裂的椎间盘挤压脊髓或锐器和火器伤直接作用脊髓,导致脊髓实质性损伤,严重时脊髓可完全横断,脊髓失去正常外观呈糊状,根据其损伤程度分为脊髓挫伤、脊髓挫裂伤、撕裂伤、碾挫伤。主要病理改变为:① 髓内出血、血肿,血管痉挛形成血栓;② 神经细胞肿胀,尼氏小体聚集,染色体溶解,核消失,胞浆无定形或呈空泡状;③ 神经轴索裸露,轴索间隙加大形成空泡,脱髓鞘,髓鞘断裂,轴索断裂缩成球状,脊髓挫裂伤后外形连续,而内部发生退变坏死。上述病理改变在轻度损伤可见于脊髓表面,重者可见于整个横断面。

4. 脊髓断裂　是脊髓损伤中最严重的损伤,断端常有间隙,神经元、胶质成分以及经过断裂处的轴突缺损是永久性的,伤后 4 h 断端灰质中央片状出血坏死,白质无变化,24 h 后白质也坏死,72 h 后达到高峰。发生坏死的原因是轴索断裂,形成空泡,空泡破裂后释放出溶酶体及自溶酶,而使断端自溶、坏死、脱落,此过程需 3 周,最后,断端形成空腔并被瘢痕组织所填充。

5. 脊髓血管损伤　脊髓动脉、静脉、毛细血管断裂后导致脊髓损伤区广泛出血,红细胞可从损伤的毛细血管壁渗出,毛细血管与小血管可发生血栓,损伤血管经过一段时间后可见血管再生。

（二）继发性脊髓损伤

急性脊髓损伤后,脊髓发生一系列病理变化,包括出血、水肿、轴突及神经元坏死和脱髓鞘,继之形成梗死灶及囊肿。

1. 脊髓微循环的改变　脊髓损伤后血管改变分为两区。第一区为出血及不成活组织,在急性阶段,微血管床逐渐丧失灌注能力。第二区的血管床仍保持通畅,其灌注决定于遭受损伤但仍存活组织的恢复,对急性脊髓损伤的治疗在于尽量限制第一区不使其扩大,同时使第二区仍然存活的组织维持灌注。SCI 微血管造影显示微血管及血流量降低并非完全由于血管遭受破坏,而是缺少灌注,很可能由于血管痉挛引起。

2. 缺血　脊髓损伤后,早在伤后几分钟即可发生形态改变,随时间逐渐加重,先在灰质有点状出血,肌性小静脉壁有小的破裂,灰白质细胞外间隙加大,髓鞘变薄细,轴旁间隙扩大,轴浆内有小管空泡状陷入,轴浆破坏。伤后 1 h,在前角细胞出现中央染色质溶解和缺血。伤后 4 h,出血呈离心性,沿纵轴扩展、融合,呈梭形出血性坏死,急性损伤最初位于灰质近心端,但随着损伤严重可累及相邻白质。白质改变先从邻近灰质部分开始,伤后 21 h 在脊柱可看到明显脱髓鞘,先出现多形核白细胞浸润,逐渐有巨噬细胞浸入。

3. 脊髓水肿　外力作用于脊髓发生创伤反应,脊髓缺氧或脊髓压迫突然解除等因素,使脊髓发生不同程度的水肿,开始水肿较轻,以后逐渐加重,一般 7～14 d 水肿逐渐消退,脊髓功能可以恢复。

4. 出血　硬脊膜内或硬脊膜外小血管破裂,开始出血量少,可无影响,随着出血量增多,硬脊膜内、外压力增高压迫脊髓,出现脊髓受压,如出血、血肿向上蔓延,脊髓损害程度加重,瘫痪平面上升。

5. 缺氧　微循环障碍、神经递质的改变,阿片类、氧自由基等许多代谢物质可造成脊髓损伤。脊髓完全损伤的病理演变过程随着时间的推移而逐渐加重，损伤时，脊髓组织可无断裂变，以后中央管、中央灰质出现病变，从灰质到白质逐渐加重，大约在伤后 6 h 开始至 2～4 周，大部分脊髓为神经胶质所代替，周围轴索形成空泡结构。

三、病理生理

对脊髓损伤后脊髓的病理生理改变，国内外学者采用 Allen 致伤法进行动物实验，探讨脊髓损伤后的功能改变和组织学变化，脊髓损伤引起的微循环调节紊乱，可导致微循环结构和微循环功能改变，使脊髓发生进行性、继发性、缺血性坏死，微循环调节紊乱也是脊髓损伤治疗难度大、预后差的主要原因。如何改善脊髓微循环，长期以来一直是国内外学者研究的重点课题。实验结果表明脊髓损伤后 4 h 中央灰质坏死，由于去甲肾上腺素的积聚，血管性水肿向周围白质扩散，伤后 8 h 神经元及轴突出现变性，如在伤后 8 h 内给予积极治疗，改善微循环及局部生化过程，可防止神经传导束的受损。对于脊髓损伤后发生出血、坏死等一系列改变，除外力机械因素外，尚有下列几种学说。

1. 血管损伤和儿茶酚胺学说　许多实验证实脊髓损伤后灰质血流量减少。脊髓血流量为脑组织的 30%～45%，损伤导致血管平滑肌收缩，血管狭窄，血流阻力增加，血流量减少。血管痉挛时经侧支循环增加血运的能力下降。脊髓损伤后引起脊髓损伤平面以下的肢体交感神经张力下降，静脉血管扩张，回流障碍，动脉压下降，血流量减少，组织血液灌注量不足。缺血缺氧导致毛细血管内压增高，使血管内体液溢出到组织间隙，血液浓缩，血浆黏度增加，纤维蛋白原含量增加，血浆中表面带正电荷的蛋白质增加，纤维蛋白、红细胞和血小板形成微血栓，也可导致微循环阻塞。有的学者认为脊髓组织内儿茶酚胺浓度与血管变化有关，儿茶酚胺包括多巴胺和去甲肾上腺素，去甲肾上腺素能神经元分布于脑干各部位。其神经纤维沿白质前方和两侧下行，在不同平面进入脊髓灰质分布于血管和神经，故脑干内有控制脊髓血管儿茶酚胺纤维系统的中枢。脊髓损伤后引起过度的神经元代谢反应，在组织内形成并释放大量的神经递质，如组胺、5-羟色胺、儿茶酚胺。在受损伤脊髓节段，大量的去甲肾上腺素刺激血管平滑肌的受体而致脊髓血管痉挛，脊髓组织缺氧，最后发生坏死。脊髓损伤后血液内儿茶酚胺浓度增加，损伤破坏血-脊髓屏障，在损伤部位儿茶酚胺渗入脊髓，加重了脊髓损伤。

2. 脂质过氧化学说　近年研究发现由自由基介导的脂质过氧化反应对脊髓继发性损伤也起主要作用。脊髓组织的脂类含量极为丰富，对脂质过氧化反应非常敏感。实验研究显示脊髓损伤后产生大量的氧自由基，主要体现在：① 多价不饱和脂肪酸过氧化物增加；② 脊髓组织中胆固醇减少而出现胆固醇过氧化的产物-2,4,6 胆甾烷三烯；③ 鸟氨酸环化酶激活与环鸟氨酸增加；④ $Na^+ - K^+ - ATP$ 酶、$Mg^{2+} - ATP$ 酶、腺苷酸环化酶、细胞色素氧化酶等酶的活性均受到不同程度的控制。脂质过氧化物抑制脊髓组织中前列环素（PGI_2）的合成，血栓素 A_2 合成增加，PGI_2 合成抑制不能对抗内皮素（ET）的血管收缩作用，导致血管过度收缩、痉挛甚至闭塞，造成脊髓缺血。脂质过氧化反应可造成脊髓的变性坏死，在氧自由基升高的实验条件下电镜下观察显示：4 h 可见到脊髓灰质神经元细胞质内线粒体已有变性，粗面内质网扩张，细胞膜破碎。

3. 其他　脊髓损伤早期内皮素（ET）含量急剧升高和前列环素（PGI_2）相对不足，可能与脊髓损伤后早期缺血相关，内皮素是目前发现的最强的血管收缩剂，广泛分布于中枢神经系统中，前列环素是血管内皮细胞产生的一种舒血管剂，有拮抗内皮素的作用，脊髓损伤早期缺血、缺氧促进内皮素的合成与释放,导致血管过度收缩、痉挛甚至闭塞,加重脊髓的缺血性损害,内皮素能直接促进神经及神经胶质细胞钙离子内流,而钙内流又是神经细胞及纤维坏死的关键,钙内流是引起脊髓继发性损伤的重要因素,有的学者推测继发性脊髓损伤后内皮素升高还可能通过促进脊髓神经及神经胶质细胞钙内流来参与脊髓继发性损伤。

四、脊髓损伤后全身病理生理

脊髓损伤后除损伤平面以下的感觉、运动、括约肌、反射不同程度功能障碍外,还出现全身变化。

(一)呼吸系统

C3～C5 节段损伤,累及膈神经,可致膈肌及肋间肌部分或完全瘫痪。C5～C8 节段损伤,膈肌仍有一定的收缩力,肋间肌瘫痪,支配气管平滑肌扩张的交感神经瘫痪,迷走神经占优势,病人呈胸式呼吸消失,腹式呼吸存在,胸廓反常活动,由于呼吸动力下降,部分呼吸道变成无效腔,肺活量下降,病人不能获得有效的呼吸,出现气体交换不足,血氧分压下降,血二氧化碳分压增高,重者导致二氧化碳增高和低氧血症的呼吸衰竭,肋间肌长期瘫痪,使胸廓和肺的顺应性下降,最后导致终末支气管肺泡萎缩,由于患者咳嗽及排痰功能差,痰不能咳出,导致痰液在气管、支气管内蓄积及反复呼吸道感染、发生坠积性肺炎。

(二)循环系统

高位颈脊髓损伤交感神经系统处于瘫痪状态,迷走神经处于优势状态,出现心动过缓,血管舒缩功能障碍,血管紧张度降低,外周血管阻力下降,直立位时可产生直立位性低血压。四肢肌肉瘫痪,肋间肌瘫痪,胸腔负压下降,回心血量减少,患者由伤后开始舒张压下降发展至收缩压也下降,心脏通过延长舒张期增加每搏血量来代偿,临床表现为心动缓慢,脉压大,脉搏有力,血压偏低或正常。

(三)消化系统

由于自主神经功能紊乱,可出现胃扩张,麻痹性肠梗阻、腹胀,胃肠道出血,肝功能异常等。

(四)代谢变化

患者对糖原的利用率障碍,机体不能大量利用葡萄糖,只能通过脂肪和蛋白质来供应热能,故患者脂肪、蛋白质消耗量增加。

(五)体温调节障碍

脊髓损伤后体温调节中枢传导通路被破坏,体温调节功能障碍,产热和散热不均衡,皮肤及汗腺失去交感神经支配而停止发汗。病人体温升高,脊髓损伤后并发感染体温也升高。

五、脊髓损伤后再生

长期以来,国内外学者一直开展对脊髓损伤后再生的研究。一些实验观察证明,哺乳类动物中枢神经系统具有内在的再生潜力。当某些部位受损后,能引起临近的神经纤维以侧芽的方式长出新终末,并与去神经支配的突触联系,这种可塑性改变了人们过去认为中枢神经系统缺乏再生的悲观看法。

脊髓损伤后再生条件必须切面整齐,血管完整,止血良好,断端连接早。在周围神经系统微循环允许轴索再生,而中枢神经系统不利于轴索再生和功能恢复。后者即使再生也将自行溃变,原因可能与下列因素有关:① 哺乳类动物中枢神经系统缺乏像周围神经系统一样的肌膜和神经营养因子;② 中枢神经系统神经元和胶质细胞交错网织结构复杂;③ 脊髓损伤后瘢痕和胶质膜,阻滞再生轴芽的进行。

损伤轴索再生有三种方式:① 离断轴索的真正再生;② 正常轴索的侧支发芽;③ 补偿旁路。

脊髓损伤后再生的神经纤维可能来自脊髓的上行纤维或下行纤维,脊髓损伤部位残存的来自附近的前角细胞、脊髓后角的节细胞、脊髓血管中的周围神经纤维。脊髓各结构修复情况不同,脊膜、脊髓血管和胶质细胞再生能力强。国内外学者进行大量的促进脊髓再生的实验研究证明,脊髓运动神经元和感觉神经元有一定的再生能力。

第三节　脊柱脊髓损伤机制和分类

一、脊柱损伤机制与分类

（一）按损伤机制分类

1. 屈曲损伤。

2. 后伸损伤。

3. 垂直压缩损伤。

4. 侧屈损伤 。

5. 旋转损伤 。

6. 剪力性损伤。

（二）按脊柱稳定性分类

1. 稳定性骨折。

2. 不稳定性骨折。

（三）按影像学表现分类

1. 压缩骨折 。

2. 爆裂骨折。

3. 骨折脱位。

4. Chance 骨折。

（四）上颈椎损伤的机制和分类

1. 枕寰损伤

（1）损伤机制:损伤机制不明,争议甚大,原因是该损伤的患者生存机会甚微,只能从尸体解剖展现的畸形加以推测。所以 Alker 推测枕寰脱位的基本机制是过屈,而

Bucholz 则相信枕寰脱位的机制是过伸和纵向牵张,还有的认为由于枕寰内在旋转的局限性可能会导致的伴有或不伴有侧屈的强制性旋转是这种损伤的基本病因。

（2）损伤分类：Traynelis 分类。

Ⅰ型：X 线片能显示的纵向牵张性损伤。

Ⅱ型：前向半脱位或脱位。

Ⅲ型：后向半脱位或脱位。

2. 寰椎骨折——Jefferson 骨折。

（1）损伤机制：一般认为轴向压缩暴力是其损伤机制,临床所见的损伤形式有垂直压缩产生的爆裂性损伤屈曲压缩产生的前弓骨折、侧屈压缩产生的单侧骨折和过伸压缩产生的后弓骨折。

（2）骨折分类

Ⅰ型：双侧后弓骨折。

Ⅱ型：爆裂性骨折。

Ⅲ型：前弓前下缘过伸性撕脱骨折。

Ⅳ型：侧块粉碎性骨折。

Ⅴ型：单侧前后弓骨折。

Ⅵ型：单侧前弓骨折。

Ⅶ型：单侧侧块骨折。

Ⅷ型：横突骨折。

3. 寰枢关节旋转性半脱位

（1）损伤机制：多见于儿童。由于上呼吸道炎症、轻微外伤、先天性结构缺如削弱或破坏了 C1、C2 韧带结构,则可导致 C1、C2 旋转性半脱位或脱位。成年人由于创伤、肿瘤·或感染导致的寰枢半脱位亦有报道。

（2）损伤分型：分为三型。

Ⅰ型：寰枢旋转固定在旋转生理范围内而无明显的软组织损伤。侧方寰齿间隙通常为 3 mm 或更少。

Ⅱ型：是由于横向韧带不全或功能丧失而致的一侧 C1 侧块向前移位 3～5 mm,且以未移位的对侧关节间隙为中心旋转。

Ⅲ型：双侧的 C1、C2 半脱位大于 5 mm,而有一侧的半脱位程度更严重。

Ⅳ型：C1、C2 向后半脱位,通常发生在齿突缺如或严重的类风湿患者中。

4. 齿突骨折

（1）损伤机制：机制不明,多数认为是轴向负荷复合水平剪切力所致,可能还有屈曲、伸张和侧方应力参与。

（2）损伤分类：分三型。

Ⅰ型：齿突尖端斜形撕脱性骨折。

Ⅱ型：基底部骨折或腰部骨折,包括基底部前后皮质骨的粉碎性骨折。

Ⅲ型：经 C2 椎体的骨折,有可能延伸到 C2 两侧上关节突。

5. Hangman 骨折

（1）损伤机制：目前认为损伤机制是过伸暴力或伸展牵引力所致。

（2）分类：分三型。

Ⅰ型：骨折经两侧峡部或经临近的上或下关节间隙，骨折移位小于 3 mm。

Ⅱ型：骨折移位大于 3 mm，骨折明显向上成角畸形，可伴有 C3 椎体前上部分的压缩骨折，或 C2 椎体后下部的撕脱性骨折。

Ⅲ型：枢椎峡部骨折，前部分向前移位呈屈曲状，关节突脱位，可有交锁。

（五）下颈椎的损伤机制和分类

1. 损伤机制　Allen 和 Ferguson 把下颈椎损伤的基本机制归为 6 类。

（1）屈曲压缩暴力：对椎体产生压缩性破坏，对椎后结构产生牵张性作用或破坏。

（2）垂直压缩暴力：对整个椎骨产生压缩性破坏。

（3）屈曲牵张暴力：对整个椎骨或颈椎产生纵向分离性破坏，颈椎呈后突畸形。

（4）伸展压缩暴力：对椎后结构产生压缩性破坏，对椎体产生牵张性破坏。

（5）过伸牵张暴力：对整个椎体或颈椎产生纵向分离性破坏，颈椎呈过伸畸形。

（6）侧屈暴力：对椎骨的一侧产生压缩性破坏。

旋转垂直暴力也是下颈椎损伤机制之一，在颈椎处于旋转状态时承受垂直暴力的，其病理形态可能是上述几种情况的综合。水平剪切暴力是下颈椎骨折脱位的主要机制。

2. 下颈椎损伤的分类

Allen 和 Ferguson 分类：① 屈曲压缩型分为Ⅰ度～Ⅴ度；② 垂直压缩型Ⅰ度～Ⅲ度；③ 屈曲牵张型Ⅰ度～Ⅳ度；④ 伸展压缩型分为Ⅰ度～Ⅴ度；⑤ 伸展牵张型分Ⅰ～Ⅱ度；⑥ 侧屈型分为Ⅰ～Ⅱ度。

（六）胸腰椎损伤机制和分类

1. 胸腰椎损伤机制包括：轴向压缩力、轴向牵张力、轴向旋转力和水平剪切力。

2. 胸腰椎骨折分类

（1）Denis 分类：压缩骨折、爆裂骨折、安全带骨折、骨折脱位。

（2）McAfee 分类：楔形压缩骨折、稳定性爆裂骨折、不稳定性爆裂骨折、Chance 骨折、屈曲牵张性损伤、移位性损伤。

（3）AO 骨折分类：分为 A、B、C 三型。

A 型：椎体压缩骨折——A1 型为嵌压骨折；A2 型为分离型骨折；A3 型为爆散骨折。

B 型：牵张性前后结构损伤——B1 型为后方韧带结构损伤；B2 型为骨性结构为主的后方损伤；B3 型为经椎间盘的前方损伤。

C 型：前方和后方结构损伤伴有旋转——C1 型为 A 型骨折伴有旋转；C2 型为 B 型骨折伴有旋转；C3 型为旋转剪切损伤。

二、脊髓损伤分类

（一）完全性脊髓损伤

临床表现为完全截瘫，除损伤平面以下感觉运动完全丧失，排尿排便功能障碍之外，在骶段 S4～S5 无任何感觉和运动功能保留。

（二）不完全性损伤

在神经平面以下存在感觉或运动功能，或括约肌反射不完全丧失，但必须包括骶区感觉存在。

（三）脊髓震荡

为轻度脊髓损伤，开始即呈不完全瘫，并且在 24 h 内开始恢复，至 6 周时恢复完全，其与不完全脊髓损伤之间区别在于前者可完全恢复，而后者恢复不全。

（四）中央综合征

不完全脊髓损伤主要见于颈椎后伸损伤或爆裂骨折，其特征是上肢瘫痪重、下肢瘫痪轻，感觉不完全丧失，括约肌可无障碍或轻度障碍。这是因为中央脊髓损伤范围主要为中央灰质。

（五）脊髓半切综合征

常由后关节单侧脱位所引起。脊髓半侧受伤，为不全损伤，伤侧平面以下运动障碍，对侧感觉障碍，括约肌功能多存在，因同侧皮质脊髓束下行受损，而肢体感觉传入脊髓后，交叉到对侧上行，故出现对侧感觉障碍。

（六）前脊髓损伤

脊髓前部受损，主要表现为损伤平面以下大多数运动完全瘫痪，括约肌功能障碍，而深部感觉位置觉保存，此为薄束楔束保存之故。

（七）后脊髓损伤

很少见，可见于椎板骨折下陷压迫脊髓后部，感觉障碍包括深感觉丧失，较运动障碍严重。

（八）创伤性上升性脊髓缺血损伤

多见于下胸椎损伤，伤后脊髓损伤平面持续上升，为脊髓血管栓塞，致脊髓缺血坏死。

（九）无骨折脱位脊髓损伤

分为四型：① 儿童颈椎；② 中老年人颈椎；③ 胸椎；④ 一过性腰椎。

（十）圆锥损伤

分为三型：脊髓、圆锥、神经根损伤，临床表现为：① 脊髓损伤平面；② 腰骶神经根、圆锥损伤；③ 单纯圆锥损伤。

（十一）神经根损伤

常为一侧神经根损伤，单根或多根。

第四节　脊髓各节段完全损伤的临床特点及辅助检查

一、脊髓损伤的临床症状、体征

常见四肢或双下肢感觉，运动和反射功能障碍，诊断一般不困难。脊柱损伤与脊髓损伤的部位基本相符，最多有 1~2 节段的出入，如有明显不符应考虑有其他原因，如椎间盘病变、多发骨折等。

1. 脊髓休克期　脊髓遭受创伤和病理损害时发生功能暂时性抑制，肌张力低下或消失,深浅感觉完全丧失,腱反射消失。

2. 脊髓横断伤　伤后数天或数周,脊髓休克期后脊髓反射活动逐渐恢复,损伤平面以下完全瘫痪,肌力 0 级,肢体运动功能完全丧失,患者呈痉挛性瘫痪,肌张力增高,腱反射亢进,出现病理反射,损伤平面以下深感觉完全消失,包括肛门周围与肛门感觉丧失,大、小便功能障碍。

3. 脊髓不完全性损伤　脊髓不完全性损伤临床表现因损伤部位、损伤程度和损伤平面高低而有所差异。脊柱疾病导致的脊髓损伤多为不完全损伤,临床上多为不完全性瘫痪。在损伤早期因脊髓休克,临床表现难与脊髓横断伤鉴别,脊髓休克期后临床症状为感觉、运动、括约肌功能、自主神经功能部分丧失,运动障碍与脊髓损伤平面范围有很大的差别,重者可仅有某些活动,轻度可完成日常工作或可以行走,损伤平面以下感觉减退,反射减弱或不对称丧失。

（1）急性中央型脊髓损伤:颈椎呈过伸性损伤,颈椎可无明显骨折、脱位,多见于原有颈椎病、颈椎间盘突出或椎管狭窄的中老年患者。常因颈椎过伸损伤致脊髓中央灰质和内侧白质出血坏死,亦可因颈椎损伤引起根动脉及脊髓前动脉供血障碍,使脊髓前动脉所支配的脊髓灰质前柱、侧柱和后柱基底及白质脊髓束、脊髓丘脑束等组织缺血和缺氧。患者瘫痪症状呈上肢重于下肢,或上肢单侧瘫、双下肢无瘫痪,损伤平面以下触觉和深感觉障碍,亦可有感觉过敏或感觉减退。其恢复过程为首先下肢运动功能恢复,膀胱次之,最后为上肢运动功能。

（2）脊髓半侧横贯伤综合症:刺伤、骨折、脱位等损伤超过脊髓中线,临床特征为损伤平面同侧肢体上运动神经元损伤,呈痉挛性瘫痪,反射亢进,有病理反射,对侧肢体损伤平面 1～2 节段以下感觉、温度觉消失,但触觉功能无影响,此种半侧性脊髓损伤好发胸段。

（3）脊髓前压迫综合症:椎体压缩、爆裂骨折、碎骨片或破裂的椎间盘组织突入椎管,造成脊髓的前压迫,脊髓前动脉损伤或受压致脊髓相应部分供血障碍。临床特点表现为伤后损伤平面以下肢体立即瘫痪,浅感觉如痛觉、温度觉减退或消失,深感觉正常,括约肌功能障碍。

（4）脊髓后方损伤综合征:颈椎过度后伸受伤或椎板骨折等脊柱后结构的破坏,压迫脊髓后结构,临床表现为感觉障碍,神经根刺激症状,损伤平面以下对称性颈部、上肢与躯干的疼痛及烧灼感,少数病人可出现锥体束征。

4. 圆锥损伤　胸腰段骨折脱位或破裂的椎间盘组织压迫圆锥,出现膀胱、直肠括约肌自主控制功能障碍,大、小便失禁,损伤平面以下运动感觉丧失,呈弛缓性瘫痪,痛、温觉功能丧失,触觉存在的感觉分离现象,肛门反射、提睾反射减弱或消失,跟腱反射减弱或消失。

5. 马尾神经损伤　截瘫症状多不典型,支配区肌肉呈弛缓性瘫痪,损伤后所支配区域感觉,包括痛觉、温度觉和触觉功能丧失,跟腱反射、跖反射消失。马尾神经损伤轻者与周围神经损伤一样可以再生,甚至恢复。

6. 神经根损伤综合征　损伤节段神经根支配区感觉、运动障碍,也可能症状不典型,仅出现支配区麻木、感觉过敏。

7. 迟发性脊髓损伤　脊柱损伤早期无截瘫的症状、体征,随着时间的推移,数周、数月甚至数年后逐渐出现脊髓损害的症状、体征,相应的感觉、运动和反射功能障碍,重者出现瘫痪。引起脊髓迟发性损害的原因多见于椎间盘受伤后突出、脊柱不稳、椎体成角、椎体压缩或粉碎性骨折向椎管内移位；骨痂向椎管内生长压迫脊髓，在脊柱活动过程中脊髓长期受慢性磨损，损害脊髓而引起功能障碍；椎管内囊肿压迫脊髓或慢性蛛网膜炎均可造成脊髓受累症状、体征。

二、脊髓各节段完全损伤的临床特点

（一）C1～C4 脊髓完全损伤

高位截瘫。膈神经麻痹（C3～C4 损伤）而致膈肌痉挛出现呼吸困难，如波及呼吸中枢而致呼吸肌麻痹、呼吸困难、呼吸道机械性堵塞而危及生命。存活者损伤平面以下呈痉挛性瘫痪。

（二）C5～T2 脊髓完全损伤

颈膨大损伤，四肢瘫痪。双上肢以下运动神经元损伤症状为主，呈弛缓性瘫痪，双下肢呈上运动神经元损伤，呈痉挛性瘫痪。由于交感神经中枢受累，出现单侧或双侧 Horner 征，可建立反射性膀胱、阴茎勃起和射精反射。

（三）T3～T11 脊髓损伤

双下肢呈痉挛性瘫痪，可建立反射性膀胱、阴茎勃起和射精反射。

（四）胸腰段脊髓损伤

脊髓末端受累，出现双下肢弛缓性瘫痪，如未受累脊髓末端，双下肢呈痉挛性瘫痪。

（五）圆锥、神经损伤

双下肢呈不同程度感觉运动障碍，不能建立反射性膀胱而只能形成自主性神经源性膀胱。

三、辅助检查

1. X 线片　确定有无脊柱骨折脱位及骨折类型、移位的程度、骨折的部位，常规摄正侧位片，如疑枢椎齿突骨折，需摄颈椎张口位片。

2. 电子计算机断层扫描（CT）　可观察骨折移位情况，尤其椎体后缘及椎板骨折片移位，比 X 线平片有绝对的优越性，能够清楚观察椎管、蛛网膜、脊髓三者的关系。

3. 磁共振成像（MRI）　可获得脊柱三维结构，从矢状面、冠状面及横断面观察椎管内外解剖状态有无变异，椎间盘对脊髓有无压迫，可早期发现脊髓损伤后脊髓组织本身的病理变化，尤其对无骨折脱位型脊髓损伤与无放射影像学异常脊髓损伤的诊断有重要的意义。

4. 腰穿及脑脊液检查　腰穿见脑脊液内含有血液或脱落的脊髓组织时，证明有实质性脊髓损伤。有脊柱骨折脱位时不做此项检查，以免加重脊髓继发性损伤。

5. 选择性脊髓动脉造影　可确定脊髓出血、水肿的程度和部位，对预后的估计都有帮助。

6. 体感诱发电位（SEP）　判断脊髓功能和结构的完整性，对脊髓损伤的预后估计有一定帮助。

7. 运动诱发电位（MEP）　是通过对大脑运动皮层的刺激，在锥体束或骨骼肌上记录的电反应。MEP 能直接反映锥体束的功能情况,对枕颈部及脊髓损伤的诊断、术中监护、判断预后有一定的帮助。

第五节　脊柱脊髓损伤的诊断与鉴别诊断

经过全面的神经检查,结合 X 线及其他必要的辅助检查,一般来说,脊柱脊髓损伤的诊断并不困难,问题是判断脊髓损伤是否属于完全性损伤,因这关系到治疗及预后的估计。对于脊柱损伤的诊断在损伤机制和分类中已有探讨,现着重探讨脊髓损伤的诊断与评定标准及鉴别诊断。

一、脊髓损伤的评估

（一）ASIA 评估标准

以往对脊髓损伤虽然有多种评估标准,但有的比较笼统,不够明确,执行时差异较大,可导致不同结论。为克服上述缺点,美国脊柱损伤学会（American Spinal Injury Association,ASIA）于 1992 年通过多学科专家,包括神经外科、矫形外科和康复学科以及流行病学科等经多次反复讨论,修改脊髓损伤评估标准,其特点是明确各种损伤定义。选择每侧 28 个关键感觉点,针对 28 个皮节;每侧 10 块肌肉,针对 10 个肌节做详细神经学检查,左右侧分开,并根据功能性日常生活独立操作（FIM）综合评分。

1. 不同瘫痪定义　在具体进行检查前,首先明确有关各类损伤及检查名词的定义。

（1）四肢瘫:因椎管内神经成分损害而致脊髓颈段运动和感觉功能受损及丧失,导致臂、躯干、腿及骨盆器官功能受损,但不包括臂丛至神经管外周围神经病变或损伤。

（2）截瘫:因椎管内神经成分损害导致脊髓胸、腰或骶段运动和感觉功能受损或丧失。截瘫时,臂部功能仍保留,根据损伤水平,躯干、腿及骨盆器官可被累及,也包括脊髓圆锥及马尾损伤,但不包括腰骶丛至神经管外周围神经病变或损伤。

（3）四肢轻瘫及下肢轻瘫:此名词原指不完全病变,不明确。

2. 评估依据

（1）皮节:由每个节段神经内的感觉轴突所支配的皮肤区域。

（2）肌节:由每个节段神经内的运动轴突所支配的肌纤维集合束。

（3）神经学水平、感觉水平及运动水平:神经学水平指身体一侧具正常感觉和运动功能的脊髓最尾段。由于两侧正常感觉和对应运动功能有所不同,因此有时需要对左右侧感觉和运动检查多至四个节段才能决定神经水平。应当分别对两侧感觉和运动进行记录,简单用一个水平可导致错误。感觉水平是指两侧具正常功能的脊髓最远段,运动水平也同样指两侧具正常运动功能的脊髓最远段。神经检查应包括左、右侧 28 个皮节内的关键感觉点及 10 个肌节的关键肌肉。

（4）骨骼水平:通过 X 线检查看到的最大脊柱损伤部位。

3. 感觉及运动评分　用数字总计评分,以反映 SCI 神经受损程度。

（1）不完全性损伤:如在神经学水平以下有部分感觉和运动功能保留,包括骶段属于不完全损伤。骶部感觉包括肌黏膜皮肤交接处及深感觉,运动功能包括指肛检查到的肛门内、外括约肌随意收缩。

（2）完全性损伤：在最低骶段感觉和运动功能均丢失。

（3）部分保留区：神经学水平尾段皮节及肌节仍保留部分神经支配，如在最低正常节段以下发现一些受损感觉和运动功能，应准确记录受损节段，仅适用于完全损伤。

4. 神经学检查　包括感觉和运动两部分，应分别描述，需要检查的内容应能决定感觉和运动神经水平，能打分，表现感觉和运动功能，并能决定损伤的完全性。随意项目的检查虽不计分，但可将特异患者的描述作为参考。

因某种原因对某个关键肌肉不能进行检查时，可注明"未查"而不要计分。在这种情况下，累及侧的感觉和运动评分以及总感觉和总运动评分在损伤程度以及治疗结果不能得出。如有伴发损伤，如脑外伤、臂丛损伤及肢体骨折等影响神经学检查，应尽可能准确决定神经学水平，有时感觉运动评分及受损分级需待以后检查决定。

（1）感觉检查：对每个关键点应左、右侧分别进行针刺及轻触检查。按三级记录：0＝缺如；1＝受损；2＝正常；NT＝未查。

针刺感觉可在损伤水平以下，对每一个皮节分级评分，记录分别为正常（2 分）、受损（1 分）或缺如（0），一侧满分为 56 分。

针刺感觉一般用别针，轻触用棉球，针刺如不能区别钝觉及锐觉，分级为 0。

关键感觉点如下：

C2：枕骨隆突；C3：锁骨上窝；C4：肩锁关节顶部；C5：肘窝外侧；C6：拇指；C7：中指；C8：小指；T1：肘窝内侧；T2：腋尖；T3：第 3 肋间隙；T4：第 4 肋间隙；T5：第 5 肋间隙；T6：第 6 肋间隙；T7：第 7 肋间隙；T8：第 8 肋间隙；T9：第 9 肋间隙；T10：第 10 肋间隙；T11：在 T10 及 T12 之间；T12：腹股沟韧带中点；L1：在 T12 及 L2 之间；L2：大腿中前侧；L3：股骨内髁；L4：内踝；L5：第 3 跖趾关节背侧；S1：足跟外侧；S2：腘窝中点；S3：坐骨结节；S4～S5：鞍区。

除上述各点外，应用指肛检查肛门外括约肌，对其感觉用有或无记录，以判定瘫痪为完全性或不完全性。

为评估 SCI，可做以下选择性检查，如位置觉及深压觉/深疼痛。可用"缺如"，"受损"，"正常"分级记录，另外还建议对两侧上、下肢各一个关节，示指及踇指进行检查。

（2）运动检查：对左、右侧各 10 个肌节的 10 块关键肌肉按头尾顺序检查。肌力按 6 级记录。

0：全瘫。

1：触到或看到收缩。

2：主动活动，全部运动范围，不能抗重力。

3：主动活动，全部运动范围，能抗重力。

4：主动活动，全部 ROM，抗中度阻力。

5：（正常）主动活动，全部 ROM，抗全阻力。

NT：未查。

按上述分级检查以下 10 块肌肉，之所以选择这些肌肉是因为支配神经节段一致，易于在仰卧位检查。

C5：肘屈肌（肱二头肌、肱肌）。

C6：腕伸肌（桡侧腕长、短伸肌）。

C7:肘伸肌(肱三头肌)。

C8:指屈肌(指深屈肌、屈中指)。

T1:小指屈肌(小指展指)。

L2:髋屈肌(髂腰肌)。

L3:膝伸肌(股四头肌)。

L4:踝背屈肌(胫骨前肌)。

L5:踇长伸肌(踇长伸肌)。

S1:踝跖屈肌(腓肠肌、比目鱼肌)。

除上述各肌外,还应通过指肛检查肛门外括约肌的收缩力,记录"有"或"无",以判定损伤为完全性或不完全性。还可选择另一些肌肉:膈肌、三角肌、外侧腘绳肌(股二头肌)进行肌力检查,记录为"缺如","软弱"或"正常"。

在进行上述关键感觉点及关键肌肉检查后,可分别对左、右侧的针刺觉及轻触觉得出两个感觉评分,并通过肌力检查得出运动评分,由此决定感觉及运动水平。

应当了解,每个节段神经支配不止一块肌肉,大部分肌肉也不仅接收一个节段神经。因此,用某一块肌肉或肌群代表某一肌节只是一种简化。一块肌肉同时接收两个节段神经,如一条存在,而另一条缺如,即可造成肌力软弱。按照习惯,如果一块关键肌肉的肌力至少为 3 级,说明其最头侧仍有完整神经支配。在决定运动水平时,其最邻近头侧的关键肌肌力至少 4 级或 5 级。举例说明,如果 C7 关键肌肉无收缩,在决定运动水平为 C8 时,至少 C5 肌肉的肌力需达 4 级。在决定肌力为 4 级时,由于损伤后不同时间不同因素,如疼痛、患者姿势。张力过高或废用常不能引出,必须排除上述因素而患者又无力收缩,才能得出正确结果。总之,运动水平,即最低正常运动节段,其最低关键肌肉的肌力至少达 3 级,而其上关键肌肉的肌力需正常,达 4 级或 5 级。

(二)改良 Frankel 分级评定标准

1. 完全性损害 在骶段 S4~S5 无任何感觉和运动功能保留。

2. 不完全性损害 在神经平面以下包括 S4~S5 存在感觉功能,但无运动功能。

3. 不完全性损害 在神经平面以下存在运动功能,且平面以下至少一半以上的关键肌肌力小于 3 级。

4. 不完全性损害 在神经平面以下存在运动功能,且平面以下至少一半以上的关键肌肌力大于或等于 3 级。

5. 正常 感觉和运动功能正常。

二、脊髓完全横断与不全横断的鉴别诊断

(一)脊髓完全横断损伤

脊髓完全横断损伤后立即出现脊髓休克,所有运动、感觉及自主功能均出现症状,立即及伤后 2~3 周早期症状与晚期不同。

1. 运动功能 脊髓横断后,立即出现的是在脊髓损伤平面或以下所有受支配的肌肉均出现弛缓性瘫痪,但至晚期转变为痉挛性瘫痪。

2. 感觉功能 在横断损伤平面以下,所有感觉均丧失,仅在损伤平面边缘及以上 1~2 个皮节出现过敏区,患者主诉疼痛及烧灼感。

3. 膀胱功能　伤后立即及早期,随意性及反射性排尿功能丧失,出现尿潴留。约8周后,可出现反射性膀胱,只要膀胱有一定充盈,膀胱壁的感受器受到刺激,即可引起逼尿肌的反射性收缩而排尿。

4. 直肠功能　开始时出现功能麻痹,大便滞留,以后可出现间断自主性的反射性的排便。

5. 性功能　伤后及早期,男性阴茎不能勃起和射精,以后靠脊髓的自主反射或内在因素的刺激可以发生反射性勃起和射精,女性将有暂时性的闭经及月经周期不规律。

（二）脊髓不完全横断损伤

脊髓遭受严重损伤,但未横断,开始亦有脊髓休克,但当反射活动恢复时则与完全横断者不同。脊髓前外侧柱的下行纤维特别是前庭脊髓束及网状脊髓束可能未被累及,在脑干与脊髓之间有一定联系。这些传导束主要加强伸展运动神经元,可出现伸展性肌张力过强。髋、膝关节伸直,足趾轻度向下,称为伸展性截瘫。

三、上、下运动神经元疾患的鉴别诊断

1. 上运动神经元疾患　以较完整的动作障碍为主,肌张力增高,轻微肌萎缩,一般无皮肤营养障碍,腱反射亢进,锥体束征阳性,电变性反应无变化。

2. 下运动神经元疾患　以个别肌肉或肌群瘫痪为主,肌张力降低,肌萎缩明显,早期出现,常有皮肤营养障碍,腱反射减退或消失,锥体征阴性,电变性反应不完全或完全性反应。

四、脊髓损伤与其他疾病的鉴别

1. 脊髓出血性疾病　脊髓血管意外较少见,可为脊髓内出血、蛛网膜下腔出血、硬膜下出血或硬膜外出血。动脉或静脉出血均可发生,多见于外伤,如从高空坠落、背部直接受打击、背部着地或臀部着地,其他如血管畸形、动脉硬化、血液病及急性感染亦可引起。起病急,多有根性痛,运动及感觉障碍范围随解剖部位不同而有所不同。蛛网膜下腔出血和某些脊髓内出血,腰椎穿刺脑脊液检查为血性。由血管畸形引起者,脊髓造影或脊髓血管造影可以证实。

2. 脊髓前动脉综合征　脊髓前动脉主干及其分支退变可引起血栓形成或栓塞,导致脊髓软化。其特点为起病急,可出现病灶节段弛缓性瘫痪和下肢痉挛性瘫痪,并有感觉分离。

3. 脊髓栓系综合征　是由于脊髓圆锥受到纵向牵引而引起的神经功能受损,急性起病,可表现为运动、感觉、直肠功能障碍。

第六节　脊柱脊髓损伤的治疗

一、脊髓损伤的急救、搬运和运送

对脊髓损伤病人急救的目的是保存生命,保护脊髓和尽快得到治疗。

1. 保存生命　针对同时发生的胸部创伤、颅脑创伤、腹部创伤等,保持呼吸道通畅,

保持心跳血压等。

2. 保护脊髓　勿使损伤加重,正确搬动病人,勿加重脊柱不稳定,也就保护了脊髓免遭新的损伤。

3. 尽快运送　送到能治疗脊髓损伤的医院。

为了达到上述要求,需要具备健全的急救组织、训练有素的急救人员、先进的转运工具、专业的医疗指挥系统。

① 急救组织:一个大城市或一个地区,应当有一个健全的急救组织,这个组织不但能急救脊柱脊髓损伤病人,而且是能急救所有受损伤的病人,这个组织不但有较充足的人力和物力,而且经常处于随时应急状态,因此非一般医疗急救组织所能胜任。例如美国西雅图市是由火警担任急救,澳大利亚则由海岸警卫队担任,他们在担任火警救护等之外,接受医疗救护训练,再配以一定的医护人员,担当医疗急救。他们经常处于良好的准备状态,可说是常备不懈,随时出动,可很快到达出事地点,一般接到急救的电话后,不超过半小时,即可到达现场。

② 训练有素的人员:在出事地点现场,一般人员不对受伤人员进行搬动,因不会判断伤情,不会急救搬动知识与技术,而经过训练的人员或急救的医务人员,一般可判断颅脑、脊柱、肢体、胸部、面部等损伤,给以正确的搬动。

③ 医疗指挥:在一个大城市或一个地区,例如西澳,由1个脊柱外科中心负责指挥脊髓损伤病人的收治安排,由专人值班,急救人员在现场搬运病人的同时,即与负责医院进行电话联系,根据伤情,指挥送往哪家能够治疗的医院,这样才能使大多数脊柱脊髓损伤的病人能够在最短时间内到达治疗医院,一般不超过2 h。

二、脊柱损伤的治疗方法选择

（一）脊柱损伤治疗原则与方法

1. 现场急救处理　止痛、抗休克,正确搬运避免脊柱继发性损伤,采用无弹性担架或木板搬运,迅速脱离事故现场。

2. 保持呼吸道通畅　对高位颈椎损伤而致通气障碍,行气管插管或气管切开,必要时行人工呼吸机辅助呼吸。

3. 预防并发症和积极治疗其他部位损伤　预防肺部并发症和泌尿系感染,防止褥疮的发生。

4. 稳定型损伤　定期翻身,鼓励病人咳嗽、咳痰,留置导尿;单纯椎体骨折或附件骨折无脊髓、神经损伤,采用非手术治疗,包括牵引、复位固定、功能锻炼等。

5. 不稳定型损伤　椎体压缩性骨折超过50%伴脱位、脊柱三柱中两柱损伤伴脊髓或神经根损伤,采用手术治疗。

（二）脊柱损伤的非手术治疗

非手术治疗不仅适用于稳定性脊柱骨折而且是不稳定性骨折手术治疗前的必要手段。

1. 颈椎损伤非手术治疗　主要是牵引复位与稳定。

（1）颅骨牵引复位:适用于颈椎骨折、脱位,根据颈椎骨折脱位的类型和严重程度,选择牵引位置和方向。

（2）Halo 装置的头环-骨盆架牵引:钛合金或铝合金头环-骨盆架牵引可颈椎稳定性遭到破坏的病人立即获得稳定,免去长期卧床休息的痛苦。其特点是重量轻、装拆方便,易调整牵引复位位置,固定稳固,可使颈椎在稳定状态下接受手术治疗,增加手术安全性。

2. 胸腰椎损伤的非手术治疗　脊柱稳定性骨折处理较简单,以卧床休息、镇痛、加强背伸肌锻炼为主。

（1）单纯椎体压缩性骨折:采用过伸复位,石膏背心固定,背伸肌功能锻炼。复位前 1 h 肌注镇静剂或哌替啶 50～100 mg,局麻用 0.5％普鲁卡因在棘突、椎板、横突周围浸润麻醉。复位方法可采用:① 悬吊过伸牵引法;② 背垫过伸缓慢复位;③ 俯卧位躯干悬空复位法。

（2）附件复位:棘突或横突骨折无须特殊处理,一般卧床休息 3～4 周,对症处理,在床上进行腰背肌功能锻炼,支具或腰围固定。

（三）脊柱损伤的手术治疗原则

随着影像技术和脊柱外科植入物材料的发展,使脊柱脊髓损伤的诊治水平显著提高。早期选择正确的外科治疗可恢复脊柱解剖部位,恢复正常的椎管容积,重建脊柱的稳定性,有利脊柱功能的恢复,为早期康复创造条件,减轻护理量。

1. 手术目的　恢复脊柱的解剖序列,恢复椎管的容积,去除压迫脊髓、圆锥、马尾的骨折片、椎间盘或血凝块,防止脊髓的继发性损伤,重建脊柱的稳定性,预防各种并发症,使患者恢复一定的生活自理和工作能力。

2. 手术方案的选择　选择脊柱手术方法时应根据脊柱脊髓损伤类型、程度、手术本身创伤的大小、对脊柱稳定性的影响大小及椎管减压是否彻底、自身的技术力量及设备条件等因素综合考虑,在达到治疗目的前提下尽可能选择相对简单、安全、创伤小的手术方法。

（1）手术时机:对合并脊髓损伤的脊柱损伤,只要病人病情许可,主张尽早施行手术,最佳手术时机是伤后 6～8 h 内,彻底减压,可减少边缘部脊髓的损害。

（2）术式选择:根据患者的具体情况,脊柱与脊髓损伤的类型,致压物位于脊髓的前方或后方,自身的经验与条件等选择治疗方案。前路手术能直接到达骨折椎体,去除脊髓前方的碎骨片,减压效果确切,对脊髓的干扰小,但比后路手术复杂,出血多,创伤大,条件要求高。后路手术简单易行,借助于椎弓根螺钉系统计数和性能良好的内固定材料,大多数能达到满意的复位和坚强的固定,但后路手术对脊髓前方的致压物减压效果差。

（3）内固定的选择原则:① 以生物相容性良好的医用植入物材料为基本要求,在此基础上如能选择无磁性且对 CT、MRI 检查无影响的钛合金更为理想;② 设计要确保固定,并可从三维角度达到维持生物力学所需要的牵拉、压缩及制动作用,以保持复位后椎节的稳定性;③ 操作简便,便于推广应用。

（4）开放性脊柱损伤治疗:急诊行清创术,清除异物和游离碎骨片,破裂的硬脊膜应行缝合或薄膜瓣修补,根据骨折类型选择内固定。

（5）陈旧性脊柱损伤治疗:对不完全瘫痪病例,伤后或减压术后脊髓损伤症状恢复到一定程度即停滞不前,影像学检查证实椎管周围或脊髓、马尾有致压物压迫,若年龄及全身情况允许可行手术减压,去除致压物,减除对脊髓压迫,以利于脊髓功能的恢复。

三、脊髓损伤的临床治疗

(一)治疗原则

脊髓损伤的治疗原则有五个:① 治疗愈早愈好;② 整复脊柱骨折脱位;③ 采用综合治疗;④ 预防及治疗并发症;⑤ 功能重建与康复。

1. 治疗愈早愈好　治疗的目的是保存白质免于退变坏死,所以经早期治疗,如能保存白质中的长束不发生坏死,则截瘫肢体有恢复之可能。如何使脊髓损伤病人能够得到早期治疗机会,则涉及许多环节。治疗愈早愈好,不但指应用 MP,包括机体全身情况,整复骨折、脱位及其他治疗都应尽早进行。瑞士 Rrodman 主张伤后 6 h 内使脊髓减压。

2. 整复脊柱骨折脱位　稳定脊柱,在临床上是一条重要的原则。脊柱发生骨折脱位,不但在损伤的一瞬间损伤脊髓,由于脊柱骨折脱位,脊柱的稳定性已经丧失,在许多场合下,其不稳定可以加重脊髓损伤。脊柱骨折或骨折脱位,由于错位或骨折片突入椎管,可压迫脊髓,持续压迫可妨碍脊髓损伤的恢复甚至加重脊髓损伤,所以整复骨折脱位和稳定脊柱成了应尽早解决的问题。有些骨折或脱位,即便复位也不能使骨折块完全复位,仍压迫脊髓,就需要早期减压。手术常是复位、减压、内固定同时进行,最好在伤后 24~48 h 内进行,能较好地达到治疗目的。早期手法复位、减压、内固定,不但能保持脊柱稳定,有利于脊髓损伤的恢复,而且可以防止晚期创伤性脊髓病的发生。

3. 综合治疗脊髓损伤　目的是为了减轻脊髓水肿和继发性损害,常用皮质激素地塞米松 10~20 mg 静脉滴注,连续应用 5~7 d 后,改为口服,维持 2 周左右。其他如神经节苷酯,亦有对抗自由基、脂质过氧化的作用,神经生长因子、神经营养因子等有利于轴突再生。

4. 预防及治疗并发症　四肢瘫与截瘫,并不直接危及生命(除上颈髓损伤外)。减少脊髓损伤死亡,主要是并发症预防和治疗应贯穿于整个治疗和康复过程中。

5. 功能重建与康复　随着对脊髓损伤及其并发症认识的加深和治疗技术的进展和经验的积累,对脊髓损伤后的功能重建有了明显进展,病人除脊髓功能可能得到恢复外,生活功能的依赖性可以明显减少,生活自理程度增加,从而提高生活质量与生存年限,可见康复的意义是十分重要的。

(二)脊髓损伤的药物治疗及其他治疗

1. 神经节苷酯　GM-1 神经节苷酯的生物学功能:① GM-1 在神经细胞膜上含量高,外源性 GM-1 能被神经细胞摄取,对维持神经细胞膜正常功能及其稳定性有重要作用。② 能激活 Na^+/K^+-ATP 酶、腺苷酸环化酶和磷酸化酶的活性,使神经细胞在缺氧条件下存活率提高,因缺血损伤而出现的组织和细胞水肿。③ 促进轴突和树突的发芽和再生。④ 抑制氧化氮合成酶的活性,减少一氧化氮的合成,防止一氧化氮对神经细胞的损伤。⑤ GM-1 在细胞膜上作为一种受体,能与许多毒素相结合以减轻毒素对细胞的毒害,Favaron 证明 GM-1 能减轻谷氨酸对神经细胞的毒性。⑥ GM-1 与神经生长因子合用,有互相促进的作用。其用法是:在伤后 72 h 内应用,GM-1 静注 100 mg,一天 1

次,连续 18～32 次(一般可用 3 周),脊髓损伤可获得一定恢复。

2. 神经生长因子(Nerve Growth Factor,NGF)　是神经营养因子大家族中的一员,广泛存在于神经系统中,在周围感觉神经和交感神经的发育生长发挥重要作用。临床应用 1 000ug,于脊髓损伤局部最好,它只有在手术时应用 1 次。NGF1 000 μg,一天 1 次,连续30 天,观察到不完全脊髓损伤进一步恢复,但完全脊髓损伤则无明显效果。

3. 东莨菪碱　实验研究表明东莨菪碱有调节和改善微循环的作用,当肺部因血循环障碍水肿时,分泌物很多,应用东莨菪碱,可使微循环改善,水肿消退和分泌物减少。对脊髓损伤有调节和改善微循环的作用,使水肿减轻。应用方法:0.3 mg,肌肉注射,每 3～4 h 1 次,使东莨菪碱化,即面部稍有潮红,毛细血管扩张,可维持 3 d,于伤后当日尽早用之。

4. 高压氧治疗　单纯脊椎骨折脱位合并脊髓损伤病例的一般情况多属良好,常无高压氧治疗的禁忌证。

5. 电场治疗　脉冲电刺激治疗能促进脊髓损伤后的轴突再生,并且使神经细胞处于活跃功能状态以利轴突再生,因此将这一方法用于临床脊髓损伤病人,一般都是脊髓损伤急性期过后的病人应用。

(三)脊髓损伤并发症的防治

1. 呼吸系统并发症　一旦患者发生颈段或高位胸段脊髓损伤,应把预防性的呼吸治疗作为患者的终身大事来抓,最大限度地维护和改善呼吸功能,减少致命性呼吸道并发症的发生机会,具体措施如下。

(1)体位引流:有规律地翻身这对于防止分泌物滞留在肺下垂部位是有重要作用的,甚至微小的体位变化也能使患者感到舒服,而且能防止分泌物滞留。

(2)胸部物理治疗:是指用一定的手法振动和叩击患者胸部,其目的是通过振动和叩击将分泌物从小的支气管内移到大的支气管内,然后被咳出体外。

(3)呼吸锻炼:教会病人一些特殊的呼吸类型以保证所有可利用的肌肉都得到均衡使用和肺的各部分都得到适当的通气。

(4)助咳:在急性期患者不能活动、卧床休息,或有上肢力量严重受损时,需要帮助病人咳嗽。

(5)增加胸壁运动:通过深呼吸锻炼,间歇正压通气,助咳,被动的手法牵引和关节运动法可维持或改善胸壁的运动幅度。

(6)保持正确姿势:保持正确的姿势有助于呼吸,适当的胸廓移动可增加肺活量。

(7)膈肌起搏治疗:颈下埋藏电极刺激膈神经的方法进行膈肌起搏治疗。

(8)积极控制感染:对出现肺不张、肺炎的患者,要及时使用足量有效的抗生素。

2. 消化系统并发症的处理

(1)应激性溃疡的防治:脊髓损伤后,引起自主神经系统功能紊乱,导致胃酸增多和黏膜血流的改变,后者造成黏膜缺氧,容易出现应激性溃疡,需尽早防治,使用抗酸和保护胃黏膜的药物。

(2)便秘的治疗:治疗的关键是促进肠蠕动,尤其是左半结肠,及训练排便反射。

3. 泌尿系统并发症的防治　包括间歇性导尿、药物的使用、及尿道括约肌切开术和尿道改流术等。

4. 压疮的防治　基本措施是选择良好的床垫和坐垫,改善全身的营养情况,保持卫生条件,定时翻身及减压。

5. 骨关节系统并发症的防治　骨关节系统的并发症包括:关节挛缩;痉挛;截瘫神经痛;深部静脉血栓和肺栓塞;异位骨化;骨质疏松;高钙血症等。防治的基本措施是经常性变换体位,去除致病因素,主动运动与被动运动相结合,必要的药物治疗和手术治疗。

6. 自主神经功能障碍　自主神经功能障碍包括:直立性低血压和自主神经反射亢进。治疗方法为:改变体位、进行循序渐进的康复训练及必要的药物调节。

(姚爱明)

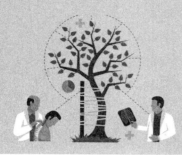

第二十一章　四肢损伤

四肢是灾难发生时最容易受伤的部位,据统计:地震后四肢伤占 40％～60％;交通事故伤中,四肢伤占 50％以上;煤矿矿难中,四肢伤也占 60％左右。四肢伤包括软组织损伤、骨折和神经损伤等。

第一节　四肢软组织损伤

四肢损伤中,软组织损伤是最为常见的损伤类型,几乎伴随每一例病人。软组织通常是指除了骨骼以外的皮肤、肌肉、肌腱、韧带、血管和神经,后者因较为特殊将在第三节中做进一步阐述。

一、临床表现

1. 疼痛　疼痛是创伤后的主要表现,疼痛部位往往是受伤部位,能指引我们作出正确诊断。由于病人受伤后情绪紧张或合并多发伤,受伤部位会出现阴性表现,而导致漏诊。

2. 出血　开放性损伤占灾难性损伤的 80％以上;出血是灾难发生后常见的症状。

3. 肿胀　软组织损伤后,其内的毛细血管破裂、出血、通透性增加造成肢体肿胀。

4. 功能障碍　因疼痛病人可出现活动受限;地震、交通事故及矿难发生后,病人多伴有骨折、脱位、肌肉、肌腱、血管和神经损伤,而表现出功能障碍、活动受限。不同组织损伤造成的功能障碍表现不同。

(1) 肌腱损伤:由于许多关节的活动是由多根肌腱控制的,多表现为力弱;手指深屈肌腱或伸肌腱末节断裂则表现为手指末节的屈曲或伸直不能。

(2) 骨折:单纯的骨折表现为骨折部位的活动时疼痛而致功能障碍,但骨折远端和近端肢体的活动存在。

(3) 神经损伤:神经损伤所致的功能障碍为损伤神经支配区的感觉、运动障碍。常见的神经损伤有:肩部砸伤或牵拉所致的臂丛神经损伤;肱骨外科颈骨折或肩关节脱位所致的腋神经损伤;肱骨干下 1/3 骨折合并的桡神经损伤等。

(4) 脱位:为弹性固定在畸形位置,活动肢体即会产生疼痛。上肢常见的脱位类型为肩关节脱位和肘关节脱位。

5. 畸形　手指(足趾)伸肌腱损伤会造成垂指(趾)或锤状指(趾)畸形;手指屈肌腱损伤会形成损伤远侧手指的伸直状态。肱二头肌腱、跟腱断裂会造成肌肉回缩,形成肌肉包块,而断裂处空虚。

6. 休克　严重创伤,骨折及血管损伤引起的大出血或合并重要器官损伤所致。

7. 发热　可为创伤后积血吸收所致,多低于 38 ℃。如发热持续,温度较高,有可能为继发感染所致。

二、上肢损伤的常见临床表现形式

(一)皮肤损伤

1. 擦伤　此为最表浅的开放性损伤,摩擦使皮肤表皮细胞剥脱,皮肤呈不同程度缺失,轻者仅损伤角质层,无出血;重者为真皮层不同程度受损,表现为少量点片状出血。

2. 刺伤　可为尖锐细长的致伤物穿入组织,亦可为骨折端刺出皮肤所致。伤口的深度可能远较其口径大,容易合并深层组织损伤,容易并发厌氧菌感染。

3. 切割伤　损伤程度与切口的大小、深度一致,边缘相对较整齐。

4. 撕裂伤　损伤程度较重。平行牵张力造成线形撕裂;斜行牵张力造成瓣状撕裂,严重者呈片状撕裂;由多方向的牵张力造成的损伤表现为星状皮肤撕裂。该类伤口的特点是出现丝状物,伴不同程度的污染。由于创伤程度的不同,伴有不同程度的深部组织损伤。

5. 撕脱伤　真皮或筋膜下组织撕脱,范围大于伤口。部分病人的伤口很小或无明显伤口。对此类损伤的诊断不能仅限于伤口的诊断,需术中探及皮下损伤的范围,或将皮肤轻轻提起,上下左右移动,可感到皮肤与皮下组织分离(图 3-21-1)。

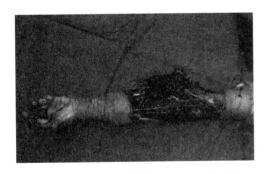

图 3-21-1　肌肉撕裂伤合并皮肤脱套伤

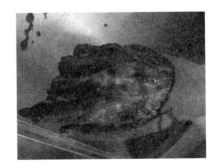

图 3-21-2　皮肤缺损

6. 皮肤缺损　皮肤缺失,残留大小不等的创面。伤口不规则,大小、形状和深度也不一致;伤口多污染较重,有异物残留(图 3-21-2)。

(二)肌腱损伤

1. 不全断裂　多见于切割伤及刺伤。肌腱不全断裂,远端肢体活动仍存在。容易漏诊,可导致迟发断裂,特别是闭合性损伤病人。充分暴露伤口即可看到肌腱的损伤程度。

2. 完全断裂　表现为活动受限或力弱。闭合性损伤病人表现为断端空虚,肌肉回缩处肿块形成。如肱二头肌断裂,会在前臂形成肌肉包块。

（三）肌肉损伤

1. 挤压伤　当较大的暴力（车祸或房屋倒塌等）或长时间的压迫（挤压）会造成广泛出血、血栓形成、组织坏死以及严重的炎症反应。表现为肢体肿胀，严重者因大量的失活组织崩解产物吸收导致急性肾功能衰竭。

2. 撕脱伤　为较大的暴力损伤所致，肌肉组织撕脱。

3. 切割伤　损伤程度与切口的大小、深度一致，边缘相对较整齐。

（四）血管损伤

血管损伤可由外伤直接导致，也可由骨折移位导致。常见的血管损伤类型分为：① 毛细血管损伤：为创面渗血，出血量与创面大小相关。可自凝或经过压迫后止血。② 静脉损伤：表现为暗红色血液涌出。肢体静脉分为深、浅两套，深浅静脉间存在广泛的侧支循环，只有广泛的浅静脉损伤或大的深静脉损伤才会出现远端肢体肿胀、淤紫等表现。③ 动脉损伤：表现为喷射性出血。较大的动脉损伤后，其肢体远端的血供不同程度减少或丧失，会导致损伤端远侧肢体坏死或呈血供不良表现，如色素沉着、缺血疼痛等，故应及早诊断与治疗。动脉损伤表现为远端肢体皮肤苍白、麻痹、无脉、感觉异常、疼痛到无痛、远肢体皮温降低。由于血管损伤后，管壁会反射性收缩以促进止血，故抢救现场可能看不到典型的出血特征。以下情况要考虑动脉损伤：① 询问病人及旁观者是否见到喷射性出血。② 由于侧支循环的存在，中小动脉损伤多不表现为搏动丧失，两侧肢体动脉搏动不一致，搏动较对侧减弱则提示存在动脉损伤。③ 创面见到搏动的血管断端或血管无搏动。当休克未纠正时，由于四肢血管收缩或肢体肿胀明显时（骨筋膜室综合征），多不易获得正确诊断。积极纠正休克后和筋膜室切开减张后均需再次体检，观察动脉搏动变化。血管造影或血管的彩色多普勒检查多能准确诊断。

（五）骨筋膜室综合征

骨筋膜室综合征是重大灾难发生后较为常见且严重影响预后及生命安全的损伤。如抢救人员或医务人员对此病的认识不足，很容易造成漏诊而导致严重后果。

骨筋膜室综合征是由骨、骨间膜、肌间隔和深筋膜形成的骨筋膜室内肌肉和神经因急性缺血而产生的一系列早期临床综合征。前臂和手部是较为常见的部位。常由骨折的血肿和组织水肿使其间室内容物体积增加或长时间的局部压迫、包扎过紧使骨筋膜室容积减小而导致骨筋膜室内压力增高所致。前臂和小腿是常见的骨筋膜室综合征发生部位。前臂骨筋膜室内的压力达到 65 mmHg，小腿达到 55 mmHg 时，可使供应肌肉的小动脉关闭，形成缺血—水肿—缺血的恶性循环。如不能及时诊断与治疗，会导致肢体缺血坏死，而需截肢治疗；严重者还会因大量毒素进入血液循环，导致休克、心律不齐和肾功能衰竭等而危及生命。如受伤部位的组织张力高，触之如石，皮肤表面有张力性水疱均要当心有骨筋膜室综合征的可能（图 3-21-3）。被动活动手指时疼痛是前臂及手骨筋膜室综合征的早期临床表现。骨筋膜室压力达到 30 mmHg 以上即可诊断。肢体皮肤苍白（pallor）、麻痹（paralysis）、无脉（pulselessness）、感觉异常（paresthesia）、疼痛到无痛（pain 到 painless）的 5"P"征出现时，已不属于早期，即使得到有效的治疗，往往会出现不同程度的肌肉缺血挛缩（图 3-21-4）。

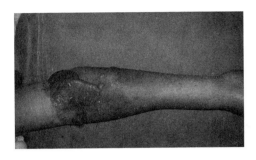

图 3-21-3　前臂骨筋膜室综合征，可见张力性水疱

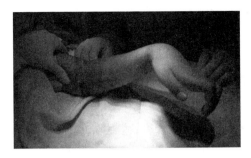

图 3-21-4　前臂骨筋膜室综合征晚期导致的缺血性肌挛缩

（六）上肢毁损伤

上肢毁损伤是重大灾难发生后另外一种较为常见且严重影响预后及生命安全的损伤。表现为肢体的离断或严重毁损。多需截肢治疗。由于肢体损伤较重，诊断较为容易（图 3-21-5）。

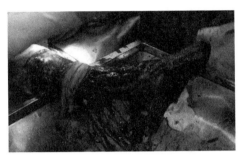

图 3-21-5　前臂毁损伤

三、诊断

当灾难发生时，由于会有大批伤员的出现，电力、交通、通讯中断，医疗设备有限等限制，对疾病的诊断要及时、快速，以体格检查为主，漏诊往往不可避免，故应作分期诊断。对危及生命或严重影响肢体功能的疾病要得到及时诊断，早期、及时治疗以挽救生命和肢体功能。

检查创伤的注意事项：① 发现危重情况，如窒息、大出血等，必须立即抢救。② 检查步骤应尽量简捷，询问病史和体格检查同时进行。检查动作谨慎轻巧，避免加重损伤。③ 重视症状明显的部位，同时要注意比较隐蔽的损伤。④ 接收多个病人时，不能忽视不出声的病人。⑤ 一时难以诊断清楚的病人，要注意观察。

当病人转入后方医院，条件具备时，应对病人做二次详细检查，减少漏诊，减少并发症。

四、治疗

如前所述，由于大批伤员的出现和医疗条件的限制，现场或一期对病人做出完善的治疗是不可能的。治疗分为急救和后期治疗两步。

（一）急救

急救的目的是用最简单有效的方法抢救生命，保留肢体功能，迅速转运，以便尽快得到妥善处理。

1. 抢救休克及其他危及生命的疾患　重大灾难发生时，病人可合并烧伤、血气胸、颅脑损伤等。有条件时应及时输血、输液纠正休克；保证呼吸道通畅、保障血液循环稳定是最为重要的。必须优先抢救的急症有：心脏骤停、窒息、大出血、开放性或张力性气胸、休克、腹部内脏脱出等。

2. 包扎伤口 紧急事件多合并有伤口，一般的伤口用无菌敷料或清洁敷料加压包扎即可；大出血时需用止血带止血，但要注明使用止血带的时间和压力，以免造成肢体坏死。如无止血带，可用衣服等捆扎。污染脱出伤口的骨折，如无压迫血管、神经，不要复位；自行复位者，应注明，以便在清创时进一步处理。

3. 妥善的初步处理及转运 对骨折或疑似骨折的病人要做妥善的临时固定，如和对侧肢体捆绑，用木棍、树枝临时固定以减轻疼痛；避免在搬运过程中对周围组织造成新的损伤，便于转运。对于上肢的脱位，如肩关节脱位、肘关节脱位、手指间关节脱位都可以现场进行复位，并行简易固定。如抢救者不熟悉复位过程，可做出标记，待转入后方时再行处理。

（二）二期处理

在情况许可或医疗设备相对齐备的情况下，可对相对紧急的损伤做相应的处理，以挽留生命及保留肢体功能，为重建肢体功能做必要的准备。需要紧急处理的情况有：骨筋膜室综合征、较大的血管损伤、开放性损伤。

1. 骨筋膜室综合征 对累及的间室做充分的切开减张。前臂的骨筋膜室综合征至少要做掌侧和背侧两处纵向切口，充分保留4个间室。对累及上臂或手掌者也要做相应的切开减张。为了减少换药痛苦，缩小创面，有学者采用埋植VSD，达到减压、引流的目的，也能取得良好效果（图3-21-6）。

2. 血管损伤的处理 上肢腋动脉损伤、肱动脉损伤均需要紧急处理，及早行血管吻合，否则会造成肢体坏死。尺动脉、桡动脉损伤可根据皮肤颜色、毛细血管充盈实验观察肢体远端血供情况，如良好可不吻合。随

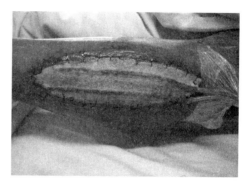

图3-21-6 骨筋膜室综合征切开减张后采用VSD覆盖

着显微外科技术的发展及普及，越来越多的学者主张给予吻合。

3. 开放性损伤的处理

（1）处理原则：及早行清创缝合以减少感染，提高治疗效果。但在地震、海啸等重大事件发生时，病人转至有条件的医院时往往已经错过清创的最佳时机，但仍很重要。此时清创的意义更大：① 对即使超过6～8 h的伤口，如情况允许，仍能清创缝合，达到一期愈合。② 对污染较重，已感染、坏死的伤口清创，可以防止感染扩散、缩短病程，尽可能地挽留患肢的功能，必要时要做多次清创处理。③ 为后期的治疗做准备。

（2）清创的内容：与常规清创术相同。① 对缺血坏死的组织、异物和感染坏死的组织要尽量清除。② 对重要的组织，如骨块、肌腱、血管、神经等组织要注意保留。③ 清创前后的细菌培养可以为以后的预防感染及感染治疗提供指导。④ 由外到内依次进行。⑤ 初步清创止血后，放开止血带，再次清创切除无血液供应的组织。

（3）组织修复：① 骨折固定。对开放的骨折采用合适的固定，可以减少换药、护理过程中对机体造成的再损伤；便于护理，有益于病人的恢复。外固定支架是较为常用且有效的方法。② 重要软组织修复。较大的血管损伤应及时修补，以免造成肢体缺血坏死或

功能障碍。肌腱、神经损伤因根据损伤时间、清创效果和软组织条件采取一期修复或标记后二期修复。

（4）伤口闭合：完全闭合伤口，争取一期愈合，将开放的骨折转化为闭合性骨折，是清创术的目的所在。过度强调一期愈合会造成更大的损伤。常用方法如下：

① 直接缝合：适用于皮肤缺损不大的病人。如垂直过关节的伤口，即使无皮肤缺损，也不宜直接缝合，需做"Z"成形术，减少术后瘢痕挛缩。

② 减张缝合和植皮术：皮肤缺损，伤口张力较大，不能直接缝合。如缺损不大，周围皮肤及软组织损伤较轻，可在一侧或两侧做与创口平行的减张切口。缝合创口后，减张切口如能缝合则缝合之，不能缝合，可于减张切口处植皮。如创口处软组织条件好，无骨骼、肌腱和重要的血管、神经外露，亦可直接植皮。

③ 皮瓣转移：由于显微外科的飞速发展，对有骨骼、血管、神经、肌腱等重要组织外露的创面采用局部皮瓣转移、带血管蒂的皮瓣转移和吻合血管的游离皮瓣（肌皮瓣）转移可以达到闭合创面、保留肢体功能的目的（图 3-21-7）。

④ 创面暴露、延迟闭合：对于软组织损伤严重，一时无法确认组织坏死情况，或已感染的创面，清创后，敞开伤口，无菌湿辅料或 VSD 覆盖创面，等待二期处理。

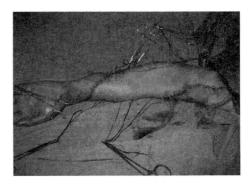

图 3-21-7　前臂皮肤缺损，采用游离带蒂的皮瓣移植覆盖创面

（5）术后处理：清创过程完成后，根据伤情选择适当的方法固定患肢，用抗生素预防感染，用破伤风抗毒素。

（三）后期处理

1. 开放性损伤的处理

（1）创面处理：肉芽生长良好的创面可采用植皮术；有骨骼、血管、神经、肌腱外露的创面采用局部皮瓣转移、带血管蒂的皮瓣转移和吻合血管的游离皮瓣（肌皮瓣）转移可以达到闭合创面的目的。

（2）肌肉、肌腱：可二期吻合断裂的肌腱；肌腱缺损者可采用肌腱移植。重要肌肉、肌腱缺损者可采用肌腱转位。如采用掌长肌腱、指短屈肌腱移位替代指伸肌腱等。

（3）神经：二期吻合或神经移植、转位以替代、恢复肢体的功能。对以上效果不佳者，可采用肌肉或肌腱转位替代、恢复肢体功能。如运用背阔肌替代三角肌恢复肩部外展功能；肱二头肌恢复屈肘功能；肱三头肌恢复伸肘功能等。

（4）骨骼：对有骨缺损者，可采用植骨、带血供的骨移植等治疗。

2. 闭合性损伤的处理　在医疗条件和病人自身状况良好的情况下，可对闭合性骨折、肌腱断裂采用手术治疗。闭合性神经损伤多为移位的骨折端、脱位的关节牵拉造成，可先运用营养神经药物，保守观察 3 个月，如临床及肌电图无明显进展，可手术探查。

总之，当重大灾害发生后，由于病人及医疗条件的限制，上肢损伤的处理应与其他脏器损伤一样遵循抢救生命优先，尽量恢复肢体功能的原则。

第二节 四肢骨折

一、概述

四肢伤,在战伤中占 70%,其中骨折约占 60%。在平时,工农业生产、交通、体育运动和军事训练中的意外事故,骨折也很多见。正确的处理,可以最大限度地恢复功能,若处理不当,可以导致残疾和死亡。

(一)骨折的定义

骨质的连续性发生完全或部分性中断称骨折。

(二)骨折机制

1. 直接暴力 骨折发生在暴力直接作用的部位,如打伤、撞伤及火器伤等。多为开放性骨折,软组织损伤常较重。

(1)挤压作用:身体自高处跌下,与地面接触,如足部着地,暴力集中作用于脊柱或跟骨等,可发生脊柱及跟骨压缩骨折。

(2)折断作用:跌倒时,如手掌着地,通过传导(或杠杆)作用,依不同角度及各部承受力量的大小,可发生不同的上肢骨折,如桡骨下端及肱骨髁上骨折等。

(3)扭转作用:如肢体一端被固定,另一端被强力扭转,可发生骨折。如一足突然踏进坑内,身体因行进的惯性继续向前,在踝部形成扭转力量,可引起踝部骨折。

(4)肌肉收缩:肌肉强力收缩,在肌肉附着处发生骨折。如踢足球及骤然跪倒时,股四头肌猛烈收缩,可发生髌骨骨折。

2. 病理性骨折 全身及局部的疾病,可使骨结构变脆弱,较小的外力即可诱发骨折。全身性疾病如软骨病、维生素 C 缺乏(坏血病)、脆骨症、骨软化症等。局部骨质病变如骨髓炎、骨囊肿、骨肿瘤等。

3. 疲劳骨折 长期、反复的直接或间接暴力(如长途行走),可集中在骨骼的某一点上发生骨折,如第二、三跖骨及胫骨或腓骨干下 1/3 的疲劳骨折,骨折无移位,但愈合慢。

(三)骨折的分类

1. 依据骨折是否和外界相通分类

(1)开放性骨折:骨折附近的皮肤和黏膜破裂,骨折处与外界相通,如耻骨骨折引起的膀胱或尿道破裂、尾骨骨折引起的直肠破裂均为开放性骨折。因与外界相通,此类骨折易受到污染。

(2)闭合性骨折:骨折处皮肤或黏膜完整,不与外界相通。此类骨折没有污染。

2. 依据骨折的程度分类

(1)完全性骨折:骨的完整性或连续性全部中断,管状骨骨折后形成远、近两个或两个以上的骨折段。横形、斜形、螺旋形及粉碎性骨折均属完全性骨折。

(2)不完全性骨折:骨的完整性或连续性仅有部分中断,如颅骨、肩胛骨及长骨的裂缝骨折,儿童的青枝骨折等均属不完全性骨折。

3. 依据骨折的形态分类 其常见类型见图 3-21-8 所示。

(1)横形、斜形及螺旋形骨折:多发生在骨干部。

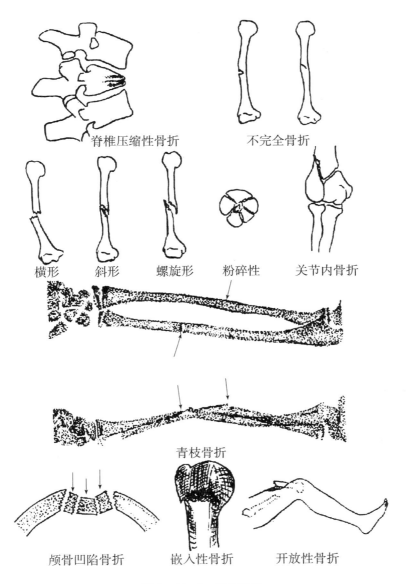

脊椎压缩性骨折　　　　　不完全骨折

横形　　斜形　　螺旋形　　粉碎性　　关节内骨折

青枝骨折

颅骨凹陷骨折　　　嵌入性骨折　　　开放性骨折

图 3－21－8　骨折类型

（2）粉碎性骨折：骨碎裂成两块以上，称为粉碎性骨折。骨折线呈"T"形或"Y"形时，又称"T"形骨折或"Y"形骨折。

（3）压缩骨折：松质骨因压缩而变形，如椎体和跟骨。

（4）星状骨折：多因暴力直接着力于骨面所致，如颅骨及髌骨可发生星状骨折。

（5）凹陷骨折：如颅骨因外力使之发生部分凹陷。

（6）嵌入骨折：发生在长管骨干骺端皮质骨和松质骨交界处。骨折后，皮质骨嵌插入松质骨内，可发生在股骨颈和肱骨外科颈等处。

（7）裂纹骨折：如长骨干或颅骨伤后可有骨折线，但未通过全部骨质。

（8）青枝骨折：多发生在小儿，骨质部分断裂，骨膜及部分骨质未断。

（9）骨骺分离：通过骨骺的骨折，骨骺的断面可带有数量不等的骨组织，是骨折的一种。

4. 依据解剖部位来分类　如脊柱的椎体骨折、附件骨折、长骨的骨干骨折、骨骺分离、干骺端骨折、关节内骨折等。

5. 依据骨折稳定程度分类

(1)稳定性骨折:骨折复位后经适当的外固定不易发生再移位者称稳定性骨折。如裂缝骨折、青枝骨折、嵌插骨折、长骨横形骨折等。

(2)不稳定性骨折:骨折复位后易于发生又再移位者称不稳定性骨折,如斜形骨折、螺旋形骨折、粉碎性骨折、股骨干既是横形骨折,因受肌肉强大的牵拉力,不能保持良好对应,也属不稳定性骨折。

6. 依据骨折后的时间分类

(1)新鲜骨折:新发生的骨折和尚未充分地骨纤维连接、还可能进行复位者,2~3周以内的骨折。

(2)陈旧性骨折:伤后3周以上的骨折,3周的时限并非恒定,例如儿童肘部骨折,超过10 d就很难整复。

7. 骨折段移位的类型(图3-21-9)

(1)侧方移位:远侧骨折端移向侧方。一般以近端为基准,以远端的移位方向称为向前、向后、向内或向外侧方移位。

(2)成角移位:两骨折段之轴线交叉成角,以角顶的方向称为向前、向后、向内或向外成角。

(3)旋转移位:骨折段围绕骨的纵轴而旋转。

(4)分离移位:骨折段在同一纵轴上互相分离。

(5)缩短移位:骨折段互相重叠或嵌插,骨长度因而缩短。

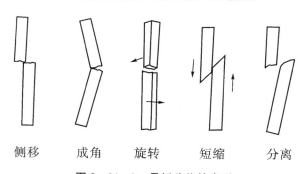

| 侧移 | 成角 | 旋转 | 短缩 | 分离 |

图3-21-9　骨折移位的类型

(四)影响骨折愈合的因素

1. 年龄　儿童生长活跃,骨折愈合较成人快。例如同样是股骨干骨折,新生儿一般3~4周即坚固愈合,成人则需3个月左右。

2. 全身健康情况　病人的一般情况不好,如患营养不良、糖尿病、钙磷代谢紊乱、恶性肿瘤等疾病时,均会使骨折延迟愈合。

3. 局部因素

(1)引起骨折的原因:电击伤和火器伤引起骨折愈合较慢。

(2)骨折的类型:嵌入骨折、斜形骨折、螺旋形骨折因接触面积大,愈合较横形、粉碎性骨折快。闭合性骨折较开放性骨折快。

（3）骨折部的血运情况：此因素对骨折愈合甚为重要。长骨的两端为松质骨，血液循环好，愈合较骨干快。一些由于解剖上的原因，血液供应不佳，骨折愈合较差，如胫骨下1/3骨折、腕舟骨、距骨和股骨颈的囊内骨折愈合均差（图 3 - 21 - 10）。

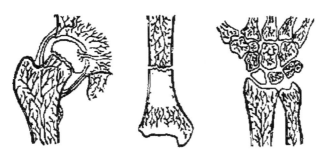

图 3 - 21 - 10　血循环不佳，易发生延迟连接、不连接或无菌性坏死

（4）软组织损伤的程度：火器伤时，枪弹、弹片等穿入体内引起的骨折，软组织广泛损伤、坏死、缺损，骨折处缺乏保护均影响骨折的愈合。

（5）感染：开放性骨折若发生感染，可形成骨髓炎、死骨及软组织坏死，影响骨折愈合。

（6）神经供应的影响：截瘫、脊髓灰质炎后遗症和神经损伤的病人肢体骨折，愈合较慢。

（7）软组织的嵌入：两骨折段间若有肌肉、肌腱、骨膜、韧带等软组织嵌入，骨折可以不愈合。

4. 治疗方法不当

（1）复位不及时或复位不当：没有及时将骨折复位，复位时方法不当，特别是手法复位粗暴以及多次复位，均可进一步破坏局部血运，从而影响骨折愈合。

（2）过度牵引：过度的牵引可以使两骨断端间的距离增大，骨痂不能跨越断端，影响骨折愈合，牵引过度也可使机化的毛细血管发生狭窄，影响血运，进而影响骨折的愈合。

（3）不合理的固定：固定范围不够、位置不当、过于松动及时间过短，都会在不同的阶段增加骨折端应力的干扰，或者造成骨折端接触不良，均可影响骨折的正常愈合。

（4）手术操作的影响：切开复位内固定时造成骨膜的广泛剥离，不仅影响了骨膜的血运，也可导致感染。在开放性骨折的处理中，过多地去除碎骨片可以造成骨缺损，影响骨折愈合。

（5）不正确的功能锻炼：违反功能锻炼指导原则的治疗，可以使骨端间产生剪力、成角或扭转应力，均可影响骨折的顺利愈合。

二、骨折的临床表现及诊断

准确的诊断是正确处理的基础。首先要判断有无骨折存在，再进一步明确骨折的部位、类型和移位情况。在诊断骨折的同时，还要及时发现多发伤与合并伤，从而作出全面的诊断与切合实际的处理，避免漏诊、误诊。诊断骨折主要是根据病史、症状、体征和 X线摄片检查，进行细致的分析和判断。

（一）外伤史

询问病史涉及的方面虽然很多，但为了能及时而较明确地作出诊断，应该主要抓住3个方面的问题：① 受伤情况（时间、地点、部位、姿势，暴力的性质、方向和大小）；② 疼痛（什么部位疼痛）；③ 功能障碍（运动障碍、感觉障碍、排尿障碍等）。

（二）症状和体征

1. 全身表现

（1）休克：多见于多发性骨折、股骨骨折、骨盆骨折、脊柱骨折和严重的开放性骨折。病人常因广泛的软组织损伤、大量出血、剧烈疼痛或并发内脏损伤等引起休克。

（2）体温升高：一般骨折后体温正常，只有在严重损伤如股骨骨折、骨盆骨折有大量内出血，血肿吸收时，体温略有升高，通常不超过 38 ℃。开放性骨折伤员体温升高时，应考虑感染。

2. 局部表现

（1）骨折的专有体征：① 畸形。长骨骨折，骨折段移位后，受伤体部的形状改变，并可出现特有畸形，如 Colles 骨折的"餐叉"畸形。② 反常活动。在肢体非关节部位，骨折后出现不正常的活动。③ 骨擦音或骨擦感。骨折端接触及互相摩擦时，可听到骨擦音或摸到骨擦感。

以上 3 种体征只要发现其中之一，即可确诊。但未见此 3 种体征时，也可能有骨折，如青枝骨折、嵌插骨折、裂缝骨折。骨折端间有软组织嵌入时，可以没有骨擦音或骨擦感。反常活动及骨擦音或骨擦感 2 项体征只能在检查时加以注意，不可故意摇动患肢使之发生，以免增加病人的痛苦，或使锐利的骨折端损伤血管、神经及其他软组织，或使嵌插骨折松脱而移位。

（2）骨折的其他体征：① 疼痛与压痛。骨折处均感疼痛，在移动肢体时疼痛加剧，骨折处有直接压痛及间接叩击痛。② 肿胀及瘀斑。因骨折发生后局部有出血，创伤性炎症和水肿改变，受伤一二日后肿胀更为明显，皮肤可发亮，产生张力性水疱。浅表的骨折及骨盆骨折皮下可见瘀血。③ 功能障碍。由于骨折失去了骨骼的支架和杠杆作用，活动时引起骨折部位的疼痛，使肢体活动受限。以上 3 项可见于新发生的骨折，也可见于脱位、软组织损伤和炎症。有些骨折，如嵌插、不完全骨折，可仅有这些临床表现，此时需结合 X 线、CT 或 MRI 检查才能确诊。

（三）骨折的 X 线检查

诊断骨折主要依据病史和体征、X 线摄片检查进行诊断。用 X 线摄片或透视来确定骨折类型和移位情况，为骨折诊断提供依据，另一些骨折必须行 CT 或 MRI 检查才能确诊。对于骨折一般要求是拍正、侧位片，同时包括一个邻近的关节，有些骨折还需加拍特殊的投照位置，如腕舟骨的 45°位拍片。

三、骨折的治疗

（一）骨折的急救

骨折急救的目的在于用简单而有效的方法抢救生命，保护肢体，预防感染和防止增加损伤，能安全而迅速地后送伤员，以便进行有效的治疗。

1. 急救的步骤　一般原则是就地包扎、止血和固定，但战地救护和施工人员负伤后，应将伤员移到隐蔽和较安全的地方进行急救,然后迅速后送。在战时,则按阶梯治疗的原则进行。但无论平时还是战时,首先应判断伤员有无紧急情况,如心脏骤停、窒息、大出血、休克及开放性气胸等,应有针对性地进行急救,待伤员情况平稳后再进行骨折的处理。

2. 出血的处理

(1)加压止血法:宜用较厚的无菌大纱垫或无折纱布展开衬垫,用绷带或三角巾加压包折,一般即可止血。

(2)止血带止血法:如大出血不能用加压包扎止血时,应在标准部位或伤处的附近上端加适当衬垫后,用充气或橡皮止血带止血。战时应在标签上注明时间,一般止血带止血不应超过 1~1.5 h。止血带止血以达能止血为度,不要过紧,以免压迫神经、血管、肌肉和皮肤;过松则不能阻断动脉,静脉又不能回流,反而加重出血,并可造成筋膜间室综合征。凡上有止血带的伤员,应有明显的标记。止血带不应用电线、绳索或铁丝等代替。

(3)钳夹或结扎止血法:如转送时间过长或开放性伤后,可先清创后将血管结扎或钳夹,然后后送进一步处理,可以避免长时间使用止血带带来的并发症和伤口的感染,结扎线应留足够的长度及标记。

3. 固定　将伤肢固定,有减少疼痛、保护骨折位置及防止骨端损伤血管及神经的作用。固定肢体时应做到固定牢靠、松紧适当。一般可用预制的夹板固定伤肢的上下关节。如无制式器材,应就地取材,如木板、树枝、枪支,上肢可贴胸固定,下肢可采用健侧下肢固定患侧下肢等。尤其怀疑脊柱骨折时,应注意平托固定和搬运。

4. 安全迅速地转运　开放性骨折的处理,应尽快送到医院进行外科处理。分类时应先送重伤员,特别是上止血带的大动脉损伤伤员,要争取时间做清创术及血管修复术。

5. 治疗休克　给氧、保暖,迅速输全血,恢复血循环,必要时先给血浆、羟基淀粉或其他液体。

6. 止痛　剧烈疼痛可引起休克。因此,对有剧痛的伤员予止痛剂,吗啡 10 mg 或哌替啶 50~100 mg 肌肉注射,同时需将患肢固定。

7. 预防感染　早期应用抗菌药物,但伤口内不要撒磺胺及涂龙胆紫、汞溴红等药物。战时已注射过破伤风类毒素的伤员,再注射一次破伤风类毒素,未做预防注射的伤员,应注射破伤风抗毒血清 1 500~6 000 单位。

(二)闭合性骨折的治疗

1. 治疗原则　闭合性骨折的治疗原则为复位、固定、功能锻炼和药物治疗。复位是将移位的骨折段恢复正常或接近正常的解剖关系,重建骨骼的支架作用。但骨折愈合需要一定的时间,因此还得用固定的方法将骨折维持于复位后的位置,待其坚固愈合。功能锻炼的目的是在不影响固定和愈合的前提下,尽快恢复患肢肌肉、肌腱、韧带、关节囊的舒缩活动,防止发生肌肉萎缩、骨质疏松、肌腱挛缩、关节僵硬等并发症。药物治疗利于消肿,并促进骨折的愈合。

2. 骨折的复位

(1)复位的时间:骨折整复越早越好,早整复比较容易,也易获得正确对位。如肢体明显肿胀,或已出现水疱,应将水疱在无菌技术下刺破,放空疱液,临时用石膏托或夹板固定,抬高患侧,密切观察末梢循环,待肿胀消退后再考虑复位。

(2)复位标准:解剖复位是指完全的复位,是最有利于功能恢复的,但在实际工作中往往达不到解剖复位。若强求解剖复位常需多次手法复位或手术才能达到,其结果造成创伤大、并发症多,功能恢复并不一定满意。功能复位可为不完全复位,复位标准容易达到的目的是争取功能最大限度恢复。功能复位的标准,一般指手法复位整复后,骨端有一定接触,例如50%左右对位,没有重叠和分离,没有成角或旋转畸形即可。靠骨折愈合时重新塑形的机能,可以获得良好的功能。因此,功能复位是手法复位一般选择的标准,若手术复位应要求得到解剖复位。

(3)复位的方法:主要有手法复位、牵引复位、手术复位3种。可根据不同的骨折选用合适的复位方法。

① 持续牵引复位:多用于肌肉较强有移位的复位,如股骨骨折;或用于手法复位困难、局部肿胀较重的情况,如小儿肱骨骨髁上骨折,以及不能用外固定保持对应的骨折,如胫腓骨斜形、螺旋形或粉碎性骨折。持续牵引使肌肉松弛,恢复骨骼的长度及轴线,达到逐渐复位的目的。持续牵引有一定的固定作用,在牵引期间,也可辅以手法整复取得较好的复位。有一定的骨痂形成后,可去除牵引,用小夹板固定或石膏固定,也可继续牵引至骨折愈合。

牵引可分为皮肤牵引和骨牵引(图3-21-11)。

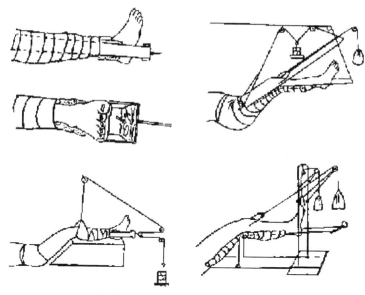

图 3-21-11 皮肤牵引和骨牵引

② 皮肤牵引:用两条宽胶布贴于骨折远端肢体两侧皮肤,连接分开板,系以重物,通过滑车进行牵引。牵引重量不能超过2 kg,最好在2～3 d内逐渐加量,皮肤牵引很难维持超过3周。牵引期间要经常检查,以免滑脱而影响牵引。此法适用于5岁以下的幼儿、儿童及老年肌肉软弱、骨折无移位者。

③ 骨牵引:用不锈钢针穿过骨质,通过牵引弓、绳子及滑车进行牵引。根据需要,调整牵引重量及方向,重量一般用体重的1/7～1/8,对位后要减重量保持对位。牵引时间也可延长到2～3个月,适用于一切有移位的成人骨折。常用的牵引部位有上肢的尺骨鹰嘴,尺、桡骨下端,指骨远端;下肢为股骨髁上,胫骨结节,胫骨下端及跟骨。脊柱骨折可行头颅牵引。

3. 骨折的固定　整复骨折使骨折对位接触,是愈合的开始,固定是维持已整复的位置,是骨折愈合的必要条件。固定骨折时,如果不影响骨折的对位,应将有关的关节固定在功能位置上,即保持肢体功能最好的位置。常见的功能位如表3-21-1所列。

(1) 石膏外固定:优点是有良好的塑形,与肢体接触面积大,造成皮肤压疮的机会少,干固后比较坚固,不易变形松散。固定应包括骨折处上下关节,固定作用可靠,利于搬运伤员和后送。缺点是石膏管型坚硬,如不切开松解,就会影响肢体的血液循环,肢体肿胀消退后易使骨折再移位;上、下关节长期固定,易有肌肉萎缩及关节僵硬,骨折愈合较慢。

表3-21-1　各关节的功能位置

关节	功能位置	注
肩	外展55°,前屈30°,内旋15°	儿童外展70°
肘	屈70°~90°	如两侧关节僵硬,右侧屈70°,左侧屈110°(如生活习惯使用左侧者相反)
腕	背屈30°	
手指及拇指	拇指中度外展对掌,掌指、近指间关节均屈45°,远指间关节屈25°	半握拳状
髋	外展10°,外旋5°,屈15°	
膝	屈5°~10°	
踝	90°	

(2) 小夹板固定:能有效地防止骨折端再发生移位,并能在骨折固定期内及时进行关节功能锻炼。小夹板固定并不妨碍肌肉收缩,从而挤压骨折端,利于骨折愈合,功能恢复较好,但必须正确掌握应用,否则可因绑扎太松或衬垫不当而失去固定作用,或绑扎太紧而产生压迫性溃疡、缺血性肌肉挛缩,甚至肢体坏疽等不良后果(图3-21-12)。

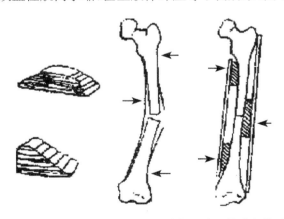

图3-21-12　股骨骨折牵引加小夹板三点压垫法保持对位

(3) 牵引固定:应用牵引固定法时,必须注意按病人的年龄、性别、肌肉发达程度及软组织损伤的情况,随时调整牵引的重量,既要达到复位和固定的目的,又要防止过牵和畸形愈合。

（4）手术复位内固定：手术暴露骨折部位，在直视下复位，同时做内固定（图 3 - 21 - 13）。

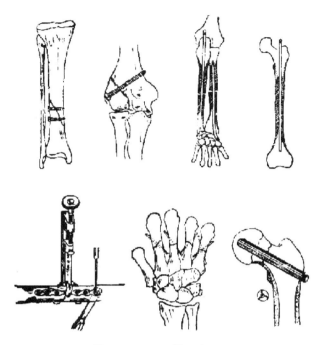

图 3 - 21 - 13　骨折内固定

（三）开放性骨折的治疗

开放性骨折和闭合骨折的根本区别就在于覆盖骨部位的皮肤或黏膜破裂，骨折处与外界相通，从而使病理变化更加复杂，治疗更为困难。由于存在已污染的伤口，给骨折带来了感染的危险，因此，开放性骨折的治疗必须建立在防止感染这一基础上。

开放性骨折的治疗原则：① 正确辨认开放性骨折的皮肤损伤；② 彻底清创；③ 采取可靠的手段固定骨折端；④ 采取有效的方法闭合伤口，消灭创面；⑤ 合理使用抗生素。

防止开放性骨折发生感染最根本的措施是清创术，在此基础上采取可靠的手段固定骨折端，闭合伤口或清除创面。要做到彻底清创，必须对局部皮肤的损伤有确切的判断。

清创术必须从严要求，绝不可存侥幸心理。选择适当的麻醉，以纱布盖好伤口，可用乙醚或汽油清除皮肤的污垢及油泥。戴上手套，以软毛刷子蘸消毒肥皂水及 3％的过氧化氢溶液刷洗伤口周围及手术野的全部皮肤，剃毛，并用生理盐水冲洗，去除伤口敷料，再清洗伤口边缘及伤口，去除伤口异物、泥沙，最后用生理盐水洗净。一般清创争取在伤后 6～8 h 内进行，消灭污染，清除异物，切除一切无生活力的组织，使一个污染伤口变成一个外科伤口。仔细止血，清创时可用止血带。

1. 骨折的处理　对较大的游离骨块和连有软组织联系的骨块，都不应去除，以免造成骨不连，可用骨凿或咬骨钳去除骨端被污染的部分，尽量少剥离骨膜，将骨折复位，用少而有效的内固定物，固定骨折，术后根据情况采用石膏固定和牵引治疗。

2. 血管损伤的处理　四肢动脉损伤的修复，不论完全或大部分断裂，或挫伤后栓塞，均以切除损伤部分，进行对端吻合效果为最好。如缺损过大，不能做对端吻合时，应做自体静脉移植修复。修复的血管必须用健康的组织覆盖。

3. 神经、肌腱损伤的处理 已污染和受挫压的肌腱和神经,因其不易观察损伤范围,仔细切至出现正常组织时即止;神经应尽量保留。估计清创后感染可能性小的伤口,如锐器伤,可一期修复断裂的肌腱和神经,否则应做二期修复。

4. 伤口内有多数小金属异物的处理 对于异物不必一一去除,以免造成更多的创伤和感染的扩散。

（四）骨折并发症及治疗

对伤员要进行全面的检查,及时发现和处理影响生命的多发伤及并发症,如休克、颅脑损伤、胸腹部脏器伤及出血等。常见的骨折并发症及处理如下所述。

1. 血管伤 邻近骨折的大血管可被刺破或压迫,引起肢体循环障碍,如肱骨髁上骨折可损伤肱动脉(图 3 - 21 - 14);股骨下端骨折及胫骨上端骨折可损伤腘动脉;锁骨骨折可损伤锁骨下动脉。

2. 神经伤 对骨折伤员,都应检查患肢的运动和感觉,判断有无神经损伤。如肱骨干骨折可有桡神经损伤,肱骨内髁或内上髁骨折可合并尺神经伤,桡骨下端骨折可伤及正中神经,腓骨颈骨折可伤及腓总神经。

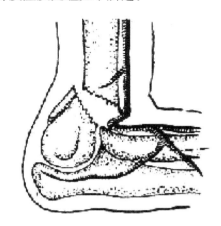

图 3 - 21 - 14 肱骨髁上骨折合并血管伤

3. 缺血性挛缩 肢体由于严重缺血,造成肌肉坏死或挛缩,因神经缺血和瘢痕压迫,常有神经部分瘫痪,使肢体严重残废。这种情况多发生在上肢肱骨髁上骨折,尺、桡骨骨折等。造成肌肉缺血的原因,有的因为小夹板或石膏固定过紧,影响静脉回流和动脉血供,有的因为动脉受压(图 3 - 21 - 15)、血管破裂、血栓形成和血管痉挛引起。

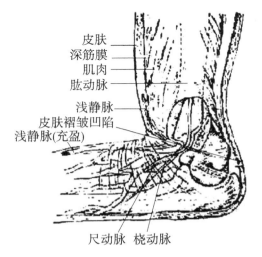

皮肤
深筋膜
肌肉
肱动脉
浅静脉
皮肤褶皱凹陷
浅静脉(充盈)
尺动脉 桡动脉

图 3 - 21 - 15 肱骨髁上骨折肱动、静脉受压易引起缺血性挛缩

缺血性挛缩的早期表现：桡动脉搏动变弱或消失，手指和腕呈屈曲，不能自动伸指（拇）和伸腕，被动活动也受到限制并引起疼痛。手和前臂麻木、发冷或胀痛。如不及时处理，肌肉即渐坏死，形成瘢痕挛缩。手指（拇）及腕关节由于屈曲畸形，拇指内收畸形，严重地影响手的功能（图3-21-16）。

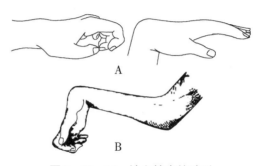

图3-21-16 缺血性挛缩畸形
A 较轻的缺血性挛缩；B 严重的缺血性挛缩

4. 感染　开放性骨折易有感染，如化脓性骨髓炎、蜂窝织炎、败血症、破伤风与气性坏疽。要求伤后及时做好清创术及使用抗生素，预防和控制感染，已有感染要及时引流。

5. 内脏损伤　如骨盆骨折，骨刺可刺破膀胱、尿道和直肠；肋骨骨折可刺破胸膜和肺引起血气胸；颅骨骨折常合并颅脑损伤、颅内出血等。对内脏损伤要优先紧急处理，待伤员全身情况允许时及早处理骨折。

6. 关节损伤　骨折穿入关节或关节内骨折，可引起关节内出血，关节面不平，可形成关节内粘连和机械障碍，使关节活动度减少或形成创伤性关节炎等。

7. 脂肪栓塞　少见，一般认为骨折和手法复位后骨髓腔内脂肪进入破裂的血管内，可引起肺或脑血管脂肪栓塞。

8. 静脉栓塞　少见，因血管挫伤引起，多发生在股骨骨折，有股静脉或髂外静脉栓塞。临床表现为肢体肿胀，侧支循环建立后肿胀逐渐消退。

9. 坠积性肺炎　年老体弱的病人翻身困难，尤其是用大型石膏固定，不能翻身，易发生坠积性肺炎。

四、上肢骨折

（一）锁骨骨折

锁骨干较细，弯曲呈"S"形。内侧半弯凸向前，外侧半弯凸向后。内端与胸骨相联构成关节，外侧与肩峰相联构成肩锁关节，横架于胸骨和肩峰之间，是肩胛带与躯干唯一联系支架。

1. 骨折原因及类型　锁骨位置表浅，易发生骨折。以间接暴力造成骨折多见，多发生于儿童及青壮年。

2. 移位机制　骨折好发于锁骨中段。因肌肉牵拉和肢体重力骨折断端重叠移位。近端受胸锁乳突肌牵拉向上，远端因上肢重量及胸大肌牵拉向下，向前及向内移位（图3-21-17）。

3. 临床表现及诊断　锁骨位置表浅，骨折后肿胀、压痛或有畸形，可能摸到骨折断端。伤肩下

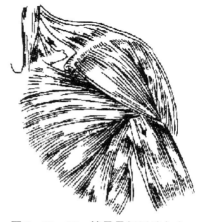

图3-21-17 锁骨骨折近端向上、向后移位，远端向内、向下移位

沉并向前内倾斜,上臂贴胸不敢活动,健手托扶患侧肘部以减轻上肢重量牵拉引起的疼痛。幼儿多为青枝骨折,皮下脂肪丰满,畸形不明显,因不能自述疼痛位置,只有啼哭表现,但病儿头多向患侧偏斜,颏部转向健侧。

4. 治疗　幼儿青枝骨折用三角巾悬吊即可。有移位骨折用"8"字绷带固定1~2周。少年或成年人有移位骨折,手法复位"8"字石膏固定。

手法复位可在局麻下进行。病人坐在木凳上,双手叉腰,肩部外旋后伸挺胸,医生站立于病人背后,一脚踏在凳上,顶在病人肩胛间区,双手握住两肩向后、向外、向上牵拉纠正移位(图3-21-18)。复位后纱布棉垫保护腋窝,用绷带缠绕两肩在背后交叉呈"8"字形,然后用石膏绷带同样固定,使两肩固定在高度后伸、外旋和轻度外展位置(图3-21-19)。

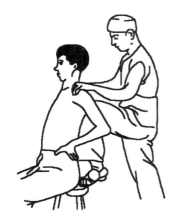

图3-21-18　锁骨骨折复位法

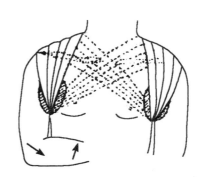

图3-21-19　"8"字形石膏绷带固定法

固定后即可练习握拳,伸屈肘关节及双手叉腰后伸,卧木板床休息,肩胛区可稍垫高,保持肩部后伸。3~4周拆除石膏绷带。锁骨骨折复位并不难,但不易保持位置,愈合后上肢功能无影响,所以临床不强求解剖复位。

锁骨骨折合并神经、血管压迫症状,畸形愈合影响功能,不愈合或少数要求解剖复位者,可切开复位内固定。

(二)肱骨外科颈骨折

肱骨外科颈位于解剖颈下2~3 cm,即肱骨大结节之下、胸大肌止点之上,也就是肱骨干坚质骨与肱骨头松质骨交接处,最易发生骨折,故名为外科颈骨折。此种骨折好发于中年和老年人。

1. 骨折原因及类型

(1)无移位肱骨外科颈骨折:无移位肱骨外科颈骨折包括裂缝型和无移位嵌入型骨折。跌倒时,上肢伸直外展,手掌触地,两骨折断端嵌入而无移位产生无移位嵌入骨折。

(2)外展型骨折:骨折近端内收,骨折远端外展,外侧骨皮质嵌插于近侧断端内侧,形成向内、向前成角移位。或者两骨折段断端重叠移位。骨折远端移位在骨折近端内侧,形成向前、向内成角畸形(图3-21-20)。

(3)内收型骨折:较少见。与外展型骨折相反。跌倒时手或肘着地,上肢内收,骨折近端肱骨头外展,骨折远端肱骨干内收,形成向外成角畸形(图3-21-21)。

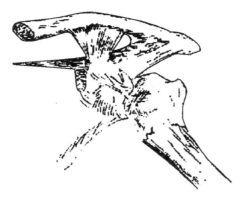

图 3-21-20　肱骨外科颈外展型骨折

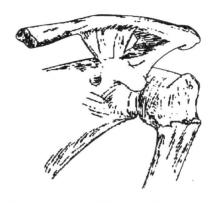

图 3-21-21　肱骨外科颈内收型骨折

2. 临床表现及诊断　外伤史及伤后肩部疼痛、肿胀、皮下瘀血、肩关节活动受限。大结节下方骨折处有压痛。根据肩部正位X线片可显示外展或内收骨折类型,应摄侧位片(穿胸位)了解肱骨头有无旋转、嵌插、前后重叠移位畸形,以便明确有无骨折端向前成角。

肱骨外科颈骨折应与肩关节脱位鉴别(表3-21-2)。有时,骨折同时合并肩关节脱位。

表 3-21-2　肱骨外科颈骨折与肩关节脱位鉴别要点

疾病种类	肩外形	肘腕贴胸试验	肱骨头位置
肩关节脱位	方肩	阳性(不能同时贴胸)	移位
肱骨外科颈骨折	正常	阴性(能同时贴胸)	正常

3. 治疗

(1)无移位骨折:单纯裂缝骨折或嵌插无移位骨折无须固定,三角巾悬吊患侧上肢3周。

(2)外展型骨折:移位明显肱骨外科颈骨折在局麻下行手法整复,超肩关节夹板固定。病人坐位,助手沿外展方向牵引,肩部有反牵引。术者两拇指抓住骨折近端外侧,其余四指环抱骨折远端内侧,待重叠完全矫正后采取牵拉、端挤手法,助手将病人肘关节内收(图3-21-22)。

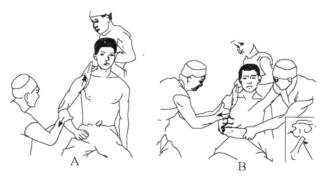

图 3-21-22　外展型骨折复位法
A 外展型骨折外展牵引;B 外展型骨折复位法

如果有向前成角畸形,可用前屈上举过顶法矫正(图3-21-23)。复位后用4块夹板超关节固定,或用石膏固定于贴胸位3周,固定后强调早期功能锻炼。

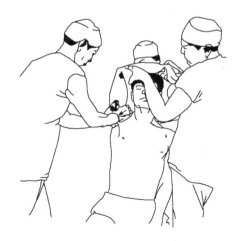

图3-21-23　矫正前成角过顶法

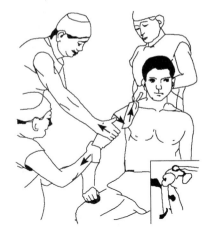

图3-21-24　内收型骨折复位法

（3）内收型骨折:治疗原则与外展型相同,手法及固定形式相反(图3-21-24)。

（4）手术复位及内固定:手法复位不成功,复位不满意,或骨折后3～4周未经复位,仍有明显移位的青壮年病人,应采用手术复位,用骨圆针或螺钉内固定(图3-21-25),如骨骺分离,为了准确复位可切开复位,适当内固定。

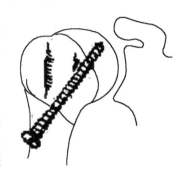

图3-21-25　手术复位内固定

（三）肱骨干骨折

肱骨外科颈以下至肱骨髁上为肱骨干。骨折发病率占全身骨折的3%～5%,多发于30岁以下成年人。按发生部位可分上1/3、中1/3、下1/3。肱骨干中段后方有桡神经沟,其内桡神经紧贴骨面行走。肱骨中下段骨折容易合并桡神经损伤。

1. 骨折原因与类型

（1）直接暴力:常见于中1/3,多为粉碎性或横形骨折。

（2）间接暴力:多见于下1/3,骨折线为斜形或螺旋形。

（3）旋转暴力:骨折线为螺旋形。

2. 移位机制　肱骨干上部骨折,骨折位于三角肌止点之上,骨折近端因胸大肌、背阔肌及大圆肌牵拉向前内移位,骨折远端受三角肌牵拉向上外移位(图3-21-26A)。肱骨干中部骨折,骨折位于三角肌止点以下,骨折近端因三角肌和喙肱肌收缩向外前移位,骨折远端因肱二头肌、肱三头肌收缩向上移位(图3-21-26B)。肱骨干下部骨折,骨折远端移位随前臂及肘关节位置而异。骨折后病人常将前臂贴胸前,引起骨折远端内旋。

3. 临床表现　肱骨干骨折诊断较容易,肱骨中、下段骨折应注意合并桡神经损伤,桡神经在肱骨中段及中下段后外侧桡神经沟内经过,该处闭合性或开放性骨折时,常合并桡神经损伤,出现腕下垂、拇指不能外展、掌指关节不能自主伸直等。

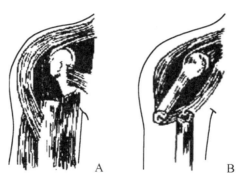

图 3 - 21 - 26　肱骨干骨折-骨折线

A. 在三角肌止点以上；B. 在三角肌止点以下

4. 治疗

(1) 手法复位小夹板固定：肱骨干各型骨折均可在局麻下或臂丛麻醉下行手法整复，根据 X 线片移位情况，分析受伤机制，采取复位手法。麻醉后，纵向牵引纠正重叠，推按骨折两断端复位，小夹板固定(图 3 - 21 - 27)。

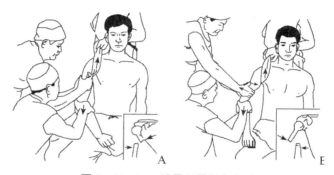

图 3 - 21 - 27　肱骨干骨折复位法

A. 上 1/3 骨折复位法；B. 中 1/3 骨折复位法

(2) 石膏固定：可用长管型石膏固定，但应限制肩、肘关节活动(图 3 - 21 - 28)。

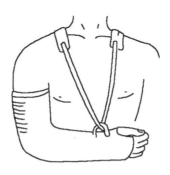

图 3 - 21 - 28　悬挂石膏

(3) 夹板或石膏托固定：适用于无移位肱骨干骨折的病人。

(4) 骨折合并桡神经损伤的治疗：骨折无移位，多为神经挫伤。可用小夹板或石膏固定，观察 1～3 个月，如神经无恢复应手术探查。骨折移位明显，桡神经有嵌入骨折断端可能,手法复位可造成神经断裂,应特别小心。手术探查神经时,同时做骨折复位内固定。

(5)开放性骨折的治疗:如伤势轻、无神经受损,可彻底清创,关闭伤口,闭合复位外固定,变开放伤为闭合伤。伤情重、错位多可彻底清创,探查神经、血管,同时复位固定骨折。

(6)陈旧性肱骨干骨折不愈合:治疗肱骨干骨折时,要注意骨折断端分离,早期发现及时处理,已经不愈合者,应手术内固定并植骨促进愈合。

（四）肱骨髁上骨折

肱骨髁上骨折多发生在 10 岁以下儿童,成年人很少见。

1. 骨折类型及移位机制　根据暴力来源及方向可分为伸直、屈曲和粉碎性 3 类。

(1)伸直型:最多见,占 90% 以上。骨折线由前下斜向后上方(图 3-21-29)。骨折近端常刺破肱前肌,损伤正中神经和肱动脉(图 3-21-30)。骨折时,肱骨下端除接受前后暴力外,还可伴有侧方暴力,按移位情况又分尺偏型和桡偏型。

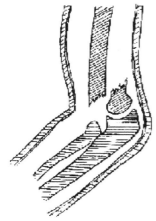 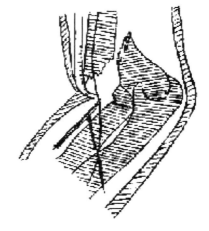

图 3-21-29　肱骨髁上骨折线　　　　图 3-21-30　髁上骨折损伤神经、血管

(2)屈曲型:骨折线常为后下斜向前上方,与伸直型相反,较少发生血管、神经损伤。

(3)粉碎性:多见于成年人,骨折多属肱骨髁间骨折,按骨折线形状可分 T 型和 Y 型或粉碎性骨折。

2. 临床表现及鉴别诊断　病人多为儿童,外伤后肿胀、疼痛、功能障碍并有畸形。在诊断肱骨髁上骨折同时要注意手部温度、脉搏、运动及感觉,以明确有无血管、神经损伤。另外,需和肘关节脱位鉴别(表 3-21-3)。

表 3-21-3　肱骨髁上骨折与肘关节脱位鉴别要点

肱骨髁上骨折（伸直型）	肘关节脱位
肘关节部分活动	肘关节不能活动
肘后三角无变化	肘后三角骨性标志有变化
上臂短缩,前臂正常	上臂正常,前臂短缩

3. 治疗

(1)手法复位超关节小夹板固定:以伸直型肱骨髁上骨折尺偏型为例,病人仰卧适当麻醉,两助手首先对抗牵引,矫正重叠移位。术者两手分别握住骨折近远两端互相挤压,纠正侧方移位,旋转畸形,然后两拇指从肘后推尺骨鹰嘴向前,两手四指环抱骨折近端向后,此时令远位助手在牵引下屈曲肘关节,两手可感觉到骨折复位的骨擦音(图3-21-31)。复位后按预先准备的木板、纸垫进行固定(图3-21-32)。术后应注意观察肢体血运,经常调整布带,2周拆除夹板,加强功能锻炼。也可用石膏固定。

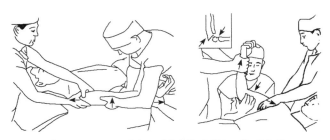

图3-21-31　先矫正侧移位,再矫正前后移位

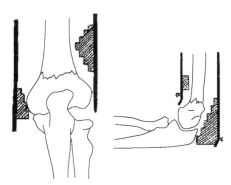

图3-21-32　肱骨髁上骨折固定法

(2)牵引治疗:骨折超过24~48 h,软组织严重肿胀,已有水疱形成,不能手法复位,或复位后骨折不稳者(图3-21-33)。

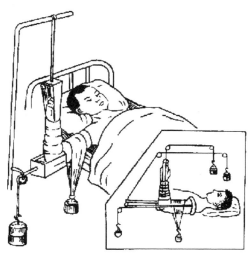

图3-21-33　滑动悬吊牵引法治疗肱骨髁上骨折

(3)手术探查神经、血管并整复骨折:当有血管、神经伤时,特别是血管伤应考虑手术探查。手术目的是修复血管或解除其压迫,对神经伤也同时采用手术治疗,整复骨折。单纯骨折也可闭合复位克氏针固定。

4. 并发症及后遗症

（1）血管神经损伤：肱骨髁上骨折严重并发症是血管伤。骨折端刺破血管比较少见，多因血管受刺激而痉挛或受到机械性压迫，造成肢体远端血供障碍。

（2）缺血性肌挛缩：当肱动脉痉挛或受压，肢体远端血运严重障碍。肌肉因缺血而水肿。一般缺血持续 6 h 以上，肌肉可发生坏死。变性坏死肌肉纤维化而挛缩，尤其多发生前臂掌侧肌群，轻者仅手指不能伸直，严重者手指及腕关节均呈屈曲僵硬，套式感觉麻痹，爪状手畸形等称之缺血性肌挛缩，又称伏克曼（Volkmann）挛缩。缺血性肌挛缩最早出现的症状是剧痛，当早期被动伸直手指时更为明显。桡动脉搏动减弱或消失，手指发绀、发凉、麻木。一旦出现上述症状、体征，应找出主要原因，有针对性地采用手术探查或解除外固定进一步观察。有些病例桡动脉搏动消失，但手指尚可活动，疼痛不严重，仍可手法复位或牵引复位。因骨折错位得到矫正可解除对血管的压迫，桡动脉搏动即可恢复。缺血性肌挛缩形成后治疗困难，关键是早期诊断和预防。

（3）肘内翻：在处理肱骨髁上骨折时，应特别注意防止肘内翻发生。一旦发生可通过手术截骨矫正。

（五）尺桡骨干骨折

尺桡骨双骨折常见，多发生于青少年。尺桡骨双骨折可发生重叠、成角、旋转及侧方移位 4 种畸形；桡骨干单骨折较少见，因有尺骨支持，骨折端重叠，移位较少，主要发生旋转移位。尺骨干单骨折极少见，因有桡骨支持移位不明显，除非合并下尺桡关节脱位。

1. 骨折原因和类型

（1）尺桡骨双骨折：常见原因为：① 直接暴力，多见打击或机器伤。骨折为横形或粉碎性，骨折线在同一平面（图 3 - 21 - 34A）。② 间接暴力，如跌倒手掌触地，暴力向上传达桡骨中或上 1/3 骨折，残余暴力通过骨间膜转移到尺骨，造成尺骨骨折。骨折线位置低，桡骨为横形或锯齿状，尺骨为短斜形，骨折移位（图 3 - 21 - 34B）。③ 扭转暴力，受外力同时，前臂又受扭转外力造成骨折。跌倒时身体向同一侧倾斜，前臂过度旋前或旋后，发生双骨螺旋性骨折。多数由尺骨内上斜向桡骨外下，骨折线方向一致，尺骨干骨折线在上，桡骨骨折线在下（图 3 - 21 - 34C）。

（2）桡骨干骨折：幼儿多为青枝骨折。成人桡骨干上 1/3 骨折时，附着在桡骨结节的肱二头肌及附着于桡骨上 1/3 的旋后肌使骨折近端向后旋转移位。桡骨干中 1/3 或下 1/3 骨折时，骨折线在旋前圆肌抵止点以下，由于旋前及旋后肌力量相等，骨折近端处于中立位，而骨折远端受旋前方肌牵拉，旋前移位。单纯桡骨干骨折重叠移位不多见（图 3 - 21 - 35）。

（3）尺骨干骨折：单纯尺骨干骨折极少见，多发生在尺骨下 1/3，由直接暴力所致，骨折端移位较少。

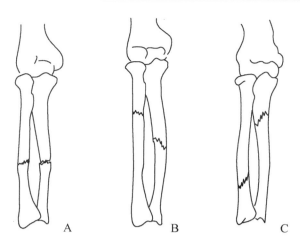

图 3 - 21 - 34　不同暴力造成不同平面的骨折

A. 直接暴力；B. 间接暴力；C. 扭转暴力

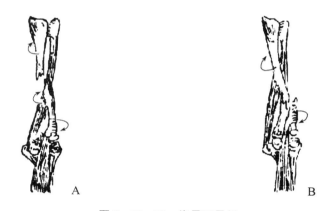

图 3 - 21 - 35　桡骨干骨折

A. 骨折在旋后肌和旋前圆肌之间，近折端向后旋，远折端向前旋转；

B. 骨折在旋前圆肌下方，远折端向前旋转

2. 临床表现及诊断　外伤后局部疼痛、肿胀，肢体畸形、旋转功能受限。完全骨折有骨擦音。X 线片可确定骨折类型及移位情况。但应包括上下尺桡关节，注意有无关节脱位。

3. 治疗　治疗尺桡骨干双骨折需将两骨近远端正确对位，矫正 4 种畸形，恢复两骨的生理长度。这种骨折复位比较困难，复位后容易移位。中西医结合治疗骨折经验证明，经手法整复、适当外固定多数病例可以治愈。单纯尺骨或桡骨骨折治疗相同。

（1）手法复位外固定：整复前，根据受伤原理及 X 线片显示骨折类型、部位和移位方向，确定整复步骤及复位手法。臂丛麻醉或全麻。病人仰卧肩外展 90°，屈肘 90°。中或下 1/3 骨折时，前臂中立位，即手掌、前臂和地面平行。上 1/3 骨折时稍旋后位，即手掌前臂和地面有 45°倾斜。肘上和手掌两处对抗牵引，重叠和成角畸形纠正后，首先采用分骨方法（图 3 - 21 - 36），然后根据骨折移位情况可分别用提按、折顶、摇摆等手法使骨折断端复位。骨折复位后骨擦音完全消失，手下有一种稳定感。

如有一骨折为横形稳定性骨折，另一骨折为不稳定性骨折，首先整复稳定性骨折。

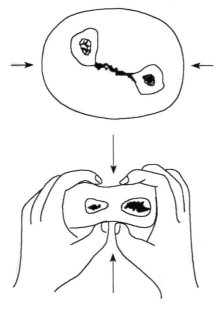

图 3 - 21 - 36 夹挤分骨示意图

若两骨折均为不稳定性骨折,先整复结构上粗大的那根骨折,再整复细小的骨折。如两骨折均属稳定性骨折,可先整复尺骨,再整复桡骨。

固定:4 块小夹板,两个分肌垫固定(图 3 - 21 - 37)。也可用长臂石膏固定。固定期间注意松紧度合适,8 周后拆除外固定,加强功能锻炼。

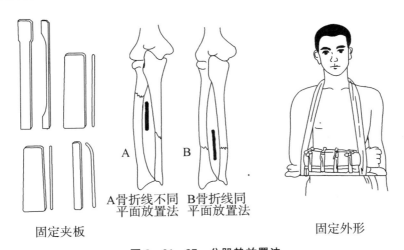

A骨折线不同
平面放置法

B骨折线同
平面放置法

固定夹板　　　　　　　　　　　　　　　　固定外形

图 3 - 21 - 37 分肌垫放置法

(2) 切开复位固定:受伤时间不长,伤口污染较轻,手术后不会感染或术后不易固定的开放性骨折;上肢多处骨折,尺桡骨间膜破裂者;手法复位失败或整复后固定困难者;陈旧性重叠旋转畸形愈合骨折,需要手术治疗。

(六)尺骨上1/3骨折合并桡骨头脱位(孟氏骨折)

1. 骨折原因和类型　　1914 年意大利外科医生 Monteggia 最早报道了这种类型骨

折,故称孟氏骨折。多为间接暴力致伤,根据暴力方向及移位情况临床可分为3种类型

(1)伸直型:比较常见,多发生于儿童。肘关节伸直或过伸位跌倒,前臂旋后掌心触地。作用力顺肱骨传向下前方,先造成尺骨斜形骨折,残余暴力转移于桡骨上端,迫使桡骨头冲破,滑出环状韧带,向前外方脱位(图3-21-38A)。成人多为直接暴力打击造成骨折,骨折为横断或粉碎性。

(2)屈曲型:多见于成人。肘关节微屈曲,前臂旋前位掌心触地,作用力先造成尺骨较高平面横形或短斜形骨折,桡骨头向后外方脱位,骨折断端向背侧、桡侧成角(图3-21-38B)。

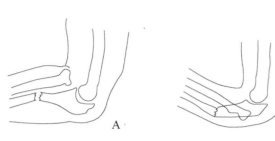

图3-21-38 尺骨干上段骨折合并桡骨头脱位
A. 伸直型;B. 屈曲型

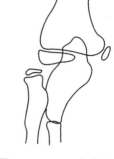

图3-21-39 内收型畸形

(3)内收型:多发生于幼儿。肘关节伸直,前臂旋前位,上肢略内收位向前跌倒,暴力自肘内方推向外方,造成尺骨喙突处横断或纵行劈裂骨折,移位较少,而桡骨头向外侧脱位(图3-21-39)。

凡尺骨上端骨折,X线片上未见到桡骨头脱位,在治疗时,应按此种骨折处理。因为桡骨头脱位可自行还纳。如忽略对桡骨头固定,可自行发生再移位。

2. 临床表现及诊断　外伤致后肘部及前臂肿胀,骨折移位明显者可见尺骨成角或凹陷畸形。肘关节前外或后外方可摸到脱出的桡骨头。前臂旋转受限。肿胀严重摸不清者,局部压痛明显。当尺骨上1/3骨折时,X线片必须包括肘关节,注意肱桡关节解剖关系,以免漏诊。

3. 治疗

(1)手法复位外固定:因类型不同而用不同复位手法。

① 伸直型:全麻或臂丛麻醉。病人平卧肩外展,屈肘90°。前臂中立位,对抗牵引后,术者两拇指分别放在桡骨头外侧及掌侧,用力向尺侧、背侧推挤桡骨头使之复位。一助手固定复位桡骨头并维持对抗牵引,术者一手捏住尺骨骨折近端,另一手握住骨折远端,使之向掌侧成角徐徐加大,然后向背侧提拉,使之复位(图3-21-40A)。如已复位用石膏托或夹板将肘关节固定在极度屈曲位2～3周,待骨折初步稳定后,改用纸压垫夹板局部固定。肘关节在90°屈曲位,开始练习活动,直至骨折完全愈合。

② 屈曲型:麻醉体位同伸直型,肘关节伸直位对抗牵引后,两拇指用力向内、向掌侧推按桡骨头,复位后一助手用拇指固定桡骨头,并继续牵引。两手分别握住尺骨骨折远近两端,向背侧徐徐加大成角,然后向掌侧挤按,如复位满意用掌背侧石膏托固定肘关节在近伸直位2～3周。而后改用纸压垫短夹板固定,肘关节屈曲90°开始功能锻炼,直到骨折愈合(图3-21-40B)。

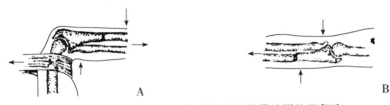

图 3 - 21 - 40　尺骨上 1/3 骨折合并桡骨头脱位正复法

A. 伸直型；B. 屈曲型

③内收型：手法复位桡骨头后，尺骨多可自行复位，如轻度成角，桡骨头位置无明显改变，则不需复位，仅用长臂石膏固定 2～3 周。矫正尺骨向桡侧移位及成角，有时比较困难，在维持牵引下，肘关节屈曲外旋 90°，捏住骨折端，使肩关节及上臂外展 90°，然后术者捏住骨折近端向尺侧提拉，固定远位助手用力牵引手腕向桡侧偏，以复位桡骨头为支点，使尺骨远端向尺侧偏斜而矫正尺骨向桡侧移位。

（2）切开复位内固定：手法复位不成功的孟氏骨折，或骨折已复位而桡骨头脱位不能还纳者，应早期行手术复位内固定。

（七）桡骨干下 1/3 骨折合并下尺桡关节脱位（盖氏骨折）

1. 骨折原因及类型　桡骨中下 1/3 骨折合并下桡尺关节脱位称 Galeazzi 骨折。最常见于前臂极度旋前直接暴力，腕背屈、手掌桡侧触地间接暴力。暴力通过桡腕关节造成桡骨骨折，同时撕裂三角纤维软骨或尺骨茎突撕脱骨折，致下桡尺关节脱位，骨折多为短斜、横断型，少数骨折为粉碎性（图 3 - 21 - 41）。

2. 临床表现及诊断　前臂及腕部肿胀、疼痛，尺骨茎突突出。移位多者畸形明显。前臂旋转活动受限。X 线片检查包括腕关节，明确下桡尺关节脱位情况及骨折类型和移位方向。

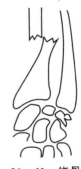

图 3 - 21 - 41　桡骨下 1/3 骨折伴下尺桡关节脱位

3. 治疗　按前臂双骨折方法复位。手法复位比较容易，但石膏固定不稳，关节易再脱位，而小夹板固定效果很好。对复位后骨折、脱位不稳定者，行手术复位内固定。陈旧性病例，根据情况切开复位内固定，石膏固定 6～8 周。

（八）桡骨远端骨折

桡骨远端骨折极为常见，约占平时骨折的 1/10，多发生于老年人。骨折发生在桡骨远端 2～3 cm 范围内，多为闭合骨折。

1. 骨折原因及类型

（1）伸直型骨折（Colles 骨折）：最常见，多为间接暴力致伤。跌倒时腕背屈掌心触地，前臂旋前肘屈曲。骨折线多为横形。老年常为粉碎性骨折。骨折远端向背侧、桡侧移位，近端向掌侧移位，可影响掌侧肌腱活动。暴力轻时嵌入骨折可无移位。粉碎性骨折可累及关节，或合并下桡尺关节韧带断裂，下尺桡关节脱位、分离，或造成尺骨茎突撕脱（图 3 - 21 - 42）。

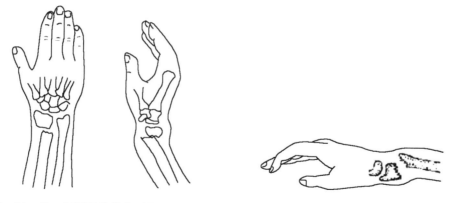

图 3－21－42　桡骨下端伸直型骨折典型移位　图 3－21－43　屈曲型桡骨下端骨折移位情况

（2）屈曲型骨折（Smith 骨折）：骨折发生原因与伸直型相反，故又称"反 Colles 骨折"。跌倒时腕掌屈，手背触地发生桡骨远端骨折。骨折远端向掌侧移位，骨折近端向背侧移位（图 3－21－43）。

2. 临床表现及诊断　腕部肿胀，疼痛，活动受限。伸直型骨折移位明显时，可见餐叉状及枪刺样畸形（图 3－21－44）。

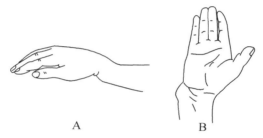

图 3－21－44　桡骨下端骨折畸形

A. 餐叉畸形；B. 枪刺畸形

正位 X 线片示桡骨远端横形骨折，远端向桡侧移位，桡骨远端关节面切线倾斜角小于正常 20°～25°，甚至变成 0°。两断端嵌入缩短，尺骨茎突经常有小撕脱骨片。侧位 X 线片示桡骨下端向背侧移位，桡骨远端向掌侧倾斜的关节面角消失或向背侧倾斜（图 3－21－45）。

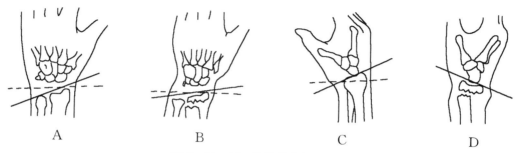

图 3－21－45　桡腕关节解剖关系

A. 桡骨正常尺倾角 20°～25°；B. 尺倾角度数变小；C. 正常掌倾角 10°～15°；D. 反向掌倾角

屈曲型骨折与伸直型骨折症状相似,畸形相反,X线片显示桡骨远端向掌侧移位。

3. 治疗

(1)手法复位小夹板或石膏固定:新鲜有移位桡骨远端骨折,应尽早整复、固定。下面以伸直型骨折为例介绍2种复位固定方法。整复前了解移位方向及决定采用手法,局麻或臂丛麻醉。

①牵抖复位法:适用于骨折远端向背侧移位或骨折断端向掌成角,但骨折非累及关节,不是粉碎者。病人坐位或卧位,屈肘90°前臂中立位,一助手握住上臂,术者两手紧握手腕,双拇指放在骨折远端背侧,触摸准确继续牵引,待重叠基本矫正后,稍旋后猛力牵抖,同时掌屈尺偏,使骨折得到复位(图3-21-46)。

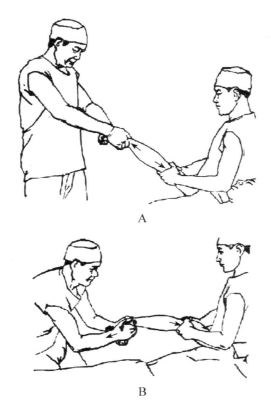

图3-21-46　桡骨下端伸直型骨折牵抖复位法
A. 在牵引下纠正重叠及旋转移位;B. 猛力牵抖,使骨折端对位,同时迅速尺偏掌屈

②提按复位法:适用于老年病人、骨折累及关节、粉碎性骨折。病人平卧屈肘90°,前臂中立位,一助手握住拇指及其他四指,一助手握上臂对抗牵引,待嵌插骨折矫正后,术者先矫正旋转移位及侧方移位,然后双拇指挤按骨折远端背侧,其他手指置近端掌侧向上端提,骨折即可复位(图3-21-47)。

整复后小夹板固定(图3-21-48)或石膏固定3~4周(图3-21-49)。无移位桡骨远端骨折仅用小夹板或石膏固定3~4周。屈曲型骨折复位方法相似,复位和固定方向相反。

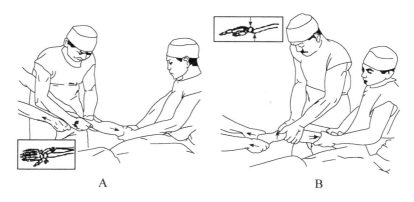

图 3 - 21 - 47　桡骨下端伸直型骨折复位情况

A. 矫正桡侧移位；B. 矫正掌、背侧移位

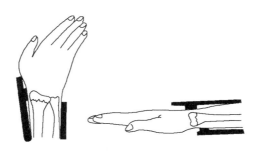

图 3 - 21 - 48　桡骨下端伸直型骨折固定法

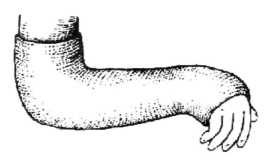

图 3 - 21 - 49　Colles 骨折复位后石膏固定

（2）陈旧性骨折的处理：无明显功能障碍的陈旧性骨折，尤其老年病人可不予处理。骨折仅向掌侧成角，无桡偏及重叠移位，骨折虽达 3～4 周，仍可按新鲜骨折处理。

（3）切开复位内固定：严重粉碎性骨折移位明显，桡骨下段关节面破坏；手法复位失败，或复位成功但外固定不能维持复位者，应手术治疗。在直视下复位，外固定支架维持复位，或钉板固定，必要时植骨。

（九）腕舟骨骨折

1. 骨折原因及分类　腕舟骨骨折比较常见，多发生在青壮年，常由间接暴力致伤。跌倒后手掌触地，手腕强度背屈，轻微桡偏，桡骨背侧缘切断舟骨。按骨折位置分为 3型：① 腰部骨折；② 近端骨折；③ 结节骨折。

2. 部位与血液循环关系及对愈合的影响　舟骨营养血管主要从结节部和外侧中部

进入。舟骨周围大部为软骨面，无骨膜附着，骨折后靠内生骨痂才能连接，骨折后损伤营养血管，近侧断端由于缺血易发生无菌性坏死。临床上对这种情况尚无满意的处理方法。

3. 临床表现及诊断　伤后局部肿胀、疼痛，腕关节活动受限并且疼痛加重。鼻咽窝处及舟骨结节处有压痛。第2、3掌骨头纵向叩击痛。有时轻微骨折症状不明显，与腕扭伤症状相似，易误诊忽略，腕关节正、侧、斜3种方位X线片可确诊骨折部位及方向。若骨折不清楚，临床症状提示骨折时，应暂按骨折处理，待2周后，复查X线片。由于骨折处骨质吸收，能明显辨认出骨折线。

4. 治疗

（1）新鲜骨折：新鲜舟骨骨折，治疗原则是严格固定。一般采用短臂石膏管型。固定范围从肘下至远侧掌横纹，包括拇指近节指骨（图3-21-50）。腰部骨折固定3～4个月，有时半年甚至1年，每2～3个月定期拍片复查。结节部骨折固定3～4个月。骨折移位明显，需闭合或切开复位加压螺钉内固定。

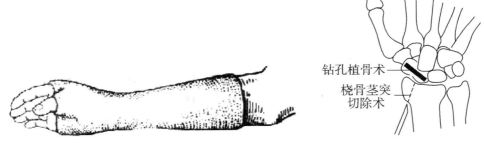

图3-21-50　腕舟骨骨折的石膏固定　　　图3-21-51　陈旧性舟骨骨折的手术治疗

（2）陈旧性骨折：无症状或轻微疼痛者，暂不治疗，适当减少腕关节活动，随访观察症状明显但无缺血性坏死的，可继续石膏固定，往往需6～12个月才能愈合。已发生骨不连接或缺血性坏死者，根据情况采用钻孔植骨术、桡骨茎突切除术或近端骨块切除术（图3-21-51）。

五、下肢骨折

髋部损伤是骨科创伤中常遇到的问题。髋部骨折后肢体活动严重受限，会继发很多并发症，病人死亡率为15%～20%。年轻病人的髋部骨折则常由高能量损伤所致，随着机动车意外事故的增加，年轻人中髋部骨折的发生率也不断上升。

髋部骨折根据解剖部位分为股骨头骨折、股骨颈骨折、粗隆间骨折、大粗隆骨折、小粗隆骨折及股骨粗隆下骨折（髋臼骨折由于其解剖特点、创伤机制、专门的分类及治疗方法等原因，一般在骨盆骨折中讲述）。

股骨头骨折常由高能量直接暴力所致，有时合并髋关节脱位。单纯股骨大小粗隆骨折较为少见，部分由病理因素引起。

股骨颈骨折、股骨粗隆间骨折及股骨粗隆下骨折三者预后有很大差别。股骨粗隆间骨折由于骨折端宽大而且均为松质骨，血运良好，一旦获得满意复位及固定，大多数均可愈合而且并发症很少。股骨颈骨折多属关节囊内骨折，骨折端血供少及股骨头营养血管常被损伤，故晚期股骨头缺血坏死发生率较高。股骨粗隆下骨折由于局部应力分布特点,有较高的骨折不愈合及内固定失效的发生率。

（一）股骨颈骨折

股骨颈骨折多发生于老年人,随着社会人口年龄的增长,股骨颈骨折的发生率不断上升。年轻人中股骨颈骨折的发生主要由于高能创伤所致,要注意是否合并有其他骨折。股骨颈骨折存在两个主要问题,即骨折不愈合和晚期股骨头缺血坏死,一直是创伤骨科领域中重点研究的对象。

1. 分型

股骨颈骨折分型很多,常见的有以下几种。

（1）解剖部位分型:根据骨折的解剖部位将股骨颈骨折分为 3 型:头下型、经颈型和基底型。其中头下型和经颈型属于关节囊内骨折,而基底型则属于关节囊外骨折。头下型是指位于股骨颈上部的骨折;经颈型是指位于股骨颈中部的骨折;基底型是指位于股骨颈基底部与粗隆间的骨折。

（2）骨折线方向分型（Pauwels 分型）:由于 Pauwels 分型受 X 线投照影响较大,与骨折不愈合率及股骨头缺血坏死率缺乏对应关系,目前也较少应用。

（3）骨折移位程度分型（Garden 分型）:Garden 分型在国际上已被广泛应用,根据骨折移位程度将股骨颈骨折分为 4 型。① Ⅰ型:不全骨折,股骨颈下骨小梁部分完整,该型包括所谓的"外展嵌插型"骨折。② Ⅱ型:完全骨折,但无移位。③ Ⅲ型:完全骨折,部分移位,该型骨折 X 线片上可以看到骨折近端上移、外旋,股骨头常后倾,骨折端尚有部分接触。④ Ⅳ型:完全骨折,完全移位,X 线片上表现为骨折端完全失去接触,而股骨头与髋臼相对关系正常。

（4）AO 分型:AO 将股骨颈骨折归类为股骨近端骨折中的 B 型。

B1 型:头上型,轻度移位。① 嵌插,外翻≥15°;② 嵌插,外翻<15°;③ 无嵌插。

B2 型:经颈型。① 经颈部基底;② 颈中部,内收;③ 颈中部,剪切。

B3 型:头下型,移位。① 中度移位,内收外旋;② 中度移位,垂直外旋;③ 明显移位。

2. 治疗

无移位及嵌插型股骨颈骨折（Garden Ⅰ、Ⅱ型）占所有股骨颈骨折的 15%～20%。由于嵌插型股骨颈骨折的病人症状轻微,肢体外旋、内收、短缩等畸形不明显,骨折端具有一定的稳定性,对此是采取保守治疗还是手术治疗存在争议。保守治疗具有避免手术风险、降低治疗费用等优点,主要缺点是骨折会发生再移位。手术治疗具有很高的骨折愈合率,并未明显增加股骨头缺血坏死率,可防止骨折再移位,减少病人卧床时间,减少骨折并发症的发生。

移位型股骨颈骨折如病人无手术禁忌证均应采取手术治疗,其治疗原则:① 解剖复位;② 骨折端加压;③ 坚强内固定。

（1）骨折复位:骨折的解剖复位是股骨颈骨折治疗的关键因素。复位的方法有闭合复位和切开复位 2 种。应尽可能采取闭合复位,只有在闭合复位失败、无法达到解剖复位时方考虑切开复位。

（2）内固定:用于股骨颈骨折治疗的内固定材料种类很多。内固定的原则是坚强固定和骨折端加压。目前经常使用的内固定材料可分为:多针;加压螺钉;滑动螺钉加侧方钢板。

① 多针:多针固定的优点主要是可在局麻下经皮操作,从而减少出血、手术死亡及感

染。其缺点有:固定强度不足;在老年骨质疏松的病人中,有在股骨粗隆下进针点处造成骨折的报道;存在固定针穿出股骨头的可能。

多针固定时,多针平行打入股骨颈可有效防止骨折旋转,并且增加骨折端的稳定性。Moore 发现多针集中排布,股骨颈骨折不愈合率增加。

② 加压螺钉:多根加压螺钉固定股骨颈骨折是目前提倡的方法。中空加压螺钉的优点有:骨折端可获得良好的加压力;3 枚螺钉固定具有很高的强度及抗扭转能力;手术操作简便,手术创伤小等。但对于严重的粉碎性骨折,单纯螺钉固定的支持作用较差,有继发骨折移位及髋内翻的可能。

③ 滑动螺钉加侧方钢板:滑动螺钉加侧方钢板主要有 AO 的 DHS 及 Richards 钉,其特点是对于股骨颈后外侧粉碎,骨折端缺乏复位后骨性支持者提供可靠的支持。其头钉可沿套管滑动,对于骨折端产生加压作用。单独应用时抗扭转能力较差,因此建议在头钉的上方再拧入一颗加压螺钉以防止旋转。

关于内固定物进入股骨头的深度,目前认为应距离股骨头关节面至少 5 mm 为宜。

(3) 人工关节置换术:股骨颈骨折的病人内固定治疗之后,如骨折愈合而未发生股骨头缺血坏死者,其关节功能评分大大高于人工关节置换者。人工关节置换有其本身的缺点:手术创伤大,出血量大,软组织破坏广泛;存在假体松动等危险而补救措施十分复杂。因此,对于新鲜股骨颈骨折,首先应争取内固定,对于人工关节置换术的应用,有明确的适应证标准。

(二) 股骨粗隆间骨折

多数病人的股骨粗隆间骨折为跌倒所致,此病多见于老年人,此类病人中合并其他部位骨折的发生率为 7%～15%,常见的有腕部、脊柱、肱骨近端及肋骨骨折。高能量所致的股骨粗隆间骨折较为少见,多为机动车伤和高处坠落伤。骨折类型多为逆粗隆间骨折或粗隆下骨折,此类病人中合并同侧股骨干骨折的发生率为 15%。

1. 分型　股骨粗隆间骨折的分型很多,目前以下列几种分型应用较为广泛。

(1) Boyd-Griffin 分型:其范围包括股骨颈关节囊外部分及小粗隆远端 5 cm。

Ⅰ型:骨折线自大粗隆沿粗隆间线至小粗隆。此型复位简单并容易维持。

Ⅱ型:粉碎性骨折。主要骨折线位于粗隆间线,但骨皮质多发骨折。此型复位困难,因为骨折粉碎并存在冠状面骨折。

Ⅲ型:可以认为是粗隆下骨折。骨折线自股骨干近端延至小粗隆,可伴不同程度粉碎。此型骨折往往更难复位。

Ⅳ型:骨折自粗隆部至股骨近端,至少有 2 个平面的骨折。

(2) 改良 Evans 分型

Ⅰ型:无移位顺粗隆骨折。

Ⅱ型:移位型顺粗隆骨折。

Ⅲ型:移位型顺粗隆骨折合并大粗隆骨折。

Ⅳ型:移位型顺粗隆骨折合并小粗隆骨折。

Ⅴ型:移位型顺粗隆骨折,大小粗隆骨折。

Ⅵ型:逆粗隆骨折。

(3) AO 分型:AO 将股骨粗隆间骨折划分至股骨近端骨折 A 型。

A1:股骨粗隆部简单骨折。

Ⅰ型沿粗隆间线骨折。

Ⅱ型骨折线通过大粗隆。

Ⅲ型骨折线向下至小粗隆。

A2:股骨粗隆部粉碎性骨折。

Ⅰ型有一块内侧骨块。

Ⅱ型有数块内侧骨块。

Ⅲ型骨折线向下至小粗隆远端 1 cm。

A3:股骨粗隆中部骨折。

Ⅰ型简单骨折,斜形。

Ⅱ型简单骨折,横形。

Ⅲ型粉碎性骨折。

无论选择哪种分型,在术前对于骨折的稳定性作出判断十分重要。股骨粗隆间骨折稳定与否取决于 2 个因素:① 内侧弓的完整性(小粗隆是否受累),小粗隆骨折使内侧弓骨皮质缺损而失去力学支持,造成髋内翻;② 后侧皮质的粉碎程度(大粗隆粉碎程度),大粗隆骨折则进一步加重矢状面不稳定,其结果造成股骨头后倾。另外,逆粗隆间骨折非常不稳定,逆粗隆间骨折常发生骨折远端向内侧移位,如复位不良则会造成内固定在股骨头中切割。骨折的不稳定是内固定失用(弯曲、断裂、切割)的因素之一。

2. 治疗　股骨粗隆骨折多见于老年人,保守治疗所带来的肢体制动和长期卧床使骨折并发症的发生难以避免。

(1)保守治疗:只在某些情况下考虑应用。对于长期卧床肢体无法活动的病人、患有全身感染疾患的病人、手术切口部位皮肤损伤的病人、严重内科疾患无法耐受手术的病人,保守治疗更为安全。对于根本无法行走的病人无须牵引或短期皮牵引,止痛对症治疗,积极护理防止皮肤压疮,鼓励尽早坐起。对于有希望下地行走的病人,骨牵引 8～12 周。力求骨折复位,定期摄 X 线片,对复位和牵引重量酌情进行调整,去除牵引后尽快嘱病人功能锻炼及部分负重,骨折愈合满意后可完全负重。

(2)手术治疗:目的是使骨折得以良好复位,牢固固定,以允许病人术后早期肢体活动及部分负重,从而尽快恢复功能。

治疗股骨粗隆间骨折的内固定材料不断发展更新,其中常用的标准内固定物可分为两类:滑动加压螺钉加侧方钢板,如 Richards 钉板、DHS;髓内固定,如 Ender 针、带锁髓内针、Gamma 钉;外固定支架;人工关节置换。

① 滑动加压螺钉加侧方钢板固定:滑动加压螺钉加侧方钢板应用于股骨粗隆间骨折的治疗,基本原理是将加压螺钉插入股骨头颈部以固定骨折近端,在其尾部套入一侧方钢板以固定骨折远端。

② 髓内固定:目前常用 Gamma 钉、PFN、Russell-Tayler 重建钉等。其特点是通过髓内针插入一螺栓至股骨头颈(Interlocking)。其优点:有固定角度的螺栓可使股骨颈干角完全恢复;有效地防止旋转畸形;骨折闭合复位,髓内固定使骨折端干扰减少,提高骨折愈合率;中心位髓内固定,内固定物所受弯曲应力较钢板减少,内固定物断裂发生率降低。目前股骨头髓腔髓内针已逐渐成为股骨粗隆间骨折,特别是粉碎、不稳定型的首选固定方法。

③ 外固定支架:外固定支架治疗股骨粗隆间骨折手术操作简便,创伤轻微。缺点是

术后活动不方便,需严格进行针道护理。主要应用于严重多发创伤及老年体弱多病,无法耐受内固定手术的病人。

④ 人工关节置换:主要应用于严重的股骨粗隆间粉碎性骨折并伴有严重骨质疏松的病人。其目的在于减少卧床时间,早期下地,部分或全部负重。由于股骨粗隆间骨折常累及股骨矩,使得人工关节置换后的稳定性降低,适应证的选择应非常严格。

(三)股骨大粗隆骨折和股骨小粗隆骨折

单纯的股骨大粗隆骨折非常少见。其发生率分布于两个年龄组:其一,是相对多发生于小儿及 7~17 岁少年的大粗隆骨骺分离,多为撕脱骨折,骨折块分离较明显,最多可达 6 cm。其二,是成年人的大粗隆粉碎性骨折,常由直接暴力所致。大粗隆一部分骨折,骨折块常向后上方移位。

大多数股骨大粗隆骨折预后良好,较多采取保守治疗。年轻病人中大粗隆移位较大者,可考虑切开复位内固定,以恢复外展肌功能。内固定多采用松质骨螺钉或钢丝。术后在扶拐保护下可部分负重 3~4 周,之后视愈合情况完全负重。

单纯股骨小粗隆撕脱骨折主要见于儿童及少年。老年人中的单纯股骨小粗隆骨折常继发于骨质疏松。由于小粗隆骨矩部疏松,无法抵抗髂腰肌牵拉力而撕脱骨折。病人常表现为股三角部疼痛及屈髋畸形,Ludloffs 征阳性——病人坐位时不能主动屈髋。大多数情况下采取卧床休息、对症处理。数周后症状消失即可负重,只有在骨折块分离十分明显时可酌情考虑切开复位。

(四)股骨粗隆下骨折

1. 概述 股骨粗隆下骨折是指自股骨小粗隆至股骨干中段与近端交界处即骨髓腔最狭窄处之间部位的骨折。股骨粗隆下骨折发生率占髋部骨折的 10%～34%。由于股骨粗隆下生理应力分布特点,手术治疗有较高的骨折不愈合及内固定物失用率。类型的分析,以及各类内固定物的应用及适应证的认识,将直接影响治疗效果。

2. 治疗 治疗可分为保守治疗和手术治疗。常用的保守治疗方法是对患肢施行股骨髁上牵引。牵引时患肢需置于 90°/90°体位(屈髋 90°、屈膝 90°),成人很不易维持。牵引治疗对于明显移位的骨折无法减小骨折间隙,因而延长愈合时间,留有畸形。目前认为手术治疗股骨粗隆下骨折已成为主要方法。手术治疗的目的:① 解剖复位或纠正所有畸形;② 牢固内固定。

内固定材料归纳为两类:① 髓内固定;② 钢板螺钉固定。髓内固定主要有 Enders 钉、传统髓内针、Ziclcel 钉、Russell-Taylor 重建钉等。钢板螺钉类主要有角钢板、髋关节加压螺钉(Richard 钉板、DHS)、髁加压螺钉(DCS)等。各内固定材料均有其特点和适应证。

3. 术后处理 不论应用以上何种内固定材料进行固定,原则上术后第 2 天可允许病人进行患肢功能锻炼并离床扶拐活动。术后数日内病人应尽量不采取坐位,因此时髋部及腹股沟部分软组织肿胀,坐位影响静脉回流,有可能造成静脉血栓。病人离床后患肢可否部分负重要根据骨折类型及内固定情况而定,稳定型骨折并予牢固固定者可准许10~15 kg部分负重,不稳定型骨折应在 X 线显示骨折端有骨痂连接后开始部分负重。

(五)股骨干骨折

1. 概述 股骨是体内最大的管状骨,周围有丰厚的肌肉包围。发育过程中股骨形成前凸,内侧承受压力,外侧承受张力。股骨干骨折包括发生在小转子远端 5 cm 至内收肌结节近端 5 cm 范围内的骨折。

股骨干骨折后骨折端受到不同肌群的作用发生移位,这些肌群包括外展肌、内收肌、髂腰肌、腓肠肌及阔筋膜张肌。外展肌包括臀中、小肌,止于大转子,转子下骨折或近端股骨干骨折时可牵拉骨折近端外展;髂腰肌止于小转子,其作用使骨折近端屈曲外旋;内收肌通过牵拉骨折远端造成内翻短缩畸形;腓肠肌作用于骨折远端使其向后方旋转屈曲;阔筋膜张肌作用于股骨外侧对抗内收肌的内翻应力。

发生在成年人的骨折多是高能创伤,多继发于交通事故、高处坠落、重物砸伤及枪击伤。此外骨质发生改变时轻微外伤可造成病理骨折;军人或长跑运动员可发生应力骨折,多发生于股骨近端或中段。

2. 临床表现 股骨干骨折多由严重的暴力引起,骨折后出现局部剧烈疼痛、肿胀、畸形及肢体活动受限,结合 X 线检查,诊断多不困难。对于清醒的病人,疼痛和畸形通常很明显,在早期外科医生会注意到软组织肿胀。对于意识不清的病人,股骨骨折也会出现局部畸形和肿胀。对于所有意识不清病人按照常规进行系统检查,应该仔细检查股骨。由于其受伤机制及局部解剖特点,在诊断时要进行全面的考虑。

(1) 休克:由于股骨干周围有丰富的肌肉,在其后侧有股深动脉穿支通过,骨折后会大量出血,最多可达 2 000 ml,检查时肿胀可能会不明显,这样会使医生对失血量估计不足,加之骨折的剧痛,容易出现休克。对于股骨干骨折病人在急诊室应进行血压、脉搏监测,并常规进行输液处理,血压稳定后方可进行手术。

(2) 合并伤:骨折常由高能暴力引起尤其是交通事故伤,在检查股骨干骨折的同时,应注意身体其他部位是否有合并伤。首先排除头颅、胸、腹可危及生命的重要脏器的损伤,然后排除其他肢体的损伤。诊断股骨干骨折的 X 线片需包括髋关节及膝关节。股骨干骨折常合全身多系统创伤、脊柱骨盆及同侧肢体损伤。有文献报道股骨干骨折合并股骨颈骨折漏诊率可高达 30%,闭合股骨干骨折合并同侧膝关节韧带及半月板损伤的概率高达 50%。

(3) 脂肪栓塞:股骨干骨折后,局部形成血肿,髓腔开放,周围静脉破裂。在搬运过程中如不能很好制动,髓内脂肪很容易进入破裂的静脉,因而股骨干骨折后出现脂肪栓塞综合征的可能性很大。在骨折的早期,要进行血气监测,血氧分压进行性下降应高度警惕脂肪栓塞综合征的发生。骨股骨干骨折的病人,血气分析应作为常规的监测指标。

(4) 神经血管损伤:不多见,但应认真仔细地对末梢的血供、感觉、运动进行检查,并做详细记录。在极少数病例中,股骨干骨折当时足背动脉搏动好,但在 24 h 内搏动减弱至消失,手术探查发现由于血管内膜损伤,形成动脉血栓。

3. 治疗 在治疗股骨干骨折时,首先要处理危及生命的严重损伤,然后再考虑肢体的损伤。应根据病人的年龄、全身健康状况、骨折的类型、医院的设备、医师的技术水平等综合因素做出适当的选择,治疗方法有牵引、外固定及内固定 3 种方法。

(1) 牵引:是一种传统的治疗方法,可分为皮牵引和骨牵引,配合使用各种支架。牵引可将下肢在大体上恢复肢体轴线,但难以有效地控制旋转及成角畸形。

① 悬吊皮牵引:一般 3～4 岁以下儿童采用,将双下肢用皮肤牵引,双腿同时向上通过滑轮进行牵引,调节牵引重量至臀部稍稍离开床面,以身体重量作为对抗牵引。3～4 周时 X 线检查见有骨痂生长后,可去除牵引。由于儿童骨骼的愈合及塑形能力强,牵引

维持股骨干的骨折对线即可,即使有 $1\sim2$ cm 的重叠和轻度的与股骨干弧度一致地向前向外成角畸形,在生长过程中也可纠正,但要严格控制旋转畸形。

② 骨牵引:目前主要应用于骨折固定手术前的临时制动,也适用于身体虚弱不能耐受手术的病人。牵引的目的是恢复股骨长度,限制旋转和成角。牵引部位可通过股骨髁上或胫骨结节,股骨髁上牵引容易造成膝关节僵硬。膝关节韧带损伤则不能行胫骨结节牵引。

(2)外固定:股骨干骨折应用外固定器治疗的适应证有广泛污染的严重开放性骨折、感染后骨不连、部分合并有血管损伤的骨折及在病人全身情况不允许固定时,对骨折进行临时固定。安装时固定针尽可能接近骨折端,连接杆尽可能接近股骨,根据骨折类型固定杆可安装在外侧或前侧。使用外固定架治疗股骨干骨折最主要的并发症是固定不坚强及出现与针道有关的并发症。因此外固定器不作为常规使用。

(3)内固定:内固定有髓内针固定和钢板内固定。

① 髓内针固定:最理想的治疗方法是闭合复位髓内钉固定。内置物位于股骨中央,承受的张力和剪力小;手术创伤小,感染率低,股四头肌瘢痕少,病人可早期活动,骨折愈合快,再骨折发生率低。股骨干骨折合并肺损伤时使用扩髓交锁髓内针固定还存在争论,理论上扩髓可造成脂肪栓塞。常用于股骨干骨折的交锁髓内针为顺行交锁髓内针,进针点为梨状肌窝或大粗隆尖部,适用于成年人小转子下方到膝关节面上方 $6\sim8$ cm 的股骨干骨折;对于肥胖病人顺行进针较困难时可选用逆交锁髓内针。

② 钢板内固定:与髓内钉固定相比,钢板要承受比髓内钉更大的弯曲负荷。因此钢板固定骨折,不能早期负重。钢板内固定适应证:生长发育中儿童股骨干骨折,钢板内固定不通过骨骺线,不会影响骨的生长发育;合并有血管损伤需要修复的骨折,在局部骨折采用钢板固定后,进行血管的修复;多发骨折,尤其是合并有头颅和胸部损伤病人,病人体位难以进行髓内钉固定;髓腔过度狭窄及骨干发育畸形不适合髓内钉固定。

(六)股骨远端及髁部骨折

1. 概述　股骨远端骨折是指股骨远端 15 cm 以内的骨折,包括股骨髁上、股骨髁及股骨髁间骨折。股骨髁解剖上的薄弱剖在髁间窝,髌骨如同楔子嵌于该处,暴力自前方通过髌骨传导至髁间窝,容易造成股骨髁劈裂。股骨髁上部骨质为骨皮质移行为蜂窝状骨松质处,是骨折的好发部位。

2. 临床表现和诊断　有明确的外伤史,伤后膝部肿胀、畸形及疼痛,关节活动受限,可触及反常活动。X线片可明确骨折类型。体检时应注意肢体血供,是否存在血管神经损伤。CT对于累及股骨髁部关节面的骨折显得非常重要。CT扫描能进一步明确损伤程度,便于医生术前制定手术方案,选择更适宜的内固定方式。MRI可协助诊断关节韧带及半月板损伤、关节软骨骨折、挫伤,便于术前明确诊断。

3. 治疗

(1)非手术治疗:非手术治疗主要考虑嵌插型、无移位或无明显移位的股骨远端骨折,存在明显手术禁忌证的老年股骨远端骨折等。单纯非手术治疗主要有牵引、手法复位后石膏或夹板固定、功能支具及中西医结合治疗等,但是股骨远端骨折的复位、稳妥固定及尽早关节功能锻炼是其获得骨折愈合和良好功能的基础,然而这些传统方法大都存在复位难、维持复位更难、固定不确实、超关节固定时间长、长期卧床、并发症发生率高等问题。

（2）手术治疗：手术指征包括开放性骨折、伴有血管神经损伤的骨折、不稳定型骨折、关节内骨折移位＞2 mm。内固定材料总体可分为偏心负荷型的钢（钛）板系统、均分负荷型的髓内钉系统、外固定架系统。

（七）髌骨骨折

1. 概述　髌骨骨折占全身骨折的1％，可发生在任何年龄段，以20～50岁多见。常为低能损伤所致，在高能损伤时可同时伴有同侧的股骨干、股骨远端、胫骨近端骨折或髋关节后脱位。髌骨是人体最大的籽骨，作为支点它是伸膝装置的重要组成部分。从膝前面看它似三角形，从髌骨的关节面看似椭圆形。髌骨共有7个关节面，内外侧关节面有一纵嵴，嵴两侧各有3个成对的关节面，最内侧是第7个关节面，称为单面。髌骨与股骨关节面在伸直位接触很少，只有当屈膝45°时，才有最大面积的接触。在完全屈曲位，髌骨的单面与股骨接触。股四头肌在髌骨上缘处形成混合的股四头肌肌腱，共同附着于髌骨并形成薄膜跨越髌骨表面加入髌腱。

2. 损伤机制

（1）直接损伤：可发生不完全骨折、简单骨折或粉碎性骨折，表面可有挫伤或开放伤口，两侧支持带保留，膝关节仍可主动活动。

（2）间接损伤：膝关节半屈位股四头肌剧烈收缩，超过髌骨强度，发生横形骨折，下极粉碎，支持带撕裂，主动伸膝丧失。

（3）高能损伤：可由复合机制引起。

3. 骨折分类　髌骨骨折可分为4个基本类型，即横断、粉碎性、纵形和撕脱型。横断者包括斜形，约占所有骨折的2/3，这种类型骨折的受伤机制为间接暴力。粉碎性骨折约占所有髌骨骨折的1/3，主要为直接暴力。纵形及撕脱骨折较少见，纵行骨折多在外侧，当屈膝位同时有外翻动作时，髌骨被拉向外侧，在股骨外髁上形成支点而造成；撕脱骨折多在髌骨下极，不涉及关节面。

4. 临床表现

（1）体征：膝关节软组织肿胀，髌前皮下瘀血明显；髌骨压痛、异常活动；能够摸到骨折凹陷区，不能主动伸膝。

（2）影像学检查：X线平片投照位置包括膝关节正位、侧位、斜位。侧位虽然对判明横断骨折以及骨折块分离最为有用，但不能了解有无纵形骨折以及粉碎性骨折的情况。斜位可常规采用外旋45°位，以避免与股骨髁重叠；既可显示其全貌，更有利于诊断外侧的纵形骨折。如怀疑内侧有损伤时，则可取内旋45°位，如临床高度怀疑有髌骨骨折而斜形及侧位X线片均未显示时，可再照髌骨切位X线片。

临床上怀疑有髌骨骨折而X线片阴性者，还应考虑有股四头肌的髌骨附着部或髌韧带的髌骨附着部损伤可能。这两类损伤可以不带有骨折片，但局部应有显著的压痛，伸膝困难。

（3）鉴别诊断：应注意除外二分髌骨，它多位于髌骨外上极（约占75％），位于外缘及下缘者少见。副髌骨与主髌骨之间的间隙较整齐，临床上局部无压痛。但如有髌骨的应力骨折则与副髌骨或其损伤较难区别。

5. 治疗　髌骨骨折的治疗原则是：尽量保留髌骨，充分恢复其关节面的平整，修复股四头肌扩张部分的横形裂伤，保持伸膝装置完整性，早期锻炼股四头肌，在可能条件下早期练习膝关节伸屈运动，避免并发症。

（1）非手术治疗：骨折移位＜2 mm 者及有手术禁忌证病人。以 10°屈膝位长腿石膏前后托和各种抱膝固定装置制动 4～6 周。固定期间可练习股四头肌收缩，去除固定后开始练习膝屈伸活动移位。

（2）手术治疗：关节面台阶＞2 mm，骨块分离＞3 mm，及开放性骨折适合采取手术治疗者。

① 切开复位内固定术：常用的内固定术方式有：克氏针加张力带；克氏针加骨松质拉力螺钉；钢丝固定；骨松质拉力螺钉；形状记忆骑缝钉；抓髌器。固定牢固者术后 24～48 h 可以开始练习膝屈伸活动。

② 切开复位缝合固定术：以钢丝或粗丝线行环形缝合。再修补缝合两侧的扩张部及髌前腱膜。以长腿石膏前后托制动 4～6 周。固定期间可练习股四头肌收缩，去除固定后开始练习膝屈伸活动，适用于粉碎严重的星形骨折。

③ 髌骨部分去除术：适用于髌骨下极粉碎性骨折未波及软骨面，近折端大而完整者。取髌前横切口，清除无法复位的碎骨块，保留与髌腱相连的骨块；钢丝通过近折端的横形钻孔（钻孔应靠近髌骨软骨面，以防止近折端骨折面向后反转），远端通过髌腱与骨块交界处收紧钢丝。修补撕裂的关节囊或伸膝扩张部。术后石膏固定 4 周左右，固定期间可练习股四头肌收缩，去除固定后开始练习膝屈伸活动。

④ 髌骨切除术：仅适用于严重粉碎性骨折而且用任何办法都无法保留髌骨的病例。仔细将髌骨碎块完全切除后将股四头肌肌腱与髌腱重叠缝合或直接缝合。对吻合紧张度的判断是：术中将吻合口拉紧之前，膝关节至少能够被动屈曲 90°；若术中被动屈膝达 120°，会造成术后伸膝延缓，术中应注意修补外侧支持带。术后石膏制动 3～6 周，逐步练习膝关节功能。

（八）胫骨平台骨折

1. 应用解剖　胫骨是下肢的主要承重骨之一，而腓骨承受体重的 1/6。胫骨近端向内、外侧增宽，组成了胫骨髁。近端关节面自前向后倾斜约 10°。两髁之间有胫骨嵴，是交叉韧带和半月板附着的区域。在胫骨近端还有两个骨性隆起，一是胫骨结节，位于胫骨嵴前方，膝关节水平以下 2.5～3 cm，有髌腱附着；二是 Gerdy 结节，位于胫骨外髁的前外侧面，是髂胫束的止点。胫腓之间组成上胫腓关节，位于胫骨髁的后外侧。腓骨对胫骨近端有支撑作用，并且为外侧副韧带、腘肌腱和股二头肌腱提供了附着位置。

胫骨平台由透明软骨覆盖，内侧平台的软骨约有 3 mm 厚，而外侧约有 4 mm 厚。内侧平台呈凹面，较大；而外侧平台呈凸面，较小。每一平台的周边部分均由半月板纤维软骨覆盖。外侧半月板覆盖的区域比内侧多，胫骨平台边缘和半月板之间由半月板胫骨韧带相联系。内侧和外侧副韧带（MCL、LCL）和前、后交叉韧带（ACL、PCL）以及关节囊提供了膝关节的稳定。

2. 损伤机制　胫骨平台骨折是强大外翻应力合并轴向载荷的结果。有文献统计表明，55%～70%的胫骨平台骨折是胫骨外髁骨折。此时，股骨髁对下面的胫骨平台施加了剪切和压缩应力，可导致劈裂骨折，或二者并存。

3. 骨折分类　临床上应用最广泛的 Schatzker（1993 年）分类方法，将其分为 6 种骨折类型。

（1）Ⅰ型：外侧平台劈裂骨折，无关节面塌陷。大多数发生在松质骨致密、可抵抗塌陷的年轻病人。

（2）Ⅱ型：外侧平台的劈裂塌陷，是外侧屈曲应力合并轴向载荷所致。常发生在40岁左右或年龄更大的年龄组。

（3）Ⅲ型：单纯外侧平台塌陷。关节面的任何部分均可发生，但常常是中心区域的塌陷。根据塌陷发生的部位、大小及程度，外侧半月板覆盖的范围，可以分为稳定型和不稳定型。后外侧塌陷所致的不稳定型比中心性塌陷为重。

（4）Ⅳ型：内侧平台骨折，因内翻和轴向载荷所致，比外侧平台骨折少见得多。常由中等或高能量创伤所致，常合并交叉韧带、外侧副韧带、腓神经或血管损伤。

（5）Ⅴ型：双髁骨折，伴不同程度的关节面塌陷和移位。常见类型是内髁骨折合并外髁劈裂或劈裂塌陷。

（6）Ⅵ型：双髁骨折合并干骺端骨折。常见于高能量损伤或高处坠落伤。X线摄片检查常显示"爆裂"样骨折以及关节面破坏、粉碎、塌陷和移位，常合并软组织的严重损伤，包括出现筋膜间室综合征和血管神经损伤。

4. 临床表现　病人膝部疼痛、肿胀，不能负重。有些病人可准确叙述受伤机制。最为常见的是外翻损伤所致，如足球运动损伤或高处坠落伤。体检可发现主动活动受限，被动活动时膝部疼痛，胫骨近端和膝部有压痛。应注意检查软组织情况、筋膜室张力、末梢脉搏和下肢神经功能状态。

5. 影像学检查　除了一些轻微的关节损伤之外，膝关节正位和侧位X线片常可以清楚地显示平台骨折。也可拍摄内旋40°和外旋40°X线片。内旋斜位片可显示外侧平台，而外旋斜位片可以显示内髁。当不能确定关节面粉碎程度或塌陷范围，或考虑采用手术治疗时，可行CT或MRI检查。

当末梢脉搏搏动有变化或高度怀疑有动脉损伤时，可考虑行血管造影术，特别是对高能量损伤、骨折脱位型损伤、无法解释的筋膜间室综合征，以及SchatzkerⅣ、Ⅴ、Ⅵ型骨折，更应特别注意。

6. 治疗

（1）保守治疗：保守治疗包括闭合复位、骨牵引或石膏制动。尽管避免了手术治疗的危险，但却常常造成膝关节僵硬和对线不良。主要适用于低能损伤所致的外侧平台骨折。相对适应证包括：① 无移位的或不全的平台骨折；② 轻度移位的外侧平台稳定骨折；③ 某些老年人骨质疏松病人的不稳定外侧平台骨折；④ 合并严重的内科疾病病人；⑤ 医师对手术技术不熟悉或无经验；⑥ 有严重的、进行性的骨质疏松病人；⑦ 脊髓损伤合并骨折病人；⑧ 某些枪伤病人；⑨ 严重污染的开放性骨折（Gustilo ⅢB型）；⑩ 感染性骨折病人。

（2）手术治疗：一般认为关节面"台阶"超过2 mm即应采取手术治疗。其绝对指征包括：① 开放性胫骨平台骨折；② 胫骨平台骨折合并筋膜间室综合征；③ 合并急性血管损伤。相对指征包括：① 可导致关节不稳定的外侧平台骨折；② 多数移位的内髁平台骨折；③ 多数移位的胫骨平台双髁骨折。

手术切口：根据骨折累及内髁或外髁的情况，可采用内侧或外侧的纵切口。应避免使用"S"或"L"形以及三向辐射状切口（"人"字形）。对于双髁骨折，建议用膝前正中纵切口。偶尔在特殊复杂的病例，采用2个切口：第一个在正前方，第二个在后内或后外方。前正中纵切口的优点是暴露充分，对皮瓣的血供损伤小，而且若需晚期重建，亦可重复使用此切口。

手术方法:下面按 Schatzker 分类阐述手术方法。

Ⅰ型:术前可行 MRI 检查,亦可用关节镜来直视骨折或外侧半月板。若其边缘撕裂,或卡在骨折端内,应行切开复位和半月板修补;若半月板保持完整,亦可行闭合复位,经皮空心拉力螺钉固定,可用关节镜或 X 线监测复位情况。

Ⅱ型:多数塌陷发生在偏前或偏中性部位,可采取外侧直切口。将前间室肌肉小心自胫骨近端剥离,通过半月板下方的横切口显露关节,用半月板拉钩辅助直视关节腔,尽量保留或修补半月板。可在骨折块下方用嵌入器将塌陷的折块向上顶起,并植骨支撑。若外髁骨折保持完整,可用松质骨螺钉固定;若骨折粉碎,或骨质疏松,则必须用支撑钢板固定。

Ⅲ型:外侧平台塌陷骨折,无外髁劈裂。塌陷部位在中心或边缘区域。CT 和 MRI可确定塌陷部位和深度。传统方法是行外侧入路,采用皮质开窗,顶起塌陷的关节面。也可用关节镜直视关节面复位程度和利用 C 臂影像增强器间接监测,在前外侧行小切口,行皮质开窗,其大小应足以将关节面顶起,并以植骨支撑,并经皮置入平行于关节面的 6.5 mm 或 7.0 mm 空心拉力螺钉。

Ⅳ型:只有无移位骨折才考虑保守治疗。即使骨折轻度移位,若采取保守治疗,亦可发生严重的、不可接受的内翻畸形愈合。

（九）胫腓骨骨折

1. 应用解剖　胫骨体呈三棱柱形,有 3 个嵴(或缘)和 3 个面。其前方的嵴及前内侧面从胫骨结节至内踝上仅位于皮下,易触及,而且骨质坚硬。在闭合复位及使用外固定架进针时可以利用上述特点。胫骨干髓腔纵向较直,横断面呈三角形,在远近干骺端髓腔逐渐扩大。

腓骨头及远 1/3 腓骨仅有皮肤覆盖,可触及。其余部分有肌肉和韧带附着。腓骨体对胫骨有支持作用,无负重功能。腓骨远 1/4 与胫骨远端共同构成踝穴,目前认为腓骨远端的完整性对踝穴稳定有重要作用。

腘动脉进入小腿在腘肌下缘分为胫前、胫后动脉。胫前动脉穿过骨间膜后沿其前方走行于小腿前间隔内,体表标志为两踝中点至腓骨头与胫骨结节中点间连线。胫前动脉过两踝中点后的终支移为足背动脉。胫前动脉在从腘动脉穿骨间膜处易受损伤。它在小腿中 1/3 处的分支常与腓动脉及胫后动脉相吻合,故有时胫前动脉虽已受损,但是足背动脉搏动仍可触及。胫后动脉在小腿后方中线下行于比目鱼肌深层,至内踝与跟结节之间,终支为足底内、外侧动脉。

腓总神经分为腓浅和腓深神经。腓浅神经支配腓骨长、短肌。腓深神经支配足及踝的伸肌。腓总神经损伤常由腓骨颈骨折、贯通伤、石膏压迫、下肢止血带使用时间过长、蹲位姿势时间过长等造成。腓总神经损伤后伸肌瘫痪,马蹄足畸形,行走呈跨越步态。

胫神经支配所有小腿后侧肌群,它走行于深浅两层肌间隔中。

小腿有致密的深筋膜,它将小腿的肌肉分为 4 个部分,形成 4 个筋膜间隔:① 小腿前间隔:前间隔的内侧是胫骨前方,外侧是腓骨,后侧是骨间膜,前方是坚韧的筋膜。胫腓骨骨折时,易发生前间隔的筋膜间室综合征。此时由于损伤出血使间隔内压力增加,组织灌注减少,肌肉组织缺氧,如果缺血 6 h 以上将造成不可逆的肌肉坏死。② 外侧间隔:外侧间隔内有腓骨长、短肌两条肌肉。腓浅神经走行于伸趾长肌与腓骨肌之间支配此二肌,主要作用为使足跖屈外翻。单独腓浅神经损伤少见。外侧间隔发生筋膜间隔区综合征者较前间隔少。③ 浅后间隔:腓肠肌、比目鱼肌、腘肌及跖肌位于浅后室内。腓肠肌跨越膝、踝关节,主要作用于屈膝关节及跖屈踝关节。比目鱼肌在小腿远 1/3 处加入腓肠肌,组成小腿三头肌,屈膝关节,内旋胫骨。跖肌无实际作用,可作为肌腱移植之供体。浅后室内还包括腓肠神经和大、小隐静脉。浅后室也可发生筋膜间室综合征,临床检查易发现。腓肠肌可作为肌瓣治疗小腿近、中 1/3 处之缺损。④ 深后间隔:深后室内包括胫后肌、趾长屈肌、胫后神经、胫后动脉和腓动脉。此组肌群主要作用为屈趾,内翻及跖屈足,受胫后神经支配。

2. 开放性骨折 Gustilo 分类法

(1) Ⅰ型:伤口长度小于 1 cm,一般为比较干净的穿刺伤,骨尖自皮肤内穿出,软组织损伤轻微,无碾挫伤,骨折较简单,为横断或短斜形,无粉碎。

(2) Ⅱ型:伤口长度超过 1 cm,软组织损伤较广泛,但无撕脱伤亦未形成组织瓣,软组织有轻度或中度碾挫伤,伤口有中度污染,中等程度粉碎性骨折。

(3) Ⅲ型:软组织损伤甚广泛,包括肌肉、皮肤及血管神经,有严重污染。

ⅢA 型:尽管有广泛的撕裂伤及组织瓣形成,或为高能量损伤,不管伤口大小,骨折处有适当的软组织覆盖。

ⅢB 型:广泛的软组织损伤和丢失,伴有骨膜剥脱和骨暴露,这种类型的开放性骨折常伴有严重污染。

ⅢC 型:伴有需要修复的动脉损伤。

3. 治疗 对于闭合胫骨骨折的治疗有下列方法:① 闭合复位以石膏、支具等制动;② 外固定架固定;③ 切开或闭合复位钉板内固定;④ 闭合复位髓内针内固定。对于开放性骨折,选用上述 4 种方法之一固定骨折,开放伤口则遵循下列原则:① 彻底反复清创;② 合理应用抗生素;③ 早期关闭伤口(包括使用肌瓣及游离皮瓣);④ 早期植骨治疗。

(1) 非手术治疗:对于不稳定型和开放性胫骨骨折,由于内固定的发展,手术治疗可取得较好的结果。但对于低能量造成的移位小的简单胫腓骨骨折,非手术闭合复位使用石膏外固定能有效地治愈骨折。

(2) 外固定架治疗

① 适应证:Ⅱ度或Ⅲ度(Gustilo 分类)开放性骨折损伤;骨折伴肢体严重烧伤;骨折需进一步行交腿皮瓣、游离皮瓣和其他重建过程;骨折后有严重骨缺损或需维持肢体长度;肢体延长;关节融合;骨折后有或怀疑有骨折不愈合。

② 优越性:可在远离损伤、骨病或畸形的局部固定骨折;Ⅰ期或Ⅱ期均可较易接近伤口;对各种骨或软组织损伤,包括多个邻近肢体的固定能显示较大灵活性;安装外固定架后可进行对骨折固定对位对线、长度及力学特性的调节;可同时和/或随后进行内固定;对邻近关节影响小;可早期使肢体或病人活动,包括完全负重。

③ 主要并发症:针道感染;穿针造成神经、血管损伤;穿针造成肌肉、肌腱损伤;可形成骨折的延迟或不愈合;筋膜间隔区综合征;再骨折;因针道感染而可使骨固定困难。

(3) 带锁髓内针治疗

① 适应证:胫骨非感染性骨折不愈合;胫骨的病理骨折;闭合的有移位的胫骨骨折;腓骨完整的胫骨骨折;开放的胫骨骨折;需要延长肢体,纠正短缩、旋转、成角等畸形愈合的截骨后固定。

② 禁忌证:感染性骨折不愈合;近端 1/4 胫骨骨折;Gustilo Ⅲ型开放性骨折。对开放

性骨折使用扩髓髓内针时,因扩髓而使本来就受损的骨内膜血循环进一步破坏,增加了形成死骨的机会,故主张使用不扩髓的髓内针。

③ 并发症:感染、筋膜间隔综合征,骨折延迟或不愈合、锁定螺钉及针折断、畸形愈合等。

(4) 钢板螺钉治疗:随着对骨折周围软组织更加重视以及对内置物特性的深入研究,钢板固定骨折趋向于有限地显露骨折而间接复位,尽量地减少紧密接触骨而造成的坏死以及促进骨痂形成。

(十)踝部骨折

1. 应用解剖 踝关节由3块骨构成:距骨体的滑车(上关节面)及内外侧关节面;胫骨远端关节面(穹窿及内踝);腓骨远端关节面(外踝)。在下胫腓韧带联合螺钉固定过紧时才会发生踝穴过窄。在踝关节负重及休息过程中,共有9组韧带及关节囊协助维持关节稳定性。在胫骨外侧,由胫腓前韧带、骨间韧带、骨间膜、胫腓后韧带及下横韧带共同构成下胫腓韧带联合。

2. 踝关节间接骨折的分型 有关踝关节间接骨折脱位的分型系统很多,主要差别在于分型的实用性方面。最常采用的是骨创伤学会(OTA)的 AO 解剖分型系统和 Lauge-Hansen 提出的功能分型系统。

(1) OTA/AO 分型:OTA/AO 分型根据外侧骨韧带复合体的损伤水平以及腓骨受累的水平分为 A、B、C 3 型,然后根据各型骨折的特点分为 3 个亚型。

(2) Lauge-Hansen 分型及其改良:Lauge-Hansen 分型的依据是损伤机制,共分为4大类。每一类型均有不同的损伤分期及各自的特点。主要类型包括:旋后-外旋型(SE)、旋前-外旋型(PE)、旋后-内收型(SA)及旋前-外展型(PA)。其他类型临床实践中较少遇到。

(3) 特殊类型的病变:特殊的撕脱骨折包括以下类型:① Tillaux-Chaput 骨折:下胫腓前韧带撕脱造成的胫骨前结节撕脱骨折;② Wagstaffe 骨折:下胫腓前韧带撕脱造成的腓骨前结节撕脱骨折;③ Volmann 骨折:下胫腓后韧带撕脱造成的胫骨后结节撕脱骨折。当后踝骨折块很大,占到胫骨穹窿的后 1/3 时,常导致踝关节不稳定,易发生向后半脱位或踝关节脱位,必须将后踝复位并固定于解剖位置。

3. 诊断及初步治疗

(1) 病史及体格检查:创伤病史作用不大,因为病人很难描述出损伤外力的方向。体格检查时,可见踝关节前内侧及后内侧,以及整个腓骨全长的瘀血、肿胀及压痛。需要检查皮肤状况。皮肤往往合并挫伤甚至裂伤。轻柔的手法检查即可大致判断踝关节的稳定性。

(2) Ottawa 规则:急诊室中可见到大量的踝关节损伤,但其中只有 15%～20%合并骨折,许多病例的影像检查是阴性的。Ottawa 组织的目标是建立特异的诊断流程,即通过体格检查排除存在骨折表现的病例,进而减少不必要的影像检查,这一诊断流程也称为 Ottawa 规则。强调需要接受影像学检查的病人应具备踝关节部位疼痛明显,同时至少满足以下一点:① 外踝后缘或外踝表面压痛(包括应检查腓骨全长有无压痛,寻找有无腓骨近端骨折);② 内踝后缘压痛;③ 损伤后至检查期间,患肢无法负重。该方法对排除无骨折踝关节损伤的准确率可达 100%,因此显著降低影像检查阴性的数量。尽管结果使人信服,但 Ottawa 规则仍未广泛应用,这与一定程度的不确定性、部分检查者需要影像检查确认以及潜在的法律风险有关。

（3）X线检查：标准的X线检查包括前后位像、侧位像及踝穴像。踝穴像或真正的踝关节正位像是指拍片时踝关节内旋20°。阅片时应注意以下6点：① 内踝有无骨折以及骨折的类型。② 外踝有无骨折、骨折的类型及部位。骨折的方向通常反映损伤机制。此外，腓骨骨折的水平也提示损伤的程度，例如，下胫腓联合水平以上的骨折提示更严重的损伤及下胫腓联合不稳定。③ 三角韧带及其深层的情况，特别是初始正位像显示内踝间隙无明显增宽时。腓骨为旋前型骨折，提示三角韧带撕裂。腓骨为旋前型骨折且内踝完整，则三角韧带可能撕裂，也可能完整。此时需要拍摄应力像。④ 存在内踝韧带复合体损伤而无外踝骨折时，应拍摄腓骨全长像，确定有无高位腓骨骨折。⑤ 应当识别其他相关损伤，如有无后踝骨折、胫骨前后结节骨折、腓骨前结节骨折。⑥ 检查距骨穹窿有无软骨骨折。

（4）其他检查方法：断层像、CT、MRI及关节造影对于评估踝关节的间接骨折脱位作用不大，主要用于评估有无相关的软组织损伤、有无骨性连接以及隐匿骨折的部位。

（5）初步治疗：对半脱位及关节脱位者行手法复位。踝关节用夹板制动并抬高及冷敷，上述方法能显著改善患肢的瘀血、肿胀及张力性水疱。

4. 手术技术

（1）切开复位

① 固定腓骨骨折：腓骨后外侧放置1/3管型支持接骨板。此外，更偏后方放置1/3管型板可发挥防滑作用，并提供良好的稳定性。

② 下胫腓螺钉的使用：AO组织建议在踝关节水平间隙上方2～3 cm，Griend等认为应在胫骨的腓骨切迹的顶端，即踝关节水平间隙上方3～4 cm。方向为平行于胫距关节面且向前倾斜25°～30°。

③ 固定内踝骨折：内踝复位后，用点式复位钳临时固定，插入导针，拧入4.0 mm的空心螺钉。较小的骨折块最好用克氏针张力带固定。

④ 修复三角韧带：存在修复指征时，要求将三角韧带固定于距骨或内踝。方法是在相应骨上钻孔，并将附着点周围部分做去皮质处理。

⑤ 固定后踝骨折：根据骨折块的大小，可在骨折块复位后采用由前向后的拉力螺钉固定。也可直接显露、复位并固定。最后，检查下胫腓联合处腓骨的稳定性。

⑥ 植骨：内踝的缩骨折需要植骨，仔细评估复位效果，避免关节面不完整，预防创伤后的关节炎。

⑦ 术后治疗：术后用短腿夹板制动，出院时更换为管形石膏。术后2周去除管形石膏，更换为可拆卸管形支具，开始活动范围锻炼。如骨折非粉碎性且三角韧带完整，此时即可停止制动。术后6周负重。

（2）闭合复位：对移位骨折很少采用闭合复位。闭合复位的指征是局部条件不适合切开复位，如局部感染性蜂窝织炎或深层组织挫伤。

（十一）跟骨骨折

跟骨骨折是一种很常见的骨折，约占全身骨折的2%，占跗骨骨折的60%。

1. 应用解剖　跟骨作为足纵弓的后侧部分，固定而有弹性地支撑体重，为小腿肌肉提供一个很强的杠杆支点，跟骨远端支撑距骨传来的身体负荷。跟骨的外侧面有一浅沟，腓骨肌腱在此行走。内侧表面向内凹陷，结构坚固，可以看见一个较大的突起，称载距突,在跟骨轴位片上可以清楚地看到。由于载距突骨质坚硬,而且骨折时常为内侧骨块的一部分,故此在复位时常作为复位的标志,并可以提供牢固的固定。跟骨的前面是马鞍形的关节面与骰骨相关节。在跟骨侧位片上可以见到两个角,一个是结节关节角(Bohler 角),另一个是交叉角(Gissane 角)。Bohler 角由两条线相交而成:一条线是后关节面最高点到跟骨结节最高点连线,另一条线是后关节面最高点到跟骨前突的最高点连线,两者组成的锐角范围是 25°～40°,常需与对侧对照,它反映骨折时跟骨畸形和塌陷的程度。Gissane 角由后关节面及跟骨沟至前突的连线组成,范围在 120°～145°。

2. 损伤机制　扭转暴力是导致许多跟骨关节外骨折的原因,尤其是跟骨前突、载距突和内侧突的骨折。而跟骨结节骨折大多由于肌肉牵拉暴力所致,撕脱骨块大小各不相同。直接暴力可以导致跟骨任何位置的骨折。

轴向应力是导致跟骨关节内骨折的原因。跟骨有一个很好的外形来承受每日的应力。它的重量和宽度使它可以承受很高的张力、弯曲应力及压应力而不至于疲劳。然而瞬间的高负荷,如从较高的地方坠落,却经常导致跟骨骨折。在剪切应力骨折时,作用于距骨的负荷导致距骨的反常移位,并将跟骨剪切为内外两部分。由于跟距内侧韧带及骨间韧带很坚韧,所以内侧骨块常维持在原位,而外侧半骨块因缺乏这些坚固的韧带,常常维持压缩状态向跖侧移位并旋转。

在压缩应力骨折中,由于距骨前外侧突在坠落时传导压缩应力至跟骨,作用于Gissane 角处,形成初级骨折线,骨折线可以横形延伸至内侧并劈裂中关节面和上内侧骨块。暴力继续作用又可导致继发骨折线的发生,继发骨折线的走行有助于从 X 线平片上判断骨折类型。压缩应力不仅可以导致跟骨骨折,而且可以引起身体近侧如脊柱和骨盆的骨折。

多数情况下,跟骨骨折后跟骨内翻加重,跟骨缩短,跟骨关节面的塌陷导致跟骨的高度变小,由于后关节面嵌入跟骨体中,导致跟骨外侧壁骨折及跟骨增宽,使跟腓间距变小,成为跟腓撞击综合征腓骨肌腱卡压的病理基础。需要注意的是,有时由于载距突的骨折,可以导致肌腱嵌入骨折端,使得骨折难以复位。

3. 诊断　对于跟骨骨折的诊断有赖于详细地询问病史、物理检查及必要而全面的放射性检查。跟骨骨折的病人都有明显的外伤史,通常为高处坠落伤,亦可偶见于交通伤或爆炸伤。物理检查一般为足跟部的肿胀或叩痛,踝关节或距下关节活动受限,脚跟不能着地,足跟增宽,足跟内外翻畸形,足跟塌陷等。检查时应注意是否同时合并足筋膜综合征的可能,如若存在,须及时手术减张。在诊断跟骨骨折时,X 线平片很重要。近年来,CT 及重建为跟骨骨折的诊断与治疗带来了革命性的改变,跟骨骨折后的 CT 检查尤其对于跟骨关节内骨折的分型、治疗及预后评估变得非常必要。

4. 治疗

(1) 跟骨关节外骨折的治疗:对于大多数关节外骨折,都可以采取保守治疗的方法,加压包扎并免负重 6～8 周。但是对于明显移位的跟骨结节骨折应予切开复位内固定。如果关节外骨折导致 Bohler 角＜10°,并且跟骨明显增宽时,也可以辅以穿针牵引手法复位。跟骨关节外骨折的预后大多很好。

(2) 跟骨关节内骨折的治疗:总体包括保守治疗和手术治疗。保守治疗包括:① 原位石膏固定;② 手法整复＋石膏固定;③ 功能疗法。近年来跟骨关节内骨折的保守治疗更倾向于不用石膏的功能治疗。手术治疗包括:撬拨复位＋石膏固定;撬拨复位＋多根针固定;有限切开复位内固定;切开复位内固定。切开复位又包含使用螺钉和克氏针的有限内固定方法及使用跟骨钢板的固定方法。近年来随着手术技术的进步及内固定材料的改进,对于跟骨关节内骨折予以切开复位内固定的手术效果越来越好。

(3)手术时机及方法:由于骨折后,足跟部往往明显肿胀,不宜急诊手术,一般在伤后早期令病人严格卧床,病人抬高足部冰敷及加压包扎,5～6 d后肿胀消退,此时手术,出现软组织问题的概率明显降低。

第三节　四肢神经损伤

一、概述

当重大灾害事件发生,神经损伤是常见的伴随损伤,是导致病人残疾的主要原因之一。因此,早期发现、诊断合并的神经损伤,及时、合理的治疗对于降低病残率具有重要意义。

(一)神经损伤的病理分类

1. 神经失用　神经传导功能障碍为暂时性的生理性阻断,神经纤维不出现明显的解剖和形态上的改变,远端神经纤维不出现退行性变,神经传导功能一般于数日至数周内自行恢复。

2. 轴突断裂　轴突在鞘内发生断裂,神经鞘膜完整,远端神经纤维发生退行性变,经过一段时间后神经可自行恢复。

3. 神经断裂　神经束或神经干完全断裂,或为瘢痕组织分隔,需通过手术缝接神经,缝接后神经可恢复功能或功能恢复不完全。

(二)神经损伤的病理分度

1. 第一度损伤　主要表现在神经膜血供或离子交换暂时性损伤而暂时性神经传导功能中断,而神经纤维及其胞体与末梢器官之间的连续性及其结构仍保持完整,神经损伤的远端不出现顺向变性,对电刺激的反应正常或稍减慢。第一度损伤的神经,其功能一般于3～4周内很快获得完全的恢复。

2. 第二度损伤　主要表现为轴突中断,即轴突在损伤处发生变性和坏死,但轴突周围的结构仍保持完整,损伤的轴突远端出现顺向变性,但不损伤神经。由于轴突中断,出现神经暂时性传导功能障碍,神经支配区的感觉消失,运动肌麻痹、萎缩。由于近端神经轴索可沿原神经内膜管再生,故第二度损伤的神经可自行恢复,预后良好,其恢复时间取决于轴突从损伤处至支配区感觉和运动末梢器官的距离,一般以每日1 mm的再生速度向远端生长。

3. 第三度损伤　其病理特征不仅包括轴突断裂,损伤神经纤维的远端顺向变性,而且神经内膜管遭到损伤,不完整。而神经束的连续性仍保持完整。由于神经束内损伤,造成神经束内部出血、水肿、血流受阻,缺血造成神经束内蛋白质渗出,纤维瘢痕形成,影响神经再生和恢复。因此,第三度损伤的神经虽可再生恢复,但恢复常不完全。

4. 第四度损伤　神经束遭到严重的破坏或发生广泛的断裂,神经外膜有时亦受到影响,但神经干的连续性仍保持完整。神经损伤处由于神经纤维的缺血变性和坏死,大量蛋白质渗出,细胞浸润,结缔组织的增生最后变成以结缔组织代替的索条,近端与局部残存的神经膜细胞和再生轴突可以形成神经瘤。损伤神经的远端仍发生顺向变性。第四度损伤的神经束被破坏的程度比第三度损伤更为严重,再生轴突的数量相应地大大减少,再生轴突在神经束内可以自由进入束的间隙,以致许多再生轴突缺失或停止生长,结果只有很少的轴突能到达神经末梢区域,形成有用的连接。其支配区的运动肌功能、感觉、交感神经功能基本丧失。因此对该度损伤的神经需要进行手术,切除瘢痕段神经,进行神经修复。

5. 第五度损伤 整个神经干完全断裂,断裂的两端完全分离,或仅以细小的纤维化组织组成的瘢痕索条相连。其结果是损伤神经所支配的运动肌、感觉和交感神经的功能完全丧失。第五度神经损伤需通过手术修复。

(三)神经损伤的表现

1. 临床表现 神经损伤后表现为神经支配皮区的感觉减退或丧失、支配肌肉的功能丧失,如力弱或活动受限以及营养障碍。如桡神经损伤表现为不能伸腕、伸指及虎口区麻木;腓总神经损伤表现为足趾背伸受限及足背区感觉减退。在损伤部位会出现 Tinel 征阳性。

2. 辅助检查

(1)神经电生理检查:肌电图(EMG)及神经传导速度(NCV)对有无神经损伤及损伤的程度有重要参考价值。感觉神经动作电位(SNAP)和体感诱发电位(SEP)有助于节前节后损伤的鉴别。节前损伤时 SNAP 正常(其原因在于后根感觉神经细胞体位于脊髓外部,而损伤恰好发生在其近侧即节前感觉神经无瓦勒变性,可诱发 SNAP),SEP 消失;节后损伤时,SNAP 和 SEP 均消失。

(2)影像学检查:臂丛根性撕脱伤时,脊髓造影加计算机断层扫描(CTM)可显示造影剂外渗到周围组织间隙中,硬脊膜囊撕裂脊膜膨出、脊髓移位等。一般来说,脊膜膨出多数意味着神经根的撕裂,或者虽然神经根有部分连续性存在,但内部损伤已很严重,并已延续到很近的平面,常提示有足够大的力量造成蛛网膜的撕裂。同样,MRI 除能显示神经根的撕裂以外,还能同时显示合并存在的脊膜膨出、脑脊液外漏、脊髓出血、水肿等。血肿在 T_1WI 和 T_2WI 上均为高信号脑脊液,水肿在 T_2WI 上呈高信号而在 T_1WI 呈低信号。MRI 水成像技术对显示蛛网膜下隙及脑脊液的外漏更为清楚,此时水(脑脊液)呈高信号而其他组织结构均为低信号。

二、上肢神经损伤

(一)指神经损伤

多为切割伤,手指一侧或双侧感觉缺失。

(二)桡神经损伤

① 腕下垂,腕关节不能背伸(图3-21-52);② 拇指不能外展,拇指间关节不能伸直或过伸;③ 掌指关节不能伸直;④ 手背桡侧皮肤感觉减退或缺失;⑤ 高位损伤时肘关节不能伸直;⑥ 前臂外侧及上臂后侧的伸肌群及肱桡肌萎缩。

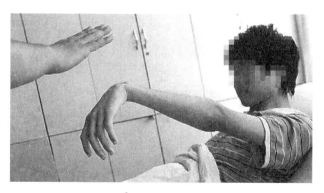

图 3 - 21 - 52　桡神经损伤导致垂腕

（三）正中神经损伤

① 手握力减弱，拇指不能对指对掌；② 拇、食指处于伸直位，不能屈曲，中指屈曲受限；③ 大鱼际肌及前臂屈肌萎缩，呈猿掌畸形（图 3 - 21 - 53）；④ 手掌桡侧半皮肤感觉缺失。

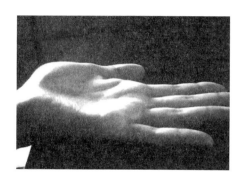

图 3 - 21 - 53　正中神经损伤所致的猿掌畸形

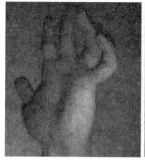
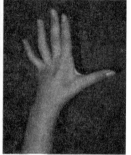

图 3 - 21 - 54　尺神经损伤所致的爪状手畸形

（四）尺神经损伤

① 拇指处于外展位，不能内收；② 呈爪状畸形（图 3 - 21 - 54），环、小指最明显；③ 手尺侧半皮肤感觉缺失；④ 骨间肌、小鱼际肌萎缩；⑤ 手指内收、外展受限，夹纸试验阳性；⑥ Forment 试验阳性，拇内收肌麻痹。

（五）腋神经损伤

① 肩关节不能外展；② 肩三角肌麻痹和萎缩；③ 肩外侧感觉缺失。

（六）肌皮神经损伤

① 不能用二头肌屈肘，前臂不能旋后；② 二头肌腱反射丧失，屈肌萎缩；③ 前臂桡侧感觉缺失。

（七）臂丛神经损伤

① 多为上肢牵拉伤；② 上干损伤为肩胛上神经、肌皮神经及腋神经支配之肌肉麻痹；③ 中干损伤，除上述肌肉麻痹外，尚有桡神经支配之肌肉麻痹；④ 下干损伤前臂屈肌（除旋前圆肌及桡侧腕屈肌）及手内在肌麻痹萎缩；累及颈交感神经可出现 Hornor 综合

征;⑤ 全臂丛损伤,肩胛带以下肌肉全部麻痹,上肢感觉全部丧失,上肢各种反射丧失呈弛张性下垂。

有下列情况之一,应考虑臂丛神经损伤存在:① 上肢五大神经(腋、肌皮、正中、桡、尺神经)中,有任何两组的联合损伤(非同一平面的切割伤);② 手部三大神经(正中、桡、尺神经)中,任何一根合并肩关节或肘关节功能障碍(被动活动正常);③ 手部三大神经(正中、桡、尺神经)中,任何一根合并前臂内侧皮神经损伤(非切割伤)。

三、下肢神经损伤

(一)腓总神经损伤

① 足下垂,走路呈跨越步态;② 踝关节不能背伸及外翻,足趾不能背伸;③ 小腿外侧及足背皮肤感觉减退或缺失;④ 胫前及小腿外侧肌肉萎缩。

(二)胫神经损伤

① 踝关节不能跖屈和内翻;② 足趾不能跖屈;③ 足底及趾跖面皮肤感觉缺失;④ 小腿后侧肌肉萎缩;⑤ 跟腱反射丧失。

(三)坐骨神经损伤

① 膝以下受伤表现为腓总神经或胫后神经症状;② 膝关节屈曲受限,股二头肌、半腱半膜肌无收缩功能;③ 髋关节后伸、外展受限;④ 小腿及臀部肌肉萎缩,臀皱襞下降。

(四)股神经损伤

① 大腿前侧、小腿内侧皮肤感觉缺失;② 膝腱反射减弱或丧失;③ 膝关节不能伸直,股四头肌萎缩。

(五)闭孔神经损伤

① 大腿内侧下 1/3 皮肤感觉缺失;② 内收肌群麻痹萎缩,不能主动架在健腿上。

四、诊断依据

1. 常有外伤史　多合并有四肢骨折或关节损伤。

2. 肢体姿势　周围神经损伤肢体呈不同程度畸形。

3. 运动功能　根据肌力测定了解肌肉瘫痪情况,判断神经损伤及其程度。晚期可存在不同程度肌肉萎缩。

4. 感觉功能　感觉神经支配区皮肤痛觉和触觉等发生障碍。Tinel 征感测神经再生到达的部位。

5. 自主神经功能　支配区皮肤营养障碍,由早期无汗、干燥、发热、发红,后期变凉、萎缩、粗糙甚至发生溃疡。

6. 反射功能　神经支配范围的肌腱反射减弱或消失。

7. 神经肌电图检查　有助于神经损伤部位的确定,为判断损伤程度、预后及观察神经再生提供依据。

五、治疗原则

1. 开放性损伤　对锐器伤或清洁伤口,做一期神经缝合。对火器伤或污染伤口,待伤口愈合后 3～6 周后做二期神经修复。

2. 闭合性损伤　神经受压,牵拉或挫损,早期做骨折及关节复位,神经功能多能自行恢复。如 1～3 个月无恢复,则需手术检查。

3. 晚期神经损伤　争取 3 个月内修复,伤后 1 年以上的病例,也应积极修复。

4. 手术治疗　根据神经损伤的时间、性质、程度和范围,可分别行神经松解、减压、缝合修复或行神经移位或移植,或后期行功能重建术。

5. 神经营养药物的运用　主要有:① 维生素类,如维生素 B_1、维生素 B_6、维生素 B_{12} 等;② 外源性神经营养因子;③ 脑源性神经生长因子;④ 神经节苷脂;⑤ 成纤维细胞生长因子等。

(赵凤朝)

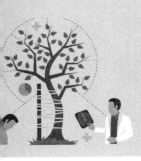

第二十二章　骨盆骨折

骨盆骨折是在医学救援中常见的损伤类型。本章主要讨论以下几个方面：骨盆骨折概述、骨盆骨折类型、骨盆骨折病理生理要点、临床表现、实验室与影像学检查、诊断与鉴别诊断、病情严重程度评估、急救原则、处理等。

第一节　骨盆骨折概述

骨盆是连接脊柱与下肢的主要结构。骨盆骨折通常有：① 由低能创伤引起的稳定骨折，如儿童或青少年中的髂嵴骨骺、髂前上棘、坐骨结节、耻骨支的撕脱骨折，如老年病人的坠落伤。② 由高能创伤引起的骨折，高能创伤可导致明显的病残率和死亡率。骨盆的低能创伤通常产生稳定的骨折，可予对症治疗，如扶拐或使用助行器，大多数病人可望顺利治愈。而高能创伤引起的骨盆骨折，需准确判断骨盆的稳定性，治疗难度大。

血管、神经、消化系统及生殖等重要器官由骨盆环内通过。骨盆受伤后可能会引起相应血管、神经、消化系统及生殖等重要器官的损伤。故骨盆骨折的致死、致残发生率高。

骨盆承重环的脱位，特别是有的患者累及骶髂关节，可导致长期疼痛、无法从事日常活动。

第二节　骨盆骨折类型

Tile 字母数字分型系统，包括基于骨盆稳定性概念的三种类型（表 3 - 22 - 1）：A 型（稳定），B 型（旋转不稳定但垂直稳定），C 型（旋转、垂直均不稳定）。这一分型系统在最近的文献中应用广泛。

表 3 - 22 - 1 Tile 骨盆环损伤的分型

A 型:稳定(后方弓完整)

    A1:撕脱损伤

    A2:直接暴力引起的髂骨翼或前弓骨折

    A3:骶尾部横骨折

B 型:部分稳定(后弓不完全损伤)

    B1:翻书样损伤(外旋)

    B2:侧方加压损伤(内旋)

        B2 - 1:同侧前或后方损伤

        B2 - 2:对侧(桶柄状)损伤

    B3:双侧

C 型:不稳定(后弓完全损伤)

    C1:单侧

        C1 - 1:髂骨骨折

        C1 - 2:骶髂关节骨折-脱位

        C1 - 3:骶骨骨折

    C2:双侧,一侧为 B 型,一侧为 C 型

    C3:双侧

A 型骨折又被进一步分为两组,A1 型骨折为未累及骨盆环的骨折,如髂嵴或坐骨结节的撕脱骨折和髂骨翼的孤立骨折;A2 型骨折为骨盆环轻微移位的稳定骨折,如老年人中通常由低能量坠落引起的骨折。

B 型骨折表现为旋转不稳定。B1 型骨折包括"翻书样"骨折或前方压缩损伤,此时前骨盆通过耻骨联合分离或前骨盆环骨折而开放,后骶髂和骨间韧带保持完整。Tile 描述了这种损伤的分期;第一期,耻骨联合的分离小于 2.5 cm,骶棘韧带保持完整;第二期,耻骨联合分离大于 2.5 cm,伴骶棘韧带和前骶髂韧带破裂;第三期,双侧受损,产生 B3 型损伤。B2 - 1 型骨折为有同侧骨折的侧方加压损伤;B2 - 2 型骨折有侧方加压损伤,但骨折在对侧,即"桶柄状"损伤,韧带结构通常不因半骨盆内旋而遭到破坏。

C 型骨折,旋转和垂直均不稳定,包括垂直剪切损伤和造成后方韧带复合体破坏的前方压缩损伤。C1 型骨折包括单侧的前后复合骨折,且又依后方骨折的位置再分为亚型;C2 型骨折包括双侧损伤,一侧半骨盆垂直稳定,另一侧不稳定;C3 型骨折为垂直旋转均不稳定的双侧骨折。Tile 的骨盆环骨折的分型直接与治疗选择和损伤的预后有关。

Young 和 Burgess 提出的分型方法,增加了联合机制损伤(表 3 - 22 - 2)。

表 3 - 22 - 2　Young 和 Burgess 骨盆骨折分型

分型	常见特征
LC1	前方横骨折(耻骨支),骶骨受压侧方压缩
LC2	前方横骨折(耻骨支),月牙形(髂骨翼)骨折
LC3	前方横骨折(耻骨支),对侧翻书样(APC)损伤
APC1	耻骨联合分离和/或骶髂关节的轻度张开;前方和后方韧带的拉长但保持完整
APC2	耻骨联合分离或前部垂直骨折,骶髂关节张开,前方韧带损伤,后方韧带完整
APC3	耻骨联合分离或前部垂直骨折,半侧骨盆完全分离但无垂直移位;骶髂关节完全损伤,前后方韧带完全损伤
VS	耻骨联合分离或前部垂直骨折,前后方垂直移位,通常经骶髂关节,偶尔通过髂骨翼和/或骶骨
CM	前和/或后,垂直和/或横形包括所有其他损伤类型;LC/VS 或 LC/APC

注:LC 为侧方加压;APC 为前后方压缩;VS 为垂直剪切;CM 为联合机制

第三节　骨盆骨折病理生理要点

熟悉骨盆的解剖及骨盆环破坏后的病理机制将大大增加我们对骨盆骨折的认识。

骨盆的组成:前面为耻骨联合连接的耻骨支和坐骨支环,纤维软骨盘分开两耻骨体;后面的骶骨和两个髂骨经骶髂关节连接,它由骨间骶髂韧带、前后骶髂韧带、骶结节韧带、骶棘韧带和相关的髂腰韧带组成。这些韧带的复合位提供了后方骶髂复合体的稳定性,而骶髂关节本身无内在的骨性稳定性。Tile 将后侧骨盆韧带与骨结构的关系比作骶骨是悬吊在两个髂后上棘上的吊桥。

不同平面骨盆的稳定性依赖于不同的韧带。主要限制半骨盆外旋的有耻骨联合韧带、骶棘韧带、前骶髂韧带。骶结节韧带可阻止矢状面的旋转;半骨盆垂直移位受所有上面提到的韧带结构控制,但当其他韧带缺乏时,可由完整的骨间骶髂韧带、后骶髂韧带以及髂腰韧带控制。通常,旋转不稳定的半骨盆,由于这些完整韧带结构的存在可仍保留有垂直稳定。在分型、预后和治疗上,这些结构亦有显著的意义。

第四节　骨盆骨折临床表现

除骨盆边缘撕脱骨折与骶尾骨骨折外,都有强大暴力外伤史,主要是车祸、高空坠落和工业意外。骨盆骨折是一种严重多发伤,低血压和休克常见,如为开放性损伤,病情更为严重。

一、临床表现

1. 骨盆分离试验与挤压试验阳性　医生双手交叉撑开两髂嵴,此时两骶髂关节的关节面凑合得更紧贴,而骨折的骨盆前环产生分离,如出现疼痛即为骨盆分离试验阳性。医生用双手挤压病人的两髂嵴,伤处出现疼痛为骨盆挤压试验阳性。有时在做上述两项检查时偶然会感到骨擦音。

2. 肢体长度不对称有移位的骨盆骨折　可用测量来度衡。用皮尺测量胸骨剑突与两髂前上棘之间的距离。向上移位的一侧长度较短。也可测量脐孔与两侧内踝尖端之间的距离。

3. 影像学表现　X线检查可显示骨折类型及骨折块移位情况,但骶髂关节情况以CT检查更为清晰。只要情况许可,骨盆骨折病例都应该做CT检查。

二、常见的并发症

1. 腹膜后血肿　骨盆各骨主要为松质骨,邻近又有许多动脉、静脉丛,血液供应丰富。骨折可引起广泛出血,巨大血肿可沿腹膜后疏松结缔组织间隙蔓延至肠系膜根部,肾区与膈下,还可向前至侧腹壁。如为腹膜后主要大动、静脉断裂,病人可以迅速死亡。

2. 腹腔内损伤　分实质性脏器损伤与空腔脏器损伤。实质性脏器损伤为肝、肾与脾破裂,表现为腹痛与失血性休克。空腔脏器损伤指充气的肠曲在暴力与脊柱的夹击下可以爆破穿孔或断裂,表现为急性弥漫性腹膜炎。

3. 膀胱或后尿道损伤　尿道的损伤远比膀胱损伤多见,坐骨支骨折容易并发后尿道损伤。

4. 直肠损伤　较少见,是会阴部撕裂的后果,女性伤员常伴有阴道壁的撕裂。直肠破裂如发生在腹膜反折以上可引起弥漫性腹膜炎;如在反折以下,则可发生直肠周围感染。

5. 神经损伤　主要是腰骶神经丛与坐骨神经损伤。腰骶神经丛损伤大都为节前性撕脱,预后差;骶骨Ⅱ区与Ⅲ区的骨折则容易发生骶1及骶2神经根损伤。骶神经损伤会发生括约肌功能障碍。

第五节　骨盆骨折实验室与影像学检查

骨盆前后位和Pennel等描述的40°尾端入口位和40°头端出口位像(图3-22-1、图3-22-2、图3-22-3、图3-22-4)是评价骨盆骨折所需的标准X线投照位置,入口位像主要显示半侧骨盆有无旋转畸形或前后移位。出口位像主要显示半侧骨盆有无垂直移位、骶骨骨折和前骨盆有无变宽或骨折。Young和Burgess的一组病例报告中,所有骨盆诸骨的创伤性损伤的90%可通过单纯的前后位X线片确诊,若再附加入口或出口位像,则94%的病人可获确诊。

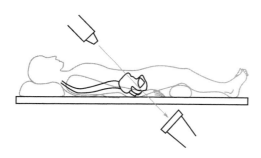

图3-22-1　骨盆入口位X线投照位置

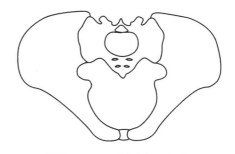

图3-22-2　骨盆入口位片

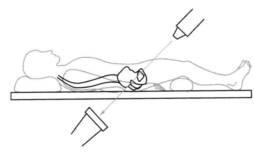

图 3-22-3　骨盆出口位 X 线投照位置

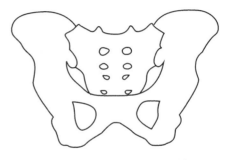

图 3-22-4　骨盆出口位片

CT 是评价明显骨盆损伤的一种重要方法,可评估普通 X 片上显示不清楚的骨盆环后部。CT 广泛应用之前,大多数骨盆骨折被考虑为单纯的前部损伤,而事实上单纯的前部损伤极为少见。CT 在显示旋转和前后移位方面明显优于普通 X 线片,但在垂直移位的诊断上,X 线片要优于轴位 CT 片。另外,CT 还可显示进入髋臼且影响治疗计划的微小移位的骨折线。

应寻找骨折稳定性的指征不同的 X 线征象。耻骨联合分离大于 2.5 cm,说明骶棘韧带断裂和骨盆旋转不稳定。偶尔为证实这种不稳定,需摄耻骨联合的应力位像。骶骨外侧和坐骨棘的撕脱骨折同样为旋转不稳定的征象。前骨盆增宽易引起前骶髂韧带断裂,于前后位 X 线片上可见骶髂关节增宽。但在轴位 CT 上所见,骶髂关节的后方韧带可保留完整,骨盆仍可保留其垂直稳定性。骶骨前侧皮质的压缩骨折常发生侧方压力损伤,一般属稳定型,但骶骨骨折伴有裂隙通常表示垂直不稳定。腰椎 5 横突的髂腰韧带附着点的撕脱骨折为垂直不稳定的又一表现。

垂直不稳定通常指半侧骨盆向头侧移位 1 cm 以上。有些骨盆损伤,垂直不稳定表现明显,当垂直稳定性可疑时,应力试验将会有所帮助。Bucholz 建议在 X 线控制下做骨盆的推拉试验,具体操作是检查者握住一侧的下肢向上推,同时握住另一侧的下肢向下拉,此时摄一 X 线片;然后交换推拉方向再摄一张 X 线片,比较两张 X 线片,则可测出其最大移位。当在这一试验中,向头侧移位大于 1 cm,则说明骨折为垂直不稳定型。一般该试验应仅做一次,摄得的 X 线片作为永久测量头向移位的准确资料。我们在病人急性期有明显血流动力学不稳定时不做这一试验,而代之以其他的 X 线检查方法作为判断垂直稳定性的标准。

第六节　骨盆骨折诊断与鉴别诊断

髂嵴骨骺、髂前上棘、坐骨结节的撕脱骨折常见于青少年运动员,通常由剧烈运动如跑步或跳舞引起,一般均不需手术治疗,保守治疗常可取得很好的效果。坐骨结节骨骺的撕脱可产生发红的骨痂或肌炎,易与恶性肿瘤混淆。偶尔,由于病人坐立时有局部刺激和疼痛,撕脱后多余的反应骨需要切除,但手术应待反应骨完全成熟以后进行,遵循骨化性肌炎的原则切除。

由机动车和行人的交通事故引起的高能骨盆骨折是完全不同的损伤,高能骨盆骨折的可能并发症有:骨盆大血管和神经损伤,主要脏器损伤,如肠道、膀胱和尿道。据报道,在开放性骨盆骨折中,严重骨盆骨折的死亡率在 10%~50%。Gilliland 等和其他学者证实影响骨盆骨折病人死亡率的多种因素包括病人损伤程度指数,伴随的股骨损伤、失血量、低血压、凝血障碍,伴随出现的内脏损伤和开放伤口等。

损伤后当即死亡可由严重的骨盆内出血引起。Tile 和其他学者提出了处理多发创伤病人骨盆骨折和血流动力学不稳定的系统规则。出血通常不是仅由一个大动、静脉结构损伤引起,还有骨折表面和腹膜后的小血管损伤引起。在不稳定的骨盆骨折病人中,当排除其他引起休克的原因后,则有行脐上腹腔灌洗的指征,如果该项检查为阴性,则应即刻应用外固定架以减少骨盆活动。更为重要的是,骨盆环结构的闭合可明显减少腹膜后容量,增加小血管出血的堵塞速度。Riemer 等报道,对骨盆骨折病人采用外固定和早期活动方案后,死亡率由 26% 减至 6%,低血压病人的死亡率亦由 41% 降至 21%。

开放性骨盆骨折是极难处理的损伤,据报道死亡率高达 50%。如果腹膜后间隙开放,则不能产生填塞效果而防止过度出血。粪便污染引起的败血症是这种损伤死亡的主要原因,当病人有腹膜伤口时,则应立即行结肠造瘘改道术。所有开放性骨盆骨折病人应行常规的会阴部和直肠检查,因骨折块可能穿破这些结构,若不能及时适当地清创,可能出现灾难性结果,外固定可减少骨折的活动及进一步的软组织损伤。

第七节　骨盆骨折病情严重程度评估

骨盆骨折严重程度评估步骤:
1. 监测血压。
2. 建立输血补液途径。
3. 视病情及早完成 X 线和 CT 检查,并检查有无其他合并损伤。
4. 检查是否有尿道损伤。
5. 诊断性腹腔穿刺。

第八节　骨盆骨折急救原则

在急性复苏期,骨盆骨折病人的治疗应遵从常规的急性创伤治疗计划。已证实 MAST 制服(军用抗休克裤)在运送病人时大有益处,但在判断复苏期不常规应用。这一制服长时间充气时,易引起下肢的筋膜间室综合征,且在松气后易引起严重的低血压。同时,还可妨碍腹部和下肢状况的评估及血管的处理。建议在复苏期早期临时使用可泄气的豆状袋固定骨盆。

一、外固定架治疗

对于不稳定骨盆骨折的病人,若经早期的大量液体输注后仍有血流动力学仍不稳定时,应急诊行外固定以利复苏。一些学者建议在急诊室做这种固定,并认为其优点为:① 通过减少腹膜后的容量,而产生对腹膜后血肿的填塞作用;② 减少骨折面的活动,更有效地促进血凝块形成;③ 提高病人在运输和 CT 等检查时的活动能力。在 Riemer 等的研究中,即刻外固定可将低血压病人的死亡率由 41% 减至 21%。Moreno 等报道,在不稳定骨盆骨折病人中,即刻给予外固定较之不行外固定,输液量亦明显减少。

骨盆外固定有多种不同的方法,可以用一个简单的前支架,带 2～3 枚 5 mm 钢针。单独的横杆可用于 Tile B2 型损伤(翻书状垂直稳定),四边形支架通常用于其他类型骨折,垂直不稳定骨折通常还可通过同侧股骨远端的骨牵引治疗。

对于垂直不稳定骨折,所获的后方复位经常不能准确维持,尤其是病人经常搬动而不是在床上滚动时。这类骨折通常需附加后方固定,并在病人情况能减少骨盆针眼部位的细菌增殖时,尽快行后方外固定或转为前方和后方的内固定。

二、骨盆钳

在垂直不稳定骨折中,由于前方应用的外固定架不能控制后方骶髂关节复合体的运动,目前已发明了两种骨盆钳帮助控制复苏期骨盆的后方:Ganz C 型钳和 Browner 及其助手发明的骨盆稳定器。这些装置将经皮置放的粗针插入后侧的骶髂关节部位。

骨盆钳安装完毕后,可进行其他的诊断和治疗。需要开腹时,以斯氏针为固定轴旋转交叉杆远离腹部至大腿远端。如需在股骨近端手术时,可向头端旋转交叉杆,以使其位于腹部。内固定术中,当后侧骨折已显露、复位钳或针位置到位后,再去除 C 形钳。

前侧外固定或骨盆钳应用以后,若出血仍不能控制时,则应行血管造影检查。10%～20% 的病人可有大的动脉和静脉损伤,可通过栓塞治疗。Pohlemann 等建议在这些病人行腹膜后探查并压迫止血。

第九节　骨盆骨折的处理

大量研究表明,骨盆骨折伴有明显的远期病残率,尤其是伴有骶髂关节移位者。Holdsworth 在其 1948 例骨盆骨折非手术治疗的分析中,发现 27 例病人有骶髂关节脱位,仅 12 例可参加重体力劳动,15 例明显下腰痛。髂骨和骶骨后方骨折病人的结果较好。Rat 在其 101 例不稳定骨盆骨折的非手术治疗中注意到,包含骶髂关节或骶骨的骨折,出现明显下腰痛和腿部不适的占 52%。大多数研究中,经髂骨的骨折预后较好。据报道,神经性的后遗症最常出现在骶骨骨折的病人。

Huittinen 等报道,在其一组 407 例主要为高能骨盆骨折的病人中,32% 的病人有明显的步态异常,70% 的病人有明显的疼痛。Tile 在多治疗中心的 148 例病人研究中发现,稳定的侧方和前后压缩损伤(B 型骨折)的预后好于垂直剪力骨折。前方疼痛较少见,但在耻骨联合破坏时也可出现,而在骶髂关节脱位时病人常有慢性腿痛。Henderson 报道了相似的发现,即步态异常、下腰痛、工作能力丧失,这些均与垂直不稳定骨折的垂直移位有关。

骨盆骨折非手术治疗引起的高病残率致使人们更多地采用手术处理。传统上,骨盆骨折的手术复位和内固定均延迟几天进行,以便评估和治疗威胁生命的损伤,制定术前计划和准备必需的器械。源于大型创伤中心的报告表明,骨盆骨折病人易患 Seilbel 所述的肺部感染,使一些学者认为应早期对骨盆环破坏的病人行开放复位和内固定。

Goldstein 等建议手术有指征时应行术前血管造影和栓塞治疗,早期固定骨盆和其他骨骼的损伤。他们认为在有选择的病人中,经过合适的术前计划、复苏和骨盆固定后,可在损伤后 24 h 内进行手术。但这一过程的实施,需要一个有经验的外科医生队伍和放射科医生、创伤外科医生和矫形外科医生之间有良好的合作。

外固定常用于 Tile B 型损伤的最终治疗。Kellam 在 83% 的 B1 型、66% 的 B2 型、27% 的 C 型损伤中,获得并保持了良好的复位。在 B 型损伤中,若复位得以维持,则 100% 的病人功能恢复正常;若复位不能维持,80% 将需使用止痛药缓解后方的疼痛。C 型骨折获得适当复位后,仅有 50% 的病人能在不改变工作和生活方式时疼痛消失。C 型损伤若不经适当复位,仅 33% 的病人可恢复从前的工作。对于包含有骶髂关节的 C 型骨折,Kellam 建议对后方损伤行解剖复位内固定和骶髂关节融合。C 型损伤解剖复位对病人的疗效具有明显作用,但一些学者对此持怀疑态度。Miranda 等比较了 80 例骨盆骨折病人治疗后的结果,其中 61% 采用外固定,39% 采用非手术治疗。结果 Tile A、B、C 型损伤者,恢复既往工作的比例相似(75%~81%);C 型损伤半骨盆平均遗留的垂直移位为 21 mm;损伤后最糟的后遗症为病人感到疼痛,在三组中无论采用何种治疗,结果均相似。

对于轻微移位的侧方加压损伤,卧床休息常是足够的治疗。但如果半侧骨盆有过度内旋,则应使用外固定架解除旋转,当侧方受压骨折不稳定时,则需行前方和后方的固定。Kellam 等描述了一种不同的侧方挤压损伤,其中前方骨盆环的骨折倾斜嵌压阴道壁的损伤,将导致性交困难,因此建议对这一"倾斜"骨折行开放复位。

一、内固定

一些学者提倡对 Tile B 型和 C 型损伤行前方骨盆内固定。

对于 Tile C 型骨折,旋转和垂直不稳定时,骨盆前环可通过上述的外固定架或前方钢板固定。后方的治疗一般由后骨盆环损伤的部位决定,Matta 及其他学者描述了透视下经皮将螺丝钉由髂骨后面拧入骶骨体用于治疗骶骨骨折和骶髂关节撕裂的方法,但这一操作有可能损伤腰 5 神经根、骶骨体前方的髂血管以及被骨性结构包绕的骶髂神经根,因此,需要很好的透视技术和对骨盆三维解剖的充分认识。由于经骶孔的骨折(Denis2 型),发生神经损伤者占 40%,一些学者建议对这类骨折行开放复位内固定,同时对受累神经孔减压。张力带钢板也可用于双侧髂骨后嵴间的固定。对于不伴后方骨折的骶髂关节撕裂,建议行前路腹膜后切开复位钢板固定和后方切开复位螺丝钉固定,这种方法在经皮技术之前即已被提出。Letournel 等提出在行骶髂关节的后方固定时,应将一手指通过坐骨大切迹来触摸钻头,以保护神经血管结构。Simpson 等报道,用经腹膜后的前入路在骶髂关节前方置放钢板,因该入路可直接观察到关节,效果很好。应用这一入路进入骶髂关节时,须仔细保护臀上动脉和腰 5 神经根。对于髂骨翼骨折,可应用开放复位和骨盆重建钢板固定技术。而对于骶髂关节的骨折-脱位(即月牙形骨折),可于前方或后方对骨折进行复位和固定,用或不用金属内固定贯穿骶髂关节。

二、骶骨骨折和骶髂关节脱位的后方螺丝钉固定(俯卧位)

Matta 等采用了俯卧位情况下的骶骨骨折和骶髂关节脱位的后方螺丝钉固定术。

对于骶髂关节脱位,自骶骨至髂骨翼用尖的复位钳复位。通过坐骨大切迹以手触摸和直接观察,评价复位情况。透视下将螺丝钉指向骶1椎体垂直于髂骨翼经骶髂关节拧入骶骨翼。在前后位、头端斜位、尾端斜位上多次透视调整钻头和螺丝钉的方向。

以同样方法复位骶骨骨折,通过手摸和直视观察骶骨后方,检查复位情况。自髂骨翼外侧面拧入1～2枚螺丝钉至骶1椎体中。必要时于坐骨大切迹稍上方自髂骨经骶骨后部至对侧髂骨,安放一薄的可塑形钢板作张力带。常规放置引流后关闭切口。

术后处理:术中和术后预防性应用抗生素48～72 h,术后48 h拔除引流。对后方的单侧损伤,可于术后4～7 d病人自觉舒适时,开始步态练习。患肢可允许负重15 kg,其后6～8周在病人可耐受的情况下逐渐增加负重。当病人为双侧后方不稳定的骨折时,仅允许其进行上下轮椅时站立,术后6～8周内不可负重活动。

三、骶骨骨折和骶髂关节撕裂的经皮骶髂关节螺丝钉固定(仰卧位)

Routt等介绍了这一方法,报告了其结果和并发症,并对影响手术操作的上部骶骨形态的解剖和放射学变异进行了研究。他们指出在正常骶骨翼前上方有一倾斜面,骶骨翼的斜坡由近端的后方走向远端的前方。

螺丝钉在用于固定骶髂关节撕裂时,应垂直进入关节,而用于固定骶骨骨折时,则更宜横向进入,以使螺丝钉进入对侧的骶骨翼。

术中由静脉预防性应用头孢类抗生素,除非需有泌尿外科医师联合手术涉及尿道,否则应常规隔离会阴部。根据需要可行胸部、腹部和下肢的消毒和铺单。当手术需要涉及整个下肢时,术前或术中打入股骨牵引针,由无菌绳连接。根据骨折类型和移位情况决定牵引重量。准备和铺单过程中,应设法对所有下肢骨折进行保护。

处理半侧骨盆损伤的方法有:经皮Schanz螺丝钉置于臀中肌结节、髂前下棘和股骨粗隆间线;远端股骨牵引和前方外固定架(或股骨牵开器)单独或联合应用;单独处理髋部的手法。用C形臂透视指导复位,骨盆前环骨折或脱位的解剖复位和固定通常可改善后方脱位,当后方骨盆环闭合复位不成功时,可考虑由前入路复位分离的骶髂关节,后入路复位骶骨骨折。

四、骶髂关节前入路和固定

Simpson等描述了最初应用骑缝钉而现今应用动力加压钢板、重建钢板或四孔钢板的前方固定技术,骶髂部骨折的治疗一般应在伤后5～12 d进行。

术后处理:病人保持卧床1 d或2 d后,扶拐或应用助行器保护患肢接触负重活动。

髂骨翼骨折可通过前方的腹膜后切口显露,避免从髂骨上剥离外展肌的起点,用尖复位钳复位,以3.5 mm重建钢板和标准松质螺丝钉固定。

五、骶骨骨折经髂骨螺栓固定

骶骨骨折可经髂骨螺栓固定。术后处理:24～48 h拔除引流,此时可由卧床转为坐立。当病人可自行直腿抬高且可主动控制下肢时,开始行走。以拐杖或助行器限制负重,直至骨折愈合,一般为8～12周。

(高绪仁)

第四篇 创伤并发症

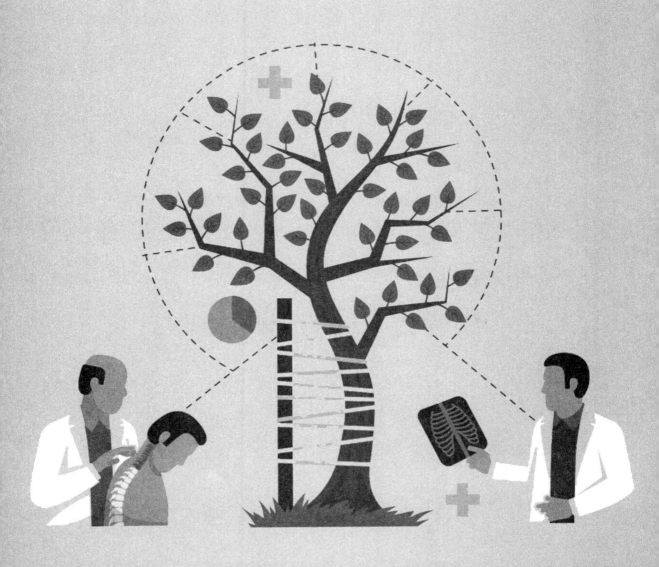

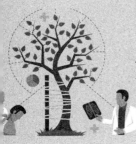

第二十三章　创伤性休克

　　自 1800 年代后期,休克已经被认为是外科和创伤中一种重要的病理生理组成要素。创伤性休克(Traumatic Shock)是指机体遭受严重创伤后发生急性循环功能障碍致组织灌注不足以维持正常细胞功能与结构的临床综合征。创伤性休克无论在平时还是在战时均是常见的严重并发症之一。平时外伤中,休克多见于交通及工业事故,多发性创伤致休克的发生率可高达 50%~70%;战时伤员为 30%~40%。据报道,严重胸部外伤伴有血气胸者休克发生率为 70%,死亡率达 30% 以上;严重腹部外伤伴有肝、脾破裂者休克发生率约为 80%,死亡率约为 25%;严重多发伤时休克发生率为 50%~70%,死亡率为 15%~30%。创伤性休克的严重程度和死亡率与创伤的性质、失血量多少、是否合并内脏损伤以及早期救治情况等有关。创伤性休克不仅能立即导致伤者死亡,而且若处理不当,还可引发其他严重并发症(如脓毒症、多器官功能障碍综合征等)而进一步危及生命。然而,创伤性休克的及时发现和正确处理将在很大程度上挽救伤者的生命。

第一节　病因与临床类型

　　创伤性休克主要发生于严重创伤,尤其是伴有内脏损伤和大量失血的伤员。战时常见于枪弹伤、烧伤、冲击伤以及核武器伤等;平时多见于交通事故伤(约占 65%)、机械伤(约占 12%)、坠落伤(约占 12%)、其他伤(约占 11%),也可发生在接受大手术者等。

　　创伤作为原发病因,是如何引起休克的呢?随着对创伤研究的深入,发现创伤性休克是一个特殊的休克类型,除了创伤本身可直接导致休克外,因每个伤员遭受创伤的性质、部位和程度的不同,可涉及几乎所有的休克类型(图 4-23-1)。Peitzman 等主编的《创伤手册》,将休克分为低血容量性休克、心源性休克、血管源性休克(包括神经源性休克、感染性休克等)、梗阻性休克和创伤性休克五大类,将创伤性休克作为一个独立的休克类型。这对创伤性休克的诊治是十分重要的。

　　在创伤性休克的发病过程中,导致休克的创伤原因常常为多种因素掺杂而多变,常见的临床类型有以下几种。

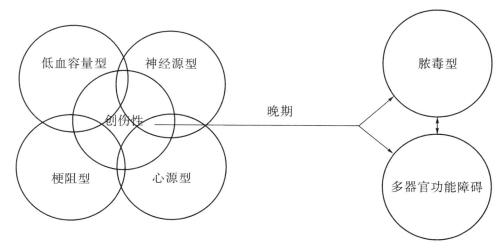

图 4 - 23 - 1　创伤性休克的临床表现类型

一、低血容量型

创伤后低血容量型休克为创伤性休克最常见的临床类型,以至于以往将创伤性休克分类为低血容量性休克。它是由于严重创伤直接导致有效循环血量急剧减少而引起的休克。发病原因为大量出血和失液。大量失血常见于创伤造成肝或脾等内脏器官破裂、大血管损伤、骨盆骨折等;大量失液常见于大面积烧伤后血浆大量渗出以及遭受严重创伤的组织因炎症反应引起大面积水肿;发生挤压伤和大面积撕裂伤时既有出血,又有血浆丢失。

二、心源型

创伤后心源型休克是指创伤直接造成心肌受损,使心肌收缩力减低,同时心肌水肿,心肌舒张不足,导致心排血量骤减而发生的休克。主要见于心脏挫伤、冠状血管损伤、瓣膜破裂、乳头肌断裂等。

三、梗阻型

创伤致张力性血气胸、连枷胸、心包内积血积液等,使胸腔压力增高,压迫心脏,致心脏收缩和舒张受限,心排血量严重降低而发生休克。

四、神经源型

常见于下列几种情况:① 剧烈疼痛、过度恐惧引起休克;② 头部创伤或创伤后脑栓塞直接累及血管运动中枢而造成休克;③ 脊髓创伤后,肌肉瘫痪促使静脉容积扩大和血流缓慢,回心血量减少导致休克。

五、脓毒型

一般出现在创伤后中晚期,发生在严重感染的基础上,与创伤后机体防御功能降低以及入侵细菌和其释放的内毒素或外毒素有关。

创伤性休克的以上五种类型,既有共性,又有特性。从遭受创伤开始,到恢复或死亡,几种类型的创伤性休克都有发生的可能,经常同时并存,但在创伤性休克的某一阶段则以一种为主(图4-23-1)。例如多发伤患者发生创伤性休克的原发因素常为大出血造成的失血性休克,但随着休克时间延长,组织持续缺血缺氧产生酸中毒时,又可引起心肌收缩力下降,在血容量不足的基础上具有心源性的因素。若此时伤口发生感染或坏死组织存在而引起全身炎症时,则休克又具有了脓毒症的因素。尽管创伤后各种休克所引起的病理生理变化不尽相同,而且这些变化之间存在着复杂的相互关系,但其共同特点是创伤引起组织器官缺血缺氧和细胞代谢障碍。

第二节　病理生理学

一、病理生理过程

创伤性休克在发病过程中的不同阶段其主要病理生理变化有所不同。

(一)初始病理生理变化

初始时,最主要的是低血容量型休克,其次是心脏创伤所致的心源型休克和张力性气胸或心包压塞所致的梗阻型休克等引起的急性病理生理变化。

(二)后续病理生理变化

后续的病理生理变化起因于:① 组织创伤和再灌注损伤的全身炎症反应所致的分布型休克,其中最常见的为脓毒型休克;② 微血管阻塞和血栓形成所致的组织低灌注;③ 晚期循环体液因素和代谢性酸中毒所致的心功能损害等引起的变化。

(三)终末病理生理变化

如果复苏不充分或延迟,可发生亚急性不可逆性休克。由于细胞肿胀阻塞毛细血管或微血管血流恢复失败,而死于多器官衰竭。

如果复苏延迟更长,将发生急性不可逆性休克,而出现持续的出血、酸中毒、凝血紊乱等。

二、全身病理生理变化

尽管创伤后各种休克类型所引起的病理生理变化不尽相同,而且这些变化之间存在着复杂的相互关系,但其共同特点是创伤引起组织器官缺血缺氧,细胞代谢障碍和结构损害。

创伤性休克时的全身反应与一般休克时的全身反应有许多相同之处,这里仅对创伤休克时机体循环、代谢和炎症反应的主要特点作简要介绍。

(一)心血管反应

创伤性休克的血流动力学变化具有多种休克的特点。典型的血流动力学演变过程可分为四期。

1. 低排高阻期　见于创伤性休克早期,反映了创伤后低血容量休克的特点。严重创伤造成大量失血、失液,使有效循环血量骤减。此时体循环平均压、心脏指数和心脏每搏功指数均显著降低,而外周阻力代偿性升高,肺循环和门静脉血流量减少,肺动脉压和门静脉压也显著降低。低心排出量和低氧输送导致组织缺血、缺氧和酸中毒。

2. 恢复灌流期　经过积极抗休克、补液扩容后,体循环平均动脉压、心脏指数、心脏每搏功指数和外周阻力均迅速恢复,血流动力学处于相对平稳状态。

3. 高排低阻期　在继发感染、坏死组织以及炎症反应等因素的作用下或受到第二次打击时,心血管系统会逐渐出现高动力反应。可表现为心脏指数进行性升高,外周阻力进行性降低;同时平均动脉压和心脏每搏功指数也显著降低。此时肺动脉压和肺小动脉楔压均显著升高,肺血管阻力呈下降趋势。外周静脉压和门静脉血流量则显著降低,胃肠道处于缺血、缺氧状态。

4. 低排低阻期　创伤性休克晚期,随着脓毒症的进展和器官衰竭的出现,心血管对支持治疗逐渐失去反应,由代偿转为失代偿,进入终末状态。此时,平均动脉压和心脏指数急剧下降,补液和药物不能维持血压,直至死亡。

创伤性休克时,微循环内微动、静脉收缩明显,血流缓慢,在各种介质的作用下,发生白细胞、红细胞和血小板聚集,而不断形成微聚物,随血流至肺、肝、心、肾等脏器,能形成微血栓,引起广泛的组织损害。创伤性休克时,血黏度也有明显改变。当 pH 由 7.4 降至 6.9 时,血黏度增加 2 倍;如果血压持续下降,则可增加 6 倍。休克时红细胞聚集,其硬度增高,同时,增加血黏度的纤维蛋白原和球蛋白也增多,加之白细胞和血小板聚集以及创伤引起凝血因子产生增多,这些因素都使血黏度进一步增高,局部组织血流淤滞,发生栓塞和组织坏死。

（二）代谢反应

创伤性休克的代谢反应可分为三个时期。

1. 退潮期　此阶段机体受到严重创伤的突然打击,大量失血失液,处于休克状态。其主要特点是患者的生命活动突然受到抑制,血压和心排出量降低、体温下降、氧耗量减少。随之出现一系列代偿反应,表现为交感神经系统兴奋,外周血管收缩,心率加快,应激激素分泌增多,炎性介质大量释放。此期出现肝脏糖原分解增强,脂肪动员加快,血糖与血浆游离脂肪酸含量增高。这一阶段随创伤休克的严重程度不同,常可持续数小时到 1～2 d。

2. 涨潮期　经积极抗体克治疗,患者血流动力学相对稳定后,便进入涨潮期,也称高代谢期。此期的特点是持续的高代谢。可表现为心率加快、体温升高、代谢速率加快、氧耗量增多、产热量增加。此时血糖有所下降,仅表现为轻度增高,但糖的氧化受限,并出现胰岛素抵抗。同时血浆游离脂肪酸仍处于高水平并伴有脂肪酸的氧化增强。蛋白分解速率增快,氨基酸代谢加速,尿中三甲基组氨酸及氮排泄增加。这期随着创伤严重程度不同,可持续数天、数周,甚至数月。

3. 恢复或衰竭期　患者如病情平稳,经过高代谢期后则可进入恢复期或合成代谢期;病情若继续恶化发展,持续高代谢将导致代谢衰竭和多器官功能障碍,进入衰竭期。

（三）神经内分泌和炎症反应

在创伤性休克的打击下,机体内环境将发生一系列变化,表现为神经内分泌和免疫系统激活。首先出现的是神经内分泌反应,通过垂体-肾上腺轴的作用,儿茶酚胺、肾上腺皮质激素、胰高血糖素等分泌大量增加,从而产生心脏兴奋,糖利用受限,蛋白消耗增加,代谢率升高等作用。在神经内分泌反应的同时,血清补体以及中性粒细胞、单核巨噬细胞、淋巴细胞等免疫系统细胞也处于活化状态,并释放出大量炎性介质或细胞因子,引起创伤部位和全身的炎症反应。许多研究资料表明,严重创伤发生休克后不久,即观察到大量炎性细胞(多形核白细胞、单核细胞和血小板)在全身各脏器微循环中聚集,并检测到补体和凝血系统活化、应激激素以及各种细胞因子和体液因子水平升高,组织脂质过氧化反应增强。此时临床表现为受伤组织红、肿、热、痛、和全身炎性反应综合征(SIRS),如体温升高、呼吸心率加快、高代谢和高动力循环等一系列征象。实验室检查发现,血小板减少,白细胞减少或增多,但聚集性增强;血中补体增多以及各种炎性介质释放;体内急性期蛋白合成增加以及凝血功能异常。病理学检查发现,各脏器微循环血管内充血,血小板和白细胞粘附并聚集,组织中炎症细胞浸润。

在创伤性休克后期,随着病情的进展,尤其是并发感染或遭受再次打击时,全身炎症反应出现失控。可表现为聚集在各器官微循环中的炎性细胞极度活化,一方面不断释放血管活性和促凝血物质,造成微循环障碍和血管内凝血;另一方面与内皮细胞相互作用释放多种介质,破坏内皮屏障,使其通透性增加,造成器官水肿。随着炎症的发展和损伤的加剧,多形核白细胞、巨噬细胞通过损伤的血管壁不断进入组织和炎症区域,释放大量的溶酶体酶和炎性介质,在攻击细菌或坏死组织的同时,大量损伤脏器的实质细胞。其中多形核白细胞释放的各种蛋白酶和氧自由基,能破坏组织细胞或使其脂质过氧化。激活的单核巨噬细胞和受损的内皮细胞能释放出增加血管活性和通透性的介质(前列腺素、白三烯、血小板活化因子和一氧化氮等),能进一步造成微循环障碍、缺血缺氧以及弥漫性微血管渗漏。白介素(IL-1、IL-2、IL-6、IL-8等)和肿瘤坏死因子(TNF)还能引起发热、高代谢、肌肉蛋白分解及微循环障碍。上述炎症介质的过度释放,并使免疫功能受损,甚至衰竭。在创伤性休克缺血缺氧的基础上,极易引起 MODS。

三、重要器官的病理损害

(一)肺功能障碍

肺脏是创伤性休克过程中最早和最易受损的器官。休克及其休克过程中的损伤因子导致肺泡上皮和肺毛细血管内皮细胞的损害。早期的肺功能障碍常表现轻度急性呼吸窘迫综合征(ARDS),以往称为急性肺损伤(Acute Lung Injury,ALI)。如病情没有得到控制,则可进一步发展成中重度 ARDS。

(二)心功能障碍

创伤性休克时心功能障碍可发生于休克的各个时期。早期的心功能障碍除心脏的直接损伤外,主要与低血容量休克时冠状动脉血液灌流减少,造成心肌缺血缺氧有关。休克复苏后心肌缺血再灌流过程,可产生大量氧自由基,通过脂质过氧化作用,也能造成心肌细胞膜的损伤。在高动力循环期,已遭受缺血性损伤以及各种毒素与介质侵袭的心肌,在不断增加做功的同时,加重其自身损伤,最终导致心功能衰竭。休克晚期的心功能障碍很少单独存在,大多数与严重的感染和/或其他脏器功能衰竭有关,往往伴随着多器官功能衰竭。

(三)肝功能障碍

严重创伤和休克后出现肝功能障碍并非少见,常常是肝细胞损害,可表现为各种酶升高,胆红素升高,白蛋白降低。这除了与休克早期的缺血性损害和再灌流损伤有关外,还与创伤性休克时来自肠道的细菌和内毒素移位有关。移居至肝脏的细菌和内毒素不仅能直接损伤肝细胞,而且能持续刺激肝单核巨噬细胞,释放多种细胞因子,间接损伤肝细胞。此外,创伤性休克导致 ARDS 时并发心衰竭,胸部创伤时出现的张力性血气胸,机械通气尤其是呼气末正压通气(PEEP)等因素,均可增高肝静脉系统压力,容易导致肝细胞水肿,造成肝细胞损伤。

(四)肾功能障碍

急性肾功能衰竭是创伤性休克的一个严重并发症,其出现往往标志着病情恶化,甚至预示死亡。在严重创伤性休克伤员中,肾衰的发生率为 0.5%～20% 不等。目前已明确,急性肾功能衰竭是由于肾细胞损伤所致。创伤性休克时引起肾细胞损伤主要有两方面的因素:① 肾缺血性损伤;② 肾毒性损伤,如细菌毒素、炎症介质、肌红蛋白等可致肾脏细胞损害。

(五)胃肠道损伤

创伤性休克时应激性溃疡发生率相当高。常见的部位为胃,其次是十二指肠,其他部位如小肠、食管也可发生。溃疡常为多发性;有的溃疡较大,直径可超过 5 cm,而且深至浆膜层,常易发生大出血或穿孔。更为严重的是创伤性休克常常导致肠黏膜屏障损害。

缺血性损伤是创伤性休克造成胃肠黏膜损害的主要机理。在机体遭受创伤、休克和严重感染等应激打击时,通过神经-内分泌系统的作用,使血液重新分配,优先供应心、脑等"生命器官",而使包括胃肠道在内的内脏器官处于缺血状态。肠道黏膜缺血将严重影响黏膜细胞合成和分泌黏液、再生与修复功能,从而使黏膜屏障的完整性破坏。除此以外,休克复苏时的再灌流过程也会损伤胃肠黏膜,其机制与胃肠黏膜细胞富含黄嘌呤氧化酶能产生大量氧自由基有关。近年来,通过对肠上皮的营养代谢进行研究,已认识到肠黏膜上皮代谢活跃、耗能高、供氧少、更新周期短,并对营养物质有特殊要求。由于创伤性休克破坏或干扰了肠黏膜营养物质的供应、输送和代谢过程,普遍存在着肠黏膜上皮营养不良现象。上述种种原因使肠道成为创伤性休克时最易受损的器官之一。肠黏膜屏障损伤的结果将导致肠道细菌易位和肠源性内毒素血症,激活肝脏单核巨噬细胞,把创伤性休克早期有限的炎症反应导向 SIRS 和 MODS。鉴于肠黏膜屏障受损对诱发SIRS 和 MODS 发病有重要作用,某些学者认为,肠道是创伤和休克后 MODS 的"始动器官"。因此,保护肠黏膜屏障功能,使之免受各种病理或医源性因素损害是创伤性休克治疗中的一个重要环节。

(六)凝血功能障碍

创伤性休克时凝血功能障碍较其他类型休克更为显著。休克早期,组织创伤、微循环血液淤滞、内皮细胞损伤以及局部组织酸中毒等多种因素都强烈促使血小板聚集和凝血因子释放,使机体处于高凝状态。随着体内抗凝机制和单核巨噬细胞系统的清除功能逐渐发挥作用,使高凝状态有所减轻。当休克不断加重,尤其是有大量细菌、内毒素以及坏死组织存在时,机体的抗凝机制逐渐失代偿,使纤维蛋白在全身微循环中不断沉积,将迅速发生 DIC。由于凝血过程消耗了大量凝血因子和血小板,同时导致体内纤溶系统功能亢进,创伤性休克晚期常发生难以处理的黏膜、皮肤以及内脏器官的广泛出血。DIC病人若未死亡,往往并发多器官衰竭。参见本书"创伤后出凝血功能障碍"部分。

第三节　临床表现

一、症状与体征

创伤性休克的临床表现与其他休克的表现大致相同,如低血压、少尿等,但也有其典型特点。

(一)典型表现

创伤性休克的典型表现为"5P",即皮肤苍白(Pallor)、冷汗(Perspiration)、虚脱(Prostration)、脉搏细弱(Pulselessness)、呼吸困难(Pulmonary deficiency)。

1. 皮肤苍白　创伤性休克时皮肤表现往往明显,尤其在颜面和肢端。一般由于皮肤血管收缩和血流滞行,皮肤苍白或苍黄,有的可呈青紫色花纹或花斑状;皮温降低,腋下与肛内温差增大;胸骨前或指甲床加压转白色后,解压时恢复原色迟缓。皮下静脉萎陷(充盈减少)或充盈时间延长,均为血流灌注不足所致。

2. 冷汗　由于交感神经兴奋促使汗腺分泌,皮肤湿润或明显出汗。

3. 虚脱　早期一般为表现烦躁、焦虑或激动。当休克加重,血压降低,脑组织血流灌注减少,神经细胞功能转为抑制,这时患者表情淡漠,出现虚脱。虚脱是因脑供血不足而出现的一组急性综合征,病人面色苍白,虚汗淋漓,头昏眼花,恶心呕吐,心跳加快,血压下降,有的大小便失禁,甚至晕倒在地。休克进一步加重,可出现昏迷。

4. 脉搏细弱　脉搏细而快,常在休克早期即出现,往往出现在血压下降之前。在休克晚期,心力衰竭、心搏无力时,脉搏可变为慢而细。

5. 呼吸困难　出血致血液携氧减少,低血压致组织缺氧性酸中毒,肺代偿加快呼吸以摄取更多的氧气、排出二氧化碳而能力不足,出现呼吸深快、呼吸浅快、呼吸困难。

(二)没有临床征象的休克

有些部位的创伤因大量出血而没有观察到临床征象就已发生休克,诊断时应引起重视。这类创伤有以下几种:

1. 复杂的撕裂伤,如头皮、颞浅动脉撕裂伤。

2. 大肢体离断伤,如四肢离断伤。

3. 颌面部创伤,如 LeForte 骨折,舌、鼻的创伤。

4. 胸腔出血,如肋间、大血管、肋骨损伤。

5. 腹腔内大出血,如肠系膜、肝、脾损伤。

6. 腹膜后创伤,如软组织、肾损伤。

7. 骨折,如骨盆、股骨骨折。

上述创伤在创伤初始常常发生大量出血,导致低血压和存在血管内容量耗竭,当时(就诊时)不见出血,或初始创伤所致的低血压使出血缓慢或停止。一旦给予刺激或容量复苏,血压升高,出血可再次发生而导致严重后果。

二、实验室与其他特殊检查

1. 血常规　红细胞与血红蛋白显著降低,血小板减少。

2. 血气监测 休克时 pHa、$PaCO_2$、SBE 降低;肺功能受损时,PaO_2 降低。

3. 心电图 创伤性休克时常表现为心动过速,并可能出现冠状动脉供血不足的表现,如 ST 段下降、T 波低平或倒置。

4. 中心静脉压(CVP) 一般而言,CVP<6 cmH_2O 表示血容量不足;>15 cmH_2O,表示肺血管阻力增高和心功能不全。

5. 动脉血压和脉压 动脉血压不是判断休克的唯一指标,但休克时血压总会有不同程度的降低,不过有时出现较晚。休克时,收缩压≤90 mmHg 或较基础值下降>40 mmHg,平均动脉压<60 mmHg,脉压≤30 mmHg。

6. 肺动脉血压和心排血量 通过 Swan-Ganz 导管或 PICCO 测定肺动脉压(PAP)、平均肺动脉压(MPAP)、肺小动脉楔压(PAWP)和心排血量(CO),能比较准确地观察休克的血流动力学变化,指导诊疗。PAWP 与左房内压接近,正常为 8~12 mmHg,高于 20 mmHg 反映左心功能不全,低于正常值反映血容量不足(较 CVP 敏感)。CO 反映心泵功能。静息状态下 CO 除以体表面积(m^2)为心脏指数(CI),CI≤2.1 L/(min·m^2)提示休克。

7. 尿量 休克时尿量减少,休克时成人尿量≤30 ml/h 或<0.5 ml/(kg·h)。

8. 乳酸 取动脉血测定其乳酸浓度,休克时>3.0 mmol/L。

第四节 创伤性休克的诊断

一、诊断

创伤性休克的诊断要点为严重创伤史和组织低灌注的证据。

(一)诊断要点

1. 严重创伤史。

2. 组织灌注不足的证据:① 烦躁不安,虚脱,表情淡漠;② SBP≤90 mmHg,MAP<60 mmHg,脉压≤30 mmHg,脉搏细弱;③ 周围循环衰竭征象,如毛细血管充血时间>3 s,中心温度—趾温>3 ℃,皮肤苍白,四肢冰凉等;④ 尿量≤25 ml/h(成人)或<0.5 ml/(kg·h);⑤ 血乳酸>3 mmol/L。

(二)出血量评估

1. 休克指数 休克指数(脉搏/收缩压)可用于出血量估计。正常值为 0.45;指数＝1,失血 800~1 200 ml(占总血量 20%~30%);指数>1,失血 1 200~2 000 ml(占总血量 30%~50%);指数＝2,失血约 2 000 ml。

2. 收缩压和脉率 根据伤者收缩压和脉率估计出血量(表 4-23-1)。

表 4-23-1 根据收缩压与脉搏估计出血量

收缩压(mmHg)	脉搏(次/min)	出血量(ml)
80~90	90~100	500
60~80	100~120	500~1 000
<60	>120	>1 000

3. 创伤的性质与范围 根据单侧闭合性骨折的部位及胸部 X 线表现估计失血量（表 4-23-2）。

表 4-23-2 根据骨折部位及胸部 X 线片估计失血量

部位	失血量（ml）	部位	失血量（ml）
骨盆骨折	1 500～2 000	一侧尺骨、桡骨骨折	300
一侧髂骨骨折	500～1 000	一根肋骨骨折	100～150
一侧股骨骨折	800～1 200	一侧胸肋膈角消失	500
一侧胫骨骨折	350～500	一侧上界达肺门	500～1 000
一侧肱骨骨折	200～500	一侧上界达胸腔顶部及严重压迫肺脏	1 500～2 000

二、创伤性休克的严重度评估

（一）创伤后低血容量性休克的严重度分级

见表 4-23-3。

表 4-23-3 创伤后低血容量性休克的严重度分级

评估参数	轻度	中度	重度
意识	正常或兴奋	烦躁不安、表情淡漠、虚脱	谵妄或昏迷
收缩压（mmHg）	70～90	50～70	0～50
脉压（mmHg）	20～30	10～20	0～10
脉率（次/min）	80～100	100～140	>140 或触不清
CVP（cm H_2O）	5～10	<5	<3 或>20
失血量（ml）	750～1 500	1500～2 500	>2 500
失血量占血容量（%）	15～30	30～45	>45
呼吸（次/min）	<25	>25	不规律
尿量（ml/h）	减少（比重高）	15～25	0～15（比重低）

（二）出血性低血容量性休克的严重度分级

1997 年美国外科协会在芝加哥为医生实施高级创伤生命支持而制定了出血性低血容量性休克的分级标准（表 4-23-4）。

表 4-23-4 美国外科协会创伤性失血性休克的严重度分级[*]

指标	I	II	III	IV
失血量（ml）	<750	750～1 500	1 500～2 000	>2 000
血容量丢失	<15%	15%～30%	30%～40%	>40%
脉率（次/min）	<100	>100	>120	>140

（续表 4 - 23 - 4）

指标	I	II	III	IV
血压	正常	正常	降低	降低
复苏	晶体溶液	晶体溶液	晶体溶液＋血液	晶体溶液＋血液

＊：Adapted in part from Advanced Trauma Life Support for doctors. Chicago, 1997, American College of Surgeons.

第五节　创伤性休克的治疗

创伤性休克的治疗原则与其他休克治疗基本一样，即尽最大可能尽早去除病因；恢复有效的血液循环功能，如适当的容量复苏、心功能支持、调整血管张力、纠正微循环障碍；恢复组织器官的正常代谢；促进受损细胞的结构修复；防治并发症，尤其继发性多器官功能障碍。但是，创伤性休克有其自身的特点，因此具体治疗有所侧重。

一、早期复苏和现场处理

创伤性休克发病急骤、进展迅速，常可能在几分钟内决定生与死，因此现场急救和早期处理必须遵循创伤急救基本原则（参见"总论"），快速评估，稳定伤情，迅速转运，要做到争分夺秒、准确有效。

（一）基础生命支持和控制出血

这是稳定病情的首要措施。

1. 开放气道和充分供氧　复苏时首先要保持气道通畅，纠正气道阻塞。应注意清除口咽部异物，并选择最利于通气的体位。必要时经鼻或口腔插管通气。严重休克合并气道梗阻患者，如插管失败应行紧急气管切开。一般伤后应立即给氧，对呼吸心脏骤停者，应即刻进行心肺复苏术。

2. 迅速止血　急性出血必须及早控制。可酌情采用直接压迫、加压包扎及止血带等简易方法止血。但不宜盲目钳夹出血点，以免损伤重要组织。

抗休克裤是一种通过充气压迫止血的急救服具，适用于下肢、腹腔内出血，常用于伤者的转运途中。抗休克裤充气至 20～40 mmHg 时，可能起以下三方面的治疗作用：① 加压止血；② 驱使血液分布至上半身，以维持心脑的灌流；③ 有助于下肢骨折的固定。但抗休克裤压力过高，时间过长易引起下半身组织缺氧，减少回心血量，并影响通气功能。解除休克裤时，应在充分扩容和准备手术条件下进行，以防止下肢血流猛增，引起血压突然降低。

3. 适当固定　已确定或怀疑有头颈部或脊柱创伤时，应给予适当固定。四肢骨折时在止血后也应给予适当固定。给伤者实施必要的固定，不仅能稳定病情，减少伤痛和再致伤，而且利于转运。

4. 建立静脉通路与适量补液　有条件时，对于严重出血者，在采取止血措施后，可考虑建立静脉通路与适量补液。现代观点是在尚未有效控制出血前，若不适当输液，过多扩容，则可能加重出血。

5. 其他急救要点

（1）除非绝对必要，否则不移动伤者。伤者应躺下，并使头偏向一侧（怀疑颈椎受伤者例外）。

（2）抬高足部，除非出现呼吸困难或疼痛。当伤者已有头、颈、背部或下肢创伤时，不要抬高足部或取头低位。

（3）松解伤者衣服，并覆盖毛毯或其他任何可以给身体保暖的物品。

（4）尽可能保持伤者安静，不要问无用的问题。

（5）如果伤者请求喝水，可以湿润口唇，但不容许其饮水。不要试图给予镇静药、热饮料或酒精饮料。

（6）如果伤者是糖尿病病人，并用了胰岛素，应提供果汁或一种软饮料。

（7）如伤者感觉恶心或呕吐，给予翻身至一侧，以便使呕吐物吐出，避免误吸入气管内和肺部。

（8）如怀疑脊髓损伤，翻身时应保持头颈部的一致性。

（二）呼叫医学救援

当遇到伤员多、伤情复杂、救助条件有限、救援人员不足时，应及时与 EMS 或创伤中心联系，请求专业支持，以使伤者获得最大可能的医学救援。

（三）尽早快速转运伤员

经现场初步处理后，病情稳定或趋于稳定时，应将伤员及时转运至有条件的医疗单位进行高水平的专业救治。这样能进一步提高伤员的救治成功率。

二、非手术治疗

（一）容量复苏

1. 容量复苏的原则　传统观点认为，创伤性休克低血压时应立即进行液体复苏，尽快提升血压。但近年来，随着对创伤性休克病理生理过程的深入了解，人们对于液体复苏的时机和标准有了新的认识。其要点是把创伤性休克病程分为三个阶段，根据各阶段的病理生理特点采取不同的复苏原则与方案。

（1）第一阶段：为活动性出血期。从受伤至手术止血，约 8 h。此期的为主要病理生理特点是急性失血、失液。治疗原则主要用平衡液和浓缩红细胞复苏，比例（2～5）：1 不等。不主张用全血及过多的胶体溶液复苏，后者为了防止一些小分子蛋白质在第二阶段进入组织间，引起过多的血管外液体扣押，同时对后期恢复不利。有学者提出"小容量复苏阶段"的概念，即应用 7.5%氯化钠＋10%羟乙基淀粉或 7.5%氯化钠＋10%右旋糖苷，按 3～4 ml/kg 进行扩容，认为这样能够迅速恢复循环血容量、改善心脏循环功能、减轻组织的水肿、降低颅内压并改善组织和器官的氧供。但是，由于这种方法可引起血浆渗透压和 Na^+、Cl^- 浓度的剧烈变化，增加有效血容量、升高血压是以组织间液和细胞内液降低为代价的，这不仅对血管内皮、血细胞、血脑屏障、脑组织含水量和颅内压等有不良影响，而且不利于组织低灌注的改善，因此值得进一步研究。"限制性容量复苏"现在已得到学术界认可，其基本内涵为在出血没有得到确切控制之前，适当控制液体的输入，容许血压维持在相对较低水平（容许性低血压），直到出血得到确切控制为止。

（2）第二阶段：为强制性血管外液体扣押期，历时 1～3 d。此期的主要病理生理特点是全身毛细血管通透性增加,大量血管内液体进入组织间,出现全身水肿、体重增加。治疗原则是在心肺功能耐受的情况下积极复苏,维持机体足够的有效循环血量。同样,此期也不主张输注过多的胶体溶液,特别是白蛋白。值得注意的是此期由于大量血管内液体进入组织间,有效循环血量不足,可能会出现少尿甚至无尿,这时不主张大量用利尿剂,关键是补充有效循环血量。

(3)第三阶段:为血管再充盈期。此期功能逐渐恢复,大量组织间液回流入血管内。治疗原则是减慢输液速度,减少输液量,同时在心肺功能监护下可使用利尿剂。

综上所述,对创伤性低血容量性休克,特别是有活动性出血的休克病人,在到达手术室彻底止血前,给予少量的平衡盐溶液维持机体基本需要;在手术彻底处理后再进行大容量复苏。

2. 容量复苏要解决的三个问题

(1)恢复有效循环血容量:应用晶体溶液或胶体溶液均可达到目的。

(2)维持血液携带氧的功能:红细胞比积低于 20%,血红蛋白低于 70 g/L,应补充红细胞。其他可以携氧的溶液,如全氟碳乳剂、无基质血红蛋白、人造红细胞、交联血红蛋白和遗传工程人体血红蛋白等,尽管尚未临床应用,但值得关注。

(3)维持正常凝血功能:严重创伤患者常常出现急性凝血功能障碍。当严重失血(>3 000 ml)时,大量输入不含凝血因子和血小板的溶液,会发生凝血功能障碍。这时应考虑补充凝血因子,如新鲜冰冻血浆、凝血酶原复合物、血小板等。

总之,创伤性休克时需要合理的输血输液,一般主张采用晶体液和胶体液以及适当输注全血及血液成分进行复苏。一般晶胶体的比例为 2:1 或 3:1。晶体液以平衡盐液为好,因其电解质组分与血浆相似,不易导致电解质紊乱,同时可补充血管外间隙的细胞外液丢失,适度的血液稀释可降低血液的黏滞度和外周阻力,疏通微循环,同时也可使血红蛋白氧解离曲线右移,有利于红细胞的释氧。此外,含有碳酸氢钠的平衡盐液有利于纠正酸中毒。中度或重度创伤性失血性休克者有效循环血量的减少大大超过失血量,因此血容量的补充往往要达到失血量的三倍。合理的容量复苏还需要临床不断的监测与评估。

(二)药物治疗

药物治疗的目的是纠正休克、支持器官系统功能、防治并发症。

1. 血管活性药物的应用 在创伤性休克治疗过程中,当输入相当量的晶体液和胶体液以后,如果血压仍不回升,则需应用血管升压药物治疗。目前常用的是多巴胺。多巴胺作用于 α 和 $β_1$ 受体以及多巴胺受体,不同的剂量所起的效应有所不同。$3\sim5\ \mu g/(kg \cdot min)$ 的静脉滴注,可使周围(包括肾、肠等)的血管舒张;$6\sim10\ \mu g/(kg \cdot min)$ 主要增强心肌收缩力;超过 $10\sim15\ \mu g/(kg \cdot min)$ 有血管收缩作用(肾、肠等器官灌流减少)。可见多巴胺兼有血管收缩和扩张的作用,适应范围较广。在临床上可用多巴胺、去甲肾上腺素等,以提高血压,改善组织灌注,避免输液过多。

创伤性休克时,早期由于血容量严重不足,血管扩张剂应慎用。只有当扩容已经充分,但外周血管仍处于痉挛状态或并发脓毒性休克时,可考虑应用。可用药物如山莨菪碱、前列地尔等。适当应用血管扩张剂有利于改善组织灌注。

在用血管活性药物的同时,需密切观察临床表现和进行血流动力学监测如心排血量、中心静脉压、肺小动脉楔压、心脏指数、周围血管阻力指数、下腔静脉变异度、血管外肺水等,更有助于药物选择及补液、补血量的控制。

2. 正性肌力药物的应用 严重的创伤性休克常并发心功能不全,合理使用正性肌力药物有利于休克的治疗。多巴酚丁胺是最常用的药物之一,它在增加心肌收缩力的同时,心率增加不明显,能改善肾脏功能。常用剂量为 $5\sim10\ \mu g/(kg\cdot min)$ 静脉内输注。米立农是磷酸二酯酶的抑制剂,兼有正性肌力作用和血管扩张作用,常用剂量为 $0.25\sim1.0\ \mu g/(kg\cdot min)$ 静脉内输注。洋地黄类药物,能增强心肌收缩力,减慢心率,增加心排血量。但休克时洋地黄类药物的用量不宜过大,以防洋地黄中毒。一般用毛花苷 C $0.2\sim0.4\ mg$ 加入 50% 葡萄糖溶液 $20\ ml$,缓慢静脉内注射。

3. 利尿剂的应用 创伤性休克时的少尿,主要因血容量减少、肾灌流不足所致,一般无须应用利尿剂。但经充分补液后仍无尿者,可静注溶质性利尿剂甘露醇,但 $24\ h$ 用量不宜超过 $100\ g$。也可选用小剂量多巴胺利尿,但对肾功能无保护作用。无尿时,可考虑用速尿或利尿酸增加尿量。

4. 碳酸氢钠的应用 应用碳酸氢钠的目的是纠正严重的代谢性酸中毒和碱化尿液。在容量复苏的基础上,病人出现严重的代谢性酸中毒,可酌情使用碳酸氢钠。但碳酸氢钠对乳酸性酸中毒的使用有争议。由于创伤可出现肌红蛋白血症,应用碳酸氢钠碱化尿液可减少肌红蛋白对肾脏的不利作用。

5. 肾上腺皮质激素的应用 创伤性休克治疗中,使用大剂量皮质激素的作用,主要是改善伤后全身和细胞的反应。虽然目前对此类药物的应用还存在争议,但在下列情况下应用可能有益:① 合并严重脊髓损伤者;② 先前存在肾上腺皮质功能不全的基础疾病或长期使用肾上腺皮质激素维持治疗者。

6. 抗生素的应用 创伤病人的感染预防与感染的控制,除了外科处理外,适当的抗生素使用是必要的。抗生素的合理使用可参见本书"创伤病人的感染"部分。

7. 其他治疗 如氧疗、营养支持、代谢支持、器官功能支持等全身支持药物疗法的应用,可从整体上改善休克状态,减少并发症,促使病人康复。可参考相关章节。

三、手术治疗

对创伤性休克活动性出血病人的抢救性外科手术是起决定性作用的治疗措施。创伤性休克患者,在严重开放性创伤或实质性脏器损伤造成活动出血时,如不及时手术或介入止血,则休克不可能恢复。随着外科与麻醉技术的进步以及休克治疗经验的积累,目前已能使抗休克与手术治疗同时进行。

对内脏破裂、大血管损伤以及多发性骨折引起内出血所造成的休克,须进行手术治疗,如止血、对损伤的脏器和血管实施修补术,对骨折实施复位和内固定术。

胸部创伤并发休克时,常伴有心源性因素,须进行胸部创伤的紧急处理。如对开放性气胸应堵塞胸部伤口,制止反常呼吸;对张力性气胸用穿刺和闭式引流;连枷胸时,要做好局部固定,防止呼吸功能不全;胸腔大出血时,要做开胸手术止血;心包压塞时,宜行心包穿刺或切开,排出积血和修复心肌伤口。

为了预防感染和脓毒症,要妥善处理创面。对坏死组织要彻底清除,凡保留的间生态组织(介于正常组织和坏死组织之间状态的组织)要密切观察,一旦发现坏死,及时清除。临床和实验都证明,大面积烧伤休克期切除焦痂,能减少坏死组织对机体的毒性作用,提高治愈率,减少内脏并发症的发生。

(吕建农)

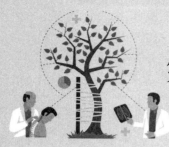

第二十四章 急性创伤性凝血功能障碍

全球每年因创伤致死人数高达 580 万,约占死亡总数的 10%。未控制的创伤后出血是此类患者的首要死因,33%的严重创伤患者入院时合并凝血功能障碍,因此创伤后出血和凝血功能与其预后密切相关。

急性创伤性凝血功能障碍,也称创伤性凝血病,是在严重创伤的打击下,人的机体出现以凝血功能障碍为主要表现的临床综合征。维持血液正常的流动和凝固有赖于血液本身凝血与抗凝系统的平衡,如果这种平衡被破坏,会导致血液状态的异常。在创伤病员中,存在一系列破坏这种平衡的因素,并主要表现为凝血物质的损耗、缺乏,抗凝系统活跃,从而造成伤员的出血倾向。例如,已停止出血的伤口可以再出血或渗血,在血管穿刺或注射针孔处渗血不止,甚至出现黏膜或皮下广泛出血等。

一、正常的血液凝固

血液凝固分为两个阶段,即止血(或称初步止血)和凝血(或称继发止血)。止血主要是血小板的功能,而无须凝血因子参与。止血时,破裂的血管收缩,使内膜下胶原暴露,血小板对胶原有高度的亲合力并在该处粘附、聚集、形成框架,进一步网罗更多的血小板和其他血细胞,最后形成血小板栓子堵住血管缺损,于是出血停止。这个过程历时 2~8 min,即所谓的"出血时间"(BT)。除血管因素以外,正常止血有赖于血小板质和量的正常。质:血小板内含有可协助完成止血的血小板因子,同时在止血过程中还能释放五羟色胺、儿茶酚胺、ADP、钙离子等物质,总的效应是收缩血管、促进血小板活化和粘附、抑制抗凝和纤溶等,所有这些作用都有助于血小板栓子形成。凡有上述作用缺陷的血小板即被视为质的异常,并被称作"血小板无力症"。如果血小板质正常,那么血小板的量与 BT 便会有非常明确的关系:在血小板 $>100\times10^9$/L 时,BT 正常;血小板 $<100\times10^9$/L, $>10\times10^9$/L 时,则与 BT 呈线性关系,BT 为 4~28 min,在血小板降至 10×10^9/L 以下时,BT 将无限延长(图 4-24-1)。记住这个关系对于我们预测病员出血的可能性将非常有用。

凝血过程是由血液中一系列无活性的凝血因子前体在病理因素启动下顺序活化完成,最后将可溶性的纤维蛋白形成不可溶的纤维蛋白栓,其作用是进一步巩固在止血基础上已形成的血小板栓,同时也参与后期的血管重建。凝血障碍会使血小板栓松脆和容易脱落,从而造成伤口再出血。许多物质均可启动凝血,如内皮素活化的补体、血管内膜下胶原、细菌、细菌毒素和某些组织等。根据凝血因子活化途径不同,可将凝血过程分为

"内源途径"和"外源途径",二者在凝血酶原激活后汇合为"共同途径"(图4-24-2)。

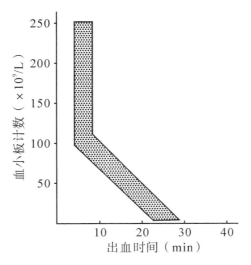

图4-24-1　血小板的量与出血时间的关系

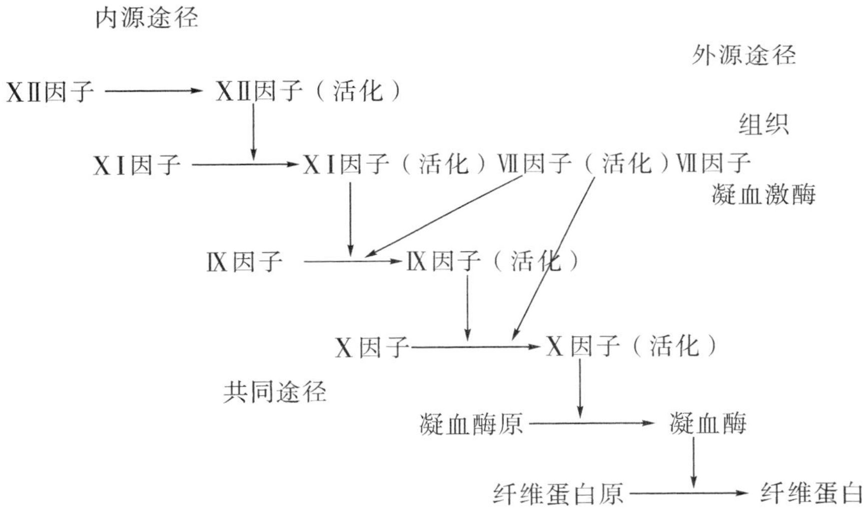

内源途径

外源途径

XII因子 ⟶ XII因子(活化)

组织

XI因子 ⟶ XI因子(活化)VII因子(活化)VII因子

凝血激酶

IX因子 ⟶ IX因子(活化)

X因子 ⟶ X因子(活化)

共同途径

凝血酶原 ⟶ 凝血酶

纤维蛋白原 ⟶ 纤维蛋白

图4-24-2　内源途径和外源途径凝血过程

　　评价凝血功能的实验室检查项目繁多,但如果伤前无凝血缺陷,主要与创伤关系密切的检查有"部分凝血活酶时间"(PTT)和"凝血酶原时间"(PT)。这两项检查基本可以包括所有凝血因子的缺陷。因为与上述试验有关的VIII因子和V因子等最容易在创伤病理情况下和库存血中被损耗。几乎在凝血因子活化的各个阶段都有相应的抗凝物质存在,其中以抗凝血酶III和纤维蛋白降解产物(FDP)最重要。特别是后者,在DIC的继发纤溶出血中起很大作用。最后需要指出的是,尽管血液凝结被划分为止血和凝血两个阶段,但它们是连续进行的。一些血小板因子或凝血因子也分别对另一系统发挥影响,如血小板V因子有促凝血酶生成作用;凝血因子VIII既是抗血友病因子,也是血小板协同因子。

二、创伤性凝血功能障碍

创伤性凝血功能障碍的发生与诸多因素有关(图 4 - 24 - 3)。创伤本身和医源性因素均可导致止、凝血功能紊乱,一般情况下后者更为重要。Lucas 对伤后曾输入约相当于一个全身血量的库存全血,并对在伤后 5 h 接受过手术的 22 例伤员进行了连续监测。发现在手术期间和输血以后,血小板即明显下降,伤后 22~24 h 降至最低点,86 h 后始见回升。在此期间,血小板对 ADP 和胶原的反应性也明显降低。BT 与上述变化平行,并持续 4 d。所以,早期的血小板减少与创伤和术中失血以及凝血消耗有关,但其后进一步下降和血小板无力症的出现,则是使用库存全血的结果。目前已清楚地认识到,库存全血中的血小板和多种凝血因子,特别是Ⅷ因子和 V 因子均有严重损耗。因此,输注库存全血会产生稀释性的凝血物质缺乏。根据估计,短期内输注 10 个单位的库存全血可使血小板由

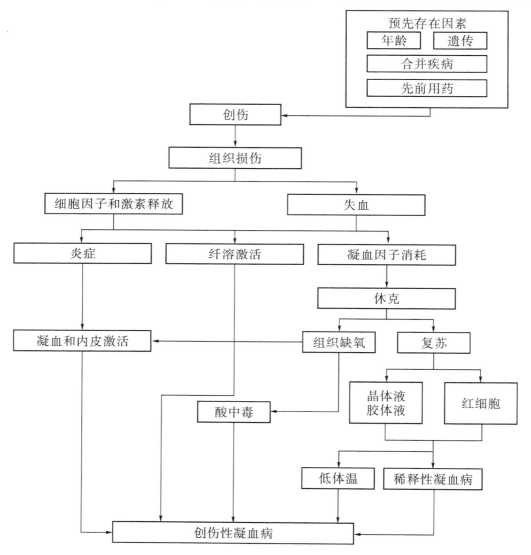

图 4 - 24 - 3　导致创伤性凝血病的预先存在因素和创伤相关因素

(200~400)×10⁹/L 降至 100×10⁹/L;输注 20 个单位库存全血则进一步使血小板降至 40×10⁹/L 以下。这时,凝血因子将降至正常的 20%~30%。所有凝血因子都是酶活性物质,酶的反应需要在适宜的温度下进行,但接受大量输血输液的伤员可以出现低体温,从而可抑制酶的活性并对凝血过程造成损害。这种损害凝血功能的机制较少为人们所注意。

除医源性因素外,创伤病理也从许多方面影响凝血过程,其发生取决于凝血、抗凝、纤溶机制的相互调控。与组织损伤、休克、血液稀释、低体温、酸中毒和炎症反应 6 大因素相关,并且各个因素之间相互关联,很难找到其发生发展的确切原因(图 4-24-3)。一般认为,组织损伤是创伤性凝血病的启动因素;休克促进创伤性凝血病的发展;血液稀释、低体温、酸中毒和炎症反应加重凝血功能障碍。众多因素引起凝血因子、血小板和纤维蛋白原大量丢失,血小板功能受损,血液严重稀释,纤溶亢进,从而导致血凝块不易形成或已形成的血凝块不牢固,即使初步止血,也容易发生再出血,临床上常表现为出血加重或难以控制的大出血。

(1) 组织损伤:血管内皮损伤后暴露内皮下的胶原蛋白Ⅲ和组织因子,通过与 von Willebrand 因子、血小板以及活化的 FVⅡ(VⅡ因子)结合启动凝血过程。内皮损伤后释放组织型纤溶酶原激活物增强纤溶功能。同时休克时纤溶酶原激活物抑制剂的功能受到抑制,从而促进了纤溶亢进。

(2) 休克:休克可能是早期凝血病最初的驱动因素。研究表明,组织灌注不足的严重程度与入院时凝血功能障碍之间有明显的量效关系。没有休克的患者尽管受到较重的机械性创伤,但入院时一般没有凝血病。休克导致的酸中毒可以干扰凝血酶的功能,同时休克过程中,活化蛋白 C 增加血栓调节素的活性。血栓调节素与凝血酶结合后使凝血酶由促凝转为抗凝,导致纤溶亢进,这可能是由于活化蛋白 C 消耗纤溶酶原激活物抑制剂或因凝血酶激活的纤溶抑制物活性降低所导致。

(3) 血液稀释:出血致凝血因子直接丢失,能够迅速降低体内少量储备的纤维蛋白原及血小板。当大量使用不含凝血因子的晶体液复苏或胶体复苏时,可导致血液稀释,进一步加剧凝血病;同时,补充过多胶体还可以直接影响凝血块的形成和稳定性。大量输血是抢救严重创伤患者的重要措施,但大量输入浓缩红细胞的同时也可导致凝血因子的稀释,并且降低凝血功能。

(4) 低体温:低体温是指体表温度<35 ℃,在创伤时很多原因可以导致低体温发生。低体温主要是通过抑制 von Willebrand 因子与血小板糖蛋白结合来影响血小板活化和粘附作用,同时也可降低凝血因子酶类的代谢率。Johnston 等发现在没有稀释的情况下,体温在 35 ℃时所有凝血因子均降低。在此温度时 FXI 和 FXⅡ只有 65%的功能,在 32 ℃时它们的活性分别降低到 17%和 32%。

(5) 酸中毒:Meng 等发现当 pH 从 7.4 降到 7.0 时,FVⅡa 的活性水平降低 90%,VⅡa/TF 复合体活性降低 55%,FXa/FVa 复合物触发的凝血酶原激活率降低 70%。这些凝血因子复合物的活性依赖于它们与活化的血小板表面磷脂暴露的负电荷的相互作用,这种作用受到不断增加的氢离子浓度的影响。Martini 等发现酸中毒能抑制凝血酶生成,特别是当合并有低体温时这种作用明显增强。

(6) 炎性反应:凝血系统与免疫系统之间有很重要的"交互对话"作用。如凝血蛋白酶的激活能通过细胞表面跨膜的蛋白酶受体诱导炎性反应,同时也可以直接激活补体系统。血小板脱颗粒释放溶血磷脂介质,溶血磷脂介质再活化中性粒细胞和内皮细胞促使免疫反应发生。炎性反应的激活反过来加剧凝血紊乱。单核细胞表达组织因子并且能够结合到损伤部位的血小板上。目前还发现蛋白-S 可以竞争性结合 C4b 结合蛋白,使得蛋白-S 抗凝作用消失,结果血栓调节蛋白-蛋白-C 抗凝途径功能改变。

三、凝血功能障碍的诊断

凝血机能主要由 PTT 和 PT 的结果进行评价。由于正常血液中凝血因子的储备量远大于实际需要,故除非缺乏十分严重,否则一般不会导致凝血因子不足。一旦 PTT 和 PT 异常,常提示有关的凝血因子已降至正常的 20%～30% 以下。如果这是血液稀释的后果,则输入库存全血量达 1～2 个全身血量。因此在临床上,出血时间异常要比凝血时间异常多见;在出血时间已被延长数倍时,PTT 和 PT 等凝血试验仍然可以是正常的。

对疑似有血小板功能障碍的患者,建议使用血小板功能床旁快速检测装置(Point of Care,POC)作为标准实验室和/或凝血功能床旁快速检测的辅助手段。血小板功能障碍与创伤的相关性已被证实,但常规凝血实验(Conventional Coagulation Assays,CCA)和标准血栓弹力图往往不能可靠反映患者血小板功能状态。

在 DIC,除血小板计数下降,BT、PTT 和 PT 延长外,最主要的特征是纤维蛋白原含量下降和 FDP 增加。因此,后两项检查应成为 DIC 高危伤员的常规检测项目。

目前创伤性凝血病仍缺乏统一的诊断标准。美国病理学家学会于 1994 年发表的指南推荐:创伤患者 APTT>60 s,PT>18 s 及 TT>15 s 即可诊断为创伤性凝血病。创伤性凝血病缺乏特异的临床表现,对高危因素,如严重创伤、低体温、休克、酸中毒和脑外伤等的识别,以及根据创面、黏膜表面、皮肤切缘和穿刺部位广泛渗血可以初步判断。实验室检查可表现为 PT 和 APTT 延长;部分患者甚至可合并有纤维蛋白原及血小板减少。血栓弹力图能反映出凝血及纤溶的全过程,敏感性高,利于诊断创伤性凝血病。

因此,创伤病人的监测措施包括早期连续性凝血功能监测、常规实验室检测(包括 PT、血小板计数、纤维蛋白原水平测定)和/或床旁快速检测 PT/国际标准化比率和/或血栓弹力图;损伤前抗凝血药物的使用对创伤患者出血程度和血流动力学特点有影响,需要对接受过或怀疑接受过抗凝药物治疗的患者进行实验室筛查。

四、凝血障碍的治疗

(一) 出血和凝血障碍的早期治疗

患者凝血检查结果出来前的早期复苏阶段采用"最佳猜测"策略。

1. 抗纤溶药物   对出血或有严重出血风险的创伤患者,建议尽快(受伤后 3 h 内)给予氨甲环酸(Tranexamic Acid,TXA)治疗:TXA 1 g 负荷剂量持续静脉注入(至少 10 min),之后 8 h 内再静脉注射 1 g;建议出血患者在转运入院途中给予首剂 TXA(2C→1C);TXA 的使用无须等待血栓黏弹性的评估结果。

2. 凝血支持   在入院后立即开始监测和采用支持凝血功能的措施。

3. 早期凝血复苏   对预期大出血患者的早期治疗,建议采取以下两种策略之一:① 新鲜冰冻血浆(Fresh Frozen Plasma,FFP)或病原体灭活的 FFP,FFP 与红细胞(Red Blood Cell,RBC)的比例至少为 2:1;② 输注纤维蛋白原浓缩物和 RBC。

FFP 和冷沉淀物是许多凝血因子,特别是Ⅷ、Ⅴ因子和纤维蛋白原最丰富的来源,在紧急情况下,对凝血缺陷的其它治疗方法难以立即奏效,补充 FFP 和冷沉淀物是最佳选择。输注血浆的主要危险是,尽管做了严格筛选,但仍有传播肝炎和 AIDS 的可能。

创伤患者早期凝血管理的争论主要集中在两方面。首先,使用何种策略对创伤患者进行凝血复苏? 是输入一定比例的 RBC、血浆、血小板还是输入凝血因子浓缩物? 如果使用前者,那么最理想的 FFP 和 RBC 比例或血小板和 RBC 比例是多少? 其次,是否使用血浆来纠正与出血性休克相关的患者纤维蛋白原水平下降? 这些问题的回答仍然缺乏高质量的研究证据。

（二）后续目标导向的凝血管理

1. 目标导向治疗　采用以标准实验室凝血参数（CCA）和/或血栓弹力图（VEM）为指导的目标导向复苏措施。

2. 基于新鲜冰冻血浆的治疗　建议使用的 FFP 应遵循标准实验室凝血筛查参数（PT 和/或 APTT＞1.5 倍和/或凝血因子缺乏的血栓弹力图证据）;建议无大出血的患者应避免 FFP 的使用;建议避免使用 FFP 治疗低纤维蛋白原血症。一些研究发现在持续出血的急性期给予 FFP,患者凝血功能并没有得到一致的纠正,促凝因子水平也没有得到显著提高。此外,大量血浆复苏还可导致红细胞和血小板浓度的稀释以及血小板聚集减少,对血小板活化产生负面影响。

3. 基于凝血因子浓缩物的治疗　基于凝血因子浓缩物（Coagulation Factor Concentrate,CFC）的治疗策略,建议根据标准实验室凝血参数和/或功能凝血因子缺乏的血栓弹力图证据使用 CFC;在纤维蛋白原水平正常的情况下,建议基于血栓弹力图测定的凝血启动延迟证据对出血患者使用凝血酶原复合物浓缩物（Prothrombin Complex Concentrates,PCC）;建议将凝血因子 XⅢ（Coagulation Factor XⅢ,FXⅢ）的监测纳入凝血支持方案,并对功能性 FXⅢ 缺乏的出血患者补充 FXⅢ。创伤性凝血障碍患者除了早期使用 TXA 外,纤维蛋白原的补充也同样重要。纤维蛋白原的外源性补充包括输入 FFP、冷沉淀和纤维蛋白原浓缩物,由于 FFP 中纤维蛋白原浓度较低,且有报道显示 FFP 输注与不良预后有关,因此大多数创伤中心推荐使用冷沉淀或纤维蛋白原浓缩物来纠正患者低纤维蛋白原水平。在快速逆转维生素 K 拮抗剂方面,PCC 要优于 FFP。有研究表明使用 PCC 会导致患者未来几天血栓形成风险增加,而常规实验室检测并不能及时反映,因此当 PCC 治疗控制了患者出血后,应尽早开展血栓预防。FXⅢ 原名"纤维蛋白稳定因子",其活化后可催化纤维蛋白的交联,Gerlach R 等的研究表明 FⅢ 水平低于正常值的 60% 是术后颅内出血的独立危险因素,因此建议将监测 FXⅢ 水平作为凝血支持方案的一部分。但目前还没有证据显示严重创伤患者是否需要补充 FⅢ,以及最佳 FⅢ 补充阈值是多少。

4. 补充纤维蛋白原　如果患者大出血且伴有低纤维蛋白原血症,推荐使用纤维蛋白原浓缩物或冷沉淀进行治疗（血栓弹力图提示功能性纤维蛋白原不足或 Clauss 法血浆纤维蛋白原水平≤1.5 g/L）;建议初期给予 3～4 g 纤维蛋白原,其相当于 15～20 单位单采冷沉淀或 3～4 g 纤维蛋白原浓缩物。重复剂量应以血栓弹力图和纤维蛋白原水平的实验室评估为指导。

5. 输注血小板　对于血小板减少的治疗取决于是否合并临床出血情况。建议输注血小板以维持其计数大于 50×10^9/L；对持续出血和/或 TBI 的患者，将血小板计数维持在 100×10^9/L 以上；如果输入血小板，建议初始剂量为 4～8 个单位或一个全血单位。对于成人，给予 4～6 个单位的血小板可提高血小板计数（25～40）$\times10^9$/L，即每单位约可提高 7×10^9/L。

对输注血小板持较审慎态度的一个重要原因是有发生免疫性的血小板减少症的可能（如此可造成血小板破坏和进一步减少）。不过，减慢输注速度，使输注<1～2 U/h 可能防止上述现象发生。

6. 钙离子的应用　在大量输血期间监测和维持钙离子水平在正常范围内；建议使用氯化钙来纠正低钙血症。急性低钙血症是大量输血的常见并发症，有研究表明由于含钙量的差距，在纠正低钙血症方面氯化钙要优于葡萄糖酸钙。

7. 重组活化凝血因子Ⅶ的应用　不建议将重组活化凝血因子Ⅶ（recombinant factor Ⅶa，rFⅦa）作为一线治疗用药（1B）；由于存在其他控制出血的方式和使用常规止血措施作为最佳治疗，建议只有当严重出血和创伤性凝血障碍持续存在时，才应考虑在批准范围之外使用 rFⅦa。

（三）抗血栓药物作用的逆转

1. 逆转抗血栓药物　对于持续出血患者，建议考虑使用逆转抗血栓药物，例如给予维生素 K 拮抗剂、直接口服抗凝剂（FXa 抑制剂、凝血酶抑制剂）和抗血小板药物。

2. 逆转依赖维生素 K 的口服抗凝药　对于出血性创伤患者，建议早期使用 PCC 和静注 5 mg 维生素 K_1 来紧急对抗维生素 K 依赖型口服抗凝药的作用。由于 FⅦ 半衰期仅为 6 h，PCC 与维生素 K_1 联合使用可刺激体内维生素 K 依赖型凝血因子的产生。

3. 直接口服抗凝药 FXa 抑制剂　对正在接受或疑似接受过口服抗 FXa 因子药物（如阿哌沙班、依多沙班或利伐沙班）治疗的患者建议测量血药浓度；抗 FXa 活性的测量应使用特定的试剂进行校准。如果测量无法实现或不可用，建议向血液学专家寻求意见；当出血危及生命时，建议静脉注射 15 mg/kg（或 1 g）TXA，并考虑使用 PCC（25～50 U/kg），直至有特定的止血药物可用。

4. 直接口服抗凝药-凝血酶抑制剂　建议使用稀释凝血酶时间，测定已接受或疑似接受达比加群治疗患者的血药浓度；如果测量无法实现或不可用，建议测量标准凝血酶时间，以定性评估达比加群的使用；如果接受达比加群治疗患者出现危及生命的出血，建议静脉注射伊达鲁单抗（5 g）或/和 TXA 15 mg/kg（或 1 g）。

5. 抗血小板药物　如果以往接受过抗血小板药物（antiplatelet agents，APA）治疗且持续出血的患者发生血小板功能障碍，建议使用血小板浓缩物进行治疗；建议对已接受 APA 治疗且拟行手术治疗的颅内出血（Intracerebral Hemorrhage，ICH）患者，给予血小板治疗；建议已接受 APA 治疗且不行手术的 ICH 患者，应避免血小板的使用；对于接受抗血小板治疗及血管性血友病的患者，建议使用去氨加压素（0.3 μg/kg）。目前关于创伤前 APA 的使用对创伤患者预后的影响仍存在争议，同时缺乏实质性数据表明血小板输入会改善患者预后及存在血小板输注并发症的风险，所以不推荐无须手术的 ICH 患者输入血小板。除血小板外，逆转 APA 的药物包括 rFⅦa、TXA 和去氨加压素。有研究表明去氨加压素的使用可改善服用阿司匹林或氯吡格雷患者的血小板功能，但对替卡格雷无作用。尽管如此，其已被推荐用于接受过 APA 的 ICH 患者以及伴有创伤的血管性血友病患者。

（四）血栓预防

当患者静卧并有出血风险时，建议早期使用机械血栓预防与间歇气动加压；建议出血被控制后的 24 h 内，使用间歇气动加压并联合药物来预防血栓，直至患者可以活动为止；不建议使用弹力袜来预防血栓；不建议常规使用下腔静脉滤器作为血栓预防措施。

（叶　英）

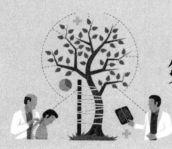

第二十五章 创伤病人的意外低温

临床上注意到创伤病人体温低于 32 ℃时死亡率为 100%,而因暴露所致低温的病人,在同样的温度时死亡率只有 23%。尽管前者中有许多病人是因为基本状况不良或合并有其他疾病死亡,但一些研究证明,创伤病人存在低温时死亡率显著升高。低温是独立于低血压、复苏时液体需要量、年龄、创伤严重程度、外科干预持续时间之外的一个死亡因素。合并有低温的创伤病人比体温正常者通常需要给予更多的液体、输血量及更长的住院时间。因此对于创伤病人的低温预防和治疗有显著的临床意义。

一、定义

低温是指体核温度(相当于直肠温度)低于 35 ℃,通常是由于机体在环境中过度丧失的热量超过自身所产生的热量,不能维持体核温度 37 ℃左右所造成。根据体核温度的不同可将低温分为:浅低温(或亚低温),体核温度为 32~35 ℃;中度低温,体核温度为 28~32 ℃;严重低温,体核温度<28 ℃。

原发性低温即意外低温,是指寒冷环境引起体核温度无意识地(非人为因素)降低到 35 ℃以下而体温调节中枢未受损,有别于用于治疗目的的诱导低温。继发性低温是由于下丘脑体温调节中枢功能受损引起的,常因潜在的疾病或药物作用干扰了体温调节,继而多途径导致机体不能维持热量平衡。严重低温(体核温度<28 ℃)会导致循环抑制、免疫功能紊乱、凝血功能障碍、神经功能缺失,最终出现心搏骤停。

二、低温对生理功能的影响

人体体温调节发生在下丘脑,接受分布于颈内动脉、下丘脑后部的温度感受器及外周皮肤感受器传入的信息。机体针对寒冷的恒温调节包括肌肉张力增加、震颤,同时由于儿茶酚胺和甲状腺素的释放,新陈代谢也加快。

(一)对全身代谢的影响

轻度低温病人,体温调节功能正常,氧消耗却显著增加。针对术后病人的研究显示,体核温度每下降 0.3 ℃,氧消耗增加 7%,进一步每下降 1.2 ℃,氧耗量则增加 92%。其他研究则显示肌肉震颤将使氧消耗增加 400%。

(二)对心血管功能的影响

尽管轻度低温可导致心排血量和氧耗量的增加,中度和重度低温则可能使心脏受抑,而心脏肌肉收缩功能降低会出现心排血量降低、低血压。心律失常也可作为寒冷诱导的传导功能障碍的结果出现,体核温度低于 30 ℃时房性纤颤并非少见;当降至 25 ℃时,室颤发生。而且,低温使氧合血红蛋白释放至组织的量减少,这将使原先就存在的有所削弱的氧输送功能进一步恶化,导致严重氧债,这是多发性创伤病人潜在的毁灭性的并发症。

（三）对呼吸系统功能的影响

从肺的角度来说,低温病人常有呼吸速率降低。这是由于脑干呼吸中枢受抑所致。然而,呼吸停止并不常见,除非体核温度降至 24 ℃以下。

（四）对胃肠道功能的影响

低温后胃肠动力也会减弱,当体温低于 32 ℃时,可出现轻度肠梗阻。有报道严重低温时,胃黏膜会出现糜烂和溃疡,并发生出血性胰腺炎。当循环中的儿茶酚胺水平较高时,体温正常的创伤病人常见高血糖,而低温能使高血糖更明显。低温使创伤病人高血糖恶化的机制是通过降低胰岛素的分泌和增加终末器官的胰岛素抵抗。

（五）对泌尿系统功能的影响

体核温度的下降还可导致外周血管显著收缩,也可出现体液显著移向血管内。"冷利尿"可能是机体为了降低总体血容量的一个代偿性反应,也可能是由于体温降低致肾酶活性减弱的结果。

（六）对中枢神经系统功能的影响

低温对中枢神经系统有着深远的影响,因为大脑的血流对体核温度的变化高度敏感。体核温度每下降 1 ℃,脑血流量下降 6%～7%,并导致临床症状,如判断力减退、意识错乱、意识模糊等。反射功能也受低温的影响。32 ℃时反射亢进,体温再低时则反射减弱。低于 27 ℃时,瞳孔对光反射和深腱反射消失,可导致病人表现为死亡状态。

（七）对血液系统功能的影响

最为广泛证明的低温影响结果之一是凝血病。低温可在几个不同的水平上对止血过程产生影响:改变血小板功能、凝血级联反应的酶动力和纤溶系统。

对凝血级联反应的影响。当凝血测定在低于 37 ℃的情况下进行时,结果显著延长;低于 35 ℃时凝血酶原时间显著增加;低于 33 ℃时部分凝血活酶时间也延长。在 33 ℃时,即使在正常凝血因子水平的情况下,凝血功能也仅相当于凝血因子正常的 67% 的水平。但只要低温得到纠正,这种影响是可逆的。

低温对纤溶系统也有影响。在低温动物中发现纤维蛋白溶解增加,被认为是血凝块溶解抑制因子如纤溶酶原激活抑制剂、α‐2‐抗纤维蛋白溶酶功能削弱的结果。但在临床中,创伤病人的凝血状况可能报告正常,因为标本在实验室进行检测前常被加热到 37 ℃。

（八）对药物代谢的影响

由于药物的代谢和清除存在温度依赖性的,许多药物可在低温病人体内存留相当长一段时间。低温也可使某些常用药物的作用时间延长,如肌肉松弛剂和苯二氮卓类,可延长作用时间 40%～50%。

三、病因

当人体长时间暴露在寒冷环境中,热量丧失致体温过度下降可导致意外低温,下列为易发因素:

1. 环境因素　为必备的要素,如在严寒的环境逗留时间过久且缺乏保护措施、埋于积雪中或浸没于冰水中等可引起意外性全身低温,有时气温不太低但如果长时间穿着过紧和潮湿的鞋靴也可引起低温损伤。

2. 个体因素　老年人、婴幼儿、体质极度虚弱者、酒精中毒、衣着不当、行动不便等。

3. 药物因素　服用麻醉药物、抗抑郁药、抗甲状腺药物、降糖药、镇静剂、毒品、地西泮类药物。

4. 身体因素　慢性心血管疾病、中枢神经系统损伤、痴呆、严重烧伤、肿瘤化疗、糖尿病并发症、慢性消耗性疾病(帕金森病、脑卒中)、感染(败血症、肺炎、尿路感染、蜂窝织炎等)、内分泌疾病(甲状腺功能减退、垂体功能减退、肾上腺功能减退)、严重皮肤病、营养不良、休克、尿毒症、创伤、手术时间过长等。

需要特别指出的是,创伤也是临床上常见的导致低温的重要原因之一。创伤后低体温发生原因:手术中胸腹腔的开放,使机体内部长时间暴露于低于体温的环境温度下;手术中体腔的冲洗也可带走大量的热量,使体温下降;全身麻醉可以明显地抑制机体的正常体温调节功能,使下丘脑调节功能、血管舒缩反应、寒战及其他反射都受到抑制;椎管内麻醉则可降低脊髓体温调节中枢的作用;阻滞麻醉由于阻滞区域内的肌肉松弛,血管扩张,使热量丢失增加;肌肉的麻痹使产热下降;创伤后大量的输注温度较低的液体或低温血制品也是体温降低的原因。早期对低温预防和处理可以有效减少死亡率。

四、临床特点

(一) 临床表现

在体温过低发生前的冷应激期,机体动员保持内环境恒定机制,表现为神经兴奋,代谢产热增加,心跳加快,血压升高,心排血量、呼吸频率及通气量增加,外周血管收缩、寒战等。随着体温的不断下降,逐渐转为生理功能的抑制。当核心温度降至 35 ℃时,寒战反应可达到最大强度,随着体温再下降,寒战反应逐渐减弱,33 ℃时寒战已大部分停止。在 32.2～31.1 ℃之间逐渐转为半昏迷状态,通常体温降至 25 ℃时可发生死亡。不同程度的低温患者,临床表现有所不同,见表 4 - 25 - 1。

表 4 - 25 - 1　意外低温的临床表现

分组	温度(℃)	特点
轻	37	正常
	35	最大的寒战
	34	记忆缺失和构语障碍
	33	共济失调和情感淡漠

分组	温度（℃）	特点
中	32	昏迷,氧耗降低 25％
	31	寒战消失
	30	心房纤颤
	28	易室颤,氧耗降低 50％
重	27	反射和自主运动消失
	24	显著低血压
	22	室颤风险达最大,氧耗降低 75％
	19	脑电波直线
	18	心搏停止
	15	低温生还可能性最小

一般来说,核心温度在 28～30 ℃时,尚有复苏的可能,25 ℃以下则有死亡的危险。严重的心功能不全、心室纤颤、肾功能衰竭、代谢性酸中毒、脑或肺水肿等为体温过低的致死原因。

（二）体格检查

在进行体格检查时应特别注意患者的一般情况,包括衣着、意识状况、寒战等。生命体征可以反映患者低温的严重程度,精神状况评估有助于进一步说明低温程度。要全面检查、评估创伤的任何体征,特别是头部和脊柱部位。瞳孔固定、散大是低温的特征性表现。

（三）辅助检查

1. 心电图　低温时特征性的心电图表现为 J 波（或称为 Osborn 波）。它是由心电图 J 点上移达一定振幅,持续一定时间,形成尖峰状、驼峰状或团顶状的波形。低温引起的 J 波发生在 QRS 波群的终末部,其幅度、时程与心脏本身的温度呈负相关。其他的心电图改变包括 T 波倒置,PR、QT 间期延长及 QRS 波形延长、变宽。随着温度的降低,还可以见到其他的心律失常包括窦性心动过缓、房颤、房扑、节性心律、房室传导阻滞、室性早搏、室颤,最终心脏停搏。

2. 实验室检查　低温及致其发生的合并疾病会导致多项实验室检查的异常,因此对所有低温患者都要做如下的实验室检查。

（1）血液生化:低温可导致高血糖,而长时间的低温可能导致低血糖;低温可导致低血钾或高血钾,而高血钾患者一般预后不良;尿素氮和肌酐会因为肾血流的减少而继发性升高。

（2）动脉血气分析（ABG）:随着温度降低,会出现 pH 值升高、PaO_2 和 $PaCO_2$ 的降低。但实际上由于机体寒战会产生大量乳酸,加之低温使肝肾功能不全,患者会出现明显的酸中毒（特别是在复温时）。另外,ABG 的结果一般都经过温度校正（37 ℃）,校正后的结果与低温时的实际情况明显不同,因此建议在复温过程中仍然采用未校正的 ABG 结果,保证患者有足够的通气。

（3）全血细胞计数：低温会使血细胞比容（Hct）升高，体核温度每下降 1 ℃，Hct 增加 2%。低温会通过骨髓抑制等作用导致三系减少。

（4）凝血功能：低温会直接抑制各种途径激活的凝血酶作用，也通过影响与凝血功能相关的组织器官功能导致凝血功能紊乱。表现为 PT、APTT 的延长，纤维蛋白原增多，严重时可能引发 DIC。

（5）其他检查：毒物学检查、血尿淀粉酶、心肌酶、肌钙蛋白、肝功能、内分泌相关疾病、血细菌培养等检查也可帮助诊断。

3. 影像学检查　常规的影像学检查对低温患者评估的帮助不大，一般在协助诊断导致低温的原发病或并发症，如创伤等时才需要。X 线胸片可发现现存的心肺疾患。

（四）诊断和严重度评估

根据明确的寒冷暴露史、机体中心温度降低（直肠温度低于 35 ℃）以及相应症状和体征，可作出诊断。重要的是绝不能把尚有复苏可能的患者判断为死亡。临床上常见到重症低体温患者（肛温低于 20 ℃），虽宛如僵尸、无生命体征，甚至其脑电活动可能已停止，但经抢救尚能完全恢复。目前公认的判断重度冻僵是否死亡的原则是：一般情况下判断死亡的标准在低体温时意义不大，对低温患者临床死亡的判断应在患者体温恢复正常（体核温度≥35 ℃）以后进行，只有当患者复暖而无心动节律及心输出，或经过适当的复苏及复温处理 1～2 h 后体温仍无回升迹象，才可定为死亡。

可根据生命体征用瑞士低体温分期系统对低体温进行临床分期（HTⅠ～HTⅣ期），见表 4-25-2。体核温度的测量对分期有帮助，但不是强制性的。当体核温度不易测量时，该系统优于传统分期（浅低温、中度低温、严重低温）。

表 4-25-2　意外低温的分期

分期	临床症状	典型的体核温度
HTⅠ	有意识、寒战	35～32 ℃
HTⅡ	意识损害，没有寒战	32～28 ℃
HTⅢ	无意识、没有寒战，有生命体征	28～24 ℃
HTⅣ	没有生命体征	<24 ℃

意外低温的严重程度决定了患者的预后，严重低温常常导致患者心搏骤停，死亡率较高，为 30%～80%。死亡率高低与初始体核温度密切相关。在一项大型的回顾性研究中，40% 的患者被成功复苏，其中 80% 的病例没有神经功能缺陷。初始体温低于 20 ℃的患者死亡率为 59%，初始体温低于 15 ℃的患者全部死亡，而初始体温高于 20 ℃的患者死亡率仅为 33%。窒息患者、儿童（大多是淹溺患者）和体温过低是预后不良的指标。

已经证实低温对于心搏骤停患者的神经系统和其他器官有保护作用，所以对严重低温患者的预后判断和复苏后神经功能恢复情况仍难以确定。高钾血症（≥10 mmol/L）、严重酸中毒（pH<6.5）、动脉血氧分压低是预后差的指标；伴有窒息的患者预后同样较差。严重低温合并药物中毒对预后的影响远不及低温本身明显。

五、治疗

机体体核温度上升可以使器官功能恢复，因此在对意外低温患者的抢救中应特别重视对患者的支持治疗和复温,而不应将精力用于对患者的评估和个别症状、体征的处理上。另外,在早期抢救时应注意尽量减少对患者的搬动,避免粗暴、无用的操作以及按摩复温,以避免室颤的发生。严重低温患者处于危重状态,但由于低温的保护作用,很多病例可以成功抢救存活。而且已经知道没有出现窒息的低温心搏骤停患者通常预后较好。因此在抢救中不能根据临床表现轻易放弃抢救。低温心搏骤停患者与常温心搏骤停患者在心肺复苏和抢救评估时存在差异,应予以特别注意。

（一）现场与院前急救

现场与院前急救的优先措施包括认真处理患者、提供基础或高级生命支持、被动和主动体外复温以及运送(患者)至合适的机构。检查低体温患者的脉搏可能存在困难,因此对生命征象应认真检查 60 s。如果患者有持续呼吸或活动,应采取等待观察的策略,但如果没有检测到生命征象,则应开始心肺复苏(CPR)。只要不妨碍 CPR 或延迟运送,医师应为所有患者提供全身隔离和复温。首先使患者脱离低温环境,避免大幅度移动昏迷的病人,除去患者身上湿冷的衣物,全身包裹病人(包括头,因为在头皮血管收缩最微弱,体内生成热量的 70% 能从这里流失),避免进一步的热量丧失;同时利用已有的条件(毛毯、取暖装置)进行主动或被动复温。初步处理伴发的急症,例如创伤、出血,尽快将患者转送到有抢救能力的医疗机构。如果有指征,医师应进行高级气道管理,降低恶性心律失常的发生。

1. 基础生命支持(BLS)　对于心搏骤停的患者应该马上进行心肺复苏,即使在送往医院的途中也不能停下。同时可根据低温程度与自身条件选择适宜的复温措施。由于低温时患者可能存在呼吸、心跳很微弱,因此在进行呼吸和脉搏评估时,评估时间应在 30~45 s。如果患者没有呼吸,马上进行人工呼吸,可能的话使用温暖的(42~46 ℃)湿化氧气进行球囊-面罩通气。如果患者循环征象消失或怀疑患者脉搏消失,马上进行胸外按压。对严重低温患者,无论任何温度下,都应该首先尝试使用电击除颤处理室性心动过速(VT)、室扑(VF)或者室颤。建议使用自动体外除颤仪(AED)对低温患者进行除颤,在完成首次除颤后,应该马上继续进行心肺复苏(CPR)。如果首次除颤无效,抢救者应该继续 CPR,直至患者体核温度超过 30 ℃时进行新的除颤尝试。

2. 液体复苏　静脉液体应加热到 38~42 ℃,以防止进一步热损失。在寒冷的院前环境中,静脉液体迅速冷却,并且冷的液体有可能加重低体温。患者往往需要大量液体,因为冷利尿(低体温诱导血管收缩和抗利尿激素释放减少导致的肾脏液体消耗)和复温期间血管扩张导致液体容量丢失。应根据容量状态、葡萄糖、电解质和 pH 测定值给予温晶体液。大量生理盐水复苏有可能加重酸中毒,因此应考虑其他晶体液。血管加压药可用于治疗血管扩张性低血压,但需谨慎,其有心律失常的可能性和外周组织灌注的危险,特别是对于有冻疮危险的患者。

（二）转运

如果有意识的寒战患者(HT I 期)未受伤,他们可在现场接受治疗,或如果在现场不可能复温,他们可被运送至最近的医院。有意识损害的患者(HT Ⅱ、HT Ⅲ 或 HT Ⅳ期)应接受心脏不稳定性评估。循环稳定的患者需主动体外和微创复温,置于温暖的环境,用化学、电或强制气热包(或毯),以及给予温肠外液体(表 4-25-3),并且应被送至可提供这些措施的最近医院。有院前心脏不稳定性(例如收缩压<90 mmHg 或室性心律失常)

的患者、体核温度<28 ℃的患者和心脏停搏的患者应被运送至可提供体外膜式氧合(ECMO)或心肺转流术(CPB)的医院,除非并存病况(例如创伤)要求必须运送至较近的医院。

表 4‑25‑3　意外低温的治疗

分期	治疗
HT Ⅰ	温暖的环境和衣物,温含糖饮料以及主动运动(如果可能)
HT Ⅱ	心脏监测,轻微小心运动以避免心律失常,平卧位和固定,全身隔离,主动体外和微创复温技术,即温暖的环境,化学、电或强制气热包(或毯),温肠外液体
HT Ⅲ	根据需要进行 HT Ⅱ 加气道管理,对药物治疗抵抗的心脏不稳定性病例进行 ECMO 或 CPB
HT Ⅳ	HT Ⅱ 和 HT Ⅲ 治疗加 CPR 以及最多 3 剂肾上腺素(静脉或肌肉给药,剂量为 1 mg)和除颤,进一步给药由临床反应指导。用 ECMO 或 CPB(如果可用)进行复温或用主动体外和其他体内复温进行 CPR

由于降温时大脑需氧量减少,因此患者在没有神经系统功能损害的情况下有可能生存,即使在必须进行 CPR 数小时的情况下也如此。迄今报道的在体外复温后神经系统功能完全恢复的 CPR 最长持续时间是 190 min。当用强制气热毯和腹腔灌洗进行复温时,有人记录到患者在 390 min 的 CPR 后生存。转运医院最好选择前往可提供 ECMO 或心肺转流术的医院。如果血清钾水平>12 mmol/L,应考虑终止 CPR。当运送患者的时间将相当长时,应考虑用机械性胸部按压装置,因为它可保存救护人员的体能、增加安全性以及有可能改善转归。应提前联系目的地医院,以确保有 ECMO 或心肺转流术可用。在偏远地区,运送必须权衡较长运送时间的危险与在可提供 ECMO 或心肺转流术的医院进行治疗的可能益处。

(三)院内治疗

1. 复温　复温是意外低温抢救的关键。

(1)复温的方法:纠正低温复温的方法包括三大类,即被动复温、主动体外复温、主动体内复温。

① 被动复温是安全可靠的方法。将病人放置在温暖的空间,并同时保护皮肤,不直接对皮肤加热,病人通过自身的新陈代谢按一定的节奏来复温。加热的速度取决于起始体温、循环血容量、储存的能量、毒物和相关的病理。复温速度通常是在 0.5~5 ℃/h。

② 主动体外复温存在较高风险,考虑到皮肤的厚度和血管舒张,且无对流,所以这种方法的效率也受到质疑。这种方法适用于躯干,即皮肤最厚的区域。极力推荐 40 ℃ 的水浴,躯干浸泡在热水中慢慢加热。主动复温增加了氧气的需求,易出现代谢性酸中毒,引起血管麻痹,导致循环血容量降低。由此建议:除非在中度低体温或是没有其他可用方法的情况下,否则不要使用这种方法。

③ 主动体内复温包括呼吸道复温、血液复温、腔复温和药物复温。

a. 呼吸道复温:提供热而湿的空气能改善氧合作用,提高纤毛的活动,减少寒冷中支气管大量咯出的分泌物。肺的复温增加了肺顺应性,减少了呼吸做功和氧耗,同时加热了对心肌供血的血液,这可以使心室均温。

b. 血液复温:在低循环血容量的背景下,使用热晶体灌注是最好的选择。1 L 42 ℃

的液体可使体重 70 kg、体温为 28 ℃的成人升高体温 1/3 ℃。只要大量和足够的灌注就能使病人复温，尤其是外伤出血的病人和衰竭脱水病人。因为在低温时肝的新陈代谢减慢，乳酸盐被禁止使用。血液透析和血液滤过治疗是有益的，特别是 CRRT，它能使水、电解质平衡，并使透析（碳酸氢盐缓冲液）和血液滤过相联合，而这种联合能补充热溶液。同时这项技术和心肺功能的急救相兼容，并且在不使用肝素的情况下也可以使用。体外循环在低体温病人循环停止而又无大量外伤的情况时可考虑使用。它比其他技术快 3~4 倍，这种方法取得了显著的成功。但体外循环复温需要训练有素的、可支配时间充足的医疗小组和远离现场的技术设备。

c. 腔复温：膀胱、结肠和胃的灌洗效果较慢.但能避免机体对液体的再吸收。腹膜透析更容易实施，可使用特殊的溶液和血清，通常做法是 15 min 内间断地输入 500 ml 40 ℃的血清，复温可超过 2 ℃/h，但必须注意低钾血症。胸膜透析需要在胸膜的同一区域放置 2 条引流管（一条位于腋下，一条位于锁骨下），同时需要输入 40 ℃的血清。这种方法可以实现约为 4 ℃/h 的复温。

d. 药物复温：体温降低，肝和肾的循环也遭到破坏，药的功效被改变。因血管已经极度收缩，血管收缩药无效。利多卡因、胺碘酮和硫酸镁未被证实有效。

（2）复温的策略选择：选择正确的复温策略是一项艰巨而复杂的任务，应该根据患者的低温程度、病情特点，利用自身技术装备实力综合选择。首先，被动复温是安全可靠的方法。病人通过自身的新陈代谢按一定的节奏来复温，适用于所有意外低温患者，且被动复温对于大多数浅低温患者来说已经完全足够。尽管快速的升温是否能够减少死亡率尚未被证实，但对心搏骤停患者还是应该尽快提升体核温度。毕竟快速的复温可以减少复温时心律失常的发生，而复温时的并发症存在跟初始体温相比更能提示死亡率的高低。离体复温技术能够快速升温，通用于意外低温所致心搏骤停的患者。对于缺乏分流技术（心脏转流术）的单位，主动体外复温联合体腔灌注技术或者其他的离体复温技术是首选。而对于血流动力学稳定的中、重度低温患者，采用尽量少的创伤性复温技术，同样可以取得良好的预后。在选择复温方法和复温速度时（表 4-25-4），临床医师应考虑合适医院的可达性、当地的技术经验、资源和患者特征。当需要中心静脉通路时，保持导管尖端（和导丝）远离心脏以使心律失常的危险降至最低，这是十分重要的。

表 4-25-4 复温技术的有效性

技术	复温速度（℃/h）	指征
没有心脏支持		
温暖的环境和衣服，温的含糖饮料以及主动活动	2（取决于代谢率）	HT I
主动体外和微创复温，温暖环境，化学、电或强制气热包（或毯）温肠外液体	0.1~3.4	HT II 或 HT III 伴心脏稳定
腹膜透析	1~3	不确定
血液透析	2~4	不确定
胸腔灌洗	3	当 ECMO 或 CPB 不可用时，用 HT IV

（续表 4 - 25 - 4）

技术	复温速度（℃/h）	指征
静脉 ECMO	4	不确定
心脏支持		
动静脉 ECMO	6	HTⅢ 伴心脏不稳定或 HTⅣ
CPB	9	HTⅢ 伴心脏不稳定或当 ECMO 不可用时，HTⅣ

2. **高级生命支持**　对于意识丧失或心搏骤停的低温患者，应该马上实施气管插管，这既可以利用暖湿气体复温，又可以防止可能的误吸。应建立静脉通道，连续监测患者的生命体征、心电图以及体核温度，适当进行实验室检查。但抢救的重点仍然是积极的复温处理和维持基本生命。因为低温时心脏对心血管活性药物、起搏刺激和电除颤均无反应，只有当体核温度在 30 ℃以上时才建议静脉注射抢救药物，并应适当延长用药的时间间隔。在严重低温时，出现窦性心动过缓是生理性的（低温下可以提供机体足够的氧供），没有心脏起搏的指征。在复温过程中，如果患者低温时间已经超过 45 min 或达到 60 min，应该适当补充有效循环容量（严重低温患者建议使用 40～42 ℃的生理盐水），常规应用激素、巴比妥类药物以及抗生素并不能增加生存率或者减少复苏后的损害。但对于败血症引起的低温、老年人、新生儿或并存其他潜在细菌感染可能状况（开放性创伤、误吸等）仍建议使用。

在低体温性心脏停搏动物模型中，血管加压药的使用得出了不一致的结果，只有少量研究显示有益。欧洲复苏委员会指南建议一种改良高级生命支持方法（由最多 3 次除颤组成），停用肾上腺素直至体核温度 >30 ℃，给药间期加倍，直至体核温度 >35 ℃。这些建议与美国心脏学会指南冲突，后者指出"在心脏停搏期间，同时按照标准 ALS（高级生命支持）流程和复温策略考虑给予血管加压药有可能是合理的"。因此，给予最多 3 剂药物和除颤可能是一种合理的方法，进一步给药由临床反应指导。

（四）临床抢救的其他问题

1. **体温监测**　准确获得体核温度是意外低温诊断和处理的关键。因此，应该尽可能选择多个部位对体核温度进行监测，舌下、直肠、食管、脂肪以及肺动脉等部位的体温容易获得，但腋下温度不可靠。对中、重度低温患者要进行多部位、连续的体温监测。在复温过程中，直肠温度会迟于体核温度的变化，体腔灌洗部位的温度监测（膀胱）也会受到影响，在临床中应加以注意。

2. **容量复苏**　大部分的严重低温患者都存在有效循环容量不足，需要始终在复温过程中通过静脉进行容量复苏。临床上可选用 40～42 ℃生理盐水静脉输注以避免额外的热量丧失。由于低温导致心肌收缩能力下降，所以在抢救时应该实时监测机体的容量负荷情况。动脉插管可以连续监测动脉血压，同时也便于进行血气分析。常规监测中心静脉压力（CVP），从股静脉送入导管较颈内和锁骨下静脉安全。

3. **血清钾**　血清钾水平增加可由缺氧性和创伤性细胞死亡、药物（例如去极化神经肌肉阻滞药）以及各种内科病况导致。血清钾水平重度升高与非生存相关，并且被认为是降温前缺氧的一个标志物。在被成功复苏的意外低体温患者中，血清钾较高记录水平是一名 31 月龄儿童的 11.8 mmol/L、一名 13 岁儿童的 9.5 mmol/L、一名 34 岁成人的

7.9 mmol/L 以及一名雪崩掩埋生存成人的 6.4 mmol/L。

一些研究者建议血清钾水平 12 mmol/L 或 10 mmol/L 作为临界值，高于此值则认为 CPR 无效，雪崩掩埋成人的临界值为 8 mmol/L。建议当血清钾水平>12 mmol/L 时考虑终止 CPR，当钾水平在 10～12 mmol/L 时，可提供 ECMO 或心肺转流术的小组进行会诊。当血清钾水平<10 mmol/L 时，患者可能在没有神经系统功能损害的情况下生存，并且 CPR 应持续至患者复温。遗憾的是，低血清钾水平不能确保生存。据报告，其他生物标志物（例如乳酸和 pH）有预后意义，尽管这些报告不太一致。

4. 复苏后处理　对中、重度低温患者，在患者成功复温、复苏或生命指征基本稳定后，应尽快将患者送入重症监护室（ICU）或请危重病专家会诊，进行严密的危重症监护治疗。包括完善患者实验室检查，对导致低温的原发疾病（内分泌疾病、中毒、中风等）和并发症（急性肾衰竭、电解质紊乱、心律失常、肠梗阻等）进行诊断和处理。特别应该重视患者因低温而产生的高血糖或低血糖以及凝血功能障碍。

5. 特殊情况下的意外低体温

（1）创伤：创伤（特别值得注意的包括休克和脑脊髓损伤）使体温调节不稳定。因此，多处创伤患者或中枢神经系统创伤患者易发生低体温。低体温增加出血和输血需求，并且有可能增加死亡率。凝血因子活性和血小板功能随体温降低而减弱，体温<34 ℃时可导致危重的凝血病。血液在实验室检测之前加热，因此，低体温诱发的凝血病无法被检出。心肺转流术的肝素涂层系统（可消除对全身肝素化的需求）可使重度创伤患者复温。

（2）没有生命体征的雪崩掩埋者：据报告，雪崩完全掩埋者的最大降温速度是每小时 9 ℃。掩埋时间≤35 min 时，由于降温时间不足，不太可能发生危及生命的低体温，如果没有生命体征，则创伤和缺氧应被疑为原因。如果掩埋时间>35 min，气道塞满雪，并且患者心脏停搏，则低体温之前很可能有缺氧，CPR 不太可能有益。如果掩埋时间>35 min，并且气道没有被阻塞，则应怀疑重度低体温，患者应接受相应治疗。如果掩埋时间不清楚，可用体核温度来估计掩埋时间（即体温<32 ℃与掩埋时间>35 min 相关）。

（3）没有生命体征的溺水者：淹没于冷水者有可能比淹没于温水者的转归更好。如果患者的病史显示浸没在冷水中（即身体暴露于冷水，但患者能够呼吸），并且身体可能在发生缺氧和心脏停搏（HT Ⅳ期）之前降温，则患者可能在没有神经系统功能损害的情况下生存，并且复苏应继续进行。如果病史显示降温之前淹没在冷水中（即身体暴露于冷水，并且患者不能呼吸），则转归有可能较差。在没有神经系统功能损害的情况下，生存者的最长淹没时间是一名 2.5 岁儿童（儿童的体核温度是 19 ℃）的 66 min。

（五）转归

据报道，神经系统功能完全恢复的患者最低体核温度是一例意外低体温的 14 ℃和一例诱导性低体温的 9 ℃。一家中心对Ⅳ期低体温患者的一项调查显示，器官衰竭常见于入院后 24 h。在器官衰竭的致死性病例中，最常见的死亡原因是肺水肿。在用主动体外和微创复温治疗的原发性低体温和心脏不稳定性患者中，神经系统功能完好的生存率大约为 100%，而对于用体外复温治疗的心脏停搏患者，生存率大约为 50%。在心脏停搏时，如果低体温之前没有缺氧、不存在严重的基础疾病或创伤以及用了体外复温，则完全康复是有可能的。

（叶　英）

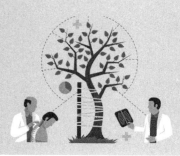

第二十六章 创伤病人的感染

　　创伤感染属于外科感染的一部分。外科感染是指需要外科治疗的感染,包括创伤、手术、烧伤等并发的感染。感染是指在一定条件下,病原微生物入侵机体组织,在其中生长繁殖并与机体相互作用,引起一系列局部和/或全身炎症反应等病理变化的过程。外科感染有以下特点:常为多种细菌的混合感染,且多为内源性条件致病菌;局部症状明显;多为器质性病变,常有组织化脓坏死,大多不能自愈或单靠抗菌药物治愈,需外科处理,如引流、清创、切除等。

　　随着社会经济的不断发展,各种意外伤害和交通事故频繁发生,使重度创伤患者越来越多,且伤情严重复杂。感染是创伤患者常见的并发症,包括创伤后局部感染和全身性感染。严重创伤引起的全身性感染是发生脓毒症、脓毒性休克及多脏器功能障碍的重要因素,也是创伤患者后期死亡的主要原因。

一、创伤感染的类型

　　创伤感染可以从不同角度进行分类。

　　(一)按病菌种类和病变性质分类

　　1. **非特异性感染** 亦称化脓性感染或一般性感染,常见致病菌有金黄色葡萄球菌、大肠埃希菌、铜绿假单胞菌、链球菌、变形杆菌等。可由单一病菌导致感染,也可由几种病菌共同致病形成混合感染。通常先有急性炎症反应,表现为红、肿、热、痛,进而进展为局限化脓。

　　2. **特异性感染** 如结核、破伤风、气性坏疽、念珠菌病等,因致病菌不同于一般感染,可引起较为独特的病变。

　　(二)按病原微生物的来源分类

　　1. **外源性感染** 病原体由体表或外环境侵入体内造成的感染。

　　2. **内源性感染** 由原存体内的病原体经空腔脏器,如肠道、胆道、肺或阑尾侵入体内造成的感染。

（三）按病原体侵入时间分类

1. 原发性感染　伤口直接污染造成的感染。

2. 继发性感染　在伤口愈合过程中出现的病菌感染。

二、创伤感染的发生机制

创伤感染的发生发展，主要取决于三个因素：病原微生物、机体防御和环境。

（一）病原微生物的入侵及其致病性

细菌污染是感染发生的前提，可来源于外界（外源性），如泥土、尘埃、利器或他人；也可来源于人自身（内源性），如皮肤、毛发、消化道及泌尿生殖道等。但细菌污染并不一定引起感染。在感染的病例，细菌在体内也要经历一个适应定植（借助不同机制与组织细胞发生联结）和繁殖的过程。不同的细菌有不同的致病性或毒力，毒力越大，越容易引起感染。所谓毒力是指病原体形成毒素或胞外酶的能力及入侵、穿透和繁殖的潜力。细菌数量的多少也有重要意义，污染细菌数量越多，感染的机会越大，程度也越重，一般认为细菌引起感染的临界数量值是 10^5 CFU/g 组织。

病菌有粘附因子，能附着于人体组织细胞以利入侵；许多病原体有荚膜或微荚膜，能抗拒吞噬细胞的作用而在组织细胞内生长繁殖，导致组织细胞损伤、破坏。致病菌的作用与其胞外酶、外毒素、内毒素等有关，常通称为病菌毒素。多种病菌可释出蛋白酶、磷脂酶、胶原酶等胞外酶，侵蚀组织细胞；玻璃质酸酶可分解组织，使感染更容易扩散。脓液的臭味、脓栓、气泡等，常与病菌胞外酶的作用有关。如溶血毒素可破坏血细胞、肠毒素可损害肠黏膜、破伤风毒素作用于神经而引起肌痉挛等。内毒素是革兰阴性菌细胞壁的脂多糖成分，可激活补体、凝血系统与释放细胞因子等，引起发热、代谢改变、休克、白细胞增多或减少等全身反应。

（二）机体自身防御屏障的损伤和破坏

由于自然界和机体某些器官存在大量细菌，有的是致病菌或条件致病菌，但一般不引起感染，因为人在进化过程中形成了诸如皮肤、黏膜和体内免疫等多种屏障，它们均可单独或协同防御体内外的细菌。一旦某屏障受损或破坏，细菌便可趁机引起感染。创伤时若伤势严重，如大面积重度烧伤、野战时的各种火器伤、较大的各种工伤事故或车祸以及强烈的自然灾害等，往往创面大、伤情复杂，受伤局部常有坏死组织、血肿、积液、异物等，极易引起感染。同时由于突然发生的变故，在精神上和生理上也将产生一系列变化，以致精神失衡、大量出血、血容量降低、内分泌紊乱和机体抵抗力减弱；加之损伤的组织正是细菌繁衍的温床，侵入的细菌容易发生粘附、定植和生长。严重的组织损伤后，还容易引起缺氧，导致局部氧化还原电势降低，而有利于厌氧菌的发育繁殖，形成严重的厌氧菌感染。

（三）环境及其他因素

炎热的气候、潮湿的环境、狭小空间里污浊的空气，都能促进化脓性感染的发生。在医院，烧伤病房和重症监护治疗病房是感染的高发区。创伤患者早期外科处理不当，如清创不及时或不彻底，异物未清除，无效腔未消灭，引流不通畅，不适宜的一期缝合，都是化脓性感染的促发因素。术后护理不当，如无菌技术不严，敷料更换不及时，也容易造成交叉感染。

三、创伤感染的病原学

（一）创伤感染的常见病原菌

创伤感染的病原菌往往因伤类、伤情、受伤部位、伤后抗生素的应用等而呈现明显的差异性。一般而言，导致创伤感染的常见病原菌主要有：

1. 革兰阳性球菌

（1）葡萄球菌：临床上最多见的 G^+ 致病菌，常见的菌种有金黄色葡萄球菌、表皮葡萄球菌和腐生葡萄球菌。它们广泛分布在自然界及人类的皮肤表面、毛囊、皮脂腺管、鼻咽和肠道内。金黄色葡萄球菌的致病力很强，能产生多种毒性物质，如溶血素、杀白细胞素、血浆凝固酶、肠毒素和透明质酸酶等。它们最初对青霉素极度敏感，但现在多为耐药菌株，如耐甲氧西林金黄色葡萄球菌（MRSA）。表皮葡萄球菌为凝固酶阴性，其能分泌黏质，使其对医用塑料、人造材料等有较高的亲和性，大大增加了感染的发生率。其致病力虽较弱，但其耐药性远超过金黄色葡萄球菌，是各种插管感染的常见病原菌。

（2）链球菌：广泛分布在自然界及人类口、鼻、咽和肠道内。主要以溶血性链球菌、草绿色链球菌和粪链球菌感染最为常见。溶血性链球菌能产生溶血素和多种酶，使感染容易扩散，是蜂窝织炎、丹毒、淋巴管炎、扁桃体炎等常见致病菌。草绿色链球菌常与胆道感染、心内膜炎有关。粪链球菌是肠道和阑尾穿孔引起急性腹膜炎的混合致病菌之一，也常引起泌尿系感染。对青霉素仍敏感。

（3）肠球菌：肠球菌是人和多数哺乳动物的肠道正常菌，属 D 族链球菌，包括粪肠球菌、屎肠球菌、鸟肠球菌、孤立肠球菌、鸡肠球菌和坚韧肠球菌，其中粪肠球菌感染最常见。肠球菌感染一般发生相对较晚（创伤后 7 d 或以上），通常发生在接受广谱抗生素治疗的较虚弱的病人中，仅与革兰阴性需氧菌或厌氧菌合并感染。肠球菌引起的感染主要为泌尿系感染、下呼吸道感染、创面感染等。在 20 世纪 70 年代以前并未引起人们重视，80 年代后才逐步引起关注。肠球菌对抗生素的耐药性产生快，已对目前多种常用抗生素耐药。因其耐药性强，在抗生素作用的筛选下，常驻肠道的粪链球菌很易过度繁殖，故是内源性感染的重要菌种。

2. 革兰阴性杆菌　　G^- 杆菌是肠道内常驻菌，通常出现在与胃肠道或泌尿生殖道受伤有关的大多数感染中，常为多重感染，含有需氧菌和厌氧菌。G^- 需氧菌引起伤口感染的潜伏期较葡萄球菌或链球菌长，全身中毒症状轻，尤其早期，常发生在广谱抗生素治疗后数天或数周后。

（1）大肠杆菌：为兼性 G^- 厌氧菌，栖居于人和动物的肠道内，每克粪便中约有 10^8 个大肠杆菌，是肠道内的主要菌群，也是创伤后最常见的条件致病菌，常与其他肠杆菌科，如产气肠杆菌、阴沟肠杆菌、肺炎克雷白杆菌等引起混合感染。

（2）铜绿假单胞菌（绿脓杆菌）：因感染伤口后形成蓝绿色脓液而得名，为 G^- 需氧菌。其为条件致病菌，是烧伤、严重创伤感染最难控制的病原菌之一。该菌较其他 G^- 杆菌易产生耐药性。

（3）变形杆菌：为 G^- 需氧菌或兼性厌氧菌，广泛分布于自然界，也存在人体肠道和前尿道，是尿道感染、急性腹膜炎和伤口感染较常见的条件致病菌，多见于混合感染。对多数抗生素耐药，故抗生素治疗后，原来的混合感染可以变成单纯的变形杆菌感染。脓液具有特殊的恶臭味。

（4）克雷伯杆菌：为不运动的 G^- 杆菌，存在于肠道、呼吸道和泌尿道，也是目前创伤感染中较常见的条件致病菌。

（5）沙雷菌：主要有黏质沙雷菌、液化沙雷菌、普城沙雷菌、红色沙雷菌、芳香沙雷菌等。广泛分布于自然界及人和动物的肠道内，是院内感染的重要条件致病菌之一。

3. 厌氧菌　指在低氧或无氧条件下生长的细菌。随着厌氧菌培养技术的提高，其检出率明显增多，因而日益受到临床医师的重视。按其对氧的耐受性，分为专性和兼性厌氧菌；按能否形成芽孢，分为芽孢和无芽孢两大类。有芽孢厌氧菌，如破伤风杆菌、产气荚膜杆菌和肉毒杆菌所引起的疾病早已被临床医师所熟悉。但无芽孢厌氧菌感染如类杆菌、梭形杆菌属，近年来才逐步受到重视，而这类感染占临床厌氧菌感染的 95.5%，其中类杆菌属占 80% 以上，有芽孢菌仅占 3.5%。厌氧菌为人体内优势菌，绝大多数为人体内正常菌群，分布于口腔、上呼吸道、肠道和泌尿生殖道，尤其在结肠，每克粪便中厌氧菌达到 $10^{10} \sim 10^{12}$ 个，对人体免疫、营养和代谢产生重要影响。

（1）类杆菌：结肠内最常见的微生物。脆弱类杆菌是唯一带有荚膜的类杆菌微生物，尽管它在正常结肠内仅占类杆菌微生物的 7%，但它的荚膜显著增强其毒力，以致在类杆菌阳性培养中，脆弱类杆菌占 40% 以上，是目前最常见的类杆菌属致病菌。

（2）破伤风杆菌：一种梭状芽孢专性厌氧菌，广泛分布于自然界，也存在于人和动物的粪便中，但必须通过皮肤或黏膜伤口入侵人体，并在缺氧环境下生长繁殖后才可致病，通常在较深的有污染的伤口内发生感染。破伤风杆菌主要通过产生外毒素（痉挛毒素和溶血毒素）致病。

4. 真菌　真菌以白色念珠菌和新型隐球菌最常见，曲菌和放线菌次之。人体许多部位有真菌寄生，一般不引起感染。但随着广谱抗生素、免疫抑制剂及类固醇皮质激素的应用，真菌感染日趋增多。创伤病人易发生真菌感染的部位有尿道、创面和肺部。出现真菌血症的病人往往预后不好，死亡率在 25%～75%。对于广谱抗生素使用1周或以上的严重创伤病人，应注意真菌感染。对于厌氧菌和需氧菌培养均反复阴性的接受抗生素治疗的临床感染病人，应怀疑有真菌感染。即使血培养无真菌，只要在口腔、尿液和粪便中发现有大量真菌，应考虑有真菌感染的可能。

（二）创伤感染中病原菌的变迁

创伤感染的致病菌因宿主、微生物和抗菌药物各自力量的消长和相互关系的变动而处在不断地变化之中。数十年来，创伤感染的主要病原菌经历了明显的变化。20 世纪 30 年代创伤感染的病原菌以链球菌为主；40 年代则主要是对青霉素敏感的葡萄球菌；50 年代出现大量对青霉素耐药的葡萄球菌；60 年代开始，以大肠杆菌、铜绿假单胞菌（绿脓杆菌）为代表的革兰阴性杆菌逐渐取代以链球菌、金黄色葡萄球菌为代表的革兰阳性球菌，成为创伤感染的主要病原菌。80 年代后，创伤感染中无芽孢厌氧菌（如脆弱类杆菌）明显增多，一些新的机会致病菌和过去认为的"非致病菌"不断出现，如各种真菌、黏质沙雷菌、克雷伯菌、产气杆菌、阴沟杆菌和不动杆菌等，并且有厌氧菌参与的混合感染和真菌（如白色念珠菌、曲菌、毛霉菌等）感染日渐增多，以混合感染的条件致病菌成为主要病原菌。目前创伤感染的病原菌主要呈现以下几方面变化。

1. 条件致病菌日趋增多　人体皮肤、口腔、呼吸道、消化道、尿道和阴道是病理情况下引起感染的六大贮菌库。在机体防御功能削弱的情况下,这些部位的细菌可乘虚而入,引起感染。目前常见的条件致病菌有:G^-杆菌,如大肠杆菌、绿脓杆菌、嗜麦芽假单胞菌、洋葱假单胞菌、变形杆菌、产气杆菌、阴沟杆菌、不动杆菌等;G^+球菌,如肠球菌。肠球菌感染的增加与第三代头孢菌素应用有关,因为其可选择性抑制 G^- 肠道杆菌,对肠球菌无效,从而增加了肠球菌感染的发生率。

2. 厌氧菌及其混合感染明显增加　随着厌氧菌培养技术的不断改进,厌氧菌检出率明显提高,其发生率在 50% 以上,以 G^- 脆弱类杆菌最多见,其次为 G^+ 厌氧球菌、G^+ 梭状芽孢杆菌。

3. 真菌感染日趋严重　真菌感染一般发生于反复细菌感染久治不愈的衰弱病人,主要为念珠菌。

4. G^+ 球菌感染有重新抬头之势　G^+ 球菌曾是 20 世纪 60 年代的主要致病菌,70 年代已得到有效控制。但近些年来,G^+ 球菌的感染率又日趋增多,如沉寂多年的耐甲氧西林金黄色葡萄球菌(MRSA)感染明显增多,表皮葡萄球菌和溶血性链球菌感染的发生率也在增加。目前临床上金黄色葡萄球菌感染多数为 MRSA。

5. 耐药菌株感染日益增多　目前院内感染,尤其是 G^- 杆菌,许多菌株已成为耐药菌株,有的为多重耐药菌株。所谓多重耐药菌株是指在正常情况下对本来敏感的两种或两种以上抗生素呈现耐药现象。肠杆菌科细菌和假单胞菌对氨基糖苷类抗生素、头孢菌素耐药性明显增加。G^+ 球菌中,近年来出现的耐甲氧西林金黄色葡萄球菌和表皮葡萄球菌明显增多,治疗中不得不使用万古霉素。目前已出现耐万古霉素的金黄色葡萄球菌(国内尚未见报道)和肠球菌。

创伤感染病原菌的演变过程主要与下列因素有关。

(1) 抗菌药物的广泛应用:这是导致病原体演变的重要原因。随着新的抗生素的不断研制和应用,虽可有效杀灭对抗生素敏感的细菌,但同时引起了耐药菌株的繁殖。另外,抗生素的滥用,可引起人体的正常生理菌群失调,易导致内源性感染的发生。

(2) 微生物检验技术的进步:检测技术提高使一些临床医生不太熟悉的新的病原菌得以发现。如黏质沙雷菌,在 20 世纪 60 年代曾被公认为无害的细菌,但后来证实,它不但可以致病,而且可以致死。随着厌氧菌培养技术的改进和应用,已发现厌氧菌在创伤感染中的比例日渐增大。这同时说明,以往创伤厌氧菌感染可能仅仅因为培养和检测手段的限制而常被漏诊。

(3) 外科处理手段的改进:外科技术进步的同时,也导致病原体的演变。比如第一次世界大战早期,梭状芽孢杆菌的感染相当普遍,但随着清创技术的改进,这类感染已明显减少。

(4) 医疗新设备、新技术的应用:如呼吸装置、各种动静脉导管、传感器、人工材料的移植等,常可致医源性感染的发生,如真菌感染等。

由此可见,创伤感染的主要病原体将处在不断地变化之中。在不同的地区,其演变过程可能不尽一致,对此我们应有清醒的认识。

(三) 创伤感染病原体的来源及入侵途径

创伤时由致伤器械、投射物等带入,以及随衣物、泥土和其他污物带入,是致病菌的重要来源,此类感染称为外源性感染,即病原体由体表或外环境侵入造成的感染。另一来源是人体本身的常驻菌,主要分布在皮肤内汗腺、毛囊及口咽部、呼吸道、胃肠道和泌尿生殖道。在生理条件下,这些正常菌群并不致病,而是与人体构成一种共生互利的生态平衡。当皮肤和这些腔道受伤而破损时,细菌可随之入侵;如结构上未破损,但其防御屏障功能降低时,细菌也可穿过皮肤、黏膜进入深部组织造成感染,此类感染称为内源性感染。细菌或其他微生物由外源或内源途径入侵后,多侵入淋巴管和血管,或沿自然孔道造成特定部位乃至全身性感染。轻微损伤、不太严重的单纯外伤或创伤,多只发生外源性感染,而在严重创伤情况下,既可发生外源性感染,又可发生内源性感染,特别是肠源性感染。

四、创伤感染的免疫学

（一）宿主的抗感染免疫

人体内存在一个完整的免疫系统,由免疫器官、免疫细胞和免疫分子组成,其基本功能包括免疫防护、免疫稳定和免疫监视。人体抗感染的防御机制有天然免疫和获得性免疫共同参与。机体对于不同类型病原体产生的免疫应答反应不同,感染所引起的损伤不仅来自病原体本身,也可以来自机体的免疫应答不当。

1. 天然免疫　包括体内各种屏障结构、吞噬细胞、NK 细胞和体液中的抗微生物物质。

（1）宿主的屏障:完整的皮肤和黏膜是阻止微生物入侵体内的第一道防线,皮脂腺、汗腺的分泌起到冲洗、抑制和杀灭细菌的作用;寄居口腔、肠道等处的正常菌群,能够阻止病原体在上皮表面的粘附和生长,发挥防卫作用。创伤造成皮肤受损或黏膜的直接或间接损害,为内外源性细菌入侵创造了条件。

（2）吞噬细胞与自然杀伤细胞:微生物穿过皮肤黏膜屏障后,向机体内部入侵、扩散。对此,体内吞噬细胞和体液中的抗微生物物质即形成了抗感染的第二道防线。吞噬细胞分为单核-巨噬细胞系统和中性粒细胞两大类。巨噬细胞能吞噬病原体与异物、清除体内凋亡的细胞,分泌细胞因子、介导炎症。适度的炎症反应,可增强免疫系统的抗感染作用,但过度的炎症反应,则导致脓毒症或感染性休克。吞噬细胞与 NK 细胞能够识别多种病原体的共同成分,吞噬、杀伤病原体或病原体感染的细胞。近年研究表明,细胞表面还存在着识别细菌及其毒素的多种受体,特别是新近发现的 Toll 受体家族在天然免疫中发挥重要的作用。

（3）补体:病原体进入体内首先遇到体液中的补体。在未形成抗体的感染早期,补体通过替代途径激活,形成膜攻击复合物,发挥溶细胞作用。补体激活后生成的活性碎片有趋化作用吸引吞噬细胞,并通过调理作用提高吞噬细胞杀菌能力。一旦抗体存在时补体可增强抗体溶解靶细胞的作用。

（4）细胞因子:病原体入侵机体促使免疫细胞活化,产生大量细胞因子,如白细胞介素、肿瘤坏死因子（TNF）、干扰素（IFN）、趋化性细胞因子及生长因子等。内毒素、革兰氏阳性菌、真菌能够刺激巨噬细胞分泌细胞因子,TNF、IL－1、IL－6 和趋化性细胞因子是启动抗菌炎症反应的关键细胞因子,能招引更多的抗体、补体和免疫细胞集中于炎症部位,并可激活 NK 细胞,诱导获得性免疫等。

2. 获得性免疫　包括 B 细胞介导的体液免疫和 T 细胞介导的细胞免疫。因其对病原体具有针对性,其作用较天然免疫强。

(1)体液免疫:进入人体的抗原先经巨噬细胞等摄取到细胞内,将抗原分解成免疫原性多肽,使其与胞内产生的 MHC－Ⅱ类分子形成复合物再送到细胞表面,供 Th 细胞识别,随后将抗原信息传递给 B 细胞,使其分化成熟,最终转化为浆细胞,合成并分泌针对病原微生物抗原的特异性抗体。部分 B 细胞受抗原刺激后转变为记忆性细胞,当再次受到同样抗原刺激时,可较快产生更多的抗体。抗体能中和抗原使之失去毒性;抗体与抗原结合形成复合物,使补体活化杀伤病原体,或发挥调理作用,使病原体易被吞噬清除;黏膜下浆细胞生成的分泌型 IgA 可阻止病原体在黏膜表面粘附与入侵。

(2)细胞免疫:指由 T 细胞介导的针对细胞内感染的免疫反应。主要包括两个方面:迟发型超敏 T 细胞释放出淋巴因子,通过巨噬细胞间接发挥效应;细胞毒 T 细胞对靶细胞的直接杀伤作用。在细胞因子的作用下分化成熟为细胞毒 T 细胞、Th1、Th2 等效应细胞。细胞毒 T 细胞对病原体感染细胞具有杀伤作用。Th1 诱发以单核-巨噬细胞浸润为主的局部炎症,介导抗病毒和抗胞内菌感染的细胞免疫。Th2 的功能是促进抗体形成,介导以体液免疫为主的抗胞外菌和寄生虫感染。

(3)免疫记忆:获得性免疫产生的记忆性 T、B 细胞可发挥远期保护作用,当相同病原体再次入侵时,免疫应答比初次感染更快速、强烈和持久。促进 T、B 细胞增殖和分泌抗体类型的转换,使体液、细胞免疫功能得到进一步提高。

(二)创伤后机体免疫功能的改变

随着急诊医学的进步,严重创伤早期的死亡率已明显下降。创伤治疗后期因感染等并发症导致的死亡仍相对增多,占治疗后期死亡率的 70%～80%。人们在 20 世纪70 年代就认识到,创伤后机体免疫反应受到抑制,包括白细胞趋化能力减弱,吞噬杀菌功能降低、粒细胞呼吸爆发功能下降、单核细胞-巨噬细胞功能减退、B 淋巴细胞合成抗体和 T 淋巴细胞刺激转化功能抑制等。

1. 补体系统功能的改变　补体系统为血清中的一组球蛋白,当受到外界刺激后发生一系列复杂的活化过程,其代谢产物不仅参与了免疫粘附、趋化和调理活动,而且对外来病菌有直接的杀伤和中和作用。但大量的裂碎片段又可对机体产生一系列的免疫病理损伤,导致过度的炎症反应和免疫功能的抑制。

补体系统的过度活化给机体带来两方面的影响:一方面补体成分参与了全身炎症反应综合征(SIRS)的发展过程,其中大量产生的膜攻击复合物(Membrane Attack Complex,MAC,C5～9)除本身可对机体组织细胞发挥直接的杀伤作用外,还可刺激血小板、中性粒细胞、单核细胞和巨噬细胞释放活性氧代谢产物以及花生四烯酸等代谢产物,加重对机体的损害。因此,血清中高水平的 C5～9 对机体的损伤参与了 MODS 的发生和发展。另一方面,过度活化的结果至少从两个方面导致机体免疫功能的抑制,首先大量的裂解片段本身对免疫功能存在抑制作用。另外,补体成分耗竭后也对免疫功能产生抑制作用。创伤后补体受体的表达低下也直接导致了吞噬调理功能的减低,这可能是患者更易于感染大肠杆菌和铜绿假单胞菌(绿脓杆菌)的重要原因。

2. 吞噬细胞的功能变化　创伤后吞噬细胞的改变主要包括数量和功能方面的变化。创伤后吞噬细胞最显著的变化是创伤早期外周血中细胞数量大量增加,可达正常的数倍、数十倍,但在形态和功能上是未成熟的。从功能上看,这些细胞不能像正常吞噬细胞一样发挥其吞噬杀菌作用,主要表现为趋化功能减弱,吞噬能力下降,以及呼吸氧爆发作用降低和细胞的脱颗粒现象。

3. 巨噬细胞的改变　创伤使巨噬细胞发生了以下三个方面的变化:① 抗原呈递功能的减弱;② 分泌功能的改变;③ 抑制型巨噬细胞的出现。

巨噬细胞功能出现的多样性与巨噬细胞本身的异质性有关,不同部位的巨噬细胞其功能均有差异。人们发现分泌 PGE_2 的巨噬细胞与产生 IL-1 或参与抗原呈递作用的巨噬细胞分属不同的亚群。在创伤后这种差异更为明显,某些亚群表现出来的是对免疫反应的抑制作用,而另一些亚群则呈现出刺激免疫炎症反应的作用,因此,从理论上推测,创伤后巨噬细胞不同的亚群产生的反应不同,导致巨噬细胞在创伤后的免疫反应中所起的作用存在相互矛盾的结果,一方面趋化、吞噬杀菌等抗感染功能减弱,而另一方面又刺激炎症反应的过度活化,这一现象及其机制在诱导创伤后的免疫紊乱中的意义值得深入研究。

4. 淋巴细胞的改变　目前,有关创伤后淋巴细胞的改变以 T 淋巴细胞研究较多。创伤后引起淋巴细胞 cAMP 含量升高,导致细胞内一些信号通路的变化,如 DG、IP3、PKC 以及钙通道等活性受抑,抑制 IL-2 及其受体的 mRNA 的转录和蛋白表达,同时,淋巴细胞核因子 NFAT 的活性也明显低于正常,最终导致 T 淋巴细胞功能的全面抑制。

5. 白介素及其他细胞因子的改变　白介素是由免疫活性细胞分泌的一组免疫活性蛋白,在免疫反应的各个阶段均有极为重要的意义,因而白介素在创伤后的变化及作用日益受到重视。创伤应激所致的高代谢反应促使细胞因子的分泌大多呈增高趋势,仅有 IL-2 及 γ 干扰素等少数因子呈降低改变。不同的细胞因子信号传导方式对创伤产生的反应是不相同的,导致淋巴细胞功能在创伤后的紊乱现象。TNF-α、IL-1、IL-6、IL-8 是重要的促炎细胞因子,参与全身炎症反应综合征的发生。

五、创伤感染的诊断

创伤病人感染的诊断包括感染的确认、感染部位的确定、感染严重度的评估三个方面。

(一)感染的确认

一般根据创伤病人出现发热等全身中毒症状或体表局部出现红肿热痛,实验室感染性指标升高,影像学发现脏器有感染的表现,即可诊断。

(二)感染部位的确定

创伤感染部位的确认常常要基于细致的询问病史与主诉,全面的查体,伤情分析,应用影像学检查等。如能有机结合上述要点,感染部位的确定一般不难。

（三）严重度的评估

为客观地分析病情及评估治疗的效果需要对感染严重度进行定量评估。现临床上常用应用评分法。这里仅介绍两种较实用的方法。

1. 感染评分　感染评分由四个部分组成（表4-26-1）。将四部分的得分加在一起，总分<20分者死亡率<20%，而≥20分者，死亡率为86%～89%，预测精确率为85%。

表4-26-1　感染评分

评估指标		评分标准	分值
感染的局部表现	换药次数	每天小换药1次	2
		每天大换药>2次	4
		需要引流管	4
	腹膜炎	局限性	2
		弥漫性	6
	胸部感染	无痰	2
		脓性痰	4
		支气管炎或肺炎	6
体温	记分标准 （24 h测体温4次，以最高的一次记分）	36.0～37.4 ℃	0
		37.5～38.4 ℃	1
		38.5～39 ℃	2
		>39 ℃	3
		<36 ℃	3
	加分标准	每日最低体温>37.5 ℃	1
		一天内有2次体温>38.4 ℃	1
		一天之内有寒战者	1
感染的并发症	有明显黄疸而无明显的肝胆病史者		2
	代谢性酸中毒	代偿性酸中毒	1
		失偿性酸中毒	2
	肾功能衰竭		3
	脓毒症或菌血症所引起的神经、精神改变		3
	弥散性血管内凝血引起的出血倾向		3

（续表 4 - 26 - 1）

评估指标	评分标准		分值
实验室检查结果	血培养阳性	1 种菌	1
		2 种以上细菌	3
		1 种细菌＋心脏杂音或脾肿大	3
	白细胞计数	$(12～30)×10^9/L$	1
		$>30×10^9/L$	2
		$<2.5×10^9/L$	3
	无明显出血者血红蛋白	$70～100$ g/L	1
		<70 g/L	2
	血小板计数	$(100～150)×10^9/L$	1
		$<100×10^9/L$	2
	血浆白蛋白	$31～35$ g/L	1
		$25～30$ g/L	2
		<25 g/L	3
	无明显临床黄疸者血胆红素	>25 μmol/L	1

2. 感染严重度评分（septic severity score，SSS）　1983 年 Stevens 提出了 SSS，将器官系统功能不全的程度分为 0～5 级，以肺脏、肾脏、血液、心血管系统、肝脏、胃肠道、神经系统等 7 个器官系统作为评分对象，取 7 个器官系统中三个最高分，计算三者的平方和，即为感染严重度分数（表 4 - 26 - 2）。SSS 的最低分为 0 分，最高分为 $5^2＋5^2＋5^2＝75$。分值越高，脓毒症的严重程度越高。研究发现，未存活者的 SSS 平均值为 49 分，存活者的平均值是 29 分，30 分为预测死亡的临界值，预测的精确率为 75% 左右。

表 4 - 26 - 2　感染严重度评分

器官	分值					
	0	1	2	3	4	5
肺	呼吸室内空气	面罩给氧	气管插管，无须 PEEP	PEEP <10 cmH$_2$O	PEEP$>$10 cm H$_2$O 伴 PaO$_2>$50 mmHg	最大 PEEP 伴 PaO$_2$≤50 mmHg
肾脏	血清肌酐 <133 μmol/L	血清肌酐 $133～229$ μmol/L	血清肌酐 $230～317$ μmol/L	血清肌酐 ≥318 μmol/L 伴尿量 $>$50 ml/h	血清肌酐 ≥318 μmol/L 伴尿量 $20～50$ ml/h	血清肌酐 ≥318 μmol/L 伴尿量 <20 ml/h
血液系统	无瘀斑和凝血试验正常	瘀斑和凝血试验正常	PT $12～14$ s 或 PPT $45～56$ s	血小板（20～100）$×10^9$/L，PT>14 s，PPT>50 s	血小板$<20×10^9$/L 伴 PT>14 s 和 PPT>50 s	有 DIC 证据，出血

（续表 4 - 26 - 2）

器官	分值					
	0	1	2	3	4	5
心血管系统	正常	轻度低血压	青斑,中度低血压	需中等量升压药	需大剂量升压药	用最大剂量升压药,仍严重低血压
肝脏	肝功能试验正常	LDH 和 SGOT 增高,胆红素正常	血胆红素 $25.7 \sim 44.3$ $\mu mol/L$	血胆红素 $44.4 \sim 70$ $\mu mol/L$	血胆红素 $70.1 \sim 137$ $\mu mol/L$	前驱昏迷伴血胆红素 $>137 \mu mol/L$
胃肠道	正常	轻度梗阻	中度梗阻	重度梗阻	糜烂性胃炎而出血	肠系膜静脉血栓形成
神经系统	正常	迟钝	定向力障碍	无理取闹	反应低下	昏迷

六、创伤感染的防治

（一）早期外科处理

创面,尤其是开放性创面一般都有污染,同时由于损伤组织的充血、水肿坏死、血肿形成及异物存留,均是致病微生物定植、生长繁殖的条件,是创伤感染发生的重要途径。因此,合理清创对于防止创伤感染至关重要。临床和实验观察表明,任何细菌,当数量达到 $10^5 \sim 10^6$ CFU/g 时就可能引起感染。污染伤口通过定植、繁殖达到感染的细菌数量,通常时间为 6~8 h。因此,把开放性创伤后的 6~8 h 看作是清创的"黄金时间"。原则上,清创越早越好,但其也不是感染风险独立的预测因素,不要因为>6 h 就对清创有所怠慢。如小孩、头面部的创面或应用抗生素的前提下可适当放宽时间。清创包括切开伤道、扩大伤口、切除失活组织、清除异物、止血、引流及固定等。严重污染的伤口或异物或失活组织未被彻底清除的伤口,都应保持开放。对于已感染的伤口,需切开皮肤和深筋膜,扩大伤口,充分减压引流,取出异物、血块和坏死组织,但不作组织切除,以防感染扩散。在清创治疗的方式上,目前超声清创和负压封闭引流技术对控制创面感染有较好的治疗作用。

（二）抗生素的应用

抗生素是防治创伤后感染的有效手段。以下情况通常建议给予抗生素预防性治疗:① 所有污染的或脏的伤口。② 所有涉及肠道、肺和尿道的外科手术或伤口。③ 虽为干净伤口,但其部位的感染十分危险,如神经、心血管等。④ 免疫抑制病人。一般创伤后 2 h 内给予抗生素效果最好。关于预防性抗生素的最佳疗程尚无定论。一般根据原发病灶的性质,经验性选用抗菌药物,通常选用广谱抗生素或联合两种抗菌药物。随后根据治疗效果、病情演变、细菌培养及药敏检查来调整,针对性选用抗菌药物。给药要早,剂量要足,静脉用药。通常在体温下降、白细胞计数正常、病情好转、局部病灶控制后停药。对全身真菌感染者,应停用广谱抗生素并选用酮康唑、两性霉素 B 等抗真菌药物。

尽可能获取感染部位渗出液或脓液,涂片检查确定有无致病菌,致病菌为革兰染色阳性还是阴性,是球菌还是杆菌。根据血培养及体液、脓液细菌培养结果针对性地选择药物(表4－26－3)。原有抗菌药物使用2～3 d后效果不佳,可根据培养及药敏结果应用更为有效的药物,或据此选用毒性较小或价格更合理的药物。

在处理战、创伤时,无论是预防性用药还是治疗性用药的开始阶段,都只能是经验性的。应根据受伤的部位和感染的种类,针对最为可能的病原菌,参考当前的耐药状况,选用有效的抗生素。不同部位战、创伤感染可供选择的药物见表4－26－4。

表4－26－3 对不同病原菌抗菌药物的选择

细菌或真菌	首选	次选与备选
甲氧西林敏感金黄色葡萄球菌(MSSA)和甲氧西林敏感凝固酶阴性葡萄球菌(MSCNS)	苯唑西林、氯唑西林	头孢一代、万古霉素、加β-内酰胺酶抑制剂的混合制剂、氟喹诺酮类
甲氧西林耐药金黄色葡萄球菌(MRSA)	万古霉素	替考拉宁、达托霉素、利福霉素
化脓性链球菌	青霉素	苯唑西林、氧唑西林、头孢一代、大环内酯类
消化链球菌	青霉素	克林霉素、大环内酯类、多西环素
肠球菌	青霉素、氨苄西林、替考拉宁、氨基糖苷类	利奈唑烷、万古霉素
大肠杆菌	广谱青霉素,二、三代头孢	氨基糖苷类、加β-内酰胺酶抑制剂的混合制剂、氟喹诺酮类
肺炎克雷伯杆菌	三、四代头孢,氟喹诺酮类	氨基糖苷类、加β-内酰胺酶抑制剂的混合制剂、氨曲南、碳青霉烯类
肠杆菌(产气杆菌、阴沟杆菌)	抗绿脓β-内酰胺类＋氨基糖苷类、四代头孢	加β-内酰胺酶抑制剂的混合制剂、环丙沙星
不动杆菌	氟喹诺酮＋头孢他啶或阿米卡星	替卡西林/克拉维酸、碳青霉烯类
铜绿假单胞菌	抗绿脓β-内酰胺类、妥布霉素、阿米卡星、四代头孢	环丙沙星、氨曲南、碳青霉烯类、替卡西林/克拉维酸＋抗绿脓氨基糖苷类
脆弱类杆菌	甲硝唑、克林霉素	头孢西丁、头孢美他醇、加β-内酰胺酶抑制剂的青霉素类
念珠菌	氟康唑	两性霉素 B

表 4-26-4 战、创伤感染常见病原菌及可选药物

感染种类	病原菌	前方医院用药	后方医院用药
一般伤口感染	金葡菌,化脓性链球菌 MRSA	青霉素,庆大霉素	苯唑西林,氯唑西林,头孢唑林,阿米卡星,万古霉素,复方新诺明,米诺环素,多西环素,利福平
创伤并发混合感染(坏死性筋膜炎,非梭菌坏死性蜂窝织炎)	厌氧菌(消化链球菌和球菌,类杆菌,梭状芽孢杆菌)	甲硝唑	甲硝唑,替硝唑,克林霉素
	金葡菌,链球菌	青霉素,庆大霉素	苯唑西林,氯唑西林,头孢唑啉
	肠道杆菌(大肠杆菌,克雷伯菌属)	庆大霉素,氨苄西林	哌拉西林,阿米卡星,第二、三代头孢
梭菌性蜂窝织炎或肌肉坏死(气性坏疽)	产气荚膜梭状芽孢杆菌	青霉素,甲硝唑	青霉素类,头孢菌素类,克林霉素,甲硝唑,替硝唑
破伤风	破伤风芽孢杆菌	青霉素,甲硝唑	青霉素类,甲硝唑,替硝唑
颅脑伤感染(脑膜炎,脑室炎,脑脓肿)	金葡菌,表葡菌,链球菌	青霉素,氯霉素	氯霉素,氨曲南,万古霉素
	肠道杆菌	同上	头孢唑肟,头孢噻肟,头孢曲松,环丙沙星
	G$^+$厌氧菌	同上	甲硝唑,替硝唑
骨和关节化脓性感染	金葡菌,表葡菌,链球菌,	青霉素,庆大霉素	林可霉素,克林霉素,头孢呋辛
	肠道杆菌科细菌	同上	头孢呋辛,环丙沙星,氧氟沙星
烧伤感染	铜绿假单胞菌	哌拉西林	哌拉西林,阿米卡星,环丙沙星,头孢哌酮,头孢他啶
	肠道杆菌	同上	同上
	金葡菌,MRSA	同上	同上
胸部伤感染(伤口感染,脓胸)	葡萄球菌,肺炎球菌	青霉素,庆大霉素	同上
	肠道杆菌	氨苄西林,庆大霉素	同上
	肠道杆菌科细菌	同上	同上
	铜绿假单胞菌	同上	同上
腹部穿透伤感染	肠球菌	青霉素,氨苄西林	大剂量氨苄西林,万古霉素
	厌氧类杆菌	甲硝唑	甲硝唑,替硝唑,头孢西丁,头孢美唑

（三）肠源性感染的预防

由于创伤后肠道黏膜屏障极易受损,使肠道成为最重要的内源性感染源,因此保护胃肠及其黏膜,应是防止创伤感染的有效措施之一。预防肠源性感染的措施包括:① 争取尽可能早期经肠道摄食。早期肠道营养可促进肠黏膜屏障功能的恢复,减少肠源性感染的发生。② 在静脉或口服营养液中添加黏膜上皮细胞所特需的营养物质,如谷氨酰胺双肽,有利于肠黏膜的修复。③ 维持肠道菌群的微生态平衡,避免菌群紊乱和条件致病菌的优势生长,因此,要慎用口服或主要经肠道排泄的广谱或有抗厌氧菌活性的抗生素。④ 尽早让病人半卧或早期离床活动,以促进胃肠功能恢复。⑤ 选择性消化道去污术(Selective Gut Decontamination,SGD),即采用口服非肠道吸收抗生素清洁肠道,防止细菌及其产物进入体内,预防肠源性感染的发生。

（四）拮抗炎症介质等有害物质

创伤后脓毒症的发生是以免疫炎症反应为基础的,研究证明,肿瘤坏死因子(TNF)、白介素、血小板活化因子、氧自由基等均是调控感染发生、发展的重要介质。鉴于体液介质的重要性,阻断或削弱介质的作用,对于有效控制感染是十分必要的。目前报道的抗炎措施有:糖皮质激素、TNFα抗体、重组Ⅰ型 TNF 受体、重组Ⅱ型 TNF 受体、重组 IL-1ra、血小板活化因子拮抗剂、缓激肽抑制剂、己酮可可碱、布洛芬等,但临床效果仍有待进一步验证。

（五）抗内毒素治疗

防治内毒素血症是提高抗感染水平的"新焦点"。创伤感染中最突出的病原菌是 G⁻ 菌,内毒素(LPS)是 G⁻ 菌细胞壁外膜中的脂多糖成分,目前临床治疗 G⁻ 菌感染的主要措施仍是使用抗生素,抗生素杀菌后还有 LPS 的成分存在,细菌的裂解促使 LPS 大量释放入血,介导多种炎症介质的释放,引起瀑布样全身炎症反应(SIRS)。目前大多抗生素不仅不能中和、灭活内毒素,而且可促使内毒素从被抗生素灭活的细菌细胞壁上大量释放入血,使炎症级联反应放大,向脓毒症及多脏器功能衰竭方向演变,导致患者死亡。拮抗内毒素的方法目前主要有 3 种:内毒素抗血清、内毒素单克隆抗体和重组杀菌性通透性增强蛋白质(BPI)。

（六）免疫疗法

创伤感染病原菌耐药性不断增强,抗生素的疗效不够满意,因此国内外学者均在探索应用免疫疗法。免疫疗法有主动免疫与被动免疫两种。

主动免疫包括单价疫苗、多价疫苗和联合疫苗等。国内外研究较多者是铜绿假单胞菌(绿脓杆菌)。由于铜绿假单胞菌的分型多,所以由单价疫苗逐渐发展成多价疫苗,或制备铜绿假单胞菌和金葡菌的联合疫苗,可经肌肉和皮内联合注射。免疫时间是创伤后越早越好,最好是伤后立即注射。第一周免疫 2～5 次,第二周开始每周 1 次,共免疫 10 次或到感染的危险期完全度过为止。疫苗的副作用主要是局部反应,其特征为轻度红肿、疼痛、有硬结;重者可不适、发热等。由于主动免疫尚需时间才能起保护作用,常需与被动免疫联合应用。

被动免疫是指免疫血浆和高效价免疫球蛋白对感染者所起的保护作用。当创伤患者对入侵的病原菌抗体效价未迅速升高时,可给特异免疫血浆,目前研究较多的是铜绿假单胞菌免疫血浆或免疫球蛋白,临床应用有一定疗效。

（七）全身支持疗法

创伤感染对病人全身有不同程度的影响。对于有重要脏器感染、脓毒症、手术后或创伤后合并感染，以及原先有较重的其他病症者，改善病人的全身状态、增强机体抵抗力尤显重要。维护创伤患者的防御能力，应从伤后立即开始，尽量减轻创伤的原发性损害。良好的抗休克治疗是关键，使患者能平稳度过休克期，避免或减轻组织脏器的缺血缺氧，能有效降低全身感染的发病率。另外，在整个创伤病程中，要维持体液平衡以免脱水、电解质紊乱与酸碱平衡失调；加强营养支持，补充足够的热量、维生素、蛋白质等，优先采用肠内营养方式；对于不能进食、高分解代谢的病人可采用肠外营养支持，以弥补体内的能量不足和蛋白质过多消耗。

另外，创伤感染的医源性问题不容忽视，如急救复苏的延迟；预防性抗菌药物的滥用、不规范使用；清创操作不当；大肢体截肢的延迟及对内源性感染的忽视等。因此，避免或减少创伤处理中的医源性问题是降低创伤感染率和后期死亡率的核心环节。

七、预后

预后较差，死亡率在 $20\%\sim50\%$。SIRS、脓毒症、脓毒综合征及脓毒性休克，反映了同一疾病严重程度的不同。一项大宗调查发现，SIRS、脓毒症、脓毒综合征及脓毒性休克的死亡率分别为 7%，16%，20%，46%，预后随病变的进展而趋恶化。

第二节　急性蜂窝组织炎

急性蜂窝组织炎是指皮下、筋膜下、肌间隙或深部疏松组织的一种急性弥漫性化脓性感染。临床以起病急，局部红、肿、热、痛，与正常组织无明显界限，伴畏寒、发热等全身症状为特点。常发生于四肢、指、趾、颜面等处。

一、病因和病理

感染大多发生在皮肤或软组织损伤后，亦可由局部化脓性感染灶直接扩散或经淋巴、血流传播而发生。本病是皮下疏松结缔组织的急性细菌感染，其特点是病变不易局限、扩展迅速，与正常组织无明显界限。致病菌主要是葡萄球菌和溶血性链球菌，偶见大肠埃希菌，亦可为混合感染。由于受侵组织质地较疏松，病菌释放毒性强的溶血素、链激酶、透明质酸酶等，可使病变扩展较快，引起广泛的组织坏死。病变临近淋巴结常受侵犯，可有明显的毒血症。金黄色葡萄球菌引起的蜂窝组织炎，由于凝固酶的作用则比较容易局限为脓肿。

二、临床表现

局部红、肿、热、痛，并向四周迅速扩大，病变区与正常皮肤分界不清，皮肤为暗红色，中央较周围色深，病变中央部分常因缺血发生坏死，破溃后创面较大，周围湿烂，边界不清，病变不易局限，扩散迅速，皮肤易坏死形成溃疡。如果感染部位组织疏松，如面部、腹壁等处，肿胀明显而疼痛轻。深部感染时局部肿胀多不明显，但疼痛剧烈，病情严重，全身症状明显,有高热、寒战、头痛、全身乏力、白细胞计数增加等。急性蜂窝织炎易并发淋巴管炎、淋巴结炎等,有时可迅速出现枯黑坏死,很少形成脓肿。

因致病菌的种类与毒性、病人的状况、感染的原因与部位的不同,其临床表现各异。主要有以下几种不同类型。

1. 一般性皮下蜂窝组织炎　致病菌以溶血性链球菌、金黄色葡萄球菌为主,病人可先有皮肤损伤,或手、足等处的化脓性感染。继之患处肿胀疼痛,表皮发红,指压后可稍褪色,红肿边缘界限不清楚。邻近病变部位的淋巴结常有肿痛。病变加重时,皮肤部分变成褐色,可起水疱,或破溃出脓。病人常有畏寒、发热和全身不适;严重时病人体温增高明显或过低,甚至有意识改变等表现。

2. 产气性皮下蜂窝组织炎　又称捻发音性蜂窝织炎,可发生在被肠道或泌尿道内容物所污染的会阴部、腹部切口。致病菌以厌氧菌为主,如肠球菌、兼性大肠杆菌、变形杆菌、拟杆菌或产气荚膜梭菌。下腹与会阴部比较多见,常在皮肤受损伤且污染较重的情况下发生。产气性皮下蜂窝组织炎病变主要局限于皮下结缔组织,不侵及肌层。初期表现类似一般性蜂窝织炎,但病变进展快且可触感皮下捻发音,蜂窝组织和筋膜出现坏死,且伴有进行性皮肤坏死,脓液恶臭,全身症状严重。

3. 新生儿皮下坏疽　新生儿皮肤柔嫩、抵抗力弱,护理疏忽导致皮肤擦伤、沾污,病菌可侵入皮下组织致病。病变多发生在背、臀部等经常受压处。初起时皮肤发红,触之稍硬。病变范围扩大时,中心部分变暗变软,皮肤与皮下组织分离,触诊时皮肤有浮动感,脓液多时也可出现波动感。皮肤坏死时肤色呈灰褐色或黑色,并可破溃。患儿发热、拒绝进乳、哭闹不安或昏睡,全身情况不良。

4. 颌下急性蜂窝织炎　小儿多见,感染起源于口腔或面部。口腔起病者,因炎症迅速波及咽喉,局部肿胀而阻碍通气,病情甚为危急。患儿有高热,呼吸急迫,吞咽困难、不能正常进食;颌下肿胀明显,表皮仅有轻度红热,检视口底可见肿胀。蜂窝织炎起源于面部者,局部有红肿热痛,全身反应较重;感染常向下方蔓延,累及颈阔肌内结缔组织后,可妨碍吞咽和通气。

三、诊断与鉴别诊断

（一）诊断

主要依据局部症状作出诊断,一般有局部注射、损伤、异物存留、邻近感染灶病史。

1. 症状　浅表的急性蜂窝织炎局部红肿、剧痛,病变中央易发生坏死。可伴高热、寒战、头痛、全身无力等。深在的急性蜂窝织炎,局部红肿不明显,常只有局部水肿和深在压痛,但病情严重,全身症状重。

2. 体征　皮损色暗红,边界不清,中央部的颜色较周围为深。深在的急性蜂窝织炎,局部水肿、红肿不明显,深部压痛。

3. 辅助检查　血常规检查示白细胞计数增多;有时皮肤活检可有助于确诊。有浆液性或脓液性分泌物时涂片检查病菌种类。病情较重时,应取血和脓做细菌培养和药物敏感试验。金志斌等认为高频超声可以作为软组织急性蜂窝织炎的首选器械诊断方法。急性蜂窝织炎超声诊断标准:病变处皮下组织结构模糊不清,增厚超过周围正常组织两倍;病变区脂肪小叶高回声,周围回声减低;周边可见分枝状血流信号,RI(阻力指数)<0.65;伴或不伴无回声区。超声成像可以显示蜂窝织炎演变到脓肿形成的连续性改变,

常见脓肿周围的蜂窝组织炎中具有典型的"鹅卵石"样改变。

（二）鉴别诊断

需与以下疾病鉴别：

1. 硬皮病　新生儿皮下坏疽初期有皮肤质地变硬时，应与硬皮病区别，后者皮肤不发红，体温不增高。

2. 急性咽峡炎　小儿颌下蜂窝织炎引起呼吸急促、不能进食时，应与急性咽峡炎区别，后者颌下肿胀稍轻，而口咽内红肿明显。

3. 气性坏疽　产气性皮下蜂窝织炎应与气性坏疽区别。后者发病前创伤常累及肌肉，病变以产气荚膜梭菌引起的坏死性肌炎为主，伤口常有某种腥味，X线摄片肌肉间可见气体影；脓液涂片检查可大致区分病菌形态，细菌培养有助确认致病菌。

4. 丹毒　多有手足癣或外伤史，局部表现为片状红疹，颜色鲜红，中间较淡，边缘清楚，其特点是蔓延很快，很少有组织坏死或化脓。

四、治疗

抗菌药物一般先用青霉素或头孢类抗生素，疑有厌氧菌感染时加用甲硝唑。根据临床治疗效果或细菌培养与药敏报告调整用药。

1. 局部处理　炎症早期局部可用热敷、中药外敷或理疗，也可用紫外线或超短波治疗。早期一般性蜂窝组织炎，可以50%硫酸镁湿敷，或敷贴金黄散、鱼石脂软膏等，若形成脓肿应切开引流；口底及颌下急性蜂窝组织炎，经短期积极的抗炎治疗无效后，应及早切开减压，以防喉头水肿，压迫气管而窒息死亡，手术中注意可能发生喉头痉挛，应提高警惕并做好急救准备。其他各型皮下蜂窝织炎，为缓解皮下炎症扩展和减少皮肤坏死，亦可在病变处做多个小切口，以浸有药液的湿纱条引流。对产气性皮下蜂窝织炎应及早做广泛的切开引流，切除坏死组织，伤口应以3%过氧化氢冲洗、湿敷处理，并采取隔离治疗措施。

2. 全身治疗　注意休息，注意改善病人的全身状态，加强营养，高热时可行物理降温，必要时给予止痛退热药物。进食困难者予以输液维持营养和体液平衡；呼吸急促时给予吸氧或辅助通气等。按感染程度选用口服抗生素，应用磺胺药或广谱抗生素，可肌肉注射或静脉输注青霉素、头孢菌素等。

五、预防

重视皮肤日常清洁卫生，防止损伤，受伤后积极治疗原发灶。婴儿和老年人的抗感染能力较弱，要重视生活护理。对于糖尿病患者要积极控制血糖。

第三节　气性坏疽

气性坏疽亦称梭状芽孢杆菌性肌坏死，是由梭状芽孢杆菌引起的急性特异性软组织感染，致病菌产生的外毒素可引起严重毒血症及肌肉组织的广泛坏死。多由创伤引起，是一种发展迅速，预后差的厌氧菌感染。创伤后伤部肌肉组织严重开放性挫伤，如不经治疗,病死率将达100%。治疗后的患者,病死率亦达20%~40%。四川汶川地震发生后,部分伤员出现了梭菌性肌坏死,为此前卫生部组织制定了《梭菌性肌坏死(气性坏疽)诊疗意见》。

一、流行病学

过去气性坏疽多由战伤引起。根据美国的报道,第一次世界大战中与战伤相关的气性坏疽的发生率约为5%,第二次世界大战中约为0.7%,朝鲜战争中约为0.2%,越南战争中约为0.02%。目前气性坏疽的发生多与外伤、手术、皮肤感染、烧伤、肿瘤等相关。美国每年有新发气性坏疽患者1 000~3 000例,其中多数由外伤引起,尤其是交通事故、挤压伤等。2008年我国四川汶川大地震中,从2008年5月12~20日,四川省人民医院收治2115例有开放性创伤的地震伤员中,院前分诊有20例气性坏疽病人,发生率为0.945%。另有约10%的气性坏疽患者为自发性(非创伤性),多由败毒梭菌引起。结肠直肠可能是自发性气性坏疽中梭状芽孢杆菌侵入的门户。发生此类坏疽的患者多有如结肠或血液系统的恶性肿瘤,或有胰腺炎、十二指肠溃疡穿孔、肝硬化、糖尿病等疾病,或有酗酒等不良嗜好。

二、病因和发病机制

气性坏疽的病原菌是一组革兰阳性梭状芽孢杆菌,形态呈杆状,能形成芽孢,芽孢多大于菌体宽度,细菌膨胀呈梭形。致病菌有多种,主要为产气荚膜梭菌、水肿梭菌、败毒梭菌、梭状梭菌、溶组织梭菌等。但以产气荚膜梭状芽孢杆菌最常见和最重要。其生物特性是易在缺氧、失活的组织中生长。感染发生时,往往不是单一细菌,而是几种细菌的混合,多为混合感染。各种细菌又有其各自生物特性,根据其组合的主次,临床表现有所差别,有的以产气显著,有的以水肿显著。这类细菌广泛存在于泥土、人畜粪便中,在意外创伤时极易污染伤口,但真正发生感染者不多。因为这类细菌的生长繁殖需要一定条件,即有较广泛的失活组织和缺血、缺氧的环境。在低血容量休克、组织血流灌注不良的同时,有深部组织坏死或混有其他需氧化脓菌感染,如严重挤压伤、开放性骨折伴有血管损伤、止血带使用时间过长或石膏包扎过紧,临近肛周、会阴部位的严重创伤,易发生此类细菌感染。

在适宜的条件下,这类细菌在局部生长繁殖,产生多种有害于人体的外毒素和酶(α毒素、胶原酶、透明质酸酶、溶纤维酶和脱氧核糖核酸酶等),其中α毒素是一种致命性的坏死性溶血毒素,能裂解卵磷脂、破坏红细胞、组织细胞和血管内皮细胞等多种细胞的细胞膜,导致溶血,组织坏死,血管通透性增加而产生水肿;而一些酶如胶原酶、透明质酸酶、溶纤维酶和脱氧核糖核酸酶等可造成局部组织广泛性坏死和严重毒血症,但细菌一般不入血。这些酶一方面破坏周围组织的胶原纤维,使感染迅速扩散,沿肌肉和肌束扩散,使肌肉色泽变暗红色,失去弹性;另一方面,对糖、蛋白质具有强大的分解作用,产生大量不溶性气体如硫化氢、氮等,在组织间积聚,蛋白分解,使得组织细胞坏死、渗出、水肿明显。积气和水肿使得局部压力骤升,血管受压引起血运障碍,加重组织缺血缺氧,更有利于细菌繁殖,使病情恶化。大量外毒素的吸收可引起严重的毒血症,直接侵犯心、肝、肾等脏器,引起休克、肾功能不全甚至多脏器功能衰竭,进而危及生命。

三、临床表现

潜伏期一般为创伤后 1～4 d,常在伤后 3 d 发病,亦可短至 6～8 h,最迟为 5～6 d。临床特点是病情急剧恶化,烦躁不安,夹有恐惧或欣快感;皮肤、口唇变白,大量出汗、脉搏快速、体温逐步上升。随着病情的发展,可发生溶血性贫血、黄疸、血红蛋白尿、酸中毒,全身情况可在 12～24 h 内全面迅速恶化。

1. 全身表现　主要表现为严重的毒血症状,体温可突然升高,达 40 ℃以上,但下降很快。病人神志清醒,可有淡漠、不安甚至恐惧感。在局部症状出现不久,患者就出现口唇皮肤苍白,脉快,表情淡漠,神志恍惚,烦躁不安,呼吸局促,体温和脉搏不成正比,体温不高但脉搏很快。常有进行性贫血,随着病情进展,全身症状迅速恶化,晚期可出现溶血性黄疸,外周循环衰竭、多脏器功能衰竭。

2. 局部表现　伤口局部剧痛是最早出现的症状,早期感觉伤肢沉重,以后由于气体和液体浸润组织致压力增高而出现胀裂样疼痛,止痛剂常难以缓解疼痛。随后伤口周围肿胀,皮肤苍白,紧张发亮,伤口中有大量稀薄浆液性或血性渗出液,可有腐臭味,有时可有气泡冒出。随着病情进展,局部肿胀加剧,静脉淤滞回流障碍,肤色由红变白,再转为暗红、黑紫色,呈现大理石样斑纹或含有暗红色液体的水疱。皮肤改变的范围常较肌肉侵及的范围小。组织分界、液化、腐败产生硫化氢气体,伤口恶臭,轻触伤口周围可有捻发音(又称握雪感),压迫时有气体与渗液同时从伤口溢出。肌肉病变是梭菌性肌坏死的特点,肌肉失去弹性和收缩力,切割不出血;肌纤维肿胀、脆弱软化,色泽转为砖红色、紫黑色。由于血管血栓形成及淋巴回流障碍,远端肢体苍白、厥冷、水肿,严重者整个肢体坏死。

3. 实验室检查　伤口渗出液可见大量革兰阳性短粗杆菌,白细胞很少。血常规检查显示患者明显贫血,红细胞(RBC)计数降至 $(1.0～2.0)×10^{12}/L$,血红蛋白(Hb)下降 30%～40%,白细胞(WBC)计数升高,但一般不超过 $(12～15)×10^9/L$。尿液检查出现血红蛋白尿。由于大量细胞坏死,血液生化检查可见高血钾、高血钙等。动脉血气分析可见酸中毒,亦可见凝血功能障碍、肝肾功能不全等。厌氧培养可明确诊断,但需时效长(2～3 d),无助于早期诊断。

四、诊断与鉴别诊断

(一)诊断

由于病情进展迅速,致残率和病死率较高,耽误诊断 24 h 就足以致命,因此重在早期诊断。早期诊断是保存患肢、挽救生命的关键,主要依据是早期的局部表现,如外伤或手术后,伤口、伤肢局部出现不同寻常的胀痛,又无一般的红、热反应,但局部肿胀持续加重;检查时局部皮肤肿胀及张力增高区超出皮肤红斑范围,而周围淋巴结无明显肿大;病情进展迅速出现脓毒血症症状,如烦躁不安、心动过速、出汗等,均应考虑气性坏疽的可能。渗出液或吸出液涂片染色发现大量的革兰阳性梭形芽孢杆菌,但几乎没有多形核白细胞是其特点;X 线检查显示患处软组织间积气,有助于确诊。有大量组织坏死,而坏死灶内极少有白细胞浸润,缺少炎症表现是本病的病理特点。

早期诊断气性坏疽的三大主要依据是:① 伤口周围触诊有捻发音;② 渗液细菌涂片发现粗大的革兰阳性杆菌;③ X 线平片检查发现肌群中有气体存在,实验室检查 Hb 显著下降,WBC 通常不超过(12～15)×10^9/L,血清肌酸激酶(CK)水平升高。确诊依据为厌氧菌培养检测到产气荚膜梭菌、水肿梭菌、败毒梭菌、溶组织梭菌等病原菌,或 PCR 方法检测病原菌 DNA 阳性。

(二) 鉴别诊断

气性坏疽需与下列疾病相鉴别:① 厌氧菌(包括梭菌性和非梭菌性)性蜂窝织炎。此病发病缓慢,病变主要局限于皮下蜂窝组织,沿筋膜间隙扩展,可引起皮下组织及筋膜坏死,很少有肌肉坏死。初起时伤口疼痛,有皮下积气,伤口周围有捻发音,但水肿轻,皮肤变色也很少。全身中毒症状轻。② 兼性需氧菌感染。如大肠杆菌、克雷伯菌的感染也可产生一定的气体,但主要是可溶性的二氧化碳气体,不易在组织间积聚,无特殊臭味。③ 厌氧性链球菌感染。起病缓慢,常在术后 3 d 出现症状,皮肤改变、局部肿胀、疼痛与全身症状较轻。组织气肿限于皮下组织和筋膜。伤口周围有炎性改变,渗出液呈浆液脓性,涂片检查有革兰阳性球菌。

气性坏疽与蜂窝组织炎、坏死性筋膜炎等鉴别要点见表 4-26-5。

表 4-26-5　气性坏疽与蜂窝组织炎、坏死性筋膜炎的鉴别要点

	气性坏疽	蜂窝组织炎	坏死性筋膜炎
潜伏期	1～4 d	>3 d	1～4 d
病原	梭菌属	梭菌属	厌氧菌,A 组链球菌
毒力	强	弱	中
疼痛	非常显著	轻微	程度不等
皮肤表现	紧张,水疱	肿胀	水疱
气体	常有	较多	常有
肌肉累及	是	否	是
引流液	色黑较臭	稀薄色黑而臭	洗碗水样,臭
渗出液革兰染色	阳性杆菌,无粒细胞	阳性杆菌,有粒细胞	多种细胞

五、治疗

早期诊断和紧急手术是保全患肢和挽救生命的关键。对疑有梭状芽孢杆菌性肌坏死,应尽早敞开切口,以 3% 过氧化氢或 1:1 000 高锰酸钾液冲洗。严密观察病情变化,同时尽快明确诊断,一旦确诊应紧急手术并采取其他救治措施。

1. 紧急手术处理　一旦确诊,立即行急诊手术。即使患者处于濒死状态,应在抢救休克或严重并发症的同时,紧急手术,彻底清创引流,最大限度切除坏死组织和切开筋膜减压是治疗的关键。术前静脉输注青霉素和甲硝唑,输血,输液,纠正水、电解质紊乱和酸碱失衡。术前准备时间尽量缩短,一般不超过 30～45 min,手术采用全身麻醉(如氯胺酮静脉给予),伤肢严禁用止血带。

手术范围应超过表面皮肤显示的范围,病变区做广泛多处切开(包括伤口及周围水肿或皮下气肿区),彻底清除变色、不收缩、不出血的肌肉,直达色泽红润,能流出鲜血的正常肌肉组织,并行筋膜切开减压。对于限于某一筋膜的感染,应切除该筋膜腔内的所

有肌群。敞开伤口,用大量双氧水冲洗并湿敷。清创后应监测血 CPK 水平,若感染未控制,CPK 增高,提示肌坏死仍有进展,应在 24 h 内再次清创。术中用大量 3%过氧化氢溶液或 1∶4 000 的高锰酸钾溶液反复冲洗创腔,以改善无氧状态。术后伤口保持开放状态,并用过氧化氢和高锰酸钾溶液浸泡的纱布覆盖,每日更换数次,直至伤口感染控制为止。

若感染严重、发展迅速,多个筋膜间隙或整个肢体受累;伤肢毁损严重;合并粉碎性骨折或大血管损伤,经处理感染未能控制且毒血症状严重者,应果断进行截肢以挽救生命。截肢应在健康组织中进行,全层开放残端,以氧化剂冲洗或湿敷。

会阴直肠外伤合并梭状芽孢杆菌感染时宜行结肠造口转流粪便,直肠腔用甲硝唑冲洗,行会阴、臀部、股部多处切开引流,敞开切口,局部用氧化剂冲洗。

2. 应用抗生素　首选青霉素,剂量宜大,每日用量可达 1 000 万～2 000 万 U。青霉素过敏者可用克林霉素。甲硝唑 500 mg,每 6～8 h 一次,静脉输注,对厌氧菌有效。氨基糖苷类抗生素对此类细菌已证实无效。

3. 高压氧治疗　高压氧下,由于压力的升高,大量的氧气溶解在血液中,血液带入缺血组织的氧量增加,改善了组织氧供,增加组织氧含量。厌氧菌缺乏细胞色素和细胞色素氧化酶,在富氧条件下,不能进行有氧代谢以获得能量,生长受阻,甚至死亡;厌氧菌缺乏过氧化氢酶和过氧化物酶,不能处理代谢过程中产生的过氧化氢,代谢发生障碍,甚至死亡。这一辅助治疗已被重视。Hichcock(1975 年)在同样清创与使用抗生素的情况下,对 89 例气性坏疽病人辅助以高压氧治疗,治愈率 78.2%,而未用高压氧治疗者 44 例,治愈率 55%。在 3 个大气压的纯氧下,血液和组织内氧含量可较正常增加 15～20 倍,组织内的氧张力大于 12.0 kPa(90 mmHg),能起到抑制梭状芽孢杆菌的生长繁殖和产生毒素的作用,甚至可能有杀菌的作用。

治疗方案是:第 1 天 3 次,第 2～3 天各 2 次,3 天内共行 7 次治疗,每次 2 h,间隔 6～8 h。清创手术在第 1 次高压氧舱治疗后进行,切除明显坏死组织,但不做广泛的清创,以后可根据病情,在每次高压氧治疗后,重复进行。通过这种治疗方法,一般可避免截肢,根据报道凡能完成最初 48 h 的 5 次高压氧治疗的患者,几乎都能存活。但在使用高压氧治疗时必须注意:① 彻底清创是高压氧治疗的基础;② 患者血容量应足够,无严重贫血时高压氧治疗才有效;③ 高压氧治疗期间仍需配合抗生素和支持疗法。

4. 全身支持疗法　包括输血,维持水、电解质和酸碱平衡,营养支持,及对症给予必要的止痛、镇静、退热等处理,以改善病人状况。给予高热量、高蛋白、高维生素饮食;保护心、肺、肝、肾等功能,每日尿量应大于 1 500 ml。

六、预防

对易发生此类感染的创伤应特别注意,如开放性骨折合并大腿、臀部广泛肌肉损伤或挤压伤者、有重要血管损伤或继发血管栓塞者;用止血带时间过长、石膏包扎太紧或早期清创不彻底进行缝合者。创伤后及时彻底清创是预防气性坏疽最有效的措施。清创越早越好,一般在伤后 6 h 清创均可完全防止气性坏疽的发生;已超过 6 h 者,彻底清创还可大大减少其发病率。故一般开放性创伤,特别是有泥土污染和损伤严重、无活力的肌肉的患者,都应及时进行彻底清创术。创伤肢体早期处理的关键是在力保肢体的形态、功能的前提下,尽量将创面内失活坏死组织及异物彻底清除,特别是金属异物;及早敞开创口,彻底清创,大范围及极度肿胀者另行切口减压,用3%过氧化氢冲洗或1∶5 000高锰酸钾溶液冲洗换药,改善创面的缺氧状态,避免无效腔的形成。使用青霉素可抑制梭状杆菌繁殖,但不能替代清创术。为防止气性坏疽播散,病人应当隔离。使用过的敷料、器械、衣物应单独收集、消毒处理。梭状杆菌带有芽孢,最好采用高压蒸汽灭菌,煮沸消毒时间应在1 h以上。

第四节　破伤风

破伤风是常和创伤相关联的一种特异性感染,是破伤风杆菌经由皮肤或黏膜伤口侵入人体,在缺氧环境下生长繁殖,产生毒素而引起阵发性肌肉痉挛的一种严重的急性特异性感染。临床上以全身肌肉强直性收缩和阵发性痉挛为特征,是创伤感染中的严重并发症。破伤风来势凶险,病情危重,处理困难,病死率极高,全球每年有近100万患者死于该病。

一、病因与发病机制

破伤风杆菌是一种革兰氏阳性厌氧性梭状芽孢杆菌,形态细长,菌体顶端形成圆形芽孢,呈杵状。正常存在于人畜的肠道,随粪便排出体外,以芽孢状态广泛存在于自然界,尤其土壤中。芽孢对环境有很强的抵抗力,能耐煮沸。破伤风杆菌无法侵入正常的皮肤与黏膜,因此,破伤风常和创伤相关联,所以在创伤伤口的污染率很高,但破伤风发生率只占污染者的1%～2%,说明其发病有赖于其他因素,主要为无氧环境。创伤时,破伤风杆菌可污染深部组织(如深部刺伤等),若伤口外口较小,伤口内有坏死组织、血块充塞,或填塞过紧、局部缺血等,就形成了一个适合该菌生长繁殖的缺氧环境。如果同时合并需氧菌感染,后者将消耗伤口内残留的氧气,使本病更易发生。因此,未按常规处理的污染严重的伤口、有组织坏死的伤口、深部引流不畅合并需氧菌感染的伤口,均为易感染伤口。另外,破伤风也见于新生儿脐端消毒不严和产后感染。少数破伤风可在无明显伤口存在的情况下发生,称为隐源性破伤风。

在环境缺氧时,破伤风梭菌的芽孢发育为增殖体,迅速繁殖并产生大量外毒素,主要为痉挛毒素及溶血毒素两种,前者为神经毒性,后者为组织毒性,而临床表现以神经毒性为主。菌体及其外毒素在局部并不引起明显的病理改变,局部可无明显炎症或感染征象或可能愈合。但伤口局部的痉挛毒素吸收后经由运动神经干或经由淋巴系统和血液循环,到达脊髓前角灰质或脑干的运动神经核,结合在灰质中突触上,抑制神经递质释放。通过抑制中枢神经对运动神经元的控制,使得运动神经元对传入的刺激反射强化,引起全身横纹肌强直性收缩与阵发性痉挛。毒素还可阻断脊髓对交感神经的抑制,致使交感神经过度兴奋,引起心率增快、血压升高、大汗淋漓及心律失常等。溶血毒素可引起心肌损害与局部组织坏死。所以,破伤风是一种毒血症,是一种极为严重的疾病。

二、临床表现

破伤风一般有潜伏期,通常为7 d左右,但也可能短至1 d或长达数月、数年。约90%的病人在受伤后2周内发病,也有病人在摘除体内存留多年的异物时(如弹片等)出现破伤风症状。潜伏期越短者,预后越差,在伤后 2~3 d 内发病者,病死率接近 100%。

前驱症状有全身不适、头晕、乏力、咀嚼无力、咬肌酸痛、反射亢进、张口不便等,新生儿则表现为吸吮困难等。这些症状缺乏特异性,一般持续 1~2 d,随之出现肌肉紧张性收缩、阵发性痉挛,最初是咀嚼肌,其后依次累及面部表情肌、颈项、背、腹、四肢肌,最后为膈肌、肋间肌。相应出现张口困难至牙关紧闭、咧嘴苦笑;颈项直,头后仰;背腹肌收缩,因背部肌群较有力,躯干因而扭屈呈弓状,结合四肢痉挛,形成"角弓反张"或"侧弓反张";膈肌受影响后,发作时面唇青紫,呼吸困难甚至暂停。在肌肉强直的基础上,轻微的刺激,如声、光、触碰,或是咳嗽、饮水、吞咽等均可诱发强烈的阵发性痉挛。发作时病人呼吸急促、面色发绀、口吐白沫、手足抽搐、头频频后仰、全身大汗。发作持续数秒或数分钟不等,间歇期长短不一。发作越频繁,病情越严重。发作时表情痛苦,但神志清楚。肌肉痉挛使病人疼痛剧烈,即使在发作间歇期,肌肉仍不能完全松弛。强烈的肌痉挛,可使肌肉断裂,甚至发生骨折。膀胱括约肌痉挛可引起尿潴留。持续的呼吸肌和膈肌痉挛,可造成呼吸骤停。病人死亡原因多为窒息、心力衰竭或肺部并发症。

病程一般在 3~4 周,重症在 6 周以上。自第 2 周起痉挛发作频度下降,症状逐渐减轻。但在愈合后的一段时间内,某些肌群仍有肌紧张及反射亢进现象。恢复期间可出现一些精神症状,如幻觉,言语、行动错乱等,但多能自行恢复。发病期间病人一般无明显发热。大多数病人的痉挛为全身型发作,少数病人表现为局限型发作,以受伤部位或邻近肌肉持续性强直痉挛为主,可持续数周或数月,预后较好。新生儿患此病时,因肌肉纤弱而症状不典型,表现为不能啼哭和吸乳,少活动,呼吸弱或困难。

破伤风最常见的并发症是呼吸系统病变。喉头痉挛、持续的呼吸肌与膈肌痉挛可导致窒息。呼吸道分泌物淤积、误吸可导致肺炎、肺不张。肺不张、肺炎是常见并发症,50%~70%的患者死亡原因是肺炎。强烈的肌肉痉挛可引起肌肉撕裂、骨折、关节脱位、舌咬伤等。缺氧、中毒可导致心动过速,时间过长可出现心力衰竭,甚至心脏骤停。

三、诊断与鉴别诊断

有外伤史,并有典型的临床表现以及无破伤风预防免疫注射史,一般均可及时作出诊断。实验室检查很难诊断破伤风,临床上尚无直接测定破伤风毒素的方法,可采用被动血凝分析测定血清中破伤风抗毒素抗体水平,抗毒素滴定度超过 0.01A/ml 者可排除破伤风。伤口检出革兰阳性杆菌与否,不能作为确定或排除破伤风的诊断。

破伤风需与下列疾病相鉴别:① 狂犬病。有犬、猫咬伤史,以吞咽肌抽搐为主。病人听见水声或看见水,即出现咽肌痉挛,饮水无法下咽,并流大量口涎,牙关紧闭者很少见。② 化脓性脑膜炎。有颈项强直,甚至"角弓反张"等症状,但无阵发性肌肉痉挛。有剧烈头痛、高热、喷射性呕吐、神志改变,脑脊液检查有压力增高、白细胞计数增多等。③ 士的宁中毒。症状与破伤风相似,但抽搐间歇期肌肉松弛。④ 其他。如颞颌关节炎、癔症、子痫及低钙性抽搐等。

四、预防

破伤风是可以预防的。由于破伤风梭菌为专性厌氧菌,其生长繁殖必须有缺氧的环境,因此,创伤后早期彻底清创,敞开引流,改善局部循环,是预防破伤风发生的关键;此外,还可通过人工免疫,产生较稳定的免疫力。人工免疫有主动和被动免疫两种方法。

主动免疫法目前尚难推广,临床常用被动免疫。

1. 主动免疫法　以破伤风梭菌经多代的特殊培养所产生的类毒素作为抗原,注射人体后,使人体产生抗体以达到免疫目的。这种类毒素无毒性,也不致发生血清性过敏反应。近代战争中已证明其作用可靠,因此破伤风的发病率在发达国家已明显降低[4]。采用类毒素基础免疫通常需注射 3 次。首次皮下注射 0.5 ml,间隔 4～6 周再注射 0.5 ml,第 2 针后 6～12 个月再注射 0.5 ml,此 3 次注射称为基础注射。以后每隔 5～7 年皮下注射类毒素 0.5 ml,作为强化注射。免疫力在首次注射后 10 d 内产生,30 d 后能达到有效保护的抗体浓度。接受全程主动免疫者,伤后仅需肌肉注射 0.5 ml 类毒素,即可在 3～7 d 内形成有效的免疫抗体,不需要注射破伤风抗毒素。在小儿中通常实施百日咳、白喉、破伤风三联疫苗的免疫注射。

人类对破伤风的免疫力是通过后天免疫接种获得的。研究显示,有些人通过预防接种可获得破伤风终身免疫力,但绝大部分人只在接种后 10 年内维持抵抗破伤风感染的有效抗体浓度。也就是说,随着年龄增长,人体通过预防接种所获的破伤风抗毒素水平下降。因此,年龄因素(>40 岁)是破伤风高死亡率的独立危险因素。因此,中国台湾有研究推荐,对成年人,尤其是破伤风高危的老年人宜再次接受类毒素接种,以获得持续有效的破伤风免疫力。

2. 被动免疫法　适用于未接受或未完成全程主动免疫注射,而伤口被咬伤、刺伤或污染、清创不当以及严重的开放性损伤的病人。破伤风抗毒素(TAT)是最常用的被动免疫制剂。常用剂量是 1 500 IU 肌肉注射,伤口污染重或受伤超过 12 h 者,剂量加倍。由于破伤风的发病有一定潜伏期,尽早注射 TAT 有预防作用,但其作用短暂,有效作用维持 10 d 左右。因此,对深部创伤,潜在厌氧菌感染可能的病人,可在 1 周后追加注射 1 次量。TAT 是血清制品,有抗原性,注射前必须做过敏试验。TAT 皮内试验过敏者,可采用脱敏注射法。将 1 ml 抗毒素分成 0.1 ml、0.2 ml、0.3 ml、0.4 ml 以生理盐水分别稀释至 1 ml,剂量自小到大按序分别肌肉注射,每次间隔 0.5 h,直至全量注完。每次注射后注意观察,如有面色苍白、皮疹、皮肤瘙痒、打喷嚏、关节疼痛、血压下降者,应立即停止注射,并皮下注射肾上腺素 1 mg 或麻黄碱 50 mg(成人剂量)。

人体破伤风免疫球蛋白(TIG)是自人体血浆免疫球蛋白中提纯或用基因重组技术制备的,一次注射后可在人体内存留 4～5 周,免疫效能是 TAT 的 10 倍。预防剂量为 250～500 IU,肌肉注射。

五、治疗

破伤风是一种极为严重的疾病,死亡率高,尤其是新生儿和吸毒者,一经确诊,应送入监护病房。要采取积极的综合治疗措施,包括清除毒素来源,中和游离毒素,控制和解除痉挛,保持呼吸道通畅和防治并发症等。

1. 伤口处理　凡能找到伤口,应在抗毒素使用后,在良好麻醉、控制痉挛下进行彻底清创,清除坏死组织及异物,敞开伤口以利于充分引流,局部可用 3% 过氧化氢溶液冲洗。应注意有的伤口看上去已愈合,应仔细检查痂下有无窦道或无效腔。

2. 中和游离毒素　尽早使用 TIG 和 TAT,因为破伤风毒素一旦与神经组织结合,则抗毒血清已无中和作用,所以只在早期应用才有效。首选 TIG,其疗效远远超过 TAT,且无过敏反应的危险,一般静脉注射 500 U 或深部肌肉注射 3 000～6 000 U,即可保持有效抗体效价达 8～12 周，只需一次肌肉注射，且不需做皮试。若用 TAT，一般剂量为 1 万～6 万 IU，分别由肌肉注射与静脉滴入，静脉滴入应稀释于 5％葡萄糖 500～1 000 ml 中，缓慢滴入，注意用药前应做皮内过敏试验。TAT 在原则上应是小剂量，一般总量为 5 万～10 万 U 即可达到治疗目的。TAT 肌肉注射后 6 h 血中浓度才逐渐上升，故以静脉给药较好，但静脉给药不能有效地透过血脑屏障，常配合蛛网膜下腔注射（鞘内注射）。鞘内注射的优点是控制抽搐快、疗程短、用药少，一般用 TAT 5 000～10 000 U，为避免 TAT 制剂中含有少量的甲苯和苯酚可能对神经产生损害和炎症反应，注射时可用脑脊液稀释并加用肾上腺皮质激素。TAT 连续应用或加大剂量并无意义，且易致过敏反应和血清病。新生儿可以 2 万 IU 静脉输注，也可做脐部周围注射。

3. 抗生素治疗　是否应用抗生素有不同意见，较多认为短期应用青霉素、甲硝唑有防治作用，但时间不宜太长。甲硝唑、青霉素对破伤风梭菌最为有效，对其他感染的预防也有作用。甲硝唑 0.5 g，每 8 h 1 次，口服；或 1 g 静脉输注，每 12 h 1 次，疗程 5～7 d。青霉素 120 万 IU，每 6～8 h 1 次，肌肉注射或静脉输注。甲硝唑和青霉素可同时合用。

4. 控制与解除痉挛　这是治疗的中心环节。可应用镇静、解痉药物，以减少病人的痉挛与痛苦。可以用地西泮，适用于症状较轻者，它的优点是作用迅速，不干扰呼吸和循环，又无明显的毒副作用，应用剂量幅度大、安全，是当前公认的首选镇静解痉药，并趋向大剂量应用，成人每日 3 次，每次 10～20 mg。也可用苯巴比妥钠 0.1～0.2 g 肌肉注射。10％水合氯醛溶液，适用于症状较轻或严重患者镇静解痉剂的联合应用，口服剂量每次 10～15 ml，或保留灌肠量每次 20～40 ml。重者可用冬眠 1 号合剂（含氯丙嗪、异丙嗪各 50 mg，哌替啶 100 mg）加入葡萄糖溶液中缓慢静脉输注，但低血容量时忌用；痉挛发作频繁不易控制者，可静脉注射 2.5％硫喷妥钠 0.1～0.25 g，使用时需注意警惕喉头痉挛，维持呼吸道通畅，故只在气管切开时应用才比较安全。肌肉松弛药解痉效果显著，应在具备气管插管及控制呼吸的条件下使用。

有文献报道深度镇静可导致患者死亡率增加，是破伤风高死亡率的独立因素，但在治疗重症破伤风常规镇静剂不能有效控制持续性痉挛性抽搐时，给予深度镇静并结合大剂量肌松剂可帮助患者度过危急状态，尤其是在 ICU 中在机械通气呼吸支持下相对安全，可提高救治成功率。

5. 保持呼吸道通畅，防治并发症　破伤风主要并发症在呼吸道，如窒息、肺不张、肺部感染等，窒息为首要致死原因。对抽搐频繁、药物又不易控制的严重患者，应尽早行气管切开，以便改善通气，清除呼吸道分泌物，必要时行机械通气辅助呼吸。气管切开病人应注意做好呼吸道管理，包括气道雾化、湿化和定期滴入抗生素等。注意加强护理，对于减少破伤风并发症及降低病死率十分重要。病人入院后应住隔离病室，避免光、声等刺激。注意口腔护理，防止舌咬伤，定期翻身拍背，以利排痰，并防止褥疮、坠床等。必要时专人护理，防止意外；严格无菌技术，防止交叉感染。

6. 全身支持治疗　由于吞咽困难不能进食、胃肠功能紊乱、分解代谢加强（肌肉阵发性痉挛、抽搐与大汗淋漓等），造成机体严重热能消耗，蛋白质分解及水、电解质紊乱，所以要十分注意营养（高热量、高蛋白、高维生素）补充和水、电解质平衡的调整。必要时可采用鼻饲和静脉营养。

破伤风的发病并不能确保对破伤风的免疫耐受（痉挛毒素生成量极小，不足以刺激形成足量抗体），在确诊破伤风 1 个月后，给予 0.5 ml 破伤风类毒素，并完成基础免疫注射。

六、预后

破伤风病人的转归与支持治疗的质量有关，发展中国家死亡率显著高于发达国家的一个重要原因是缺乏重症监护室。不同年龄组以老年人与婴儿死亡率高，在 50 岁以下组，潜伏期越短，死亡率越高。需通气支持的病人死亡率高于无需通气支持的病人。死亡原因多半与呼吸道有关，如喉痉挛时处置不当等，严重的心律失常及心脏停搏也是致死原因。

（任泽强）

第二十七章 创伤后急性呼吸功能障碍

创伤后急性呼吸功能障碍是创伤的重要并发症之一,除了严重的胸部创伤、肺部创伤、脑损伤等可直接导致原发性急性呼吸功能障碍外,还常常在创伤 24~48 h 后出现以急性呼吸窘迫综合征(Acute Respiratory Distress Syndrome,ARDS)为特征的继发性急性呼吸功能障碍,其死亡率高达 40%~70%。创伤后急性呼吸功能障碍早期直接危及病人的生命,后续常常出现更为严重的多器官功能障碍综合征(MODS)。因此,这是临床创伤救治中需要高度关注的问题。

第一节 概念与名称演变

早在 20 世纪 40 年代就有关于"创伤后湿肺"的报道,描述在严重创伤后发生的急性呼吸衰竭,称为创伤性湿肺。20 世纪 60 年代以来,由于创伤和失血性休克等治疗条件的改善,创伤后急性呼吸衰竭的重要性渐又突出,提出"休克肺"而再次被重视。

到 1967 年,为区别于"婴儿呼吸窘迫综合征(Infant Respiratory Distress Syndrome,IRDS)",Ashbaugh 提出了"发生于成人的呼吸窘迫综合征"。4 年后由 petty 等使用了"成人呼吸窘迫综合征",缩写为"ARDS",其中的"A"指"adult"。ARDS 的诊断名词由此沿用下来。随着人们对这种综合征的进一步认识,1992 年,美欧 ARDS 联合委员会(AECC)提出急性肺损伤(Acute Lung Injury,ALI)的概念,ALI 为 ARDS 前期,ARDS 为 ALI 重度表现,并将 ARDS 中的"A"由 adult 改为 acute,中文译名相应改为"急性呼吸窘迫综合征",英文缩写不变。但后续认识到 ALI 其实是 ARDS 发病过程中的一种早期或轻度的表现,2012 年柏林标准废除了 ALI 的概念,将 ARDS 分为轻度、中度、重度三级。

创伤后 ARDS 是因创伤或相关因素导致的肺毛细血管内皮细胞和肺泡上皮细胞损伤引起弥漫性非心源性肺间质及肺泡水肿,从而出现以呼吸窘迫及进行性低氧血症为特征的临床综合征。创伤后 ARDS 常常是全身炎症反应在肺部的表现,其病理基础是肺泡和肺毛细血管的损伤,常引发或合并 MODS 甚至多脏器衰竭(Multiple Organ Failure,MOF),是临床常见的急危重症。

基于创伤所致的急性呼吸功能障碍不仅仅是创伤间接导致的继发性呼吸功能障碍

（创伤后 ARDS），还有相当一部分是因创伤直接导致的急性呼吸功能衰竭（创伤性急性呼吸功能衰竭），本章以"创伤后急性呼吸功能障碍"表述更贴合实际，包含上述两种概念，也更利于临床诊治。

第二节　病因学

创伤后发生呼吸障碍，原因是多方面的（表 4-27-1）。如严重脑部创伤、严重胸部挤压、连枷胸等可引起通气障碍性呼吸功能不全；创伤后意识障碍、气道异物或颈部、咽喉部创伤可引起气道阻塞性呼吸功能不全；严重创伤、脓毒症、肺挫伤、大量输血、胃内容物误吸等可引起换气障碍性呼吸功能不全。创伤过程中的胃内容物误吸、肺挫伤、重症肺炎、近乎溺死可直接损伤肺泡和肺毛细血管；创伤过程中的脓毒症、严重创伤、外伤性胰腺炎、大量输库血及 DIC 等可间接损伤肺泡和肺毛细血管。有资料显示，ARDS 约 1/3 发生于脓毒症，1/3 发生于严重创伤，1/3 发生于其他因素。还有资料显示，ARDS 最常见的高危因素是多发性创伤和脓毒血症，前者有 5％～8％并发 ARDS，后者为 25％～42％。诱因是指在创伤、烧伤、大手术、血液或其他组织的严重感染、肠道细菌易位、失血后再灌注、大量输血等。

表 4-27-1　创伤后呼吸功能不全的原因

呼吸功能不全的类型	病因或高危因素
气道梗阻性呼吸功能不全	气道异物，颈部、咽喉部创伤，舌下坠
通气障碍性呼吸功能不全	严重颅脑外伤，胸部挤压伤，连枷胸等
换气障碍性呼吸功能不全	直接因素：严重肺感染，胃内容物误吸，肺挫伤，吸入烟雾和有毒气体，近乎溺死，氧中毒等
	间接因素：脓毒症，严重非胸部创伤，休克，严重烧伤，重症胰腺炎，大量输血，DIC，体外循环（CPB）等

第三节　病理与病理生理学

基于原发性创伤直接导致急性呼吸功能障碍的病理与病理生理学变化比较明确，这里将重点介绍创伤后 ARDS 的病理与病理生理学变化。

一、ARDS 的病理学

ARDS 的病理基础是肺微血管和肺泡上皮损伤为主的肺部炎症综合征。一般 ARDS 的组织形态学改变可分为三期：① 渗出期（发病后 24～96 h）：间质和肺泡内水肿、毛细血管充血，间质内红、白细胞浸润。占肺泡组成细胞 90％的主要参与气体交换的 Ⅰ 型肺泡上皮细胞受损，呈不同程度退行性变，甚至坏死脱落，裸露出基底膜。在严重上皮细胞损伤处，特别在呼吸性细支气管和肺泡处可见到透明膜形成。血管内皮细胞受损,但变化相对较轻。微血管中常见到由白细胞、血小板、纤维蛋白形成的微血栓。病变严重处出血坏死。② 增生期(发病第 3～10 d):Ⅱ型肺泡上皮细胞增生,覆盖肺泡表面,间质因白细胞、成纤维细胞浸润和纤维组织增生而变厚,毛细血管减少,肺泡塌陷。纤维化期(发病第 7～10 天开始):肺泡间隔和透明膜处纤维组织沉积和纤维化,并渐发展至全肺。

ARDS 的病理改变主要表现为:① 肺泡毛细血管高通透性肺水肿,表现为肺间质和肺泡内水肿,水肿液富含蛋白质;② 肺小血管内微血栓形成,局部出血性坏死;③ 呼吸性细支气管和肺泡内透明膜形成;④ 肺泡萎陷;⑤ 晚期肺纤维化。近年研究表明,这些病理改变在肺内并非呈均匀弥散性分布,可分为正常区域、肺泡萎陷尚可逆的区域及难以恢复的区域三部分,ARDS 是"小肺"而非"硬肺"。正常的"小肺"部分可正常通气、换气,萎陷的区域是造成肺内分流的部分,萎陷伴周围血流障碍(血管痉挛、白细胞粘附、血栓形成)的实变部分既无通气也无血流反而使肺内分流减少。此外,渗出性改变呈弥漫性分布,而在低垂部分因重力关系病变较重。

二、ARDS 的病理生理学

ARDS 的上述病理改变引起的主要病理生理学变化是肺顺应性降低、肺内分流增加、通气血流比例失衡等。

ARDS 最主要的病理变化是肺泡上皮(Ⅰ型为主)细胞和血管内皮细胞受损,其结果是肺泡毛细血管膜通透性增加,蛋白含量高的水肿液渗漏入肺泡间隔和肺泡腔内,导致肺变硬而顺应性下降。同时Ⅱ型肺泡上皮细胞(包括增生的功能不全的Ⅱ型细胞)损伤,结果肺泡表面活性物质生成障碍,使肺泡表面张力降低,受损肺泡变得更不稳定,容易塌陷,产生微小肺不张,使肺顺应性进一步下降,以致功能残气量下降,肺弹性回力增加,肺组织更易萎陷。此时,存在局灶性大面积的低通气/血流比区,肺内分流量显著增加,出现严重的低氧血症(图 4 - 27 - 1)。

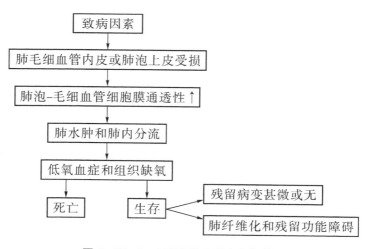

图 4 - 27 - 1　ARDS 的病理生理与结局

三、ARDS 的发病机制

虽然公认炎症性非心源性高通透性肺水肿是 ARDS 发病的中心,但究竟如何产生通透性改变,由哪些环节介导发生此变化等问题仍未阐明。

近年较一致的认识是创伤后机体炎症反应失控导致了 ARDS 的发生,即炎症反应失控学说(图 4－27－2)。SIRS、脓毒症是 ARDS 的主要发病基础。由于肺是一个低压低

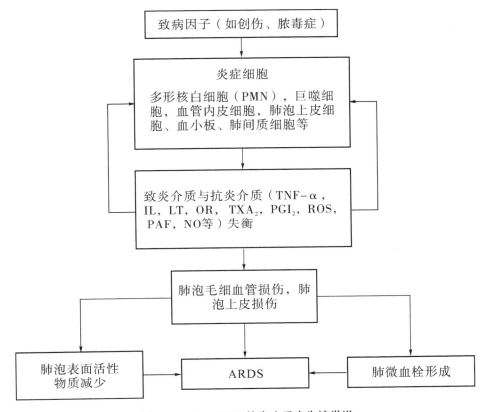

图 4－27－2　ARDS 的炎症反应失控学说

阻、组织疏松、肺泡菲薄、肺泡面积巨大($50\sim100\ m^2$)、血管丰富、血流量大、内含大量多形核白细胞(PMN)、肺泡巨噬细胞丰富活跃、肺血管内皮细胞参与部分血管活性物质和炎性因子降解等特殊组织结构和功能,往往成为全身炎性反应的第一个受害者。创伤后各种致病因子作用于机体,尤其肺脏,激活并释放体内前炎症反应细胞因子(Proinflammatory Response Cytokines, PIC)包括肿瘤坏死因子(TNF-α)、白细胞介素(IL)、血小板活化因子(PAF)等。PIC 进一步激活 PMN、肺泡上皮细胞、毛细血管内皮细胞、肺间质细胞、血小板等效应细胞,并释放氧自由基(OR)、蛋白酶等加速花生四烯酸代谢,释放血栓素(TXA_2)、前列环素(PGI_2)等炎症介质。继发的炎症介质和 TNF-α 等又可激活 PMN、内皮细胞、血小板等,进一步释放 OR、脂质代谢产物、溶酶体酶等炎症介质,形成瀑布效应。同时,肺内的巨噬细胞(MP),包括肺泡巨噬细胞(AM)、肺间质巨噬细胞(IM)、肺血管内巨噬细胞(PIM)等被激活而产生和释放 TNF-α、IL－1、IL－2、OR、PAF 以及 NO、白三烯(LTs)等炎症介质,参与其中的活性氧族(Reactive Oxygen

Species，ROS)，包括超氧阴离子(O_2^-)、羟自由基(·OH)、单线态氧($^1O_2$)和H_2O_2等又可使MP和PMN在炎症区聚集、激活，并释放溶酶体酶等，损伤肺血管内皮细胞，形成恶性循环。炎性介质作用于肺血管内皮细胞，导致其结构破坏和功能的改变，使其不仅不能减少对炎性介质的破坏，反而产生IL和内皮素，并表达粘附因子，产生和加强PMN、血小板和MP的趋化和附壁功能，导致肺血管内皮细胞死亡，肺-血屏障功能被破坏，大量血管内液体渗入肺间质和肺泡，引起肺水肿和肺顺应性降低；同时，PMN、血小板附壁并聚集于毛细血管周围形成血栓，肺血管床被破坏，导致肺动脉高压。再者，一部分PMN和MP还穿过肺-血屏障进入肺泡内，分泌过氧化物、蛋白酶等物质，杀伤肺组织细胞(主要是肺泡Ⅰ型细胞)。MP还分泌表皮生长因子(EGF)和血小板衍化因子(PDF)，影响肺间质细胞在G0/G1期的有丝分裂，促使其大量增殖并进入细胞腔。循环中的PMN也受它们的趋化进入该区域，加重对肺组织的损伤。这些均导致肺泡表面活性物质的减少、肺不张和功能余气量的减少，最终导致ARDS。

如上所述，致病因子激活错综复杂的炎症病理通路，最终使机体SIRS与抗炎性代偿综合征(CARS)失去平衡，炎症反应失控导致肺毛细血管和肺泡上皮乃至全身组织细胞的损伤，引发ARDS，甚至MODS。

第四节　临床表现

一、发病

一般多在原发致病因子(如创伤、休克等)发生后，经过一短暂的相对稳定期(也被称为潜伏期，24～48 h)出现呼吸困难等症状，但有时起病急骤、迅即出现严重呼吸衰竭(即暴发型)，也有起病较缓慢的。

二、临床表现

患者表现渐进性呼吸频率增快(30～50 次/min)，进行性加重的呼吸窘迫和呼吸困难，口唇、甲床发绀，无大量泡沫痰、无端坐呼吸；初始肺部体征常不如症状明显，双肺呼吸音粗，或呼吸音减低或闻及湿性啰音。病程晚期呼吸极度困难、昏迷甚至死亡。有文献将典型临床经过分为四期：损伤期、相对稳定期、呼吸衰竭期、终末期。

三、影像学和实验室检查

1. 胸部X线　双肺纹理增多、磨玻璃样改变、散在斑片状阴影至大片状高密度影，无双肺门向外扩散的蝶翼状阴影特征。

2. 呼吸功能检查　每分通气量明显增加，可超过20 L/min。肺静态顺应性降低，可降至15～40 ml/cmH₂O。功能残气量显著下降，气道阻力增加。

3. 动脉血气分析　动脉血氧分压降低，吸入气氧浓度(FiO_2)＞60％时，PaO_2＜50 mmHg，$PaCO_2$早期常常降低，疾病晚期增高。$P_{A-a}O_2$显著增加，当$FiO_2 = 1.0$时，PaO_2＜350 mmHg。计算$\dot{Q}_S/\dot{Q}_T$常超过30％，或$PaO_2/P_AO_2 \leqslant 200$ mmHg。

4. 血流动力学监测　Swan-Ganz导管监测时，肺小动脉楔压(PAWP)≤18 mmHg，肺动脉压升高,肺血管阻力增高。由于 PICCO 微创,能监测肺水,已得到广泛应用。

第五节　诊断与鉴别诊断

创伤患者发生急性呼吸功能障碍,符合呼吸衰竭的诊断标准即可诊断。而创伤性 ARDS 诊断参照 ARDS 的诊断标准。

一、诊断标准

（一）1992 年美欧 ARDS 联合专题会议（AECC）标准

1. 急性起病。

2. $PaO_2/FiO_2 \leqslant 300$ mmHg 为 ALI,$PaO_2/FiO_2 \leqslant 200$ mmHg 为 ARDS。

3. X 线胸片显示双肺浸润影像。

4. 肺小动脉楔压$\leqslant 18$ mmHg 或无左房高压的临床证据。

这一诊断标准早先曾被国内外广泛接受。

（二）1995 年 Mossm 等提出仿欧美诊断标准

本标准在上述欧美诊断标准上,增加有关原发病或诱因的内容。

1. ALI 诊断标准　① 有相应的原发病或诱因,出现呼吸困难或呼吸窘迫;② 急性起病;③ 氧合障碍,$PaO_2/FiO_2 \leqslant 300$ mmHg（不管 PEEP 水平）;④ X 线胸片示双肺间质和/或肺泡水肿、浸润影;⑤ 肺小动脉楔压（PAWP）$\leqslant 18$ mmHg 或无左心功能不全的临床证据。

2. ARDS 诊断标准　同 ALI 标准,唯 $PaO_2/FiO_2 \leqslant 200$ mmHg,不管 PEEP 水平。

（三）ARDS 的柏林标准

2011 年,欧洲重症医学学会（ESICM）与美国胸科学会（ATS）组成联合委员会,对 AECC 的诊断标准进行了深入探讨,于 2012 年修订 ARDS 的柏林标准（表 4 - 27 - 2）。虽然现在已被学术界广泛接受,但严重度分级仍存在争议。

表 4 - 27 - 2　**ARDS 的柏林标准**

指标	严重度		
	轻度	中度	重度
起病时间	一周之内急性起病的已知损伤或新发或恶化的呼吸症状		
胸部影像	双侧浸润影不能被胸腔积液、肺/肺叶塌陷或结节所完全解释		
肺水肿来源	呼吸衰竭不能被心衰或液体过负荷所完全解释 如没有危险因素,需要客观评估（如心脏超声检查）		
氧合状态*	200 mmHg$<PaO_2/FiO_2 \leqslant$ 300 mmHg 伴 PEEP 或 CPAP $\geqslant 5$ cmH$_2$O	100 mmHg$<PaO_2/FiO_2 \leqslant$ 200 mmHg 伴 PEEP $\geqslant$ 5 cmH$_2$O	$PaO_2/FiO_2 \leqslant 100$ mmHg 伴 PEEP$\geqslant 5$ cmH$_2$O

*：如果海平面高于 1 000 m,需要用以下公式校正：$PaO_2/[FiO_2 \times （大气压/760）]$

二、ARDS 严重度评分

ARDS 严重度的诊断不仅有利于对疾病预后的评价,而且有利于疾病的早期诊断与治疗。除了上述的柏林标准外,这里介绍 1988 年 Murry 提出的 ARDS 严重度评分法(表 4-27-3)。记分方法:最终分值=总分÷参与计分项目数;分值 0.1~2.5 为轻度至中度的 ARDS,分值>2.5 为重度 ARDS。

表 4-27-3　Murry ARDS 严重度评分

指标	0 分	1 分	2 分	3 分	4 分
PaO_2/FiO_2(mmHg)	≥300	225~299	115~224	100~114	<100
CL(ml/cmH$_2$O)	≥80	60~79	40~59	20~39	≤19
PEEP(cmH$_2$O)	≤5	6~8	9~11	12~14	≥15
X 线片肺浸润象限	正常	1 个	2 个	3 个	4 个

三、鉴别诊断

(一)心源性肺水肿

心源性肺水肿常有冠心病、高血压、风湿性心脏病、心肌病等病史,通过胸部 X 线摄片、血液心肌标志性酶谱、心电图、超声心动图、对治疗的反应等可与 ARDS 鉴别。

(二)急性肺梗死

急性肺梗死的临床表现为突发呼吸困难、胸痛、发绀、咯血等,可有心脏病史、骨折史、长期卧床史等,胸片可见局部片状或楔状阴影,心电图示 I 导联 S 波深,Ⅲ 导联呈大 Q 波及 T 波倒置。可通过放射性核素肺动脉灌注、CT 扫描及肺动脉造影等明确诊断。

(三)慢性阻塞性肺疾病合并呼吸衰竭

慢性阻塞性肺疾病合并呼吸衰竭主要通过病史,体征,胸部 X 线表现,动脉血气分析等鉴别。

(四)自发性气胸

自发性气胸表现为突发胸痛、呼吸困难、发绀,可通过病史,X 线胸片及对氧疗的反应等予以鉴别。

(五)特发性肺间质纤维化

特发性肺间质纤维化常为慢性过程,可呈亚急性或急性发展,表现为低氧性呼吸衰竭,临床表现与 ARDS 相似。有主张应属于 ARDS,但本病 X 线胸片呈网状、结节状或蜂窝状改变,病理基础与 ARDS 不同,总病程发展比 ARDS 缓慢,肺功能以限制性通气功能障碍为主,可通过这些特征作鉴别。

第六节　治　疗

创伤后急性呼吸功能障碍的致命危害是缺氧性呼吸衰竭、原发病恶化和并发 MOF，因此对其救治的基本原则为：消除原发因素与高危因素；改善肺通气换气功能；纠正低氧血症；阻断病理通路；促进受损肺组织的修复；减少医源性并发症，防治并发症等。但是尚无成熟的治疗方法。

一、原发病与高危因素的治疗

在这里，病因的妥善处理显得十分重要，尤其是原发性创伤的确定性治疗。如堵塞气道的开放；张力性气胸或血胸的胸腔闭式引流；连枷胸的胸壁固定；胸腔脓肿的引流；创伤性休克的早期复苏；损伤控制性手术；合理与适量输血；高危病人的重点监控与评估等。

需要进一步强调的是对可逆性病因的处理，尤其是外科处理需要积极妥善，这是创伤后急性呼吸功能障碍处理的关键所在。

二、呼吸支持

机械通气是急性呼吸功能障碍的基本措施。对于已发生 ARDS 的患者需实施肺保护性通气策略，在改善低氧血症的同时，尽可能避免机械通气相关性肺损伤（VALI）。机械通气实施前，需要处理好气道、张力性血气胸等问题，否则会导致病情急剧变化而危及生命。

1. 肺保护通气　小潮气量通气、控制吸气末平台压（P_{plat}）是目前公认的肺保护性通气策略。基本目标为潮气量 VT=6 ml/kg(PBW)，限制吸气末平台压 $P_{plat}<30$ cmH$_2$O。

肺容积明显降低是 ARDS 最重要的病理生理特征。严重 ARDS 患者能参与通气的肺泡仅占 20%～30%，ARDS 患者的肺实际上是"小肺"或"婴儿肺"。因此，应用常规潮气量进行机械通气时，必然引起肺泡过度膨胀和 VALI。

一般情况下，潮气量 6 ml/kg 时，允许 PaCO$_2$ 增高到 60～80 mmHg，pH 达7.10～7.20 时，患者通常能较好耐受。容许性高碳酸血症（pHa＞7.20，PaCO$_2$＜80 mmHg）可降低 ARDS 患者 P_{plat}，避免肺泡过度膨胀，具有肺保护作用。吸气末 P_{plat} 反映肺泡跨壁压。当 $P_{plat}<30$ cmH$_2$O 时，有利于防止 VALI。有时候为了控制 P_{plat}，需要低至 4 ml/kg（PBW）的潮气量。但更低的潮气量，会导致 PaCO$_2$ 的进一步升高而对机体不利。

2. 最佳呼气末正压（PEEP）　所谓最佳 PEEP 是指能达到最佳肺泡通气效果而不造成肺泡损伤和不影响血流动力学的 PEEP 水平。

实施 PEEP 的依据：一是 ARDS 受损肺泡发生萎陷，不利于氧合；二是呼气末大量萎陷的肺泡在吸气初突然开放产生剪切力，正常肺泡和萎陷肺泡之间也发生剪切力，剪切力可导致肺泡损伤。应用 PEEP 防止肺泡塌陷，使更多的肺泡维持在开放状态，从而减少萎陷肺泡反复复张产生的剪切力，减轻肺损伤。

PEEP 通过呼气末肺泡内正压的支撑作用防止肺泡塌陷，改善气体交换，其效应与 PEEP 水平密切相关。最佳 PEEP 不仅可以消除塌陷肺泡复张时的剪切力，减轻肺损伤，同时可以增加功能残气量,不影响肺部血流动力学和心功能,改善通气/血流比例,从而改善低氧血症。但过高水平的 PEEP 会使肺泡过度膨胀,导致肺损伤,同时影响肺部血流动力学和降低心功能,不利于 ARDS 的治疗。

静态压力-容积(PV)曲线下拐点(图 4-27-3)法和最大氧输送法是选择最佳 PEEP 常用的临床方法,但实用性均较差。最近应用低流速法(<8 L/min)测定动态肺 PV 曲线,获得准静态压力-容积(PV)曲线,它与静态 PV 曲线高度相关,使床边选择最佳 PEEP 成为可能。一般以准静态 PV 曲线下拐点水平高 $2\sim3$ cmH$_2$O 作为最佳 PEEP 水平。

最佳 PEEP 的应用使肺保护性通气策略趋于完善。随机临床研究证实,肺保护性通气策略组(小潮气量+最佳 PEEP)患者的肺泡灌洗液中 TNF-α、IL-1β 和 IL-6 水平明显降低,而传统通气策略组的肺泡灌洗液中炎症介质的浓度进行性升高。美国国立卫生研究院主持的一项多中心随机 ARDS 临床随机对照试验显示,与传统大潮气量(11.8 ml/kg)比较,小潮气量(6.2 ml/kg)联合最佳 PEEP 可明显缩短 ARDS 患者机械通气时间,而且病死率显著降低(分别为 39.8% 和 31.0%)。该结果标志着 ARDS 治疗策略的根本性突破。

应用小潮气量+最佳 PEEP 为主要内容的通气策略,不仅是重要的肺支持性治疗措施,也是 ARDS 病因性治疗及 MODS 防治的重要辅助手段之一。

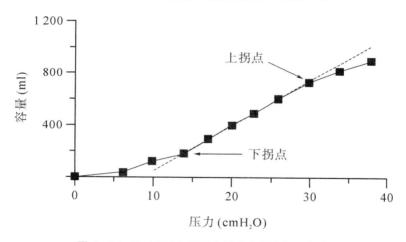

图 4-27-3 肺压力容量曲线的上拐点与下拐点

3. **半卧位和俯卧位通气** 这是确认的有利于改善 ARDS 患者氧合的通气方法。半卧位通气是常用的方法,只要无禁忌证,床头可抬高 30°～45°。

俯卧位通气常常用于重度 ARDS 患者,可通过逆转胸腔负压梯度和重力的作用扩张萎陷的肺泡,改善肺内气血分布和肺换气功能,消除陷肺泡随呼吸机周期性开放和关闭造成的剪切力,从而有效地减少引起 VALI 的因素。但是俯卧位通气要慎用于创伤所致的连枷胸等胸壁不稳定的患者。

4. **肺复张** 肺复张术可以有效复张萎陷的肺泡,增加肺容积,改善肺氧合功能。但是对于创伤所致的直接肺损伤患者要谨慎应用。对这类患者肺复张有可能造成肺损伤的加重,甚至引发气胸。

5. **镇痛镇静肌松** 机械通气对不能配合者可先镇痛后镇静,减低自主呼吸频率和人机对抗。重度 ARDS 者,如自主呼吸频率过快,自主呼吸潮气量过大,可应用肌松药。

6. 体外膜肺(ECMO)　ECMO 可使受伤的肺得到休息而利于其修复,可应用于普通治疗效果不佳的中重度 ARDS 患者。对于创伤患者而言,需权衡出血风险与肺得益后方可选择。

三、药物治疗

在过去的 40 年,尽管人们试用了数十种药物治疗 ARDS,如肾上腺皮质激素、肺表面活性物质、吸入一氧化氮(NO)等,但所有药物治疗的疗效均十分有限,仍需要进一步研究。

1. 肾上腺皮质激素　临床应用的争议最大,尽管早期大剂量应用肾上腺皮质激素治疗 ARDS 已被否定,但许多学者仍用其来"拯救"处于增殖期的持续性 ARDS。ARDSNet 最近的大样本随机对照试验的初步结果表明,与对照组比较,肾上腺皮质激素组患者动脉血压、血氧和机械通气时间均有明显改善,但患者 28 d 和 60 d 的病死率均无差异。鉴于长时间使用肾上腺皮质激素的潜在毒副作用,目前不推荐常规使用肾上腺皮质激素持续治疗 ARDS。

2. 肺表面活性物质　ARDS 与婴儿呼吸窘迫综合征均存在肺表面活性物质的异常,但外源性表面活性物质替代治疗对于 ARDS 的效果不及其对于婴儿呼吸窘迫综合征的疗效。目前已有数个小样本的临床研究表明肺表面活性物质替代治疗可改善患者肺氧合功能,但肺表面活性物质对患者远期生存率的影响以及最佳使用方式(如投药时机、剂量、途径及外源性表面活性物质的制备等)均有待于进一步研究。

3. NO　多个大样本随机对照试验均证实吸入一氧化氮可一过性(一般在 72 h 之内)地改善低氧血症,降低肺动脉压,但长期效果不佳,也不能降低患者的病死率。

4. 抗凝疗法　在 ARDS 的发病过程中,患者凝血功能异常是重要病理生理改变,抗凝治疗受到重视。目前已有许多抗凝剂如肝素、抗血小板药物、组织因子抑制剂、Ⅶa 因子和活化蛋白 C 及血栓调节素等试用于实验性和临床患者。

5. 药物对炎症反应的调控治疗　从理论上讲,在致炎阶段以抗感染治疗为主,在免疫抑制阶段以上调免疫功能为主,以恢复 SIRS/CARS 平衡,达到控制发病的目的。炎症反应的调控治疗虽有前景,但由于对创伤后 ARDS 的发病机制尚未阐明,因此到目前为止,虽做了大量尝试,但没有取得理想的效果。已实验的治疗方法有抗内毒素抗体、已酮可可碱、自由基清除剂、诱导型-氧化氮合酶抑制剂、γ-干扰素、胸腺素、乌司他丁、炎症介质抗体等。

四、体液疗法

体液疗法的目的是减轻肺水肿,改善全身血流动力学状态。以下方法供参考:ARDS 早期(1~3 d)宜补高渗晶体液(如 10% 葡萄糖液,1.3%~1.5% 氯化钠液),以避免蛋白漏出过多加重肺水肿。病程 3 d 以后可适量补充以白蛋白为主的高渗胶体液,以提高血浆胶体渗透压,有利于肺间质、肺泡水肿液的吸收,减轻肺水肿。

ARDS 时体液宜处于负平衡,可通过监测尿量、中心静脉压、肺小动脉楔压、血管外肺水等指导补液量。应适当限制每日输液量,可应用利尿剂脱水,这对创伤所致的 ARDS 更为有利。

五、干细胞移植

造血干细胞(HCS)和骨髓间充质干细胞(MSC)在一定条件下均可分化为支气管上皮细胞、肺泡上皮细胞等多个胚层来源的细胞,可用于肺损伤的预防和治疗。但基于技术因素,目前临床应用尚未成熟。

六、并发症的防治

由于 ARDS 常常合并多器官功能损害,因此,要注意对全身各个器官和系统的功能监测,必要时给予治疗。在防治各种并发症的同时,尽力维持全身组织的血液灌注、维持内环境稳定、营养支持、改善组织细胞代谢功能等(参见"创伤后 MODS")。

(吕建农)

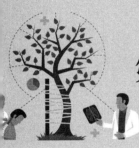

第二十八章　创伤后急性肾功能损伤

急性肾功能衰竭（Acute Renal Failure，ARF）是指任何原因引起的急性肾实质损伤，导致氮质代谢废物体内潴留，水、电解质和酸碱平衡紊乱的临床综合征。根据尿量多少可分为少尿型 ARF 和非少尿型 ARF。ARF 是创伤后的又一个严重的并发症，其出现往往标志着伤情的恶化，甚至预示死亡迫近。ARF 在严重创伤/烧伤的发生率约为20%。近年来，随着严重伤员的生命支持技术的进步，单纯出血性休克已很少导致 ARF。大多数并发 ARF 的伤员不但有严重的组织损伤，同时表现有脓毒症。尽管目前全身支持疗法和血液透析技术不断提高，但生存率仍未见明显改善。

随着对 ARF 发展过程的不断认识，及早诊治可提高 ARF 的救治成功率。2005 年国际肾病及重症医学界提出使用急性肾损伤（Acute Kidney Injury，AKI）代替 ARF。急性肾损伤网络（Acute Kidney Injury Network，AKIN）将 AKI 定义为病程 3 个月内，血、尿、组织学及影像学检查所见肾脏结构与功能异常。

第一节　病因与发病机制

一、病因与高危因素

通常将 AKI 的病因按肾前性、肾后性和肾性分类叙述，这里仅就与创伤相关的作一介绍。

已有研究发现 AKI 的危险因素：已有慢性肾衰，或以前有 ARF 病史；糖尿病；慢性充血性心衰；慢性肝衰；尿路感染；老年人（>75 岁）；大手术后病人；血容量不足；长时间低血压；长时间使用血管收缩剂等。

在创伤伤员中，AKI 的发生率与创伤性质、年龄、低血压状态和休克的严重程度与持续时间、手术方式、组织损伤的程度、有无脓毒症以及是否应用对肾有毒性的药物等诸因素有关。如 AKI 在多器官功能衰竭中的发生率为 30%～75%，脓毒症为 30%～50%，药物/治疗不当为 20%～40%，院外心脏受损/低血容量为 15%～30%，手术后为 15%～30%，色素尿为 5%～15%。

二、发病机制

一般认为 AKI 是由于肾细胞损伤所致,而导致肾细胞损伤是肾缺血和中毒,通常是肾脏供血量不足及外源性或内源性肾毒素共同造成,但尚未完全阐明。

（一）缺血性损伤

目前对肾缺血的发病机制,主要有以下解释:

1. 肾血流动力学异常　主要为肾血浆流量下降,肾内血流重新分布,表现为肾皮质血流量减少,肾髓质充血等。造成上述血流动力学障碍的原因众多,主要有:① 交感神经过度兴奋;② 肾内肾素-血管紧张素系统兴奋;③ 肾内舒张血管性前列腺素(主要为 PGI_2、PGE_2)合成减少,缩血管性前列腺素(血栓素 A_2)产生过多;④ 血管缺血导致血管内皮损伤,血管收缩因子(内皮素)产生过多,舒张因子(如一氧化氮)产生相对过少,目前认为本机制可能为最主要机制;⑤ 管-球反馈过强,造成肾血流及肾小球滤过率进一步下降。

2. 肾小管上皮细胞代谢障碍　主要为缺氧所致,表现为:① ATP 含量明显下降,Na^+-K^+-ATP 酶活力下降,使细胞内 Na^+、Cl^- 浓度上升,K^+ 浓度下降,细胞肿胀;② Ca^{2+}-ATP 酶活力下降,使胞浆中 Ca^{2+} 浓度明显上升,线粒体肿胀,能量代谢失常;③ 细胞膜上磷脂酶因能量代谢障碍而大量释放,进一步促使线粒体及细胞膜功能失常;④ 细胞内酸中毒等。

3. 肾小管上皮脱落　肾小管上皮的脱落,在管腔中形成管型,肾小管管腔堵塞造成压力过高,一方面妨碍了肾小球滤过,另一方面积累于被堵塞管腔中的液体沿受损的细胞间隙进入组织间隙,加剧了已有的组织水肿,进一步降低了肾小球滤过及肾小管间质缺血性障碍。

（二）毒性损伤

特异的毒性物质,如氨基苷类抗生素和 X 线造影剂,对肾血流和肾小管功能的作用,几乎与缺血损伤相似。有 30% 的危重伤员的 AKI 继发于脓毒症,其中以 G^+ 杆菌所引起的脓毒症为主。脓毒症常伴有高排低阻,虽肾脏的血流未见减少甚或有所增加,但炎症反应失控导致肾脏功能下降。脓毒症引发 DIC,更加重肾功能的损坏,并造成治疗上的困难。

挤压综合征不但有低血容量,而且会发生肌红蛋白尿,因此常认为肌红蛋白是引致 AKI 的毒性物质。但现已证明肌红蛋白本身并不是肾毒素。酸尿症显然是肌红蛋白危害肾脏的必备条件,而且脱水将加重其损害性。当尿 pH 降到或低于 5.6 时,肌红蛋白转变为对肾有毒性的高铁血红蛋白。创伤后尿酸生成和排出增加,使在浓缩的酸性尿中的尿素和高铁血红蛋白形成沉淀,导致肾功能下降。

第二节　病理生理和临床表现

由于肾单位功能不同程度的损害,通常在 AKI 时发生尿量的变化,典型的是少尿,甚至无尿。尿液分泌失常必然带来体内水分和电解质的失衡,以及代谢产物排出的障碍。

因此,AKI 的突出特征是这些代谢产物(主要的是肌酐、尿素、尿酸和某些电解质)的体内潴留。

（一）少尿或无尿

这是肾小球滤过率降低的直接表现。少尿的定义为每 24 h 的尿量少于 400 ml,但多于 100 ml。当每 24 h 尿量低于 100 ml 时,则称为无尿。

正常人须经肾脏排泄的溶质约为 500 mOsm/d。假定肾脏的最高浓缩能力为 1 200 mOsm/L,那么排泄 500 mOsm 溶质所需水分不得少于 400 ml/d,否则代谢产物必将滞留体内。事实上创伤病人的分解代谢增强,需要经肾脏排泄的溶质也增加,显然对这类伤员来讲,需要更高的尿量才能适应生理要求。

若处理得当,消除了对肾脏进一步损害的各种因素,并且采取了有效的排出代谢产物的措施,伤员就得以生存。经过 1～3 周,尿量增多,进入所谓多尿期,此时尿量可从 400 ml/d 骤增至 4 000～6 000 ml/d,甚至更多,脱水、低钾血症、低钠血症乃接踵而来。经历了创伤、休克、少尿等打击后,此时伤员的抵抗力显著降低,因此很易继发感染,使肾功能进一步受到打击而再次衰竭或演变成全身性感染而死亡。

有些继发于全身感染的肾功能不全,可能是由于肾单位各个构成部位的损伤严重程度不同(例如髓质亨利袢上升支受损),每日的尿量并不见减少,而实际上却出现与少尿或无尿同样的代谢产物潴留。这就是所谓非少尿型肾功能衰竭(每日尿量 500 ml 以上)。这类肾功能衰竭往往伴有其他器官的功能障碍。

（二）体内水分潴留

一个体重为 70 kg 的健康人,每日通过皮肤和肺蒸发丢失约 850 ml 水(不显性失水)。大约 1/3 的不显性失水可由体内脂肪和蛋白代谢而产生的内生水所补偿。当创伤患者发生少尿型肾功能衰竭时,脂肪和蛋白的分解代谢显著增高,甚至脂肪的消耗可为正常人的 1 倍,内生水的产生量因而大为增加。如果这些患者仍按一般常规进行液体补充,在肾脏不能正常排尿的情况下,结果必然是细胞间和细胞内的水分急骤增多,表现为组织水肿、心脏负担过重而衰竭、肺水肿等。

（三）高钾血症

高钾血症对生命是一个严重的威胁,可以使心脏骤停。AKI 时,显著的肾小球滤过率降低和肾小管分泌钾离子功能障碍,尿排钾量严重减少,致血清钾量增高;与此同时,蛋白不断分解却产生大量的钾,尤其在创伤后,感染、酸血症、热量负平衡、糖储量耗尽,更加速蛋白分解,血和组织内钾浓度迅速升高,钾中毒的威胁更显突出。

（四）肌酐

血肌酐的含量依赖于肾小球滤过率和尿排泄。只有在肾小管上皮细胞受破坏时,肌酐才被重吸收。肾功能衰竭时,血肌酐的升高是肾小球滤过率降低的结果。当肾小球滤过率几乎完全丧失时,血清肌酐每日可升高 88.4～132.6 μmol/L。

（五）尿素

尿素是蛋白代谢的产物,其排出依靠肾小球滤过功能,因此当肾小球滤过功能降低时,血清尿素量即升高。与肌酐不同,部分尿素可以被重吸收,因此在分解代谢旺盛且伴有脱水时,血清尿素升高的速度超过肌酐。这种现象不但见于肾前氮质血症,而且也是肾功能衰竭伴有分解代谢旺盛的特点。

（六）尿酸

尿酸为嘌呤代谢的终末产物,它不但受肾小球滤过,也受肾小管重吸收和分泌所控制,因此血浆尿酸量与肾小球滤过率无直接关联,以致在大多数 AKI 伤员中罕见血浆尿酸明显升高。然而横纹肌溶解所引致的肾功能衰竭是例外,血浆肌酸不但升高,而且尿酸可在肾小管内形成结晶,加重肾的损伤。

（七）低钠血症

体内水的潴留可表现为低钠血症。若血清钠浓度降到 125 mmol/L,可出现水中毒的症状。尿钠浓度可以比正常高(超过 40 mmol/L),反映损伤的小管表皮细胞已丧失了重吸收功能。同时小管腔内钠浓度提高,又可反馈地导致血管收缩。

（八）代谢性酸中毒

创伤后蛋白分解代谢增高,当肾脏不能排出酸性物质时,硫酸、磷酸和有机酸在血中迅速聚集,形成酸中毒。

（九）磷、钙、镁的变化

随着磷酸的聚集,血浆磷增高,同时钙降低。低钙血症一般不产生症状,但与高磷血症一起可刺激甲状旁腺的分泌。虽然如此,甲状旁腺的功能亢进并不能纠正肾功能衰竭的低钙血症。血清镁也增高,虽一般不出现症状,但严重高镁血症可引起中枢神经或心脏的症状。

第三节 诊 断

创伤后 AKI 的诊断需要详细回顾患者的病史和入院前的病史、治疗史和用药史,合理地应用实验室及辅助检查,必要时行肾活检明确诊断。根据患者的病情变化,绘制既往和近期血清肌酐的变化曲线,及其与药物和各项干预性措施之间的关系,对于明确诊断具有重要意义。

2012 年,改善全球肾脏病预后组织(Kidney Disease:Improving Global Outcomes,KDIGO)工作组制定了 KDIGO AKI 分级诊断标准(表 4 - 28 - 1)。

表 4 - 28 - 1　KDIGO AKI 分级诊断标准

	血清肌酐	尿量
1 期	升高达到基线的 1.5～1.9 倍; 或升高≥26.5 μmol/L(0.3 mg/dL)	<0.5 ml/(kg·h)持续 6～12 h
2 期	升高达到基线的 2.0～2.9 倍	<0.5ml/(kg·h)持续超过 12 h
3 期	升高达到基线的 3 倍以上 或升高达到≥353.6 μmol/L(4 mg/dL) 或开始肾脏替代治疗 或对于年龄<18 岁的患者,eGFR 下降至 <35 ml/(kg·h)	<0.3 ml/(kg·h)超过 24 h 或无尿超过 12 h

第四节 AKI 的防治

AKI 的处理可遵循的原则是消除病因,控制发病环节,维持体液内环境的平衡,促进受损肾脏细胞修复,防治并发症。目前认为,ICU 的生命支持或目标治疗是重要的治疗措施。

一、预防

1. 积极消除诱因及病因 如创伤的合理有效的处理、减少伤口感染、避免应用肾毒性药物、及时纠正休克等。

2. 控制发病环节 如及时纠正低血容量;解除肾血管痉挛,如应用茛菪碱、前列腺素 E_2 等;解除肾小管阻塞(如肌红蛋白),如应用碳酸氢钠碱化尿液,利尿剂利尿等。

二、少尿期的治疗

少尿期治疗的重点是治疗高血钾、水过多、尿毒症。常用措施有以下几种:

1. 严格控制液体入量(量出为入) 每日液体入量为前日显性出量+500 ml。同时注意监测入量是否合适,如体重每日下降 0.2~0.5 kg,血钠保持在 130~140 mmol/L 可视为合适。

2. 饮食与营养疗法 饮食疗法的要点是补足热量,减少蛋白分解,控制 K^+、P^{3-} 的来源,促进细胞修复。适用于成人的营养支持方案,建议如下:总热量 1 500 kCal/d;优质蛋白(富含必需氨基酸)0.3~0.5 g/(kg·d);脂肪 100 g/d;碳水化合物>100 g/d;高维生素。

3. 维持内环境的平衡 重点处理电解质紊乱和酸中毒。

(1)高血钾的处理:采用控制摄入、减少产生、促进排泄、拮抗毒性的治疗原则。治疗方法为控制饮食,应用胰岛素和葡萄糖,应用碱剂和钙剂,肠道应用阳离子交换树脂,必要时行血液透析治疗。

(2)稀释性低钠的处理:重点是限制水摄入、促使水排出。

(3)纠正酸中毒:开始机体通过过度通气来代偿;也可临时应用碳酸氢钠,但受到极大限制;如果血 pH 降到 7.2 以下,就有必要施行透析疗法。

4. 血液透析 这是维持 ARF 病人血液内环境正常的关键措施。对于严重创伤病人,早期预防性透析治疗意义重大。所谓早期预防性透析治疗是指在出现并发症之前即开始透析。常用方法如连续肾脏替代治疗(CRRT)。CRRT 尤其适用于血流动力学不稳定的创伤病人。它不仅可以较少或消除外源性毒素对肾脏的损害,而且可以减轻或清除诸如脓毒症或缺血再灌注所引起的炎症介质对包括肾脏在内的器官功能的损害。

通常 ARF 的血液透析指征为:① 血钾 ≥ 6~6.5 mmol/L 或每日升高 1 mmol/L;② 血 BUN ≥ 28.6 mmol/L 或每日上升 10.7 mmol/L 以上;③ 血 Cr≥530.4 μmol/L;④ 高血容量性心衰、肺水肿、脑水肿;⑤ 无法纠正的酸中毒等。

5. 调整用药剂量 对凡是经肾脏排泄的药物,在 AKI 发生后,应根据内生肌酐清除率调整其剂量和次数,以免药物在体内积聚,产生毒性作用。有些药物可经血液透析排出体外,在给药时尚须考虑这个因素。

6. 防治感染　由于严重的创伤和休克的打击,身体内环境的紊乱,尿毒症,以及维持良好营养状态的困难,均使伤员的防御能力下降,因此防治感染是一项重要的治疗措施。如彻底清除坏死组织,引流感染病灶,实施各种侵入性操作时严格无菌技术,对留置的各种导管严密监察,加强营养支持,以及给予具有针对性的有效抗菌药物等。选用抗菌药物时,还须注意选择对肾脏无毒性又有效的抗生素,严加控制对肾脏有明显毒性的药物(如氨基糖苷类和磺胺等)的使用。

7. 防治胃肠道出血　应激性溃疡出血是尿毒症伤员较常见的并发症。常用的预防方法:应用 H2 受体拮抗剂如雷尼替丁等,以控制胃液的 pH=4.0 为宜;硫糖铝(sucralfate),其优点是使胃液保留足够的酸度,以免胃腔成为细菌的繁殖地和感染的发源地。

三、多尿期治疗

多尿期治疗的重点是防止脱水、纠正电解质紊乱、控制感染等。主要措施:

1. 加强营养　如给予高糖、高维生素、高热量饮食。

2. 维持水、电解质平衡　如每日液体入量为尿量的 2/3,盐水占 50%,尿量>2 000 ml/d,可考虑补钾;随时监测,根据结果调整体液治疗方案。

3. 控制感染。

(吕建农)

第二十九章　创伤后多器官功能障碍综合征

机体在遭受严重感染、创伤、烧伤等疾病过程中，2个或2个以上器官发生序贯性功能衰竭，称为多器官功能衰竭（Multiple Organ Failure，MOF）或多器官功能衰竭综合征（Multiple Organ Failure Syndrome，MOFS）。目前 MOF 病死率仍高达 60%～94%，是严重感染、创伤和大手术后最常见的病死原因。而多器官功能障碍综合征（Multiple Organ Dysfunction Syndrome，MODS）是 1992 年提出的概念，指各种疾病导致机体内环境稳态的失衡，包括早期多器官功能不全到多器官功能衰竭的全过程，是一个对 MOF 认识更早、范畴更广的概念。MOF 是 MODS 的终末阶段。

第一节　对 MODS 的传统认识

传统观念认为 MOF/MODS 是严重感染或创伤的直接后果，也就是说入侵的细菌、内毒素或组织损伤是导致 MODS 的根本原因。随着研究的深入，对 MODS 的认识也逐渐变化。1973 年 TiIney 首先撰文描述了多器官功能序贯性衰竭，并指出相继衰竭的器官可以是远隔器官，而并不一定是最初受损的器官。1977 年 Polk 认为远隔器官的功能衰竭是隐匿性腹腔感染的结果。1980 年 Fry 进一步提出革兰阴性杆菌是导致 MOF 的最常见原因。

受上述理论的影响，对于 MOF 的诊疗，临床上积极使用抗生素，并致力于寻找隐匿的感染灶，甚至在缺乏充分证据的情况下，主张经验性治疗或早期剖腹探查，以期发现隐匿的或未控制的感染灶，达到控制感染、防治 MOF 的目的。遗憾的是，积极的治疗并未获得预期疗效。

创伤感染是否是导致 MODS 的根本原因，值得怀疑。1985 年 Norton 观察了 21 例腹腔脓肿患者，经多次积极的腹腔引流和抗生素治疗，仍有 16 例死于 MODS。他认为即使充分的脓肿引流和抗生素治疗，也并不能使 MODS 逆转，也不能降低病死率。之后，又有研究发现死于 MOF 的菌血症患者中，在剖腹探查或尸检中，有 30% 无感染灶发现。

在此基础上，1985 年 Goris 指出，MODS 并非细菌/毒素或组织损伤直接作用的后果，可能是机体炎症反应紊乱的结果，即机体在遭受细菌或毒素打击时，炎症细胞大量激活和炎症介质异常过量释放，并涌入循环产生持续性全身性炎症瀑布反应。换句话说，感染或组织损伤导致机体炎症反应失控,造成广泛自身组织破坏,最终导致 MODS,甚至死亡(图 4‑29‑1)。

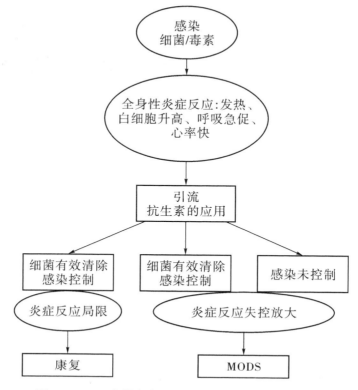

图 4‑29‑1 多器官功能障碍综合征与炎症反应的关系

正常情况下,感染和组织创伤时,局部炎症反应对细菌清除和损伤组织修复都是必要的,具有保护性作用。当炎症反应异常放大或失控时,炎症反应对机体的作用从保护性转变为损害性,导致自身组织细胞死亡和器官衰竭。因此,无论是感染性疾病(如严重感染、重症肺炎、急性重症胰腺炎后期),还是非感染性疾病(如创伤、烧伤、休克、急性胰腺炎早期等),任何能够导致机体免疫炎症反应紊乱的疾病均可引起 MODS。从本质上来看,MODS 是机体炎症反应失控的结果。

目前认为,MODS 不仅与感染、创伤等直接损伤有关,在某种程度上,与机体自身对感染、创伤的免疫炎症反应异常更为相关。

第二节 MODS 发病机制学说

MODS 的发病机制非常复杂。以往认为 MODS 是感染、创伤、烧伤等严重机体损伤难以遏制的直接后果。近 20 年的研究涉及了 MODS 的病理生理学、病理学、免疫学、分子生物学以及分子流行病学,对 MODS 的认识逐步深刻。归纳起来主要包括炎症反应学说、自由基学说和肠道动力学说。

一、炎症反应学说

炎症反应学说是 MODS 发病机制的基石,基本内容包括感染或创伤引起的毒素释放和组织损伤并不是导致器官功能衰竭的直接原因,细菌/毒素和组织损伤所诱发的全身性炎症反应是导致器官功能衰竭的根本原因。

当机体遭受感染或创伤打击后,细菌/毒素或组织损伤将刺激机体巨噬细胞等炎症细胞,释放炎症介质。肿瘤坏死因子是最早释放的炎症介质之一,可进一步刺激和激活巨噬细胞、粒细胞、淋巴细胞和内皮细胞,释放大量的炎症介质,形成炎症介质释放的瀑布样连锁反应,犹如多米诺骨牌逐级放大,形成失控的炎症反应。参与炎症反应的介质包括:① 炎症性细胞因子,如肿瘤坏死因子(TNF-α)、白细胞介素(IL-1β、IL-2、IL-6、IL-8)等;② 自由基类介质,如氧自由基、氮氧自由基等;③ 脂质代谢产物,如白三烯、前列腺素、血小板活化因子等;④ 其他介质,如溶酶体酶、缓激肽、组织胺、补体激活产物等。

尽管一氧化氮和前列腺素被认为是炎症介质瀑布样反应,导致血管麻痹和休克的最后共同途径,但它们与其他炎症介质一起,均可引起组织细胞损害,最终导致 MODS。

炎症反应学说在 MODS 发病机制中的根本性作用,得到大量实验和临床研究的证实:① 内毒素血症导致的 MODS 模型动物及因感染、烧伤和创伤而发生 MODS 患者,血浆和局部组织(如肺泡灌洗液、脑脊液、腹水、胸腔积液等)的炎症介质浓度明显升高,而且炎症介质的水平与疾病严重程度有一定关系;② 给动物注射内毒素或炎症介质(如 TNF-α 和 IL-1β),不但可引起严重炎症反应,而且可进一步诱发 MODS。给健康志愿者静脉注射小剂量内毒素和炎症介质也可导致明显的炎症反应;③ 注射单克隆抗体以阻断内毒素或炎症介质的效应,可防止感染动物发生 MODS,降低病死率。

抑制或中和关键性炎症介质,阻断炎症反应的多米诺效应,寻找防止 MODS 的"魔弹",一度成为 MODS 研究热点。动物实验显示早期给予单克隆抗体,阻断内毒素、TNF-α、IL-1β、IL-6 和 γ-干扰素(γ-IFN)的作用,具有降低动物炎症反应和病死率的作用。

然而,耗资巨大的小规模临床试验并未获得满意的临床结果,而且在某些感染的动物模型中,抑制或阻断一氧化氮反而加重肺损伤,产生有害的血流动力学影响。抗介质治疗战略的失败,使人们深刻反思 MODS 的炎症反应机制。

二、自由基学说

缺血再灌注和自由基也是导致 MODS 的重要机制之一。MODS 的自由基学说主要包括三方面:① 氧输送不足导致组织细胞直接的缺血缺氧性损害;② 缺血再灌注促发自由基大量释放;③ 白细胞与内皮细胞的互相作用,导致组织和器官损伤,最终发生 MODS。从根本上来看,自由基学说也是炎症反应学说的重要组成部分。

(一) 缺血缺氧引起组织器官损伤是 MODS 的重要原因

当氧输送低于临界水平时,必然引起全身组织器官的缺血缺氧,导致器官功能损害。以 Shoemaker 为代表的学者提出,通过提高心排血量、血红蛋白浓度或动脉血氧饱和度,使全身氧输送明显高于临界水平,即超常水平的氧输送,可以达到改善组织器官缺氧的目的。尽管高氧输送是符合逻辑的,但全身氧输送的提高与某一器官血流和氧输送改变并不一致。当全身氧输送高于正常时,肠道、肝脏等内脏器官仍然可能处于缺血缺氧状态。

研究证实，以提高氧输送为复苏目标，并不能改变 MODS 的预后。肠道是休克及 MODS 中最易发生缺血缺氧的器官，对肠道缺血的监测可能是有益的。肠道黏膜 pH 监测可判断肠道缺血程度，用以指导 MODS 患者的复苏治疗似乎更为合理。但以改善器官氧输送为目标的复苏治疗，是否能够最终改善 MODS 患者的预后，尚待进一步研究。

（二）再灌注和自由基的释放是导致 MODS 的重要机制

组织器官血流灌注的恢复或重建对于机体的生存是很有必要的，但却能诱导自由基的释放。

黄嘌呤氧化酶和白细胞激活途径是自由基生成的主要来源。黄嘌呤脱氢酶转化为黄嘌呤氧化酶是自由基释放的前提。一般情况下，肠道再灌注 10 s 后，黄嘌呤脱氢酶即转化为黄嘌呤氧化酶；在心肌组织中，酶的转化发生于再灌注后 8 min 左右；而在肝脏、脾脏、肾脏和肺等器官，酶的转化发生在再灌注后 30 min。再灌注后不同组织器官酶转化时间的差异，是不同组织器官缺血再灌注损伤程度不同的基础。

再灌注和自由基造成的损害往往比缺血更为严重，因此，组织器官最严重的损伤不是发生在缺血期，而是发生在再灌注期。针对再灌注期自由基对组织细胞的严重损害，抑制自由基生成、阻断自由基作用或直接中和自由基，则成为合理的 MODS 防治战略。实验研究证实，应用自由基阻滞剂或清除剂可以保护器官功能，但对炎症反应和 MODS 的临床疗效不确定。天然超氧化物歧化酶（SOD）在血浆中的半衰期很短，且难以通过细胞膜，单独应用不易发挥抗氧化作用。研制理想的抗氧化剂是阻断缺血再灌注损伤的希望。

（三）白细胞与内皮细胞的互相作用导致组织和器官损伤

由毒素和炎症介质诱导的失控炎症反应，在很大程度上作用于血管内皮细胞水平。

当内毒素或炎症介质作用于内皮细胞时，内皮细胞可表达组织因子激活外源性凝血途径，表达表面受体，如内皮细胞-粒细胞粘附分子（ELAM）、细胞间粘附分子（ICAM-1）等，促进白细胞与内皮细胞粘附和激活。此时毛细血管不再是炎症细胞的被动通道，而是炎症反应的积极参与者，促进炎症细胞向感染损伤部位趋化，激活炎症细胞，增强炎症细胞对细菌和异物的清除能力，这有助于感染的控制和局限。

但当局部炎症反应放大或失控时，毒素和炎症介质不仅刺激损伤部位的毛细血管内皮，而且可能弥漫性损伤全身毛细血管内皮细胞，造成微血栓形成及器官功能损害，导致 MODS 的发生。

可以说，感染创伤等各种因素诱导 MODS 的共同途径是内皮细胞的激活和白细胞与内皮细胞的粘附。以抑制白细胞与内皮细胞粘附为主要目标的内皮细胞保护性措施也是 MODS 的治疗策略之一，可减轻由休克或缺血再灌注介导的毛细血管内皮及组织器官损害，但也有可能抑制机体对致病菌的清除能力。

三、肠道动力学说

肠道动力学说的概念最早是由 Meakins 和 Marshall 提出的。1985 年 Goris 对 MODS 患者的研究显示，死于 MODS 的患者中，30% 血培养阳性或有全身性感染的表现，但找不到感染灶。肠道是机体最大的细菌和毒素库，肠道有可能是 MODS 患者菌血症的来源。另外 MODS 患者菌血症的细菌往往与肠道菌群一致。因此，Meakins 和

Marshall 提出肠道可能是 MODS 发生发展的动力器官。

目前,肠道动力学说已被基本证实。临床和实验研究证据包括:① 约三分之一的菌血症患者死于 MODS 而未发现明确的感染灶;② 肠道对缺血和再灌注损伤最为敏感,创伤或感染患者或动物模型中,细菌或毒素易位已被证实;③ 应用肠道营养,保持肠黏膜的完整性,可降低感染发生率。

但对这一学说也有不同的看法:① 休克或创伤后,肠黏膜通透性增加与感染并发症并无必然联系;② 细菌可从肠系膜淋巴结中检出,但进入循环很少;③ 选择性肠道去污染(SDD)对降低肺部感染有益,但对 MODS 的发病和病死无明显影响。

根据目前的认识水平,肠道不仅仅是一个消化器官,由于肠黏膜内大量散在分布的淋巴细胞、肠系膜中广泛分布的淋巴结以及肝脏内大量的枯否氏细胞,肠道实际上也是一个免疫器官。在感染、创伤或休克时,即使没有细菌的易位,肠道内毒素的易位也将激活肠道及其相关的免疫炎症细胞,导致大量炎症介质的释放,参与 MODS 的发生。因此,肠道是炎症细胞激活、炎症介质释放的重要场地之一,也是炎症反应失控的策源地之一。从这一点来看,肠道动力学说实际上是炎症反应学说的一部分。

四、二次打击学说

1985 年 Dietch 提出 MODS 的二次打击学说,认为 MODS 往往是多元性和序贯性损伤的结果,而不是单一打击的结果。

二次打击学说将创伤、感染、烧伤、休克等早期直接损伤作为第一次打击。第一次打击所造成的组织器官损伤是轻微的,虽不足以引起明显的临床症状,但损伤激活了机体免疫系统,尽管炎症反应的程度较轻,但炎症细胞已经被动员起来,处于预激活状态;此后,如病情稳定,则炎症反应逐渐缓解,损伤组织得以修复;当病情进展恶化或继发感染、休克等情况,则构成第二次打击;第二次打击使已处于预激活状态的机体免疫系统爆发性激活,大量炎症细胞活化、炎症介质释放,结果炎症反应失控,导致组织器官的致命性损害。第二次打击强度本身可能不如第一次打击,但导致炎症反应的爆发性激活,往往是致命性的。

当第一打击强度足够大时,可直接强烈激活机体炎症反应,导致 MODS,属于原发性 MODS。但大多数患者 MODS 是多元性和序贯性损伤的结果,并不是单一打击的结果,这类属于继发性 MODS。常见的第二次打击包括继发性感染、休克、缺氧、缺血、创伤、手术等。对于多发性创伤的患者,如创伤严重,则直接可导致 MODS。但多数患者经早期清创处理后基本稳定,而创伤早期发生的低血压导致各器官发生不同程度的缺血再灌注损伤及巨噬细胞、中性粒细胞激活,使患者出现发热、白细胞升高等炎症反应表现。创伤后 3～7 d,如继发性感染或休克,使已处于预激活或激活状态的炎症细胞发生爆发性激活,使炎症反应失控,导致自身组织器官的损害,最终发展为 MODS(图 4-29-2)。

重症患者的病情往往是复杂的,机体遭受打击次数可能是两次,也可能是多次。多次反复打击将使机体炎症反应放大和失控更易发生,使者更易发生 MODS。另外,不仅机体免疫系统参与多次打击导致 MODS 的病理生理过程,凝血、纤溶、补体、激肽等多个系统均参与或累及。

MODS 二次打击学说的提出,进一步强调了感染、创伤的后期处理。后期处理不当,后果可能比早期损伤的结果更为严重,更具危害性。

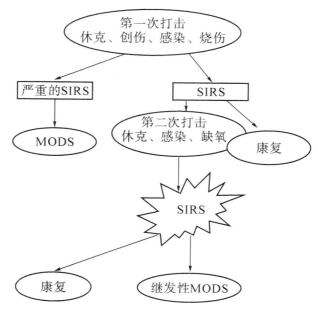

图 4-29-2　多器官功能障碍综合征的二次打击学说

五、SIRS/CARS 失衡学说

正常情况下,炎症反应是防止组织损伤扩大,促进组织修复的以防御为主的局部组织反应,是机体修复和生存所必需的。感染和创伤触发机体炎症反应,如果炎症反应能够及时局限,清除细菌或异物,则对机体有益。如炎症反应不能局限,导致炎症反应失控,反而损伤自身组织,可能造成严重后果。

(一)全身性炎症反应综合征

1. 概念　1991 年在芝加哥召开美国胸科医师学会和重症医学会(ACCP/SCCM)联席会议,将感染或创伤引起的持续全身炎症反应失控的临床表现命名为全身性炎症反应综合征(Systemic Inflammatory Response Syndrome,SIRS),并制定了相应的诊断标准(表 4-29-1)。SIRS 可由感染因素引起,若进行性加重可导致全身性感染、严重感染、感染性休克甚至 MODS。SIRS 也可由创伤、烧伤、急性重症胰腺炎等非感染因素引起,进行性加重亦可引起 MODS。SIRS 是感染或非感染因素导致机体过度炎症反应的共同特征,MODS 是 SIRS 进行性加重的最终后果。因此就本质而言,SIRS 是导致 MODS 的共同途径。

SIRS 的提出是对感染、创伤及 MODS 认识的重大突破和进展。这使得 MODS 临床和基础研究的重点从感染、创伤本身转移到机体炎症反应这一本质上;同时也使 MODS 治疗手段从控制感染、创伤,延伸到调节机体炎症反应上。

表 4 - 29 - 1　全身性炎症反应综合征的诊断标准（符合下列两项或两项以上）

项目	标准
体温	＞38 ℃或＜36 ℃
心率	＞90 次/min
呼吸	呼吸频率＞20 次/min 或动脉血二氧化碳分压（$PaCO_2$）＜32 mmHg
白细胞	外周血白细胞＞$12×10^9$/L 或＜$4×10^9$/L 或幼稚杆状白细胞＞10％

2. 存在问题　对 SIRS 临床认识和理解的重要性远比 SIRS 的临床诊断重要。SIRS 这一概念在临床应用中存在诸多问题。

（1）诊断标准的敏感度过高：根据 Rangel-Frausto 的研究，3 708 例 ICU 及普通病房患者的 SIRS 发生率高达 68％。我们的研究结果也显示 ICU 患者在转入时，有 71.3％符合 SIRS 诊断标准。这些研究提示 SIRS 发生率异常高，使"SIRS"概念似乎与"重症"的概念类似，即 SIRS 的诊断灵敏度高，而缺乏特异性。

（2）难以反映疾病严重程度：临床研究中不能以 SIRS 判断疾病的严重程度，在 1991 年芝加哥会议上已认识到这一问题，因此，提出将 SIRS 与疾病严重程度评分相结合，对重症患者进行判断和治疗。当然，也有一些研究认为，SIRS 符合四项指标的多少，与 SIRS 的严重程度及重症患者预后有关。

（3）削弱或忽视寻找感染灶和控制感染：表现为 SIRS 或"全身性感染"的患者，部分患者可能无感染灶，其"全身性感染"表现由创伤、急性重症胰腺炎或烧伤等非感染因素引起，但也有部分存在明确或可疑感染灶，例如，肺炎、腹腔感染等。因此，对于表现有 SIRS 的患者，不能仅仅满足于 SIRS 的诊断，要高度关注引起 SIRS 的原因，特别是是否有感染发生。

尽管 SIRS 概念的提出是 MODS 认识上的重大进步，但 SIRS 的诊断标准本身存在许多不足，特别是把它作为一个综合征或疾病时，不能停留在 SIRS 水平上，应积极寻找导致 SIRS 的致病因素。当然，我们并不能因为 SIRS 诊断标准存在问题而否认 SIRS 的重要意义。

（二）代偿性抗炎反应综合征

基于 SIRS 是导致 MODS 的本质性原因这一认识，抑制 SIRS 有可能阻断炎症反应发展，最终可能降低 MODS 病死率。

1. 概念　20 世纪 90 年代初期，大量的动物实验研究显示，抑制炎症介质，明显降低感染或内毒素血症动物的病死率，为临床 MODS 的救治带来希望。令人失望的是，内毒素单抗、TNF-α 单抗等炎症介质拮抗剂在临床试验中相继失败，甚至个别研究报道增加病死率。由此迫使人们深入研究，并重新认识 SIRS 在 MODS 中的作用。

首先引起注意的是机体受细菌毒素、损伤打击后，出现一过性细胞免疫功能降低，使机体对感染易感；其次，机体受细菌毒素、损伤刺激后，不仅释放炎症介质引起 SIRS，同时大量释放内源性抗炎介质。后者可能是导致机体免疫功能损害的主要原因；最后，临床上盲目使用炎症介质拮抗剂，可能使免疫功能损伤加重，或许这就是炎症介质拮抗剂临床试验失败的主要原因。

鉴于上述认识，1996 年 Bone 针对感染或创伤时，导致机体免疫功能降低的内源性抗炎反应,提出了代偿性抗炎反应综合征(Compensatory Anti-inflammatory Response Syndrome,CARS)的概念。CARS 作为 SIRS 的对立面,两者常常是不平衡的。如保持平衡,则内环境稳定得以维持,不会引起器官功能损伤。一旦 SIRS/CARS 失衡,将引起内环境失去稳定性,导致组织器官损伤,发生 MODS。

如果把 SIRS 和 CARS 看作机体炎症反应天平的两端,则 CARS 作为天平的另一端,对 SIRS 发生、发展所起的关键性作用是不言而喻的。

CARS 具有重要的临床意义。炎症无疑是消灭入侵病原体和异物的防御反应,但炎症反应过度又难免损害宿主自身。CARS 的意义就在于限制炎症,保护宿主免受炎症的损害。机体受细菌/内毒素刺激后,引起炎症细胞活化和炎症介质的生成;与此同时,机体动员抗炎机制限制这种活化,这就是正常体内的炎症和抗炎症的平衡及其在机体自稳中的作用。当炎症刺激过强或持续刺激时,则导致炎症反应过度,超过 CARS,SIRS/CARS 平衡失调,则发生自身性破坏。反之,抗炎反应过强,又可导致 CARS 或免疫功能低下。

CARS 以机体免疫功能低下为特征,但临床难以判断。为了使 CARS 应用于临床,1997 年 Bone 提出了 CARS 的诊断标准,即外周血单核细胞 HLA-DR 的表达量低于 30%,而且伴有炎症性细胞因子释放减少。同时,Bone 指出,如果患者同时存在 SIRS 和 CARS,则诊断为混合性炎症反应综合征(Mixed Antagonistic Response Syndrome,MARS)。CARS 诊断标准有利于对炎症反应状态的判断,使 SIRS/CARS 失衡理论应用于临床。

2. 与 CARS 有关的因素 CARS 的发生主要与抗炎性介质合成、抗炎性内分泌激素及炎症细胞凋亡等因素有关。

(1) 多种内源性抗炎介质参与 CARS:单核巨噬细胞被过度激活后,不仅释放大量的促炎性介质,引起广泛的组织的自身性破坏,同时也释放一种强烈的内源性免疫抑制剂前列腺素(PGE_2),引起细胞免疫功能瘫痪。临床研究证实,严重创伤或感染早期,单核细胞等可释放大量 PGE_2,并持续升高长达 21 d。PGE_2 通过抑制 T 辅助细胞(TH)向 TH_1 细胞分化,促使向 TH_2 细胞分化,从而抑制 IL-2 和 r-IFN 释放及 IL-2 受体表达,抑制细胞免疫功能;同时 PGE_2 诱导 TH_2 细胞及单核巨噬细胞释放 IL-4、IL-10、IL-13 等抗炎介质,强烈抑制 TNF-α、IL-1β 等炎症介质释放。可见,PGE_2 强烈抑制机体免疫功能,对抗 SIRS。另外,IL-4 和 IL-10 对炎症介质释放具有明显抑制作用,也是引起 CARS 的抗炎介质。临床研究发现 IL-4 和 IL-10 水平升高与创伤患者感染发生率呈正相关。另外,TNF 可溶性受体、IL-1 受体拮抗剂(IL-lra)、超氧化物歧化酶、α1-抗胰蛋白酶等物质均属于内源性抗炎物质的范畴,参与 CARS 的发生。

(2) 糖皮质激素和儿茶酚胺是参与 CARS 的重要抗炎性内分泌激素:糖皮质激素对免疫功能具有强烈非特异性抑制作用,明显抑制 TNF-α、IL-1β 等炎症介质的释放,是导致 CARS 的重要原因。对于 CARS 占主导地位的 MODS,糖皮质激素治疗不可能获得积极疗效。去甲肾上腺素和肾上腺素等内源性儿茶酚胺物质对内毒素诱导的炎症介质释放亦具有明显抑制作用。

(3) 炎症细胞的凋亡是影响 CARS 的重要因素:粒细胞是重要的炎症细胞,其存活时间长短直接影响炎症反应的程度。正常情况下,粒细胞在循环中存活时间不超过 24 h。内毒素及 IL-1β、IL-8 等与粒细胞结合,均使粒细胞凋亡延迟。当细胞表面诱导凋亡分子

Fas 和 P55 表达时,则粒细胞凋亡就会加速,使炎症趋于局限。可见,粒细胞凋亡加速也是 CARS 的重要机制,应引起重视。

3. SIRS/CARS 失衡与 MODS　SIRS/CARS 失衡理论认为,MODS 是 SIRS/CARS 免疫失衡的严重后果。

SIRS/CARS 失衡导致 MODS 的发展过程可分为三个阶段:

(1) 局限性炎症反应阶段:局部损伤或感染导致炎症介质在组织局部释放,诱导炎症细胞向局部聚集,促进病原微生物清除和组织修复,对机体发挥保护作用。

(2) 有限全身炎症反应阶段:少量炎症介质进入循环诱发 SIRS,诱导巨噬细胞和血小板向局部聚集。同时,由于内源性抗炎介质释放增加导致 CARS,使 SIRS 与 CARS 处于平衡状态,炎症反应仍属生理性,目的在于增强局部防御作用。

(3) SIRS/CARS 失衡阶段:表现为两个极端,一是大量炎症介质释放入循环,刺激炎症介质瀑布样释放,而内源性抗炎介质又不足以抵消其作用,导致 SIRS。另一个极端是内源性抗炎介质释放过多而导致 CARS。SIRS/CARS 失衡的后果是炎症反应失控,使其由保护性作用转变为自身破坏性作用,不但损伤局部组织,同时打击远隔器官,导致 MODS。

恢复 SIRS 和 CARS 的动态平衡可能是 MODS 治疗的关键。

第三节　MODS 的诊断和评估

一、MODS 的诊断

(一) MODS 的分类

根据 MODS 器官功能障碍发生的主要原因以及 SIRS 在器官功能损伤中的地位,可将 MODS 分为原发性 MODS 和继发性 MODS。

1. 原发性 MODS　是指某种明确的损伤直接引起器官功能障碍,即器官功能障碍由损伤本身引起,在损伤早期出现。如严重创伤后,直接肺挫伤导致急性呼吸衰竭,横纹肌溶解导致肾脏功能衰竭,大量出血补液导致凝血功能异常。在原发性 MODS 的发病和演进过程中,SIRS 在器官功能障碍发生中所占比重较低。

2. 继发性 MODS　继发性 MODS 并非是损伤的直接后果,而与 SIRS 引起的自身性破坏关系密切。损伤引起 SIRS,而异常的炎症反应继发性造成远距离器官发生功能障碍。所以,继发性 MODS 与原发损伤之间存在一定的间歇期,易合并感染。在继发性 MODS 中,SIRS 是器官功能损害的基础,全身性感染和器官功能损害是 SIRS 的后继过程。SIRS-全身性感染-MODS 构成一个连续体,继发性 MODS 是该连续体造成的严重后果。

(二) MODS 诊断标准

1997 年提出了修正的 Fry-MODS 诊断标准(表 4-29-2)。该标准结合国际常用的诊断标准,几乎包括了所有可能累及的器官或系统。当然,该标准未能包括 MODS 的整个病理生理过程,但避免烦琐的程度评分,较为简捷,增加了临床实用性。

表 4 - 29 - 2　多器官功能障碍综合征诊断标准

系统或器官	诊断标准
循环系统	收缩压低于 90 mmHg,并持续 1 h 以上,或需要药物支持才能使循环稳定
呼吸系统	急性起病,动脉血氧分压/吸入氧浓度(PaO_2/FiO_2)≤200 mmHg(无论有否应用 PEEP),X 线正位胸片见双侧肺浸润,肺动脉嵌顿压≤18 mmHg 或无左房压力升高的证据
肾脏	血肌酐＞2 mg/dl 伴有少尿或多尿,或需要血液净化治疗
肝脏	血胆红素＞2 mg/dl,并伴有转氨酶升高,大于正常值 2 倍以上,或已出现肝昏迷
胃肠	上消化道出血,24 h 出血量超过 400 ml,或胃肠蠕动消失不能耐受食物,或出现消化道坏死或穿孔
血液	血小板＜50×10^9/L 或降低 25%,或出现弥散性血管内凝血
代谢	不能为机体提供所需的能量,糖耐量降低,需要用胰岛素;或出现骨骼肌萎缩、无力等表现
中枢神经系统	格拉斯哥昏迷评分＜7 分

二、MODS 的评估

1. 计分法 MODS 诊断评估系统　1995 年 Marshall 和 Sibbald 提出的计分法 MODS 诊断评估系统(表 4 - 29 - 3)是定量、动态评价 MODS 病理生理过程的较理想手段,通过每天进行 MODS 评分,可对 MODS 的严重程度及动态变化进行客观的评估。

表 4 - 29 - 3　MODS 诊断评估系统

器官或系统	器官评分				
	0	1	2	3	4
肺(PaO_2/FiO_2,mmHg)	＞300	226～300	151～225	76～150	≤75
肾(血清肌酐,μmol/L)	≤100	101～200	201～350	351～500	＞500
肝(血清胆红素,μmol/L)	≤20	21～60	61～120	121～240	＞240
心脏(PAR*,mmHg)	≤10	10.1～15	15.1～20	20.1～30	＞30
血液(血小板,×10^9/L)	＞120	81～120	51～80	21～50	≤20
脑(格拉斯哥昏迷评分,分)	15	13～14	10～12	7～9	≤6

*:PAR(Pressure-Adjusted Heart Rate),压力校正心率＝心率×右房压(或中心静脉压)/平均动脉压;如应用镇静剂或肌松剂,除非存在神经功能障碍的证据,否则应视作正常计分。

Marshall 提出的计分法 MODS 诊断评估系统中,MODS 评分与病死率呈显著正相关,对临床 MODS 的预后判断具有指导作用(表 4 - 29 - 4)。

表 4 - 29 - 4　MODS 评分与预计病死率

MODS 评分	预计病死率
0 分	0%
9～12 分	25%
13～16 分	50%
17～20 分	75%
＞20 分	100%

2. 全身性感染相关性器官功能衰竭评分标准　1996 年 Vincent 等提出了全身性感染相关性器官功能衰竭评分,即序贯性多器官功能衰竭评分(SOFA),它不但体现器官和系统功能衰竭的病理生理过程和程度,而且也是对疾病(感染)特异性的 MODS 进行评估(表 4 - 29 - 5)。

表 4 - 29 - 5　全身性感染相关性器官功能衰竭评分标准(SOFA)

SOFA 评分	1	2	3	4
肺(PaO_2/FiO_2,mmHg)	≤400	≤300	≤200 (机械通气)	≤100 (机械通气)
凝血系统 血小板($10^9/L$)	<150	<100	<50	<20
肝脏 胆红素(mg/dl)	1.2～1.9	2.0～5.9	6.0～11.9	＞12.0
循环系统 低血压	MAP <70 mmHg	Dopa≤5 或 Dobu(无论 剂量如何)	Dopa＞5 或 Epi≤0.1 或 NE≤0.1	Dopa＞15 或 Epi＞0.1 或 NE＞0.1
中枢神经系统 格拉斯哥昏迷评分(分)	13～14	10～12	6～9	<6
肾脏 肌酐(mg/dL) 或尿量(ml/d)	1.2～1.9	2.0～3.4	3.5～4.9 或<500	<5.0 或<200

注:MAP 为平均动脉压,Dopa 为多巴胺,Dobu 为多巴酚丁胺,Epi 为肾上腺素,NE 为去甲肾上腺素。

第四节　临床表现

尽管 MODS 涉及面广,临床表现复杂,但其表现和损害经归纳后具有以下显著特征:① 发生功能障碍的器官往往是直接损伤器官的远隔器官;② 从原发损伤到发生器官功能障碍在时间上有一定的间隔;③ 高排低阻的高动力状态是循环系统的特征;④ 高氧输送和氧利用障碍及内脏器官缺血缺氧,使氧供需矛盾尖锐;⑤ 持续高代谢状态和能源利用障碍。

一般情况下,MODS病程为14～21 d,并经历4个阶段,包括休克、复苏、高分解代谢状态和器官衰竭阶段。每个阶段都有其典型的临床特征(表4-29-6),且发展速度极快,患者可能死于MODS的任一阶段。

表4-29-6 多器官功能障碍综合征的临床分期和特征

	第1阶段	第2阶段	第3阶段	第4阶段
一般情况	正常或轻度烦躁	急性病容,烦躁	一般情况差	濒死感
循环系统	容量需要增加		休克,心排血量下降,水肿	血管活性药物维持血压,水肿、SvO_2下降
呼吸系统	轻度呼碱	呼吸急促,呼碱、低氧血症	严重低氧血症,ARDS	高碳酸血症、气压伤
肾脏	少尿,利尿剂反应差		氮质血症,有血液透析指征	少尿,血透时循环不稳定
胃肠道	胃肠胀气		肠梗阻,应激性溃疡	腹泻,缺血性肠炎
肝脏	正常或轻度胆汁淤积		临床黄疸	转氨酶升高,严重黄疸
代谢	高血糖,胰岛素需要量增加		代谢性酸中毒,高血糖	骨骼肌萎缩,乳酸酸中毒
中枢神经系统	意识模糊	嗜睡	昏迷	昏迷
血液系统	正常或轻度异常	血小板降低,白细胞增多或减少	凝血功能异常	不能纠正的凝血障碍

第五节　MODS 的治疗

所有MODS患者均应进入ICU治疗,但MODS患者的监测和治疗应由专科医师和ICU专职医师共同完成。尽管MODS的病因复杂,涉及的器官和系统多,治疗中往往面临很多矛盾,但MODS的治疗应遵循以下原则。

一、控制原发病

控制原发疾病是MODS治疗的关键,应重视原发疾病的处理。对于存在严重感染的患者,必须积极地引流感染灶和目标性应用有效抗生素。若为创伤患者,则应积极清创,并预防感染的发生。当重症患者出现腹胀、不能进食或无石性胆囊炎时,应采用积极的措施,如导泻、灌肠等,以保持肠道通畅,恢复肠道屏障功能,避免肠道菌群移位。而对于休克患者,则应争分夺秒地进行休克复苏,尽可能地缩短休克时间,避免引起进一步的器官功能损害。

二、改善氧代谢,纠正组织缺氧

氧代谢障碍是MODS的特征之一,纠正组织缺氧是MODS重要的治疗目标。改善氧代谢障碍、纠正组织缺氧的主要手段包括增加全身氧输送、降低全身氧耗等。

（一）增加氧输送

提高氧输送是目前改善组织缺氧最可行的手段。氧输送是单位时间内心脏泵出的血液所携带的氧量,由心脏泵功能、动脉氧分压/血氧饱和度和血红蛋白浓度决定,因此,提高氧输送通过心脏、血液和肺交换功能三个方面来实现。

1. 维持动脉氧合　提高动脉氧分压或动脉血氧饱和度是提高全身氧输送的三个基本手段之一。氧疗、呼吸机辅助通气和控制通气是支持动脉氧合的常用手段。

至于维持动脉氧合的目标,不同类型的患者有不同的要求。对于非急性呼吸窘迫综合征或急性呼吸衰竭患者,维持动脉氧合的目标是将动脉氧分压维持在 80 mmHg 以上,或动脉血氧饱和度维持在 94％以上。但对于急性呼吸窘迫综合征和急性呼吸衰竭患者,将动脉氧分压维持在 80 mmHg 以上常常是困难的,往往需要提高呼吸机条件、增加呼气末正压水平或提高吸入氧浓度,但有可能导致气压伤或引起循环干扰,因此,对于这类患者,支持动脉氧合的目标是将动脉氧分压维持在高于 55～60 mmHg 水平,或动脉血氧饱和度高于 90％以上。之所以将动脉氧分压维持在 55～60 mmHg 以上,与动脉血氧离曲线的"S"型特征有关,当动脉氧分压高于 55～60 mmHg 水平时,动脉血氧饱和度达到 90％,若进一步提高动脉氧分压,呼吸和循环的代价很大,但动脉血氧饱和度增加却并不明显,氧输送也就不会明显增加。

2. 维持心排血量　增加心排血量也是提高全身氧输送的基本手段。保证适当的前负荷、应用正性肌力药物和降低心脏后负荷是支持心排血量的主要方法。

调整前负荷是支持心排血量首先需要考虑的问题,也是最容易处理的环节。若前负荷不足,则可导致心排血量明显降低。而前负荷过高,又可能导致肺水肿和心脏功能降低。因此,调整心脏前负荷具有重要的临床意义。对于重症患者,由于血管张力的改变以及毛细血管通透性的明显增加,患者的有效循环血量明显减少,前负荷减少更为常见。监测中心静脉压或肺动脉嵌顿压,可指导前负荷的调整。液体负荷试验后或利尿后,观察肺动脉嵌顿压与心排血量的关系(心功能曲线)的动态变化,比单纯监测压力的绝对值更有价值。补充血容量,可选择晶体液和胶体液,考虑到重症患者毛细血管通透性明显增加,晶体液在血管内的保持时间较短,易转移到组织间隙,应适当提高胶体液的补充比例。

3. 增加血液携带氧能力　维持适当的血红蛋白浓度是改善氧输送的重要手段之一。由于血红蛋白是氧气的载体,机体依赖血红蛋白将氧从肺毛细血管携带到组织毛细血管,故维持适当的血红蛋白浓度实际上就是支持血液携带氧的能力。但是,并非血红蛋白浓度越高,就对机体越有利。当血红蛋白浓度过高时(如高于 14 g/dl),血液黏滞度明显增加,不但增加心脏负荷,而且影响血液在毛细血管内的流动,最终影响组织氧合。一般认为,血红蛋白浓度的目标水平是 8～10 g/dl 以上或红细胞比容维持在 30％～35％。

（二）降低氧耗

降低氧耗在 MODS 治疗中常常被忽视。由于组织缺氧是氧供和氧需失衡的结果,氧耗增加也是导致组织缺氧和 MODS 的原因之一,降低氧耗对 MODS 的防治具有重要意义。

导致重症患者氧耗增加的因素很多,针对不同原因进行治疗,成为防治 MODS 的重要手段。体温每增加 1℃，机体氧需增加 7％，氧耗可能增加 25％。因此，及时降温，对于发热的患者就很必要。可采用解热镇痛药物和物理降温等手段。物理降温时，要特别注意防止患者出现寒战。一旦发生寒战，机体氧耗将增加 100％～400％，对机体的危害很大。疼痛和烦躁也是导致机体氧耗增加的常见原因。有效的镇痛和镇静，使患者处于较为舒适的安静状态，对防止 MODS 有益。抽搐导致氧耗增加也十分明显，及时止痉是必要的。正常情况下，呼吸肌的氧耗占全身氧耗的 1％～3％，若患者出现呼吸困难或呼吸窘迫，则呼吸肌的氧耗骤增，呼吸肌的氧需可能增加到占全身氧需的 20％～50％。呼吸氧需的明显增加，势必造成其他器官的缺氧。采取积极措施，如机械通气或提高机械通气条件，改善患者的呼吸困难，能明显降低患者呼吸肌氧耗。

三、代谢支持与调理

MODS 使患者处于高度应激状态，导致机体出现以高分解代谢为特征的代谢紊乱。机体分解代谢明显高于合成代谢，蛋白质分解、脂肪分解和糖异生明显增加，但糖的利用能力明显降低。Cerra 将之称为自噬现象。严重情况下，机体蛋白质分解代谢较正常增加 40％～50％，而骨骼肌的分解可增加 70％～110％，分解产生的氨基酸部分经糖异生作用后供能，部分供肝脏合成急性反应蛋白。

器官及组织细胞的功能维护和组织修复有赖于细胞得到适当的营养底物，机体高分解代谢和外源性营养利用障碍，可导致或进一步加重器官功能障碍。因此，在 MODS 早期，代谢支持和调理的目标应当是试图减轻营养底物不足，防止细胞代谢紊乱，支持器官、组织的结构功能，参与调控免疫功能，减少器官功能障碍的产生。而在 MODS 的后期，代谢支持和调理的目标是进一步加速组织修复，促进患者康复。

（一）代谢支持

代谢支持是 Cerra 于 1988 年提出的，指为机体提供适当的营养底物，以维持细胞代谢的需要，而不是供给较多的营养底物以满足机体营养的需要。与营养支持的区别在于，代谢支持既防止因底物供应受限影响器官的代谢和功能，又避免因底物供给量过多而增加器官的负担，影响器官的代谢和功能。

其具体实施方法：① 非蛋白热卡＜35 kcal/(kg·d)，一般为 25～30 kcal/(kg·d)，其中 40％～50％的热卡由脂肪提供，以防止糖代谢紊乱，减少二氧化碳生成，降低肺的负荷；② 提高氮的供应量 0.25～0.35 g/(kg·d)，以减少体内蛋白质的分解和供给急性反应蛋白合成的需要；③ 非蛋白热卡与氮的比例降低到 100 kcal∶1 g。

尽管代谢支持的应用对改善 MODS 的代谢紊乱有一定的疗效，但并不能避免或逆转代谢紊乱。

（二）代谢调理

代谢调理是代谢支持的必要补充。由于 MODS 患者处于高分解代谢状态，虽根据代谢支持的要求给予营养，仍不能达到代谢支持的目的，机体继续处于高分解代谢状态，供给的营养底物不能维持机体代谢的需要。因此，1989 年 Shaw 提出从降低代谢率或促进蛋白质合成的角度着手，应用药物和生物制剂，以调理机体的代谢，称为代谢调理。

主要方法包括：① 应用布洛芬、吲哚美辛等环氧化酶抑制剂，抑制前列腺素合成，降低分解代谢率，减少蛋白质分解；② 应用重组的人类生长激素和生长因子，促进蛋白质合成,改善负氮平衡。

代谢调理的应用明显降低了机体分解代谢率,并改善负氮平衡,但代谢调理也不能从根本上逆转高分解代谢和负氮平衡。根据对 MODS 患者代谢特点,利用代谢支持和代谢调理对机体继续调控和治疗,可望进一步提高营养代谢支持的疗效,改善 MODS 患者的预后。

四、免疫调节治疗

正确判断 MODS 患者 SIRS/CARS 失衡方向,是进行临床干预、恢复 SIRS 与 CARS 平衡的前提。虽然目前尚无快速、准确的指标应用于临床,但有关外周血单核细胞表面 HLA-DR 表达量及 T 辅助细胞(Th1 和 Th2)功能的研究,可判断 SIRS/CARS 的失衡方向,从而为指导免疫调控治疗带来曙光。

总之,全面深刻地认识和研究 MODS 的发病机制,采用积极合理的干预手段,随着器官支持手段和技术的不断完善,必将提高 MODS 的抢救成功率。

(黄英姿)

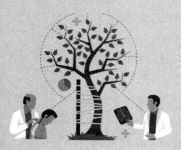

参考文献

1. McCoy E, Chakravarthy B, Lotfipour S, et al. Guidelines for Field Triage of Injured Patients[J]. West J Emerg Med, 2013, 14(1):69-76.

2. 周宗科,廖刃,唐佩福,等.中国骨科手术加速康复围手术期疼痛管理指南[J].中华骨与关节外科杂志,2019,12(12):929-938.

3. 祝益民,石泽亚.现场救护第一目击者行动专家共识[J].实用休克杂志(中英文),2019,3(06):359-372.

4. 宗兆文,秦昊,陈思旭,等.现代脊柱战伤分级救治专家共识[J].解放军医学杂志,2019,44(12):991-999.

5. Bryce T N. Opioide should not be prescribed for chronic pain after spinal cord injury[J]. Spinal Cord Ser Cases,2018,4:66.

6. Gazdic M, VolarevicV, Harrell C R, et al. Stem Cells therapy for Spinal Cord Injury[J]. int J Mol Sci,2018,19(4):1039.

7. Panchal A R, Berg K M, Hirsch K G, et al. 2019 American Heart Association Focused Update on Advanced Cardiovascular Life Support: Use of Advanced Airways, Vasopressors, and Extracorporeal Cardiopulmonary Resuscitation During Cardiac Arrest:An Update to the American Heart Association Guidelines for Cardiopulmonary Resuscitation and Emergency Cardiovascular Care[J]. Circulation, 2019, 140(24):881-894.

8. Ahuja C S, Martin A R, Fehlings M, Recent advances in managing a Spinal cord injury secongdary to trauma [J]. F1000Res,2016,5:1017.

9. Spahn D R, Bouillon B, Cern V, et al. The European guideline on management of major bleeding and coagulopathy following trauma:fifth edition[J]. Critical Care, 2019,23(1):98.

10. 沈磊侪.28例严重复合伤患者的急救疗效及预后观察[J].海军医学杂志,2020,41(04):475-476.

11. Friedstat J, Brown D A, Levi B. Chemical, Electrical, and Radiation Injuries[J]. Clin Plast Surg, 2017,44(3):657-669.

12. 崔浩杰,熊革,张春林,等.上臂及胸壁挤压综合征的诊断及治疗[J].中国修复重建外科杂志,2018,32(6):703-706.

13. 张连阳. 多发病历与诊断:专家共识与意见[J]. 创伤外科杂志,2010,12(1):96.

14. 盛志勇. 现代创伤学[C]. 北京:人民卫生出版社,1996:834-845.

15. Coccolini F, Coimbra R, Ordonez C, et al. Liver trauma:WSES 2020 guidelines [J]. World J Emerg Surg, 2020,15(1):24-39.

16. Mohebali A, Abdouss M. Layered biocompatible pH-responsive antibacterial composite film based on HNTPLGAchitosan for controlled release of minocycline as burn wound dressing[J]. International Journal of Biological Macromolecules,2020:164.

17. Ayaz M. High voltage electrical injury, early vs. late wound excision, and coverage [J]. Burns,2020,46(6):1476-1477.

18. Dua H S, Ting D S J, Saadi A A,Said D G. Chemical eye injury:pathophysiology, assessment and management[J]. Eye,2020,34(11):2001-2019.

19. 贺亚龙,刘文博. 颅脑创伤后加重继发性脑损伤的危险因素防治专家共识[J]. 临床神经外科杂志,2020,17(3):241-249.

20. 曹烈虎,牛丰,张文财,等. 创伤性脊柱脊髓损伤康复治疗专家共识(2020版)[J]. 中华创伤杂志,2020,36(05):385-392.

21. 中国研究型医院学会神经再生与修复专业委员会心脏重症脑保护学组,中国研究型医院学会神经再生与修复专业委员会神经重症护理与康复学组. 亚低温脑保护中国专家共识[J]. 中华危重病急救医学,2020,32(04):385-391.

22. 刘佰运,侯立军,张赛,等. 中国成人重型颅脑损伤大骨瓣开颅手术标准技术专家共识 [J]. 中华神经创伤外科电子杂志,2020,6(02):68-75.

23. 米卫东,葛衡江,张铁铮,等. 战创伤麻醉与救治循环管理指南[J]. 麻醉安全与质控,2020,4(01):19-24.

24. 徐明. 2019年第5版《欧洲创伤后大出血与凝血功能障碍管理指南》解读[J]. 临床药物治疗杂志,2020,18(1):11-13.

25. 米卫东,张铁铮,孙立,等. 核化生战创伤麻醉指南[J]. 解放军医学杂志,2019,44(11):901-905.

26. 中国人民解放军超声医学专业委员会. 战术战伤救治中的超声技术应用专家共识 [J]. 中华医学超声杂志(电子版),2019,16(12):892-898.

27. 解放军总医院第六医学中心,中国康复医学会高压氧康复专业委员会. 高压氧在创面治疗中的应用专家共识(2018年)[J]. 中华航海医学与高气压医学杂志,2019(5):381-390.

28. 张思森,岳茂兴,王立祥. 创伤性休克急救复苏创新技术临床应用中国专家共识[J]. 实用休克杂志(中英文),2019,3(4):240-245.

29. 宗兆文,陈思旭,秦昊,等. 现代骨盆战伤分级救治专家共识[J]. 解放军医学杂志,2018,43(7):541-552.

30. 梁华平,岳茂兴. 批量伤员感染预防策略专家共识(2017)[J]. 中华卫生应急电子杂志,2017,3(2):65-71.

31. 中华医学会创伤学分会创伤感染学组,中华急诊医学分会创伤学组. 创伤后抗菌药物预防性使用专家共识[J]. 中华创伤杂志,2016,32(10):865-869.

32. 刘涛,白祥军. 挤压伤和挤压综合征[J]. 创伤外科杂志,2016,18(7):447-449.

33. 张连阳,孙士锦,余佩武,等. 腹部创伤腔镜诊疗规范专家共识[J]. 中华创伤杂志,2016,32(06):493-496.

34. 赵小纲,张茂. 血流动力学不稳定骨盆骨折急诊处理专家共识[J]. 中华创伤杂志,2015,31(12):1057-1062.

35. 赵光锋,张茂. 美国西部创伤学会关于肢体毁损伤处理的指南[J]. 中华急诊医学杂志,2012,21(9):957-960.